D1674522

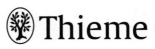

Checkliste Hämatologie

Herausgegeben von
Karl-Anton Kreuzer, Bastian von Tresckow

Unter Mitarbeit von

Anke Katharina Bergmann
Boris Böll
Jörg Braun
Harald-Robert Bruch
Monika Brüggemann
Veit Bücklein
Christian Buske
Holger Cario
Geothy Chakupurakal
Jens Chemnitz
Paula Cramer
Carl-Erik Dempfle
Stefan Eber
Jürgen Finke
Michael Fuchs
Arnold Ganser
Ulrich Germing
Hartmut Goldschmidt
Martin Griesshammer
Wilfried Grothe
Torsten Haferlach
Jan Hastka
Jan-Michel Heger
Annkristin Heine
Marcus Hentrich

Michael Herold
Georg Heß
Kilian Hierdeis
Martin Hildebrandt
Andreas Hochhaus
Udo Holtick
Georg Hopfinger
Kai Hübel
Martin J. Hug
Andreas Hüttmann
Gerald Illerhaus
Ron Jachimowicz
Korinna Jöhrens
Wolfgang Kern
Paul Knöbl
Steffen Koschmieder
Karl-Anton Kreuzer
Jan Kriz
Utz Krug
Kai Lehmberg
Eva Lengfelder
Beate Luxembourg
Léa Mazot
Robert Möhle
Friedemann Nauck

Ralph Naumann
Moritz Reese
Peter Reimer
Christian Reinhardt
Andreas Rosenwald
Alexander Röth
Christof Scheid
Brigitte Magdalena
Schneider
Stefan Schönland
Kathleen Selleng
Karsten Spiekermann
Rudolf Stadler
Judith Strapatsas
Thomas Streichert
Werner Streif
Marion Subklewe
Bastian von Tresckow
Lorenz Trümper
Maria Vehreschild
Ralph Wäsch
Joachim Weis
Dominik Wolf
Michael von Wolff

181 Abbildungen

Georg Thieme Verlag
Stuttgart • New York

Bibliografische Information der Deutschen Nationalbibliothek
Die Deutsche Nationalbibliothek verzeichnet diese Publikation in der Deutschen Nationalbibliografie; detaillierte bibliografische Daten sind im Internet über http://dnb.d-nb.de (Stand 22.10.2024) abrufbar.

Dieses und andere Bücher bequem im Thieme Webshop kaufen.

Ihre Meinung ist uns wichtig! Bitte schreiben Sie uns unter:
www.thieme.de/service/feedback.html

© 2025. Thieme. All rights reserved.
Georg Thieme Verlag KG
Oswald-Hesse-Straße 50, 70469 Stuttgart, Germany
www.thieme.com

Printed in Germany

Redaktion: Dr. Susanne Meinrenken, Bremen
Zeichnungen: Christiane und Dr. Michael von Solodkoff, Neckargemünd
Covergestaltung: © Thieme
Bildnachweis Cover: Motiv © Vadim/stock.adobe.com
Satz: L42 GmbH, Berlin
Druck: Westermann Druck Zwickau GmbH, Zwickau

DOI 10.1055/b000000861

ISBN 978-3-13-245417-0   1 2 3 4 5 6

Auch erhältlich als E-Book:
eISBN (PDF) 978-3-13-245418-7
eISBN (epub) 978-3-13-245419-4

Wichtiger Hinweis: Wie jede Wissenschaft ist die Medizin ständigen Entwicklungen unterworfen. Forschung und klinische Erfahrung erweitern unsere Erkenntnisse, insbesondere was Behandlung und medikamentöse Therapie anbelangt. Soweit in diesem Werk eine Dosierung oder eine Applikation erwähnt wird, dürfen die Lesenden zwar darauf vertrauen, dass Autor*innen, Herausgeber*innen und Verlag große Sorgfalt darauf verwandt haben, dass diese Angabe dem Wissensstand bei Fertigstellung des Werkes entspricht. Für Angaben über Dosierungsanweisungen und Applikationsformen kann vom Verlag jedoch keine Gewähr übernommen werden. Jede*r Benutzende ist angehalten, durch sorgfältige Prüfung der Beipackzettel der verwendeten Präparate und gegebenenfalls nach Konsultation eines/r Spezialist*in festzustellen, ob die dort gegebene Empfehlung für Dosierungen oder die Beachtung von Kontraindikationen gegenüber der Angabe in diesem Buch abweicht. Eine solche Prüfung ist besonders wichtig bei selten verwendeten Präparaten oder solchen, die neu auf den Markt gebracht worden sind. **Jede Dosierung oder Applikation erfolgt auf eigene Gefahr des Benutzenden.** Autor*innen und Verlag appellieren an alle Benutzenden, ihnen etwa auffallende Ungenauigkeiten dem Verlag mitzuteilen.
Marken, geschäftliche Bezeichnungen oder Handelsnamen werden nicht in jedem Fall besonders kenntlich gemacht. Aus dem Fehlen eines solchen Hinweises kann nicht geschlossen werden, dass es sich um einen freien Handelsnamen handelt.
Das Werk, einschließlich aller seiner Teile, ist urheberrechtlich geschützt. Jede Verwendung außerhalb der engen Grenzen des Urheberrechtsgesetzes ist ohne Zustimmung des Verlages unzulässig und strafbar. Das gilt insbesondere für Vervielfältigung und Verbreitung in gedruckter Form, Übersetzung, Übertragung und Bearbeitung in andere Sprachen oder Fassungen sowie die Einspeicherung und Verbreitung in elektronischen Medienformen (z. B. CD-Rom, DVD, USB-Speicher, Datenbank, cloud-basierter Dienst, e-book und sonstige Formen des electronic publishing) und auch öffentlicher Zugänglichmachung (z. B. Internet, Intranet oder andere leitungsgebundene oder -ungebundene Datennetze), u. a. durch Wiedergabe auf stationären oder mobilen Empfangsgeräten, Monitoren, Smartphones, Tablets oder sonstigen Empfangsgeräten per Download (z. B. PDF, EPub, App) oder Abruf in sonstiger Form etc.
Wo datenschutzrechtlich erforderlich, wurden die Namen und weitere Daten von Personen redaktionell verändert (Tarnnamen). Dies ist grundsätzlich der Fall bei Patient*innen, ihren Angehörigen und Freund*innen, z. T. auch bei weiteren Personen, die z. B. in die Behandlung von Patient*innen eingebunden sind.
Thieme Publikationen streben nach einer fachlich korrekten und unmissverständlichen Sprache. Dabei lehnt Thieme jeden Sprachgebrauch ab, der Menschen beleidigt oder diskriminiert, beispielsweise aufgrund einer Herkunft, Behinderung oder eines Geschlechts. Thieme wendet sich zudem gleichermaßen an Menschen jeder Geschlechtsidentität. Die Thieme Rechtschreibkonvention nennt Autor*innen mittlerweile konkrete Beispiele, wie alle Lesenden gleichberechtigt ansprechen können. Die Ansprache aller Menschen ist ausdrücklich auch dort intendiert, wo im Text (etwa aus Gründen der Leseleichtigkeit, des Text-Umfangs oder des situativen Stil-Empfindens) z. B. nur ein generisches Maskulinum verwendet wird.

Vorwort

Liebe Kolleginnen und Kollegen,

Ihnen wird bewusst sein, dass sich in den beiden letzten Jahrzehnten die Mittel und die Nutzung des Wissenserwerbs in der Medizin grundlegend verändert haben. So benötigen wir heutzutage einerseits Kompendien mit hohem Praxiswert, die sich im klinischen Alltag rasch aus dem Regal ziehen lassen und eine haptische Wahrnehmung bzw. Orientierung erlauben. Andererseits brauchen wir aber auch elektronische Hilfsmittel und die schier unermesslichen Informationsressourcen des Internets, die hinsichtlich ihrer wissenschaftlichen Aktualität unübertroffen sind.

Den Begriff Checkliste kennen Sie in erster Linie aus der Luftfahrt. Hierbei geht es um die systematische Bearbeitung von Standardsituationen vor oder während des Fluges. Die vorliegende Checkliste Hämatologie, welche eine Auswahl der wichtigsten Krankheitsbilder und Methoden in leicht gekürzter und ggf. aktualisierter Fassung aus dem beliebten Werk Referenz Hämatologie enthält, soll die Leserin und den Leser in den Stand setzten, sicher durch Standardsituationen unseres Faches zu navigieren.

Hiervon bleibt unbenommen, dass Sie sich in ungewöhnlichen, schwierigen und komplexen Lagen oder aber für „technische Einzelheiten" des Informationsreichtums des Internets bedienen werden. Insofern sind wir davon überzeugt, dass die Dualität von knappen Checklisten einerseits und ausführlichen Detailkenntnissen andererseits, gepaart mit der entsprechenden Erfahrung auch zukünftig für einen sicheren „Flug" durch die klinische Hämatologie erforderlich ist.

Unser Dank gilt allen Autorinnen und Autoren, die durch Ihre außergewöhnliche Kompetenz und Bereitwilligkeit dieses Werk erst zu dem haben werden lassen, was es ist. Ebenso möchten wir dem Thieme-Verlag und seinen Mitarbeiterinnen und Mitarbeitern danken, die uns bei der Erstellung stets hilfreich und geduldig zur Seite standen.

Wir freuen uns, wenn Ihnen unser Werk auch in klinischen Turbulenzen eine verlässliche Leitschnur ist.

Köln und Essen, im Frühjahr 2025
Karl-Anton Kreuzer
Bastian von Tresckow

Geleitwort

Liebe Leserinnen und Leser,

es ist mir eine große Freude, Ihnen die „Checkliste Hämatologie" empfehlen zu dürfen. In einer Zeit, in der präzise und aktuelle Informationen von entscheidender Bedeutung sind, bietet dieses Werk eine kompakte und verlässliche Quelle für alle, die sich mit der Hämatologie beschäftigen.

Im kompakten Format gestaltet, ist das Buch der ideale Begleiter für Klinik und Praxis. Dank der übersichtlichen Darstellung und klaren Struktur erhalten Sie schnell und zuverlässig Antworten auf Ihre Fragen zu hämatologischen Krankheitsbildern, Leitsymptomen und Methoden.

Die Herausgeber, Prof. Dr. med. Karl-Anton Kreuzer und Prof. Dr. med. Bastian von Tresckow, sind renommierte und kenntnisreiche Experten auf ihrem Gebiet. Sie lehren und arbeiten an den Universitäten Essen und Köln. Ihre langjährige Erfahrung und fundierten Kenntnisse spiegeln sich in der Qualität und Aktualität der Inhalte wider. Sie, und auch die zahlreichen Autor/-innen, die bei diesem Werk mitgewirkt haben, haben es verstanden, komplexe Sachverhalte verständlich und prägnant zu vermitteln.

Ein weiteres Plus dieses Werkes ist der digitale Zugang zu den Inhalten über die Wissensplattform eRef. Mit dem Zugangscode im Buch und der kostenlosen eRef App haben Sie die Möglichkeit, auch offline jederzeit auf zahlreiche Inhalte zuzugreifen. Dies macht die „Checkliste Hämatologie" zu einem unverzichtbaren Werkzeug für angehende Hämatolog/-innen und interessierte Student/-innen.

Ich bin überzeugt, dass dieses Buch Ihnen wertvolle Unterstützung bieten wird und wünsche Ihnen viel Erfolg und Freude bei der Nutzung.

Köln im Februar 2025
Professor Dr. Michael Hallek
Direktor der Klinik I für Innere Medizin
Universität zu Köln

Inhaltsverzeichnis

Blauer Teil: Krankheitsbilder

Roter Teil: Therapeutische Verfahren

Autor*innenverzeichnis

Herausgegeben von

Prof. Dr. med. Karl-Anton **Kreuzer**

Prof. Dr. med. Bastian von **Tresckow**
https://orcid.org/0000-0003-1410-4487

Unter Mitarbeit von

Prof. Dr. med. Anke Katharina **Bergmann**
https://orcid.org/0000-0002-1367-2725

Prof. Dr. med. Boris **Böll**
https://orcid.org/0000-0002-6432-0981

Prof. Dr. med. Jörg **Braun**
https://orcid.org/0009-0004-0786-2778

Prof. Dr. med. Harald-Robert **Bruch**
https://orcid.org/0000-0003-1782-3700

Prof. Dr. med. Monika **Brüggemann**
https://orcid.org/0000-0001-5514-5010

Dr. med. Veit **Bücklein**
https://orcid.org/0000-0001-7391-7280

Prof. Dr. med. Christian **Buske**
https://orcid.org/0000-0002-9782-9012

Prof. Dr. med. Holger **Cario**
https://orcid.org/0000-0002-6923-488X

PD Dr. Dr. Geothy **Chakupurakal**
https://orcid.org/0000-0002-7706-8447

Prof. Dr. med. Jens **Chemnitz**

PD Dr. med. Paula **Cramer**
https://orcid.org/0000-0003-4046-9922

Prof. Dr. med. Carl-Erik **Dempfle**

Prof. Dr. med. Stefan **Eber**

Prof. Dr. med. Jürgen **Finke**
https://orcid.org/0000-0002-1799-5927

Michael **Fuchs**
https://orcid.org/0000-0003-3289-3272

Prof. Dr. med. Arnold **Ganser**
https://orcid.org/0000-0003-3510-4304

Prof. Dr. med. Ulrich **Germing**

Prof. Dr. med. Hartmut **Goldschmidt**
https://orcid.org/0000-0003-0961-0035

Prof. Dr. Martin **Griesshammer**
https://orcid.org/0000-0001-8718-7004

Dr. med. Wilfried **Grothe**, MBA
https://orcid.org/0009-0004-6477-0749

Prof. Dr. Dr. Torsten **Haferlach**

Prof. Dr. med. Jan **Hastka**

Dr. med. Jan-Michel **Heger**

Prof. Dr. med. Annkristin **Heine**
https://orcid.org/0000-0002-5298-9880

Prof. Dr. med. Marcus **Hentrich**
https://orcid.org/0000-0001-5622-348X

Prof. Dr. med. Michael **Herold**

Prof. Dr. med. Georg **Heß**
https://orcid.org/0000-0002-9282-5688

Kilian **Hierdeis**

Prof. Dr. med. Martin **Hildebrandt**
https://orcid.org/0000-0001-7886-4691

Prof. Dr. med. Andreas **Hochhaus**

PD Dr. med. Udo **Holtick**
https://orcid.org/0000-0002-5543-0257

PD Dr. Georg **Hopfinger**

Prof. Dr. med. Kai **Hübel**

Prof. Dr. Martin J. **Hug**
https://orcid.org/0000-0003-2305-2746

Prof. Dr. med. Andreas **Hüttmann**
https://orcid.org/0000-0003-2230-3873

Prof. Dr. med. Gerald **Illerhaus**

PD Dr. Ron **Jachimowicz**
https://orcid.org/0000-0001-9522-7061

Prof. Dr. med. Korinna **Jöhrens**

Prof. Dr. med. Wolfgang **Kern**
https://orcid.org/0000-0002-6452-2874

Prof. Dr. Paul **Knöbl**
https://orcid.org/0000-0002-7909-7225

Prof. Dr. med. Steffen **Koschmieder**
https://orcid.org/0000-0002-1011-8171

PD Dr. med. Jan **Kriz**

Dr. med. Jan Robert **Kröger**
https://orcid.org/0000-0003-1218-7610

Prof. Dr. med. Utz **Krug**
https://orcid.org/0009-0003-5777-1420

PD Dr. med. Kai **Lehmberg**

Prof. Dr. med. Eva **Lengfelder**
https://orcid.org/0000-0002-2785-8168

Autor*innenverzeichnis

PD Dr. med. Beate **Luxembourg**

Léa **Mazot**
🆔 https://orcid.org/0009-0009-0594-5090

Prof. Dr. med. Robert **Möhle**

Prof. Dr. med. Friedemann **Nauck**
🆔 https://orcid.org/0000-0001-7592-1654

Prof. Dr. med. Ralph **Naumann**
🆔 https://orcid.org/0000-0003-1757-8581

Dr. Moritz **Reese**

Prof. Dr. med. Peter **Reimer**

Prof. Dr. med. Christian **Reinhardt**

Prof. Dr. med. Andreas **Rosenwald**

Prof. Dr. med. Alexander **Röth**
🆔 https://orcid.org/0000-0003-4414-7699

Prof. Dr. Dr. Christof **Scheid**
🆔 https://orcid.org/0009-0007-6539-226X

Dr. med. Brigitte Magdalena **Schneider**

Prof. Dr. med. Stefan **Schönland**
🆔 https://orcid.org/0000-0002-4853-5579

PD Dr. med. Kathleen **Selleng**

Prof. Dr. med. Karsten **Spiekermann**
🆔 https://orcid.org/0000-0002-5139-4957

Prof. Dr. med. Rudolf **Stadler**
🆔 https://orcid.org/0000-0003-2683-6028

Dr. med. Judith **Strapatsas**

Prof. Dr. med. Thomas **Streichert**
🆔 https://orcid.org/0000-0002-6588-720X

Prof. Dr. med. Werner **Streif**

Prof. Dr. med. Marion **Subklewe**

Prof. Dr. med. Lorenz **Trümper**
🆔 https://orcid.org/0000-0002-9798-4573

Prof. Dr. Maria **Vehreschild**
🆔 https://orcid.org/0000-0003-0446-3224

Prof. Dr. Ralph **Wäsch**
🆔 https://orcid.org/0000-0002-0813-3444

Prof. Dr. phil. Joachim **Weis**

Prof. Dr. Dominik **Wolf**
🆔 https://orcid.org/0000-0002-4761-075X

Prof. Dr. Michael von **Wolff**
🆔 https://orcid.org/0000-0003-4303-2734

Vormals beteiligt

Frauke **Bergmann***

Fabian **Frontzek***

Claudia **Haferlach***

Georg **Lenz***

Georg **Maschmeyer***

Fuat **Oduncu***

Christian P. **Pallasch***

Matthias **Stelljes***

Michael **Steurer***

Ralf Ulrich **Trappe***

Jörg Janne **Vehreschild***

1 Labordiagnostik

1.1 Peripheres Blut

Karl-Anton Kreuzer

Aktuelles

▶ Bislang gebräuchlich sind Antikoagulanzien Ethylendiamintetraacetat (EDTA), Heparin und Natriumzitrat
▶ Zusätzlich gewinnen Nukleinsäurestabilisatoren für genetische Analysen zunehmend an Bedeutung:
  • Diese sind insbesondere für Untersuchungen von labilen Ribonukleinsäuren (RNA) notwendig, weil sie deren Degradation verhindern und längere Transportzeiten bei Raumtemperatur ermöglichen.
  • Probenhandbücher der beauftragten Labors geben im Zweifelsfall Auskunft hierüber.

Definition

▶ Im klinischen Sprachgebrauch wird unter peripherem Blut venöses Blut aus den Extremitäten verstanden.
▶ Peripheres arterielles Blut oder Kapillarblut fallen nicht hierunter.

Indikationen

▶ Eine Entnahme peripheren Bluts zu diagnostischen Zwecken ist indiziert bei geplanten Laboruntersuchungen. Hierzu zählen:
  • Blutbilduntersuchungen,
  • klinisch-chemische Untersuchungen,
  • Blutgruppenserologie, Infektionsserologie,
  • mikrobiologische Untersuchungen,
  • pharmakologische Untersuchungen,
  • Zytologie,
  • Durchflusszytometrie,
  • Zytogenetik,
  • Molekulargenetik,
  • Genomik.

Aufklärung und spezielle Risiken

▶ Die Venenpunktion ist ein nahezu trivialer Eingriff, dessen Notwendigkeit und Risiken allgemein bekannt sind. Daher erübrigt sich eine schriftliche Aufklärung für den Eingriff per se.
▶ Schriftliche Aufklärungs- und Einwilligungspflicht besteht jedoch in Abhängigkeit von den angeforderten Untersuchungsparametern, insbesondere bei Analysen, welche Keimbahnsequenzen des menschlichen Erbguts (DNA) betreffen (z. B. Faktor-II- oder Faktor-V-Mutationsnachweis bei Thrombophilie).

Präoperative/präinterventionelle Diagnostik

▶ Für die Punktion kleinlumiger oberflächlicher Extremitätenvenen sind im Allgemeinen keine besonderen Vorsichtsmaßnahmen notwendig.
▶ Anamnestisch sollte jedoch eine etwaige Blutungsneigung evaluiert werden, um ggf. eine besonders starke Gefäßkompression durchzuführen.
▶ Bei der Punktion größerer Venen kann es sinnvoll sein, die Ergebnisse einer zuvor durchgeführten Gerinnungsdiagnostik in Erfahrung zu bringen.

Material

- ► Einmalhandschuhe,
- ► Hautdesinfektionsmittel,
- ► Tupfer (steril oder unsteril),
- ► Punktionsnadel,
- ► Entnahmegefäße, ggf. mit passendem Adapter,
- ► ggf. Objektträger (mindestens 6 Stück) mit Ausstrichmappe,
- ► Pflasterverband,
- ► Abwurfbehälter.

Durchführung

- ► Vor der Durchführung sollte man sich versichern, dass alle erforderlichen Materialien verfügbar sind.
- ► Übereinstimmung der Daten auf Gefäß/Anforderung mit dem Patienten:
  - Bei der Zusammenstellung der Entnahmegefäße ist darauf zu achten, dass die Patientendaten auf den Gefäßen mit den Anforderungsunterlagen übereinstimmen.
  - Es ist zu kontrollieren, ob die angeforderten Parameter mit den hierfür erforderlichen Probengefäßen (Anzahl und Art) übereinstimmt.
  - Ist dem Durchführenden der Patient nicht persönlich bekannt, empfiehlt sich die Patientenidentität mit der Begrüßung zu überprüfen ("Guten Tag, mein Name ist Dr. ABC. Sie sind Herr Peter XYZ, geboren am 01.01.2000?").
- ► Nach kurzer Aufklärung des Patienten und Anlegen der Einmalhandschuhe sollte der Patient in eine angenehme Position gebracht werden, die auch im Falle einer Synkope die Sturzgefahr minimiert.
- ► Auswahl der geeigneten Vene:
  - Bei der **Punktion von Armvenen** empfiehlt sich zunächst die Inspektion der Venenverhältnisse ohne Stauung, sofern erforderlich kann zusätzlich eine Staubinde angelegt werden.
  - Grundsätzlich sollte die größte verfügbare Vene ausgewählt werden (meist in der Kubitalregion). Bei kleineren Venen besteht ein höheres Risiko für Fehlpunktionen oder Gefäßkollabierungen. Durch leichte Schläge auf die Punktionsstelle oder Betätigung der Muskelpumpe (wiederholte Faustschließungen) treten Venen besser hervor.
- ► Stauung des Bluts:
  - Spätestens nach Auswahl der Vene wird Staubinde angelegt
  - Dabei ist darauf zu achten, dass nur eine Stauung der oberflächlichen Venen (entspricht ca. dem diastolischen Blutdruck) und keine Unterbindung der gesamten Perfusion verursacht wird.
  - Stauzeiten > 1 min sollten wegen Fehlermöglichkeiten (Hämolyse, Azidose) vermieden werden.
  - Bei infektiösen Patienten kann zur Verhinderung von Kontaminationen nicht sterilisierbarer Staubinden alternativ ein Einmalhandschuh als Tourniquet benutzt werden.
- ► Desinfektion und Punktion:
  - Desinfektion der Punktionsstelle mit Hautdesinfektionsmittel (70 % Ethanol oder 0,5 % Chlorhexidin).
  - Nach Trocknung wird die die Haut leicht durch Zug gestrafft und die Punktionsnadel (19 oder 20 G) mit dem Schliff nach oben in einem Winkel von etwa 35–45° in die Vene eingeführt.
  - Je schneller dieser Vorgang durchgeführt wird, umso weniger schmerzhaft wird er im Allgemeinen empfunden.
  - Vor Einführung der Hohlnadel ist darauf zu achten, dass das Blut nicht sofort aus der patientenabgewandten Seite austreten kann. Die meisten Entnahmesysteme verfügen über entsprechende Rücklaufschutzeinrichtungen oder Adapter.

- Der Aspirationsvorgang sollte behutsam erfolgen, um die Vene zu schonen und eine In-vitro-Hämolyse zu vermeiden.
- Das Entnahmegefäß ist vollständig zu füllen. Dies ist insbesondere bei quantitativen Laborparametern und Blutkulturen für die nachfolgenden Untersuchungen wichtig.
- Unmittelbar nach Entnahme sollte das Gefäß mehrfach geschwenkt werden, um eine gleichmäßige Durchmischung zu gewährleisten.
- Nach Entfernung der Nadel sollte die Punktionsstelle für einige Minuten kräftig komprimiert werden, um eine Nachblutung zu vermeiden.
- Spitzes Material muss in einem sicheren Abwurfbehältnis entsorgt werden.

▶ Nicht ideal, aber in vielen Situationen vertretbar ist die **Entnahme von Blut aus liegenden zentralvenösen Kathetern** (zentraler Venenkatheter, zentralvenöser Portkatheter, Shaldon-Katheter etc.):
- Dies sollte gesondert dokumentiert werden.
- Hier sind einige Besonderheiten zu beachten: So können, auch nach umfangreichem Verwurf des Katheterinhalts, Arzneimittelkonzentrationen falsch-hoch ausfallen oder Gerinnungsparameter verfälscht werden. Auch für die Interpretation mikrobiologischer Befunde ist es relevant, ob diese aus zentralvenösem oder peripherem Blut stammen.

▶ Eine gute Blutentnahme endet schließlich damit, dass vom Auftraggeber der rasche und korrekte Transport in das Labor sichergestellt wird.

▶ Nativausstriche:
- Anfertigung von Nativausstrichen muss unmittelbar nach der Blutentnahme erfolgen.
- Aufbringen eines kleinen Bluttropfens (ca. 5 µl) am kurzen Rand eines Objektträgers (mindestens 5 Objektträger insgesamt).
- Ein zweiter Objektträger (oder besser Deckglas) wird in das äußerste Ende des Tropfens mit einem Anstellwinkel von 20–30° eingebracht und in einem Zug zum gegenüber liegenden kurzen Rand bewegt.
- Es muss eine sogenannte „Fahne" entstehen, also ein unregelmäßiges Ende des Ausstrichs, in dem maximale Dünnheit erreicht wird. So hergestellte Ausstriche stellen sicher, dass der Untersucher ein optimales Areal für die Beurteilung der Zellen erhält. Ungeübte sollten diese Technik einige Male an überschüssigem EDTA-Blut üben (Abb. 1.1).

Mögliche Komplikationen

▶ Relevante Komplikationen bei der Gewinnung peripheren Bluts sind sehr selten.
▶ Hämatome: Am häufigsten sind Hämatome nach fehlerhafter Venenpunktion oder unzureichender Kompression der Punktionsstelle. Insbesondere bei Störungen der plasmatischen Gerinnung oder der Thrombozytenfunktion (jeweils intrinsich oder medikamentös) sollte daher auf eine zuverlässige Blutstillung geachtet werden.
▶ Infektion: Auch bei sorgfältigem keimarmem Arbeiten kann es zu Infektionen und/oder Entzündungen der Punktionsstelle kommen.
▶ Gefäßthrombus: Möglich ist eine Thrombosierung des punktierten Gefäßes, die aber selten klinisch bedeutsam ist, weil es sich in der Regel um oberflächliche Venen handelt.
▶ Stichverletzung: Verletzung des Durchführenden an bluthaltigem Material des Patienten.

✓ *Praxistipp*

Zum Umgang mit Stichverletzungen wird auf die einschlägigen Empfehlungen der infektiologischen Fachgesellschaften sowie die Vorschriften der Berufsgenossenschaften verwiesen.

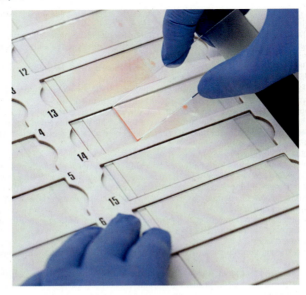

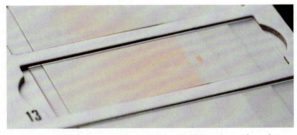

Abb. 1.1 • Erstellen eines peripheren Blutausstrichs. Ein kleiner Bluttropfen auf einem Objektträger wird durch einen zweiten Objektträger (oder ein Deckglas) bis zum gegenüberliegenden Rand ausgezogen (oben). Wichtig ist, dass am Ende des Ausstrichs eine dünne „Fahne" entsteht (unten).

Postoperatives/postinterventionelles Management

▸ Nach der Punktion sollte die Punktionsstelle für einige Minuten kräftig komprimiert werden, um Nachblutungen zu vermeiden.

▸ Hiernach kann ein einfacher Pflasterverband aufgebracht werden.

1.2 Knochenmark

Karl-Anton Kreuzer

Aktuelles

▶ Aktuelle Entwicklungen bei der Knochenmarkdiagnostik betreffen weniger die Probengewinnung per se, sondern die indizierten Untersuchungen am Probenmaterial. Diesbezüglich wird auf die Kapitel der einzelnen Entitäten verwiesen.

Definition

▶ Unter einer Knochenmarkpunktion wird im weiteren Sinne jede für diagnostische Zwecke durchgeführte Punktion des Knochenmarks an einer beliebigen Lokalisation verstanden.

▶ Wegen der Invasivität des Eingriffs erfolgen häufig eine Knochenmarkaspiration und eine Biopsieentnahme gleichzeitig.

▶ Bevorzugter Entnahmeort beim Erwachsenen ist der hintere Beckenkamm:
  • Der Eingriff ist hier für den Patienten komfortabler und sicherer als am Sternum.
  • Die Materialgewinnung ist am Beckenkamm wegen des größeren Markraums unkomplizierter.

Indikationen

▶ Eine Knochenmarkdiagnostik ist prinzipiell immer dann erforderlich, wenn die Ursache einer hämatologischen Erkrankung nicht anderweitig geklärt werden kann (z. B. ätiologisch unklare Anämie oder persistierende Thrombozytose).

▶ Darüber hinaus besteht eine Indikation bei den meisten hämatologischen Neoplasien.

▶ Nur wenn die Diagnose zweifelsfrei aus dem peripheren Blut (z. B. Chronische lymphatische Leukämie, CLL) oder einem lymphatischen Gewebe (z. B. Hodgkin-Lymphom, HL) gestellt werden kann, ist eine Knochenmarkuntersuchung für die Diagnosefindung entbehrlich.

▶ Ausbreitungsdiagnostik: Eine Indikation besteht häufig zur Ausbreitungsdiagnostik, auch wenn die Punktion für die Erstdiagnostik entbehrlich ist.

▶ Verlaufsdiagnostik: Bestimmung der hämatologischen, zytogenetischen oder molekuargenetischen Remission durch Knochenmarkpunktionen

▶ **Typische Indikationen** für eine Knochenmarkpunktion sind:
  • Unklare Anämie nach Ausschluss nutritiver, immunologischer oder kongenitaler Ursachen,
  • Unklare Granulo- oder Thrombozytopenie nach Ausschluss immunologischer oder toxischer Ursachen,
  • Unklare Coombs-negative Hämolyse,
  • Initialdiagnostik bei Myeloproliferativen Neoplasien (MPN),
  • Initialdiagnostik von akuten Leukämien, Myelodysplasien oder Plasmazellneoplasien,
  • Ausbreitungsdiagnostik bei malignen Lymphomen,
  • Verdacht auf Knochenmarkinfiltration durch solide Tumoren,
  • Verlaufsdiagnostik bei hämatologischen Neoplasien.

Kontraindikationen

▶ Bei zutreffender Indikationsstellung existieren praktisch keine absoluten Kontraindikationen für eine Knochenmarkpunktion.

▶ **Relative Kontraindikationen** können sein:
  • Plasmatische Gerinnungshemmung (z. B. durch Vitamin-K-Antagonisten)
  • Hämophilie
  • Thrombozytenfunktionsstörungen (hereditär oder pharmakologisch)
  • Thrombozytopenie
  • Unverträglichkeit von Lokalanästhetika

▶ Die genannten Gerinnungsstörungen können in der Regel durch Substitution oder Antagonisierung klinisch gut kontrolliert werden.
▶ In den meisten Fällen ist eine gute Komprimierung der Punktionsstelle weitaus bedeutender als ein bestehender Gerinnungsdefekt.
▶ Die Dringlichkeit des Eingriffs muss stets gegenüber dem Komplikationsrisiko abgewogen werden.

Anästhesie

▶ Durchführung in der Regel in Lokalanästhesie (s. unten)
▶ Eine kurze Sedierung (z. B. mit Midazolam) ist auch möglich, sofern entsprechende Überwachungsmöglichkeiten bestehen.

Aufklärung und spezielle Risiken

▶ Aufklärung und schriftliche Einverständniserklärung des Patienten sind notwendig.
▶ Bei der Aufklärung sollten insbesondere die folgenden Risiken erwähnt werden:
  • Lebensbedrohliche Blutungen mit Transfusions- oder Operationsnotwendigkeit,
  • Lebensbedrohliche Infektionen,
  • Periphere Nervenschädigung bis hin zu bleibenden Paresen,
  • Knochenfrakturierung,
  • Medikamentenanaphylaxie.

Präoperative/präinterventionelle Diagnostik

▶ Medikamentenanamnese sowie eine orientierende Gerinnungsdiagnostik (TPZ, aPTT, Thrombozytenzahl) vor dem Eingriff (falls es die Dringlichkeit zulässt)

Material

▶ Hautdesinfektionsmittel,
▶ Lokalanästhetikum (z. B. Mepivacain 1 %), sterile 10-ml-Spritze, kurze Hautkanüle (z. B. Gr. 18), lange oder überlange Kanüle (z. B. Gr. 2),
▶ ggf. Utensilien für eine Sedierung (Staubinde, Venenverweilkanüle mit Pflaster, sterile 10-ml-Spritze, Midazolam 2,5–10 mg oder Ähnliches),
▶ Untersuchungshandschuhe,
▶ Einmalhandschuhe (steril),
▶ Spritzen (10 ml und 20 ml, steril),
▶ Tupfer (steril),
▶ ggf. Skalpell (steril),
▶ Lochtuch (steril),
▶ Aspirationsnadel nach Klima-Rosegger (steril),
▶ Biopsienadel nach Jamshidi (steril),
▶ Objektträger (mindestens 10 Stück) mit Ausstrichmappe,
▶ Aspirationsgefäße mit Antikoagulans (EDTA für Zytologie, Durchflusszytometrie und Molekulargenetik; Heparin für Zytogenetik),
▶ ggf. Adapter für Aspirationsgefäße,
▶ Histologie-Probengefäß mit Fixativ,
▶ Pflasterverband,
▶ Sandsack,
▶ Abwurfbehälter.

Durchführung

Praxistipp

Das hier geschilderte Vorgehen ist nur beispielhaft. In der Praxis existieren zahlreiche Variationen, welche qualitativ ebenbürtig sind. Auch können moderne Jamshidi-Nadeln mit Fangvorrichtung benutzt werden.

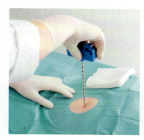
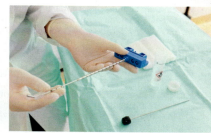
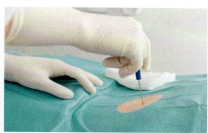
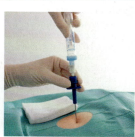
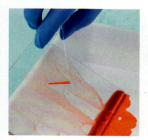
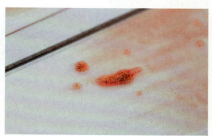

Abb. 1.2 • Knochenmarkpunktion und -ausstriche. Einbringen der Jamshidi-Nadel (oben links), retrograde Bergung des Bioptats (oben rechts), Einbringung der Klima-Rosegger-Nadel (Mitte links), Knochenmarkaspiration (Mitte rechts), Separation von Markbröckeln (unten links), gutes Ausstrichresultat mit ausreichend Markbröckeln und gleichzeitig gelungener „Fahne" (unten rechts).

Vor Beginn des Eingriffs

▶ Vor der Durchführung:
- Alle erforderlichen Materialien sollten verfügbar sein.
- Vorliegen der unterschriebenen Einverständniserklärung nach ausführlicher Aufklärung und erforderlicher Bedenkzeit.
- Nochmalige Kontrolle der oben genannten Gerinnungswerte spätestens jetzt.

▶ Übereinstimmung der Daten auf Gefäß/Anforderung mit dem Patienten:
- Bei der Zusammenstellung der Entnahmegefäße ist zu kontrollieren, dass die Patientendaten auf den Gefäßen mit den Anforderungsunterlagen übereinstimmen.
- Angeforderte Parameter müssen mit den hierfür erforderlichen Probengefäßen (Anzahl und Art) übereinstimmen.

- Ist dem Durchführenden der Patient nicht persönlich bekannt, empfiehlt sich die Patientenidentität mit der Begrüßung zu überprüfen („Guten Tag, mein Name ist Dr. ABC. Sie sind Herr Peter XYZ, geboren am 01.01.2000?").

Lagerung

▶ Lagerung des Patienten:
- Eine zweite Person vereinfacht und beschleunigt die Durchführung des Eingriffs ganz erheblich.
- Nach Anlage der Untersuchungshandschuhe wird der Patient bequem in Bauchlage gelagert. Die Punktion ist prinzipiell auch in Seitenlage möglich (z. B. bei beatmeten Patienten), diese Technik ist jedoch etwas riskanter und erfordert in der Regel eine zweite Person.

Operationsschritte

▶ Punktion und Anästhesie:
- Aufsuchen der Spina iliaca posterior superior und Desinfektion (70 % Ethanol oder 0,5 % Chlorhexidin).
- Nach Anästhesie der Haut mit wenigen Millilitern wird das Lokalanästhetikum entlang des Stichkanals kontinuierlich verabreicht. Das Periost sollte schließlich fächerartig mit Lokalanästhetikum infiltriert werden.
- Während der Einwirkzeit des Anästhetikums erfolgt eine nochmalige Desinfektion des vom Lochtuch nicht abgedeckten Punktionsareals.
- Nach Anlage der sterilen Handschuhe (ab hier bis zur Aspiration streng steriles Arbeiten) und Aufbringen des Lochtuchs kann eine kleine Stichinzision mit dem Skalpell erfolgen.

▶ Knochenmarkzylinder:
- Die Jamshidi-Nadel wird mit langsamen aber kraftvollen Drehbewegungen (ca. 70°-Winkel zur Hautoberfläche in Richtung Ilium) eingeführt.
- Nach Überwindung des Compacta-Widerstandes wird der Mandrin entfernt und die Nadel mindestens 3 cm im Markraum vorgeschoben.
- Der StanzzylinderKnochenmarkzylinder wird durch rasche und kreisende Bewegungen abgeschert.
- Rückzug der Nadel unter Drehbewegungen, retrograde Entnahme des Bioptats (Mindestlänge 2 cm) mithilfe eines Drahtstifts und Überführung in das Histologiegefäß.

▶ Knochenmarkaspiration:
- Anschließend wird über denselben Stichkanal, aber eine neue Compacta-Punktion die Klima-Rosegger-Nadel eingeführt. Es erfolgt die Knochenmarkaspiration-Knochenmarkaspiration in folgender Reihenfolge:
- Zytologie (nativ oder EDTA)
- Durchflusszytometrie und Molekulargenetik (EDTA)
- Zytogenetik (Heparin)
- Der Patient sollte vor Ausüben des Sogs darauf hingewiesen werden, dass dies ein schmerzhafter Moment sein kann.
- Unmittelbar nach Entnahme sollten die Probengefäße mehrfach geschwenkt werden, um eine gleichmäßige Durchmischung zu gewährleisten.
- Nativausstriche müssen unmittelbar nach Entnahme angefertigt werden, EDTA-Ausstriche können auch später erstellt werden.
- Bei der Anfertigung der AusstricheAusstrichKnochenmark wird das Aspirat langsam über eine Glasscheibe getropft.
- Dabei werden die Markbröckel separiert und schließlich zusammen mit etwas Knochenmarkblut entweder als Quetschpräparate (gegenläufiges Quetschen zwischen zwei Objektträgern) oder als herkömmliche Ausstrichpräparate verarbeitet:

- Die Quetschtechnik ist weniger erfahrungsabhängig und gewährleistet einen maximalen Markbröckel- und Zellgehalt der Präparate.
- Die Ausstrichtechnik hat den Vorteil, dass die Einzelzellbeurteilung einfacher ist (Abb. 1.2).
▶ Nach erfolgter Punktion:
- Kräftige Kompression der Punktionsstelle (z. B. mithilfe eines Sandsacks), um Nachblutungen oder ein größeres Hämatom zu vermeiden. Spitzes Material muss in einem sicheren Abwurfbehältnis entsorgt werden.

Mögliche Komplikationen

▶ Trotz des brachialen Charakters sind schwere Komplikationen bei einer Knochenmarkpunktion sehr selten (< 1‰ der Fälle).
▶ Hämatome: Am häufigsten sind oberflächliche Hämatome, welche bei mangelhafter Kompression oder reduzierter Gerinnung sehr großflächig sein können.
▶ Infektion: An der Punktionsstelle kann eine Weichteilinfektion entstehen, die sehr selten Ausgangspunkt für eine Blutstrominfektion ist.
▶ Nervenläsion: Gelegentlich wird durch die Punktion ein größerer Nervenast getroffen, mit der Folge länger andauernder Neuropathien.
▶ Verletzung des Peritoneums: Äußerst selten ist bei korrekter Durchführung eine Durchstoßung der gegenüber liegenden Compacta mit Verletzung des Peritoneums.

Postoperatives/postinterventionelles Management

▶ Nach der Punktion sollte die Punktionsstelle für einige Minuten kräftig komprimiert werden, um Nachblutungen zu vermeiden.
▶ Hiernach kann ein einfacher Pflasterverband aufgebracht werden.

> **❗ Merke**
> Es empfiehlt sich eine Nachbeobachtungszeit von 15–30 min.

1.3 Lymphknoten

Karl-Anton Kreuzer

Aktuelles

▶ Neuere Arbeiten konnten zeigen, dass die ultraschall- und dopplersonografisch gestützte Gewinnung einer peripheren Lymphknotenpunktionsbiopsie in den allermeisten Fällen zu einer konklusiven Diagnose führt und mit nur marginalen Risiken verbunden ist.
▶ Bleibt eine Lymphadenopathie dennoch unklar, kann deren Genese per Lymphadenektomie geklärt werden.

Definition

▶ Unter einer Lymphadenektomie oder Lymphknotenpunktion wird jede für diagnostische Zwecke durchgeführte (Teil-)Exzision oder Punktion eines Lymphknotens (peripher oder zentral) verstanden.
▶ Sie kann als Lymphadenektomie, Aspirationspunktion oder als Biopsiepunktion erfolgen.

Indikationen

▶ Jede persistierende unklare Lymphadenopathie stellt eine Indikation für die diagnostische Gewinnung von Lymphknotengewebe dar.
▶ Eine Lymphknotenpunktion kann insbesondere dann erfolgen, wenn eine Lymphadenektomie nicht oder nicht zeitnah möglich ist.

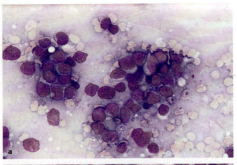

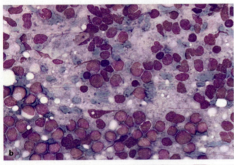

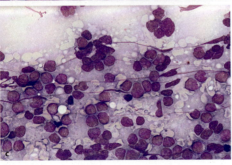

Abb. 1.3 • Lymphknoten-zytologie.
a Punktionszytologie eines Diffus-großzelligen B-Zell-Lymphoms (DLBCL), 63-fache Objektivvergrößerung.
b Punktionszytologie eines Follikulären Lymphoms Grad 1–2 (FL), 63-fache Objektivvergrößerung.
c Punktionszytologie eines Mantelzelllymphoms (MCL), 63-fache Objektivvergrößerung.
(Quelle: Frau Dr. M. Engels, Institut für Pathologie, Universitätsklinikum Köln.)

Kontraindikationen

▶ Bei zutreffender Indikationsstellung existieren praktisch keine absoluten Kontraindikationen für eine invasive Lymphknotendiagnostik.
▶ **Relative Kontraindikationen** können sein:
  • Plasmatische Gerinnungshemmung (z. B. durch Vitamin-K-Antagonisten)
  • Hämophilie
  • Thrombozytenfunktionsstörungen (hereditär oder pharmakologisch)
  • Thrombozytopenie
  • Unverträglichkeit von Lokalanästhetika
  • Kontraindikation gegen eine Allgemeinanästhesie

▶ Die genannten Gerinnungsstörungen können in der Regel durch Substitution oder Antagonisierung klinisch gut kontrolliert werden.

Anästhesie

▶ Eine Lymphadenektomie wird in der Regel in Allgemeinanästhesie durchgeführt.
▶ Eine Lymphknotenpunktion kann ohne oder mit einer Lokalanästhesie durchgeführt werden.

Aufklärung und spezielle Risiken

▶ Eine Aufklärung und schriftliche Einverständniserklärung des Patienten sind notwendig sind.
▶ Bei der Aufklärung sollten insbesondere die folgenden Risiken erwähnt werden:
  • Akute Lymphadenitis
  • Chronisches Lymphödem
  • Lebensbedrohliche Blutungen mit Transfusions- oder Operationsnotwendigkeit
  • Weichteilentzündungen mit lebensbedrohlichen Blutstrominfektionen
  • Periphere Nervenschädigung bis hin zu bleibenden Paresen
  • Medikamentenanaphylaxie
  • Narkoserisiko

Präoperative/präinterventionelle Diagnostik

▶ Vor dem Eingriff sollte eine Blutungs- und Medikamentenanamnese erhoben sowie eine orientierende Gerinnungsdiagnostik (TPZ, aPTT, Thrombozytenzahl) durchgeführt werden.
▶ Für eine Allgemeinanästhesie ergibt sich eine spezifische Evaluation des Narkoserisikos.

Material

▶ Eine Lymphadenektomie ist ein originär chirurgischer Eingriff, der hier nicht weiter geschildert werden soll.
▶ Für eine Lymphknotenpunktion werden benötigt:
  • Hautdesinfektionsmittel
  • ggf. Lokalanästhetikum (z. B. Mepivacain 1 %), sterile 5-ml-Spritze, kurze Hautkanüle (z. B. Gr. 18)
  • Untersuchungshandschuhe
  • Tupfer
  • Für eine Aspiration: Spritzen (10 ml, steril), Kanüle Gr. 10, Objektträger (mindestens 10 Stück) mit Ausstrichmappe
  • Für eine Biopsie: Skalpell (steril), Biopsienadel mit Fangvorrichtung 16 G (steril), Histologie-Probengefäß mit Fixativ
  • Pflasterverband
  • Abwurfbehälter

Durchführung

▶ Unterstützung durch Bildgebung:
  • Blindpunktion ist möglich bei intakter Gerinnung und sehr prominenten peripheren Lymphomen.
  • Ultraschall und Dopplersonografie erleichtern die Durchführung erheblich, erhöhen die Treffsicherheit und reduzieren das Risiko einer akzidentellen Gefäßpunktion.
  • CT-gesteuerte Punktion für zentrale Lymphknoten
▶ Operativ können Lymphknoten ab einer Größe von ca. 1 cm praktisch an jeder Lokalisation exzidiert werden.

Vor Beginn des Eingriffs

▶ Vor der Durchführung einer peripheren Lymphknotenpunktion:
- Verfügbarkeit aller erforderlichen Materialien prüfen
- Vorliegen der unterschriebenen Einverständniserklärung nach ausführlicher Aufklärung und erforderlicher Bedenkzeit kontrollieren
- Nochmalige Kontrolle der oben genannten Gerinnungswerte spätestens jetzt.
▶ Übereinstimmung der Daten auf Gefäß/Anforderung mit dem Patienten:
- Bei der Zusammenstellung der Entnahmegefäße ist zu kontrollieren, dass die Patientendaten auf den Gefäßen mit den Anforderungsunterlagen übereinstimmen.
- Ist dem Durchführenden der Patient nicht persönlich bekannt, empfiehlt sich die Patientenidentität mit der Begrüßung zu überprüfen („Guten Tag, mein Name ist Dr. ABC. Sie sind Herr Peter XYZ, geboren am 01.01.2000?").

Lagerung

▶ Nach Anlage der Untersuchungshandschuhe wird der Patient bequem und sturzsicher gelagert.

Operationsschritte

▶ Aspirationspunktion:
- Eine Lokalanästhesie ist nicht erforderlich.
- Nach sorgfältiger Hautdesinfektion wird der zu punktierende Lymphknoten mit der Hand fixiert und die darüber liegende Haut gleichzeitig gestrafft.
- Sodann erfolgt die Punktion mit einer Spritze und aufgesetzter Kanüle Gr. 10 ohne Sog.
- Im Zielgebiet wird die Kanüle fächerartig und unter Sog bewegt.
- Sobald im Spritzenkonus (nicht im Zylinder) aspiriertes Material erscheint, wird der Sog beendet und die Spritze herausgezogen.
- Spritze und Kanüle werden getrennt, die Spritze erneut mit Luft aufgezogen und wieder mit der Kanüle verbunden. Das in der Kanüle befindliche Aspirat wird nun mit der Spritze auf die bereitliegenden Objektträger aufgebracht und dort mit der Quetschtechnik (gegenläufiges Quetschen mit einem weiteren Objektträger) ausgestrichen.
- Die Punktionsstelle wird steril verbunden, spitzes Material muss in einem sicheren Abwurfbehältnis entsorgt werden.
▶ Stanzbiopsie:
- Eine Lokalanästhesie ist erforderlich.
- Nach der Hautdesinfektion wird eine kleine Stichinzision (2–3 mm) über dem betreffenden Lymphknoten gesetzt.
- Die Biopsienadel sollte mindestens 3-mal in den Lymphknoten eingebracht und die Fangvorrichtung ausgelöst werden.
- Die geborgenen Bioptate können vor der Überführung in die Fixierlösung auf einem Objektträger ausgerollt werden, um eine zusätzliche schnelle zytologische Auswertung zu ermöglichen.
- In einzelnen Labors ist auch eine durchflusszytometrische Untersuchung solcher Biopsien möglich.
- In diesem Fall muss ein Bioptat in ein EDTA-haltiges Probengefäß überführt werden (z. B. herkömmliches Blutabnahmesystem, welches mit physiologischer Kochsalzlösung aufgefüllt wird).

Mögliche Komplikationen

▶ Relevante Komplikationen sind bei den vorgenannten Eingriffen selten.
▶ Sie bestehen in erster Linie aus lokalen Infektionen oder Nachblutungen.
▶ Abszedierende Entzündungen mit evtl. nachfolgender Blutstrominfektion sowie akzidentelle Punktionen von größeren arteriellen Gefäßen sind Raritäten und treten vorzugsweise bei der Verwendung der größeren Biopsienadeln auf.

Postoperatives/postinterventionelles Management

▶ Nach kurzer Kompression der Punktionsstelle wird diese steril verbunden.
▶ Spitzes Material muss in einem sicheren Abwurfbehältnis entsorgt werden.

 Praxistipp
Es empfiehlt sich eine Nachbeobachtungszeit von 15–30 min.

1.4 Blutbild und Differenzialblutbild

Karl-Anton Kreuzer

Aktuelles

▶ Grundsätzlich lassen aktuelle Blutbildgeräte bei der Bestimmung von Standardparametern kaum noch Wünsche offen; Verbesserungen betreffen fast ausschließlich die Messpräzision oder technische Details.
▶ Von aktueller klinischer Bedeutung bleibt aber die prospektive klinische Evaluierung neu entwickelter Parameter, z. B. das Retikulozytenhämoglobin (RHB) oder die Thrombozytenverteilungsbreite (PDW).
▶ Weiterhin aktuell bleibt die Qualitätssicherung mikroskopischer Parameter, welche einer großen untersucherabhängigen Variabilität unterliegen.

Definition

▶ **Blutbild** meint im engeren Sinne die folgenden Parameter des peripheren Bluts (frühere Bezeichnung „kleines Blutbild"):
  • Leukozytenzahl
  • Erythrozytenzahl
  • Hämoglobinkonzentration
  • Hämatokrit
  • Erythrozytenindizes (Mittleres korpuskuläres Volumen, MCV; Mittlere korpuskuläre Hämoglobinmenge, MCH; Mittlere korpuskuläre Hämoglobinkonzentration, MCHC)
  • Thrombozytenzahl
▶ Moderne Blutbildgeräte liefern darüber hinaus im selben Untersuchungsgang eine Vielzahl weiterer Mess- und Rechenwerte, u. a.:
  • Retikulozyten
  • Retikulozytenproliferationsindex (RPI)
  • Erythrozytenverteilungsbreite (RDW)
▶ **Differenzialblutbild** (früher zusammen mit den vorgenannten Parametern als sog. „großes Blutbild" bezeichnet):
  • beschreibt die relative Zusammensetzung der Leukozyten aus verschiedenen Leukozytensubpopulationen (z. B. neutrophile segmentkernige Granulozyten oder Lymphozyten).
  • Im weiteren Sinne zählen hierzu auch:
    – eine qualitative Bewertung dieser Zellen (z. B. aktivierte Lymphozyten),
    – der Nachweis von Zellen, welche unter physiologischen Umständen im peripheren Blut nicht vorkommen, oder
    – Nachweis von blutfremden Bestandteilen (z. B. Karzinomzellen, Plasmodien).

> ✓ *Praxistipp*
> Der Qualitätsvorteil eines maschinellen Differenzialblutbildes besteht aus der höheren quantitativen Präzision bei der Zählung physiologischer Subpopulationen, da sehr viele Zellen (sog. „events") gezählt werden. Der Vorteil des mikroskopischen Differenzialblutbildes besteht aus der höheren qualitativen Präzision, da maschinell nur schwierig oder nicht feststellbare Veränderungen (z. B. Fragmentozyten, Kernschatten) gut erkannt werden können.

Indikationen

▶ Die Indikationen für ein **Blutbild** sind vielfältig und reichen von einer orientierenden „Routineuntersuchung" bis zu spezifischen Fragestellungen (z. B. postoperativer Hämoglobinwert oder Ausschluss einer chronischen lymphatischen Leukämie, CLL).
▶ Im Folgenden daher nur eine kleine Auswahl von klinischen Situationen, bei der eine Blutbilduntersuchung unabdingbar ist:
  • Erhöhte Infektanfälligkeit
  • Erhöhte Blutungsneigung
  • Systemische Infektion
  • Leistungsschwäche
  • Relevanter Blutverlust
  • Verdacht auf Anämie (z. B. Vitamin B12-Mangel)
  • Verdacht auf Thrombozytenmangel (z. B. Immunthrombozytopenie, ITP)
  • Verdacht auf hämatologische Neoplasie (z. B. Polycythaemia rubra, PV)
▶ Ein **mikroskopisches Differenzialblutbild** sollte immer in folgenden Situationen angefordert werden:
  • Panzytopenie
  • Unklare Normabweichungen im maschinellen Blutbild
  • Verdacht auf myeloproliferative Neoplasie (z. B. Essenzielle Thrombozythämie, ET)
  • Verdacht aus myelodysplastisches Syndrom (z. B. MDS mit Einliniendysplasie, MDS-SLD)
  • Verdacht auf akute oder chronische Leukämie (z. B. Akute myeloische Leukämie, AML)
  • Verdacht auf malignes Lymphom (z. B. Mantelzelllymphom, MCL)
  • Verdacht auf Erythrozytenfunktionsstörung (z. B. Sichelzellanämie)
  • Verdacht auf Parasitämie (z. B. Malaria)

Aufklärung und spezielle Risiken

▶ Keine Daten vorhanden

Material

▶ Mit Zusatz von Antikoagulans:
  • Blutbilder oder Differenzialblutbilder können aus antikoaguliertem Blut angefertigt werden.
  • Ethylendiamintetraacetat (EDTA) ist das Antikoagulans der Wahl bei der maschinellen Blutbildmessung.
  • Aus EDTA-Blut können auch Ausstriche für das mikroskopische Differenzialblutbild hergestellt werden.
▶ Ohne Zusatz von Antikoagulans:
  • Gute Nativausstriche, also ohne Zusatz eines Antikoagulans, sind aber das beste Ausgangsmaterial für ein mikroskopisches Differenzialblutbild, da die Artefaktbildung minimiert wird, das Färbeergebnis optimal ist und auch Spezialfärbungen oder -reaktionen (z. B. alkalische Leukozytenphosphatase, ALP) durchgeführt werden können.

▶ Kapillarblut ist für die zuverlässige Bestimmung eines Blutbildes oder Differenzial-blutbildes nicht geeignet.

❗ Cave
Für das Standardantikoagulans EDTA gibt es eine Ausnahme: Bei etwa 0,1 % der Patienten kann EDTA zu einer sog. Pseudothrombozytopenie führen. Dabei de-maskiert EDTA Proteine (wahrscheinlich Glykoprotein IIb/IIIa) auf der Thrombo-zytenoberfläche, welche von heterophilen Antikörpern erkannt werden. Dies führt zu einer Thrombozytenaktivierung und -agglutination in vitro, was in falsch-niedrigen Thrombozytenzahlen im Blutbild resultiert. Bei entsprechender Verdachtslage muss daher die Thrombozytenzahl mit einem alternativen Anti-koagulans (typischerweise Natriumzitrat) kontrolliert werden.

Durchführung

Erhalt der Messwerte

▶ Bei der Gewinnung von Proben für Blutbilder sind die üblichen Vorsichtsmaßnah-men zu beachten (s. Kap. Peripheres Blut, Abschnitt: Durchführung (S. 16), Proben-gewinnung, und Abschnitt: Mögliche Komplikationen (S. 32)).
▶ Für maschinelle Verfahren wird EDTA als Antikoagulans benutzt.
▶ Nach Befüllung des Probengefäßes sollte dies zur Durchmischung einige Male um-gedreht werden.
▶ Zeitpunkt der Messung:
  • Bei einer Sofortmessung (Point-of-care testing) muss bedacht werden, dass die meisten Gerätehersteller zuvor eine etwa halbstündige Wartezeit empfehlen, an-dernfalls sollten die Ergebnisse mit kleineren Einschränkungen interpretiert wer-den.
  • Prinzipiell ist eine valide Messung innerhalb von 24 h nach Entnahme möglich.
  • Eine Probenlagerung bei 4 °C verbessert die Messergebnisse.
▶ Moderne Blutbildgeräte vereinen in sich verschiedene Messmethoden (Wider-standsmessprinzip bzw. Impedanzmessung, photometrische Messung, optische Mehrkanal-Differenzierung mit Fluoreszenzfarbstoffen).
  • Messzeiten liegen bei ungefähr 1 min pro Probe.
▶ Bei der Untersuchung werden in der Regel die in genannten Tab. 1.1 Parameter be-stimmt (die angegebenen Beispielreferenzwerte unterscheiden zur Vereinfachung nicht zwischen Männern und Frauen).

Tab. 1.1 • Blutbildparameter mit Größeneinheiten und typischen Referenzwerten.

Parameter	Kürzel	Einheit	Referenzwerte
Leukozyten	WBC (white blood count)	G/l /µl	4,5–11,5 4500–11 500
Erythrozyten	RBC (red blood count)	T/ /µl	4,0–6,0 4 000 000–6 000 000
Hämoglobin	HGB (hemoglobin)	g/d mmol/l	12,0–18,0 7,5–11,0
Mittleres korpuskuläres Volumen	MCV (mean corpus-cular volume)	fl	80–95
Mittlere korpuskuläre Hämoglobin-menge	MCH (mean corpus-cular hemoglobin)	pg fmol	28–34 1,7–2,1

Tab. 1.1 • Fortsetzung

Parameter	Kürzel	Einheit	Referenzwerte
Mittlere korpuskuläre Hämoglobin-konzentration	MCHC (mean corpus-cular hemoglobin concentration)	g/dl mmol/l	31–37 19,2–23,0
Erythrozytenverteilungsbreite	RDW (red cell distri-bution width)	%	11,5–14,5
Hämatokrit/Gepacktes Zellvolumen	HCT/PCV (hemato-crit/packed cell volume)	l/l	35–50
Retikulozyten	RET (reticulocytes)	G/l %	30–80 0,5–2,0
Thrombozyten	PLT (platelet count)	G/l /µl	150–450 150 000–450 000
Mittleres Thrombozytenvolumen	MPV (mean platelet volume)	fl	7,0–11,0
Thrombozytenverteilungsbreite	PDW (platelet distri-bution width)	%	10,0–18,0

l: Liter; d: dezi [10^{-1}]; m: milli [10^{-3}]; µ: micro [10^{-6}]; p: pico [10^{-12}]; f: femto [10^{-15}]; G: Giga [10^{9}]; T: Tera [10^{12}]

▶ Differenzialblutbild:
- Blutbildgeräte, welche eine Leukozytendifferenzierung vornehmen können, drü-cken diese Werte häufig sowohl absolut (pro Volumeneinheit) oder relativ (bezo-gen auf die Leukozytengesamtzahl) aus.
- Die absoluten Angaben sind in der Regel irrelevant, können aber hilfreich sein, wenn Diagnosen entsprechend definiert sind (z. B. Monozytose > 1 G/l bei einer Chronischen myelomonozytären Leukämie, CMML).
- Tab. 1.2 gibt einen Überblick über das Differenzialblutbild.

Tab. 1.2 • Differenzialblutbild mit typischen Referenzwerten.

Parameter	Einheit	Referenzwert
Segmentkernige neutrophile Granulozyten	% /µl	40–70 3000–6000
Stabkernige neutrophile Granulozyten	% /µl	3–5 150–400
Eosinophile Granulozyten	% /µl	2–4 50–250
Basophile Granulozyten	% /µl	0–1 15–50
Monozyten	% /µl	3–7 280–500
Lymphozyten	% /µl	20–40 1500–3000

l: Liter; µ: mikro [10^{-6}]

► Qualitative Störungen:
- Neben dem Nachweis von quantitativen Veränderungen können Blutbildgeräte auch Hinweise auf qualitative Störungen liefern.
- Sofern in einem maschinellen Blutbild z. B. große ungefärbte oder unreife Zellen (large unstained cells, LUC; large immature cells, LIC) aufgeführt werden, sollte unbedingt ein mikroskopisches Differenzialblutbild folgen, um diese Zellen eindeutig zuordnen zu können.
- Gleiches trifft auf markierte unklassifizierbare Zellen (flagged cells, FLAG) zu.
- Tab. 1.3 zeigt die wichtigsten Veränderungen innerhalb der drei hämatopoetischen Zellreihen.

Tab. 1.3 • Quantitative und qualitative Veränderungen im Blutbild.

Art der Veränderung	Leukozyten	Erythrozyten	Thrombozyten
Quantitativ	Leukozytopenie Neutrophile Granulozytopenie („Neutropenie") Lymphozytopenie Leukozytose Neutrophile Granulozytose Lymphozytose Monozytose Eosinophilie Basophilie	Anämie Polyglobulie Retikulozytose	Thrombozytopenie Thrombozytose
Qualitativ	Linksverschiebung der Granulozytopoese Dysplastische Zellen Unreife Zellen	Mikro- und Makrozytose Hypo- und Hyperchromasie Polychromasie Anisozytose, Poikilozytose, Fragmentozytose Normoblastämie	Riesenthrombozyten Thrombozytenaggregate

Neoplastische Zellen
Intra- oder extrazelluläre Parasiten

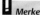

Merke
Eine Monozyto-, Eosino- oder Basopenie ist diagnostisch irrelevant.

Interpretation von Laborwerten

Cave
Bei der Interpretation von Laborergebnissen ist immer zu beachten, dass Referenzwerte geräteabhängig und von Methode zu Methode zwischen Laboren variieren.

► Bei der Interpretation von abnormen Blutbildern ist es zunächst wichtig, eine grobe Plausibilitätsbeurteilung vorzunehmen:
- Passt das Blutbild zu der klinischen Situation?
- Gibt es Anhaltspunkte für eine Patienten- oder Probenverwechslung?
- Gibt es Anhaltspunkte für einen Abnahmefehler?

- Gibt es Anhaltspunkte für eine überlange Transportzeit oder schlechte Transportbedingungen?
▶ Sofern diesbezüglich Zweifel bestehen, sollte eine Wiederholungsmessung an einer neuen Probe erfolgen.
▶ Im nächsten Schritt sollte festgelegt werden, ob es sich um eine relevante dringend abklärungswürdige Abweichung handelt oder nicht:
  - Bei den quantitativen Parametern (z. B. Hämoglobinkonzentration) können geringgradige Abweichungen Ausdruck einer Normvariante sein. Nicht jeder Parameter, der außerhalb des Referenzbereichs liegt, besitzt Krankheitswert.
  - Anders zu betrachten sind bestimmte qualitative Abweichungen, deren Ausprägung nur gering ist. Hierzu zählt insbesondere der Nachweis unklassifizierbarer oder unreifer Zellen.

Mögliche Komplikationen

▶ Wegen der hohen Präzision moderner Blutbildgeräte sind analytische Fehler, also Messfehler im eigentlichen Sinne, bei Blutbildern selten.
▶ Häufiger sind dagegen präanalytische Fehler und Interpretationsfehler.
▶ Zu den präanalytischen Fehlern zählen:
  - Patienten- oder Probenverwechslung (Zuordnungsfehler)
  - Abnahme aus liegendem intravenösem Zugang (Verdünnungsfehler)
  - Zu lange Venenstauung (Hämolyse)
  - Unterfüllung des Probengefäßes (Mischungsfehler)
  - Lange Transportzeit, Hitzeeinwirkung (Zellzerfall)
▶ Interpretationsfehler:
  - Diese können maschinell bedingt sein (falsche oder fehlende Zuordnung der gemessenen Zellen durch das Gerät).
  - Oder diese Fehler können beim Arzt entstehen, der die methodischen Beschränkungen eines maschinellen Blutbildes nicht kennt.

! *Cave*

Beim mikroskopischen Differenzialblutbild sind Interpretationsfehler besonders häufig. Dies liegt daran, dass die zuverlässige Beurteilung eines Blutausstrichs große Erfahrung erfordert. Hierbei ist es insbesondere wichtig, dass der Untersucher nicht nur bekannte Zellen sicher zuordnen kann, sondern auch seltenere Erkrankungen (z. B. Haarzellleukämie, Filarienbefall) kennt, um entsprechende Abweichungen sicher beurteilen zu können.

1.5 Zytologie
Torsten Haferlach

Aktuelles

▶ Die neue WHO-Klassifikation von 2022 und der Vorschlag der ICC von 2022 müssen in der hämatologischen Diagnostik berücksichtigt werden.
▶ Das gilt für die notwendigen Diagnosemethoden ebenso wie für die Nomenklatur.

Definition

▶ Zytologie meint die mikroskopische Untersuchung von Blutausstrichen und/oder Knochenmarkausstrichen zur Einordnung und Differenzierung von Blutbild- und Knochenmarkveränderungen.
▶ Hier kommen verschiedene Färbemethoden zum Einsatz, z. B.
  - Pappenheim-Färbung
  - Myeloperoxidase-Reaktion

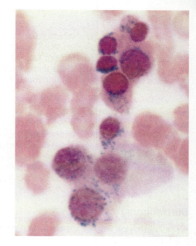

Abb. 1.4 • Knochenmarkdiagnostik bei myelodysplastischem Syndrom (MDS). Eisenfärbung des Knochenmarks (Berliner-Blau-Färbung) bei MDS mit Ringsideroblasten: Darstellung dichter, z. T. ringförmig um den Kern gelagerter Eisengranula (Ringsideroblasten). (Quelle: Haferlach T, Engels M, Diem H: Taschenatlas Hämatologie - Mikroskopische und klinische Diagnostik für die Praxis, 7. Aufl., Stuttgart: Thieme; 2019)

- Unspezifische Esterase-Reaktion
- Eisenfärbung (Abb. 1.4)
- ggf. Periodic-acid-Schiff Reaktion (PAS)

Indikationen

▸ Mikroskopische Untersuchungen zur genaueren Einordnung der potenziell pathologischen Zellen, inklusive Zytochemie und Differenzialblutbild sowie Differenzialknochenmark am Mikroskop, bei zuvor in der Gerätemessung auffälligen Proben,
▸ zur weiteren Veranlassung von Stufendiagnostik bzw. Diagnosestellung.

Aufklärung und spezielle Risiken

▸ Keine Angaben möglich

Material

▸ Für eine Blutentnahme mit Differenzialblutbild werden in der hämatologischen Diagnostik benötigt:
  - 2–5 ml EDTA (oder Zitrat) antikoaguliertes peripheres Blut und
  - 10–20 ml Heparin antikoaguliertes peripheres Blut (für potenziell sich anschließende Chromosomenanalyse). Für Immunphänotypisierung und/oder Molekulargenetik können EDTA-, Citrat- oder Herparin-Blut oder -Knochenmark verwendet werden.
▸ Weiterhin sind nötig:
  - 2 ml EDTA oder Zitrat antikoaguliertes Knochenmark (erste Spritze bei der Aspiration) sowie
  - 5–10 ml Heparin antikoaguliertes Knochenmark.
▸ Von diesen werden dann hergestellt:
  - 4–8 Blutausstriche (lufttrocknen mindestens 30 min)
  - 4–8 Knochenmarkausstriche (lufttrocknen 30–60 min, keine weitere Vorfixierung vor Färbung).

❗ Merke

Es ist sehr wichtig, dass gerade zellreiche Knochenmarkausstriche vor dem Versenden in abgeschlossenen Plastikboxen gut getrocknet sind (30 min mindestens), weil sonst in der feuchten Kammer eine verlangsamte Trocknung zu massiver Nekrose der Zellen führt und ein Färben und Auswerten am nächsten Tag z. B. im Referenzlabor nicht mehr möglich ist.

✓ Praxistipp

Als Gerinnungshemmer sollten unbedingt EDTA oder Zitrat (führt zu gleichwertigen Ergebnissen) beim Ausstreichen verwendet werden, damit die morphologische Diagnostik später optimal möglich ist. Heparin wird hingegen benötigt, wenn man aus dem Blut oder Knochenmark eine Chromosomenanalyse durchführen möchte, weil es die Zellen viabel lässt.

Durchführung

▶ Die Präparation der Blutausstriche und der Knochenmarkausstriche sollte in erfahrenen Händen liegen.
▶ Knochenmarkausstrich: Gerade hier ist darauf zu achten, dass auch solche mit Bröckchen hergestellt werden. Dadurch lässt sich eine Einschätzung der Zellularität vornehmen. Auch das Knochenmark-Differenzial ist dann sicherer zu machen als bei einem Gemisch von Blut und Knochenmark.
▶ Das Material sollte ausreichend trocknen (s. oben) und Spritzen und Objektträger sollten mit Namen des Patienten und Antikoagulanz vorher schon korrekt beschriftet sein für die weiteren Analysen.
▶ Zellfärbung:
  • Färbequalität der verschiedenen Färbungen muss mit internen Standards täglich überprüft werden,
  • Färbelösungen müssen frisch angesetzt werden.
▶ Zelldifferenzierung:
  • Vom peripheren Blut sollten mindestens 100 (bis 200) Zellen differenziert werden,
  • vom Knochenmark mindestens 200 (bis 500) Zellen.
  • Die Differenzierung mit anschließender Einordnung der potenziell pathologischen Veränderungen sollte der WHO-Klassifikation und der ICC-Klassifikation von 2022 folgen.
▶ Besonderheiten:
  • Die Differenzierung sollte mittels der Pappenheim-Färbungen erfolgen und nicht mit sog. Schnellfärbungen.
  • Bezüglich chemischer Reaktionen ist zur Beurteilung der Myelopoese/Blasten die Myeloperoxidase und der Monozytopoese die unspezifische Esterase notwendig.
  • Die Eisenfärbung wird benötigt zur Beurteilung z. B. einer potenziellen Eisenmangelanämie (heute eher selten nötig, besser Ferritin, MCV, MCH etc.), speziell aber in der Diagnostik der Myelodysplastischen Neoplasien (MDS) zur Erfassung der Ringsideroblasten (Definition: 5 oder mehr Granula umfassen 1/3 oder mehr der Kernzirkumferenz; nach WHO-Klassifikation 2022 sollte die *SF3B1* Mutation in diesen Fällen untersucht werden, alternativ gilt auch noch: Ringsideroblasten $\geq 15\%$).
▶ Verbleibendes Restmaterial (peripheres Blut, Knochenmark) sollte im Sinne einer Stufendiagnostik für weitere Analysen zur Verfügung stehen.

Mögliche Komplikationen

▶ Färbeartefakte durch nicht ausreichend getrocknete Ausstriche
▶ Fehler beim Ansetzen der Färbelösung
▶ Mikroskopieren an der „falschen Stelle" z. B. nur in der Fahne oder nur im dickeren Areal des peripheren Blutausstrichs
▶ Generell gilt:
  • Das Mikroskopieren sollte mit einem 10er Objektiv ohne Öl beginnen, die gesamten Ausstriche sollten gemustert werden.
  • Erst danach mit Ölobjektiv (z. B. 50 × oder 63 × oder 100 ×) die weiteren Strukturen beurteilen und Zellzuordnungen vornehmen.
  • Bei unbekannten Zellen sollte dringend um Rat gefragt werden, um die eigene Erfahrung zu vergrößern.
▶ Achtung: Beim Knochenmark sollte z. B. bei der Suche nach Tumorzellen mit dem 5er oder 10er Übersichtsobjektiv begonnen werden.

1.6 Durchflusszytometrie

Wolfgang Kern

Definition

▶ Mithilfe der Immunphänotypisierung werden die in Blut- und Knochenmarkproben enthaltenen Zellpopulationen identifiziert, quantifiziert und charakterisiert.
▶ Unterscheidung verschiedener Zellen anhand
  • ihrer Streulichteigenschaften, die durch die Zellgröße und die Heterogenität des Zellinneren bestimmt werden, sowie
  • ihres Antigenexpressionsmusters.
▶ Pro Messvorgang werden bis zu 18 verschiedene Antigene auf 50.000–100.000 Zellen innerhalb sehr kurzer Zeit analysiert.
▶ Erfassung minimaler Resterkrankung (MRD): Hier wird durch die Analyse von 500.000–1 Mio. Zellen eine Sensitivität von 0,01 % erreicht.

Indikationen

▶ Der diagnostische Schwerpunkt der Durchflusszytometrie (MFC) liegt im Nachweis akuter Leukämien und maligner Lymphome sowie in der Erfassung und Quantifizierung minimaler Resterkrankung im Verlauf unter Therapie.
▶ Die MFC ist indiziert zur Abklärung von
  • klinischen Zeichen einer hämatologischen Neoplasie
  • Zytopenien
  • Leukozytosen
  • Atypischen Zellen, Blasten, Zellen in Aszites, Pleuraerguss und Liquor
  • Plasmazellerkrankungen
  • Organomegalie, Raumforderungen
  • Monitoring bekannter Erkrankungen

Aufklärung und spezielle Risiken

▶ Die Aufklärung zur Immunphänotypisierung erfolgt durch den klinisch betreuenden Arzt im Kontext der Aufklärung zur gesamten hämatologischen Diagnostik. Eine Minimierung des Risikos wird für alle diagnostischen Methoden durch die Anwendung eines Qualitätsmanagementsystems erreicht.

Material

▶ Peripheres Blut
▶ Knochenmarkaspirat
▶ Aszites

- Pleuraerguss
- Liquor

Durchführung

Physikalische Grundlagen des Verfahrens

- Bei der MFC durchlaufen die Zellen einen Laserstrahl und verändern ihn; anhand dieser Veränderung lassen sich verschiedene Struktur- und Oberflächeneigenschaften der Zellen charakterisieren.
- Diese Veränderungen sind bedingt durch
  - die Struktureigenschaften der Zellen und
  - an monoklonale Antikörper gekoppelte Fluoreszenzfarbstoffe.
- Struktureigenschaften der Zellen:
  - Diese werden in Form der Streuung des Laserlichts im geraden und im rechtwinkligen Strahlengang erfasst.
  - Dabei gilt:
    - Zunehmende Vorwärtsstreuung des Laserstrahls (forward scatter, FSC) entspricht Zunahme der Zellgröße.
    - Ausmaß der Seitwärtsstreuung des Laserstrahls (sideward scatter, SSC) korreliert mit der Heterogenität der zellulären Binnenstruktur (entspricht im Wesentlichen der Granulierung der Zelle).
- Fluoreszenzfarbstoffe:
  - Kopplung von Fluoreszenzfarbstoffen an monoklonale Antikörper;
  - dadurch gelingt es, Antigenstrukturen auf der Zelloberfläche und im Zellinneren zu erfassen (simultane Erfassung von gleichzeitig 10 und mehr Antigenen).
- Abgrenzung der verschiedenen in einer Blut- oder Knochenmarkprobe enthaltenen **Zellpopulationen** über ihr SSC-Signal und ihre CD45-Expressionsstärke (Abb. 1.5):
  - Monozyten weisen die stärkste Expression von CD45 und ein schwaches SSC-Signal auf.
  - Lymphozyten weisen ebenfalls eine starke CD45-Expression und kaum ein SSC-Signal auf.
  - Granulozyten zeigen eine schwächere Expression von CD45, jedoch ein starkes SSC-Signal.
  - Erythrozyten zeigen kaum eine Expression von CD45 (daher Abgrenzung von anderen Populationen möglich).

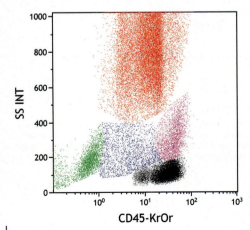

Abb. 1.5 · Durchflusszytometrie. Unterscheidung von Zellpopulationen im CD45-SSC-Plot (rot = Granulozyten, lila = Monozyten, schwarz = Lymphozyten, grau = Hämatogonen (unreife B-Lymphozyten), blau = myeloische Progenitorzellen, grün = erythrozytäre Zellen und zerstörte Zellen).

- Blasten weisen eine CD45-Expression auf, die in etwa der auf Granulozyten entspricht; beide Populationen sind jedoch durch deutliche Unterschiede im SSC-Signal gut voneinander zu trennen.
▶ Weitere Charakterisierung: Durch Gating (Auswählen einzelner dieser Populationen) oder deren isolierte Darstellung bzgl. weiterer Antigene gelingen
  - eine Linienzuordnung (z. B. lymphatisch versus myeloisch) der Zellen,
  - die Bestimmung des Reifungsgrades (Expression von Progenitorantigenen versus Expression reifzelliger Antigene) und
  - die Erfassung der für einzelne Krankheiten und deren Subentitäten spezifischen Muster der Expression verschiedener Antigene.

❚ *Merke*

Entsprechend der Verdachtsdiagnose werden Antikörper-Panel zusammengestellt und ausgewählt, die eine reproduzierbare Untersuchung und ein möglichst rasches Ergebnis gewährleisten.

Typische Befunde bei verschiedenen Krankheiten

Akute Leukämien
▶ Die häufig nachweisbare Expression der Progenitorzellantigene CD34, CD133, CD117, TdT und CD1a erlaubt die Identifizierung einer akuten Leukämie, sofern die Zellpopulation mindestens 20 % ausmacht.
▶ Die Linienzuordnung erfolgt dabei v. a. über die hoch linienspezifischen Antigene:
  - MPO, CD13 und CD33 (myeloisch),
  - cCD22, cCD79a und CD19 (B-lymphatisch) sowie
  - c/sCD3 und CD7 (T-lymphatisch; c = zytoplasmatisch, s = membranständig).

Akute lymphatische Leukämie (ALL)
▶ Die ALL wird auf dem Boden des Immunphänotyps in B-Vorläufer- und T-Vorläufer-ALL unterschieden und weiter entsprechend ihres Reifungsgrades unterteilt.
▶ Dabei findet die 1995 publizierte EGIL-Klassifikation weitgehend Anwendung (Tab. 1.4).

Tab. 1.4 • **Klassifikation der ALL nach EGIL.**

	B-Vorläufer-ALL			T-Vorläufer-ALL			
Antigen	Pro-B-ALL	c-ALL	Prä-B-ALL	Pro-T-ALL	Prä-T-ALL	Kortikale T-ALL	Reife T-ALL
cCD22	+	+	+	–	–	–	–
CD79α	+	+	+	–	–	–	–
CD19	+	+	+	–	–	–	–
cIgM	–	–	+	–	–	–	–
cCD3	–	–	–	+	+	+/–	–
sCD3	–	–	–	–	–	–/+	+
CD7	–	–	–	+	+	+	+
CD5	–	–	–	+/–	+	+	+
CD2	–	–	–	+/–	+	+	+
CD1a	–	–	–	–	–	+	–
CD4	–	–	–	–/+	+/–	+/–	+/–

Tab. 1.4 • Fortsetzung

| Antigen | B-Vorläufer-ALL | | | T-Vorläufer-ALL | | | | |
	Pro-B-ALL	c-ALL	Prä-B-ALL	Pro-T-ALL	Prä-T-ALL	Kortikale T-ALL	Reife T-ALL
CD8	–	–	–	–	–/+	+/–	+/–
CD10	–	+	+/–	–/+	–/+	–/+	–
HLA-DR	+	+	+	–/+	–/+	–	–
CD34	+	+	+	–/+	–/+	–	–
TdT	+	+	+	+	+	+	+/(–)

c = zytoplasmatisch; s = membranständig
Basierend auf:

- Bene MC, Castoldi G, Knapp W et al. Proposals for the immunological classification of acute leukemias. European Group for the Immunological Characterization of Leukemias (EGIL). Leukemia. 1995;9:1783–1786

Akute myeloische Leukämie (AML)

▸ Die AML weist häufig einen unreifen Phänotyp auf und exprimiert in der Regel die o. g. myeloischen Antigene.

▸ MFC ist essenziell für den Nachweis der akuten undifferenzierten myeloischen Leukämie und der akuten megakaryozytären Leukämie, da beide zytochemisch negativ und daher ohne MFC nicht von der ALL zu abzugrenzen sind.

▸ Akute undifferenzierte myeloische Leukämie: Expressionsnachweis myeloischer Antigene bei fehlender Expression lymphatischer Antigene.

▸ Akute megakaryozytäre Leukämie: Nachweis der Expression der megakaryozytären Antigene CD41 und CD61.

▸ Darüber hinaus wird bei der Diagnosestellung der AML häufig ein leukämieassoziierter aberranter Phänotyp nachgewiesen, mithilfe dessen minimale Resterkrankung (MRD) nachgewiesen und quantifiziert werden kann (s. u.).

▸ Charakteristische Befunde in der MFC bei einigen, genetisch definierten AML-Entitäten. Liegen diese Befunde vor, sollten die jeweiligen genetischen Untersuchungen spezifisch angestoßen werden:

- Die akute Promyelozytenleukämie (APL) weist ein starkes Side-Scatter-Signal, eine Negativität für HLA-DR und eine starke Eigenfluoreszenz auf.
- Die AML mit t(8;21)(q22;q22.1);*RUNX1-RUNX1T1* geht typischerweise mit einer aberranten Koexpression von CD19 und CD56 einher.
- Die AML M4Eo mit inv(16)(p13.1q22) oder t(16;16)(p13.1;q22);*CBFB-MYH11* weist auf den monozytären Zellen häufig eine Positivität für CD2 auf sowie auf den unreifen Zellen eine asynchrone Koexpression von CD15 und CD34.

Akute Leukämie mit gemischtem Phänotyp (MPAL)

▸ Die MPAL zeichnet sich durch das gleichzeitige Vorliegen von myeloischen und lymphatischen Markern aus, ohne dass eine eindeutige Linienzuordnung möglich ist.

▸ Dabei wird die Beteiligung der jeweiligen Linie nach WHO wie folgt definiert:

- Myeloisch: Myeloperoxidase-Positivität oder monozytäre Diferenzierung
- T-lymphatisch: Expression von CD3 (zytoplasmatisch oder membranständig)
- B-lymphatisch:
  - starke Expression von CD19 und Expression mindestens von einem der Marker CD79a, cCD22, CD10; oder
  - schwache Expression von CD19 und Expression mindestens zwei der Marker CD79a, cCD22, CD10.

Myelodysplastische Syndrome (MDS)

▶ Charakteristisch für MDS in der MFC sind:
  • die Vermehrung myeloischer Progenitorzellen und
  • die aberrante Expression bestimmter Antigene.
▶ Nach den aktuellen Richtlinien des European LeukemiaNet (ELN) gehört die MFC zu den empfohlenen diagnostischen Untersuchungen des MDS.

> **Merke**
> Wichtig dabei sind die separate Beurteilung aller Zellreichen und die Berücksichtigung der Heterogenität des Immunphänotyps, da die verschiedenen Aberrationen nicht mit bestimmten MDS-Entitäten assoziiert sind.

Reife B-Zell-Neoplasien

▶ Ein großer Teil der reifen B-Zell-Neoplasien lässt sich anhand des Immunphänotyps identifizieren.
▶ Grundsätzlich lässt sich eine Leichtkettenrestriktion nachweisen.
▶ Die im Folgenden beschriebenen Befunde lassen sich in der Regel erheben, es gibt jedoch Abweichungen vom typischen Expressionsmuster.

B-CLL und B-PLL

▶ Für die **B-CLL** ist typisch:
  • Koexpression des T-Zellantigens CD5 mit den B-Zell-assoziierten Antigenen CD19, schwach CD20 und CD79a.
  • Starke Expression von CD23,
  • schwache Expression von CD22 und Immunglobulinen.
  • FMC 7 wird nicht exprimiert.
▶ Dem Matutes-Score entsprechend liegt eine CLL vor, wenn mindestens vier der fünf Kriterien CD5+, CD23+, FMC 7-, sIgM(+) und sCD22(+)/CD79b(+) vorliegen.
▶ Beim morphologischen Befund einer CLL/PL mit erhöhter Anzahl der Prolymphozyten sowie der hier häufig vorliegenden Trisomie 12 kann der Immunphänotyp eine stärkere Expression von CD20 und der Immunglobuline sowie eine Positivität für CD22 aufweisen.
▶ Von prognostischer Bedeutung ist der Nachweis der Expression von CD38 sowie der zytoplasmatischen Expression von ZAP70, die beide mit einer ungünstigen Prognose assoziiert sind.
▶ **B-PLL**:
  • Im Gegensatz zur B-CLL ist bei der B-PLL die Koexpression von CD5 nicht bzw. nur sehr schwach vorhanden,
  • Oberflächenexpression von Immunglobulinen und von CD20 ist stärker als bei B-CLL,
  • es ist eine Expression von CD22 und FMC 7 vorhanden.

Marginalzonenlymphom und verwandte B-Zell-Neoplasien

▶ Aufgrund weitgehender Überlappungen im Immunphänotyp werden hier die Entitäten Marginalzonenlymphom einschließlich extranodaler MALT-Subtypen (MALT: mucosa-associated lymphoid tissue), nodaler Erkrankung und dem ähnlichen, aber abgrenzbaren splenischen Marginalzonenlymphom (SMZL) gemeinsam abgehandelt.

▶ **Marginalzonenlymphom**:
  • Expression von CD19, CD20, CD22 und HLA-DR sowie klonalem sIg (IgM häufiger als IgG und IgA, IgD selten).
  • Nicht exprimiert werden CD5, CD10 und CD23 sowie nur in seltenen Fällen CD21 und CD24.
  • In der Regel ist CD11c exprimiert, im Gegensatz zur Haarzellleukämie besteht aber keine Expression von CD25.

► **SMZL:**
- Die Oberflächenexpression von Ig kann stärker sein und es liegt häufig eine Expression von CD24 vor.
- Etwa ein Drittel aller Fälle exprimiert CD10, CD11c, CD23 und CD38, etwas seltener wird CD25 exprimiert.
- Der für das SMZL typische Befund ergibt sich in Zusammenschau mit dem klinischen Bild in Form von Splenomegalie, Blut- und Knochenmarkinfiltration sowie in der Regel fehlender Lympadenopathie.

Haarzellleukämie (HCL)
► Die HCL ist positiv für CD19, CD20, CD22 sowie CD79a und weist eine moderate Expression von klonalen sIg auf (am häufigsten IgM und IgD).
► In den meisten Fällen besteht eine Negativität für CD21, in der Regel besteht keine Expression von CD5 und CD23.
► CD11c ist stark exprimiert, CD25 moderat.
► CD103 ist neben dem starken Side-Scatter-Signal der für die Unterscheidung der HCL von anderen B-Zell-Neoplasien am besten geeignete Marker.

Haarzellleukämie-Variante (vHCL)
► Der Immunphänotyp der vHCL ähnelt dem der HCL, unterscheidet sich aber in der Negativität für CD25 und in dem nur geringen Side-Scatter-Signal, das dem normaler Lymphozyten entspricht.

Plasmozytom
► Plasmazellen weisen eine starke Expression von CD38 sowie eine Positivität von CD138 auf.
► Die beim Plasmozytom und der MGUS auftretenden pathologischen Plasmazellen unterscheiden sich von normalen Plasmazellen in der Regel durch einen Verlust der Expression von CD19 und von CD45.
► Ferner besteht häufig eine aberrante Koexpression von CD56 oder von CD117.
► Eine Leichtkettenrestriktion ist meist zytoplasmatisch nachweisbar.
► Wichtiges Phänomen: In der MFC ist im Vergleich zur Zytomorphologie und v. a. der Histopathologie der Anteil an Plasmazellen meist niedriger. Dies ist durch verschiedene Parameter bedingt (Knochenmarkblut versus Bröckel/Biopsie, Fragilität der Plasmazellen).

Follikuläres Lymphom
► Das follikuläre Lymphom weist eine starke Oberflächenexpression von Ig auf (meist IgM) und ist darüber hinaus durch Positivität für CD19, CD20 und CD22 charakterisiert.
► Die meisten Fälle exprimieren zusätzlich CD23 und CD10.
► CD5 und CD11c werden nicht exprimiert.
► Recht charakteristisch ist die nur schwache Expression von CD19 und von CD10, die häufig beim follikulären Lymphom beobachtet wird.

Mantelzelllymphom
► Das Mantelzelllymphom weist eine Koexpression von CD5 mit den B-Zell-Markern CD19 und CD20 auf.
► Im Gegensatz zur B-CLL besteht hier aber eine starke Oberflächenexpression von Ig sowie eine Expression von CD22 und FMC 7, dagegen besteht in der Regel keine Expression von CD23.
► CD10 wird nur selten exprimiert.

Diffus großzelliges B-Zell-Lymphom
► Die Zellen des diffus großzelligen B-Zell-Lymphoms sind fragil und im Präparat für die MFC oft unterrepräsentiert.
► Expression von CD19, CD20 und CD22 vorhanden,
► häufig wird kein sIg exprimiert (insbesondere beim mediastinalen B-Zell-Lymphom).
► Neben der großen Zellgröße dient die Negativität von CD34 und TdT zur Differenzierung von lymphoblastischen Lymphomen.

Burkitt-Lymphom

► Das Burkitt-Lymphom weist eine Expression von CD19 und CD10 sowie eine starke Expression von Ig auf.
► Den großen Zellen entsprechend ist das Forward-Scatter-Signal stark, CD34 und TdT sind negativ.

T-Zell- und NK-Zell-Neoplasien

► Die T-Zell- und NK-Zell-Neoplasien weisen den Immunphänotyp von peripheren T-Lymphozyten und NK-Zellen auf und unterscheiden sich somit von thymischen und lymphoblastischen Erkrankungen.
► Koexpression von CD3 und entweder CD4 und/oder CD8.
► Mit αβ oder γδ weisen sie eine klonale T-Zell-Rezeptor-Expression auf.
► Diese Neoplasien unterscheiden sich von normalen T-Lymphozyten häufig durch den Verlust von T-Zellantigenen oder einer veränderten Expressionsintensität.

T-Zell- und NK-Zell-Large-granular-lymphocytic (LGL-) Leukämie

► Im Gegensatz zu fast allen anderen T-Zell-Lymphomen weist die T-LGL-Leukämie in der Regel eine Proliferation CD8-positiver Zellen (positiv für CD3 und CD2) mit Koexpression von NK-Zellmarkern auf (meist CD57, auch CD11b, CD11c, CD16).
► Die NK-LGL-Leukämie unterscheidet sich von der T-LGL-Leukämie durch die Positivität von CD56 und die Negativität von CD3, CD4 und CD57.
► Beide Erkrankungen sind in der Regel CD25-negativ.

Mycosis fungoides, Sézary-Syndrom

► Mycosis fungoides (MF) und Sézary-Syndrom (SS) werden als maligne Proliferation von T-Helfer-Zellen mit vornehmlicher Infiltration der Haut (MF) bzw. mit generalisiertem Befall (SS) eingeordnet.
► Zirkulierende Lymphomzellen können über einen charakteristischen Immunphänotyp (CD3+CD4+CD8-CD45RA-CD62L-) identifiziert werden.
► Häufig fehlt die Expression von CD7.

T-Prolymphozytenleukämie (T-PLL)

► Die T-Prolymphozytenleukämie (T-PLL) weist eine Leukozytose von meist über 100.000 auf, die Zellen exprimieren in der Regel CD2, CD3, CD5, CD7.
► Die Mehrzahl der Fälle sind CD4+CD8-, können aber auch CD4+CD8+ und selten CD4-CD8+ sein.
► Der Verlust eines Pan-T-Zell-Antigens wird ebenso wie die Koexpression NK-Zell-assoziierter Marker (CD11b, CD16, CD57) nur selten beobachtet.

Paroxysmale nächtliche Hämoglobinurie (PNH)

► Die PNH ist eine erworbene klonale dysplastische Erkrankung der hämatopoetischen Stammzelle.
► Durch eine Mutation im PIC-A-Gen ist die Synthese des Ankerproteins Glycosylphosphatidyl-Inositol (GPI) gestört.
► Hieraus resultiert eine reduzierte Oberflächenexpression der GPI-verankerten Proteine CD55 und CD59, die für die Komplement-Regulierung notwendig sind und deren Fehlen die Hämolyseneigung bedingt.
► Durchflusszytometrie zum Nachweis der reduzierten Expression von CD55 und CD59 auf Erythrozyten und Leukozyten.
► Nachweis der fehlenden Expression von CD14 auf Monozyten.
► Nachweis der fehlenden Expression von CD16 und CD24 auf Granulozyten.
► Das Reagenz FLAER (Fluorescence-labeled Aerolysin) bindet direkt an den GPI-Anker und kann über die fehlende Bindung PNH-Zellen in Granulozyten und Monozyten identifizieren.

Monitoring minimaler Resterkrankung (MRD)

► Das Monitoring minimaler Resterkrankung (MRD) gewinnt zunehmend an klinischer Bedeutung bei Patienten mit Leukämien und Lymphomen.
► Die MFC bietet die Möglichkeit, bei Patienten in kompletter Remission die Menge residueller maligner Zellen zu quantifizieren.

▶ Das Ausmaß der MRD korreliert in vielen Fällen mit dem weiteren Krankheitsverlauf und findet daher seine Rolle in der Steuerung einer risikoadaptierten Therapie.

▶ Die Identifizierung der malignen Zellen und ihre Abgrenzung von normalen Zellen erfolgt über Unterschiede im Immunphänotyp. Diese Unterschiede sind
- entweder krankheitsspezifisch vorhanden (z. B. CD5-positive B-Zellen bei der CLL, CD45- und CD19-negative Plasmazellen beim Plasmozytom) oder
- müssen patientenspezifisch bestimmt werden (z. B. aberrante Expression lymphatischer Antigene bei der AML).

Mögliche Komplikationen

▶ Zentrale Bestandteile der Qualitätssicherung sind die täglich durchzuführenden internen Qualitätskontrollen sowie die Validierung eines jeden einzusetzenden Antikörperpanels.

▶ Sie tragen zur Erstellung valider Befunde ebenso wie die weiteren Aspekte eines Qualitätsmanagementsystems bei.

▶ Bei Knochenmarkaspiraten ist eine potenzielle Kontamination mit peripherem Blut zu berücksichtigen. Diese kann über die Zusammensetzung der Zellpopulationen abgeschätzt werden.

1.7 Zytogenetik: Chromosomenanalyse und Fluoreszenz-in-situ-Hybridisierung

Anke Katharina Bergmann, vormals beteiligt: Claudia Haferlach*

Aktuelles

▶ Diagnostik: Die Chromosomenanalyse und die FISH-Technik werden bei hämatologischen Neoplasien in der Routinediagnostik zur genetischen Charakterisierung einer aberranten Zellpopulation eingesetzt.

▶ Klassifikation: In der aktuellen WHO-Klassifikation für Tumoren des hämatopoetischen und lymphatischen Gewebes sind zahlreiche Entitäten über das Vorhandensein spezifischer zytogenetischer Veränderungen definiert.

▶ Prognose: Für zahlreiche hämatologische Neoplasien wurden Prognose-Scores entwickelt, die entweder ausschließlich auf dem Karyotyp, dem Nachweis bestimmter Fusionen (mittels FISH) oder dem Karyotyp und weiteren Parametern beruhen.

▶ Therapie: Die neuen Entwicklungen im Bereich der zielgerichteten Therapien erfordern eine genaue genetische Charakterisierung der Erkrankungen, da nur bei Vorliegen einer bestimmten genetischen Veränderung der Einsatz einer bestimmten zielgerichteten Therapie erfolgreich sein kann. Daher wird im Rahmen von Zulassungen entsprechender Medikamente der Nachweis bestimmter genetischer Aberrationen gefordert, bevor eine Therapie verabreicht werden darf.

Definition

▶ Die Chromosomenanalyse gibt einen Überblick über alle lichtmikroskopisch sichtbaren Veränderungen der Chromosomen einzelner Zellen.

▶ Fluoreszenz-in-situ-Hybridisierung:
- Nachweis von spezifischen genetischen Veränderungen auf mikroskopischer Ebene, z. B. Translokationen, Fusionen, Deletionen und Duplikationen auf Einzelzellebene.
- FISH-Analysen können sowohl an Interphase-Kernen als auch an Metaphase-Chromosomen durchgeführt werden.
- Eine besondere Form der FISH-Untersuchung stellt die sogenannte 24-Farben-FISH dar, bei welcher alle 24 verschiedenen Chromosomen (22 Autosomen und die beiden Geschlechtschromosomen X und Y) in einer Hybridisierung mit verschiedenen Fluoreszenz-Farbstoffen dargestellt werden können.

Indikationen

Chromosomenanalyse

▶ Voraussetzung ist, dass in vitro teilungsfähige Zellen in dem zu verwendenden Untersuchungsmaterial in ausreichender Zahl vorhanden sind.
▶ Diagnostik und Klassifikation:
  • Einsatz im Rahmen der Diagnostik hämatologischer Neoplasien zur Bestimmung des Karyotyps
  • Einteilung gemäß der WHO-Klassifikation von zahlreichen Entitäten, z. B. ALL, AML, CML und MDS durch den Nachweis von mittels Chromosomenanalyse detektierbaren genetischen Aberrationen
  • Informationen für Risikostratifizierungen bei diversen hämatologischen Neoplasien wie AML, CLL und MDS
▶ Therapie-Entscheidung und Verlaufskontrolle bei Neoplasien:
  • Der Karyotyp stellt eine Grundlage für Therapie-Entscheidungen, insbesondere auch bei zielgerichteten Medikamenten dar.
  • Zurzeit stellt die Chromosomenanalyse beim Monitoring des Therapie-Ansprechens bei neu diagnostizierter CML in den ersten 12 Monaten zusammen mit der quantitativen PCR den Goldstandard dar.
  • Bei anderen hämatologischen Neoplasien kann die Chromosomenanalyse ebenfalls zum Nachweis von Resterkrankung nach erfolgter Therapie eingesetzt werden, sofern bei einzelnen Patienten keine sensitiveren Methoden wie molekulargenetische Techniken, FISH oder die Durchflusszytometrie zum Nachweis von minimaler Resterkrankung zur Verfügung stehen. Bei erneutem Nachweis einer vor Therapie nachgewiesenen Karyotyp-Veränderung ist der Nachweis nach Therapie hoch spezifisch für eine Persistenz der Erkrankung, die Sensitivität ist jedoch gering – je nach Anzahl ausgewerteter Metaphasen zwischen 2 und 5 %.
  • Die wiederholte Durchführung einer Chromosomenanalyse im Verlauf einer Erkrankung mit und ohne Therapie kann sinnvoll sein, um das Auftreten zusätzlicher chromosomaler Veränderungen nachzuweisen oder neu aufgetretene Klone zu detektieren, die auf einen Progress der Erkrankung oder bei vorausgegangener Therapie auch auf die Entwicklung einer Zweiterkrankung wie z. B. ein mit der Therapie assoziiertes MDS hinweisen können.

Fluoreszenz-in-situ-Hybridisierung

▶ Die Fluoreszenz-in-situ-Hybridisierung wird zum gezielten Nachweis bzw. Ausschluss spezifischer genetischer Veränderungen eingesetzt.
▶ Diagnostik:
  • Einsatz zur Spezifizierung bestimmter genetischer Aberrationen, die der diagnostischen, prognostischen und therapeutischen Einordnung dient
  • Einsatz v. a. bei Neoplasien, bei denen die Durchführung einer Chromosomenanalyse aufgrund unzureichender In-vitro-Proliferation der aberranten Zellpopulation nicht erfolgreich durchführbar ist, z. B. bei der Mehrheit der Patienten mit einem Multiplen Myelom. Sofern die aberrante Zellpopulation lediglich einen geringen Anteil des gesamten Zellpools ausmacht, kann zunächst eine Anreicherung der aberranten Population erfolgen, die dann mittels FISH besser charakterisiert werden kann als mittels Chromosomenanalyse, da für letztere höhere Zellzahlen erforderlich sind.
▶ Verlaufskontrolle:
  • FISH-Untersuchungen können zusätzlich auch im Verlauf zum Nachweis neu aufgetretener Aberrationen als auch zur Prüfung des Ansprechens auf Therapie eingesetzt werden.

Praxistipp
Aufgrund der nur begrenzten Sensitivität von ca. 0,5–1 % sind Techniken mit höherer Sensitivität wie PCR-basierte Methoden oder zielgerichtete Hochdurchsatz-Sequenzierungsverfahren, sofern möglich, zu bevorzugen. Die zeitliche Effizienz und Spezifität von zytogenetischen Analysen macht diese aktuell in der Routinediagnostik unabdingbar.

Aufklärung und spezielle Risiken

► Keine Angaben möglich

Material

Chromosomenanalyse

► Für die Durchführung einer aussagekräftigen Chromosomenanalyse sind viable, teilungsfähige Zellen der zu untersuchenden Zellpopulation in ausreichender Menge erforderlich.
► Knochenmark:
  • Bei hämatologischen Neoplasien stellt in der Regel Knochenmark (ca. 3–8 ml, Heparin) das geeignete Untersuchungsmaterial dar.
► Peripheres Blut:
  • Bei leukämischen reifen B-Zell-Neoplasien z. B. der CLL kann eine Chromosomenanalyse auch aus peripherem Blut durchgeführt werden.
  • Auch bei akuten myeloischen Leukämien mit Blasten im peripheren Blut stellt peripheres Blut geeignetes Material dar.
  • Bei akuter lymphatischer Leukämie, myelodysplastischen Syndromen und myeloproliferativen Neoplasien kann eine Chromosomenanalyse aus dem peripheren Blut erfolgreich durchgeführt werden, in einem substanziellen Anteil von Patienten ist sie jedoch nicht aussagekräftig, sodass Knochenmark zu bevorzugen ist.

❗ Merke
Da für die Präparation der Chromosomen eine Zellteilung in vitro erforderlich ist, muss das Untersuchungsmaterial schnell (möglichst innerhalb von 24 h), bei mit dem Überleben der Zellen vereinbaren Temperaturen (> 5 °C und < 40 °C) und mit ausreichender, geeigneter Antikoagulation in das Labor transportiert werden. Zur Antikoagulation ist Heparin zu verwenden, da andere Antikoagulanzien mit der Zellteilung interferieren.

Fluoreszenz-in-situ-Hybridisierung

► Für die Durchführung einer Fluoreszenz-in-situ-Hybridisierung an Metaphase-Chromosomen sind die für die Chromosomenanalyse genannten Anforderungen an das Material zu beachten, da die Präparation der Chromosomen gleich abläuft.
► FISH-Untersuchungen können jedoch auch an Interphase-Kernen durchgeführt werden. Hierfür sind Ausstriche von Knochenmark und peripherem Blut verwendbar sowie Zytozentrifugenpräparate von Zellsuspensionen.
► Die genannten Präparate sind bevorzugt frisch zu verwenden. Sollte eine Lagerung erforderlich sein, so sollten die Präparate kühl gelagert werden. Die Unversehrtheit der Objektträger ist zu beachten.

Durchführung

Chromosomenanalyse

▶ Für die Chromosomenanalyse wird eine genügende Anzahl von Metaphasen in guter Qualität benötigt.
▶ Hierfür werden die zu untersuchenden Zellen entweder direkt nach Entnahme oder nach kurzzeitiger Kultivierung (24–72 h) durch die Zugabe eines Spindelgifts (Colcemid) in der Metaphase arretiert.
▶ Zur Erhöhung der Anzahl an Metaphase kann eine Stimulation der zu untersuchenden Zellen während der Kultivierung mit Zytokinen erfolgen.
▶ Um einen verlässlichen Befund erstellen zu können, sollten entsprechend internationalem Konsens 20–25 Metaphasen vollständig analysiert werden. Dieses ist u. a. notwendig, da häufig nicht alle im Untersuchungsmaterial vorhandenen Zellen der aberranten Zellpopulation angehören und innerhalb der aberranten Zellpopulation verschiedene Klone vorkommen können, die für eine vollständige Beurteilung erfasst werden sollten.
▶ Durch verschiedene Bänderungs- und Färbetechniken lassen sich charakteristische Chromosomenbanden darstellen (Abb. 1.6). Die Anordnung der Banden zeigt für jedes Chromosom ein spezifisches Muster. Der Karyotyp wird nach einem international gültigen zytogenetischen Nomenklatursystem angegeben (ISCN: International System of Cytogenetic Nomenclature), mit dem alle numerischen und strukturellen Aberrationen in einer Karyotyp-Formel exakt beschrieben werden können.

Merke
Definition einer Chromosomenbande: Teil eines Chromosoms, der durch hellere/dunklere Färbung (abhängig von der Bänderungstechnik) deutlich von angrenzenden Segmenten unterschieden werden kann.

Fluoreszenz-in-situ-Hybridisierung

▶ Diese Technik beruht auf der Hybridisierung von mit Fluoreszenzfarbstoffen markierten DNA-Sonden, die spezifische chromosomale Strukturen identifizieren.
▶ Es können Sonden verwendet werden, die spezifisch die Zentromer-Region einzelner Chromosomen, Gene oder ganze Chromosomen markieren.
▶ Die DNA der eingesetzten Sonden und die zu untersuchende Patienten-DNA werden denaturiert, d. h. die beiden DNA-Stränge der Doppelhelix werden getrennt.
▶ Bei der anschließenden Renaturierung lagern sich die DNA-Sonden an die komplementären Abschnitte der Patienten-DNA an (Hybridisierung).
▶ Die DNA-Sonden sind entweder direkt mit einem Fluoreszenzfarbstoff markiert oder werden mithilfe von fluoreszenzgekoppelten Antikörpern nachgewiesen.
▶ Die entsprechenden Chromosomenstrukturen sind somit als Fluoreszenzsignale auswertbar.
▶ Die FISH-Technik kann nicht nur an Metaphasen, sondern auch an Interphase-Kernen durchgeführt werden. Allerdings erhält man nur Informationen über die Chromosomen/Gene, für welche die Sonden ausgewählt wurden.

Merke
Aufgrund der Vielzahl verschiedener Chromosomenaberrationen, die bei hämatologischen Neoplasien beobachtet werden, erfasst ein „Screening" mit FISH an Interphase-Kernen nur einen Bruchteil der potenziell vorliegenden Aberrationen und kann somit die Chromosomenanalyse nicht ersetzen.

▶ Die Ergebnisse der FISH-Untersuchungen an Interphase-Kernen und an Metaphase werden ebenfalls nach einer einheitlichen internationalen Nomenklatur berichtet (ISCN) (Abb. 1.7).

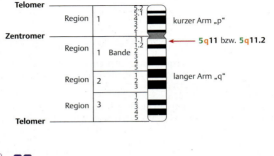

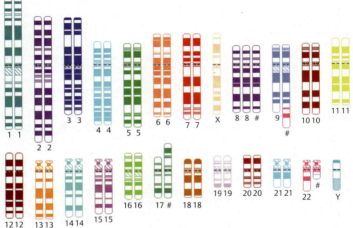

Abb. 1.6 • Karyotyp.

a Darstellung der Regeln der Bezeichnung von Chromosomenbanden nach der internationalen Nomenklatur (ISCN). Bezeichnung der Banden, z. B. 5q11.2: 5 = Nummer des Chromosoms, q = Arm-Symbol (p oder q für jeweiligen Arm), 1 = Region-Nummer, 1.2 = Banden-Nummer in dieser Region, ggf. mit Subbande.

b Erläuterung der grundsätzlichen Regeln zur Erstellung einer Karyotyp-Formel (schematisches Karyogramm erstellt mit: Hiller B, Bradtke J, Balz H, Rieder H (2004): "CyDAS Online Analysis Site", http://www.cydas.org/OnlineAnalysis/ (Stand 22.10.2024)): Karyotyp-Formel nach ISCN: 47,XY, +8,t(9;22)(q34;q11),i(17)(q10). Zunächst wird die Anzahl der Chromosomen aufgeführt, dann folgt die Angabe der Geschlechtschromosomen, danach in numerischer Folge die von Aberrationen betroffenen Chromosomen. Zugewinne bzw. Verluste werden mit + bzw. – angezeigt. Für strukturelle Aberrationen sind Symbole definiert, „t" steht z. B. für Translokation. In diesem Beispiel hat eine Translokation zwischen einem Chromosom 9 und einem Chromosom 22 stattgefunden, wobei die Bruchpunkte auf dem Chromosom 9 in der Chromosomenbande 9q34 und auf dem Chromosom 22 in der Bande 22q11 liegt. Außerdem liegt ein Isochromosom des langen Armes von Chromosom 17 vor. Bei Vorliegen mehrerer Klone wird zuerst der Ursprungsklon beschrieben, danach dann weitere Klone nach Anzahl der hinzugekommenen Aberrationen. In „[ ]" erfolgt die Angabe der Anzahl der Metaphasen, die mit dem entsprechenden Karyotyp beobachtet wurden. Beispiel: 46,XY,t(9;22)(q34;q11)[5]/ 47,XY, +8,t(9;22)(q34;q11)[12]/47,XY, +8,t(9;22)(q34;q11),i(17)(q10)[3].

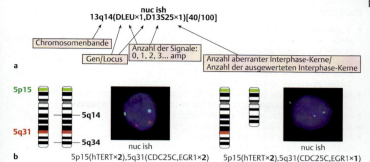

Abb. 1.7 • FISH-Analyse.

a Erläuterung der grundsätzlichen Regeln zur Darstellung der Ergebnisse der FISH-Analysen an Interphase-Kernen (nuc ish: nuclear in situ hybridization, Angabe der Anzahl der Signale und ggf. deren Lage zueinander und Anzahl der aberranten und ausgewerteten Interphase-Kerne).

b 5q31-Deletion gezeigt als Schema und nach FISH an einem Interphase-Kern; links: normale Signalkonstellation, rechts: Nachweis einer 5q31-Deletion.

Mögliche Komplikationen

▶ Keine relevanten Komplikationen

1.8 Molekulargenetik und Genomik

Monika Brüggemann

Aktuelles

▶ Durch die zunehmende Verfügbarkeit von Hochdurchsatztechnologien hat die Molekulargenetik in den letzten Jahren wesentlich an Bedeutung gewonnen und wird zunehmend in der Diagnostik, Prognoseabschätzung und Therapiesteuerung hämatologischer Erkrankungen eingesetzt.

▶ Insbesondere das Next Generation Sequencing (NGS), und hier v. a. die simultane Panel-Sequenzierung verschiedener Gene, etabliert sich als routinetaugliche Methodik und löst Niedrigdurchsatzmethoden zunehmend ab.

▶ Durch sinkende Sequenzierkosten und Fortschritte in der Datenverarbeitung erscheint mittelfristig selbst die Integration einer Gesamt-Genom-Sequenzierung in die klinische Diagnostik möglich, auch wenn derzeit noch Fragen zur Standardisierung und Validierung der Methodik offen sind.

Definition

▶ Molekulargenetik: Untersuchung der Struktur und Funktion von Genen auf molekularer Ebene.

▶ Genomik:
  • Systematische Analyse des vollständigen Genoms einer Zelle, eines Tumorgewebes oder eines Organismus.
  • Hierbei erfasst die Exomuntersuchung die kodierenden Bereiche des Genoms (etwa 20.000 Gene, entsprechend ca. 1 % des Gesamtgenoms).
  • Die Gesamtgenomuntersuchungen schließen auch die nicht kodierenden Bereiche ein.

Indikationen

▶ Diagnostik und Klassifikation hämatologischer Neoplasien (z. B. Nachweis von JAK2-, MPL- und Calreticulin-Mutationen als diagnostische Majorkriterien bei MPN [s. Kap. Chronische myeloische Leukämie (S. 373)])
▶ Identifikation prognostisch relevanter molekularer Aberrationen (z. B. NPM1- und CEBPA-Mutationen und FLT 3 interne Tandem-Duplikationen oder Mutationen der Tyrosinkinase-Domäne bei der AML, s. Kap. Akute myeloische Leukämie (S. 485)).
▶ Klonalitätsnachweis bei lymphatischen Neoplasien über Identifikation klonaler IG- und TR-Genumlagerungen, Abgrenzung zu reaktiven Veränderungen
▶ Detektion von Fusionsgenen auf DNA- oder RNA-Ebene
▶ Molekulare MRD-Analyse bei Leukämien und Lymphomen
▶ Identifikation von Resistenzmutationen (z. B. Resistenz gegenüber Tyrosinkinase-Inhibitoren durch Punktmutationen im ABL 1-Anteil des BCR-ABL 1-Fusionsgens)
▶ Chimärismusanalyse nach allogener Stammzelltransplantation
▶ Molekulargenetische Gerinnungsdiagnostik (z. B. Faktor-V-Leiden-Mutation (Faktor V G1691A), s. Kap. Thrombophilie (S. 353))

Aufklärung und spezielle Risiken

▶ Das Gendiagnostik-Gesetz (GenDG) regelt genetische Untersuchungen, die der Feststellung genetischer Eigenschaften dienen, die ererbt oder bei der Befruchtung erworben sind (Keimbahnmutationen) oder sich bis zum Zeitpunkt der Geburt ausgebildet haben (z. B. genetische Abklärung bei Gerinnungsstörungen).
▶ Jede genetische Untersuchung nach GenDG erfordert eine entsprechende Aufklärung des Patienten durch den verantwortlichen Arzt, eine schriftliche Einwilligungserklärung des Patienten und stellt besondere Anforderungen an den Datenschutz (Aufbewahrungszeiten für Untersuchungsergebnisse, Vernichtungspflicht für Untersuchungsmaterial und -ergebnisse).
▶ Somatische genetische Veränderungen, d. h. Veränderungen, die nur in einem Teil der Körperzellen und in der Regel nicht in den Keimzellen vorkommen, sind vom GenDG nicht erfasst.
▶ Tumorgewebliche Untersuchungen, die nicht primär dem Nachweis von Keimbahnmutationen dienen, fallen nach überwiegender Meinung nicht unter das GenDG.

> **Merke**
> Für die Aufklärung des Patienten ist wichtig, ob die angeforderte Untersuchung unter das Gendiagnostik-Gesetz (GenDG, Gesetz über genetische Untersuchungen bei Menschen) fällt.

Material

▶ Diagnostik hämatologischer Neoplasien: Tumormaterial; je nach Entität Blut, Knochenmarkaspirat oder Tumorbiopsat (für DNA-basierte Untersuchungen in der Regel Analyse aus formalinfixiertem paraffineingebettetem Material möglich)
▶ MRD-Untersuchung: je nach Erkrankung/Untersuchungszeitpunkt Blut oder Knochenmarkaspirat
▶ Molekulargenetische Analysen nichtneoplastischer hämatologischer Erkrankungen: in der Regel Vollblut
▶ Chimärismusanalyse: Spender- und Empfängermaterial vor Transplantation (in der Regel Blut), nach Transplantation je nach Erkrankung/Zeitpunkt/geforderter Untersuchung Blut oder Knochenmarkaspirat des Patienten.

❗ Merke
Bei RNA-basierter Diagnostik (z. B. Nachweise der meisten Translokationen) ist die Sicherstellung einer Transportzeit von maximal 48 h wichtig.

Durchführung

▶ Aufgrund der Vielzahl der verfügbaren molekulargenetischen Techniken kann in diesem Kapitel nur auf wesentliche molekulare Methoden eingegangen werden, die Eingang in die hämatologische Diagnostik gefunden haben.

▶ PCR: Polymerasekettenreaktion, Vervielfältigung kurzer Zielgenabschnitte (ca. 50–2000 Basen) mithilfe von spezifischen Primern und thermostabilen Enzymen in einem zyklischen Prozess. Generierte Amplicons werden unterschiedlichen weiterführenden Analysen zugeführt (z. B. Gelelektrophorese, Sanger-Sequenzierung oder NGS).

▶ Multiplex-PCR: Kombination verschiedener Primerpaare in einer PCR zur gleichzeitigen Amplifikation mehrerer Zielsequenzen in einer Reaktion.

▶ Nested PCR: geschachtelte PCR: Es werden zwei Reaktionen hintereinander durchgeführt, wobei ein Aliquot des ersten PCR-Produkts in die zweite Reaktion eingesetzt wird. Hierdurch oftmals Erhöhung der Sensitivität und Spezifität.

▶ Allelspezifische PCR: PCR unter Verwendung eines allel-spezifischen Oligonukleotids. Wird eingesetzt zum Nachweis von Einzelnukleotidveränderungen und für klonspezifische Untersuchungen (molekulare MRD-Diagnostik).

▶ Real-time quantitative PCR: PCR-Verfahren zur Echtzeitmessung der Amplifikatmenge während der Reaktion, erlaubt PCR-basierte Quantifizierung.

▶ Digitale PCR: PCR-basierte Quantifizierungsmethodik, bei der mittels Grenzverdünnung und Mikrofluidik eine hochparallele Amplifikation in Tausenden von Reaktionen erfolgt. Pro Reaktion wird ausschließlich qualitativ („digital") beurteilt, ob ein PCR-Produkt generiert wurde. Anhand der Quantifizierung der positiven Reaktionen erfolgt eine Mengenbestimmung der eingesetzten Kopienzahl des Zielgens.

▶ Schmelzkurven-Analytik: Die Bestimmung der Schmelzkurve und Schmelztemperatur doppelsträngiger PCR-Produkte gibt Auskunft über Basenzusammensetzung des PCR-Produkts. Wird eingesetzt z. B. zur Analyse von SNPs (single nucleotide polymorphism).

▶ Fragmentlängenanalyse: Längenanalyse des PCR-Produkts durch gelelektrophoretische Auftrennung des PCR-Produkts. Wird u. a. eingesetzt bei der IG/TR-basierten Klonalitätsdiagnostik lymphatischer Neoplasien und bei der STR-Analyse im Rahmen der Chimärismusdiagnostik.

▶ RT-PCR: Enzymatische Reaktion zum Umschreiben der thermolabilen und deshalb für die PCR nicht als Template tauglichen RNA in komplementäre einzelsträngige cDNA.

▶ Genexpressionsanalysen: Qualitative oder quantitative Analyse einzelner Transkripte oder des gesamten Transkriptoms.

▶ Sanger-Sequenzierung: Einfaches und robustes System zur sicheren Detektion aller Alterationen einer amplifizierten Zielsequenz, Sensitivität maximal 20 %.

▶ MLPA (multiplex ligation-dependent probe amplification): Methode zur simultanen Analyse von Kopienzahlveränderungen verschiedener Gene mittels Hybridisierung spezifischer Oligonukleotide an Zielsequenzen, anschließender Ligation und Amplifikation.

▶ NGS (Abb. 1.8): Hochparallele Sequenzierung als Weiterentwicklung der Sanger-Sequenzierung. Die Sensitivität der Methode ist abhängig von der Sequenziertiefe und vom Lesefehler der Sequenzierung. Unterschieden werden:

• Gesamt-Genom-Sequenzierung: Sequenzierung des Gesamtgenoms inklusive der Introns. Besteht aus den Schritten der Fragmentierung der DNA, deren Amplifikation auf miniaturisierter Plattform mittels PCR in Form einer Cluster-Amplifizierung, hochparalleler Sequenzierung und bioinformatische Auswertung. Sie ist

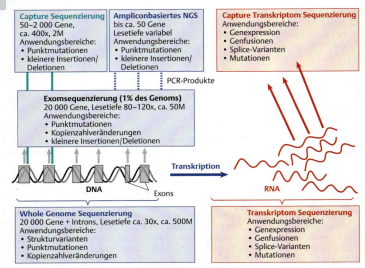

Abb. 1.8 • Strategien zur Hochdurchsatzsequenzierung. Die Sequenzierung kann DNA- oder RNA-basiert erfolgen, unterschiedliche Präparationen ermöglichen die Sequenzierung des gesamten Genoms, des Exoms oder bestimmter Genpanel bzw. die Sequenzierung des gesamten Transkriptoms oder definierter Transkript-Panel.

derzeit in der Regel beschränkt auf wissenschaftliche Fragestellungen. Lesetiefe ca. 30-100×. Erkennung von Polymorphismen und somatischen Mutationen, aber auch Translokationen und Kopienzahlveränderungen.

- Exomsequenzierung: Anreicherung der Exons vor Sequenzierreaktion, Analyse von ca. 20 000 Genen, entsprechend ca. 1 % des Gesamtgenoms, je nach Lesetiefe (in der Regel ca. 100×) Identifikation auch subklonaler Veränderungen möglich.
- Panelsequenzierung (nach Anreicherungsverfahren oder ampliconbasiert): Konzentration der Sequenzierung auf bestimmte (krankheitsrelevante) Gene, reduziert Sequenzierkosten und erhöht Sensitivität der Analyse und ermöglicht die Identifikation subklonaler Veränderungen. Die ampliconbasierte Panelsequenzierung setzt die Amplifikation definierter Zielgene mittels (Multiplex-)PCR voraus.
- Transkriptom-Sequenzierung: NGS-basierte Bestimmung der Nukleotidabfolge der RNA. Erlaubt die Identifikation von Fusionsgenen mit bekannten und unbekannten Fusionsgenpartnern, Genexpressionsprofilen zur Subgruppenkategorisierung in ihrem jeweils spezifischen gen-regulatorischen Kontext, und z.T. auch von Mutationen. Damit kann sie potentiell die klassische Genexpressionsanalyse, die FISH-Diagnostik und z.T. auch die Einzelgensequenzierung ersetzen und Marker für eine spätere MRD-Diagnostik identifizieren.

Mögliche Komplikationen

▶ Falsch positive Befunde durch Kontaminationen oder Sequenzierartefakte, v. a. bei der Hochdurchsatzsequenzierung.

1.9 Histopathologie

Andreas Rosenwald

Aktuelles

▶ Frischgewebsasservierung: Die Kryokonservierung von Lymphomgewebe dient nicht nur wissenschaftlichen Zwecken, sondern eröffnet den Lymphompatienten im Zeitalter der genomischen Medizin im Bedarfsfall auch neue therapeutische Optionen (z. B. durch Genomsequenzierung zur Identifizierung von geeigneten Targets im Hinblick auf eine zielgerichtete Therapie).

▶ Gleichzeitig verbessern sich aber auch die technischen Möglichkeiten, an formalinfixiertem Lymphomgewebe molekulare Analysen (z. B. „Panelsequenzierungen") durchzuführen, für die natürlich eine ausreichend große Gewebeentnahme Voraussetzung ist.

Definition

▶ Feingewebliche Aufarbeitung und mikroskopische Analyse von entnommenem Gewebe mit dem Ziel einer exakten Diagnosestellung nach der aktuellen WHO-Klassifikation

▶ Erfordert in der hämatopathologischen Diagnostik in der Regel den Einsatz immunhistochemischer, ggf. auch zytogenetischer und molekularer Methoden

Indikationen

▶ Bei klinischem Lymphomverdacht ist eine gezielte Gewebeentnahme anzustreben, da eine möglichst exakte histopathologische Klassifikation Voraussetzung für eine optimale Therapie ist.

▶ Der histopathologische bzw. immunhistochemische Nachweis von bestimmten Zielstrukturen ist Voraussetzung für die Gabe bestimmter Therapeutika (z. B. Nachweis des B-Zell-Antigens CD20 vor geplantem Einsatz eines Anti-CD20-Antikörpers).

▶ Der Nachweis einer molekularen Alteration kann Voraussetzung für die Gabe eines zielgerichteten Medikaments sein (z. B. Nachweis einer *BRAF*-Mutation für die Gabe eines BRAF-Inhibitors).

Kontraindikationen

▶ In seltenen Notfallsituationen (z. B. lebensbedrohliche obere Einflussstauung) ist bei klinischem Lymphomverdacht eine bioptische Sicherung einer Lymphomdiagnose zunächst nicht möglich, sodass eine unmittelbare Therapieeinleitung (z. B. Vorphase) erfolgt.

▶ Eine Sicherung bzw. Subklassifikation des Lymphoms sollte aber, wenn klinisch möglich, danach unmittelbar angestrebt werden.

Aufklärung und spezielle Risiken

▶ Komplikationen einer Gewebeentnahme

Material

Lymphknotenexstirpation

▶ Auswahl eines repräsentativen Lymphknotens, der das Infiltrat auch adäquat widerspiegelt, ist wichtig (z. B. anhand bildgebender Verfahren).

▶ Der für den Chirurgen am einfachsten zugängliche Lymphknoten ist nicht immer der für die Diagnostik am besten geeignete.

▶ Die Exstirpation eines kompletten Lymphknotens ist, wenn möglich, einer Inzisionsbiopsie oder einer Stanzbiopsie vorzuziehen.

▶ Möglichst sofortige Überbringung des nativen Lymphknotens in die Pathologie (genaue Instruktionen bitte mit der lokalen Pathologie besprechen!).

▶ Wenn sofortige Überbringung in die Pathologie nicht möglich, auf adäquate Fixierung achten (in der Regel neutral gepuffertes Formalin, auch hier hilft die lokale Pathologie!). Fehlende oder falsche Fixierung ist die Hauptursache für eine ungenügende histologische Interpretierbarkeit und kann immunhistochemische und molekulare Analysen unmöglich machen.

Stanzbiopsate

▶ Lymphommanifestationen, die operativ schwer zugänglich sind (z. B. Retroperitoneum) werden häufig stanzbioptisch gesichert. Hierbei ist darauf zu achten, dass ausreichend Gewebe (mehrere Biopsate mit ausreichendem Durchmesser) gewonnen wird, um eine zuverlässige Diagnose zu ermöglichen.

▶ Eine schnelle Überbringung der Proben in die Pathologie bzw. eine adäquate Fixierung sind essenziell!

Durchführung

Histopathologie

▶ Ausreichende Fixierung des entnommenen Gewebes ist wichtig (in der Regel gepuffertes, 10 %iges Formalin)

▶ Entwässerung des Gewebes in aufsteigender Alkoholreihe, dann Xylol als Zwischenmedium

▶ Einbettung des Gewebes in Paraffin (sog. Paraffinblöcke)

▶ Mittels Schlitten- oder Rotationsmikrotomen werden 3–4 µm dicke Gewebeschnitte angefertigt und auf Glasobjektträger aufgezogen.

▶ Färbung der Schnittpräparate (in der Hämatopathologie übliche Standardfärbungen: HE (Hämatoxylin-Eosin)-Färbung, Giemsa-Färbung, PAS-Färbung [Periodic Acid Schiff])

▶ Betrachtung unter dem Mikroskop (Abb. 1.9)

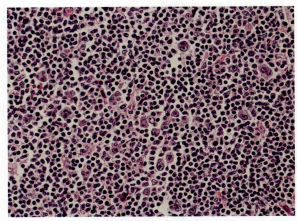

Abb. 1.9 • Hodgkin-Lymphom. HE-gefärbtes Schnittpräparat von Lymphknoteninfiltraten durch ein klassisches Hodgkin-Lymphom mit Nachweis von charakteristischen Hodgkin- und Reed-Sternberg-Zellen (Vergrößerung: × 400).

Immunhistochemie (IHC)

▶ Immunhistochemische Untersuchungen gehören zum Standard in der hämato-pathologischen Diagnostik und sind erforderlich, um eine präzise Klassifikation vornehmen zu können.

▶ Ein zelluläres Antigen (z. B. CD20 auf der Oberfläche von B-Zellen) kann mit einem geeigneten Antikörper (Antigen-Antikörper-Reaktion) und einem Detektionssystem im Gewebe nachgewiesen werden.

▶ Häufig verwendetes Detektionssystem:
  - Avidin-Biotin Immunperoxidase-Komplex (ABC)-System plus Chromogen, z. B. Diaminobenzidin (DAB)

▶ Häufig verwendete immunhistochemische Markerpanel in der Lymphomdiagnos-tik:
  - Reaktive Lymphknoten: CD20, CD5, BCL 2, CD30, Immunglobulinleichtketten kap-pa und lambda, MIB-1
  - Indolente B-Zell-Lymphome: CD20, CD5, CD10, BCL 6, BCL 2, CD23, Cyclin D 1, kappa, lambda, MIB-1
  - Aggressive B-Zell-Lymphome: CD20, CD5, CD10, BCL 6, BCL 2, Cyclin D 1, EBER-in situ-Hybridisierung, TdT, MIB-1
  - Klassisches Hodgkin-Lymphom: CD30, CD15, CD20, Pax 5, LMP-1 (CD30: Abb. 1.10)
  - T-Zell-Lymphome: CD2, CD3, CD4, CD5, CD7, CD8, CD20, CD21, Perforin, TIA-1, ALK, PD-1, MIB-1, EBER-in situ-Hybridisierung

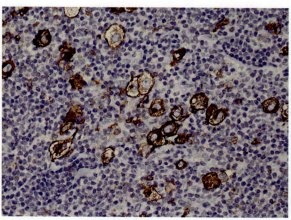

Abb. 1.10 • Hodgkin- und Reed-Sternberg-Zellen. Immunhistochemischer Nachweis des CD30-Antigens in Hodgkin- und Reed-Sternberg-Zellen (Vergrößerung: × 400).

Molekulare und zytogenetische Diagnostik

▶ Aufgrund von methodischen und technischen Weiterentwicklungen in der Patholo-gie sind viele molekularbiologische und zytogenetische Untersuchungen auch an formalinfixiertem und in Paraffin eingebettetem Tumorgewebe möglich.

▶ Häufig angewandte Tests umfassen:
  - PCR zum Nachweis einer klonalen B- oder T-Zell-Population (Klonalitätsanalyse). In dieser Untersuchung wird ein Rearrangement des Immunglobulinschwerket-tengens (bei B-Zellen) bzw. des T-Zell-Rezeptorgens (bei T-Zellen) nachgewiesen.

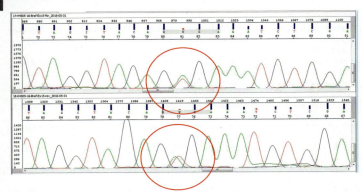

Abb. 1.11 • Haarzell-Leukämie. Sanger-Sequenzierung einer Haarzell-Leukämie mit Nachweis einer charakteristischen *BRAF*-Mutation (V600E).

> ### Cave
> Der Nachweis einer klonal expandierten B- oder T-Zellpopulation mit dieser Methode ist nicht immer gleichbedeutend mit dem Vorliegen eines malignen Lymphoms, da sich klonale Expansionen gelegentlich auch im Rahmen entzündlicher oder immunologischer Prozesse finden. Das Ergebnis einer Klonalitätsanalyse muss immer im Kontext der histopathologischen und immunhistochemischen Befunde interpretiert werden.

▶ Fluoreszenz-in-situ-Hybridisierung (FISH) zum Nachweis charakteristischer genetischer Alterationen (z. B. MYC-Translokation beim Burkitt-Lymphom, Cyclin-D 1-Translokation beim Mantelzell-Lymphom oder BCL 2-Translokation beim follikulären Lymphom)

▶ Nachweis von Mutationen (z. B. *JAK2*-Mutation bei myeloproliferativen Knochenmarkserkrankungen, *BRAF*-Mutation bei der Haarzell-Leukämie (Abb. 1.11) oder einer MYD88-Mutation bei lymphoplasmozytischen Lymphomen)

▶ Der abschließende hämatopathologische Befund aus der Pathologie beinhaltet:
  • Angaben zu morphologischen Aspekten des Infiltrats (zytologische und architektonische Merkmale)
  • Immunhistochemisches Profil der Tumorzellen und Proliferationsaktivität
  • Zytogenetische und molekulare Eigenschaften des Infiltrats, z. B. Nachweis einer MYC-Translokation, Klonalitätsnachweis (B- oder T-Zell-Klonalität) oder Nachweis einer bestimmten Mutation (z. B. *JAK2*-Mutation)
  • Finale Diagnose nach der aktuellen WHO-Klassifikation

▶ Befunddauer: Wenn adäquates und gut beurteilbares Gewebe vorliegt, können Standarddiagnosen (follikuläres Lymphom, diffuses großzelliges B-Zell-Lymphom, etc.) von einem erfahrenen Zentrum innerhalb von 2–3 Tagen gestellt werden. Wenn es sich um eingeschränkt beurteilbares Gewebe oder einen komplexen Befund handelt, der zahlreiche immunhistochemische und auch molekulare Untersuchungen erfordert, kann die abschließende Befunddauer 7–10 Tage in Anspruch nehmen.

Mögliche Komplikationen

▶ Mögliche Komplikationen einer Gewebeentnahme sind abhängig vom Ort und der Art des Eingriffs.
▶ Es kann zu Blutungen, Blutergüssen, Entzündungen (Antibiotikagabe) oder Lymphödemen kommen.
▶ Stanzbiopsie
  • Vorteil: in der Regel komplikationsärmer als eine komplette Lymphknotenexstirpation
  • Nachteil: für die histologische Beurteilung steht nur wenig Gewebe zur Verfügung, daher erschwerte oder unmögliche präzise Diagnostik von komplexeren Veränderungen (z. B. bei T-Zell-Lymphomen)

1.10 Klinische Chemie und Laboratoriumsmedizin

Thomas Streichert

Definition

▶ Die Klinische Chemie und Laboratoriumsmedizin setzt eine Vielzahl von chemischen, molekularen und zellulären Konzepten und Techniken zu Diagnostik, Prognoseabschätzung, Therapiekontrolle und Verlauf ein.
▶ Die Klinische Chemie und Laboratoriumsmedizin umfasst folgende Phasen (Abb. 1.12):
  • Präanalytik:
    – Auswahl des passenden Tests und der korrekten Zeit für die Materialgewinnung,
    – Auswahl sowie Kennzeichnung der passenden Abnahmeröhrchen und -mengen,
    – Materialgewinnung,
    – Versand der Probe.
  • Analytik,
  • Postanalytik:
    – Befundung,
    – Befunddarstellung,
    – Archivierung.

Indikationen

▶ Die Klinische Chemie und Laboratoriumsmedizin liefert einen wichtigen Beitrag für die:
  • Krankheitserkennung,
  • Abklärung von Risiken für Erkrankungen,
  • Prognoseabschätzung.
  • Überprüfung der Therapie: Dies gelingt z. B. durch ein therapeutisches Drug Monitoring.
  • Monitoring des Therapieerfolgs.

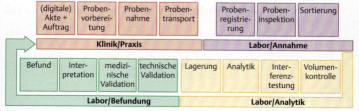

Abb. 1.12 • Klinische Chemie. Phasen der Laboratoriumsmedizin.

Aufklärung und spezielle Risiken

▶ Medizinisch indizierte venöse Blutabnahme: Hier besteht eine Aufklärungspflicht (Nervenirritation, Hautrötung, Hämatombildung, Wundinfektion) nur bei erhöhtem Risiko.

▶ Bei anderen Materialien kann in Abhängigkeit von der Art der Gewinnung eine Aufklärung notwendig sein (Beispiel: Liquor durch Lumbalpunktion).

▶ Ebenso kann die Art der Untersuchung eine Aufklärung erforderlich machen (Genetische Diagnostik).

Material

▶ **Typische Untersuchungsmaterialien** in der Klinischen Chemie und Laboratoriumsmedizin (bei Blut kann es sich jeweils abhängig vom Punktionsort um ein venöses, arterielles oder kapilläres Material handeln):
  • Vollblut:
    – Blutprobe, die hinsichtlich ihrer Eigenschaften (z. B. Konzentrationen, Zellzahlen) dem In-vivo-Zustand möglichst nahekommt.
    – Hier ist ggf. der Zusatz eines Antikoagulans erforderlich.
  • Serum: Anteil der nativen Blutprobe nach Ablauf der Gerinnung (ggf. mit Gerinnungsaktivator), gewonnen durch Zentrifugation (Überstand).
  • Plasma: Anteil der Blutprobe mit Zusatz eines Antikoagulans, gewonnen durch Zentrifugation (Überstand, weitestgehend zellfrei).
  • Liquor: Native Probe, typischerweise gewonnen durch Lumbalpunktion oder Drainage.

▶ Für Blutproben werden verschiedene **Antikoagulanzien**, ggf. auch mit Zusatz von Stabilisatoren eingesetzt:
  • EDTA (Ethylendiamintetraessigsäure):
    – Eingesetzt werden Di-, Trikalium oder Dinatrium-EDTA-Salze.
    – Sie stellen das bevorzugte Antikoagulans für hämatologische Analysen (Blutbild, Differenzialblutbild) dar.
  • Zitrat:
    – Trinatriumzitrat (gepuffert) wird im Verhältnis 1:9 (Zitrat zu Blut) bei hämostaseologischer Analytik eingesetzt.
    – Bei der Bestimmung der Blutsenkungsgeschwindigkeit wird ein Verhältnis von 1:4 verwendet.
  • Heparinat:
    – Unfraktioniertes Heparin wird als Ammonium-, Lithium- oder Natriumsalz eingesetzt.
    – Es dient als das Standardantikoagulans zur Gewinnung von Plasma für die Analytik von z. B. Metaboliten, Enzymen, Elektrolyten, Hormonen und Proteinen.

▶ In der Klinik wird **Plasma** gegenüber dem Serum bevorzugt. Wesentliche Gründe dafür sind:
  • Zeitgewinn: Da bei der Gewinnung von Serum die vollständige Gerinnung abgewartet werden muss (30 min), bevor zentrifugiert werden kann, ist Serum für Notfallanalytik kaum geeignet.
  • Höhere Ausbeute von untersuchbarem Probenmaterial bei Plasma (ca. 15–20 % mehr Untersuchungsmaterial),
  • Vermeidung von gerinnungsbedingten Veränderungen (z. B. höhere Kalium-, Phosphat-, Magnesiumkonzentrationen, erhöhte LDH- und ASAT-Aktivitäten sowie z. B. niedrigere Konzentrationen von Protein und Glukose). Dies spiegelt sich in unterschiedlichen Referenzintervallen für die genannten Analyten wider und verhindert eine unmittelbare Vergleichbarkeit der Werte bei einem Wechsel des Untersuchungsmaterials.

▶ **Weitere Untersuchungsmaterialien** sind Urin, Stuhl, Punktate, Aszites, Pleuraerguss, Perikarderguss, Galle, Fruchtwasser, Lymphe, Magensaft, Nasensekret, Schweiß, Speichel, Tränenflüssigkeit, bronchoalveoläre Lavage, Synovialflüssigkeit und (Harn-)Steine.

Durchführung

Probenentnahme und Transport

> ✓ **Praxistipp**
>
> **Gewinnung von venösem Blut (Abnahmereihenfolge bei Punktion)**
> Um Kontaminationen zu vermeiden wird von Guder et al. diese Reihenfolge empfohlen:
> ► Blutkultur
> ► Gerinnung (Natriumzitrat 1:10)
> ► Blutsenkung (Natriumzitrat 1:5)
> ► Serum (Gerinnungsaktivator) oder Serum-Gel (Gerinnungsaktivator)
> ► Plasma (Heparinat) oder Plasma-Gel (Heparinat)
> ► Hämatologie (EDTA)
> ► Glukose (Fluorid, Glykolysehemmer)
> ► Spurenelemente (Heparinat oder Serum)
> ► ggf. weitere Röhrchen

► Abnahme des Röhrchens für die Gerinnung:
  • Gerinnungsröhrchen sollten nicht als erstes befüllt werden, da durch die Punktion Gewebsthromboplastin in die Probe gelangen kann.
  • Wird kein Blutkulturröhrchen abgenommen und ein Blutentnahmeset für die Punktion verwendet, ist ggf. die Abnahme eines Verwerfröhrchens vor dem Gerinnungsröhrchen zu empfehlen, um die korrekte Füllung des Zitratröhrchens zu gewährleisten.
► Röhrchen für die Hämatologie (EDTA) enthalten sehr viel Kalium und sollten nicht vor Proben für die Klinische Chemie abgenommen werden.

Cave
Eine zu lange Stauung verursacht eine Hämokonzentration, die zu falsch hohen Werten von Proteinen, Zellen, Lipiden und weiteren Analyten wie Bilirubin und Kalzium führen kann. Auch die Gerinnungsdiagnostik wird durch eine lang andauernde Stauung beeinflusst. Außerdem kann es zu einer Hämolyse kommen.

► Außerdem ist zu beachten:
  • Zu erhöhten Kaliumwerten kann es kommen, wenn der Patient während der Abnahme „pumpt", also die Faust schließt und öffnet.
  • Röhrchen immer vollständig füllen (Markierungsstrich an dem Abnahmegefäß, auch wenn das Blut kurz vor Erreichen des Füllvolumens nur noch langsam fließt).

Cave
Bei unvollständig gefüllten Röhrchen können falsche Messwerte auftreten. Schon eine Unterfüllung der Gerinnungsröhrchen von > 10 % führt zu falsch verlängerten Gerinnungszeiten.

► Transport der Proben per Handtransport:
  • Schonend, jedoch oft lange Transportzeiten.
  • Bei Zeiten > 1 h kann es z. B. zu einem relevanten Abfall der Plasma-Glukosekonzentration kommen.
  • Bei Zeiten > 2 h kann es bei Urinproben (Teststreifen und Sediment) zu verfälschten Messergebnissen kommen.

Labordiagnostik

▶ Transport der Proben per Rohrposttransport:
- Schnell, aber kann zu einer In-vitro-Hämolyse führen mit einer entsprechenden Erhöhung der Aktivität der LDH, ASAT, ggf. auch Kalium und NSE.
- Patienten mit hämatologischen Erkrankungen (z. B. CLL) können eine mechanische Fragilität der Leukozyten aufweisen, die bei Rohrpostversand zu erhöhten LDH-Aktivitäten im Probengefäss führen kann.
- Bei besonders empfindlichen Materialien (z. B. Proben zur Thrombozytenfunktionstestung) ist ein Handtransport zu bevorzugen.

Analyseverfahren

▶ Es werden folgende Analyseverfahren unterschieden:
- quantitative (nummerische Angabe einer Menge, Konzentration oder Aktivität),
- semiquantitative (grobe Abschätzung einer Menge, Konzentration oder Aktivität),
- qualitative (An- oder Abwesenheit einer Menge, Konzentration oder Aktivität),
- mikroskopische (nummerische Angabe von Zellzahlen und Morphologien).

Wichtigste Untersuchungsarten

▶ **Agglutinationstests:**
- basieren meist auf einer Antigen-Antikörper-Reaktion, die zu einer Komplexierung führt.
- Beispiel: Antistaphylolysin als Partikelagglutinationstest.

▶ **Aggregometrie:**
- Beobachtet wird die Zusammenlagerung von Thrombozyten.
- Beispiel: In-vitro Blutungszeit (Verschlusszeit nach Thrombozytenstimulation mit ADP, Epinephrin, P2Y).

▶ **Chromatografie** (Hochleistungsflüssigkeitschromatografie (HPLC):
- Trennverfahren, bei dem der zu bestimmende Analyt flüssig zusammen mit einem Laufmittel in der „mobilen Phase" in eine Trennsäule mit der „stationären Phase" gepumpt wird.
- Je nach Wechselwirkung mit dem Säulenmaterial wird der zu bestimmende Analyt früher (geringe Wechselwirkung) oder später (stärkere Wechselwirkung) eluiert und kann mit einem Detektor quantifiziert werden.
- Beispiel: Katecholamine im Urin.

▶ Chromatografie (Säulenchromatografie [CC]):
- Chromatografisches Trennverfahren,
- Beispiel: Aminosäurenanalytik.

▶ Chromatografie (Immunchromatografie [IC]):
- Chromatografisches Trennverfahren, bei dem die Antigen-Antikörper-Reaktion zur Erhöhung der Spezifität genutzt wird.
- Beispiel: Malariaschnelltest.

▶ **Durchflusszytometrie** (sowie Partikeleigenschaftsbestimmungen):
- Eine Zell- oder Partikelsuspension wird in einer Mikrokanalküvette vereinzelt, an einem Laserstrahl vorbeigeführt und das entstehende Streulicht oder Fluoreszenzsignal detektiert.
- Beispiele: Zählung und Differenzierung von zellulären Blutbestandteilen, maschinelles Urinsediment.

▶ **Elektrochemische Untersuchungen** (Amperometrie, indirekte Potentiometrie, Konduktometrie):
- Bei der indirekten Potentiometrie wird eine ionenselektive Elektrode (ISE) benutzt, die durch ihre Eigenschaften ein bestimmtes Ion anlagert und sich ein elektrisches Potenzial (elektromotorische Kraft, EMK) ausbildet, das gemessen wird. Beispiel: Natrium, Kalium.

▶ **Elektrophorese**: Trennverfahren, das sich die Migration geladener kolloidaler Teilchen oder gelöster Moleküle durch ein elektrisches Feld zunutze macht. Je nach verwendetem Trennmaterial unterscheidet man

- die Agarose-Gelelektrophorese (Beispiel: CK-Isoenzymanalytik),
- die Immunfixationselektrophorese bei der Serumproteine im Agarosegel nach ihrer Ladung aufgetrennt und vorhandene Immunglobuline mit Antiseren unterschiedlicher Spezifität (gegen IgG, IgA und IgM sowie gegen freie und gebundene Kappa- und Lambda-Leichtketten) im Gel fixiert werden (Beispiel: Nachweis monoklonaler Immunglobuline),
- die SDS-PAGE, bei der ein Sodium Dodecyl Sulfate Polyacrylamid-Gel zur Trennung verwendet wird (Beispiel: Urinproteinnachweis),
- die Kapillarelektrophorese, bei der Kapillaren verwendet werden, deren Innenfläche negative Ladungen tragen, an der sich Kationen anreichern (Beispiel: HbA1c).

▶ **Koagulometrie**:

- Koagulometer messen die Fibrinbildung; dies kann auf unterschiedliche Weisen erfolgen (mechanische Detektionsverfahren wie Kugelkoagulometer oder Häkchenmethode und optische Detektionsverfahren).
- Aktuell werden optische Methoden eingesetzt, bei der zeitabhängig der Gerinnungseintritt (Fibrinbildung) bestimmt werden kann.
- Beispiel: Thromboplastinzeit (Quick), PTT

▶ **Ligandenassays**: Als Grundprinzip findet eine Antigen-Antikörper-Reaktion statt. Je nach Nachweisverfahren unterscheidet man CLIA, CMIA, ECLIA, ELISA, KIMS, FPIA, CEDIA, RIA oder allgemein qualitative Immunoassays:

- CLIAs (Chemilumineszenz-Immunoassay) verwenden mit einem Luminophor markierte Antikörper, deren Signal dann mittels Spektrometrie detektiert wird. Beispiel: Renin, Thymidinkinase.
- CMIAs (Chemilumineszenz-Mikropartikel-Immunoassay) nutzen mit Antikörpern beschichtete paramagnetische Mikropartikel und einen Luminophor. Beispiel: Ciclosporin.
- ECLIA (Elektrochemischer Lumineszenz Immunoassay): Kombination aus elektrochemischer und spektrometischer Detektion. Beispiel: Troponin T.
- ELISA (Enzym-Linked-Immuno-Sorbent-Assay): Zugrunde liegt eine Antigen-Antikörper-Reaktion, bei der der Antikörper mit einem Enzym gekoppelt ist, das eine Farbreaktion katalysiert. Beispiel: PlGF.
- KIMS (Kinetic Interaction of Microparticles in Solution): Der Test beruht auf einer Antigen-Antikörper-Reaktion, die zu einer kinetischen Wechselwirkung von Mikropartikeln in der Lösung führt. Beispiel: Gentamicin.
- FPIA (Fluoreszenz-Polarisations-Immunoassay): Der Antikörper ist mit einem Fluorescein gekoppelt, das mit polarisiertem Licht angeregt wird.
- CEDIA (Cloned Enzyme Donor Immunoassay): Der Antikörper ist mit einem bakteriellen Enzym (Beta-Galactosidase) gekoppelt, das eine Farbreaktion katalysiert, die spektroskopisch gemessen wird.
- RIA (Radioimmunoassay): Der Antikörper wird mit einem radioaktiven Tracer (z. B. Iod-125) markiert und die Aktivität mit einem Gamma-Counter detektiert. Beispiel: 1,25 Dihydroxy Vitamin D.

▶ **Mikroskopie**:

- Bei der Lichtmikroskopie werden Linsensysteme verwendet, um Strukturen (Zellen) vergrößert darzustellen.
  - Bei der Hellfeldmikroskopie wird der Objektträger im Durchlichtverfahren beleuchtet. Üblicherweise findet zuvor eine Anfärbung statt. Beispiel: manuelles Differenzialblutbild.
  - Bei der Phasenkontrastmikroskopie werden Differenzen im Lichtbrechungsindex ausgenutzt, sodass sich ein Hell-Dunkel-Kontrast im Mikroskop darstellt und auf eine Anfärbung verzichtet werden kann. Beispiel: Manuelles Urinsediment.

– Indirekter Immunfluoreszenztest (IFT): Grundprinzip der Antigen-Antikörper-Reaktion (s. o.). Sichtbarmachung mittels Fluorescein-markierter Antikörper im Fluoreszenzmikroskop. Beispiel: ANCA

▶ **Molekularbiologische Untersuchungen** (Amplifikationsverfahren):
- Enzymatisch werden DNA-Bereiche amplifiziert.
- In drei sich wiederholenden Reaktionsschritten (Denaturierung, Annealing und Elongation) wird die zu untersuchende DNA-Region amplifiziert.
- Als Detektionsverfahren steht eine Reihe von Methoden zur Verfügung (Spektrometrie; Gel u. a.). Beispiel: Faktor V-Mutation.

▶ **Osmometrie** (Kryoskopie):
- Durch die Bestimmung der Gefrierpunktserniedrigung kann die Osmolalität bestimmt werden. Beispiel: Osmolalität.

▶ **Qualitative Untersuchungen** (einfache) mit visueller Auswertung:
- Hierunter fallen Analysen wie der Kühlschranktest zum Nachweis von Kryoglobulinen.
- Hoesch-Test zum Nachweis von Porphobilinogen im Urin.

▶ **Sedimentationsuntersuchungen**:
- Durch Akutphase-Proteine kommt es zu einer vermehrten Proteinbindung an Erythrozyten und einer damit verbundenen Abnahme der Membranelektronegativität und einer Zunahme der Sedimentationsrate.
- Beispiel: Blutsenkungsgeschwindigkeit.

▶ **Spektrometrie** – UV-/VIS-Photometrie:
- Es wird ultraviolettes oder sichtbares Licht verwendet, um die Lichtabsorption (oder Emission) einer Probe zu messen. Universelles Detektionsprinzip, das sehr häufig eingesetzt wird.
- Beispiel: UV: LDH VIS: Albumin.

▶ Spektrometrie – NIR-/IR-Spektrometrie:
- Nahinfrarot- oder Infrarotspektrometrie, im infraroten Bereich zeigen Substanzen charakteristische Absorptionsbanden (IR-Spektrum).
- Beispiel: Harnsteinanalytik.

▶ Spektrometrie – Nephelometrie/Immunnephelometrie:
- Bestimmt wird die Trübung einer Probe, indem das Streulicht ausgewertet wird.
- Beispiel: Rheumafaktor.

▶ Spektrometrie – Turbidimetrie/Immunturbidimetrie:
- Gemessen wird die Trübung einer Probe, indem die Abschwächung des durchtretenden Lichtstrahls ausgewertet wird.
- Beispiel: CRP.

▶ Spektrometrie – Atomabsorptionsspektrometrie, Flammen-AAS:
- In einer Gasflamme werden die zu untersuchenden Elemente atomisiert und mittels einer Lichtquelle und einem Detektor kann die Absorption bestimmt werden.
- Beispiel: Kupfer.

▶ **Zentrifugation**:
- Trennverfahren bei dem es im Zentrifugalfeld in Abhängigkeit von Größe und Dichte zu einer unterschiedlich schnellen Sedimentation kommt.
- Beispiel: Lipidstatus mittels Ultrazentrifugation.

Datenerfassung und Qualitätsmanagement

▶ Umstellung auf digitale Datenerfassung und -speicherung und Automatisierung im Labor:
- Krankenhäuser und Arztpraxen verändern aktuell die konventionelle Aktenführung hin zu einer digitalen Akte.
- Auch aus der digitalen Akte lassen sich Laboranforderungen („order entry") erstellen.

- Parallel dazu haben die Laboratorien begonnen, weite Teile der Analytik zu automatisieren, bis hin zur Vollautomation.
- Diese Änderungen führen zu einer deutlichen Veränderung der Präanalytik, Analytik und Postanalytik.
▶ Geltende Richtlinien:
- Ein Labor für Klinische Chemie und Labormedizin unterliegt in Deutschland, neben den Gesetzen wie MPG, MPDG und IVDR, der Richtlinie der Bundesärztekammer (RiLiBÄK).
- Laboratorien sind zu einem umfassenden Qualitätsmanagement verpflichtet, dies bedeutet, dass Organisation und Arbeitsabläufe festgelegt, dokumentiert und zusammen mit den erzielten Ergebnissen regelmäßig überprüft werden.
  - Relevant ist die fachgerechte Durchführung der laboratoriumsmedizinischen Untersuchungen einschließlich der Erkennung und Minimierung von Einflussgrößen und Störfaktoren auf die Untersuchungen und
  - die korrekte Zuordnung und Dokumentation der Untersuchungsergebnisse, einschließlich der Befunderstellung unter Beachtung von Informationssicherheit und Datenschutz.
  - Untersuchungsverfahren müssen den medizinischen Erfordernissen entsprechen, dies kann durch die Verwendung von kommerziellen IVDs oder Eigenherstellungen, die IVDR-konform validiert wurden, sichergestellt werden.
- In der RiLiBÄK sind die Verfahren zur internen und externen Qualitätssicherung, mit konkreten Grenzen zur erlaubten Messunsicherheit, angegeben.

Mögliche Komplikationen

▶ Probengewinnung ist je nach Verfahren mit bestimmten Risiken behaftet (Fehlpunktion von Gefäßen, Nervenverletzung bei Liquorpunktion, Verletzung von Organen bei Pleura- oder Aszitespunkten etc.)
▶ Infektionsgefahr beim Umgang mit den Proben ist zu beachten und entsprechend hygienisch zu arbeiten.
▶ Patienten- oder Probenverwechslung

1.11 Präanalytik in der Gerinnungsdiagnostik

Beate Luxembourg

Definition

▶ Die Präanalytik umfasst die Blutabnahme, den Probentransport in das Labor und die Vorbereitung der Probe im Labor.

Indikationen

▶ Gerinnungsdiagnostik

Aufklärung und spezielle Risiken

▶ Keine Angaben möglich

Material

▶ Zitratblut: Zitratlösung (in der Regel 0,106 mol/l ≙ 3,2 % Tri-Natrium-Zitrat), 1:10 mit venösem Blut gemischt

Durchführung

▶ Blutabnahme: Zitratröhrchen immer bis zur Markierung füllen und nach der Blutentnahme 2- bis 3-mal vorsichtig kippen. Langer Venenstau (> 1 min) und starker Sog sollen vermieden werden. Punktionskanüle sollte mindestens 21 G aufweisen. Blutabnahme aus Verweilkathetern vermeiden und keinesfalls aus Zugängen, über die Antikoagulanzien verabreicht wurden.

► Transportbedingungen: Transportzeit < 4 h, Transport senkrecht bei Raumtemperatur
► Zentrifugation: Ziel Thrombozytenanzahl im Plasma ≤ 10.000/µl, z. B. 15 min bei 2500 g, Temperatur 15–20 °C
► Für einige Analysen (z. B. Protein-S-Aktivität) oder vor Einfrieren einer Plasmaprobe ist eine zweite Zentrifugation notwendig, um die Thrombozytenanzahl im Plasma weiter zu reduzieren.
► Einfrieren von Plasmaaliquots: bei –30 °C für 4 Wochen, bei längerer Lagerung –70 °C; Auftauen im Wasserbad bei 37 °C.

Mögliche Komplikationen

Intraoperative/intrainterventionelle Komplikationen

► Keine Angaben möglich

Postoperative/postinterventionelle Komplikationen

► Keine Angaben möglich

1.12 Globalparameter der Gerinnung
Beate Luxembourg

Definition

► Der Quick-Wert wird zur Überprüfung des klassischen extrinsischen Wegs der Gerinnungskaskade eingesetzt und erfasst Fibrinogen, FII, V, VII und X (Abb. 1.13). Da das Ergebnis des Quick-Werts von der Art des verwendeten Thromboplastinreagenzes abhängt, wurde zur standardisierten Überwachung der Therapie mit Vitamin-K-Antagonisten die Internationale normalisierte Ratio (INR) eingeführt, die die Vergleichbarkeit der Testergebnisse in verschiedenen Laboren ermöglicht.
► Die aPTT wird zur Überprüfung des klassischen intrinsischen Wegs der Gerinnungskaskade eingesetzt und erfasst Fibrinogen, FII, V, VIII, IX, XI und XII (Abb. 1.13).
► Die Thrombinzeit (TZ) und die Reptilasezeit erfassen nur die Umwandlung von Fibrinogen zu Fibrin (Abb. 1.13). Im Gegensatz zur TZ wird die Reptilasezeit nicht durch die Wirkung von Heparin oder Hirudin beeinflusst. Reptilase bzw. Batroxobin ist ein Thrombin-ähnliches Enzym, das aus Schlangengift gewonnen wird und Fibrinogen aktiviert.

Indikationen

► Quick-Wert: Gerinnungsstörung im extrinsischen Gerinnungssystem
► INR: Monitoring der Therapie mit Vitamin-K-Antagonisten, Parameter des Model for End-stage Liver Disease Scores (MELD-Scores)
► aPTT: Gerinnungsstörung im intrinsischen Gerinnungssystem, Von-Willebrand-Syndrom, Lupus-Antikoagulans-(LA-)Diagnostik, Monitoring der Therapie mit unfraktioniertem Heparin und Argatroban
► TZ: Fibrinbildungsstörung, Indikator für die Therapie mit Antikoagulanzien, die Thrombin inhibieren (z. B. Dabigatran)
► Reptilasezeit: Fibrinbildungsstörung, Unterscheidung zwischen Fibrinbildungsstörungen und Effekten von Antikoagulanzien

Aufklärung und spezielle Risiken

► Keine Angaben möglich

Material

► Zitratplasma
► Testreagenzien

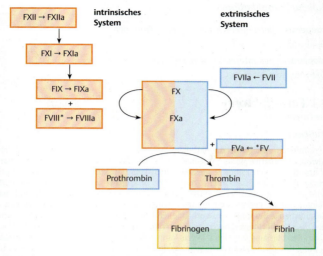

Abb. 1.13 • Gerinnungskaskade und Globaltests der Gerinnung. Für die Ausbildung aktiver Gerinnungsfaktorenkomplexe sind Phospholipide und Calcium notwendig, die daher Gerinnungstests meist zugesetzt werden.

Blau = Gerinnungsfaktoren, die mit dem Quick-Wert erfasst werden.

Orange = Gerinnungsfaktoren, die mit der aPTT erfasst werden.

Gelb = Gerinnungsfaktoren, die mit der Thrombinzeit erfasst werden.

Grün = Gerinnungsfaktoren, die mit der Reptilasezeit erfasst werden.

*: Aktivierung durch Thrombin, F = Faktor

Durchführung

▶ Testprinzipien:
  • Quick-Wert: Plasma + Gewebethromboplastin (z. B. Kaninchen-, humanes Plazenta-Extrakt oder rekombinant)
  • aPTT: Plasma + partielle Thromboplastine (Phospholipide) + Oberflächenaktivator (z. B. Silica, Ellagsäure)
  • TZ: Plasma + Thrombin
  • Reptilasezeit: Plasma + Reptilase
▶ Nach Zugabe der jeweiligen Testreagenzien wird bei den o. g. Methoden meist unter Zugabe von Ca²⁺ die Zeit bis zur Fibringerinnselbildung gemessen.
▶ Für die Berechnung des Quick-Werts wird die in Sekunden gemessene Gerinnungszeit (TPZ oder PT) in Prozent der Norm, bezogen auf einen Normalplasmapool, umgerechnet.
▶ Auch bei der INR handelt es sich um eine Umrechnung: INR = (TPZ des Patienten/ TPZ eines Normalplasmas)[ISI]. Der Internationale Sensitivitäts-Index (ISI) gibt die Sensitivität des verwendeten Thromboplastinreagenz im Vergleich zu einem internationalen Standard-Thromboplastin an und wird vom jeweiligen Reagenzienhersteller zur Verfügung gestellt.

Mögliche Komplikationen

Intraoperative/intrainterventionelle Komplikationen

► Keine Angaben möglich

Postoperative/postinterventionelle Komplikationen

► Keine Angaben möglich

1.13 Einzelfaktoren

Beate Luxembourg

Definition

► Im klinischen Alltag wird die Aktivität von Gerinnungsfaktoren bestimmt, weil damit sowohl quantitative als auch qualitative Defekte erfasst werden. Tests, die die Antigenkonzentration von Faktoren messen, geben keine Auskunft darüber, ob der Gerinnungsfaktor auch funktionell aktiv ist. Die Diskrepanz zwischen beiden Methoden wird jedoch zur Diagnostik von Dysfibrinogenämien eingesetzt. Mit der Methode nach Clauss wird das gerinnbare Fibrinogen gemessen (Aktivität). Immunologisch wird die Gesamtmenge des im Plasma vorhandenen Fibrinogens bestimmt (Antigenkonzentration). Bei Dysfibrinogenämien ist die Aktivität geringer als die Antigenkonzentration.
  • Bei der Messung des Quick-Werts kann anhand der dabei ablaufenden Fibrinbildung das gerinnbare Fibrinogen abgeleitet werden (abgeleitetes oder derived Fibrinogen, keine eigene Messung). Mit dieser indirekten Methode wird die Fibrinogenkonzentration jedoch bei einer Reihe von Erkrankungen (Verbrauchskoagulopathie, Leber-, Nierenerkrankungen, Antikoagulanzien-, Fibrinolysetherapie, Hyper-, Dysfibrinogenämie) oft überschätzt, zum Teil erheblich.
  • FXIII wird durch Thrombin aktiviert und steht am Ende der Gerinnungskaskade. FXIIIa ist eine Transglutaminase und stabilisiert das Gerinnsel durch Quervernetzung von Fibrin.

> **Merke**
> FXIII wird von Globalparametern der Gerinnung nicht erfasst, da diese nur den Zeitpunkt bis zur Fibringerinnselbildung messen.

Indikationen

► Quick-Wert ↓ : Fibrinogen, FII, V, VII, X
► aPTT ↑ : Fibrinogen, FII, V, VIII, IX, X, XI, XII
► Fibrinogen: A-, Hypo-, Dysfibrinogenämie, Verbrauchs-, Verlustkoagulopathie, Hyperfibrinolyse, Fibrinolyse-Therapie
► FV: Lebersyntheseparameter
► FVIII: Hämophilie A, Von-Willebrand-Syndrom, Thrombophilie
► FVIII, chromogen:
  • Verdacht auf milde Hämophilie A (zusätzlich zu einem aPTT-basierten FVIII-Aktivitätstest, da mit beiden Methoden die FVIII-Aktivität bei bestimmten *F8*-Mutationen überschätzt werden kann und eine milde Hämophilie A der Diagnostik entgehen kann,
  • Monitoring der Substitution mit bestimmten FVIII-Konzentraten.
► FIX: Hämophilie B
► FXIII: hämorrhagische Diathese, Wundheilungsstörungen

Aufklärung und spezielle Risiken

► Keine Angaben möglich

Material

► Zitratplasma
► Testreagenzien

Durchführung

Testprinzipien:

► Faktorenaktivität (FII, V, VII, VIII, IX, X, XI, XII): Die Messung erfolgt analog zur TPZ bzw. aPTT, das Patientenplasma wird jedoch zuvor mit einem Mangelplasma gemischt, das alle Faktoren mit Ausnahme des zu bestimmenden enthält (z. B. FVIII-Mangelplasma zur FVIII-Bestimmung). Die Aktivität wird in IU/dl, IU/ml oder % der Norm angegeben, anhand einer Bezugskurve, die mit Verdünnungen von Standardhumanplasma mit Mangelplasma erstellt wird.

► FVIII, chromogene Messung: 1. Schritt: Inkubation von Plasma mit Thrombin, FIXa, sowie FX im Überschuss, Phospholipiden u. Ca^{2+}; FVIII wird durch Thrombin aktiviert und wirkt als Kofaktor für IXa bei der Bildung von Xa. 2. Schritt: die Menge an gebildetem FXa wird mithilfe eines chromogenen Substrats gemessen, das von FXa gespalten wird und dabei einen Farbstoff freisetzt, der photometrisch messbar ist. Die Menge an gebildetem FXa ist proportional zur FVIII-Aktivität, da alle anderen Faktoren zugegeben werden.

► Fibrinogen nach Clauss: verdünntes Plasma + Thrombin im Überschuss.
Die Gerinnungszeit wird gemessen und das gerinnbare Fibrinogen anhand einer Bezugskurve eines Plasmas mit definierter Fibrinogenkonzentration in mg/dl oder g/l angegeben.

► Fibrinogen immunologisch: ELISA: Fibrinogen bindet an Fibrinogen-Antikörper (AK) auf einer Mikrotiterplatte. Die gebundene Menge Fibrinogen wird mithilfe eines Peroxidase-konjugierten-Sekundär-AK (Enzym-Substrat-Reaktion) detektiert.

► FXIII-Aktivität: meist Ammoniakfreisetzungstest: 1. Schritt: FXIII wird durch Zugabe von Thrombin und Ca^{2+} unter Zugabe eines Fibrinpolymerisationsinhibitors aktiviert. 2. Schritt: Zugabe eines synthetischen Peptidsubstrats und eines Glycinethylesthers, die durch FXIIIa vernetzt werden, dabei wird Ammoniak freigesetzt. 3. Schritt: Ammoniak wird in einer NADH- oder NADPH-abhängigen Reaktion durch Glutamatdehydrogenase in a-Ketoglutarat eingebaut. Der NADH- oder NADPH-Verbrauch wird photometrisch gemessen, die Abnahme der Extinktion ist proportional zur FXIII-Aktivität.

Mögliche Komplikationen

Intraoperative/intrainterventionelle Komplikationen

► Keine Angaben möglich

Postoperative/postinterventionelle Komplikationen

► Keine Angaben möglich

1.14 Von-Willebrand-Faktor

Beate Luxembourg

Definition

► Zur Diagnose eines Von-Willebrand-Syndroms werden Tests zur Bestimmung der VWF-Aktivität (VWF:GPIbR, VWF:GPIbM, VWF:RCo), der VWF-Antigenkonzentration (VWF:Ag) und die Messung der FVIII-Aktivität eingesetzt.

► Zur Subtypisierung eines Von-Willebrand-Syndroms stehen Tests zur Verfügung, die die Ristocetin-induzierte Thrombozytenaggregation (RIPA), Kollagenbindungs- (VWF: CB), FVIII-Bindungsfähigkeit (VWF:FVIIIB) und Multimerstruktur des VWF analysieren.

► VWF-Gendiagnostik: kann zusätzlich zur Diagnose eines Typ 2B und eines Typ 2N von-Willebrand-Syndroms sinnvoll sein.

▶ Ristocetin: heute nicht mehr therapeutisch verwendetes Antibiotikum, das die VWF-vermittelte Agglutination von Thrombozyten induziert.
▶ Glykoprotein Ib (GPIb): VWF-Rezeptor der Thrombozyten

Indikationen

▶ Von-Willebrand-Syndrom

Aufklärung und spezielle Risiken

▶ Keine Angaben möglich

Material

▶ Zitratplasma
▶ Testreagenzien

Durchführung

Testprinzipien:
▶ VWF:RCo: Plasma + Ristocetin + Formalin-fixierte Thrombozyten. Messung der Thrombozytenagglutination.
▶ VWF:GPIbR: Plasma + Ristocetin + rekombinantes GPIb-Fragment, oder GPIbM: Plasma + rekombinantes, mutiertes GPIb-Fragment, das VWF unabhängig von Ristocetin binden kann. Das GPIb-Fragment wird z. B. an Magnet- oder Kunststoffpartikel gebunden, die elektromagnetische Strahlung bzw. Agglutination wird gemessen und ist proportional zur VWF-Bindung.
▶ VWF:Ag:
  • a) ELISA: Der VWF bindet an polyklonale VWF-AK auf einer Mikrotiterplatte. Die gebundene Menge VWF wird mithilfe eines Peroxidase-konjugierten-Sekundär-AK (Enzym-Substrat-Reaktion) detektiert.
  • b) Latex-Test: Der VWF bindet an polyklonale VWF-AK auf Latexpartikeln und verursacht deren Agglutination, welche gemessen wird.

Mögliche Komplikationen

Intraoperative/intrainterventionelle Komplikationen

▶ Keine Angaben möglich

Postoperative/postinterventionelle Komplikationen

▶ Keine Angaben möglich

1.15 Blutungszeit

Beate Luxembourg

Definition

▶ In-vivo-BZ: Zeit bis zur primären Blutstillung nach einer definierten Gewebsverletzung.
▶ In-vitro-BZ: Zitrat-antikoaguliertes Vollblut wird durch eine Kapillare und eine Membran mit einer zentralen Öffnung gesogen, wobei hohe Scherkräfte entstehen. Die Membran ist entweder mit Kollagen-Epinephrin, Kollagen-ADP oder mit ADP-Prostaglandin-$CaCl_2$ beschichtet, sodass es zur Thrombozytenaktivierung und Verschluss der Membranöffnung durch einen Thrombozytenpfropf kommt.

Indikationen

▶ Thrombozytopathien
▶ Von-Willebrand-Syndrom
▶ Einnahme von Thrombozytenfunktionshemmern

Aufklärung und spezielle Risiken

▶ Keine Angaben möglich

Material

▶ BZ nach Mielke: Blutdruckmanschette, Schnäpper, Filterpapier
▶ In-vitro-BZ: gepuffertes Zitratvollblut (0,129 mol/l ≙ 3,8 % Tri-Natrium-Zitrat, Zi-trat-Puffer), Messzellen

Durchführung

▶ BZ nach Mielke: Mit einer Blutdruckmanschette wird eine Stauung von 40 mmHg am Oberarm angelegt. Mit einem käuflich erwerbbaren Schnäpper wird ein kleiner Schnitt am Unterarm gesetzt und alle 30 sec mit einem Filterpapier, ohne Berüh-rung der Schnittwunde, das Blut abgesaugt, bis die Blutung zum Stillstand kommt. BZ-Normalwert < 7 min.
▶ In-vitro-BZ: Das antikoagulierte Vollblut muss 10 min ruhen und wird dann in die Messzelle (Kol/Epi, Kol/ADP oder PFA P2Y) des PFA-100- oder PFA-200-Systems pi-pettiert, die Messung erfolgt automatisch. Das Ergebnis, die Verschlusszeit, wird in sec angegeben.

Mögliche Komplikationen

Intraoperative/intrainterventionelle Komplikationen

▶ Keine Angaben möglich

Postoperative/postinterventionelle Komplikationen

▶ Keine Angaben möglich

1.16 Antithrombin, Protein C, Protein S

Beate Luxembourg

Definition

▶ Der Mangel an Gerinnungsinhibitoren wird abhängig von Aktivität und Antigen-konzentration in verschiedene Typen unterteilt:
  • AT-, PC-Mangel Typ I: Aktivität und Antigenkonzentration sind vermindert. AT-, PC-Mangel Typ II: AT-Aktivität vermindert, Antigen normal oder subnormal.
  • Der AT-Mangel Typ II kann durch Charakterisierung des molekularen Defekts weiter unterteilt werden: Heparin-Bindungsdefekt (Typ IIHBS), Thrombin-Bin-dungsdefekt (Typ IIRS) oder pleiotrope Defekte (Typ IIPE).
  • PS-Mangel Typ I: Aktivität, freies und gesamtes PS-Antigen vermindert, PS-Man-gel Typ II: Aktivität vermindert, freies und gesamtes PS-Antigen normal, PS-Man-gel Typ III: Aktivität und freies PS-Antigen vermindert, gesamtes PS-Antigen nor-mal.

Indikationen

▶ Thrombophilie
▶ AT: Heparin-Resistenz, nephrotisches Syndrom, disseminierte intravasale Gerin-nung, Asparaginase-Therapie
▶ PC, PS: Purpura fulminans, Kumarin-Nekrose

Aufklärung und spezielle Risiken

▶ Keine Angaben möglich

Material

▶ Zitratplasma
▶ Testreagenzien

Durchführung

Testprinzipien:

▶ AT-Aktivität: Thrombin- oder FXa-Inhibitions-Test:
  • 1. Schritt: Plasma + Thrombin oder FXa + Heparin,
  • 2. Schritt: Zugabe eines Thrombin- oder FXa-spezifischen chromogenen Substrats,
  • 3. Schritt: photometrische Messung der Farbstofffreisetzung. Die Restaktivität von Thrombin bzw. FXa ist umgekehrt proportional zur AT-Aktivität.
▶ AT:Antigen (AT:Ag): ELISA: AT bindet an AT-AK auf einer Mikrotiterplatte. Die gebundene AT-Menge wird mithilfe eines Peroxidase-konjugierten-Sekundär-AK detektiert.
▶ PC-Aktivität:
  • a) aPTT-basierter Test: aPTT unter Zugabe eines PC-Aktivators (Protac aus Schlangengift).
  • b) Chromogener Test:
    – 1. Schritt: Plasma + PC-Aktivator,
    – 2. Schritt: Zugabe eines chromogenen Substrats, das durch APC unter Freisetzung eines Farbstoffs gespalten wird,
    – 3. Schritt: photometrische Messung der Farbstofffreisetzung.
▶ PS-Aktivität:
  • a) Prothrombin-basierter Test:
    – 1. Schritt: Patientenplasma + PS-Mangelplasma (sodass alle Gerinnungsfaktoren und -inhibitoren bis auf PS im Überschuss vorhanden sind),
    – 2. Schritt: Zugabe von APC + Gewebefaktor + Phospholipiden + Ca^{2+},
    – 3. Schritt: Messung der Gerinnungszeit.
  • b) Russell's-Viper-Venom-(RVV-)basierter Test:
    – 1.Schritt: Patientenplasma + PS-Mangelplasma,
    – 2. Schritt: Zugabe von APC + RVV (FV- und FX-Aktivator),
    – 3. Schritt: Messung der Gerinnungszeit.
▶ Freies PS-Antigen (PS:Ag):
  • a) Latex-Test:
    – 1. Schritt: Plasma + Latexpartikel, die mit C 4b-BP beschichtet sind,
    – 2. Schritt: Zugabe von Latexpartikeln, die mit PS-AK beschichtet sind,
    – 3. Schritt: Messung der Agglutination.
  • b) ELISA: freies PS bindet an eine Mikrotiterplatte, die mit AK gegen freies PS beschichtet ist. Die gebundene Menge an freiem PS wird mithilfe eines Peroxidase-konjugierten-Sekundär-AK (Enzym-Substrat-Reaktion) detektiert.
▶ Gesamtes PS-Ag: ELISA-Prinzip (AK sind gegen PS, freies und an C 4b-BP gebundenes, gerichtet)

Mögliche Komplikationen

Intraoperative/intrainterventionelle Komplikationen

▶ Keine Angaben möglich

Postoperative/postinterventionelle Komplikationen

▶ Keine Angaben möglich

1.17 APC-Resistenz

Beate Luxembourg

Definition

▶ Hereditäre APC-R: bedingt durch einen Gendefekt.
▶ Erworbene APC-R: bedingt durch erworbene Gerinnungsveränderungen, die das APC-System beeinträchtigen.

Indikationen

▶ Thrombophilie

Aufklärung und spezielle Risiken

▶ Keine Angaben möglich

Material

▶ Zitratplasma
▶ Testreagenzien

Durchführung

Testprinzipien:

▶ aPTT-basierter Test: Aus dem Quotienten der aPTT mit und ohne Zugabe von APC wird die APC-Ratio gebildet. Eine Ratio ≤ dem Cut-off zeigt eine APC-R an. Der Test wird durch einen Faktoren-, PS-Mangel, FVIII-Erhöhung, LA und Antikoagulanzien beeinflusst. Durch Mischen von Patienten- mit FV-Mangelplasma und Zugabe eines Heparin-Neutralisators vor Testdurchführung können Einflussfaktoren vermindert/eliminiert werden.
▶ RVV-basierter Test: Aus dem Quotienten einer RVV-Zeit mit und ohne Zugabe eines PC-Aktivators (Protac) wird die APC-Ratio gebildet. Der Test wird durch Faktoren, die in der Gerinnungskaskade oberhalb von FX stehen, nicht beeinflusst, da RVV die Gerinnung durch Aktivierung von FX und FV initiiert. Durch Zugabe von FV-Mangelplasma und Heparin-Neutralisator können weitere Einflussfaktoren eliminiert werden. In Varianten der RVV-Zeit wird die Gerinnung durch Zugabe von Noscarin, ein Schlangengiftenzym, das Prothrombin zu Thrombin konvertiert, und einen FV-Aktivator aus RVV gestartet. Die APC-Ratio wird mit und ohne Zugabe von APC gemessen

Mögliche Komplikationen

Intraoperative/intrainterventionelle Komplikationen

▶ Keine Angaben möglich

Postoperative/postinterventionelle Komplikationen

▶ Keine Angaben möglich

1.18 D-Dimere

Beate Luxembourg

Definition

▶ D-Dimere sind Fibrinspaltprodukte

Indikationen

▶ Ausschlussdiagnostik venöser Thromboembolien
▶ Marker für ein erhöhtes Rezidivrisiko venöser Thromboembolien
▶ Ausschlussdiagnostik akute Aortendissektion
▶ Disseminierte intravasale Gerinnung
▶ Hyperfibrinolyse

Aufklärung und spezielle Risiken

▶ Keine Angaben möglich

Material

▶ Zitratplasma
▶ Point-of-Care-Test: je nach Test Zitrat-/EDTA-/Heparin-Vollblut oder -Plasma
▶ Testreagenzien

Merke
Als Point-of-Care-Test (patientennahe Diagnostik) werden Tests bezeichnet, die nicht in einem Zentrallabor durchgeführt werden, sondern in der Klinik, Praxis, im Notarztwagen oder am Krankenbett zu Hause.

Durchführung

Testprinzipien:
▶ Kunststoff-, Latex-, Magnetpartikel oder Mikrotiterplatten werden mit monoklonalen AK gegen D-Dimere beschichtet. Die Menge an gebundenen D-Dimeren wird über die Messung der Agglutination/Aggregation der Partikel, elektromechanische Strahlung oder nach dem ELISA-Prinzip quantifiziert.
▶ Point-of-Care-Tests:
  • a) Hämagglutinationstest unter Verwendung eines bispezifischen AK, der gegen D-Dimere und Erythrozytenantigene gerichtet ist.
  • b) Membran-basierte Immuntests, z. B. unter Verwendung einer Membran, die mit D-Dimer-AK beschichtet ist, gebundene D-Dimere werden durch Goldpartikel-markierte Sekundär-AK detektiert.
  • c) Fluoreszenz-basierte Immuntests

Mögliche Komplikationen

Intraoperative/intrainterventionelle Komplikationen

▶ Keine Angaben möglich

Postoperative/postinterventionelle Komplikationen

▶ Keine Angaben möglich

2 Klinische Leitsymptome

2.1 Lymphadenopathie
Bastian von Tresckow

Aktuelles
▶ Gemäß einer aktuellen retrospektiven Analyse von 32 285 Lymphknotenentnahmen aus dem französischen "Lymphopath network" konnte bei 92,3 % der Fälle durch eine Stanzbiopsie eine definitive Diagnose gestellt werden. Somit ist die Stanzbiopsie zwar grundsätzlich eine zuverlässige Methode bei den meisten Patienten, die definitive Diagnose konnte aber bei chirurgischer Lymphknotenentnahme sogar bei 98,1 % der Fälle gestellt werden. Außerdem war die Rate der Diskrepanzen zwischen lokaler und Referenzpathologie bei Stanzbiopsien höher als bei chirurgischen Entnahmen und die Referenzpathologien lieferten bei Stanzbiopsien häufiger unklare Befunde.
▶ Zusammengefasst erlaubt die Stanzbiopsie zwar eine akkurate Diagnose in den meisten Fällen, die diagnostische Unsicherheit ist aber höher als bei chirurgischer Entnahme. Dies sollte bei der differentialdiagnostischen Abklärung von Lymphadenopathien bedacht werden.

Definition
▶ Schwellung oberflächlicher oder tiefgelegener Lymphknoten mit einer Vielzahl möglicher Ursachen

Epidemiologie

Häufigkeit
▶ Keine Angaben möglich

Altersgipfel
▶ Keine Angaben möglich

Geschlechtsverteilung
▶ Keine Angaben möglich

Prädisponierende Faktoren
▶ Keine Angaben möglich

Ätiologie und Pathogenese
▶ Im menschlichen Körper finden sich ca. 600 Lymphknoten.
▶ Im Falle eines immunologischen Stimulus oder eines Malignoms können sie durch Vermehrung von Immunzellen und einer Entzündungsreaktion bis auf das 15-Fache ihrer Größe anschwellen.

Klassifikation und Risikostratifizierung
▶ Zur differenzialdiagnostischen Zuordnung ist die Unterscheidung zwischen einer lokalisierten und einer generalisierten Lymphadenopathie hilfreich.

Symptomatik
▶ Schwellung
▶ Fremdkörpergefühl
▶ Symptome durch verdrängendes Wachstum, z. B. obere Einflussstauung, Ödeme der Extremitäten
▶ Symptome der zugrunde liegenden Erkrankung, diese können vielfältig sein.

Diagnostik

Diagnostisches Vorgehen

► Beurteilung der Größe der Lymphknoten:
  • Lymphknoten sind normalerweise bis zu 1 cm groß.
  • Bei gesunden Menschen können im Leistenbereich oft Lymphknoten bis ca. 1,5 cm getastet werden, was vermutlich durch in den unteren Extremitäten häufige Traumata und Entzündungen bedingt ist.
  • In geringerem Ausmaß gilt dies auch für zervikale Lymphknoten, hervorgerufen durch Entzündungen des Hals-Nasen-Rachenraums.
► Für die Differenzialdiagnose hilfreich ist die Unterscheidung zwischen lokalisierter (eine Region) und generalisierter (mehr als eine Region) Lymphadenopathie (Abb. 2.1).

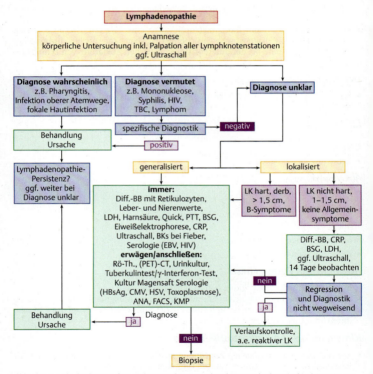

Abb. 2.1 • Lymphadenopathie. Diagnostisches Vorgehen bei Lymphadenopathie (HIV: Humanes Immundefizienz-Virus, TBC: Tuberkulose, BB: Blutbild, LDH: Laktatdehydrogenase, PTT: partielle Thromboplastinzeit, BSG: Blutsenkungsgeschwindigkeit, CRP: C-reaktives Protein, BKs: Blutkulturen, EBV: Epstein-Barr-Virus, CT: Computertomografie, HBsAg: Hepatitis-B-Virus-Oberflächenantigen, CMV: Cytomegalievirus, HSV: Herpes-simplex-Virus, ANA: Antinukleäre Antikörper, FACS: Durchflusszytometrie, KMP: Knochenmarkpunktion).

▶ Suche nach möglichen Ursachen der Lymphadenopathie (Tab. 2.1):
- Ursache vergrößerter Lymphknoten kann eine Vielzahl von Erkrankungen sein, meist eine Entzündung oder eine Tumorerkrankung.
- Auch Medikamente können eine Lymphknotenschwellung hervorrufen.

▶ Entscheidend bei der Einordnung einer Lymphadenopathie ist die Abgrenzung einer harmlosen reaktiven Lymphadenopathie von einer potenziell behandlungsbedürftigen Erkrankung.

Tab. 2.1 • **Ursachen einer Lympadenopathie.**

Ursache		Beispiel
Infektion	Bakterien, lokalisiert	Zervikale Aktinomykose, Chlamydien, Streptokokken-Pharyngitis, Hautinfektion (z. B. Staphylokokken), Katzenkratzkrankheit, Diphtherie, Ulcus molle
	Bakterien, generalisiert	Brucellose, Leptospirose, Lymphogranuloma venereum, Typhus, Yersiniose
	Viren	HIV, EBV, HSV, CMV, Mumps, Masern, Röteln (auch nach Impfungen), Hepatitis B, Dengue-Fieber
	Mykobakterien	Mycobacterium tuberculosis (TBC), atypische Mykobakteriose
	Pilze	Histoplasmose, Coccidiomykose, Kryptokokkose
	Protozoen	Toxoplasmen, Leishmanien, Typanosomen, Mikrofilarien
	Spirochäten	Sekundäre Syphilis, Borreliose
Krebserkrankungen		Kopf-Hals-Tumoren, Metastasen solider Tumoren, Lymphome, Leukämien
Lymphoproliferative Erkrankungen		Morbus Castleman, Post-Transplantations lymphoproliferative Erkrankungen (PTLD), Rosai-Dorfman-Erkrankung, Hämophagozytische Lymphohistiozytose
Immunologische Erkrankungen		Serumkrankheit, Medikamentenallergien (z. B. Phenytoin)
Endokrine Erkrankungen		Hypothyreose, Morbus Addison
Speicherkrankheiten		Morbus Gaucher, Morbus Niemann-Pick, Morbus Tangier
Medikamente		Atenolol, Captopril, Carbamazepin, Cephalosporine, Chinin, Gold, Penicillin, Primidon, Pyrimethamin, Phenytoin, Sulfonamide, Hydralazin, Procainamid, Isoniazid, Allopurinol, Dapson
Verschiedene Erkrankungen		Sarkoidose, Amyloidose, Histiozytose, chronisch granulomatöse Erkrankungen, Kawasaki-Syndrom, Kikuchi-Syndrom, systemischer Lupus erythematodes, rheumatoide Arthritis, Morbus Still, Dermatomyositis, Churg-Strauss-Syndrom

HIV: Humanes Immundefizienz-Virus, EBV: Epstein-Barr-Virus, HSV: Herpes-simplex-Virus, CMV: Cytomegalievirus, TBC: Tuberkulose

Anamnese

▶ Lokalisierte Symptome als Hinweis auf Infektion oder Malignom
▶ Mögliche Auslöser einer Infektion (z. B. Kratzer durch Katzen [Katzenkratzkrankheit], Genuss von rohem Fleisch [Toxoplasmose], Zeckenbiss [Borreliose], Reiseanamnese [Tropenkrankheiten], Risikoverhalten wie ungeschützter Geschlechtsverkehr und i. v.-Drogenabusus [HIV], schlechter Zahnstatus).

▶ B-Symptome (unerklärtes Fieber, Nachtschweiß, Gewichtsverlust) als Hinweis auf Tuberkulose, Lymphom oder anderes Malignom; Fieber tritt typischerweise in Begleitung einer infektiösen Lymphadenopathie, aber auch im Rahmen von B-Symptomen auf.
▶ Medikamente, die Lymphadenopathie verursachen können
▶ Dauer und Verlauf der Lymphadenopathie

Körperliche Untersuchung

▶ Milzgröße: Splenomegalie weist auf Lymphom, chronische lymphatische Leukämie, akute Leukämie oder Mononukleose hin.
▶ Lokalisierung der Lymphadenopathie: Lokale Lymphadenopathie weist auf eine lokale Ursache, generalisierte Lymphadenopathie auf eine Systemerkrankung hin; supraklavikuläre Lymphknoten sind besonders verdächtig auf ein Malignom.
▶ Größe der Lymphknoten: Abnormale Lymphkonten sind meist > 1 cm
▶ Konsistenz der Lymphknoten: Harte Lymphknoten sind ein Anzeichen für solide Tumoren; feste, gummiartige Lymphknoten finden sich bei Lymphomen und chronischen Leukämien.
▶ Verschieblichkeit: Normale Lymphknoten sind im subkutanen Gewebe verschieblich; Pathologische Lymphknoten, insbesondere bei Malignom, sind häufig nicht verschieblich und können miteinander verschmelzen (auch „verbacken" genannt).
▶ Druckdolenz: Druckdolenz deutet auf schnelles Wachstum hin und wird eher bei Entzündungen als bei Malignomen gefunden.

Labor

▶ Die Labordiagnostik richtet sich nach der durch Anamnese und klinische Untersuchung gestellten Verdachtsdiagnose (z. B. Toxoplasmose-Serologie bei Verdacht auf Toxoplasmose).
▶ Bei unklarer generalisierter Lymphadenopathie sollten ein mikroskopisches Differenzialblutbild mit Retikulozyten, Leber- und Nierenwerte, Laktatdehydrogenase, Harnsäure, Quick, PTT, Blutsenkungsgeschwindigkeit, Eiweißelektrophorese und CRP analysiert werden.

Mikrobiologie und Virologie

Kulturen
▶ Blutkulturen bei Fieber
▶ Urinkulturen bei Pollakis- oder Dysurie
▶ ggf. Kultur Magensaft
▶ ggf. gezielt lokale Abstriche (z. B. Rachen, Anus, Hautläsionen)

Serologie
▶ Bei unklarer generalisierter Lymphadenopathie HIV-Test
▶ ggf. EBV-, CMV-, HSV-, Toxoplasmose-Serologie

Sonstiges
▶ Bei unklarer Lymphadenopathie Tuberkulin-Haut-Test oder γ-Interferon-Test
▶ Bei entsprechenden Hinweisen empfiehlt sich eine durchflusszytometrische Analyse (FACS) des peripheren Bluts (z. B. FACS zum Ausschluss einer CLL bei Lymphadenopathie und Lymphozytose)
▶ Bei Verdacht auf akute Leukämie Knochenmarkpunktion

Bildgebende Diagnostik

Sonografie
▶ Grundsätzlich richtet sich das Ausmaß der bildgebenden Diagnostik nach der Verdachtsdiagnose.
▶ Insbesondere bei grenzwertig großen Lymphknoten kann die Sonografie differenzialdiagnostische Hinweise liefern (z. B. Fetthilus als Zeichen einer benignen Veränderung).
▶ Bei unklarer generalisierter Lymphadenopathie ist eine abdominelle Sonografie mit Evaluation abdomineller Lymphknoten sowie Leber- und Milzgröße obligat.

Röntgen

▶ Röntgen Thorax in 2 Ebenen hilfreich bei Verdacht auf Tuberkulose und Sarkoidose sowie zum Ausschluss einer größeren mediastinalen Lymphadenopathie

CT

▶ Bei Verdacht auf Lymphom kontrastverstärktes CT Hals/Thorax/Abdomen, ggf. direkt PET-CT

Histologie, Zytologie und klinische Pathologie

Lymphknotendiagnostik

▶ Die entscheidende Frage bei Lymphadenopathie ist, ob eine Lymphknotenbiopsie zur Diagnosestellung durchgeführt werden muss.

▶ Wenn durch Anamnese, Untersuchung und Labor keine Diagnose gestellt werden kann, und die Lymphadenopathie persistiert oder fortschreitet, ist eine Biopsie notwendig.

❗ Merke

Jede ungeklärte Lymphknotenschwellung, die länger als 4 Wochen persistiert oder die eine eindeutige Progredienz zeigt, muss durch Biopsie und histologische Untersuchung abgeklärt werden.

▶ Bei der Biopsie sollte möglichst viel Gewebe entnommen werden, um ausreichende Analysen durch den Pathologen zu erlauben, im Idealfall ein ganzer Lymphknoten.

▶ Stanzbiopsien stellen eine akzeptable und weniger invasive Alternative dar, hier ist allerdings mit einer geringeren Sensitivität und Spezifität der histologischen Untersuchung zu rechnen.

▶ Feinnadelpunktionen bzw. Aspirationszytologien sind weniger geeignet bzw. bei Verdacht auf Lymphomerkrankungen sogar vollkommen ungeeignet.

❗ Merke

Keine Feinnadelpunktionen/Aspirationszytologien von Lymphknoten bei Lymphomverdacht.

Differenzialdiagnosen

▶ Tab. 2.1

2.2 B-Symptomatik

Bastian von Tresckow

Definition

▶ B-Symptomatik ist das Vorliegen eines oder mehrerer der 3 Symptome:
  • Unerklärtes, persistierendes oder wiederkehrendes Fieber mit einer Körpertemperatur > 38 °C während der vorangegangenen 4 Wochen
  • Wiederkehrender, durchnässender Nachtschweiß während der vorangegangenen 4 Wochen
  • Ungeklärter Gewichtsverlust > 10 % des Körpergewichts während der vorangegangenen 6 Monate

Epidemiologie

Häufigkeit

▶ Keine Angaben möglich

Altersgipfel
▶ Keine Angaben möglich

Geschlechtsverteilung
▶ Keine Angaben möglich

Prädisponierende Faktoren
▶ Keine Angaben möglich

Ätiologie und Pathogenese
▶ B-Symptomatik wurde ursprünglich im Kontext maligner Lymphome beschrieben.
▶ Auch bei anderen Erkrankungen kann es zu B-Symptomen kommen.
▶ Ursache ist vermutlich die Ausschüttung von Botenstoffen durch Tumorzellen oder das Immunsystem.

Klassifikation und Risikostratifizierung
▶ B-Symptomatik wird gemäß der Ann-Arbor-Klassifikation maligner Lymphome nach ihrem Vorliegen entweder als „A" (nicht vorhanden) oder „B" (vorhanden) eingeteilt.

Symptomatik
▶ B-Symptomatik ist das Vorliegen eines oder mehrerer der 3 Symptome:
  • Unerklärtes, persistierendes oder wiederkehrendes Fieber mit einer Körpertemperatur > 38 °C während der vorangegangenen 4 Wochen
  • Wiederkehrender, durchnässender Nachtschweiß während der vorangegangenen 4 Wochen
  • Ungeklärter Gewichtsverlust > 10 % des Körpergewichts während der vorangegangenen 6 Monate

Diagnostik

Diagnostisches Vorgehen
▶ Eine B-Symptomatik kann vielfältige Ursachen haben; besonders typisch ist das Auftreten von B-Symptomen bei Lymphomen und Tuberkulose (Abb. 2.2).
▶ B-Symptome sollten immer zu einer sorgfältigen Anamnese und körperlichen Untersuchung führen.
▶ Aufgrund der Vielzahl möglicher Ursachen empfiehlt sich ein sequenzieller Einsatz diagnostischer Methoden.
▶ Entscheidend ist der Ausschluss bzw. die Erkennung einer schwerwiegenden, behandlungsbedürftigen Krankheit.

Merke
Häufigste Ursachen für klassische B-Symptomatik sind eine Lymphomerkrankung und Tuberkulose.

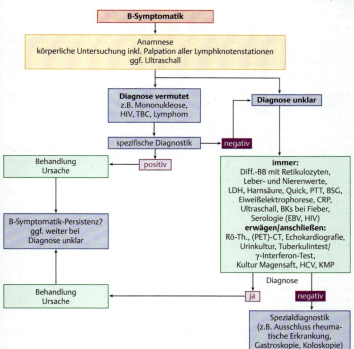

Abb. 2.2 • B-Symptome. Diagnostisches Vorgehen bei B-Symptomatik (HIV: Humanes Immun-defizienz-Virus, TBC: Tuberkulose, BB: Blutbild, LDH: Laktatdehydrogenase, PTT: partielle Thrombo-plastinzeit, BSG: Blutsenkungsgeschwindigkeit, CRP: C-reaktives Protein, BKs: Blutkulturen, EBV: Epstein-Barr-Virus, CT: Computertomografie, HCV: Hepatitis-C-Virus, KMP: Knochenmark-punktion).

Tab. 2.2 • **Ursachen einer B-Symptomatik.**

Ursachen		Beispiel
Infektion	Bakterien	Abszess, Brucellose, Endokarditis, Osteomyelitis
	Viren	HIV, EBV, chronische Hepatitis C
	Mykobakterien	Mycobacterium tuberculosis (TBC), atypische Myko-bakteriose
Krebserkrankungen		Solide Tumoren, Lymphome, Leukämien
Verschiedene Erkrankungen		Sarkoidose, chronisch granulomatöse Erkrankungen, Erkrankungen des rheumatischen Formenkreises

HIV: Humanes Immundefizienz-Virus, EBV: Epstein-Barr-Virus, TBC: Tuberkulose

Anamnese

▶ Abgrenzung einer B-Symptomatik von anderen Symptomen:
- Definitionsgemäßer Nachtschweiß ist durchnässend, d. h. mit notwendigem Wechsel von Bettwäsche und/oder Schlafkleidung
- Gewollte Gewichtsabnahme ist keine B-Symptomatik
- Kurzzeitiges Fieber als Folge einer umschriebenen Infektion ist keine B-Symptomatik
▶ Abgrenzung von postmenopausalen Hitzewallungen und idiopathischer Hyperhidrose nicht immer eindeutig möglich
▶ Lokalisierte Symptome als Hinweis auf chronische Infektion (insbesondere Endokarditis, Osteomyelitis, Abszesse) oder Malignom
▶ Lymphadenopathie als Hinweis auf Infektion oder Malignom
▶ Mögliche Auslöser einer Infektion (z. B. Reiseanamnese [Tropenkrankheiten], Risikoverhalten wie ungeschützter Geschlechtsverkehr und i. v.-Drogenabusus [HIV], Exposition Tuberkulose [TBC])
▶ Hinweise auf Tuberkulose: Husten, Anorexie
▶ Hinweise auf Lymphomerkrankung: Juckreiz, Schmerzen nach Alkoholkonsum insbesondere bei Hodgkin-Lymphom
▶ Medikamentenanamnese (z. B. Nachtschweiß durch Antidepressiva)

Körperliche Untersuchung

▶ Untersuchung aller Lymphknotenstationen: Lymphadenopathie weist auf Lymphomerkrankung hin
▶ Milzgröße: Splenomegalie weist auf Lymphom, chronische lymphatische Leukämie, akute Leukämie oder Mononukleose hin
▶ Lungenauskultation (selten Hinweise auf Tuberkulose)
▶ Herzauskultation (Differenzialdiagnose Endokarditis)

Labor

▶ Die Labordiagnostik richtet sich nach der durch Anamnese und klinische Untersuchung gestellten Verdachtsdiagnose
▶ Bei unklarer B-Symptomatik sollten ein mikroskopisches Differenzialblutbild mit Retikulozyten, Leber- und Nierenwerte, Laktatdehydrogenase, Harnsäure, Quick, PTT, Blutsenkungsgeschwindigkeit, Eiweißelektrophorese und CRP analysiert werden.

Mikrobiologie und Virologie

Kulturen
▶ Blutkulturen bei Fieber
▶ Urinkulturen bei Pollakisurie oder Dysurie
▶ ggf. Kultur Magensaft
▶ ggf. gezielt lokale Abstriche (z. B. Rachen, Anus, Hautläsionen)

Serologie
▶ Bei unklarer B-Symptomatik HIV-Test; Hepatitis C-Serologie/PCR; Rheuma-Serologie

Sonstiges
▶ Bei unklarer B-Symptomatik Tuberkulin-Haut-Test oder γ-Interferon-Test

Bildgebende Diagnostik

Sonografie
▶ Grundsätzlich richtet sich das Ausmaß der bildgebenden Diagnostik nach der Verdachtsdiagnose.
▶ Bei unklarer B-Symptomatik ist eine abdominelle Sonografie mit Evaluation abdomineller Lymphknoten sowie Leber- und Milzgröße obligat.

Echokardiografie
▶ Bei Verdacht auf Endokarditis zunächst transthorakale Echokardiografie, dann transösophageale Echokardiografie

Röntgen
▶ Röntgen Thorax in 2 Ebenen hilfreich bei Verdacht auf Tuberkulose sowie zum Ausschluss einer größeren mediastinalen Lymphadenopathie.

CT
▶ Bei Verdacht auf Lymphom oder soliden Tumor kontrastverstärktes CT Hals/Thorax/Abdomen, ggf. direkt PET-CT

Instrumentelle Diagnostik

Endoskopie
▶ Bei unklarer B-Symptomatik Gastroskopie und Koloskopie

Histologie, Zytologie und klinische Pathologie

Knochenmarkdiagnostik
▶ Bei unklaren B-Symptomen und Blutbildveränderungen zum Ausschluss Lymphombefall/Leukämie

Differenzialdiagnosen

▶ Tab. 2.2
▶ Ferner Erkrankungen, die der B-Symptomatik ähnliche Symptome verursachen können:
  • Menopause
  • endokrine Erkrankungen (z. B. Hyperthyreose, Karzinoid, Phäochromozytom)
  • Entzug (Alkohol, Kokain, Opioide)
  • Medikamentennebenwirkungen (z. B. Nachtschweiß durch Antidepressiva)

2.3 Splenomegalie und Hepatomegalie

Boris Böll

Definition

▶ Größen- und/oder Gewichtszunahme der Milz bzw. Leber über einen Normwert hinaus.
▶ Milz:
  • Außer bei Kachexie und stark untergewichtigen Patienten ist eine normalgroße Milz in der klinischen Untersuchung nicht palpabel.
  • Zuverlässige Größenbestimmung sonografisch auf Höhe des Milzhilus (Abb. 2.3).
  • Normalwerte: Länge bis 11 cm, Breite bis 7 cm, Dicke bis 4 cm.
  • Normalgewicht ca. 100–350 g.

Merke
Milzgröße sonografisch bis „4 711": 4 × 7 × 11 cm

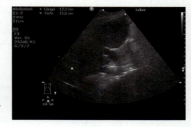

Abb. 2.3 • Sonografie der Milz. Sonografische Darstellung einer Splenomegalie bei einer Patientin mit chronischer lymphatischer Leukämie.

► Leber:
  • Größenbestimmung in der körperlichen Untersuchung ist ungenau: Palpation, Kratzauskultation des Leberrandes (normal bis 2 cm unter dem rechten Rippenbogen) oder Perkussion der Lungen-Leber-Grenze und des kaudalen Leberrandes in der Medioklavikularlinie (normaler Abstand bis 12 cm).
  • Genauer ist die sonografische Ausmessung der Medioklavikularlinie (bis 14 cm kraniokaudal, Abb. 2.4).
  • Normalgewicht des Erwachsenen größenabhängig 1500 g (Männer) bzw. 1300 g (Frauen), jeweils ±100 g.

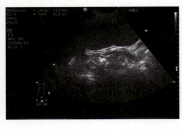

Abb. 2.4 • Sonografie der Leber. Sonografische Darstellung einer Hepatomegalie bei einer Patientin mit chronischer lymphatischer Leukämie.

Epidemiologie

Häufigkeit

► Splenomegalie und Hepatomegalie sind häufige Symptome.
► Unter den hämatologischen Erkrankungen ist die Splenomegalie etwa bei den chronisch myeloproliferativen Erkrankungen regelhaft vorhanden.

Altersgipfel

► Keine Angaben möglich

Geschlechtsverteilung

► Keine Angaben möglich

Prädisponierende Faktoren

► Keine bekannt

Ätiologie und Pathogenese

► Symptome einer Vielzahl unterschiedlicher Störungen und Erkrankungen.
► Häufige Ursache einer Hepatomegalie und Splenomegalie ist eine Widerstandserhöhung im portokavalen Kreislauf mit daraus resultierender Blutfülle und Größenzunahme.
► Davon abzugrenzen sind hämatologische Erkrankungen, Infektionen und inflammatorisch-rheumatologische Erkrankungen mit konsekutiver Hypertrophie oder Hyperplasie.
► Bei ausgeprägter Splenomegalie kann eine Sequestration der Blutzellen mit resultierender Zytopenie als Hypersplenismus auftreten.

Symptomatik

► Langsam zunehmende Hepatosplenomegalie ist anfänglich meist asymptomatisch.
► Gelegentlich Spannungsgefühl im Oberbauch und Inappetenz.
► Bei zunehmender Größe Oberbauchschmerzen mit Druckschmerz durch Kapselspannung.
► Häufig führend sind Symptome der ursächlichen Erkrankung, z. B. Ikterus bei Leberzirrhose oder Lymphadenopathie bei Lymphom.

▶ Bei Milzruptur je nach Schweregrad: Schmerzen und Spannungsgefühl bei subkapsulären Hämatomen bis hin zum hämorrharigschen Schock bei Ruptur.

Diagnostik

Diagnostisches Vorgehen

▶ Die sorgfältige Anamnese liefert meist wertvolle Hinweise zur Ursache des Symptoms (Abb. 2.5).
▶ Eine klinische Untersuchung und Sonografie sind erste diagnostische Maßnahmen, um die folgenden diagnostischen Schritte festzulegen.
▶ Eine begleitende Blutentnahme und der Vergleich mit Vorwerten erlaubt zusätzlich eine erste Abschätzung des Schweregrades und der Dynamik der zugrunde liegenden Erkrankung.

Anamnese

▶ Gezielte Anamnese:
  • Alkohol- und Drogenanamnese,
  • Reiseanamnese und Frage nach bekannten Infektionen (Hepatitis) und Lebererkrankungen,
  • sowie Fragen nach
    – Leistungsknick, Fieber, Lymphknotenvergrößerungen,
    – Gelenkbeschwerden,
    – Blutungsneigung oder
    – Hinweisen einer Lebererkrankung wie Ikterus, Bauchumfangsvermehrung, Müdigkeit.

Körperliche Untersuchung

▶ Gründliche körperliche Untersuchung mit Palpation und ggf. Perkussion von Leber und Milz.
▶ Besonderes Augenmerk auf Hinweise auf:
  • Lebererkrankungen und portalvenöse Hypertension (Ikterus, Aszites, Leberhautzeichen, Periumbilikalvenen),
  • Infektionen und kardiovaskuläre Erkrankungen (Herzgeräusche, Zeichen der Rechtsherzinsuffizienz und Stauung, septische Embolien, Janeway lesions, Osler-Knötchen),
  • hämatologische Systemerkrankungen (Petechien, Hämatome, Erythromelalgie, Thrombosen, Blässe, Lymphadenopathie),
  • rheumatologische Erkrankungen (Hautveränderungen, Gelenkschwellungen).

Labor

▶ Obligat: Blutbild und Differenzialblutbild, Retikulozyten, Laktatdehydrogenase, alkalische Phosphatase, Gamma-GT, GOT, GPT, Kreatinin, Harnsäure, Harnstoff, Ferritin, CRP, Quick/INR, PTT.
▶ Empfohlen: Hepatitisserologie, Eisenstatus, Coeruloplasmin und weitere je nach erhobener Verdachtsdiagnose (s. Kap. Ikterus (S. 84)).

Mikrobiologie und Virologie

Kulturen

▶ Bei Hinweisen auf infektiöse Genese wiederholte Entnahme von Blutkulturen, möglichst im antibiotikafreien Intervall.

Serologie

▶ Hepatitisserologie bzgl. Hepatitits A–E obligat.
▶ Weitere gezielte Serologie und ggf. PCR-Diagnostik je nach Verdachtsdiagnose: EBV, CMV, HSV, VZV, Parvovirus B19, Hämorrhagische Viren, Enterovirus, Adenovirus, Mykoplasma etc.

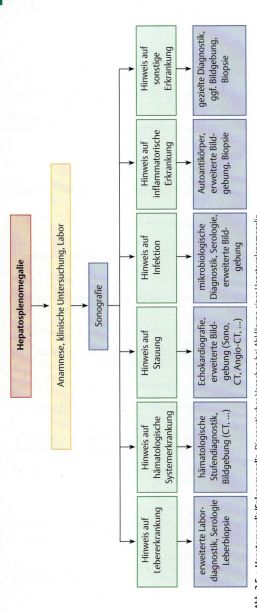

Abb. 2.5 • Hepatomegalie/Splenomegalie. Diagnostisches Vorgehen bei Abklärung einer Hepatosplenomegalie.

Bildgebende Diagnostik

Sonografie
▶ Messung der Milz- und Lebergröße,
▶ Beurteilung des Parenchyms,
▶ Suche nach fokalen Läsionen und retroperitonealen Lymphknoten,
▶ Beurteilung der Leberdurchblutung und des portalvenösen Flusses,
▶ bei fokalen Leberläsionen und speziellen Fragestellungen als Kontrastmittel-Sonografie.

Echokardiografie
▶ Bei Hinweis auf kardiale Genese mit Frage nach Perikarditis, Rechtsherzbelastungszeichen, Messung des pulmonalarteriellen Drucks und globale Beurteilung der Myokard- und Klappenfunktion.
▶ Bei Endokarditisverdacht auch transösophageal zur Suche nach Klappenvegetationen.

CT
▶ Bei besonderen Fragestellungen, wie
  • Frage nach Milzhämatomen oder -ruptur,
  • zum Staging bei Lymphomverdacht.,
  • Angio-CT mit Frage nach Gefäßverschlüssen, Milzinfarkt und Blutung.
▶ Im CT ist eine Milzgröße bis 10 cm normal.

MRT
▶ Bei besonderen Fragestellungen, z. B. zur Abklärung fokaler Leberläsionen.

PET/PET-CT
▶ Nur bei besonderen Fragestellungen, ergänzend z. B. bei Endokarditisverdacht und inkonklusiver Echokardiografie, bei Lymphom- oder Vaskulitisverdacht.

Histologie, Zytologie und klinische Pathologie

Knochenmarkdiagnostik
▶ Bei Hinweis auf hämatologische Erkrankung als hämatologische Stufendiagnostik: Aspirationszytologie und Knochenmarkhistologie, je nach Befund mit Eisen- und Faserfärbung, Zytogenetik und Molekularbiologie.

Ergussdiagnostik
▶ Bei Aszites Punktion und Bestimmung von Zellzahl, Differenzialzellbild, Zytopathologie und ggf. Durchflusszytometrie. Bestimmung von Eiweiß und Serum-Aszites-Albumin-Gradienten; Nativaszites und Kulturflaschen zur mikrobiologischen Analyse.

Differenzialdiagnosen

▶ Abgrenzung der zugrunde liegenden Störung zunächst anhand gründlicher Anamnese und körperlicher Untersuchung (Differenzierung einer zugrunde liegende Lebererkrankung von einer hämatologischen Erkrankung, einer Infektion oder einer inflammatorisch-rheumatologischen Erkrankung dadurch häufig möglich).
▶ Erkrankungen, die eine Hepatosplenomegalie verursachen, sind u. a.:
  • Lebererkrankungen: Leberzirrhose, Steatose und Steatohepatitis, Hepatitiden, Lebergranulome (Sarkoidose, Brucellose und andere), cholestatische Erkrankungen (PBC, SCC, extraheptatische Cholestase u. a.), Lebertumoren und Lebermetastasen, Leberzysten.
  • Hämatologische Systemerkrankungen und Malignome: Akute und chronische hämolytische Anämien, Lymphome (Haarzell-Leukämie), akute und chronische Leukämien, insbesondere Chronisch myeloproliferative Erkrankungen, Thalassämien, Sichelzellanämie, nach G-CSF-Medikation.
  • Stauung: Rechtsherzinsuffizienz, konstriktive Perikarditis, Budd-Chiari-Syndrom (Lebervenenverschluss), Thrombose der V. cava inferior, arteriovenöse Fisteln, Thrombose von Portalvene, Lebervenen und Milzvene.
  • Infektionen: Hepatitiden, Cholangitiden, Leber- und Milzabszesse, Zytomegalievirus, Epstein-Barr-Virus, Pilzinfektionen, Brucellose, Leptospirose, Tuberkulose, Parasiten (Echinokokkose, Malaria, Schistosomiasis, Toxoplasmose, Leishmaniose), Sepsis, Endokarditis.

- Inflammatorisch-rheumatische Erkrankungen: Sarkoidose, Rheumatoide Arthritis, Kollagenosen, Vaskulitiden, Spondylarthropathien, Morbus Still.
- Sonstige Erkrankungen: Speicherkrankheiten (Hämochromatose, Morbus Wilson, Amyloidose, Gangliosidosen, Glykogen-Speicherkrankheiten etc.), Langerhans-Zell-Histiozytose, Hämophagozytose, Milztumoren.

2.4 Ikterus
Boris Böll

Definition
▶ Erhöhung des Serumbilirubins
▶ Normwerte variieren je nach bestimmendem Labor, Richtwerte sind wie folgt:
  - Gesamt-Bilirubin: < 1,2 mg/dl
  - Direktes Bilirubin: < 0,3 mg/dl
  - Indirektes Bilirubin: < 1,0 mg/dl

Epidemiologie

Häufigkeit
▶ häufiges Symptom, insbesondere bei chronischen Lebererkrankungen im Verlauf nahezu regelhaft
▶ bei hämatologischen Erkrankungen bei hämolytischer Anämien häufig

Altersgipfel
▶ Keine Angaben möglich

Geschlechtsverteilung
▶ Keine Angaben möglich

Prädisponierende Faktoren
▶ Keine bekannt

Ätiologie und Pathogenese
▶ Bilirubin ist Abbauprodukt des Hämoglobins (85 %) und anderer Hämproteine (15 %, v. a. Myoglobin).
▶ Nach Überführung in die direkte, wasserlösliche Form durch Glukuronidierung in der Leber wird das konjugierte Bilirubin überwiegend über die Galle ausgeschieden.
▶ Im Darm erfolgt durch bakterielle Enzyme die Hydrolyse und Reduktion zu Urobilinogen, wovon der weit überwiegende Teil enteral ausgeschieden wird.
▶ Ein geringer Teil kann nach Rückresorption über den enterohepatischen Kreislauf renal eliminiert werden.
▶ Eine Erhöhung des Serumbilirubin kann bedingt sein durch:
  - einen vermehrten Anfall von Bilirubin (prähepatischer Ikterus),
  - eine verminderte hepatische Glukuronidierung und Ausscheidung (intrahepatischer Ikterus), oder
  - eine gestörte Sekretion der Galle (posthepatischer oder cholestatischer Ikterus).

Symptomatik
▶ Eine Hyperbilirubinämie im Rahmen eines Ikterus ist asymptomatisch.
▶ Bestimmend für die Symptomatik ist die begleitende oder zugrunde liegende Störung, z. B.:
  - Symptome der Anämie bei prähepatischem Ikterus,
  - Symptome der ausgefallenen Leberfunktion bei hepatischem Ikterus oder
  - Symptome der Cholestase beim posthepatischen Ikterus.

Diagnostik

Diagnostisches Vorgehen

▶ Die sorgfältige Anamnese des Patienten liefert meist wertvolle Hinweise zur Ursache des Ikterus, insbesondere begleitende Symptome und Vorerkrankungen sollten gründlich erfragt werden.

▶ Gelegentlich erlaubt bereits die genaue Anamnese eine Verdachtsdiagnose hinsichtlich der prä-, intra- oder posthepatischen Genese des Ikterus.

▶ Neben der gründlichen klinischen Untersuchung sollte eine erste orientierende Blutentnahme erfolgen, in der auch eine Differenzierung des Bilirubins erfolgt (Tab. 2.3).

▶ Durch orientierende Sonografie Nachweis oder Ausschluss einer höhergradigen Cholestase und Beurteilung der Leberarchitektur.

▶ Je nach Befunden weitere Abklärung mittels Kontrastmittelsonografie, Abdomen-CT/MRT, hämatologischer Stufendiagnostik inklusive Knochenmarkbiopsie und Leberpunktion (Abb. 2.6).

Tab. 2.3 • Hinweise auf Genese des Ikterus.

Parameter	Prähepatischer Ikterus	Intrahepatischer Ikterus	Posthepatischer Ikterus
Serumbilirubin, indirektes (unkonjugiertes)	↑	↑	–
Serumbilirubin, direktes (konjugiertes)	–	↑	↑ ↑
Urin: Färbung	normal	normal oder dunkel	dunkel
Urin: Bilirubin	–	↑	↑ ↑
Urin: Urobilinogen	↑	↑	–
Stuhl	dunkel	normal oder hell	hell

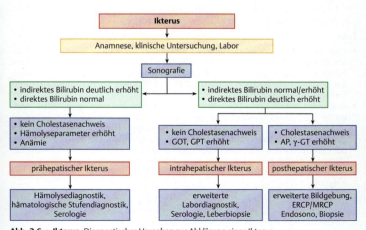

Abb. 2.6 • Ikterus. Diagnostisches Vorgehen zur Abklärung eines Ikterus.

Anamnese

▶ Gezielte Anamnese:
- Frage nach Oberbauchbeschwerden,
- Leistungsknick,
- Fieber,
- Übelkeit,
- Libidoverlust und Potenzstörungen,
- Lymphknotenvergrößerungen,
- Gelenkbeschwerden, Veränderungen der Stuhlgangs- und Urinfarbe,
- Blutungsneigung oder Hinweise einer Lebererkrankung wie vorherige Episoden eines Ikterus, Bauchumfangsvermehrung und Müdigkeit.
- Bei Frauen Frage nach möglicher Schwangerschaft.

▶ Alkohol- und Drogenanamnese, Reiseanamnese und Frage nach Ingestion von Lebernoxen (Paracetamol, Pilzgenuss etc.).

▶ Frage nach bekannten Infektionen und Risikofaktoren für Infektionen (Hepatitis, HIV).

▶ Frage nach bekannten Lebererkrankungen und zuvor diagnostizierten Gallensteinen, Erhebung einer Familienanamnese mit Frage nach familiären Lebererkrankungen und Hämoglobinopathien und hämolytischen Anämien.

Körperliche Untersuchung

▶ Gründliche körperliche Untersuchung mit Palpation von Leber und Gallenblase.

▶ Besonderes Augenmerk auf:
- tastbare Resistenz im Oberbauch (Courvoisier-Zeichen: palpabler Gallenblasenhydrops durch maligne Obstruktion distal des Ductus cysticus).
- Druckschmerz und Einatemschmerz über der Gallenblase (Murphy-Zeichen), oder
- rechtsseitiger Oberbauchschmerz mit Fieber und Ikterus (Charcot-Trias).
- Lebererkrankungen und portalvenöse Hypertension (Ikterus, Aszites, Leberhautzeichen, Periumbilikalvenen).
- Hinweise auf Infektionen und kardiovaskuläre Erkrankungen (Herzgeräusche, Zeichen der Rechtsherzinsuffizienz und Stauung).
- Hinweise auf hämatologische Systemerkrankungen (Petechien, Hämatome, Erythromelalgie, Thrombosen, Blässe, Lymphadenopathie).
- Hinweise auf immunologisch-rheumatologische Erkrankungen (Hautveränderungen, Gelenkschwellungen).

Labor

▶ Obligat: Blutbild und mikroskopisches Differenzialblutbild und Beurteilung des roten Blutbildes, Fragmentozyten, Retikulozyten, Laktatdehydrogenase, Haptoglobin, Coombs Test, Leberwerte inklusive Gesamtbilirubin und direktes/indirektes Bilirubin, alkalische Phosphatase, Gamma-GT, GOT, GPT, Kreatinin, Harnsäure, Harnstoff, Ferritin, Quick/INR, PTT, CRP.

▶ Empfohlen je nach Verdachtsdiagnose: Hepatitisserologie, antimitochondriale Antikörper (PBC), Panel Autoimmunhepatitis mit ANA, SMA, LKM und SLP-Antikörpern, Paracetamolspiegel, Ethanolspiegel und CDT, Eisen/Ferritin/Transferrin, Coeruloplasmin, Alpha-1-Antitrypsin, nt-proBNP etc. je nach erhobener Verdachtsdiagnose.

▶ Bei entsprechenden Hinweisen Hämoglobinelektrophorese, ADAMTS-13-Aktivität/-Antigen/-Antikörper im Serum sowie Test auf EHEC und Shigatoxin im Stuhl.

▶ Bei hepatischer Genese ggf. Berechnung des MELD-Scores zur Abschätzung der Prognose.

Mikrobiologie und Virologie

Kulturen
▶ Bei Hinweisen auf infektiöse Genese wiederholte Entnahme von Blutkulturen, möglichst im antibiotikafreien Intervall.

Serologie
▶ Hepatitisserologie Hepatitits A–E obligat.
▶ Weitere gezielte Serologie und ggf. PCR-Diagnostik je nach Verdachtsdiagnose: EBV, CMV, HSV, VZV, Parvovirus B19, hämorrhagische Viren, Enterovirus, Adenovirus, Mykoplasma etc.

Bildgebende Diagnostik

Sonografie
▶ Abdominelle Sonografie obligat:
  • Messung der Milz- und Lebergröße,
  • Beurteilung der intra- und extrahepatischen Gallengänge und Suche nach Cholestasezeichen,
  • Beurteilung der Leberoberfläche und des Parenchyms und Suche nach fokalen Läsionen und retroperitonealen Lymphknoten.
  • Beurteilung der Leberdurchblutung und Bestimmung des portalvenösen Flusses.
  • Bei Beurteilung fokaler Leberläsionen und speziellen Fragestellungen ergänzend als Kontrastmittel-Sonografie.

Echokardiografie
▶ Bei Hinweisen auf eine kardiale Genese mit
  • Frage nach Perikarditis, Rechtsherzbelastungszeichen,
  • Messung des pulmonalarteriellen Drucks und
  • globale Beurteilung der Myokard- und Klappenfunktion.

CT
▶ Bei besonderen Fragestellungen und zur gezielten Suche auslösender Pathologie, etwa zum Staging bei Malignomverdacht.

MRT
▶ Bei besonderen Fragestellungen, z. B. Bei Verdacht auf Pankreaskarzinom oder zur Abklärung fokaler Leberläsionen mit Verdacht auf hepatozelluläres Karzinom.
▶ Insbesondere bei Hinweis auf Obstruktion des Gallengangs mit Verdacht auf Pankreas- oder Gallengangskarzinom als MRCP oder „One-stop-shop"-MR (MRT, MRCP und MR-Angiografie zur gleichzeitigen Beurteilung des Gallen- und Pankreasgangsystems, der Oberbauchorgane und der Gefäße).

PET/PET-CT
▶ Nur bei besonderen Fragestellungen, ergänzend ggf. z. B. bei Malignom- oder Vaskulitisverdacht.

Instrumentelle Diagnostik

Endoskopie
▶ Endosonografie
  • Zur Beurteilung des Pankreas und der Gallengänge, insbesondere bei Malignomverdacht.
  • ERCP ggf. diagnostisch und therapeutisch bei Cholestase.

Ösophago-Gastro-Duodenoskopie (ÖGD)
▶ Bei Lebermetastasierung zur Primariussuche,
▶ bei portaler Hypertension zur Beurteilung von Ösophagus- und Magenvarizen,
▶ ggf. ERCP diagnostisch und therapeutisch bei Cholestase.

Koloskopie
▶ Bei Lebermetastasierung zur Primariussuche,
▶ bei portaler Hypertension zur Beurteilung von Ösophagus- und Magenvarizen,
▶ ggf. ERCP diagnostisch und therapeutisch bei Cholestase.

ERCP

▶ Zur Beurteilung des Pankreas und der Gallengänge, insbesondere bei Malignomverdacht.
▶ ERCP ggf. diagnostisch und therapeutisch bei Cholestase.

Histologie, Zytologie und klinische Pathologie

Knochenmarkdiagnostik

▶ Hämatologische Stufendiagnostik aus peripherem Blut und Knochenmark
▶ Bei Verdacht auf hämatologische Erkrankung: Aspirationszytologie und Knochenmarkhistologie, je nach Befund mit Eisen- und Faserfärbung, Zytogenetik und Molekularbiologie.

Ergussdiagnostik

▶ Bei Aszites Punktion und Bestimmung von Zellzahl, Differenzialzellbild, Zytopathologie und ggf. Durchflusszytometrie.
▶ Bestimmung von Eiweiß und Serum/Aszites-Albumin-Gradienten,
▶ Versendung von Nativaszites und Kulturflaschen zur mikrobiologischen Analyse.

Differenzialdiagnosen

▶ **Prähepatischer Ikterus**:
  • hämolytische Anämien,
  • Extravasation großer Blutmengen (Resorption großer Hämatome),
  • Dyserythropoese.
▶ **Intrahepatischer Ikterus**:
  • infektiös (Virushepatitiden A–E, CMV, EBV, HSV, VZV etc., bakterielle und parasitäre Infektionen),
  • toxisch (Alkohol, Medikamente, Pilzvergiftung Aflatoxine etc.),
  • Speicherkrankheiten und andere hereditäre Erkrankungen (Hämochromatose, Morbus Wilson, Alpha-1-Antitrypsin-Mangel), Steatohepatitis, dekompensierte Leberzirrhose und akutes Leberversagen, Autoimmunhepatitis, PBC, PSC, ischämische und sekundär sklerosierende Cholangitiden, Stauungsleber, Hämochromatose, Budd-Chiari-Syndrom, hereditäre Konjugations- und Eliminationsstörungen (Morbus Gilbert-Meulengracht, Crigler-Najjar-Syndrom, Dubin-Johnson Syndrom, Rotor-Syndrom etc.),
  • Schwangerschaftsikterus.
▶ **Posthepatischer Ikterus**:
  • Intrakanalikuläre Cholestase in den kleinen Gallengängen durch Choledocholithiasis, Cholangitis, Strukturen, Gallengangstumoren, Papillenstenose, Parasiten (Askariden, Bilharziose etc.),
  • extrakanalikuläre Cholestase durch Pankreas- und Pupillenkarzinome, Pankreatitis, externe Kompression durch Tumoren, Zysten u. ä., Abszesse, Echinokokkose.

2.5 Blutungen

Brigitte Magdalena Schneider

Definition

▶ Unter einer Blutung werden unterschiedliche Formen eines intravasalen Blutverlusts verstanden.
▶ Blutungsereignisse können lokal begrenzt oder systemisch auftreten und sich sowohl an extrakorporalen Grenzflächen als auch im Körperinneren manifestieren.

Epidemiologie

Häufigkeit

▶ Keine Angaben möglich

Altersgipfel

▶ Keine Angaben möglich

Geschlechtsverteilung

▶ Blutungsereignisse treten geschlechtsunabhängig auf. Aufgrund der physiologischen Menstruation der Frau dürften Frauen häufiger vom Symptom der Blutung betroffen sein als Männer.

Prädisponierende Faktoren

▶ Das Vorhandensein einer angeborereren oder einer erworbenen Blutgerinnungsstörung, die Einnahme von oralen Antikoagulantien und/oder von Thrombozytenaggregationshemmern zählen zu den häufigsten, für eine Blutungsneigung prädisponierenden Ursachen.

Ätiologie und Pathogenese

Hämostase

▶ Defekte im Bereich des Gefäßendothels führen zu einer Freilegung subendothelialer, prokoagulatorisch agierender Substanzen (u. a. Tissue Factor, Kollagen, von-Willebrand-Faktor [vWF]), welche zu einer Thrombozytenadhäsion an das Subendothel mit nachfolgender Thrombozytenaktivierung führen.

▶ Die Interaktion von Fibrinogen und des vWF mit thrombozytären Glykoprotein-Rezeptoren ermöglicht schließlich die Thrombozytenaggregation.

▶ Die Verbindung von endothelständigem Tissue Factor mit plasmatischem Faktor VIIa initiiert mittels Faktor Xa die Bildung von kleinsten Mengen Thrombin, welches zu einem Anstoß der plasmatischen Gerinnungskaskade mit einer Amplifizierung der Fibrinbildung führt.

▶ Die Gerinnungskaskade besteht aus verschiedenen Serinproteasen, welche in inaktiver Form im Plasma permanent zugegen sind und im Bedarfsfall nach Art einer Kettenreaktion durch Proteolyse unverzüglich in ihre aktive Form überführt werden (Faktoren II, VII, IX und X).

▶ Die thrombinvermittelte Aktivierung der Faktoren V und VIII potenziert dabei die Aktivität der Faktoren Xa und IXa zugunsten einer beschleunigten Fibrinbildung.

▶ Der sog. Prothrombinase-Komplex (Faktor Xa + Faktor Va) überführt Prothrombin in Thrombin, welches mittels Abspaltung der Fibrinopeptide A und B im Fibrinogen letztlich die Fibrinpolymerisation auslöst.

▶ Aktivierter Faktor XIIIa bewirkt eine Quervernetzung der entstandenen Fibrinpolymere und somit eine Stabilisierung des Fibrinnetzwerks (Abb. 2.7).

▶ Neben den o. g. Vorgängen trägt auch die Vasokonstriktion zu einer lokalen Hämostase bei.

Fibrinolyse

▶ Die gleichzeitige Existenz und Aktivierung antikoagulatorischer Faktoren wie z. B. Antithrombin III (Inhibitor u. a. des Thrombin) und Protein C/Protein S (Inaktivierung der Faktoren Va und VIIIa) wirkt einer systemischen Gerinnungsaktivierung entgegen.

▶ Nach vollzogener Hämostase leitet die Aktivität des Plasmins mit Spaltung von Fibrin und Fibrinogen die Fibrinolyse ein.

▶ Auch die Aktivität des fibrinolytischen Systems wird mittels aktivierender (Plasmin, t-PA, u-PA) und inhibitorischer Faktoren (α2-Antiplasmin, PAI-1, PAI-2, TAFI) reguliert.

Merke

Prokoagulatorische und antikoagulatorische Faktoren stehen in einem ausgewogenen Gleichgewicht zueinander. Treten infolge erworbener oder angeborener Erkrankungen Funktionsstörungen in einem der beiden Systeme auf, so kann dies zu einer Blutungsneigung oder zu einer Thromboseneigung führen.

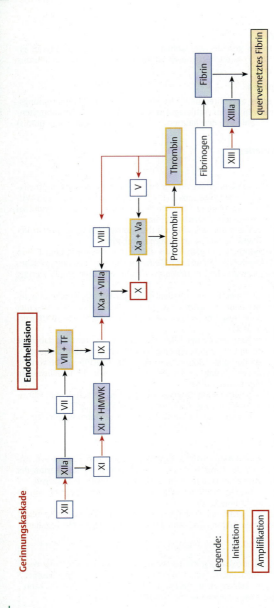

Abb. 2.7 · Gerinnungskaskade. Aktivierung der verschiedenen Gerinnungsfaktoren infolge einer Gefäßläsion.

Symptomatik

▶ In Abhängigkeit von der Lokalisation und Ausdehnung einer Blutung werden verschiedene Blutungszeichen (sog. Blutungsstigmata) voneinander unterschieden:
- Schleimhautblutungen, z. B. Epistaxis, gastrointestinale Blutungen, Hämaturie, Hämoptysen,
- Hautblutungen, z. B. Hämatome, Sugillationen, Petechien,
- Parenchymblutungen: z. B. intrazerebrale Blutung, Organeinblutungen,
- Einblutungen in Körperhöhlen, z. B. Hämatothorax, hämorrhagischer Perikarderguss, Hyposphagma,
- Gelenkblutungen (Hämarthros),
- Muskel- und Weichteilblutungen.

Diagnostik

Diagnostisches Vorgehen

▶ Bei spontanen Blutungen oder inadäquaten Blutungsereignissen, deren Intensität und/oder Dauer im Widerspruch zu dem einwirkenden Trauma stehen, muss das Vorliegen einer Blutgerinnungsstörung oder einer pathologischen Veränderung im Bereich des Gefäßsystems in Betracht gezogen werden.
▶ Bei auffälligen Veränderungen der hämostaseologischen Globalparamater (Prothrombinzeit, aPTT) und/oder der Thrombozytenzahl sollte unabhängig von einer Blutungsanamnese eine weiterführende hämostaseologische Abklärung erfolgen (Abb. 2.8).

Anamnese

▶ Die Anamnese des Patienten einschließlich einer detaillierten Familienanamnese kann einer ersten Einschätzung dahingehend dienen, ob es sich bei der vorliegenden hämorrhagischen Diathese um eine angeborene oder um eine erworbene Blutgerinnungsstörung handelt.
▶ Das klinische Blutungsmuster kann zudem erste Hinweise für das von der Hämostasestörung betroffene Kompartiment liefern.
▶ Die Anamnese sollte folgende **Fragen** berücksichtigen:
- Welche Blutungszeichen liegen vor?:
  - Epistaxis,
  - Schleimhautblutungen, z. B. GI-Blutungen,
  - Gelenk-, Muskelblutungen,
  - Petechien,
  - Blutungen nach Operationen, zahnärztlichen Eingriffen, Bagatellverletzungen, postpartal,
  - Hämatome ohne erinnerliches Trauma, Lokalisation, Größe.
- Ausmaß des Blutverlusts (Transfusionsbedarf/operative Blutungsrevision)?
- In welchen Situationen treten Blutungszeichen auf?
  - Auftreten spontan oder in Zusammenhang mit einem Trauma,
  - zweizeitig nach initialer Blutstillung.
- Zeitpunkt der Erstmanifestation einer Blutungsneigung,
- Dauer des Blutungsereignisses,
- Dauer und Stärke der Menstruation.
- Anwendung von ASS/NSAR/COX-Inhibitoren im zeitlichen Zusammenhang mit dem Blutungsereignis.
- Medikamentenanamnese einschl.
  - orale Antikoagulanzien,
  - Thrombozytenaggregationshemmer,
  - Bedarfsmedikamente,
  - Antibiotika,
  - Kontrazeptiva,
  - Exposition gegenüber Superwarfarinen

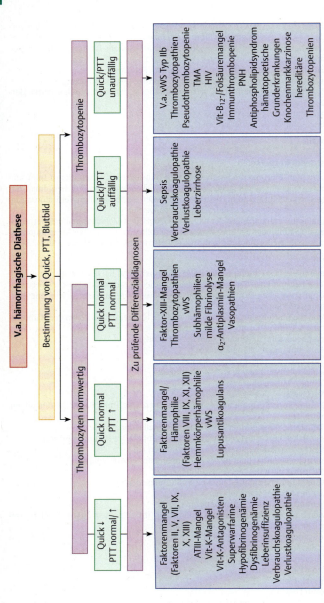

Abb. 2.8 • Blutgerinnungsstörung. Diagnostisches Vorgehen bei Verdacht auf hämorrhagische Diathese (vWS: von-Willebrand-Faktor, TMA: thrombotische Mikroangiopathie).

- Noxenabusus,
- Neigung zu Wundheilungsstörungen,
- Komorbiditäten einschl. Autoimmunerkrankungen,
- bestehende oder zurückliegende Schwangerschaft/Entbindung,
- thromboembolische oder kardiovaskuläre Ereignisse,
- B-Symptome,
- Notfallausweis vorhanden?
- ggf. psychiatrische Exploration.

Körperliche Untersuchung

▶ In der klinischen Untersuchung sind Blutungsstigmata zu objektivieren und Blutungsmuster zu erfassen.
▶ Die Untersuchung sollte Stamm und Extremitäten sowie die Inspektion der einsehbaren Schleimhäute umfassen.
▶ Bei Vorliegen sekundärer hämorrhagischer Diathesen kann die klinische Untersuchung Hinweise für eine zugrunde liegende Grunderkrankung geben.
▶ Folgende Aspekte sind bei der klinischen Untersuchung zu beachten:
  - Hämatome, Bewertung von
    - Lokalisation und Verteilungsmuster,
    - Anzahl,
    - Größe,
    - Alter,
    - Begrenzung (scharf/unscharf).
  - Sugillationen,
  - Petechien,
  - Hämarthros,
  - Gelenkdeformitäten,
  - Weichteil- und Muskelblutungen/Kompartmentsyndrom,
  - Inspektion der Schleimhäute,
  - Teleangiektasien von Haut/Schleimhäuten/Zunge/Lippen/Nagelbett,
  - Pupillenstatus bei neurologischen Auffälligkeiten,
  - Vitalzeichen bei schwerem Blutungsereignis,
  - Splenomegalie, Lymphadenopathie,
  - Inspektion von Punktionsstellen bzw. Insertionsstellen von peripheren/zentralen Zugängen/Drainagen,
  - Hinweise für Fremd-/Selbstverletzung.

Labor

▶ Die hämostaseologische Diagnostik soll nach Möglichkeit im engen zeitlichen Zusammenhang mit dem Blutungsereignis erfolgen.
▶ Der Diagnosegang soll dabei einer Stufendiagnostik folgen, welcher basierend auf den Befunden von Globaltests ausgewählte Spezialuntersuchungen oder Bestätigungsuntersuchungen ergänzt (Tab. 2.4).

Tab. 2.4 • Hämostaseologische Global- und Spezialparameter.

Globaltests und Spezialdiagnostik		Spezieller Test
Globaltests		Thromboplastinzeit (Quick)
		aPTT
		Maschinelles Differentialblutbild
		Mikroskopisches Differentialblutbild
		Faktor XIII
		PFA100-Test
Spezial-diagnostik	Plasmatisches System	Faktoren II, V, VII, VIII, IX, X, XI, XII, XIII
		Plasmamischversuch
		Inhibitornachweis
		von-Willebrand-Antigen/-Aktivität
		von-Willebrand-Multimere
	Fibrinolytische Aktivatoren	Abgeleitetes Fibrinogen
		Fibrinogen nach Clauss
		Thrombinzeit
		Reptilasezeit
		Fibrinspaltprodukte
		α2-Antiplasmin
		D-Dimere
	Thrombozytäres System — Pseudothrombozytopenie	Thromboexact
		Thrombozytenzahl in Zitrat
	Thrombozytopathie	Thrombozytenaggregometrie
		Thrombozytendurchflusszytometrie
	Thrombozytopenien	Fragmentozytenzahl
		Vitamin B12, Folsäure
		Coombs-Test, Hämolyseparameter
		thrombozytäre Auto-/Alloantikörper
		Lupusantikoagulanzien-Diagnostik
		HIT-Test
		Durchflusszytometrie (PNH?)
		Knochenmarkpunktion
		von-Willebrand-Parameter

► Als **Globaltests** eignen sich:
- die Prothrombinzeit (Synonym Quick-Test, Thromboplastinzeit), welche die Gerinnungsfaktoren II, V, VII, X und Fibrinogen erfasst, und
- die Partielle Thromboplastinzeit (Synonym aPTT), welche neben den Kontaktfaktoren einschließlich des Faktors XII, die Faktoren II, V, VIII, IX, X, XI und Fibrinogen abbildet.
- Beide Globaltests sind simultan anzuwenden.
- Unterschiedliche Befundkonstellationen erlauben den Rückschluss auf bestimmte Differenzialdiagnosen (Tab. 2.5).

► Zum Nachweis thrombozytärer Defekte und komplexer Gerinnungsstörungen ist die Durchführung eines Blutbildes einschließlich eines mikroskopischen Differenzialblutbildes obligat.

► Die Bestimmung der Faktor-XIII-Aktivität und der In-vitro-Blutungszeit (PFA100-Test) sollten bei der Basisuntersuchung enthalten sein, da weder die Prothrombinzeit noch die aPTT die Aktivität des Faktors XIII sowie Thrombozytopathien detektieren.

Tab. 2.5 • **Befundkonstellationen im Globaltest und mögliche Differenzialdiagnosen.**

Befundkonstellation	Mögliche Ursachen
Quick ↓, aPTT normal	Faktor-VII-Mangel Leichter Faktor-II-Mangel Leichter Faktor-V-Mangel Leichter Faktor-X-Mangel Vitamin-K-Antagonisten Vitamin-K-Mangel Schwerer Fibrinogenmangel Dysfibrinogenämien
Quick normal, aPTT ↑	Faktor-VIII-Mangel Faktor-IX-Mangel Faktor-XI-Mangel Faktor-XII-Mangel vWS mit Faktor-VIII-Mangel Lupusantikoagulans
Quick ↓, aPTT ↑	Faktor-II-Mangel Faktor-V-Mangel Faktor-X-Mangel Fibrinogenmangel, Dysfibrinogenämie Vitamin-K-Antagonisten, Vitamin-K-Mangel Verbrauchs-, Verlustkoagulopathie Leberinsuffizienz Kryoglobuline
Quick normal, aPTT normal	Faktor-XIII-Mangel Thrombozytopathien von-Willebrand-Syndrome α2-Antiplasminmangel Subhämophilie Leichte Fibrinolyse

 Praxistipp
Positive Befunde sollen mittels einer Zweituntersuchung bestätigt werden.

▶ Laborchemische Routineuntersuchungen mit Bestimmung der Nieren- und Leberfunktionsparameter sowie von Akut-Phase-Parametern sind zusätzlich erforderlich, um mögliche Ursachen sekundärer hämorrhagischer Diathesen zu klären.
▶ Bei der Probengewinnung für gerinnungsphysiologische Untersuchungen sind präanalytische Fehler zu vermeiden (s. Kap. Blutbild und Differnzialblutbild, Abschnitt: Mögliche Komplikationen (S.32)):
• Unzureichende Füllung der Zitratprobe,
• lange Stauungszeiten,
• zu schnelle oder zu langsame Füllung der Probengefäße,
• lange Transportzeiten in das Diagnostiklabor,
• Entnahme der Blutprobe im Bereich heparinhaltiger Zugangswege.

> **!** *Cave*
> Bei der Interpretation von Laborbefunden ist zu berücksichtigen, dass ein Teil der hämostaseologischen Parameter physiologischen Schwankungen z. B. infolge von Umständen wie Stresssituationen, Akut-Phase-Reaktionen, hormonellen Einflüssen (Schwangerschaft, Menstruationszyklus, Kontrazeptiva) unterliegen, sodass unter Umständen Mehrfachuntersuchungen erforderlich sind, um eine hämorrhagische Diathese zu identifizieren.

Differenzialdiagnosen

▶ Störungen der Hämostase, die mit einer hämorrhagischen Diathese einhergehen, können folgende Systeme betreffen:
  • das thrombozytäre System (Thrombozytopenien, Thrombozytenfunktionsstörungen),
  • das plasmatische System (quantitative Abweichungen einzelner oder mehrerer prokoagulatorischer Gerinnungsfaktoren) sowie
  • das fibrinolytische System.
▶ Neben isolierten Störungen der Hämostase können auf dem Boden z. B. infektiöser, entzündlicher oder maligner Grunderkrankungen auch komplexe Blutgerinnungsstörungen entstehen. Diese können sowohl Komponenten der koagulatorischen als auch der antikoagulatorischen Antwort, häufig auch des thrombozytären Systems miteinbeziehen (z. B. Verbrauchskoagulopathie).
▶ Im Fall unauffälliger hämostaseologischer Untersuchungen muss das Vorliegen einer Vasopathie als Ursache von Blutungsereignissen überprüft werden.
▶ Pathologische Veränderungen der Gefäß- bzw. der Kapillarwand können eine Blutung auslösen.
▶ Druckveränderungen im Gefäßsystem (arterieller Hypertonus, portaler Hypertonus) können Blutungsereignisse begünstigen.
▶ Differenzialdiagnosen hämorrhagischer Diathesen (Tab. 2.6.)

Tab. 2.6 • Differenzialdiagnosen hämorrhagischer Diathesen.

Art der hämorrhagischen Diathese	Mögliche Differenzialdiagnosen
Plasmatische Gerinnungsstörungen	von-Willebrand-Syndrom Einzelfaktor-Mangelzustände Hemmkörperhämophilie kombinierte Einzelfaktor-Mangelzustände Vitamin-K-Mangel Superwarfarine Überdosierung von Vitamin-K-Antagonisten
Störungen des fibrinolytischen Systems	Hypofibrinogenämie Afibrinogenämie Dysfibrinogenämie α2-Antiplasmin-Mangel Tumorassoziierte Hyperfibrinolyse, AML M3 Verbrauchskoagulopathie Leberzirrhose
Komplexe Koagulopathien	Leberinsuffizienz Niereninsuffizienz Verbrauchskoagulopathie Verlustkoagulopathie Amyloidose, Paraproteinämie Sepsis

Tab. 2.6 • Fortsetzung

Art der hämorrhagischen Diathese			Mögliche Differenzialdiagnosen
Vasopathien			Morbus Osler Ehlers-Danlos-Syndrom Angiodysplasien Aneurysmata
Thrombo- zytäre Gerinnungs- störungen	Hereditäre Thrombozytopathien		Wiskott-Aldrich-Syndrom Bernard-Soulier-Syndrom Glanzmann-Thrombasthenie May-Hegglin-Anomalie Storage-Pool-Erkrankungen von-Willebrand-Plättchen-Typ
	Erworbene Thrombozytopathien		Niereninsuffizienz, Leberinsuffizienz medikamenteninduziert (z. B. ASS) Myeloproliferative Erkrankungen
	Hereditäre Thrombozytopenien		Kongenitale amegakaryozytäre Throm- bozytopenie Thrombozytopenie und Absent-radii- Syndrom (TAR) u. a.
	Erworbene Thrombo- zytopenien	1) infolge einer Bildungsstörung	MDS (Myelodysplatische Syndrome) Aplastische Anämie Vitamin-B12-/Folsäuremangel Toxische Knochenmarkschädigung Medikamenteninduzierte Thrombo- zytopenie Maligne Knochenmarkinfiltration Leberzirrhose
		2) infolge einer Umsatzstörung	Verbrauchskoagulopathie Thrombotische Mikroangiopathie Alloimmunthrombozytopenie Autoimmunthrombozytopenie Evans-Syndrom HIT II Immunologisch medikamenteninduzierte Thrombozytopenie Posttransfusionelle Purpura Kasabach-Merritt-Syndrom Sepsis
		3) infolge einer Verteilungs- störung	Hypersplenismus
	Sonstige Ursachen einer Thrombozytopenie		HIV Schwangerschaftsassoziierte Thrombo- zytopenie PNH von-Willebrand-Syndrom Typ IIb Pseudothrombozytopenie Antiphospholipidsyndrom Fanconi-Anämie

2.6 Thrombose und Embolie

Brigitte Magdalena Schneider

Definition

▶ Thrombose: Partieller oder vollständiger Verschluss eines arteriellen oder venösen Gefäßes bzw. der kapillären Strombahn durch ein Blutgerinnsel.
▶ Embolie: Ablösung von thrombotischem Material und Verschleppung mit dem Blutstrom in einen nachgeschalteten Gefäßabschnitt.

Epidemiologie

Häufigkeit

▶ Die Inzidenz der venösen Thrombembolie in der Allgemeinbevölkerung wird mit 1:1000 pro Jahr angegeben.

Altersgipfel

▶ Die Inzidenz der venösen Thrombembolie nimmt mit zunehmendem Alter zu.

Geschlechtsverteilung

▶ Einheitliche epidemiologische Daten, die einen Einfluss des Geschlechts als unabhängigen prothrombogenen Risikofaktor belegen, liegen nicht vor.

Prädisponierende Faktoren

▶ Zu den prädisponierenden Faktoren zählen u. a. die Adipositas, eine Immobilisierung, ein Nikotinkonsum, Schwangerschaft und Wochenbett etc. (s. Tab. 2.7). Schwere Verlaufsformen einer COVID-19-Infektion (SARS-CoV-2) wurden als prothrombogener Risikofaktor für thrombembolische Ereignisse identifiziert.

Ätiologie und Pathogenese

▶ Die Entwicklung venöser Thrombosen beruht auf
  • einer angeborenen oder im Rahmen transienter Risikosituationen erworbenen Imbalance pro- und antikoagulatorischer Faktoren der Hämostase und/oder
  • auf veränderten Strömungsverhältnissen in den betroffenen Gefäßabschnitten (z. B. Herabsetzung der Blutfließgeschwindigkeit durch Immobilisation, Hyperviskosität, intra-/extravasalen Stenosen, Wirbelbildung, Herzinsuffizienz).
  • Auch Endothelschädigungen z. B. infolge Entzündungen oder Verletzungen tragen zu einer Thrombusbildung bei, da die primäre Hämostase physiologisch eng an das Gefäßendothel gekoppelt ist.
▶ Venöse Thrombosen betreffen häufig das tiefe Venensystem.
▶ Ursachen:
  • Unterschiedliche Ursachen und Risikofaktoren für die Entwicklung einer venösen Thromboembolie: Tab. 2.7.
  • Thrombusbildung im Zusammenhang mit einer malignen Grunderkrankung (Trosseau-Syndrom) folgt einem komplexen Geschehen, u. a.
    – Expression von prokoagulatorischen Substanzen (tissue factor) und Fibrinolyse hemmenden Faktoren (PAI-I, PAI-II) durch den Tumor sowie Zytokinfreisetzung mit nachfolgender Endothelschädigung,
    – krankheits- und therapiespezifische Faktoren (z. B. Tumorentität, Immobilisation, Chemotherapie), die zusätzlichen prothrombogenen Risikofaktoren entsprechen.
▶ Embolie:
  • Ein appositionelles Thrombuswachstum in proximale Gefäßabschnitte geht mit dem Risiko einer Embolisation in die pulmonal-arterielle Gefäßstrombahn einher.
  • In Abhängigkeit von Lokalisation und Ausmaß einer Lungenarterienembolie besteht das Risiko einer schweren rechtsventrikulären Dysfunktion mit Entwicklung eines kardiogenen Schocks.

Tab. 2.7 • Ursachen einer venösen Thromboembolie.

Hereditäre Thrombophilie	Erworbene Thrombophilie	Konstitutionelle und transiente prothrombogene Risikofaktoren	Sonstige Risikofaktoren

• Faktor-V-Leiden-Mutation heterozygot und homozygot
• Prothrombinmutation heterozygot und homozygot
• Hereditärer ATIII-Mangel
• Hereditärer Protein-C-Mangel
• Hereditärer Protein-S-Mangel
• Sticky platelet syndrom
• Kongenitale Homocysteinurie, Hyperhomocysteinämie
• Kombinierte hereditäre Defekte
	• Antiphospholipidsyndrom
	• Persistierende Faktor-VIII-Aktivitätserhöhung
	• Erworbener ATIII-Mangel (z. B. Asparaginase, Lebererkrankung, Proteinurie)
	• Erworbener Protein-C-, Protein-S-, Protein-Z-Mangel
	• Aktive Tumorerkrankung
	• Myeloproliferative Neoplasien
	• Paroxysmale nächtliche Hämoglobinurie (PNH)
	• Vakzin-induzierte immunthrombotische Thrombozytopenie (VITT)
	• VITT-like disease
	• VEXAS-Syndrom
	• Medikamente:
	  – Immunmodulatoren
	  – Hochdosierte Steroidtherapie
	  – Heparin-induzierte Thrombozytopenie vom Typ II
	  – Tamoxifen
	  – hormonelle Kontrazeptiva, Hormonersatztherapie
	• Thrombosen infolge **konstitutioneller und transienter Risikofaktoren**
		• Adipositas
		• Immobilisierung
		• Langstreckenflüge, lange Autofahrten etc.
		• Chirurgische, orthopädische Eingriffe
		• Verletzungen, Frakturen, Eingriffe i. b. d. Extremitäten
		• Polytrauma
		• Nikotinkonsum
		• Schwangerschaft und Wochenbett
		• Dehydratation bzw. Hyperviskosität
		• zentrale Venenkatheter
			• Thromboembolisches Ereignis in der Vorgeschichte
			• Kardiopulmonale Erkrankungen
			• Lebererkrankungen
			• Nephrotisches Syndrom
			• Vitamin-K-Mangel
			• Infektiöse, entzündliche Erkankungen
			• Vaskulitis
			• Gefäßengstellen infolge Stenosen/Kompression/Einflussstaung
			• Paget-Schroetter-Syndrom
			• May-Thurner-Syndrom
			• oberflächliche Venenthrombose
			• Diabetes mellitus
			• Varikosis

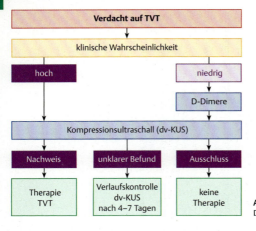

Abb. 2.9 • Thrombose. Diagnostischer Algorithmus.

Klassifikation und Risikostratifizierung

▶ Die diagnostische und therapeutische Vorgehensweise bei V. a. ein thromboembolisches Ereignis folgt einem risikostratifizierten Algorithmus unter Berücksichtigung von klinischen Scores zur Beurteilung der klinischen Vortestwahrscheinlichkeit (Wells-Score, Geneva-Score).

▶ Bei der Behandlung der Lungenarterienembolie richtet sich das Ausmaß der klinischen Überwachung und die Therapiestrategie nach der 30-Tages-Frühmortalität, in deren Bewertung die sog. sPESI-Score, die Kreislauf- und Rechtsherzfunktion sowie kardiale Biomarkern einfließen.

Symptomatik

▶ Die Symptomatik einer venösen Thrombose bzw. Embolie wird durch die Größe und Lokalisation des Thrombus im Gefäßsystem bestimmt.

▶ Klinische Symptome der wichtigsten Manifestationen einer venösen Thromboembolie und Lungenembolie: Tab. 2.8

Tab. 2.8 • **Klinik venöser Thromboembolien.**

Symptome und Komplikationen	Tiefe Becken- und Beinvenenthrombose	Lungenarterienembolie
Klinische Symptome	Umfangsvermehrung/Ödem Umfangsdifferenz Schmerz Rötung/Überwärmung Waden-/Fußsohlenschmerz Vermehrte Venenzeichnung	Akuter thorakaler Schmerz Thorakales Beklemmungsgefühl Rückenschmerz Dyspnoe, Tachypnoe Reizhusten Hämoptysen Synkope/Präsynkope Rechtsventrikuläre Dysfunktion
Komplikationen	Lungenarterienembolie Venenklappeninsuffizienz Postthrombotisches Syndrom	Kardiogener Schock Pulmonale Hypertonie CTEPH

CTEPH: chronische thromboembolische pulmonale Hypertonie

Diagnostik

Diagnostisches Vorgehen

▶ Das diagnostische Vorgehen soll einem risikostratifiziertem Untersuchungsgang anhand eines hierfür validierten Scores folgen (z. B. Wells-Score).
▶ Auf Grundlage der Anamnese und klinischen Untersuchung wird zunächst die klinische Wahrscheinlichkeit für das Vorliegen einer Thromboembolie ermittelt (Tab. 2.9, Tab. 2.10).
▶ Die Risikoeinschätzung bestimmt maßgeblich die Indikation für eine nachfolgende D-Dimer-Bestimmung oder für eine bildgebende Diagnostik (Abb. 2.9, Abb. 2.10).

Tab. 2.9 • **Schätzung der klinischen Wahrscheinlichkeit einer tiefen Beinvenenthrombose.**

Klinische Wahrscheinlichkeit für TVT (Wells-Score)	Score
Aktive Tumorerkrankung	1
Paresen, Immobilisation der unteren Extremität	1
Bettruhe ≥ 3 Tage oder große chirurgische Eingriffe innerhalb der letzten 12 Wochen	1
Schmerz bei Palpation im Verlauf der tiefen Venen	1
Schwellung des gesamten Beins	1
Umfangsdifferenz der Unterschenkel ≥ 3 cm	1
Eindrückbares Ödem im Bereich des symptomatischen Beins	1
Kollateralvenen der oberflächlichen Venen	1
TVT in der Vorgeschichte	1
Alternative Diagnose mindestens ebenso wahrscheinlich wie Diagnose einer tiefen Beinvenenthrombose	–2

Score < 2 klinische Wahrscheinlichkeit einer tiefen Beinvenenthrombose niedrig
Score ≥ 2 klinische Wahrscheinlichkeit einer tiefen Beinvenenthrombose hoch

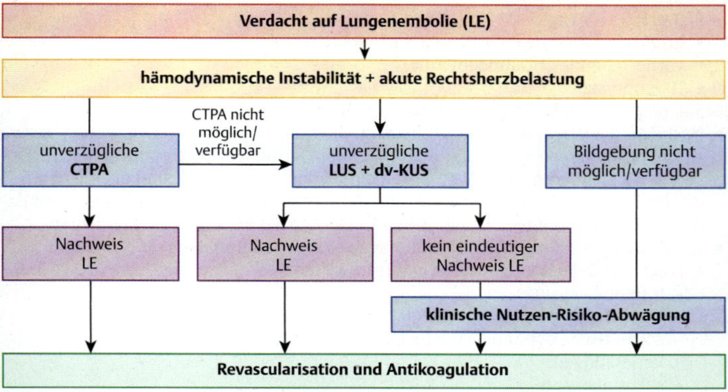

Abb. 2.10 • **Lungenembolie.** Diagnostisches Vorgehen (CTPA: Computertomografische Pulmonalisangiografie).

Tab. 2.10 • **Schätzung der klinischen Wahrscheinlichkeit einer Lungenembolie (Wells-Score und Geneva-Score).**

Wells-Score (vereinfachte Variante): Klinische Merkmale	Score	Geneva-Score (vereinfachte Variante): Klinische Merkmale	Score
Klinische Anzeichen einer TVT	1	Alter > 65 Jahre	1
Herzfrequenz > 100 bpm	1	TVT oder LE in der Vorgeschichte	1
Immobilisation oder chirurgische Eingriffe innerhalb der letzten 4 Wochen	1	Operation oder Fraktur innerhalb der letzten 4 Wochen	1
TVT oder LE in der Vorgeschichte	1	Aktive Tumorerkrankung	1
Hämoptysen	1	Einseitige Schmerzen der unteren Extremität	1
Aktive Tumorerkrankung	1	Hämoptysen	1
Alternative Diagnose weniger wahrscheinlich als LE	1	Herzfrequenz 75-94 bpm	1
		Herzfrequenz ≥ 95 bpm	2
		Schmerz bei Palpation im Verlauf der tiefen Venen und einseitiges Ödem	1

Score < 2 klinische Wahrscheinlichkeit einer LE niedrig
Score ≥ 2 klinische Wahrscheinlichkeit einer LE hoch

Score < 3 klinische Wahrscheinlichkeit einer LE niedrig
Score ≥ 3 klinische Wahrscheinlichkeit einer LE hoch

Anamnese

Akutsituation

▶ In der Akutsituation ist für das risikostratifizierte diagnostische Vorgehen die Klärung der folgenden Fragen maßgeblich:
  • Aktive Tumorerkrankung,
  • bekannte Paresen,
  • Immobilisation,
  • Bettruhe > 3 Tage,
  • große chirurgische Eingriffe vor < 12 Wochen,
  • vorbestehende Thromboembolie,
  • Hämoptysen.

Schätzung des Rezidivrisikos thromboembolischer Ereignisse

▶ Nachdem die Diagnose eines thromboembolischen Ereignisses gestellt wurde, ist eine sorgfältige Anamnese zwecks Identifizierung transienter prothrombogener Risikofaktoren zur Abgrenzung gegen sogenannte spontane Thromboembolien essenziell, da sich hiernach die Risikoeinschätzung hinsichtlich eines Rezidivereignisses und damit die Dauer und Intensität der medikamentösen Sekundärprophylaxe richten.

▶ Die Anamnese soll die nachfolgenden Fragestellungen umfassen:
  • Fragen nach konstitutionellen und transienten Risikofaktoren:
    – Immobilisierung,
    – Langstreckenflüge, lange Autofahrten etc.,
    – chirurgische oder anderweitige invasive Eingriffe,
    – Verletzungen,
    – Nikotinkonsum,
    – Schwangerschaft und Wochenbett,
    – Anwendung hormoneller Kontrazeptiva,

– Anwendung einer Hormonersatztherapie,
– Dehydratation bzw. Hyperviskosität,
– Zentral- und periphervenöse intravasale Katheter,
– Größe, Gewicht (Ermittlung des BMI).
- Medikamentenanamnese,
- Heparinexposition innerhalb der vergangenen 14 Tage,
- thrombembolische bzw. kardiovaskuläre Ereignisse sowie Aborte in der Eigen- und Familienanamnese,
- Begleiterkrankungen,
- Varikosis,
- Vorliegen von B-Symptomen,
- regelmäßige Teilnahme an den empfohlenen Krebsvorsorgeuntersuchungen.

Körperliche Untersuchung

▶ Bei der körperlichen Untersuchung sind die Merkmale zu beurteilen, die für ein risikostratifiziertes diagnostisches Vorgehen relevant sind:
- Schmerz/Verhärtung entlang der tiefen Venen,
- Schwellung des ganzen Beins,
- Unterschenkelschwellung > 3 cm gegenüber der Gegenseite,
- Nachweis eines Ödems,
- Nachweis von Kollateralvenen,
- Hinweis für andere Differenzialdiagnosen einer Thromboembolie,
- Vitalzeichen (Blutdruck, Puls, pulsoximetrische Sauerstoffsättigung).

Labor

Bestimmung der D-Dimer-Konzentration

▶ Im Zusammenhang mit der Diagnostik von thrombembolischen Ereignissen soll ein hochsensitiver D-Dimer-Assay mit altersabhängigen Referenzbereichen eingesetzt werden.
▶ D-Dimere entstehen physiologisch im Rahmen des plasminvermittelten Abbaus von quervernetztem Fibrin und erlauben den indirekten Nachweis einer vollzogenen Fibrinbildung. Die Konzentration der D-Dimere korreliert mit der Menge des enzymatisch degradierten Fibrins, sodass ihre quantitative Bestimmung zur Einschätzung einer intravasalen Gerinnung bzw. einer Hyperkoagulabilität herangezogen werden kann.
▶ Die Spezifität einer D-Dimer-Erhöhung ist jedoch gering, sodass der alleinige Nachweis erhöhter D-Dimere keinen eindeutigen Rückschluss auf ein thrombembolisches Ereignis erlaubt. Differentialdiagnosen einer D-Dimer-Erhöhung: Hämangiome, Gefäßaneurysma, -dissektion, Kasabach-Merritt-Syndrom, aktive Tumorerkrankungen, akute/chronische Entzündungen, operative Eingriffe, Traumata, Verletzungen, Osteomyelitis, Fibrinolyse, Schwangerschaft, Hämatome.
▶ Bei gegebener Verdachtsdiagnose einer tiefen Venenthrombose und/oder einer Lungenarterienembolie bestimmt die klinische Prätestwahrscheinlichkeit für dieses Ereignis die Indikation bzw. den klinischen Nutzen einer D-Dimerbestimmung. Im Fall einer klinisch hohen Vortest-Wahrscheinlichkeit besitzt die D-Dimer-Konzentration als Entscheidungsgrundlage für eine bildgebende Diagnostik keinen (ausreichenden negativen prädiktiven) Stellenwert. Für die Einschätzung der klinischen Prätestwahrscheinlichkeit können der Wells-Score und der Geneva-Score herangezogen werden.

Ergänzende Laborparameter

▶ Schwangerschaftstest bei Patientinnen im gebärfähigen Alter
▶ HIT II-Test (ELISA + HIPA) bei klinischem Verdachtsfall (Thrombozytenabfall > 50 % und/oder neues thrombembolisches Ereignis 5–10 Tage nach Heparin-Exposition)
▶ Lungenarterienembolie: arterielle oder kapilläre BGA, Troponin, NT-pro-BNP
▶ Blutbild, Nieren- und Leberfunktionsparameter

Thrombophiliediagnostik

▶ Die Thrombophiliediagnostik dient der Identifizierung von plasmatischen hereditätren oder erworbenen thrombophilen Risikofaktoren.

▶ Die jeweiligen Befunde besitzen für die Primärbehandlung einer Thromboembolie zunächst keine therapeutische Relevanz.

▶ Die Befunde der Thrombophilieparameter werden in der Risikobewertung hinsichtlich eines Rezidivereignisses berücksichtigt und können in Einzelfällen Einfluss auf Art, Intensität und Dauer einer Rezidivprophylaxe nehmen.

▶ Im Fall einer familiären Häufung von thromboembolischen Ereignissen kann die Thrombophiliediagnostik auch zur frühzeitigen Identifizierung klinisch asymptomatischer Familienangehöriger 1. Grades sinnvoll sein.

▶ Indikationen für eine Thrombophiliediagnostik:
  • Spontane Thrombosen vor dem 50. Lebensjahr,
  • rezidivierende Thrombosen,
  • Thrombosen atypischer Lokalisation,
  • frühzeitige Identifizierung einer hereditären Thrombophilie bei asymptomatischen Familienangehörigen 1. Grades.

▶ Bestandteile der Thrombophiliediagnostik:
  • Faktor-V-Leiden-Mutation,
  • Prothrombingenmutation,
  • ATIII-Bestimmung, ggf. Mutationsanalyse,
  • Protein-C-Bestimmung,
  • Protein-S-Bestimmung,
  • Faktor-VIII-Aktivität,
  • Lupusantikoagulanziendiagnostik,
  • Cardiolipin-IgM/IgG-, Anti-β2-Glykoprotein-Antikörper-Titer,
  • Quick, aPTT, Fibrinogen, D-Dimere,
  • Homocystein.

▶ Die Diagnostik sollte frühestens 2–3 Monate nach dem thromboembolischen Geschehen vorgenommen werden, damit die plasmatischen Thrombophilieparameter valide beurteilt werden können. Dies betrifft die Parameter Protein C, Protein S, ATIII, Faktor VIII und das Lupusantikoagulans.

▶ Weiterhin ist zu berücksichtigen, dass ihre Beurteilung unter der Einnahme von Vitamin-K-Antagonisten und den neuen oralen Antikoagulanzien erheblichen Einschränkungen unterliegt.

Bildgebende Diagnostik

Sonografie

▶ Für den Nachweis bzw. Ausschluss einer **tiefen Venenthrombose** wird die Duplexunterstützte vollständige Kompressionssonographie (**dv-KUS**) im Seitenvergleich als bildgebendes Verfahren der ersten Wahl eingesetzt. Bei unklaren Befunden soll diese innerhalb von 4-7 Tagen wiederholt werden oder ein alternatives bildgebendes Verfahren eingesetzt werden (**MR Venographie**, indirekte **CT-Phlebographie**). Da 30-70 % der Fälle einer symptomatischen Lungenarterienembolie auf dem Boden einer tiefen Venenthrombose entstehen, ist auch bei klinisch führender Diagnose einer Lungenembolie eine tiefe Venenthrombose mittels der dv-KUS durchzuführen.

CT

▶ Beckenvenenthrombosen und V.-cava-Thrombosen lassen sich in ihrer Ausdehnung mittels einer Schnittbildgebung darstellen (CT-/MR-Phlebografie).

MRT

▶ Beckenvenenthrombosen und V.-cava-Thrombosen lassen sich in ihrer Ausdehnung mittels einer Schnittbildgebung darstellen (CT-/MR-Phlebografie).

Angiografie

▶ Als Goldstandard für die Diagnose einer **Lungenarterienembolie** hat sich die computertomografische Pulmonalisangiografie (**CTPA**) etabliert. Bei Kontraindikationen für eine CTPA (z. B. Schwangerschaft) soll eine kombinierte **Ventilations-Perfusions-(V/Q)-Szintigraphie** der Lunge zum Einsatz kommen.

Instrumentelle Diagnostik

Sonstige

▶ Sofern eine CTPA bei hämodynamisch instabilen Patienten mit V. a. Lungenarterienembolie nicht unverzüglich verfügbar oder durchführbar ist, kann die Kombination aus Lungenultraschall (LUS), Venenduplexsonographie (dv-KUS) und Echokardiographie im Sinne einer Point of Care Ultraschall-Diagnostik für die diagnostische und therapeutische Entscheidung herangezogen werden (sog. **Triple POCUS**).

▶ EKG bei V. a. LE

▶ Alters- und Geschlechts-abhängige Tumorvorsorgeuntersuchungen bei unklarer Thrombembolie.

Echokardiografie

▶ Bei klinischer Fragestellung einer Lungenarterienembolie ist eine Echokardiographie durchzuführen. Der echokardiographische Nachweis von indirekten akuten Rechtsherzbelastungszeichen (RV/LV Ratio, TAPSE etc.) trägt zum einen zur Identifizierung von hämodynamisch instabilen Patienten bei und kann bei klinisch unklarer Konstellation ggfs. die Diagnose einer Hochrisiko-Lungenembolie bzw. die Indikation für eine thrombolytische Therapie stützen. Die Echokardiographie erlaubt zudem eine Unterscheidung zwischen akuten und chronischen Rechtsherzveränderungen und kann für eine der Lungenarterienembolie zugrundeliegende kardiopulmonale Erkrankung hinweisend sein.

Differenzialdiagnosen

▶ Venöses Ödem
▶ Lymphödem
▶ Erysipel
▶ obere/untere Einflussstauung

3 Laborbefunde

3.1 Anämie

Kai Hübel

Definition

▶ Gemäß WHO liegt eine Anämie vor bei einer Hämoglobinkonzentration von < 13 g/dl (Männer) bzw. < 12 g/dl (Frauen).
▶ Es ist zu beachten, dass bei bestimmten Personen diese Grenzwerte nicht sicher anzuwenden sind, z. B. kann der Aufenthalt in großen Höhen oder ein Nikotinabusus aufgrund des erhöhten Hämatokrits zu einer Verschleierung der Anämie-Diagnose führen.

Epidemiologie

Häufigkeit

▶ Bis zu 10 % aller Kinder sind von einer Anämie betroffen.
▶ Eisenmangelanämie: Häufigste Anämieform in Europa.

Altersgipfel

▶ Alte Menschen (> 80 Jahre) zeigen in 20–25 % der Fälle ein anämisches Blutbild.

Geschlechtsverteilung

▶ Bei Erwachsenen im mittleren Lebensalter leiden bis zu 12 % der Frauen und bis zu 2 % der Männer an einer Anämie.
▶ Eisenmangelanämie: Zu 80 % sind hiervon Frauen betroffen, ca. 10 % aller Frauen im gebärfähigen Alter leiden unter einer Eisenmangelanämie.

Prädisponierende Faktoren

▶ Bei Personen aus dem afrikanischen Raum liegt der Hb-Wert um 0,5–1,0 g/dl unter dem eines vergleichbaren Westeuropäers, was u. a. auf einen Eisenmangel oder eine bestehende α-Thalassämie zurückgeführt wird.

Ätiologie und Pathogenese

▶ Anämien lassen sich nach verschiedenen Kriterien einteilen, wodurch sich unmittelbar Hinweise auf die Ursache ergeben.
▶ Ein wesentliches Kriterium ist die Frage nach dem Mechanismus, der zu einer verminderten Erythrozytenzahl bzw. Abfall des Hämoglobinwerts führt:
  • Reduzierte Produktion im Bildungsort der Erythrozyten, dem Knochenmark?
  • Erhöhter Abbau in der Blutbahn?
  • Blutverlust?
▶ Verminderte Erythrozytenproduktion:
  • bei Eisenmangel oder Mangel an Vitamin B12 und Folsäure,
  • bei Erkrankungen des Knochenmarks wie einer aplastischen Anämie oder einem myelodysplastischen Syndrom,
  • nach Chemo- oder Strahlentherapie,
  • nach Medikamenteneinnahme oder
  • bei Mangel an Erythropoetin.
  • Ineffektive Erythropoese auch bei Erkrankungen wie der α- und β-Thalassämie oder der sideroblastischen Anämie.
▶ Zerstörung zirkulierender Erythrozyten, d. h. eine Lebensspanne von < 100 Tagen:
  • bei angeborenen hämolytischen Anämien (z. B. Sichelzellanämie oder Thalassaemia major) oder

- bei erworbenen hämolytischen Anämien (z. B. bei der thrombotisch-thrombozytopenischen Purpura, der paroxysmalen nächtlichen Hämoglobinurie oder der Coombs-positiven Autoimmunhämolyse) oder
- bei Hypersplenismus.
▶ Blutverlust:
- Sichtbare oder okkulte Blutung.

Merke
Die genannten Mechanismen können sich auch überlappen. Beispielsweise kann ein Blutverlust einen Eisenmangel hervorrufen, der dann eine Erythrozytenbildungsstörung verursacht.

▶ Anämien als Erstmanifestation systemischer Erkrankungen, z. B. bei
- chronischer Nierenerkrankung,
- Hypothyreose,
- alkoholischer Lebererkrankung,
- maligner Hypertonie,
- einer rheumatischen Erkrankung,
- einer Tumorerkrankung. Bei Anämien auf Grund von chronischen Erkrankungen scheint das Peptid "Hepcidin", über welches die Eisenaufnahme aus dem retikulohistiozytärem System und dem Duodenum gesteuert wird, eine Schlüsselfunktion einzunehmen.

Klassifikation und Risikostratifizierung

▶ Die Einteilung der Anämien erfolgt hierzulande nach morphologischen Kriterien der Erythrozyten und dem Gehalt an Hämoglobin.
▶ Das mittlere Erythrozytenvolumen (MCV) liegt bei 80–100 fl:
- MCV > 100 fl → makrozytäre Anämie,
- MCV < 80 fl → mikrozytäre Anämie.
- MCV im Normbereich → normozytäre Anämie
▶ Das mittlere korpuskuläre Hämoglobin (MCH) liegt bei 28–24 pg:
- erniedrigte Werte → hypochrome Anämie,
- erhöhte Werte → hyperchrome Anämie,
- Anämien mit Werten im Referenzbereich → normochrome Anämie.

Merke
Die Bestimmung des MCV bildet die Grundlage für die Einteilung der Anämien.

Symptomatik

▶ Da eine Anämie vielfältige Ursachen haben kann, ist auch das Spektrum möglicher Symptome entsprechend umfangreich.
▶ Jedoch sind die klinischen Bilder letztendlich auf die Sauerstoffunterversorgung zurückzuführen. Hierzu zählen insbesondere:
- Abgeschlagenheit,
- rasche Ermüdbarkeit,
- Konzentrationsstörungen,
- Blässe der Häute und Schleimhäute,
- Kopfschmerzen,
- Sehstörungen
- Tachykardie,
- Angina pectoris,
- Schwindel,

- Tinnitus,
- Dyspnoe, Tachypnoe.
▶ Durch die erhöhte Strömungsgeschwindigkeit des Blutes können Strömungsgeräusche an den Herzklappen oder den Jugularvenen, das sogenannte „Nonnensausen", entstehen.

Diagnostik

Diagnostisches Vorgehen

▶ Abb. 3.1 stellt den diagnostischen Algorithmus bei Vorliegen einer Anämie dar.

Anamnese

▶ Aufgrund der vielfältigen und z. T. lebensbedrohlichen Krankheitsbilder, die eine Anämie verursachen können, ist eine ausführliche Anamnese unerlässlich.
▶ Erfragt werden sollen:
- Vorerkrankungen,
- Blutungszeichen (Gastrointestinaltrakt, Menstruation),
- Erschöpfungszustände,
- B-Symptome,
- Medikamenteneinnahme (z. B. ASS, nichtsteroidale antiinflammatorische Substanzen, Sulfonamide, Penicillin, Methlydopa, Chinin, Zytostatika),
- Alkoholkonsum,
- Familienanamnese.
▶ Ältere Laborbefunde können Hinweise auf die zeitliche Entwicklung der Anämie liefern.

Körperliche Untersuchung

▶ Routinemäßige körperliche Untersuchung.
▶ Besondere Aufmerksamkeit bzgl. möglicher Tachykardie, Dyspnoe, Fieber und orthostatischer Hypotonie, blassen Hautkolorits und Ikterus.

Labor

▶ Die Labordiagnostik ist sicher der entscheidende Baustein in der Anämiediagnostik.
▶ Dabei ist es zunächst nicht notwendig, umfangreiche Laboruntersuchungen vorzunehmen.
▶ Die Bestimmung einiger weniger Parameter ist ausreichend, um mögliche Ursachen einer Anämie einzugrenzen und dann weitere Untersuchungen zu veranlassen (Abb. 3.1).
▶ Zu den wichtigen initialen Untersuchungen gehören:
- Die Bestimmung von Hb, Hämatokrit, MCV und MCH. Dadurch lässt sich bereits eine Differenzierung bzgl. Morphologie (mikro-/makrozytär) und Hämoglobingehalt (hypochrom/hyperchrom) der Erythrozyten erreichen.
- Bestimmung der Retikulozyten:
  – Anämien mit erhöhter Retikulozytenzahl sprechen für eine gesteigerte Erythropoese als Reaktion z. B. auf eine Hämolyse oder Blutung.
  – Erniedrigte Retikulozytenzahlen deuten auf Prozesse im Knochenmark hin.
- Bestimmung der Leukozyten einschließlich eines Differenzialblutbild:
  – Bei einer Anämie plus Leukopenie sollte an eine aplastische Anämie oder an eine Erkrankung des Knochenmarks gedacht werden,
  – eine Anämie mit Leukozytose findet sich z. B. bei Infektionen oder hämatologischen Erkrankungen.
  – Das Differenzialblutbild hilft bei der weiteren Einschätzung.

✓ *Praxistipp*
Wenige Laborwerte sind zur Diagnose bei Anämie nötig.

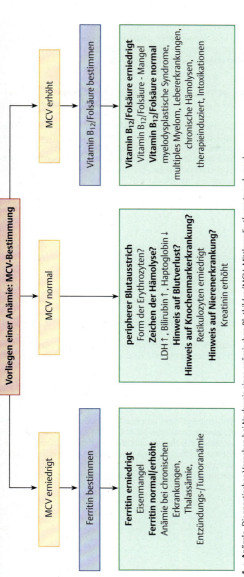

Vorliegen einer Anämie: MCV-Bestimmung

MCV erniedrigt

Ferritin bestimmen

Ferritin erniedrigt
Eisenmangel
Ferritin normal/erhöht
Anämie bei chronischen
Erkrankungen,
Thalassämie,
Entzündungs-/Tumoranämie

MCV normal

peripherer Blutausstrich
Form der Erythrozyten?
Zeichen der Hämolyse?
LDH ↑, Bilirubin ↑, Haptoglobin ↓
Hinweis auf Blutverlust?
Hinweis auf Knochenmarkerkrankung?
Retikulozyten erniedrigt
Hinweis auf Nierenerkrankung?
Kreatinin erhöht

MCV erhöht

Vitamin B$_{12}$/Folsäure bestimmen

Vitamin B$_{12}$/Folsäure erniedrigt
Vitamin B$_{12}$/Folsäure - Mangel
Vitamin B$_{12}$/Folsäure normal
myelodysplastische Syndrome,
multiples Myelom, Lebererkrankungen,
chronische Hämolysen,
therapieinduziert, Intoxikationen

Abb. 3.1 • Anämie. Diagnostisches Vorgehen bei Nachweis eines anämischen Blutbildes (MCV: Mittleres Erythrozytenvolumen).

Histologie, Zytologie und klinische Pathologie

Knochenmarkdiagnostik
- Eine Knochenmarkpunktion gehört nicht zur Standarddiagnostik bei Anämie.
- Sie kann aber notwendig sein zur weiteren Abklärung anämischer Patienten mit Verdacht auf Knochenmarkerkrankung, z. B. bei Vorliegen einer Panzytopenie oder Nachweis atypischer Zellen im peripheren Blutausstrich.

Differenzialdiagnosen

- MCV erniedrigt: Eisenmangel, Thalassämie, sideroblastische Anämien, Eisenverwertungsstörung, Anämien bei chronischen Erkrankungen, Entzündungsanämie, Tumoranämie.
- MCV normal: Hämolyse, Blutverlust, Anämie bei chronischen Erkrankungen, Knochenmarkerkrankungen, Aplastische Anämie, chronische Niereninsuffizienz, endokrine Störungen (Hypothyreose, Panhypopituitarismus), Regeneration.
- MCV erhöht: Vitamin B12/Folsäure-Mangel, Alkoholismus, myelodysplastische Syndrome, multiples Myelom, Lebererkrankungen, chronische Hämolysen, durch Medikamente und Zytostatika induziert, Intoxikationen.

3.2 Leukozytopenie

Kai Hübel

Definition

- Leukozytopenie: unphysiologische Verringerung des Leukozytenwerts (je nach Labor < 4 500 bis < 3 500 Zellen/µl Blut)
- Lymphopenie: < 800 Lymphozyten/µ Blut
- Neutropenie: < 1500 Neutrophile/µl Blut
- Wichtig ist die Unterscheidung zwischen absoluter und relativer Lymphopenie bzw. Neutropenie:
  • Bei der absoluten Lymphopenie/Neutropenie ist die Gesamtzahl der jeweiligen Subgruppe reduziert,
  • bei der relativen Lymphopenie/Neutropenie ist die Gesamtzahl normal, aber der Anteil der Population im Differenzialblutbild relativ zu anderen Subgruppen vermindert.

Epidemiologie

Häufigkeit

- Die Prävalenz der Leukozytopenie bei einer ansonsten gesunden Bevölkerung variiert deutlich zwischen verschiedenen Weltregionen und ethnischer Zugehörigkeit, so ist sie bei der schwarzen Bevölkerung wesentlich höher als bei der weißen Bevölkerung, z. B.: Schwarze Amerikaner weisen in bis zu 10 % eine Neutropenie auf, weiße Europäer weisen in < 1 % eine Neutropenie auf.
  • Eine Neutropenie als Zufallsbefund hat nicht unbedingt einen Krankheitswert.

Altersgipfel

- Keine Angaben möglich

Geschlechtsverteilung

- Keine Angaben möglich

Prädisponierende Faktoren

- Keine Angaben möglich

Ätiologie und Pathogenese

▶ Eine **Leukozytopenie** kann grundsätzlich über verschiedene Mechanismen ausgelöst werden:
  - Durch eine reduzierte Produktion im Knochenmark, z. B. als Folge einer Knochenmarkerkrankung,
  - toxisch als Therapiefolge oder
  - im Rahmen einer Fehlernährung.
  - Eine Abwanderung insbesondere neutrophiler Leukozyten in das Gefäßendothel („Margination"), wodurch sie bei der Messung nicht mehr erfasst werden.
  - Eine Zerstörung zirkulierender Leukozyten z. B. durch
    – eine Immunreaktion oder
    – als Medikamentennebenwirkung oder
    – durch erhöhten Verbrauch im Rahmen einer Infektion.
▶ Mögliche Ursachen einer **Neutropenie** sind zahlreich:
  - Leichte Neutropenien finden sich ethnisch oder familiär gehäuft und sind in der Regel harmlos.
  - Auch medikamenteninduzierte Neutropenien sind häufig leicht, können in Einzelfällen aber auch zu einer lebensbedrohlichen Agranulozytose führen. In diesen Fällen sind die Werte für Thrombozyten und Hämoglobin meist normal.
  - Ernährungsstörungen,
  - Autoimmunreaktionen,
  - anaphylaktischer Schock,
  - Speicherkrankheiten,
  - Kollagenosen,
  - Infektionen oder
  - Tumorerkrankungen.
  - Die „kongenitale Neutropenie" manifestiert sich in der frühen Kindheit, kann sich aber bis ins Erwachsenenalter fortsetzen.
  - Schließlich gibt es eine chronisch idiopathische Neutropenie, deren Ursache unbekannt ist.
▶ Die Ursachen einer **Lymphopenie** können ebenfalls angeboren (sog. kongenitale Immundefekte) oder erworben sein, letztere z. B.:
  - als Folge einer Infektion mit HIV,
  - durch Ernährungsstörungen,
  - durch eine Autoimmunerkrankung,
  - durch eine hämatoonkolgische Erkrankung oder
  - als Folge einer Therapie.

■ Merke
Die Ursachen einer Leukozytopenie sind vielfältig.

Klassifikation und Risikostratifizierung

▶ Neutrophile Granulozyten sind unmittelbar für die Infektabwehr zuständig, daher korrelieren Schwere und Dauer der Neutropenie mit der Infektionsgefahr.
▶ Eine leichte Neutropenie liegt vor bei Werten zwischen 1500 und 1000 Zellen/µl.
▶ Eine moderate Neutropenie liegt vor bei Werten zwischen 1000 und 500 Zellen/µl.
▶ Eine schwere Neutropenie liegt vor bei Werten < 500 Zellen/µl.
▶ Eine schwere Neutropenie mit einer Dauer über > 10 Tage ist mit einem sehr hohen Infektionsrisiko verbunden.

> **!** **Merke**
> Schwere Neutropenien sind mit einem hohen Risiko lebensbedrohlicher Infektionen verbunden und sollten stationär abgeklärt werden. Bei Fieber ist eine sofortige i. v.-Antibiose zwingend indiziert.

Symptomatik

▶ Das Kardinalsymptom einer Leukozytopenie ist Fieber als Hinweis auf eine Infektion,
  • bei akuter Leukozytopenie v. a. bakterielle oder virale Infektionen,
  • bei chronischer Leukozytopenie können auch Pilzinfektionen auftreten.
▶ Infektionen treten bei anhaltender oder schwerer Leukozytopenie v. a. in folgenden Körperregionen auf:
  • Mundhöhle (Mukositis, Stomatitis, Parodontitis),
  • Magen-Darm-Trakt (Ösophagitis, neutropenische Enterokolitis),
  • Urogenitaltrakt (Zystitis),
  • HNO (Sinusitis, Otitis media, Pharyngitis),
  • Lunge (Pneumonien),
  • Haut (Furunkel, Abszesse).

Diagnostik

Diagnostisches Vorgehen

▶ Abb. 3.2 beschreibt den diagnostischen Algorithmus bei Nachweis einer Leukozytopenie.

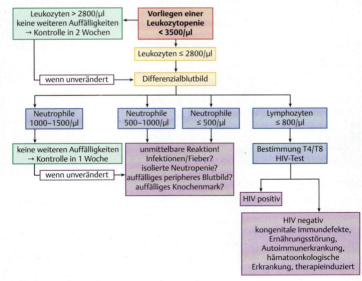

Abb. 3.2 • Leukozytopenie. Diagnostisches Vorgehen.

Anamnese

▶ Eine ausführliche Anamnese kann bereits erste wichtige Hinweise auf die Dauer der Leukozytopenie wie auch auf deren Ursache liefern.

▶ Zu erfragen sind:
  • Familienanamnese (Immundefekte in der Familie bekannt? Frühe Todesfälle in der Familie als Hinweis auf kongenitale Neutropenie?),
  • Ernährungsgewohnheiten (Vitaminmangel, insbesondere Vitamin B12/Folsäure, Alkohol),
  • Hinweise auf eine HIV-Erkrankung oder andere Immundefekte,
  • Medikamentenanamnese (Antibiotika, Antikonvulsiva, Psychopharmaka, Schmerzmittel, Zytostatika),
  • Zeichen einer Infektion (eine Infektion kann sowohl Ursache als auch Folge einer Leukozytopenie sein).

Körperliche Untersuchung

▶ Eine sorgfältige körperliche Untersuchung ist erforderlich, um Hinweise auf die Grunderkrankung zu erhalten und mögliche Infektfoci aufzudecken.

▶ Neurologische und/oder psychiatrische Störungen können bei Ernährungsdefiziten, HIV-Infektion oder Alkoholabusus auftreten.

▶ Abnormitäten im Bereich des Bewegungsapparats finden sich bei Kollagenosen oder Vaskulitiden.

▶ Lymphadenopathien oder Splenomeglie können auf Infektionen hinweisen, Autoimmunerkrankungen oder auch malignen Erkrankungen.

▶ Darüber hinaus ist auf Zeichen aktiver Infektionen zu achten (Fieber, Schleimhautulzerationen, auffällige Lungenauskultation, etc.).

Labor

▶ Die Laboruntersuchung bildet die Basis in der Diagnostik der Leukozytopenie.

▶ Bestimmung des Leukozytenwerts und Ermittlung von Art und Ausmaß der betroffenen Subgruppen im Differenzialblutbild (insbesondere neutrophile Granulozyten und/oder Lymphozyten) (s. Abschnitt: Klassifikation und Risikostratifizierung (S. 111)).

▶ Das Blutbild zeigt zudem, ob weitere Reihen betroffen sind, also Erythropoese oder Thrombozytopoese (→ Erkrankungen mit Auswirkung auf die Gesamthämatopoese?)

▶ Wichtig ist auch Erfassung der Kinetik der Leukozytopenie; liegen keine Vorbefunde vor, muss durch regelmäßige Laboruntersuchungen der weitere Verlauf beobachtet werden.

▶ Weitere Laboruntersuchungen richten sich nach der Verdachtsdiagnose, z. B.
  • C-reaktives Protein bei Verdacht auf Infektionen,
  • Vitamin B12/Folsäure bei Verdacht auf Mangelernährung,
  • Immunglobuline bei Verdacht auf Agammaglobulinämie.

Mikrobiologie und Virologie

▶ Entsprechende Untersuchungen können bei Verdacht auf eine Infektion als Ursache oder Folge der Leukozytopenie notwendig sein.

Bildgebende Diagnostik

▶ Die Notwendigkeit einer Bildgebung ergibt sich aus der Verdachtsdiagnose, die der Leukozytopenie zugrunde liegt.

Histologie, Zytologie und klinische Pathologie

▶ Die Notwendigkeit ergibt sich aus der Verdachtsdiagnose, die der Leukozytopenie zugrunde liegt.

Knochenmarkdiagnostik

▶ Eine Knochenmarkdiagnostik ist nicht grundsätzlich erforderlich.

▶ Sie sollte aber durchgeführt werden, wenn die Ursache der Leukozytopenie nicht erkennbar ist und immer dann, wenn mehrere Reihen der Hämatopoese betroffen sind.

Differenzialdiagnosen

▶ Die Differenzialdiagnosen der **Neutropenien** lassen sich grob in angeborene und erworbene Formen unterteilen.
▶ Angeborene Neutropenien:
  • zyklische Neutropenie,
  • kongenitale Neutropenie (Kostmann-Syndrom),
  • Neutropenien bei Immundefekten (z. B. Agammaglobulinämie),
  • Neutropenien bei Gendefekten (z. B. Chediak-Higashi-Syndrom),
  • Neutropenien bei Speicherkrankheiten.
▶ Erworbene Neutropenien:
  • postinfektiöse Neutropenien,
  • medikamenteninduzierte Neutropenie; eine besonders schwere Form stellt die Agranulozytose dar,
  • Neutropenien bei Mangelernährung (Mangel an Vitamin B12/Folsäure oder auch Kupfer),
  • Neutropenie bei Splenomegalie,
  • Neutropenien bei Autoimmunerkrankungen,
  • Neutropenien bei hämatologischen Erkrankungen (z. B. Myelodysplastischem Syndrom, Leukämie, Aplastischer Anämie, Paroxysmaler nächtlicher Hämoglobinurie),
  • sogenannte „chronisch idiopathische Neutropenie" ohne erkennbare Ursache als Ausschlussdiagnose.
▶ Als mögliche Differenzialdiagnosen bei **Lymphopenie** kommen infrage:
  • Lymphopenien bei angeborenen Immundefekten (z. B. Wiskott-Aldrich-Syndrom),
  • Lymphopenien bei Infektionen (insbesondere Virusinfektionen, z. B. HIV),
  • Lymphopenien bei Autoimmunerkrankungen,
  • Lymphopenien bei Protein-Mangelernährung,
  • Medikamenteninduzierte Lymphopenie (Immunsuppressiva, Zytostatika, Glukokortikoide),
  • Lymphopenie nach Strahlentherapie,
  • Lymphopenien bei hämatoonkologischen Erkrankungen.

3.3 Thrombozytopenie

Christof Scheid

Definition

▶ Verminderung der Thrombozyten im peripheren Blut unterhalb des Normbereichs.

Epidemiologie

▶ Während schwere, mit einer Thrombozytopenie einhergehende Krankheitsbilder selten sind, stellt die – oft zufällig entdeckte – asymptomatische Thrombozytopenie ein häufiges Problem dar.

Häufigkeit

▶ Keine Angaben möglich

Altersgipfel

▶ Keine Angaben möglich

Geschlechtsverteilung

▶ Keine Angaben möglich

Prädisponierende Faktoren

▶ Blutungen
▶ Störungen der Knochenmarkfunktion

Ätiologie und Pathogenese

▶ Die Zahl der Thrombozyten im peripheren Blut ist relativ konstant und stellt ein Gleichgewicht aus Produktion im Knochenmark und Verbrauch in der Peripherie, z. B. bei der Blutungsstillung dar.
▶ Eine Verminderung ist daher entweder bei erhöhtem Verbrauch und/oder verminderter Megakaryopoese möglich.

Klassifikation und Risikostratifizierung

▶ Üblicherweise wird die Thrombozytopenie in verschiedene Schweregrade eingeteilt:
- Leicht $100–150 \times 10^9$/l
- Moderat $50–100 \times 10^9$/l
- Schwer $< 50 \times 10^9$/l
▶ Sehr gebräuchlich ist auch die Graduierung der hämatologischen Toxizität nach CTC-AE:
- Grad 1: 75×10^9/l – unterer Normwert
- Grad 2: $50–75 \times 10^9$/l
- Grad 3: $25–50 \times 10^9$/l
- Grad 4: $< 25 \times 10^9$/l

> **! Merke**
> Bei der Einteilung der Thrombozytopenie in Schweregrade muss aber wie oben dargestellt immer berücksichtigt werden, dass es sich um eine rein zahlenmäßige Graduierung handelt, die nicht direkt mit der klinischen Bedeutsamkeit korreliert.

Symptomatik

▶ Punktförmige Einblutungen (Petechien) in Haut und Schleimhäuten. Prädilektionsstellen sind abhängige Körperpartien wie Unterschenkel und Unterarme, aber auch Auflagestellen bei bettlägrigen Patienten oder andere Druckstellen, z. B. nach Anlegen und Aufpumpen einer Blutdruckmanschette.
▶ Flächige Blutungen an Haut und Schleimhäuten,
▶ Nasenbluten,
▶ Zahnfleischbluten,
▶ gastrointestinale Blutungen,
▶ intrazerebrale Blutungen,
▶ verlängerte Blutungen nach Verletzungen, Injektionen oder operativen Eingriffen.

Diagnostik

Diagnostisches Vorgehen

▶ Zunächst ist bei einem verminderten Thrombozytenwert eine Pseudothrombozytopenie auszuschließen.
▶ Anschließend ist zu unterscheiden zwischen einer symptomatischen und einer asymptomatischen Thrombozytopenie.
▶ Genauso bedeutsam ist die Kinetik des Abfalls der Thrombozyten.
▶ Letztlich ist der klinische Kontext der Thrombozytopenie für das weitere diagnostische und therapeutische Vorgehen entscheidend (Abb. 3.3).

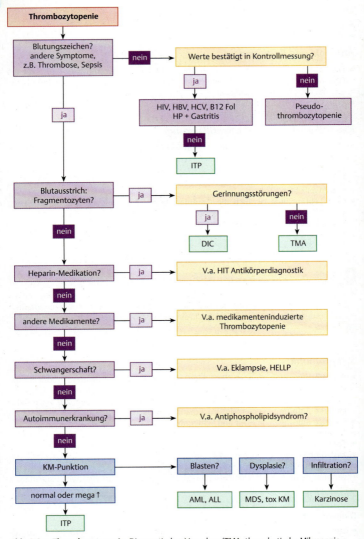

Abb. 3.3 • Thrombozytopenie. Diagnostisches Vorgehen (TMA: thrombotische Mikroangiopathie, DIC: disseminierte intravasale Koagulopathie, HIT: Heparininduzierte Thrombozytopenie, HELLP: Hämophile, elevated liver enzymes proteinuria, ITP: idiopathische Thromboyztopenie, AML: akute myeloische Leukämie, ALL: akute lymphatische Leukämie, MDS, myelodysplastisches Syndrom, KM: Knochenmark).

Anamnese

► Blutungen aktuell und in der Vergangenheit,
► Blutungskomplikationen bei Operationen oder Verletzungen,
► frühere Thrombozytenwerte,
► Schwangerschaft,
► Erkrankungen, insbesondere malignome oder Autoimmunerkrankungen,
► eingenommene Medikamente,
► Chemo- oder Strahlentherapie,
► Transfusionen.

Körperliche Untersuchung

► Blutungszeichen an Haut und Schleimhäuten,
► Splenomegalie.

Labor

► Blutbild, einschließlich Thrombozyten aus verschiedenen Medien, z. B. EDTA, Citrat, Heparin,
► Leber- und Nierenwerte, LDH, Haptoglobin,
► Vitamin B12, Folsäure.
► Antithrombozytäre Antikörper sind bei stark verminderten Thrombozyten oft nicht sicher messbar und spielen im diagnostischen Algorithmus keine wesentliche Rolle.

Mikrobiologie und Virologie

Kulturen
► Bei Magenbeschwerden sollte ein Helicobacter-pylori-Test erfolgen, da eine Eradikationsbehandlung eine Immunthrombozytopenie verbessern kann.

Serologie
► Bei chronischer Thrombozytopenie sollte eine Testung auf HIV, Hepatitis B und C erfolgen.

Bildgebende Diagnostik

Sonografie
► Abdomen-Sonografie zur Bestimmung von Leber- und Milzgröße.

Histologie, Zytologie und klinische Pathologie

Knochenmarkdiagnostik
► Abwartendes Verhalten: Wenn es keinerlei Anhaltspunkte für eine hämatologische Grunderkrankung gibt und eine andere Ursache für die Thrombozytopenie sehr wahrscheinlich ist, kann zunächst auf eine Knochenmarkpunktion verzichtet werden und der weitere Verlauf abgewartet werden.
► Indikation zur KM-Diagnostik: Wenn die Thrombozytopenie sich durch die getroffenen Maßnahmen nicht bessert oder die anderen Befunde nicht schlüssig sind, sollte unbedingt eine Knochenmarkdiagnostik zur Beurteilung der Megakaryopoese und zum Ausschluss einer malignen Grunderkrankung durchgeführt werden.

Differenzialdiagnosen

► Pseudothrombozytopenie

3.4 Polyglobulie
Christof Scheid

Definition

▶ Erhöhung der Konzentration im peripheren Blut von Erythrozyten und/oder Hämoglobin und/oder erhöhter Hämatokrit.
▶ Für die Diagnose einer P. vera gelten folgende Grenzwerte:
  • Männer: Hb > 16,5 g/dl oder Hkt > 49 %
  • Frauen: Hb > 16,0 g/dl oder Hkt > 48 %

Epidemiologie

▶ Zur Häufigkeit der Polyglobulie liegen keine Zahlen vor, es ist aber davon auszugehen, dass es in Anbetracht der Häufigkeit von Blutbilduntersuchungen nicht selten zu einem pathologisch erhöhten Hämoglobinwert bzw. Erythrozytenzahl kommt.
▶ Laut einer Untersuchung in Italien an 10.000 Einwohnern einer Stadt wiesen knapp 1 % erhöhte Werte im Sinne einer Polyglobulie auf. Allerdings waren diese Werte in einer Wiederholungsmessung nur in < 50 % erneut erhöht, sodass die wahre Prävalenz auf etwa 4–5 pro 100.000 geschätzt werden kann.

Häufigkeit

▶ 4-5 pro 100.000

Altersgipfel

▶ Keine Angaben möglich

Geschlechtsverteilung

▶ Keine Angaben möglich

Prädisponierende Faktoren

▶ Rauchen
▶ Herz- und Lungenerkrankungen

Ätiologie und Pathogenese

▶ Primäre Polygobulie durch autonome Proliferation der Erythropoese im Sinne der Polycythaemia vera, s. Kap. Polycythaemia vera (S. 384).
▶ Pathogenese der sekundären Polyglobulie hängt von der vorhandenen Grunderkrankung ab:
  • Ein Teil der Polyglobulien kann durch einen erhöhten Erythropoetin-Serumspiegel erklärt werden. Dieser kann entweder als Reaktion auf einen verminderten Sauerstoffpartialdruck entstehen oder durch Erythropoetin (Epo) bildende Tumoren entstehen.
  • Auch eine Reduktion des Plasmavolumens führt zu einer Steigerung der Hämoglobinkonzentration und des Hämatokrits.

Symptomatik

▶ Dunkelrote Hautfarbe
▶ Dyspnoe
▶ Kopfschmerz

Diagnostik

Diagnostisches Vorgehen

▶ Nach der Feststellung einer Polyglobulie sollte zunächst eine Kontrollmessung einige Wochen später erfolgen, da in bis zur Hälfte der Fälle die Werte nur vorübergehend erhöht sind (s. oben).

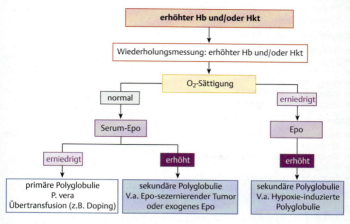

Abb. 3.4 • Polyglobulie. Diagnostisches Vorgehen bei Verdacht auf Polyglobulie.

▶ Nach Bestätigung der Polyglobulie ist die weitere Diagnostik darauf ausgerichtet, möglichst schnell zwischen einer primären und sekundären Polyglobulie unterscheiden zu können.

▶ Neben dem klinischen Bild ist die Messung der peripheren Sauerstoffsättigung per Pulsoxymetrie in aller Regel rasch verfügbar. Dabei sollte neben der Messung in Ruhe auch der Verlauf der Sättigung bei leichter Belastung verfolgt werden.

▶ Messung des Serum-Erythropoetin-Spiegels zur weiteren Unterscheidung zwischen einer primären und sekundären Polyglobulie (Abb. 3.4):
  • Bei vermindertem Spiegel liegt hochwahrscheinlich eine Polyzythämia vera vor,
  • bei erhöhtem Spiegel ist eine kardiopulmonale Erkrankung oder ein Erythropoetin sezernierender Tumor zu suchen.

▶ Aus Anamnese, körperlicher Untersuchung, Sauerstoffsättigung und Erythropoetin-Spiegel lässt sich in der Regel eine klare Verdachtsdiagnose ableiten, die das weitere diagnostische Vorgehen lenkt:
  • Normale Sauerstoffsättigung + erniedrigter Epo-Spiegel: Verdacht auf Polycythämia vera.
  • Normale Sauerstoffsättigung + erhöhter Epo-Spiegel: Verdacht auf Epo sezernierenden Tumor.
  • Verminderte Sauerstoffsättigung + erhöhter Epo-Spiegel: Verdacht auf kardiopulmonale Erkrankung.

▶ In die Betrachtung der Befunde muss auch einbezogen werden, dass bei Sportlern eine Polyglobulie auch Ausdruck von exogen zugeführtem Epo oder Transfusionen sein kann, diese aber in der ersten Anamnese nicht zugegeben werden. In diesen Fällen würde bei normaler Sauerstoffsättigung der Epo-Spiegel entweder erniedrigt oder erhöht sein.

▶ Raucher haben oft eine Polyglobulie aufgrund einer gleichzeitigen Vermehrung der Erythrozyten und einer Verminderung des Plasmavolumens.

Anamnese

▶ Veränderung in der Hautfarbe
▶ Belastbarkeit
▶ Atemnot
▶ Medikamenteneinnahme

► Transfusionen
► Besondere Sportarten

Körperliche Untersuchung

► Dunkelrotes Hautkolorit
► Zeichen der Zyanose
► Trommelschlegelfinger
► Herzgeräusche
► Pulmonale Nebengeräusche
► Splenomegalie

Labor

► Bestätigung der erhöhten Hämoglobin bzw. Erythrozytenwerte in einer zweiten Blutprobe
► Blutbild, LDH, Leber und Nierenwerte
► Blutgasanalyse
► Erythropoetin im Serum

Bildgebende Diagnostik

Sonografie
► Abdomen-Sonografie zur Bestimmung von Leber- und Milzgröße
► Ausschluss einer tumorösen Raumforderung
Echokardiografie
► Pumpfunktion
► Klappenfunktion
► Untersuchung auf Rechts-Links-Shunts
Röntgen
► Thorax zum Ausschluss von Lungenerkrankungen

Histologie, Zytologie und klinische Pathologie

Knochenmarkdiagnostik
► Eine Knochenmarkpunktion ist bei Polyglobulie nicht notwendig, wenn es sich um eine sekundäre Form handelt.
► Erst wenn eine Polycythaemia vera wahrscheinlich ist, z. B. durch Nachweis einer Jak-2-Mutation, sollte eine Knochenmarkdiagnostik erfolgen.
Molekulargenetische Diagnostik
► Ausschluss einer Jak-2-Mutation, s. Kap. Polycythaemia vera (S. 384).

Differenzialdiagnosen

► Myeloproliferative Neoplasien, insbesondere Polycythaemia vera,
► Verminderung des Plasmavolumens, z. B. bei Exsikkose oder Nierenerkrankungen.

3.5 Leukozytose
Karl-Anton Kreuzer

Aktuelles

▶ Neuere molekulargenetische Untersuchungsverfahren erlauben es, neoplastische Leukozytosen früher, d. h. bereits bei milder Ausprägung, festzustellen.
▶ Die Weltgesundheitsorganisation (WHO) hat kürzlich die Monoklonale B-Zell-Lymphozytose (MBL), welche sich häufig nur mit einer relativen Lymphozytose präsentiert, als eigenständige Entität im Sinne einer fakultativen Präneoplasie definiert.

Definition

▶ Überschreiten des oberen Referenzbereichs der Leukozyten im peripheren Blut.
▶ Übersteigt der relative Anteil einer Leukozytensubpopulation (z. B. Lymphozyten) den oberen Referenzwert der Normalverteilung, spricht man unabhängig von der Gesamtleukozytenzahl von
  • einer relativen Granulo-, Lympho- oder Monozytose bzw.
  • einer Eosino- oder Basophilie.
▶ Relative Vermehrung einer Leukozytenpopulation muss nicht unbedingt mit einer absoluten Vermehrung verbunden sein: So kann z. B. eine relative Lymphozytose auch durch eine relative Granulozytopenie zustande kommen.

Epidemiologie

▶ Eine Leukozytose stellt kein eigenständiges Krankheitsbild dar, deshalb sind Angaben zu deren Epidemiologie unerheblich.
▶ Die allermeisten Leukozytosen im klinischen Alltag sind reaktiver Natur: Die hauptsächliche Herausforderung besteht daher darin, neoplastische Leukozytosen sicher von reaktiven Veränderungen abzugrenzen.

Häufigkeit

▶ Keine Angaben möglich

Altersgipfel

▶ Keine Angaben möglich

Geschlechtsverteilung

▶ Keine Angaben möglich

Prädisponierende Faktoren

▶ Keine Angaben möglich

Ätiologie und Pathogenese

▶ Pathogenetisch lassen sich bei den Leukozytosen folgende Gruppen unterscheiden:
  • **Normvarianten**: Erhöhung der Leukozytenzahl oder einer Leukozytensubpopulation ohne Krankheitswert.
  • **Reaktive Leukozytosen**: Erhöhung der Leukozytenzahl oder einer Leukozytensubpopulation in Begleitung einer entzündlichen oder infektiologischen Problematik (z. B. Raucherleukozytose, Virusinfekt, Sepsis).
  • **Präneoplastische Leukozytosen**: Erhöhung der Leukozytenzahl oder einer Leukozytensubpopulation mit erhöhtem Risiko für einen Übergang in eine neoplastische Leukozytose (z. B. Monoklonale B-Zell-Lymphozytose).
  • **Neoplastische Leukozytose**: Erhöhung der Leukozytenzahl oder einer Leukozytensubpopulation als Ausdruck einer autonomen Proliferation (z. B. Chronische myeloische Leukämie, CML).
▶ Die Ätiologie der Leukozytosen ist äußerst vielfältig. Tab. 3.1 gibt hierzu eine typische, aber nicht vollständige Übersicht.

Tab. 3.1 • **Benigne und maligne Ursachen für eine Leukozytose (Auswahl).**

Benigne Ursachen	Maligne Ursachen
Stress (Trauma, Operationen, Extremsport)	Myelodysplastische Syndrome (MDS)
Genussmittel (Nikotin, Drogenkonsum)	Myeloproliferative Neoplasien (MPN):
Medikamente (Impfungen, Glukokortikoide, Wachstumsfaktoren etc.)	– Chronische myeloische Leukämie (CML)
	– Primäre Myelofibrose (PMF)
Virusinfektionen (EBV, HSV, CMV, HIV, Influenza, Hepatitis etc.)	– Essenzielle Thrombozythämie (ET)
	– Polycythaemia vera (PV)
Bakterielle Infektionen (alle Spezies)	MPN/MDS-Überlappungssyndrome
Parasitosen (Malaria, Toxoplasmose, Babesiose u. a.)	Klonale Eosinophilien (MPN-eo)
Mykosen (v. a. systemische Pilzinfektionen)	B- und T-Zell-Lymphome (B-/T-NHL):
Autoimmunerkrankungen (z. B. Lupus erythematodes, rheumatische Arthritis)	– Chronische lymphatische Leukämie (CLL)
	– Follikuläres Lymphom (FL)
Endokrine Erkrankungen (z. B. Hyperthyreoidismus, Morbus Addison)	– T-Prolymphozytenleukämie (T-PLL)
Tumorerkrankungen	Akute Leukämien (AML, ALL)

Klassifikation und Risikostratifizierung

▶ Leukozytosen lassen sich aufgrund ihrer Heterogenität nicht sinnvoll klassifizieren.
▶ Grundsätzlich sind – insbesondere bei Fehlen sonstiger maßgeblicher Befunde – leichte Abweichungen ($<20\%$) vom oberen Referenzwert nur gelegentlich mit einem klinisch relevanten Krankheitsbild assoziiert.
▶ Bei den physiologischerweise selteneren Leukozyten kann jedoch bereits eine numerisch kleine Abweichung ätiologisch und prognostisch relevant sein: So kann eine Basophilie mit 4% bereits bedeutungsvoll sein.
▶ Im Fall der oben genannten MBL unterscheidet die WHO noch:
  • eine „low count"-MBL (monoklonale Lymphozyten $<0,5$ G/l) und
  • eine „high count"-MBL (monoklonale Lymphozyten $\geq 0,5$ G/l): Diese ist mit einem höheren Progressionsrisiko in eine manifeste Lymphomerkrankung vergesellschaftet.

! *Merke*
Bereits geringgradige Basophilien sind häufig Ausdruck einer myeloproliferativen Neoplasie (MPN). Monozytosen $>1,0$ G/l sind, insbesondere bei gleichzeitig vorliegender Anämie und/oder Thrombozytopenie, verdächtig für eine monozytäre Neoplasie (z. B. Chronische myelomonozytäre Leukämie, CMML).

Symptomatik

▶ Das klinische Erscheinungsbild einer Leukozytose variiert stark je nach Erkrankungskontext.
▶ Infektiöse oder entzündliche Zustände (Fieber, Schüttelfrost etc.):
  • Diese Symptome können bei einer neutrophilen Granulozytose auf eine reaktive Ursache der Leukozytose hinweisen.
  • Sie stellen jedoch häufig auch ein Begleitphänomen neoplastischer Prozesse dar.
▶ Bei einer Lymphozytose ist immer ein besonderes Augenmerk auf Symptome zu richten, die eine **Lymphoproliferation** anzeigen können:
  • Lymphadenopathie, Splenomegalie, Hepatomegalie und sog. B-Symptome (Fieber, Nachtschweiß, ungewollter Gewichtsverlust).
  • Neoplastische Proliferationen der Monozyten können sich zusätzlich durch Organinfiltrationen (z. B. kutan) manifestieren.

- Klonale Expansionen der Eosinophilen gehen häufig ebenfalls mit Gewebeinfiltrationen sowie mit durch Mediatoren verursachte Begleitsymptome (Pruritus, subfebrile Temperaturen) einher.
- Eine Basophilie verursacht per se keine klinische Symptomatik, ist aber häufig Ausdruck einer myeloproliferativen Neoplasie (MPN).
▶ Insbesondere exzessive Erhöhungen der Granulozyten und der Monozyten (sog. Hyperleukozytosen > 100 G/l) können rheologische Störungen (z. B. Priapismus) bis hin zu Leukozytenthromben und -emboli (z. B. Milzinfarkte) zur Folge haben.

Diagnostik

Diagnostisches Vorgehen

▶ Ausgehend von einem maschinellen Blutbild sollte bei einer Leukozytose stets zunächst eine Wiederholung der Untersuchung mit einem mikroskopischen Differenzialblutbild erfolgen. Hieraus ergeben sich meistens bereits entscheidende Hinweise.
▶ Ist die Leukozytose auf eine Erhöhung der Lymphozyten (Lymphozytose) zurückzuführen, sollte eine durchflusszytometrische Untersuchung erfolgen. Diese charakterisiert nicht nur die Lymphozytensubpopulationen, sondern es lässt sich auch nach aberranten Expressionsmustern auf den Zellen suchen:
- Identifikation einer suspekten Lymphozytenpopulation oder Vorliegen anderer Anhaltspunkte für eine lymphoproliferative Erkrankung → diagnostische Eskalation zur Entitätsbestimmung.
▶ Alarmierende Befunde innerhalb der myeloischen Zellreihe sind:
- Nachweis zirkulierender Blasten sowie
- pathologische Linksverschiebung der Granulozytopoese.
- Bei nachweisbaren Blasten sollte direkt eine Untersuchung des Knochenmarks folgen, da die hierfür infrage kommenden Erkrankungen zu ernsthaft sind, um zuvor eine ausgiebige Ausschlussdiagnostik durchzuführen.
▶ Bei einer Monozytose, welche persistierend > 1,0 G/l beträgt, muss ebenfalls eine Knochenmarkdiagnostik folgen. Nur wenige Erkrankungen gehen mit einer deutlichen reaktiven Monozytose einher, monozytäre Neoplasien sind dabei eine häufigere Ursache.
▶ Eosinophilie und Neutrophilie (insbesondere bei nur mäßiger Ausprägung):
- Hier kann zunächst eine Kontrolle und eine entsprechende infektiologische bzw. allergologische Ausschlussdiagnostik erfolgen.
- Im Falle von Eosinophilien muss aber eine plausible Erklärung gefunden werden, da mittlerweile einige klonale Eosinophilien bekannt sind, welche gut diagnostizierbar und v. a. gut behandelbar sind (MPN-eo mit PDGFR-Rearrangements).
▶ Einen Überblick über eine diagnostische Strategie gibt Abb. 3.5.

Anamnese

▶ Anamnestische Angaben können bei der Diagnostik einer Leukozytose sehr hilfreich sein. Insbesondere sollten erhoben werden:
- Vorerkrankungen (z. B. Infektneigung, Tumorerkrankungen, Allergien),
- Reiseanamnese (Tropenerkrankungen),
- Sexualanamnese (sexuell übertragbare Infektionen),
- Genussmittelanamnese (z. B. Nikotinabusus),
- Medikamentenanamnese (z. B. Glukokortikoide).
▶ Ferner ist gezielt nach B-Symptomen sowie nach sonstigen Beschwerden zu fragen.

Körperliche Untersuchung

▶ Bei einer nicht gut erklärbaren Leukozytose ist eine körperliche Untersuchung unabdingbar.
▶ Zu beachten sind insbesondere: Infektzeichen, evtl. Hepato- oder Splenomegalie.
▶ Vollständiger Lymphknotenstatus ist erforderlich.

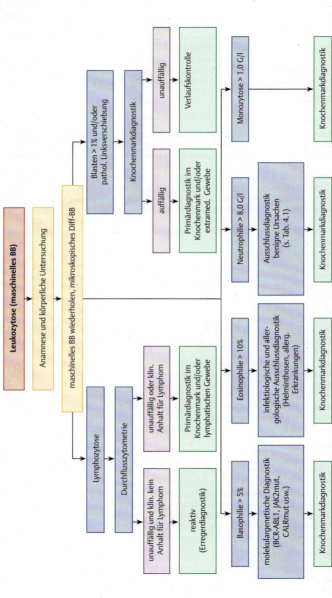

Abb. 3.5 • Leukozytose. Diagnostisches Vorgehen.

▶ Bei der Inspektion des Integuments sind Hautveränderungen zu beachten, die Ausdruck einer neoplastischen Leukozyteninfiltration sein können.

> **!** *Merke*
> Durch eine sorgfältige Anamnese und körperliche Untersuchungen lassen sich viele Leukozytosen bereits ätiologisch gut eingrenzen. Wichtig sind v. a. die Medikamentenanamnese sowie Begleitbefunde wie B-Symptomatik und/oder Organomegalien.

Labor

▶ Der Labordiagnostik kommt bei der Abklärung einer Leukozytose ein großer Stellenwert zu.
▶ Mikroskopisches Blutbild.
▶ Laboruntersuchung, die sich an den großen Organsystemen orientiert:
  • Metabolische Basisdiagnostik,
  • Leber- und Nierenfunktionsparameter.
▶ Globale Entzündungsmarker (z. B. C-reaktives Protein, CRP) können helfen, eine reaktive Leukozytose von einer malignen zu unterscheiden.
▶ Bei einer Eosinophilie sind die Bestimmungen von IgE und Tryptase sinnvoll.
▶ Besteht neben einer Leukozytose eine Verminderung anderer Blutzellen (Anämie, Thrombozytopenie), sollten auch diese bzgl. ihrer Ursache abgeklärt werden (Eisenstoffwechsel, Hämolyseparameter).

Mikrobiologie und Virologie

▶ Viele Leukozytosen entstehen in Begleitung einer infektiologischen Erkrankung → Erregerdiagnostik hat hier eine besondere Bedeutung.
▶ Neben den vielen möglichen häufigen Viren, Bakterien, Pilze und Parasiten muss bei entsprechender Verdachtslage auch an seltenere Erreger (z. B. Echinokokken, Babesien) gedacht werden.

> **!** *Merke*
> Reaktive Leukozytosen sind meist mild ausgeprägt. Deutliche Abweichungen (> 20 % des oberen Referenzbereichs) sowie weitere Abweichungen im Blutbild sollten an eine primäre Ursache denken lassen.

Bildgebende Diagnostik

Sonografie
▶ Bei der Abklärung einer ätiologisch unklaren Leukozytose kann eine Sonografie der Lymphknoten und des Oberbauchs hilfreich sein.
▶ Lymphoproliferative Erkrankungen können mit einer Lymphadenopathie einhergehen.
▶ Myeloproliferative Neoplasien (MPN) führen regelmäßig zu einer mehr- oder weniger ausgeprägten (Hepato-)Splenomegalie.

CT
▶ Konventionelle Radiografie liefert nur selten Befunde, die in einem aussagekräftigen Zusammenhang mit einer Leukozytose stehen (und dann ohnehin eine Schnittbilddiagnostik zur Folge hätten).
▶ CT liefert relevante Informationen zu z. B. lokalen Entzündungs- oder Infektionsherden, soliden Tumoren oder der klinischen Untersuchung nicht zugänglicher Organomegalien bzw. Lymphome.

MRT
► Konventionelle Radiografie liefert nur selten Befunde, die in einem aussagekräftigen Zusammenhang mit einer Leukozytose stehen (und dann ohnehin eine Schnittbilddiagnostik zur Folge hätten).
► MRT liefert relevante Informationen zu z. B. lokalen Entzündungs- oder Infektionsherden, soliden Tumoren oder der klinischen Untersuchung nicht zugänglicher Organomegalien bzw. Lymphome.

Histologie, Zytologie und klinische Pathologie

Knochenmarkdiagnostik
► Kann eine primäre Knochenmarkerkrankung nicht sicher ausgeschlossen werden oder bestehen sogar konkrete Hinweise darauf → Knochenmarkdiagnostik zur Abklärung einer Leukozytose obligat.
► Dabei sind mindestens eine zytologische und eine histopathologische Untersuchung erforderlich.
► Zweckmäßigerweise sollte bei der Knochenmarkpunktion auch Material für die durchflusszytometrische, zytogenetische und molekulargenetische Analytik entnommen werden (diese kann dann ggf. schnell und ohne erneute Punktion erfolgen).

Lymphknotendiagnostik
► Nur die chronische lymphatische Leukämie (CLL) lässt sich vollständig aus dem peripheren Blut diagnostizieren.
► In den anderen Fällen ist für die Lymphomdiagnostik eine Lymphknotenhistologie unbedingt erforderlich.
► Lymphknotenexstirpation ist dabei einer Lymphknotenpunktion (Einschränkung durch geringere Materialmenge) vorzuziehen.

Ergussdiagnostik
► Die Indikation zu einer Ergussdiagnostik ergibt sich aus den differenzialdiagnostischen Erwägungen:
  • Indikation für rasche Punktion, falls z. B. ein Pleuraempyem als Ursache für eine Leukozytose in Betracht kommt.
  • Ergussdiagnostik kann auch wegweisend sein, wenn die reaktive Leukozytose infolge einer extramedullären Manifestation einer hämatologischen Erkrankung (z. B. ZNS-Lymphom oder Primary Effusion Lymphoma, PEL) aufgetreten ist.

Molekulargenetische Diagnostik
► In einigen Fällen können bereits aus dem peripheren Blut wegweisende molekulargenetische Befunde für die Abklärung einer Leukozytose gewonnen werden, v. a. bei myeloproliferativen Neoplasien:
  • Eine chronische myeloische Leukämie (CML) kann z. B. in der Regel zweifelsfrei durch den Nachweis von BCR-ABL 1-Fusionstranskripten nachgewiesen werden.
  • Auch verwandte Entitäten (PMF, ET, PV) sind durch molekulare Parameter gut definiert (siehe entsprechende Kapitel).

Liquordiagnostik
► Die Indikation zu einer Liquordiagnostik ergibt sich aus den differenzialdiagnostischen Erwägungen:
  • Indikation für rasche Punktion, falls z. B. eine Meningitis als Ursache für eine Leukozytose in Betracht kommt.
  • Liquordiagnostik kann auch wegweisend sein, wenn die reaktive Leukozytose infolge einer extramedullären Manifestation einer hämatologischen Erkrankung (z. B. ZNS-Lymphom oder Primary Effusion Lymphoma, PEL) aufgetreten ist.

Histopathologie anderer Organe
► Eine histopathologische Abklärung ist indiziert, wenn
  • eine Leukozytose nicht plausibel erklärbar ist und
  • sich gleichzeitig aus der bildgebenden Diagnostik ein suspekter Befund ergibt.

► In einigen Fällen manifestiert sich auch eine hämatologische Erkrankung ausschließlich oder überwiegend außerhalb der hämatologischen Kompartimente (peripheres Blut, Knochenmark, lymphatisches Gewebe).
► Dann müssen ggf. für die Diagnose Bioptate aus anderen Geweben entnommen werden:
  • Gelegentlich kann z. B. eine Splenektomie indiziert sein, da es Lymphome gibt, die sich primär dort manifestieren (v. a. T-Zell-Lymphome).

Differenzialdiagnosen

► Die vielfältigen Differenzialdiagnosen einer Leukozytose ergeben sich aus der unterschiedlichen Ätiologie (Tab. 3.1).
► Maligne Leukozytosen müssen mit größter Sorgfalt von den benignen abgegrenzt werden.
► Mitunter ist nur der weitgehende Ausschluss einer bösartigen Erkrankung als Ursache für eine Leukozytose möglich, ohne eine eindeutige andere Ursache hierfür gefunden zu haben.

3.6 Thrombozytose
Karl-Anton Kreuzer

Aktuelles

► Der obere Grenzwert der Thrombozyten im peripheren Blut wurde durch die Weltgesundheitsorganisation (WHO) für die Definition der Essenziellen Thrombozythämie (ET) bereits 2008 auf 450 G/l reduziert.
► Neuere molekulargenetische Untersuchungsverfahren erlauben es überdies, neoplastische Thrombozytosen schneller und eindeutiger zu erkennen. Dies gilt v. a. im Rahmen einer
  • ET,
  • Primären Myelofibrose (PMF) oder
  • myelodysplastischen/myeloproliferativen Neoplasie mit Ringsideroblasten und Thrombozytose (MDS/MPN-RS-T).
► Dies findet u. a. Niederschlag in der aktuellen (2022) Klassifikation der hämatologischen Neoplasien der WHO.

Definition

► Überschreiten des oberen Referenzbereichs der Thrombozyten im peripheren Blut.
► Morphologische Veränderungen (Aggregatbildung, Thrombozytenanisozytose, mittleres Thrombozytenvolumen [MPV] etc.) sind für diese quantitative Befunderhebung nicht maßgeblich.

Epidemiologie

► Eine Thrombozytose ist zunächst ein deskriptiver Laborbefund, der vielfältige ätiologische Ursachen haben kann.
► Die allermeisten Thrombozytosen im klinischen Alltag sind reaktiver Natur (sog. sekundäre Thrombozytosen). Die hauptsächliche Herausforderung besteht deshalb darin, neoplastische Thrombozytosen sicher hiervon zu unterscheiden.

Häufigkeit

► Keine Angaben möglich

Altersgipfel

► Keine Angaben möglich

Geschlechtsverteilung

▶ Keine Angaben möglich

Prädisponierende Faktoren

▶ Keine Angaben möglich

Ätiologie und Pathogenese

▶ Pathogenetisch können bei den Thrombozytosen folgende Gruppen unterschieden werden:
  - **Normvarianten**:
    – Meist milde Erhöhung der Thrombozyten ohne Krankheitswert.
  - **Passagere sekundäre Thrombozytosen**:
    – Meist milde bis mäßige Erhöhung der Thrombozyten als Folge eines vorübergehenden Zustandes (z.B. Schwangerschaftsthrombozytose, Thrombozytose in Begleitung einer ausgeprägten Eisenmangelanämie).
    – Diese Thrombozytose besitzen keinen Krankheitswert.
  - **Chronische sekundäre Thrombozytosen**:
    – Milde bis starke Erhöhung in Folge eines chronischen Begleitumstandes (z.B. chronische Entzündungen, Tumorerkrankungen).
    – Hier kann die sekundäre Thrombozytose die bereits durch die Grunderkrankung ggf. erhöhte Thromboembolieneigung verstärken.
  - **Neoplastische Thrombozytose**:
    – Meist starke Erhöhung der Thrombozytenzahl im peripheren Blut als Ausdruck einer autonomen Proliferation (z.B. Essenzielle Thrombozythämie, Primäre Myelofibrose).
    – Hier ist sowohl das Thromboembolierisiko als auch – insbesondere bei exzessiven Thrombozytenwerten > 1000 G/l – das Blutungsrisiko erhöht.
▶ Die Ätiologie der Thrombozytosen ist äußerst vielfältig. Tab. 3.2 gibt hierzu eine typische, aber nicht vollständige Übersicht.

Tab. 3.2 • Benigne und maligne Ursachen für eine Thrombozytose (Auswahl).

Benigne Ursachen	Maligne Ursachen
Stress, Trauma, Operation und körperliche Belastung	Essenzielle Thrombozythämie (ET)
Eisenmangel	Primäre Myelofibrose (PMF)
Chronische Entzündungen (Chronische entzündliche Darmerkrankungen, Autoimmunerkrankungen)	Chronische myeloische Leukämie (CML)
Chronische Infektionen (z.B. Tuberkulose)	Polycythaemia vera (PV)
Hämatopoetische Regeneration (z.B. nach Chemotherapie)	Myelodysplastische/myeloproliferative Neoplasie mit Ringsideroblasten
Nach Splenektomie	und Thrombozytose (MDS/MPN-RS-T)
Tumorerkrankungen	5q-Minus-Syndrom
Medikamentös (Erythropoietin, Wachstumsfaktoren)	

Klassifikation und Risikostratifizierung

▶ Thrombozytosen lassen sich aufgrund ihrer heterogenen Ätiologie als deskriptiver Laborbefund nicht sinnvoll klassifizieren.
▶ Grundsätzlich sind die meisten sekundären Thrombozytosen mild bis mäßig ausgeprägt und stellen per se kein erhöhtes Thromboembolierisiko dar.
▶ Ein erhöhte Thromboembolierisiko kann jedoch bestehen, wenn
  - eine sekundäre Thrombozytose auf der Grundlage einer anderen prothrombogenen Erkrankung (z.B. Tumorerkrankungen) vorliegt oder wenn
  - eine konstitutionelle Thrombophilie (z.B. Faktor-V-Mutation vom Typ Leiden) besteht.

▶ Für die primären Thrombozytosen ist zu berücksichtigen:
  • Diese sind zunächst mit einem erhöhten Risiko für venöse Gefäßverschlüsse verbunden.
  • Ab einer Thrombozytenzahl von ca. 1000 G/l schlägt dieses Risiko jedoch aufgrund von Funktionsdefiziten um, und es besteht die Gefahr von Blutungen.

> **❗ Cave**
> Die Ursache einer Thrombozytose ist entscheidend für das Risiko einer Thromboembolie oder Blutung.

Symptomatik

▶ Thrombozytosen per se sind in milder bis mäßiger Ausprägung in der Regel asymptomatisch.
▶ **Sekundäre Thrombozytosen** werden zudem meist nur symptomatisch, wenn zusätzliche thrombogene Risikofaktoren vorliegen.
▶ **Primäre Thrombozytosen**:
  • Bestehen diese im Rahmen einer myeloproliferativen Neoplasie (MPN) oder eines myelodysplastischen Syndroms (MDS), können hingegen bereits bei mäßig hohen Thrombozytenzahlen (> 450 G/l) zu Mikrozirkulationsstörungen (z. B. Erythromelalgie oder zerebrale Symptome) oder Thromboembolien auftreten.
  • Insbesondere Viszeralvenenthrombosen (z. B. Mesenterialvenenthrombose, Lebervenenthrombose, Pfortaderthrombose) oder sonstige atypische Thromboselokalisationen sollten an eine primäre Thrombozytose denken lassen.
  • Bei sehr stark erhöhten Thrombozytenwerten (> 1000 G/l) kehrt sich das Thromboserisiko bei primären Thrombozytosen in ein erhöhtes Blutungsrisiko um.

Diagnostik

Diagnostisches Vorgehen

▶ Eine persistierende Thrombozytose sollte auch bei nur mäßiger Ausprägung sorgfältig abgeklärt werden.
▶ Dies gilt insbesondere für Fälle, bei denen es bereits zu einer Thromboembolie gekommen ist oder bei denen Anhaltspunkte für eine MPN bestehen (z. B. Leukozytose, Anämie, Basophilie, Hepato-/Splenomegalie).
▶ Als erster Schritt empfiehlt sich ein mikroskopisches Differenzialblutbild sowie die Bestimmung des Eisenstatus und der Entzündungsparameter.
▶ Liegt ein Eisenmangel vor, sollte dieser zunächst ausgeglichen werden; erst danach erfolgt eine weitere Diagnostik der evtl. weiterbestehenden Thrombozytose.
▶ Nachweis einer chronischen Entzündung ist eine plausible Erklärung für eine Thrombozytose, schließt aber eine evtl. gleichzeitig bestehende primäre Thrombozytose nicht kategorisch aus.
▶ Bei möglicher Differenzialdiagnose einer MPN:
  • Hier kann bereits aus dem Blut eine molekulargenetische Diagnostik erfolgen, welche einen hohen positiv-prädiktiven Wert besitzt (*JAK2-V617F*-Mutation, *JAK2-Exon-12*-Mutation, Calreticulin-Mutation, *MPL*-Mutation, BCR-ABL 1-Translokation).
  • Dabei ist zu beachten, dass der negativ-prädiktive Wert dieser Diagnostik jedoch eingeschränkt ist, da etwa 15–20 % der MPN keine dieser Aberrationen aufweisen.
  • Zum sicheren Ausschluss einer MPN oder eines MDS ist daher stets eine Knochenmarkdiagnostik erforderlich.
▶ Einen Überblick über eine diagnostische Strategie gibt Abb. 3.6.

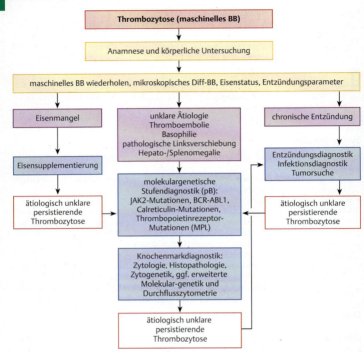

Abb. 3.6 • Thrombozytose. Diagnostisches Vorgehen.

Anamnese

▶ Anamnestische Angaben können bei der Diagnostik einer Thrombozytose hilfreich sein. Insbesondere sollten erhoben werden:
  • Vorerkrankungen (z. B. chronische Entzündungen oder Infektionen, Tumorerkrankungen, Splenektomie, Eisenmangel),
  • neu aufgetretene Beschwerden (z. B. unklarer Gewichtsverlust oder andere potenziell malignomassoziierte Symptome),
  • Medikamentenanamnese (z. B. Wachstumsfaktoren).

Körperliche Untersuchung

▶ Bei einer nicht gut erklärbaren Thrombozytose ist eine körperliche Untersuchung unabdingbar.
▶ Dabei sind insbesondere auf eine etwaige Hepato- oder Splenomegalie zu beachten, welche in Begleitung einer MPN entstehen können.

Labor

▶ Die konventionelle Labordiagnostik im Rahmen einer Thrombozytose dient in erster Linie dem Ausschluss sekundärer Ursachen.
▶ Hierbei sind v. a. der Erhebung des Eisenstatus sowie die Entzündungsparameter bedeutsam.
▶ Spezifische Parameter für sonstige Thrombzytosen existieren nicht.

Bildgebende Diagnostik

Sonografie

▶ Myeloproliferative Neoplasien führen regelmäßig zu einer mehr oder weniger ausgeprägten Hepato-/Splenomegalie; deshalb kann für die Abklärung einer ätiologisch unklaren Thrombozytose eine Sonografie des Oberbauchs hilfreich sein.

CT

▶ Ein CT kann im Rahmen einer Tumor- oder Entzündungssuche eingesetzt werden.

▶ Zur Diagnostik von Entzündungen der mittleren und großen Arterien (z. B. bei Riesenzellarteriitis) kann die CT mit einem PET kombiniert werden (PET-CT).

MRT

▶ Ein MRT kann im Rahmen einer Tumor- oder Entzündungssuche eingesetzt werden.

Histologie, Zytologie und klinische Pathologie

Knochenmarkdiagnostik

▶ Falls ein sicherer Ausschluss einer primären Knochenmarkerkrankung nicht gelingt oder wenn sogar konkrete Hinweise darauf bestehen → Knochenmarkdiagnostik zur Abklärung einer Thrombozytose obligat.

▶ Dabei sind mindestens eine zytologische und eine histopathologische Untersuchung erforderlich.

▶ Zweckmäßigerweise sollte bei der Knochenmarkpunktion auch Material für die durchflusszytometrische, zytogenetische und molekulargenetische Analytik entnommen werden (diese kann dann ggf. schnell und ohne erneute Punktion erfolgen).

Molekulargenetische Diagnostik

▶ Molekulargenetische Diagnostik kann bei einer ätiologisch unklaren Thrombozytose zunächst bereits aus dem peripheren Blut erfolgen.

▶ Einen besonderen Stellenwert haben hierbei die Aberrationen, welche mit MPN assoziiert sind:

  • *BCR-ABL 1*-Mutation, *JAK2*-Mutationen (V617F und Exon 12), Calreticulin-Mutationen sowie Mutationen im Thrombopoietinrezeptor-Gen (MPL).

  • Darüber hinaus existieren weitere molekulare Parameter, welche zwar nicht spezifisch für eine MPN oder ein MDS sind, jedoch eine klonale Erkrankung anzeigen können (z. B. *TET 2*-Mutationen).

Differenzialdiagnosen

▶ Die vielfältigen Differenzialdiagnosen einer Thrombozytose ergeben sich aus der unterschiedlichen Ätiologie (Tab. 3.2).

▶ Maligne Thrombozytosen sind mit größter Sorgfalt von den benignen abzugrenzen.

▶ Mitunter ist nur der weitgehende Ausschluss einer bösartigen Erkrankung als Ursache für eine Leukozytose möglich, ohne eine eindeutige andere Ursache hierfür gefunden zu haben.

3.7 Erhöhung der Laktatdehydrogenase-Aktivität

Thomas Streichert

Definition

▶ Eine Erhöhung der LDH-Aktivität liegt vor, wenn ein Messwert oberhalb der alters- und geschlechtsspezifischen Referenzgrenze bestimmt worden ist (s. Abschnitt: Diagnostik; Labor (S. 133)).

▶ Als gute Orientierung kann der Konsensus für beide Geschlechter dienen (Grenzwert: 250 U/l, Tab. 3.3).

Epidemiologie

Häufigkeit

Prävalenz:

▶ bei nicht selektierten Krankenhauspatienten: 23 %, in der Notaufnahme: 21 % (ausgewertet wurde für das Jahr 2016 die jeweils bei Aufnahme an der Uniklinik Köln bestimmte LDH).

▶ Die erhöhte LDH-Aktivität ist ein häufiger Laborbefund.

Altersgipfel

▶ Keine Angaben möglich

Geschlechtsverteilung

▶ Keine Angaben möglich

Prädisponierende Faktoren

▶ Keine Angaben möglich

Ätiologie und Pathogenese

▶ Die LDH ist ein ubiquitär vorkommendes zytoplasmatisches Enzym.

▶ Die LDH besteht aus 4 Untereinheiten mit jeweils 2 unterschiedlichen Typen oder einem einheitlichen Typ:
  • H-Untereinheit (= Herz)
  • M-Untereinheit (= Muskel)

▶ Die im Serum oder Plasma gemessenen LDH-Aktivitäten ergeben sich aus der Summe der Einzelaktivitäten der 5 Isoenzyme.

▶ Die Isoenzyme zeigen eine unterschiedliche Organverteilung:
  • LDH-1 und LDH-2: Myokard, Erythrozyten und Nieren
  • LDH-3: Milz, Lunge, Lymphknoten, Thrombozyten und endokrine Drüsen
  • LDH-4 und LDH-5: Skelettmuskel und Leber

Symptomatik

▶ Symptome je nach zugrunde liegender Krankheit/Störung.

▶ Die LDH-Erhöhung selbst verursacht keine Symptome, je nach Ursache (z. B. Myokardinfarkt, Rhabdomyolyse, Tumorlyse-Syndrom) können aber teils ausgeprägte Symptome auftreten.

Diagnostik

Diagnostisches Vorgehen

▶ Eine LDH-Erhöhung wird durch Messungen im Blutplasma oder Serum festgestellt (Referenzwerte in Tab. 3.3).

▶ LDH-Aktivitätserhöhungen im Serum oder Plasma finden sich bei verschiedenen Krankheiten, die mit einem Zelluntergang bzw. Gewebeschaden einhergehen (Tab. 3.4).

▶ Die erhöhte LDH-Aktivität erlaubt dabei keinen Rückschluss auf den geschädigten Zelltyp, kann aber als Ausgangsbefund für differenzialdiagnostische Überlegungen oder im Krankheitsverlauf hilfreich sein.

Anamnese

▶ Abhängig von dem klinischen Leitbild sollten zur Abklärung der LDH-Erhöhung die typischen Ursachen eines Gewebe- oder Zellschadens abgefragt werden (Tab. 3.3, Tab. 3.4).

Körperliche Untersuchung

▶ Erkrankungen, die mit einer LDH-Erhöhung einhergehen, sind in Tab. 3.4 aufgeführt.
▶ Je nach Verdachtsdiagnose ist eine entsprechende Untersuchung vorzunehmen.

Labor

▶ **Präanalytik**:
 • Bestimmung der LDH-Aktivität im Serum oder Plasma.
 • Die übliche Probenvorbereitung erfolgt durch Zentrifugation zur Abtrennung der korpuskulären Bestandteile.
 • Empfehlung: Serum oder Plasma sollte sobald als möglich, spätestens jedoch nach 2 h durch Zentrifugation gewonnen werden.
 • LDH ist im Serum oder Plasma bei Lagerung bei 4–8 °C für bis zu 4 Tage stabil.
 • Die biologische Halbwertszeit unterscheidet sich für die Isoenzyme: LDH-1 4–5 Tage und LDH-5 10 h.

> ❗ **Merke**
>
> Erythrozyten ebenso wie Thrombozyten weisen zytoplasmatisch hohe LDH-Aktivitäten auf. Insofern kann eine Hämolyse in-vitro durch z. B. ungeeignete Transportbedingungen eine relevante Erhöhung der Plasma- bzw. Serumaktivität zur Folge haben.

▶ **Analytik**:
 • Die Methode zur Bestimmung der LDH-Aktivität ist von der International Federation of Clinical Chemistry (IFCC) als Referenzmethode bei 37 °C standardisiert worden.
 • Nachweisreaktion:
  – L-Laktat + NAD$^+$ –LDH→ Pyruvat + NADH + H$^+$ mit photometrischer Messung der gebildeten Menge von NADH, die direkt proportional zur katalytischen LDH-Aktivität ist.
 • Eine Messung der Aktivitäten der Isoenzyme kann durch verschiedene Ansätze vorgenommen werden:
  – LDH-1-Bestimmung durch eine chemische oder immunologische Hemmung der M-Untereinheit.
  – Vollständige Differenzierung kann durch eine elektrophoretische Auftrennung erfolgen.
▶ Bewertung: Tab. 3.3

Tab. 3.3 • **Referenzbereiche für die LDH je nach Alter und Geschlecht.**

Geschlecht/Alter		Referenzbereich
Männer		< 247 U/l
Frauen		< 248 U/l
Konsensus für beide Geschlechter bei Erwachsenen		< 250 U/l
Kinder	0–1 Jahre	196–438 U/l
	1–3 Jahre	105–338 U/l
	4–6 Jahre	107–314 U/l
	7–12 Jahre	112–307 U/l
	13–17 Jahre	115–287 U/l

Differenzialdiagnosen

▶ Eine Erhöhung der LDH-Aktivität findet sich bei vielen pathologischen Zuständen, sie ist somit als unspezifischer Parameter zu beurteilen.
▶ Die entsprechend differenzialdiagnostisch möglichen, relevanten Erkrankungen zeigt Tab. 3.4.

Tab. 3.4 • **Ursachen für eine Erhöhung der LDH-Aktivität in Serum oder Plasma (alphabetische Sortierung).**

Gruppe von Erkrankungen	Spezielle Erkrankung	Bemerkung
Endokrine Erkrankungen	Die Hypothyreose kann mit einer Erhöhung der LDH-Aktivität einhergehen	
Gastrointestinale Erkrankungen	Bei akuter Pankreatitis kann es zu Erhöhungen der LDH-Aktivität kommen, die mit dem Schweregrad korrelieren.	• < 667 U/l (Cut-off-Wert): milde Verläufe, • > 667 U/l: schwere Verläufe (höhere Morbidität und Mortalität)
Hämolysen	*in vitro* Relevante Erhöhung der LDH-Aktivität durch Zerstörung von Erythrozyten z. B. durch nicht geeignete Transportbedingungen (Dauer, Erschütterungen, **Cave:** Rohrpostversand).	
	in vivo Erhöhung der LDH-Aktivität durch akute intravasale Hämolysen mit Zerstörung von Erythrozyten infolge • mikroangiopathischer hämolytischer Anämien (s. TMA/ TTP), • PNH, • immunologisch induzierter Hämolysen, • Malaria. Dabei gleichzeitig: • Haptoglobin ↓, • Bilirubin ↑, • freies Hämoglobin ↑, • ggf. Hämoglobinurie (im Urinteststreifen positives Hämoglobin-/Erythrozytentestfeld). • evtl. Transaminasenaktivität (v. a. ASAT und ggf. ALAT) ↑ und • evtl. LDH/ASAT-Quotient > 5	Hereditäre hämolytische Anämien gehen mit nur leichten Aktivitätssteigerungen einher, können jedoch in krisenhaften Situationen ebenfalls deutliche Erhöhungen zeigen.
Infektionen	Mononukleose	LDH-Aktivität ist typischerweise erhöht (Quellen der LDH sind Leber [bei Leberbeteiligung] und Lymphozyten [B-Zellen]).

Tab. 3.4 • Fortsetzung

Gruppe von Erkrankungen	Spezielle Erkrankung	Bemerkung
	Dengue und Dengue-Schock-Syndrom	Erhöhung der LDH-Aktivität (bei Dengue Fieber > 500 U/l und bei Dengue-Schock-Syndrom > 1000 U/l)
	H7N9-Influenza (Vogelgrippe)	Erhöhung der LDH-Aktivität Verringerung von Leukozyten, Lymphozyten, Thrombozyten Erhöhung von ASAT, ALAT, CK und CRP
	Krim-Kongo-Fieber (CCHF)	Deutliche Erhöhung der LDH (sehr hohe Werte sind Hinweis auf fatalen Verlauf)
	Pneumocystis-Pneumonie	
	Tuberkulose	
	Histoplasmose	
	Toxoplasmose	
	COVID-19	Erhöhungen der LDH-Aktivität können mit dem Schweregrad korrelieren
Kardiale Erkrankungen	Herzmuskelschaden durch • Ischämie, • Trauma, herzchirurgische Eingriffe, Herzkatheter, • Kardioversion, • Toxine, • Infektionen, • Myokarditis, • Rheumatische Erkrankungen, • Medikamente (z. B. Chemotherapeutika), • Drogen (z. B. Alkohol, Kokain).	LDH-Isoenzyme 1 und 2 oder die Gesamtaktivität der LDH wurden früher zur Erkennung eines Infarkts eingesetzt, diese Verwendung ist durch die Einführung der kardialen Troponine zur Infarktdiagnostik obsolet geworden.
	Herzklappenersatz	Ausmaß der mechanischen Hämolyse kann durch die Erhöhung der LDH-Aktivität abgeschätzt werden.
Lebererkrankungen	Hepatitis: Bei akuter Virushepatitis und seltener bei chronischen Verläufen	Starke Erhöhungen der ASAT und ALAT und Erhöhung der LDH-Aktivität (LDH-5).
	Portale Hypertension	Erhöhung der LDH-Aktivität (kein Rückschluss auf das Ausmaß der Zirrhose möglich).
	Karzinome	Erhöhung der LDH-Aktivität bei hepatozellulärem Karzinom und Lebermetastasen Isoenzymbestimmung (LDH-4/LDH-5) zur Differenzierung zwischen HCC und Metastase ist möglich, aber in der Routine durch die Messung der AFP-Konzentration abgelöst. In Kombination mit Erhöhung der ASAT und höherem BCLC-Staging findet sich

Tab. 3.4 • **Fortsetzung**

Gruppe von Erkrankungen	Spezielle Erkrankung	Bemerkung
		eine verminderte Überlebensrate bei erhöhter LDH-Aktivität
	Ischämien (s. Schock)	
Lungenerkrankungen	Lungenembolie, Lungeninfarkt	Erhöhung der LDH-Aktivität möglich
	Alveolarproteinose	
Maligne Erkrankungen (Bei malignen Tumoren kann es zu einer Freisetzung der LDH kommen, die im Plasma und Serum zu einer Erhöhung der Aktivität führt. Als Screeningassay ist sie ungeeignet, da die Erhöhung bei etwa zwei Drittel der Patienten nicht nachweisbar ist.)	Bronchialkarzinom	SCLCs können mit einer Erhöhung der LDH-Aktivität einhergehen und deuten auf eine schlechte Prognose (Halbierung der Überlebensrate). Der Marker NSE ist zur Therapiekontrolle und Prognose empfindlicher.
	Hodentumor	Messung der LDH-Aktivität ist ein Staging-Kriterium (neben AFP und hCG) bzgl. Therapieansprechen, Überlebenszeit und Überlebensrate.
	Mesotheliom	Erhöhung der LDH-Aktivität bei einem Teil der Patienten (neben Anämie, Leukozytose, Thrombozytose).
	Multiples Myelom	Erhöhungen der LDH-Aktivität sind prognostisch schlecht und können durch eine hohe Tumorlast bedingt sein.
	Morbus Hodgkin	Bei Kindern kann die LDH-Aktivität bei Erstvorstellung zur Prognoseabschätzung verwendet werden, sie ist abhängig von Tumormasse und Stadium.
	Neuroblastom	Sensitivität bei etwa 75 %. Hier stellt die Höhe der Aktivität in Verbindung mit dem Lebensalter und dem Stadium ein prognostisches Kriterium dar.
	Ovarialtumoren/ Dysgerminom	Bei bis zu 71 % der Patienten wird eine leichte Erhöhung der LDH-Aktivität beobachtet. Bei dem seltenen Dysgerminom ist die Sensitivität der (deutlich) erhöhten LDH-Aktivität bei > 92 %.
	Essenzielle Thrombozythämie	Die myeloproliferative Erkrankung mit Anstieg der Thrombozytenzahl führt aufgrund des erhöhten Zellumsatzes zu einer Erhöhung der LDH-Aktivität, die mit einer Hyperurikämie einhergeht.
	Leukämien	Akute lymphatische Leukämie: Sensitivität der LDH 79 %. Akute myeloische Leukämie: Sensitivität der LDH 26–68 %. Chronische myeloische Leukämie: LDH-Aktivität im Allgemeinen nicht erhöht

Tab. 3.4 • Fortsetzung

Gruppe von Erkrankungen	Spezielle Erkrankung	Bemerkung
	Tumorlyse-Syndrom	Vor Chemotherapie einer AML kann eine LDH-Erhöhung auf die Entwicklung eines Tumorlyse-Syndroms hindeuten: • 1- bis 4-fache Erhöhung: odds ratio (OR) 2,5 • > 4-fache Erhöhung: odds ratio (OR) 6,2
Medikamentös bedingt	G-CSF	Leukozytenanstieg kann mit einer Erhöhung der LDH-Aktivität einhergehen.
	Neuroleptika (neuroleptic malignant syndrome)	
	Maligne Hyperthermie infolge einer Narkose	
Megaloblastäre Anämie	Megaloblastäre Anämien (z. B. Vitamin-B12-Mangel, Folsäuremangel oder Therapie mit Pyrimidin- und Purinantimetaboliten) können LDH-Aktivitätserhöhungen bedingen (LDH-1 und LDH-2). Unter Therapie mit Vitamin B12 fällt die Aktivität (ggf. vor dem Anstieg der Retikulozytenzahl).	
Niereninfarkt	Niereninfarkte können eine LDH-Aktivitätserhöhung bedingen (LDH-1 und LDH-2) (evtl. mit Proteinurie und Hämaturie).	
Operative Eingriffe	Nach thoraxchirurgischen Eingriffen (Wedge-Resection, Lobektomie, Pneumektomie) kann es zu leichten Erhöhungen der LDH kommen (kein Marker für Prognose auf Überleben).	
Pectus excavatum	Erhöhung der LDH-Aktivität bei Patienten mit Trichterbrust (ohne Korrelation zum Schweregrad).	
Pulmonale Erkrankungen	Bei einer Lungenembolie kann es zu diskreten Anstiegen der LDH-Aktivität kommen.	
Rheumatologische Erkrankungen	Dermatomyositis	
	Rheumatoide Arthritis	LDH von 400–700 U/l: moderate Krankheitsaktivität LDH > 750 U/l: hohe Krankheitsaktivität
	Systemischer Lupus erythematodes	
Schock	Die Durchblutungsstörung/ Ischämie der Leber führt zu einem Zellschaden mit Freisetzung der LDH (und der Transaminasen).	
Schwangerschaft	Präeklampsie	Erhöhte LDH-Aktivitäten (Höhe kann den Schweregrad widerspiegeln und ist mit dem Auftreten von Komplikationen assoziiert).
	HELLP • Anstieg der LDH-Aktivität (Hämolyse) • Anstieg von ASAT, ALAT, GLDH, AP, GGT und Bilirubin. • Thrombozytopenie	LDH/AST-Quotient > 22 lässt eine TTP wahrscheinlicher sein als ein HELLP-Syndrom (3. Trimester).

Tab. 3.4 • **Fortsetzung**

Gruppe von Erkrankungen	Spezielle Erkrankung	Bemerkung
Skelettmuskelerkrankungen/ Skelettmuskelschäden (Muskelschäden gehen mit Erhöhungen der LDH-Aktivität einer [LDH-1, LDH-2, LDH-3]. Eine höhere Spezifität besitzen die Analyten CK [CK-MM] und das Myoglobin.)	Progressive Muskeldystrophie/ Duchenne	LDH-Aktivität steigt bereits Jahre vor Beginn der klinischen Symptomatik an
	Neuromuskuläre Erkrankungen	LDH-Erhöhungen bei den folgenden Erkrankungen (Liste absteigend): • Duchenne/Becker (DMD/BMD), • Lipidspeicherkrankheit (LSM), • Polymyositis (PM), • Muskeldystrophie vom Gliedergürteltyp (LGMD), • Fazio-skapulo-humerale Muskeldystrophie (FSHD), • Spinale Muskelatrophie (SMA), • Motoneuronerkrankung (MND).
	Dermatomyositis	LDH-Erhöhung möglich
	Diabetische Muskelnekrose	Leichte LDH-Erhöhung möglich
	Postoperativ	Nach abdominellen Eingriffen kann es zu einer Erhöhung der LDH-Aktivität kommen
Sport	Intensive sportliche Belastungen oder starke körperliche Arbeit können zu Erhöhungen der LDH-Aktivität führen. Freisetzung der LDH aus dem Muskel steht im Vordergrund. Freisetzung aus den Erythrozyten („runners anemia", „foot-strike hemolysis") wird kontrovers diskutiert, scheint aber einen geringeren Einfluss zu haben.	
Thrombotische Mikroangiopathie (TMA)/ Thrombotisch thrombozytopenische Purpura (TTP)	Mikroangiopathische hämolytische Anämie (MAHA)	Deutlicher Anstieg der LDH-Aktivität
	Plasmapherese-Therapie	In Kombination mit dem Abfall der Thrombozytenzahl kann die Prognose abgeschätzt werden (Abfall der LDH-Aktivität und Anstieg der Thrombozytenzahl sind prognostisch gut, aber auch die absolute Höhe der LDH-Aktivität kann helfen, die Prognose abzuschätzen).
Verbrennungen	Bei schweren Verbrennungen kann eine frühe Erhöhung der LDH-Aktivität prognostisch für eine akute Nierenschädigung sein.	
ZNS	Bakterielle Meningitis	Erhöhte LDH-Aktivität möglich. (Hohe Aktivitäten und eine Steigerung im Verlauf gehen mit einer schlechten Prognose einher.)
	Intraventrikuläre Hämorrhagie (IVH) und/oder periventrikuläre Leukomalazie (PVL) bei Frühgeborenen	Hohe LDH-Aktivität (> 1933 U/l) ist mit Risiko für diese Komplikationen assoziiert.

Basierend auf:
Lothar T, Hrsg. Labor und Diagnose. Indikation und Bewertung von Laborbefunden für die medizinische Diagnostik. 8. Aufl., Frankfurt/Main: TH-Books Verlagsgesellschaft mbH; 2012

▶ **Makroenzyme**: Die LDH-Aktivität kann durch Bildung von Makroenzymen erhöht sein, dabei kann es
- zu einer Selbstassoziation eines LDH-Isoenzyms,
- zu einer Assoziation mit Beta-Lipoprotein und
- Assoziation mit einem Immunglobulin (häufigste Form) kommen.

▶ Eine Makro-LDH kann auftreten bei:
- lymphoproliferativen Erkrankungen,
- medikamentös induzierten hämolytischen Anämien,
- entzündlichen abdominellen Erkrankungen und
- Autoimmunerkrankungen.

> **Cave**
> Die Zusammenlagerung führt zu einer verminderten Clearance der Makroenzyme im Vergleich zu den normalen Enzymen, somit wird eine erhöhte Enzymaktivität gemessen. Diese kann klinisch fehlgedeutet werden, da die Makroenzyme keine Krankheitsspezifität aufweisen.

3.8 Pathologische Gerinnungswerte

Beate Luxembourg

Definition

▶ Pathologische Gerinnungswerte können einen Mangel an Gerinnungsfaktoren oder -inhibitoren anzeigen und damit eine Blutungs- oder Thromboseneigung.

Epidemiologie

Häufigkeit

▶ Ein Mangel an Gerinnungsfaktoren und -inhibitoren ist häufiger erworben als angeboren
▶ Die Prävalenz von Gerinnungsstörungen ist daher von der Epidemiologie der zugrunde liegenden Erkrankungen abhängig.

Altersgipfel

▶ Keine Angaben möglich

Geschlechtsverteilung

▶ Keine Angaben möglich

Prädisponierende Faktoren

▶ Keine Angaben möglich

Ätiologie und Pathogenese

▶ **Hereditär:**
- Mangel einzelner Gerinnungsfaktoren oder Inhibitoren: Mutationen in den jeweiligen Genen.
- Kombinierter Faktor-V-/Faktor-VIII-Mangel: Mutationen im Gen *LMAN1* [lectin, mannose binding 1] oder *MCFD2* [multiple coagulation factor deficiency protein 2], die für einen Proteinkomplex kodieren, der am intrazellulären Transport von Faktor V und Faktor VIII beteiligt ist.
- Kombinierter Mangel an Vitamin-K-abhängigen Gerinnungsfaktoren (VKCFD): Mutationen in Genen, die für Proteine kodieren, die am Vitamin-K-Zyklus bzw. an der Synthese biologisch aktiver Vitamin-K-abhängiger Gerinnungsfaktoren

beteiligt sind, *VKORC 1* (Vitamin-K-Epoxid-Reduktase-Komplex-1) oder *GGCX* (Gamma-Glutamyl-Carboxylase])

▶ **Erworben** durch Synthesestörungen, erhöhten Verbrauch oder Verlust, oder erworbene Inhibitoren gegen Gerinnungsfaktoren:
- Vitamin-K-Mangel, Vitamin-K-Antagonisten: Verminderung der Faktoren II, VII, IX, X, PC und PS, die Vitamin-K-abhängig in der Leber gebildet werden.
- Lebersynthesestörung:
  – Auch Fibrinogen sowie die Faktoren V, VIII, XI, XII, XIII und AT werden in der Leber gebildet.
  – Daher kann eine Lebersynthesestörung zu einer Verminderung aller Einzelfaktoren und Inhibitoren führen (abhängig vom Schweregrad der Synthesestörung und der Halbwertszeit der Gerinnungsfaktoren).
  – Ausnahmen sind Faktor VIII und VWF, die bei Lebererkrankungen erhöht sind und PS, das oft nur gering vermindert ist (Ursache: extrahepatische Syntheseorte, z. B. Endothel).
- Asparaginase-Therapie: eingeschränkte Proteinsynthese durch Mangel an Asparagin führt zur Verminderung von Fibrinogen, den Faktoren II, V, IX, X, XI sowie AT, PC und PS.
- Verbrauchskoagulopathie kann mit einer Verminderung aller Faktoren einhergehen. Fibrinogen und Faktor VIII sind allerdings oft anfangs noch im Normbereich, infolge einer initialen Erhöhung im Rahmen einer Akut-Phase-Reaktion, hier zeigt der Abfall der Konzentration die DIC an.
- Große Blutungen, Operationen und Traumen: Verbrauch und Verlust von Gerinnungsfaktoren und -inhibitoren
- Erworbene Inhibitoren gegen Gerinnungsfaktoren:
  – Alloantikörper (bei Patienten mit angeborenem Faktorenmangel nach Faktorensubstitution) oder
  – Autoantikörper im Rahmen von Malignomen, Autoimmunerkrankungen, Gravidität, medikamentenassoziiert oder spontan.
- Akut-Phase-Reaktionen: oft Erhöhung von Fibrinogen, FVIII und VWF sowie Verkürzung der aPTT.

▶ **Artifiziell** durch Fehler in der Präanalytik oder Einfluss von Antikoagulanzien (Tab. 3.5):
- Der Einfluss von Medikamenten auf Gerinnungstests kann erwünscht sein und zum Monitoring von Antikoagulanzien verwendet werden oder
- unerwünscht, sodass eine zuverlässige Bestimmung von Gerinnungswerten z. T. unter Antikoagulation nicht möglich ist.

▶ Ein Hämatokrit > 60 % kann zu verlängerten Gerinnungszeiten führen (Missverhältnis Zitrat:Plasmavolumen).

> **❗ Cave**
> Bei einem Von-Willebrand-Syndrom kann sekundär (s. Kap. Von-Willebrand-Faktor (S. 65)), in Abhängigkeit von der Schwere des von Willebrand-Syndroms, auch ein Faktor-VIII-Mangel vorliegen.

> **❗ Cave**
> Um Fehler in der Diagnostik zu vermeiden, ist die Kenntnis über die Einnahme von Antikoagulanzien bei der Interpretation von Gerinnungstests unerlässlich (Tab. 3.5).

Tab. 3.5 • **Einfluss von Antikoagulanzien auf die Gerinnungsdiagnostik.**

Antikoagulans	Quick-Wert	INR	aPTT	TZ	Fibrinogen nach Clauss.	Fibrinogen abgeleitetes Clotting	FII Clotting	FV	FVII	FVIII	FIX	FX	FXI	FXII	FXIII	AT	FIIa*	FXa*	PC-Aktivität clotting	PS-Aktivität clotting	APC-R aPTT basiert
UFH	–	–	↑	↑	–	–	–/↓	–/↓	–/↓	–/↓	–/↓	–/↓	–/↓	–/↓	–/↓	–/↓	–/↓	–/↓	–/↑	–/↑	–/↑
NMH	–	–	–/↑	–/↑	–	–	–/↓	–/↓	–/↓	–/↓	–/↓	–/↓	–/↓	–/↓	–/↓	–/↓	–/↓	–/↓	–/↑	–/↑	–/↑
Fondaparinux	–	–	–/↑	–	–	–	–	–/↓	–/↓	–/↓	–	–/↓	–/↓	–/↓	–/↓	–	–	–/↓	–/↑	–/↑	–/↑
Danaparoid	–	–	–/↑	–	–	–	–/↓	–/↓	–/↓	–	–/↓	–/↓	–/↓	–/↓	–	–/↑	–	–	–/↑	–/↑	–/↑
Argatroban	↓	↑	↑	↑	–	↑	↓	↓	↓	↓	↓	↓	↓	↓	→	↑	↑	–	↑	↑	↑
Bivalirudin	↓	↑	↑	↑	–	↑	↓	↓	↓	↓	↓	↓	↓	↓	→	↑	↑	–	↑	↑	↑
Dabigatran	↓	↑	↑	↑	–/↓	–	↓	↓	↓	↓	↓	↓	↓	↓	→	↑	↑	–	↑	↑	↑
Apixaban	–/↓	–/↑	–/↑	–	–	–	–/↓	–/↓	–/↓	–/↓	–/↓	–/↓	–/↓	–/↓	–	–/↑	–	↑	↑	↑	–/↑
Edoxaban, Rivaroxaban	↓	↑	↑	–	–	↑	↓	↓	↓	↓	↓	↓	↓	–/↓	–	–	–	↑	↑	↑	↑
Vitamin-K-Antagonisten	↓	↑	↑	–	–	↑	↓	–	↓	–	↓	↓	–	–	–	–	–	–	↓	↓	–/↑

*Antithrombin-Aktivitätstest basierend auf der Inhibition von Thrombin (FIIa) oder Faktor Xa; UFH = unfraktioniertes Heparin, NMH = niedermolekulares Heparin, aPTT = aktivierte partielle Thromboplastinzeit, INR = Internationale normalisierte Ratio, TZ = Thrombinzeit, F = Faktor, AT = Antithrombin, PC = Protein C, PS = Protein S, APC-R = APC-Resistenz, – = unverändert, ↓ = vermindert, ↑ = erhöht, –/↓ = unverändert oder vermindert, –/↑ = unverändert oder erhöht

Symptomatik

▶ Ob bei einem Faktorenmangel eine Blutungsneigung auftritt, und welche Restaktivität notwendig ist, damit Patienten asymptomatisch bleiben, ist vom jeweiligen Gerinnungsfaktor abhängig.

▶ Auch ein schwerer Faktor-XII-Mangel ist nicht mit einer Blutungs- und wohl auch nicht mit einer Thromboseneigung assoziiert.

▶ Bei einem hereditären AT-Mangel variiert die Thrombophilie in Abhängigkeit vom Typ des AT-Mangels. Der AT-Mangel Typ IIHBS ist meist mit einem niedrigeren Thromboserisiko verbunden.

▶ **Hämorrhagische Diathese**:

• Möglich sind Nabelschnurblutungen, Blutungen in Gelenke, Haut, Muskulatur, Organe, intra-, postoperative oder postpartale Blutungen, Blutungen nach Zahnextraktion, Epistaxis, Zahnfleischbluten, Blutungen nach Bagatelltrauma, Hypermenorrhoe, Menorrhagien, Blutungen aus dem Gastrointestinal-, Urogenitaltrakt, Petechien sowie Eisenmangel und eine Anämie.

• Insbesondere Schleimhautblutungen, eine Hämatomneigung und Petechien sind typisch für ein von Willebrand-Syndrom, eine Thrombozytopenie und Thrombozytopathie.

• Faktor-XIII-Mangel:

  – Typisch sind verzögerte Nachblutungen nach Verletzungen, Wundheilungsstörungen und bei einem schweren Faktor-XIII-Mangel Aborte.

  – Aborte treten auch bei A-, Hypo- und Dysfibrinogenämien auf.

▶ **Thrombophilie:**

• Möglich sind venöse Thromboembolien (V.-cava-, Becken-, Bein-, Arm-, Viszeral-, Sinusvenenthrombosen, Lungenembolie, Thrombophlebitiden),

• arterielle Thromboembolien (zerebrale Durchblutungsstörungen, Myokardinfarkt u. a. Organinfarkte, arterielle Verschlüsse in den Extremitäten) oder

• Aborte.

✓ *Praxistipp*

Bei pathologischen Gerinnungswerten ohne klinische Symptomatik sollte immer auch ein Laborartefakt in Erwägung gezogen werden.

Diagnostik

Diagnostisches Vorgehen

▶ Siehe diagnostischer Algorithmus Abb. 3.7. Mehr zu den D-Dimeren und Präanalytik in der Gerinnungsdiagnostik in den Kapiteln D-Dimere (S. 70) und Präanalytik in der Gerinnungsdiagnostik (S. 61).

▶ Gerinnungstests reagieren empfindlich auf Fehler in der Präanalytik. Daher sollen pathologische Gerinnungswerte durch eine Bestätigungsmessung kontrolliert werden.

Abb. 3.7 • Diagnostischer Algorithmus zur Abklärung einer verlängerten aPTT und/oder eines verminderten Quick-Werts. Die rechteckigen Klammern zeigen an, welche Faktoren vermindert sein können. (* = sehr selten ist ein HMWK- oder Präkallikrein-Mangel Ursache einer aPTT-Verlängerung. → = normal, ↓ = vermindert, ↑ = verlängert, § = definiert als ≥ 3 Aborte vor der 10. oder 1 Abort ≥ 10. Schwangerschaftswoche (SSW), Frühgeburt < 34. SSW durch Plazentainsuffizienz oder Prä/-eklampsie, ACA-AK = Anticardiolipin-Antikörper, aPTT = Aktivierte partielle Thromboplastinzeit, β2-GPI-AK = β2-Glykoprotein-I-Antikörper, F = Faktor, LA = Lupusantikoagulans, TSH = Thyreoidea-stimulierendes Hormon, RIPA = Ristocetininduzierte Plättchenaggregation, VWF-Aktivität = VWF-GPIbR, VWF:GPIbM oder VWF:RCo, VWF:AG = von-Willebrand-Faktor-Antigen, VWF:CB = von-Willebrand-Faktor-Kollagen-Bindung, VWF:FVIIIB = von-Willebrand-Faktor-FVIII-Bindung, VWS = Von-Willebrand-Syndrom).

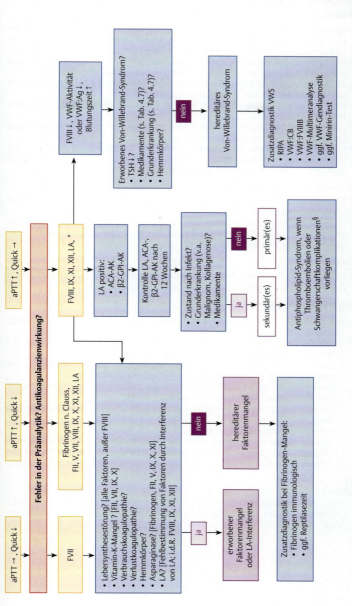

Anamnese

► Um angeborene von erworbenen Gerinnungsstörungen abgrenzen zu können, sind eine vollständige Eigenanamnese inkl. Schwangerschafts- und Medikamentenanamnese sowie eine Familienanamnese notwendig.

► Für die Erhebung der spezifischen Blutungsanamnese wurden Blutungsfragebögen entwickelt, z. B. von der International Society on Thrombosis and Haemostasis.

► Zeitliches Auftreten der Symptomatik: Bei Symptomen seit der Kindheit ergibt sich der Verdacht auf eine hereditäre Gerinnungsstörung.

► Positive Familienanamnese spricht für eine hereditäre hämorrhagische Diathese bzw. Thrombophilie.

► Stammbaum kann zusätzlich hilfreich sein, um auf die Art der Vererbung bei einer hereditären Gerinnungsstörung schließen zu können.

► In der Diagnostik einer Beinvenenthrombose und Lungenembolie werden Scores (Wells-Score, Genfer-Score, PERC-Kriterien) eingesetzt, die neben anamnestischen auch körperliche Untersuchungsbefunde umfassen.

Körperliche Untersuchung

► Um angeborene von erworbenen Gerinnungsstörungen abgrenzen zu können, soll eine vollständige körperliche Untersuchung erfolgen.

► Im Speziellen ist auf Zeichen einer hämorrhagischen Diathese bzw. Zeichen von venösen und arteriellen Thromboembolien (s. Abschnitt: Symptomatik (S. 142)) oder deren Folgen (z. B. postthrombotisches Syndrom) zu achten.

Labor

► D-Dimere und Präanalytik in der Gerinnungsdiagnostik, mehr dazu in den Kapiteln D-Dimere (S. 70) und Präanalytik in der Gerinnungsdiagnostik (S. 61).

Differenzialdiagnosen

► Tab. 3.6, Tab. 3.7, Tab. 3.8 zeigen Differenzialdiagnosen pathologischer Gerinnungsparameter auf.

► Der Einfluss von Antikoagulanzien auf Gerinnungstests hängt von der Dosis und dem Applikationszeitpunkt des Antikoagulans ab:

• Prophylaktische Dosierungen eines Antikoagulans, wie z. B. unfraktioniertes Heparin, können gar keine Auswirkungen auf Gerinnungstests haben.

• Therapeutische oder supratherapeutische Dosierungen können dagegen starke Auswirkungen auf Gerinnungstests haben.

• Die Empfindlichkeit der jeweiligen Gerinnungsparameter auf Antikoagulanzien hängt zusätzlich ab von:
  – den verwendeten Testreagenzien,
  – davon, ob und in welchem Ausmaß das Patientenplasma verdünnt wurde, und
  – davon, ob den Reagenzien Substanzen zugesetzt wurden, die den Einfluss von Antikoagulanzien inhibieren (z. B. Polybrene zur Neutralisierung von Heparin).

Merke

Gerinnungsparameter werden oft durch akute Erkrankungen beeinflusst; daher können hereditäre Gerinnungsstörungen oft erst mit zeitlichem Abstand zu einer Akuterkrankung diagnostiziert werden.

Tab. 3.6 • Differenzialdiagnose pathologischer Globalparameter der Gerinnung.

Nur aPTT ↑	aPTT ↑ und Quick-Wert ↓	Nur Quick-Wert ↓	Thrombinzeit ↑	Reptilasezeit ↑
FXII ↓, XI ↓, IX ↓ (Hämophilie B), VIII ↓ (Hämophilie A) Hemmkörper gegen die o.g. Gerinnungsfaktoren HMWK ↓, Präkallikrein ↓ Lupus antikoagulanzien Therapie mit Heparin, Fondaparinux, Danaparoid Von-Willebrand-Syndrom	FII ↓, V ↓, X ↓ Fibrinogen ↓, Dysfibrinogenämie Kombinationen aus Faktoren ↓ Hemmkörper gegen die o.g. Gerinnungsfaktoren Lebersynthese ↓ Verbrauchskoagulopathie (DIC) Verlustkoagulopathie Vitamin K ↓ Therapie mit direkten FXa-Inhibitoren (Apixaban, Edoxaban, Rivaroxaban) oder Thrombininhibitoren (Dabigatran, Argatroban, Bivalirudin, Hirudin) Therapie mit Vitamin-K-Antagonisten (z. B. Phenprocoumon, Warfarin)	FVII ↓ FVII-Hemmkörper	Fibrinogen ↓, Dysfibrinogenämie Hemmkörper gegen Thrombin Hyperfibrinolyse, Fibrinpolymerisationsstörungen Therapie mit Heparin Therapie mit Thrombininhibitoren (Dabigatran, Argatroban, Bivalirudin, Hirudin)	Fibrinogen ↓, Dysfibrinogenämie Hyperfibrinolyse, Fibrinpolymerisationsstörungen

aPTT = aktivierte partielle Thromboplastinzeit, F = Faktor, HMWK = High molecular weight kininogen

Tab. 3.7 • Differenzialdiagnose pathologischer Einzelparameter der Gerinnung.

Fibrinogen ↓	Fibrinogen ↑	FXIII ↓	VWF ↓	Antithrombin ↓	Protein C ↓	Protein S ↓	D-Dimere ↑
Akute Thromboembolie	Akut-Phase-Reaktion	Chronische entzündliche Darmerkrankungen	Herzklappenfehler (v. a. Aortenklappenstenose, aber auch andere Klappenfehler, die zu hohen Scherraten führen)	Akute Thromboembolie	Akute Thromboembolie	Akute Thromboembolie	Akute Thromboembolie
Extrakorporale Zirkulation	Chronische entzündliche Erkrankungen	Extrakorporale Zirkulation	Extrakorporale Zirkulation, Herzunterstützungssysteme (Ventricle assist devices, VAD)	DIC	Chemotherapie	DIC	Akute und chronische entzündliche Erkrankungen
Hereditäre Afibrinogenämie/ Hypofibrinogenämie/Dysfibrinogenämie	Diabetes mellitus	Große OP, Trauma	Hemmkörper gegen VWF	Exsudative Enteropathie	DIC	Gravidität	Aneurysmata
Hyperfibrinolyse, Lysetherapie	Gravidität	Hemmkörper gegen FXIII	Hereditäres von Willebrand Syndrom	Große Operation, Trauma, Blutung	Große Operation, Trauma, Blutung	Hereditär	Aortendissektion
Lebersynthesestörung	Hoher Body-Mass-Index	Hereditär	Hypothyreose	Hereditär	Hereditär	HIV	DIC
Schlangengifte	Hohes Lebensalter	Lebersynthesestörung	Lymphoproliferative Erkrankungen (v. a. Monoklonale Gammopathie unklarer Signifikanz [MGUS] und Multiples Myelom)	Lebersynthese ↓	Lebersynthese ↓	Lebersynthese ↓	Gravidität, Puerperium
Therapie mit Asparaginase	Kontrazeptiva	Leukämien	Medikamenteninduziert (Ciprofloxacin, Griseofulvin, Hydroxyethylstärke [HAES], Valproat)	Nephrotisches Syndrom	Niereninsuffizienz	Lupus erythematodes	Hämolyse
Verbrauchskoagulopathie	Malignome	Purpura Schönlein-Henoch	Myeloproliferative Erkrankungen	Prä-/Eklampsie	Therapie mit Asparaginase	Malignome	Herzinsuffizienz
Verlustkoagulopathie	Rauchen	Verbrauchskoagulopathie	Nebennierenkarzinom	Therapie mit Asparaginase	Therapie mit Vitamin-K-Antagonisten	Morbus Crohn, Colitis ulcerosa	Hohes Lebensalter
		Verlustkoagulopathie	Nephroblastom (Wilms-Tumor)	Therapie mit Heparin		Nephrotisches Syndrom	Hyperfibrinolyse, fibrinolytische Therapie
			Systemischer Lupus erythematodes			Östrogen-haltige Kontrazeptiva	Infektionen
						Therapie mit Asparaginase	Kasabach-Merritt-Syndrom
						Therapie mit Vitamin-K-Antagonisten	Leber-, Nierenerkrankungen
							Malignome
							Operation, Trauma, Blutung
							Periphere arterielle Verschlusskrankheit

DIC = Disseminierte intravasale Gerinnung, F = Faktor, HIV = Humanes Immundefizienz Virus, VWF = von Willebrand Faktor

Tab. 3.8 • **Differenzialdiagnose verlängerte In-vitro-Blutungszeit (PFA)*.**

Kol/Epi-Messzelle	Kol/ADP-Messzelle	P2Y-Messzelle
Einnahme von ASS oder NSAR	(Einnahme eines ADP-Rezeptorantagonisten)	Einnahme eines ADP-Rezeptorantagonisten
(Einnahme eines ADP-Rezeptorantagonisten)	Therapie mit GPIIb/IIIa-Antagonisten	Therapie mit GPIIb/IIIa-Antagonisten
Therapie mit GPIIb/IIIa-Antagonisten	Therapie mit selektiven Phosphodiesterase-3-Hemmern (z. B. Cilostazol)	Therapie mit selektiven Phosphodiesterase-3-Hemmern (z. B. Cilostazol)
Therapie mit selektiven Phosphodiesterase-3-Hemmern (z. B. Cilostazol)	Thrombozytopathien	Thrombasthenie Glanzmann
Thrombozytopathien	Von Willebrand-Syndrom (außer Typ 2N)	Von Willebrand-Syndrom (außer Typ 2N)
Von Willebrand-Syndrom (außer Typ 2N)		

*Die Verschlusszeiten verlängern sich bei Thrombozyten < 100/nl und sind bei Thrombozyten < 50/nl meist pathologisch verlängert. Auch ein Hämatokrit < 30 % kann zu verlängerten Verschlusszeiten im PFA-System führen.
Kol/Epi = Kollagen/Epinephrin-Messzelle, Kol/ADP = Kollagen/Adenosindiphosphat-Messzelle, P2Y = ADP-Prostaglandin-CaCl₂-Messzelle.
NSAR = nichtsteroidale Antirheumatika.
(Einnahme eines ADP-Rezeptorantagonisten) = ADP-Rezeptorantagonisten verlängern die Verschlusszeiten der Kol/Epi- und Kol/ADP-Messzelle nicht regelhaft.

! Cave
Eine normale In-vitro-Blutungszeit (Verschlusszeit) schließt ein mildes Von-Willebrand-Syndrom und eine milde Thrombozytopathie nicht aus.

4 Nichtneoplastische Erkrankungen

4.1 Eisenmangelanämie

Jan Hastka

Aktuelles

▸ Diagnostik: Es wurden mehrere neue „Eisenparameter" etabliert, die die klassischen Tests sinnvoll ergänzen und die Diagnostik des Eisenmangels erleichtern:
  • Zinkprotoporphyrin
  • lösliche Transferrinrezeptoren
  • hypochrome Erythrozyten
  • Retikulozytenhämoglobin
▸ Therapie: Die Palette der parenteral applizierbaren Eisenpräparate wurde in den letzten Jahren um mehrere Medikamente erweitert. Dank der größeren Stabilität kann mit den neuen Substanzen eine deutlich höhere Eisenmenge verabreicht werden, sodass der Eisenmangel in der Regel in einer Sitzung durch eine einzige Infusion ausgeglichen werden kann.

Definition

▸ Eisenmangel ist definiert als Verminderung des Gesamtkörpereisens.
▸ Eine Eisenmangelanämie liegt vor, wenn die Hämoglobinkonzentration eisenmangelbedingt unter den alters-, bzw. geschlechtsspezifischen Normwert absinkt.
▸ Normwerte nach WHO: 120 g/l für Frauen und 130 g/l für Männer.
▸ Bei Schwangeren gelten als untere Referenzwerte der Hämoglobinkonzentration
  • im 1. und im 3. Trimenon 110 g/l,
  • im 2. Trimenon 105 g/l.

Epidemiologie

Häufigkeit

▸ Nach Schätzungen der WHO leiden weltweit ca. 2 Mrd Menschen an einer Anämie, daran ist in etwa 80 % ein Eisenmangel ursächlich beteiligt.

Altersgipfel

▸ Gefährdet sind insbesondere Säuglinge und Kleinkinder und alte Menschen.

Geschlechtsverteilung

▸ Gefährdet sind insbesondere prämenopausale Frauen und Schwangere. Bei Männern ist eine Eisenmangelanämie selten.

Prädisponierende Faktoren

▸ Häufigkeit der Eisenmangelanämie ist besonders hoch in den Entwicklungsländern Asiens und Afrikas. In den europäischen Ländern beträgt die Prävalenz 5–10 %.
  • Zu den gefährdeten Patientengruppen gehören solche mit chronisch entzündlichen Darmerkrankungen, Dialysepatienten und Menschen mit Erkrankungen des Herz-Kreislauf-Systems, die unter einer Therapie mit Antikoagulanzien stehen.

Ätiologie und Pathogenese

▸ Ein Eisenmangel ist immer Folge einer negativen Eisenbilanz und entsteht dann, wenn zu wenig Eisen aufgenommen wird, Eisen verloren geht oder wenn ein vermehrter Bedarf an Eisen besteht. Der menschliche Organismus ist nicht in der Lage, Eisen aktiv auszuscheiden.
▸ Die häufigste Ursache des Eisenmangels ist der Blutverlust.
  • Bei Frauen im gebärfähigen Alter ist es in erster Linie die Regelblutung.

- Bei postmenopausalen Frauen und bei Männern ist der Eisenmangel meist durch eine chronische Blutungsquelle bedingt.
► Bei chronischen Blutungen: Ausschluss insbesondere von chronisch-entzündlichen und malignen Erkrankungen des Magendarmtrakts wichtig. In Entwicklungsländern spielt der Blutverlust durch Hakenwürmer eine wichtige Rolle.
► Bei einer Schwangerschaft steigt der tägliche Eisenbedarf bis auf 6–8 mg/Tag an. Der zusätzlich benötigte Eisenbedarf beträgt etwa 500 mg.
► Ernährung: Eine einseitige Ernährung kann ebenfalls zu Eisenmangel führen.
  - Die beste Eisenquelle ist Fleisch, in dem das Eisen zum Teil „transportgerecht" in zweiwertiger Form, zu etwa 50 % als besonders gut verwertbares Hämeisen vorliegt.
  - Das Eisen im Gemüse ist mengenmäßig zwar vergleichbar, jedoch dreiwertig und damit deutlich schlechter bioverfügbar.
  - Milch und Milchprodukte sind eisenarm.
  - Die Aufnahme von Eisen wird durch saure und reduzierende Substanzen wie Ascorbinsäure gefördert, durch viele andere Substanzen wie Antazida, Tannine, Phytate oder Oxalate jedoch gehemmt. Die Aufnahme des Hämeisens wird durch diese Substanzen nicht beeinflusst.

Symptomatik

► Das klinische Bild wird bestimmt durch allgemeine Anämiesymptome wie Müdigkeit, Tinnitus, Schwäche, Schwindel, Leistungsabfall, Herzklopfen, rascher Pulsanstieg bei Belastung, Schlafstörungen, Konzentrationsstörungen und Kopfschmerzen.
► Die allgemeinen Anämiesymptome werden überlagert durch direkte Folgen des Eisenmangels, wie die vermehrte Brüchigkeit der Fingernägel und Haare, Mundwinkelrhagaden, sowie eine Atrophie der Zungen- und Ösophagusschleimhaut mit Dysphagie (Plummer-Vinson-Syndrom). Auch das Restless-Legs-Syndrom wird auf Eisenmangel zurückgeführt.
► Die Ausprägung der Symptome ist abhängig vom Schweregrad der Anämie und von der Geschwindigkeit deren Entstehung. Bei langsam entstandener Anämie ist die Symptomatik weniger dramatisch, weil eine kompensatorische Verschiebung der Sauerstoff-Dissoziationskurve nach rechts die Sauerstoffabgabe an das Gewebe erleichtert.

Diagnostik

Diagnostisches Vorgehen

► Bei Nachweis einer Anämie müssen eine genaue Diagnose gestellt und die Ursache/Ursachen gefunden werden.
► Klassische Einteilung der Anämien erfolgt nach den Erythrozytenindizes MCV und MCH (Abb. 4.1).
► Bei Vorliegen einer hypochrom-mikrozytären Anämie muss man bis zum Beweis des Gegenteils von einer Eisenmangelanämie ausgehen und gezielte Laboruntersuchungen durchführen, um diese zu beweisen bzw. auszuschließen. Natürlich ist die Kenntnis der Anamnese dabei sehr hilfreich.
► Steht die Eisenmangelanämie fest, muss die Ursache des Eisenmangels geklärt werden. Dabei ist insbesondere die Anamnese und die körperliche Untersuchung von Bedeutung, um apparative Untersuchungen zu minimieren bzw. um diese gezielt einzusetzen.

Anamnese

► Zu erfragen sind Ernährungsgewohnheiten (Veganer, Vegetarier, Fleischkonsum, rotes Fleisch) und mögliche Probleme der Eisenresorption (Magenerkrankungen, entzündliche Darmerkrankungen, Operationen, Antazida) und

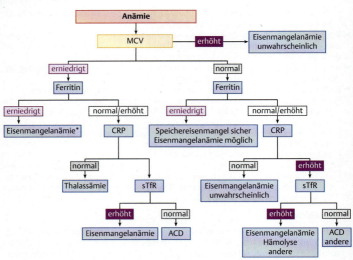

Abb. 4.1 • Diagnostik einer Anämie. Diagnostisches Vorgehen bei Verdacht auf eine Eisenmangelanämie. MCV: mittleres korpuskuläres Volumen, ACD: Anämie der chronischen Erkrankungen, sTfR: löslicher Transferrinrezeptor; *zusätzlich kann eine Thalassämie vorliegen, diese muss nach Ausgleich des Eisenmangels ausgeschlossen werden.

▶ mögliche Ursachen eines Blutverlusts (Menstruation, Magenulcera, Polypen, Stuhlgang, Medikamente, Blutspenden, Hämorrhoiden).

Körperliche Untersuchung

▶ Inspektion: Für Eisenmangel typische Haut-, bzw. Schleimhautveränderungen
▶ Palpation: Tastbare, bzw. schmerzhafte Resistenzen im Abdomen
▶ Rektal-digitale Untersuchung

Labor

▶ **Obligat:** Komplettes Blutbild inklusive Erythrozytenindizes und Differenzialblutbild, Retikulozyten, Ferritin, Stuhl auf okkultes Blut
▶ **Empfohlen:**
  • Mindestens ein Parameter der eisendefizitären Erythropoese (Transferrinsättigung, Zinkprotoporphyrin, hypochrome Erythrozyten, Retikulozytenhämoglobin, sTfR).
  • Der sTfR löst zudem die Differenzialdiagnose Eisenmangelanämie/ACD auf. Um Ferritin einschätzen zu können Messung der Lebertransaminasen und des CRP.

Bildgebende Diagnostik

Sonografie
▶ Sonografie des Abdomens bei nachgewiesener Eisenmangelanämie und Fehlen einer offensichtlichen Ursache obligat (Raumforderungen, freie Flüssigkeit, Uterusmyome).
▶ Bei Menorrhagie zusätzlich gynäkologische Ultraschalluntersuchung.
Röntgen
▶ Radiologische Untersuchungen werden nur bei einer gezielten Fragestellung durchgeführt:

- Rö-Thorax/(CT-Thorax): bei Hämoptysen,
- Rö-Sellink/(MRT-Sellink): bei ungeklärter Ursache des Eisenmangels und insbesondere bei Blut im Stuhl und unauffälliger Endoskopie zum Ausschluss einer Blutungsquelle im Dünndarm.

CT

▶ Nur bei gezielter Fragestellung:
- (Rö-Thorax)/CT-Thorax: bei Hämoptysen,
- CT-Abdomen: bei einer unklaren abdominalen Raumforderung.

MRT

▶ Nur bei gezielter Fragestellung:
- (Rö-Sellink)/MRT-Sellink: Bei ungeklärter Ursache des Eisenmangels und insbesondere bei Blut im Stuhl und unauffälliger Endoskopie zum Ausschluss einer Blutungsquelle im Dünndarm.

Instrumentelle Diagnostik

▶ Diagnostisch im Vordergrund steht bei einem Eisenmangel der Nachweis bzw. Ausschluss einer Blutungsquelle im Magendarmtrakt.
▶ Dabei spielen endoskopische Untersuchungen eine wichtige Rolle, da sie nicht nur eine bildliche Darstellung, sondern auch eine histologische Sicherung des Befundes erlauben.
▶ **Gastroskopie:**
- Bei Fehlen einer offensichtlichen Ursache obligat.
- Bei Männern und bei postklimakterischen Frauen fester Bestandteil der Abklärung eines Eisenmangels.
▶ **Koloskopie:**
- Bei Fehlen einer offensichtlichen Ursache obligat.
- Bei Männern und bei postklimakterischen Frauen fester Bestandteil der Abklärung eines Eisenmangels.
▶ **Enteroskopie:**
- Bei ungeklärter Ursache des Eisenmangels und insbesondere bei Blut im Stuhl und fehlendem Nachweis einer Blutungsquelle.
- Meist als diagnostische ultima ratio, alternativ zu Kapselendoskopie.
▶ **Kapselendoskopie:**
- Bei ungeklärter Ursache des Eisenmangels und insbesondere bei Blut im Stuhl und fehlendem Nachweis einer Blutungsquelle.
- Meist als diagnostische ultima ratio, alternativ zu Enteroskopie.

Differenzialdiagnosen

▶ Thalassämie ist die wichtigste Differenzialdiagnose. Dies gilt insbesondere bei entsprechender Herkunft des Patienten und bei Kindern, bei denen alle anderen Ursachen um mindestens eine Zehnerpotenz seltener sind.
▶ Anämie der chronischen Erkrankungen (ACD): Entsteht durch einen funktionellen Eisenmangel, der als physiologische Abwehrmaßnahme bei chronischen Erkrankungen (z. B. Tuberkulose, Osteomyelitis, rheumatische Erkrankungen) zytokingetriggert vom Körper in Gang gesetzt wird.
▶ Sideroachrestische Anämien: Eine heterogene Gruppe von Anämien, die pathophysiologisch auf einer Störung der Eisenverwertung beruhen. Diese Anämieformen sind teils angeboren (ALAS-2-Mutationen, Wolfram Syndrom, Pearson's Syndrom), teils erworben (Schwermetalle wie Blei oder Aluminium; Medikamente wie INH; Alkohol; Vitamin-B6-Mangel, Kupfermangel)
▶ Andere Hämoglobinanomalien: z. B. instabile Hämoglobine wie das Hb-Köln.

Therapie

Therapeutisches Vorgehen

▶ Ziel der Therapie einer Eisenmangelanämie ist die nachhaltige Normalisierung der Hämoglobinkonzentration und des Gesamtkörpereisens.
▶ Dafür sind zwei Maßnahmen – in der Regel parallel – nötig:
  • Beseitigung der Ursache des Eisenmangels und
  • medikamentöse Substitution des Eisenmangels.
  • Bei einer schweren, symptomatischen Eisenmangelanämie kommt als Akutmaßnahme auch eine Erythrozytentransfusion infrage (Abb. 4.2).
▶ Beseitigung der Ursache:
  • Umstellung der Ernährung bei einseitiger Kost bzw. Fehlernährung.
  • Verbesserung der Eisenresorption: saure Getränke wie Orangensaft, Vermeiden von interferrierenden Substanzen, Behandlung von Malassimilationssyndromen.
  • Beseitigung chronischer Blutverluste: Polypenabtragung, sowie Behandlung der Hypermenorrhoe, der Refluxkrankheit, der Hämorrhoiden und der chronischen Darmerkrankungen.

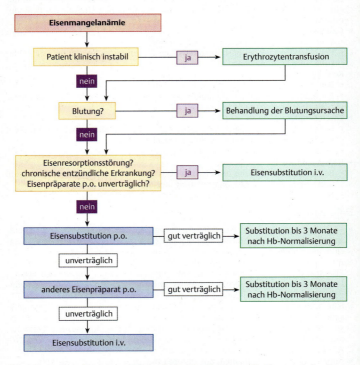

Abb. 4.2 • Anämie, Eisenmangel, Eisensubstitution, Blutungsquelle. Therapeutisches Vorgehen bei einer Eisenmangelanämie. Die Eisensubstitution erfolgt vorzugsweise oral, bei Unverträglichkeit oder bei einer Eisenresorptionsstörung intravenös.

▶ Medikamentöse Substitution des Eisenmangels kann oral oder intravenös erfolgen (Abb. 4.2). Um das Hämoglobin um 10 g/l anzuheben, werden etwa 200 mg Eisen netto benötigt.

- Orale Eisensubstitution:
  - Therapie der Wahl.
  - Einschränkung durch gastrointestinale Nebenwirkungen, sowie durch lange Therapiedauer.
  - Die Resorptionsquote beträgt 5–10 %.
  - Die Substitution wird mindestens 3 Monate nach Normalisierung des Hämoglobins fortgeführt, um auch die Eisenspeicher aufzufüllen.
- Intravenöse Eisensubstitution:
  - Indiziert wenn zwei orale Eisenpräparate nicht vertragen wurden oder wenn eine Eisenresorptionsstörung bzw. eine chronische entzündliche oder eine maligne Erkrankung vorliegt, bei denen die orale Eisensubstitution nicht funktioniert.
  - Außerdem generell bei Patienten unter Substitutionstherapie mit rHuEPO.

Pharmakotherapie

Kausale Pharmakotherapie

Orale Eisensubstitution

▶ Zweiwertige Eisenpräparate werden bevorzugt, der Eisenanteil pro Dragee schwankt zwischen 25 und 100 mg.

▶ Einnahme idealerweise auf nüchternen Magen oder zwischen den Mahlzeiten.

▶ Die Anfangsdosis beträgt 50 mg/Tag und kann bei guter Verträglichkeit bis 200 mg gesteigert werden.

Intravenöse Eisensubstitution

▶ Erfolgt mit dreiwertigen Eisenpräparaten. Die maximal applizierbare Tagesdosis ist unterschiedlich und beträgt für das Ferrlecit 62,5 mg, für Venofer 200 mg, für Ferinject 1000 mg und für MonoFer 20 mg/kg KG.

▶ Ferinject und MonoFer können bis zu 200 mg als Bolusinjektion über 1–2 min verabreicht werden, eine Testdosis ist nicht erforderlich.

▶ Höhere Einzeldosen werden als Kurzinfusion appliziert:
- 200–500 mg Ferinject in maximal 100 ml 0,9 % NaCl über mindestens 6 min
- 500–1000 mg in maximal 250 ml 0,9 % NaCl über mindestens 15 min

▶ Höhere Verdünnungen mit < 2 mg Ferinject/ml sollen aus Stabilitätsgründen vermieden werden.

▶ Bei MonoFer beträgt die minimale Applikationszeit 15 min, bei Dosen > 1000 mg mindestens 30 min.

Nachsorge

▶ Nach Normalisierung des Hämoglobins Laborkontrollen (Hb, Erythrozytenindizes, evtl. Ferritin) für ca. 1 Jahr in 3-monatlichen Abständen,

▶ danach je nach klinischem Bild 1- bis 2-mal/Jahr.

Verlauf und Prognose

▶ Bei einer malignen Blutungsquelle ist die Prognose von der jeweiligen Neoplasie bzw. deren Stadium abhängig.

▶ Bei einem „einfachen" Eisenmangel besteht keine Beeinträchtigung der Lebenserwartung.

▶ In der Schwangerschaft ist ein Hb < 90 g/l mit häufigeren Frühgeburten und Aborten sowie mit häufigeren Infektionen der Mutter assoziiert.

▶ Bei Kleinkindern kann ein schwerer Eisenmangel zu irreversiblen Wachstumsstörungen sowie zu neurologischen und **kognitiven Defiziten führen**.

Prävention

▶ Labor-Screeninguntersuchungen insbesondere bei den Risikogruppen,
▶ eisenangereicherte Babynahrung,
▶ in einigen Ländern auch andere eisenangereicherte Nahrungsmittel.

4.2 Anämie infolge Vitamin-B12-Mangel und Folsäuremangel

Stefan Eber, Kilian Hierdeis

Aktuelles

▶ Die Bestimmung von Vitamin B12 Konzentrationen im Serum ist kostengünstig und wird als Screening Test oft verwendet. Der spezifischste und sensitivste Parameter zur Diagnostik des Vitamin B12-Mangel ist die Bestimmung der Methylmalonsäure im Urin oder Serum.

Definition

▶ Die megaloblastäre Anämie beschreibt eine Form der Anämie, bei der es durch DNA-Synthesestörung der blutbildenden Zellen im Knochenmark zum Auftreten vergrößerter, meist hyperchromer Erythrozyten im peripheren Blut kommt.
▶ Auch die anderen Zellreihen des Blutes können betroffen sein, eine Bi- oder Panzytopenie kann vorliegen.
▶ Ursächlich sind vor Allem der Vitamin B12- und der Folatmangel.
▶ **Vitamin-B12-Mangel**:
  • Ursachen:
    – mangelnde Zufuhr,
    – verminderte Resorption oder
    – erhöhter Verbrauch.
  • Gastrointestinale Symptome bei B12 Mangel deuten auf Vitamin B12-Malabsorptionsstörungen als Ursache für den Mangel hin.
  • Folgen:
    – gestörte Hämatopoese mit megaloblastärer Anämie sowie
    – ggf. neurologische und gastrointestinale Symptome.
▶ **Folatmangel**:
  • Ursachen:
    – Mangelernährung oder
    – erhöhter Bedarf.
  • Folgen:
    – megaloblastäre Anämie (keine gastrointestinalen oder neurologischen Symptome).

Epidemiologie

Häufigkeit

▶ Der Vitamin B12-Mangel ist eine häufige Mangelerkrankung. Risikogruppen sind unter Anderem Schwangere, ältere Menschen, Vegetarier/Veganer, Patienten mit Alkoholabusus und Patienten mit chronischen Magen-/Darmerkrankungen. Selten sind genetisch bedingte Störungen des Transcobalamin Stoffwechsels (z. B. Remethylierungsstörungen). Ein Folatmangel tritt häufig bei Fehl- oder Mangelernährung, insbesondere bei Alkoholabusus, auf. In der Schwangerschaft besteht ein erhöhter Bedarf an Folat, der häufig zu einem Folatmangel führt. Selten bedingt auch eine Hämolyse einen supplementationsbedürftigen Folatmangel.

Altersgipfel

▶ Vitamin-B12- und Folatmangel: Kindes- und Jugendalter sowie im hohen Alter

Geschlechtsverteilung

▶ Männliche und weibliche Personen sind gleichermaßen betroffen.

Prädisponierende Faktoren

▶ Vitamin-B12-Mangel: Risikogruppen sind u. a. Schwangere und Stillende, Kinder und Jugendliche, Alte, Vegetarier/Veganer, Patienten mit Alkoholabusus und Patienten mit chronischen Magen-/Darmerkrankungen. Selten sind genetisch bedingte Störungen des Transcobalaminstoffwechsels (z. B. Remethylierungsstörungen).

▶ Folatmangel: Häufig bei Fehl- oder Mangelernährung, insbesondere bei Alkoholabusus. In der Schwangerschaft besteht ein erhöhter Bedarf an Folat, der häufig zu einem Folatmangel führt. Selten bedingt auch eine Hämolyse einen supplementationsbedürftigen Folatmangel.

Ätiologie und Pathogenese

Vitamin B12

▶ **Pathophysiologie:**
- Vitamin B12 ist in der Nahrung an Proteine gebunden; diese Bindung wird im Magen durch Pepsinogen und Magensäure gelöst.
- Vitamin B12 wird dann an Haptocorrin gebunden und in den Dünndarm transportiert.
- Dort wird der Haptocorrin-Vitamin-B12-Komplex durch Pankreasenzyme gelöst und Vitamin B12 an den Intrinsic factor (Bildung durch Parietalzellen in der Magenschleimhaut) gebunden.
- Resorption von Vitamin B12 erfolgt gebunden an den Intrinsic factor im terminalen Ileum.
- In Enterozyten wird Vitamin B12 vom Intrinsic factor gelöst und an Transcobalamin gebunden.
- Über die Pfortader gelangt dieser **Transcobalamin-B12-Komplex** (Holotranscobalamin, HoloTC) in den großen Kreislauf und kann hier von allen Zellen mit entsprechender Rezeptorausstattung internalisiert werden.
- Hier spielt **Vitamin B12 als Koenzym** eine große Rolle bei der Bildung von Methylgruppen, Vorstufen der DNA-Synthese sowie bei der Fettsäuresynthese.
- Körpereigene Vitamin-B12-Speicher befinden sich in der Leber sowie extrahepatisch.
- Der Tagesbedarf eines erwachsenen Menschen beträgt ca. 4 µg Vitamin B12 (laut der EFSA, der europäischen Behörde für Lebensmittelsicherheit).
- Fehlt Vitamin B12, kommt es somit zur Hypomethylierung, und einer Störung der DNA-Synthese (Vitamin B12 und Folat sind essenzielle Coenzyme), Folgen sind:
  - Auswirkungen u. a. auf die Hämatopoese (aufgrund ihrer hohen Zellumsatzrate reagiert die Hämatopoese sensibel auf den blockierten Nukleinsäurestoffwechsel → megaloblastäre Anämie) und
  - neurologische Schäden bei inadäquater Myelinisierung.

▶ **Unzureichende Zufuhr von Vitamin B12 mit der Nahrung:**
- Veganer und Vegetarier sind Risikogruppen eines nahrungsbedingten B12-Mangels (sofern sie keine Nahrungsergänzungsmittel einnehmen, denn Vitamin B12 ist v. a. in Tierprodukten (Eier, Fleisch, Milch) enthalten).
- Alkoholabusus und Fehlernährung können einen Vitamin B12-Mangel verursachen.
- Kinder:
  - Kinder haben ein höheres Risiko für einen nahrungsbedingten B12-Mangel (geringere Vitamindepots und einen relativ höheren Vitaminbedarf).

- Eine wesentliche Rolle spielen dabei die ausreichende Zufuhr von Vitamin B12 über die Mutter in utero sowie in der Muttermilch oder in der Kleinkindkost.
- Ursache eines schweren Vitamin-B12-Mangels beim Säugling kann ausschließliches Stillen bei Vitamin-B12-Mangel der Mutter durch rein vegetarische oder vegane Ernährung oder eine bisher unerkannte perniziöse Anämie sein.
- Seltene angeborene Transkobalamin-Stoffwechseldefekte können im frühen Säuglingsalter zu makrozytären Anämien sowie zu teilweise irreparablen neurologischen Schäden mit Entwicklungsverzögerungen bis hin zur geistigen Retardierung führen.
- Makrozytäre Anämien durch bloße Malabsorption des Säuglings gibt es in dieser Altersstufe fast nicht, da die Reserven für Folat wenigstens 3, die für Vitamin B12 mindestens 6 Monate ausreichen.
- Ein nutritiver Vitamin-B12-Mangel kann im Kindesalter nicht selten mit einem Eisenmangel einhergehen, v. a. bei vegetarischer Ernährung.
- Vor Substitution (z. B. mit Eisen oder Vitamin B12) muss eine sorgfältige Artdiagnose der Anämie erfolgen

> **❗ Merke**
> Bei kombiniertem Mangel an Eisen und Vitamin B12 kann die entstehende Anämie sowohl makrozytär als auch mikrozytär sein.

▶ Ursachen einer **verminderten Resorption von Vitamin B12** (bei ausreichender Zufuhr):
- Ältere Personen haben oft Probleme, Vitamin B12 aus der Nahrung freizusetzen, jedoch nehmen sie das freie Vitamin aus Nahrungsergänzungsmittel auf.
- Bei verminderter Säurebildung des Magens (Achlorhydrie bei Typ-A-Gastritis oder PPI-/Antazida-Therapie) kann Vitamin B12 nicht aus den Nahrungsproteinen abgespalten werden.
- Eine exokrine Pankreasinsuffizienz mit Maldigestion verhindert das Lösen von Vitamin B12 aus dem Haptocorrin-Vitamin-B12-Komplex und verhindert somit die Resorption.
- Ein Intrinsic-factor-Mangel führt zu einer selektiven Beeinträchtigung der Vitamin-B12-Resorption. Ursachen eines solchen Mangels:
  - Autoimmun vermittelte (Typ A)-Gastritis sein (durch Antikörper vermittelte Zerstörung der Belegzellen sowie Achlorhydrie) oder
  - Antikörper gegen den Intrinsic factor oder
  - chronischer Alkoholabusus (mit der Folge einer Gastritis und somit verminderter Bildung von Intrinsic factor).
  - Bei Zustand nach Magenresektion fehlen die nötigen Belegzellen, um Intrinsic factor zu bilden.
- Darmerkrankungen mit Malabsorption im terminalen Ileum führen ebenfalls zu verminderter Resorption von Vitamin B12, z. B.
  - Morbus Crohn, Colitis ulcerosa mit Backwash-Ileitis oder Zöliakie oder
  - chirurgische Entfernung des terminalen Ileums.
- Ein Darmbefall mit Fischbandwurm (in Deutschland sehr selten) führt zum verfrühten Vitamin-B12-Verbrauch bereits im Darmlumen.
- Imerslund-Gräsbeck-Syndrom (IGS): selektive Resorptionsstörung von Vitamin B12 durch einen defekten IF-Vitamin-B12-Komplex-Rezeptor am terminalen Ileum.

> **❗ Merke**
> Infolge des demografischen Wandels ist der Vitamin-B12-Mangel durch Alterserkrankungen wie perniziöse Anämie bei Gastritis und Achlorhydrie nicht mehr selten. Bei veganer und auch bei streng vegetarischer Ernährung muss stehts an eine ausreichende Vitamin-B12-Supplementation gedacht werden.

▶ **Medikamente:**
- Eine die Magensäure hemmende Therapie (PPI, Antazida) führt zu verminderter Spaltung von Vitamin B12 aus der Nahrung.
- Metformin beeinträchtigt den Vitamin-B12-Stoffwechsel.
- Es besteht ein Zusammenhang zwischen wiederholter Exposition zu Lachgas (N_2O) und einer Störung der Wirkung von Vitamin B12 und Folat bis hin zur perniziösen Anämie.

▶ **Erhöhter Bedarf:**
- Vor allem in Schwangerschaft und Stillzeit ist der Vitamin-B12-Bedarf physiologisch erhöht.
- Erhöhter Vitamin-B12-Bedarf ist auch möglich z. B. nach Ausgleich eines Eisenmangels (wegen Retikulozytose und somit erhöhter Zellbildung).

Folat

▶ **Pathophysiologie:**
- Folat liegt in der Nahrung als Polyglutamat vor.
- Im Dünndarm wird sie zu einer Monoglutamat-Form dekonjugiert.
- Resorption erfolgt im Jejunum.
- Folat ist ein wichtiges Coenzym der DNA-Synthese.
- Fehlt Folat, kommt es zu verminderter Zellteilung, die sich v. a. auf das hämatologische System in Form einer megaloblastären Anämie niederschlägt.
- Bei der Embryogenese kann es zu Neuralrohrdefekten kommen.

▶ **Unzureichende Zufuhr von Folat mit der Nahrung:**
- Folat ist v. a. in Leber, grünen Blattgemüsen, Orangen und anderen Gemüsesorten enthalten (Bedarf s. Tab. 4.1).
- Fehlernährung, v. a. bei Alkoholabusus, kann zu Folatmangelzuständen führen.

Tab. 4.1 • **Empfohlene Folataufnahme pro Tag.**

Gruppe/Alter	Folat in Nahrungsmitteln (µg/Tag)[1]
Säuglinge (7–11 Monate)	80 µg DFE/Tag (als Adequate Intake, AI)[1,3]
1–3 Jahre	120
4–6 Jahre	140
7–10 Jahre	200
11–14 Jahre	270
15–17 Jahre	330
Erwachsene	330[2]
Schwangere	600
Stillende Mütter	500

[1]DFE, Dietary Folate Equivalent. Bei Folsäure (synthetische Form) ist 1 DFE = 0,7 µg Folsäure.
[2]Bei Frauen im Gebärfähigen Alter/mit Kinderwunsch ist zusätzlich die Einnahme von 400 µg/d Folat aus Nahrungsergänzungsmitteln bis Ende des ersten Trimesters empfohlen.
[3]Für die kombinierte Aufnahme von Nahrungsfolat und Folsäure können die DFEs wie folgt berechnet werden: µg DFE = µg Nahrungsfolat + (1,7 * µg Folsäure), da die Bioverfügbarkeit von Folsäure höher ist als die von Nahrungsfolat.

▶ **Ursachen für eine verminderte Resorption von Folat:**
- Erkrankungen des Jejunums mit Malabsorption, z. B. Morbus Crohn, Zöliakie oder Zustand nach intestinaler Resektion.

- Verringerte Dekonjugation aus Nahrungsbestandteilen, z. B. durch orale Kontrazeptiva oder Phenytoin.
▶ **Medikamente:**
  - Folatantagonisten (Methotrexat, Pyrimethamin, Trimethoprim),
  - Triamteren,
  - Sulfasalazin,
  - Azathioprin,
  - Antikonvulsiva (Carbamazepin, Valproat, Phenytoin).
▶ **Erhöhter Bedarf:**
  - Insbesondere in der Schwangerschaft
  - Bei Hämolyse oder nach Ausgleich eines anderen Mangelzustands kann ein erhöhter Folatbedarf vorliegen, da die Hämatopoese gesteigert ist.

Klassifikation und Risikostratifizierung

▶ Tab. 4.2

Tab. 4.2 • **Laborchemische Stadieneinteilung des Vitamin-B12-Mangels.**

Parameter	Normal	I. Negative Vitamin-B12-Bilanz	II. Vitamin-B12-Speicherentleerung	III. Erste Einflüsse auf die Hämatopoese	IV. Vitamin-B12-Mangelanämie
Holotranscobalamin (pg/ml)	>50	<40	<40	<40	<40
Holohaptocorrin	Normal	Normal	Vermindert	Vermindert	Vermindert
Methylmalonsäure	Normal	Normal	Normal	Erhöht	Erhöht
Homocystein	Normal	Normal	Normal	Erhöht	Erhöht
Hämoglobin	Normal	Normal	Normal	Normal	Vermindert
Erythrozyten	Normal	Normal	Normal	Normal	Megalozyten
MCV	Normal	Normal	Normal	Normal	Erhöht
Hypersegmentierte Granulozyten	Nein	Nein	Nein	Ja	Ja
Neurologische Schäden	Nein	Nein	Nein	Möglich	Ja

Basierend auf:
Thomas L, Ansorg R, Barlage S (2007) Labor und Diagnose: Indikation und Bewertung von Laborbefunden für die medizinische Diagnostik. 7. Aufl. TH-Books Verlagsgesellschaft mbH, Frankfurt/Main

▶ Holotranscobalamin:
  - Sensitivster Marker für einen beginnenden Vitamin-B12-Mangel.
  - Bloße Verminderung des Holotranscobalaminspiegels:
    – In der Regel weder hämatologische noch neurologische Symptome,
    – die Menge an Vitamin B12 reicht für alle Stoffwechselprozesse aus, allerdings ist die Vitamin-B12-Bilanz negativ.
▶ Methylmalonsäure und Homocystein
  - sind Substrate von Enzymen, denen Vitamin B12 als Cofaktor dient und

- werden bei metabolisch manifestem Vitamin-B12-Mangel somit weniger verwertet und stauen sich an, was am erhöhten Plasmaspiegel (oder erhöhter Ausscheidung von Methylmalonsäure im Urin) ablesbar ist.
► Eine Beeinträchtigung der Hämatopoese ist meist erst bei fortgeschrittenem Vitamin-B12-Mangel zu beobachten.
► Neuropsychiatrische Symptome können schon lange vor einer hämatologischen Manifestation auftreten.
► Die Vitamin B12 Konzentration im Serum wird aus Kostengründen oft zum Screening verwendet, dieser Marker hat jedoch eine begrenzte Sensitivität um den Mangel zu detektieren (z. B. nicht alle Personen mit einem Mangel können mit Serum B12 als solche identifiziert werden). Die Bestimmung der Methylmalonsäure im Plasma kann die Diagnose eines Vitamin B12 Mangels verbessern.

Symptomatik

► Anämie, typische Symptome:
- Blässe (Dabei kann durch die ineffektive Erythropoese ein Ikterus entstehen, der in Kombination mit der Blässe als blassgelb wahrgenommen wird),
- Müdigkeit,
- verminderte Leistungsfähigkeit, Adynamie,
- Tachykardie.

Vitamin-B12-Mangel

► Als Coenzym der DNA- und Fettsäuresynthese ist Vitamin B12 wichtig für die Erythropoese sowie die Bildung und Erhaltung der Myelinscheiden.
► Ein Mangel äußert sich klinisch durch zwei wesentliche Manifestationen:
- makrozytäre, hyperchrome („megaloblastäre") Anämie und
- neuropsychiatrische Symptome.
- Außerdem können, entweder ursächlich oder symptomatisch für den Vitamin-B12-Mangel, gastrointestinale Symptome vorliegen.
► Anämie:
- Die makrozytäre Anämie gilt als später Indikator eines Vitamin-B12-Mangels; Symptomatik s. o.
► Neuropathie:
- Markscheidenschwund (sog. Funikuläre Myelose),
- Frühsymptom ist der Verlust des Vibrationsempfindens.
- Weitere Symptome:
  - Polyneuropathie mit schmerzhaften Missempfindungen der Extremitäten,
  - Gangunsicherheit (spinale Ataxie durch die Demyelinisierung der Hinterstränge),
  - Paresen und Pyramidenbahnzeichen (durch Demyelinisierung der Pyramidenbahn).
- Die neurologische Symptomatik tritt oft schon vor einer Anämie auf.
- Im Frühstadium sind die neurologischen Symptome noch reversibel, allerdings kommt es mit andauerndem Vitamin-B12-Mangel zu axonalen Schäden und somit zur Irreversibilität der neurologischen Symptome.
► Möglich sind auch psychiatrische Symptome, wie
- Manien, Psychosen, Müdigkeit, Gedächtnisstörungen, Reizbarkeit, Depression und Persönlichkeitsveränderungen.
- Bei Säuglingen sind Reizbarkeit, Wachstumsstörungen, Apathie, Appetitlosigkeit und Entwicklungsverzögerung wichtige Symptome.
- Im Kindesalter können therapierefraktäre Epilepsien und unbeherrschbares Schreien auftreten.

> ❗ *Cave*
> Obwohl bei solchen Symptomen bei Säuglingen/Kindern die Ursache fast immer ein maternaler Mangel ist, kann die Mutter frei von klinischen Symptomen sein.

▶ Gastrointestinale Symptome:
- Die Autoimmungastritis (Typ A-Gastritis) äußert sich meist lediglich durch unspezifische Oberbauchbeschwerden.
- Trophische Schleimhautveränderungen (wegen hoher Zellumsatzrate).
- Typisch ist die atrophische „Hunter"-Glossitis mit geröteter, glatter und brennender Zunge.
- Zahnfleischbluten oder Aphten können vorkommen.
- Vitamin-B12-Mangel als Teil komplexer Malabsorptionsstörungen, z. B. bei Morbus Crohn oder Zöliakie:
  - Die dabei mögliche komplexe Symptomatik ist nicht allein durch den Vitamin-B12-Mangel bedingt.
  - Typische Symptome sind Bauchschmerzen, Diarrhöen, Gewichtsverlust, Gedeihstörung.
  - Weitere Symptome der Malabsorption können Blutungsneigung bei Vitamin-K-Mangel oder Fettstühle und Gallen-/Nierensteine bei Gallensäureverlust sein.
  - Extraintestinale Manifestationen sind möglich, z. B. Dermatitis herpetiformis Duhring (Zöliakie) oder Erythema nodosum und pyoderma gangraenosum (Morbus Crohn).

Folatmangel

▶ Typisch ist die megaloblastäre Anämie mit entsprechender Anämie-Symptomatik (s. o.).:
- Anämie tritt im Gegensatz zum Vitamin-B12-Mangel bereits früh im Krankheitsverlauf auf.

▶ Keine neurologischen Symptome.

▶ Folatmangel in der Frühschwangerschaft:
- Ein Folsatmangel erhöht bei Schwangeren aufgrund verminderter Zellbildungskapazität das Risiko von embryonalen Neuralrohrdefekten (z. B. Spina bifida, Anenzephalie).
- Zur Risikoreduktion wird Frauen im gebärfähigen Alter empfohlen, zusätzlich zur Aufnahme mit der Nahrung einmal täglich oral Folat (z. B. 400 µg/Tag) einzunehmen.

▶ Weitere Symptome:
- Ursachen für Malabsorption im terminalen Ileum können eine Zöliakie oder Morbus Crohn sein (Symptomatik s. o.).
- Auch bei Alkoholabusus mit seinen Folgen (Hepatosplenomegalie etc.) ist an einen Folatmangel zu denken.

Diagnostik

Diagnostisches Vorgehen

▶ Abb. 4.3

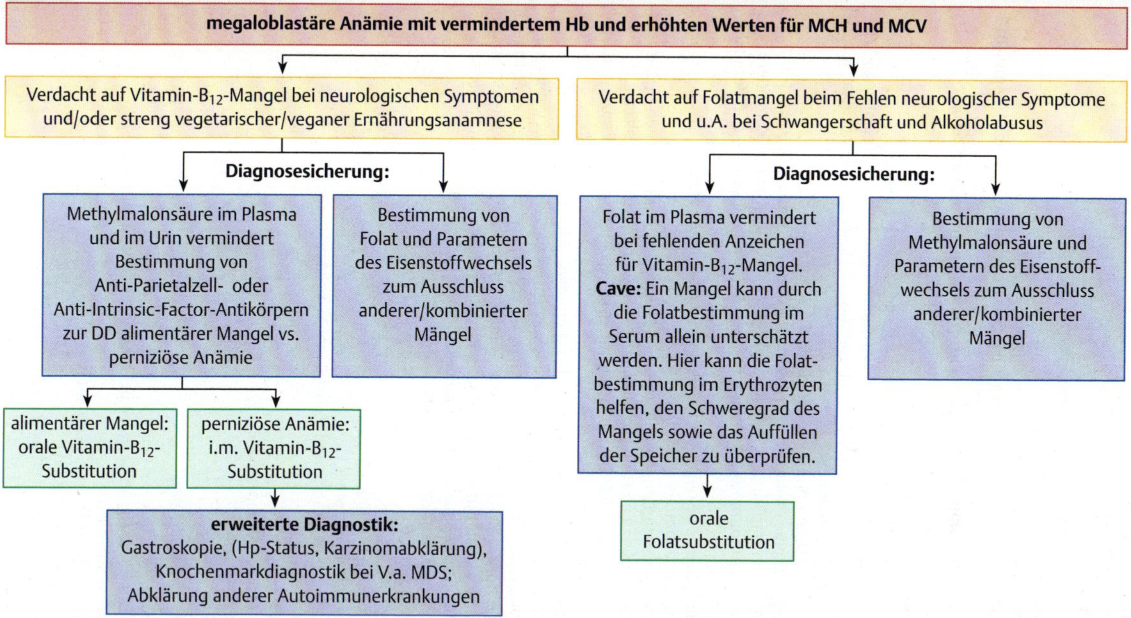

Abb. 4.3 • Vitamin-B12-Mangel und Folatmangel. Algorithmus zur Diagnostik und Therapie von megaloblastären Anämien. * Nach adäquater Substitution sind Blutbildkontrollen nach 3 (Folat) bis 6 (Vitamin B12) Monaten erforderlich, um einen erneuten Mangel auszuschließen. Bei schwerem Mangel sollte Vitamin B12 initial immer s. c. oder i. m. gegeben werden, um eine ausreichende Resorption und rasche Auffüllung der Speicher sicherzustellen (Hp = Helicobacter pylori; MDS = Myelodysplasie).

Anamnese

▶ Ernährungsanamnese:
- Rein vegetarische oder vegane Ernährung?
- Alkoholkonsum?
- Bei Frauen: Besteht eine Schwangerschaft?
- Bei Säuglingen:
  - Wird das Kind nur gestillt oder auch gefüttert?
  - Ernährt sich die Mutter rein vegetarisch oder vegan bzw. ist ein Vitamin-B12- oder Folatmangel bei ihr bekannt?
  - Ist in der Schwangerschaft eine Substitutionstherapie erfolgt?
  - Bekommt das Kind tierische Produkte zu essen?

▶ Begleiterkrankungen:
- Chronisch entzündliche Darmerkrankung oder Zöliakie bekannt?
- Schmerzen im rechten Unterbauch, Diarrhöen (wenn ja: nahrungsabhängig?)?
- Therapie der entzündlichen Darmerkrankung (Sulfasalazin, Methotrexat, s. u. bei „Medikamentenanamnese")?
- Magen- oder Darmteilresektion in der Vorgeschichte?
- Hinweise für eine exokrine Pankreaserkrankung (z. B. Fettstühle)?
- Autoimmunerkrankungen, z. B. Hashimoto-Thyreoiditis (hohe Koinzidenz verschiedener Autoimmunerkrankungen, u. a. Autoimmungastritis mit perniziöser Anämie)?
- Ist eine Epilepsie bekannt, die medikamentös therapiert wird?

▶ Medikamentenanamnese:
- Werden Protonenpumpeninhibitoren oder Antazida eingenommen? (Diese ändern den optimalen pH für die Aufnahme von Vitamin B12 und Folat).
- Die Einnahme von Metformin ist mit niedrigeren Vitamin B12 Konzentrationen im Serum assoziiert.
- Folatantagonisten wie Methotrexat, Pyrimethamin, Trimethoprin beeinflussen den Folat Metabolismus und verursachen dadurch z. B. eine Hyperhomocysteinämie.
- Antiepileptika wie Carbamazepin, Valproat oder Phenytoin führen zu Folatstoffwechselstörungen. Deshalb ist die Einnahme solcher Medikamente in der Schwangerschaft mit einem erhöhtem Risiko für Neuralrohrdefekte assoziiert.
- Besteht eine Medikation mit Triamteren oder Sulfasalazin?
- Werden orale Kontrazeptiva eingenommen?

▶ Anämiesymptome:
- Müdigkeit?
- Verminderte Leistungsfähigkeit?

▶ Neurologische Symptome:
- Parästhesien der Hände und Füße (Kribbeln, pelziges Gefühl)?
- Gangunsicherheit?
- Paresen?

▶ Gastrointestinale Symptome:
- Zungenbrennen?
- Aphthen?

Körperliche Untersuchung

▶ Inspektion:
- Hautkolorit (blass, ggf. ikterisch bei ineffektiver Erythropoese),
- Schleimhäute (blass),
- bei Hunter-Glossitis rote, glatte Zunge.

▶ Neurologische Untersuchung:
- gestörtes Vibrationsempfinden (Stimmgabel),
- Ataxie beim Gehen mit geschlossenen Augen,
- Pyramidenbahnzeichen,
- Paresen.

Labor

▶ Peripheres Blut/großes Blutbild mit Differenzialblutbild:
▶ Hauptsymptom ist megaloblastäre Anämie (vergrößerte Erythrozyten) mit erhöhten Werten für MCV und MCH bei normalem MCHC.
▶ Normale oder verminderte Retikulozytenwerte.
▶ Häufig Neutrozytopenie mit übersegmentierten Granulozyten und Thrombozytopenie (Panzytopenie bei Betreff aller drei Reihen).
▶ Im Blutausstrich können Makrozyten und Ovalozyten sowie eine Poikilozytose auftreten.
▶ Aufgrund der ineffektiven Erythropoese mit verkürzter Überlebenszeit von Megalozyten peripher und hoher Absterberaten der Erythroblasten kommt es zu einer Hämolyse mit Ikterus und klassisch veränderten Hämolyseparametern (LDH ↑, indirektes Bilirubin ↑, GOT ↑ und Haptoglobin ↓).
▶ Klinische Chemie:
  • Zeichen der ineffektiven Erythropoese mit LDH ↑, GOT ↑ und indirektem Bilirubin ↑.
  • Zusätzlich Bestimmung von Ferritin, Transferrinsättigung und löslichem Transferrinezeptor (Eisenmangel?) zum Ausschluss anderer Anämieursachen oder kombinierter Mangelerscheinungen.

Vitamin-B12-Mangel
▶ Peripheres Blut:
  • Methylmalonsäure- und Homocysteinspiegel erhöht.
  • Goldstandard bei Diagnostik des Vitamin-B12-Mangels ist die Bestimmung von Methylmalonsäure, Holotranscobalamin und Homocystein im Plasma.
  • Methylmalonsäure im Plasma gilt hierbei als empfindlichster Parameter für den Vitamin-B12-Mangel.
  • Anti-Parietalzell-Antikörper oder Anti-Intrinsic factor-Antikörper sind sehr spezifische Marker für die perniziöse Anämie; sie ersetzen den früher üblichen Schillingtest.
  • Spezifische Parameter:
    – Holotranscobalamin ist als früher Marker vermindert.
    – Methylmalonsäure (Serum und Urin) und Homocystein (im Serum) sind erhöht.
    – Vitamin B12 im Serum ist meist vermindert (< 80 pg/ml), allerdings ist der Vitamin-B12-Serumspiegel ein spezifischer, jedoch wenig sensitiver Wert.
▶ Urindiagnostik:
  • Erhöhte Ausscheidung von Methylmalonsäure im Urin (im Kleinkindalter die praktikabelste Lösung).
▶ Erweiterte Diagnostik bei perniziöser Anämie:
  • Schilddrüsendiagnostik (häufig Koinzidenz von autoimmunen Schilddrüsenerkrankungen mit Autoimmungastritis),
  • Gastroskopie mit Biopsie: Chronisch-atrophische Gastritis Typ A, Helicobacter pylori-Infektion?, Karzinomausschluss.
▶ Erweiterte Diagnostik bei Verdacht auf Imerslund-Gräsbeck-Syndrom:
  • Die Diagnose wird molekulargenetisch gestellt.
  • Eine Proteinurie ist häufig.

Folatmangel
▶ Nachweis eines Folatmangels bei megaloblastärer Anämie mit verminderter Folat im Plasma und fehlenden Anzeichen für einen Vitamin-B12-Mangel.

> **! Cave**
> Der Folatmangel kann durch die Messung im Serum allein unterschätzt werden, v. a. wenn kurz vorher eine Folatgabe erfolgte. Die in manchen hämatologischen Versorgungszentren etablierte Messung des Folats im Erythrozyten erlaubt eine wesentlich bessere Abschätzung über die ungenügende Versorgung mit Folat in den vorangegangenen Monaten.

Bildgebende Diagnostik

MRT
► Bei neurologischer Symptomatik im Rahmen eines Vitamin-B12-Mangels kann ein MRT des Gehirns hilfreich sein (Abb. 4.4)

Histologie, Zytologie und klinische Pathologie

Knochenmarkdiagnostik
► Auf eine Knochenmarkspunktion kann in der Regel bei Verdacht auf einen Vitamin-B12-Mangel oder Folatmangel verzichtet werden.
► Megaloblastär verändertes Knochenmark und erythropoetische Hyperplasie (Abb. 4.5).
► Auch vermehrte abnormale Mitosen können vorkommen.
► Knochenmarkpunktion nur bei unklaren Befunden zum Ausschluss von Differenzialdiagnosen.

Differenzialdiagnosen

► Myelodysplastisches Syndrom:
  • Im Erwachsenenalter und mit zunehmendem Alter häufiger erworbene Stammzellerkrankung mit veränderter Hämatopoese und peripherer (mono-, bi-, oder tri-) Zytopenie mit Makrozytose.
  • Im Kindesalter seltene Myelodysplasien sollten unbedingt berücksichtigt werden, v. a. wenn eine Hepatosplenomegalie und B-Symptomatik (Fieber, Nachtschweiß, Gewichtsverlust) vorliegt.
  • Bei entsprechender Klinik ist eine Knochenmarkdiagnostik (Stanze und Aspiration) erforderlich.
► Medikamentös-toxische makrozytäre Anämie:
  • Knochenmarkschäden z. B. durch Alkohol, Hydroxyurea, Methotrexat. Zidovudin.

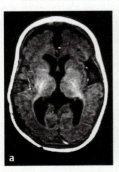 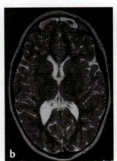 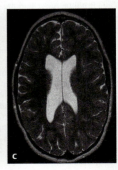

Abb. 4.4 • Enzephalopathie. MRT bei frühem Vitamin-B12-Mangel.
a   Schwere globale zerebrale Atrophie bei Diagnosestellung (4 Monate).
b   ↓ Myelinisierung, Ventrikel ↑, ↓ Corpus callosum im Alter von 7 Jahren.
c   ↓ Myelinisierung, Ventrikel ↑, ↓ Corpus callosum im Alter von 7 Jahren.

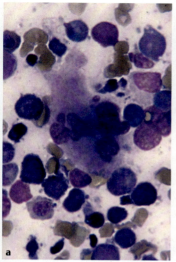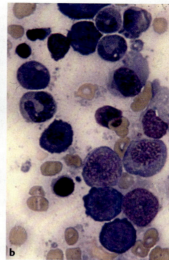

Abb. 4.5 · Knochenmarkausstrich. Morphologisch sind Vitamin-B12- und Folatmangel im Knochenmarkausstrich nicht zu unterscheiden.
a Vitamin-B12-Mangel.
b Folatmangel.

Therapie

Therapeutisches Vorgehen

▶ Erst bei gesichertem Vitamin-B12- oder Folatmangel erfolgt eine Substitution (Abb. 4.3).
▶ Substitution kann bei leichtem nutritivem Mangel oral erfolgen (s. unten).

Allgemeine Maßnahmen

▶ Auf ausgewogene Ernährung (unbedingt mehr als 3-mal/Woche Fleisch und gelegentlich Leberverzehr) achten.
▶ Alternativ regelmäßige Einnahme von Vitamin B12.

Pharmakotherapie

Kausale Pharmakotherapie
▶ Beim alimentären Vitamin-B12- und Folat-Mangel orale Substitution.
▶ **Vitamin B12:**
- **Orale Gabe** mit hochdosiertem Vitamin B12 (500 µg im Kindesalter, bis 1000 µg bei Jugendlichen und Erwachsenen über 4-6 Wochen) kann bei leichten Mangelzuständen (z. B. infolge einer verminderten Zufuhr bei langem Stillen und v. a. sich vegan ernährender Mutter) ab dem Säuglingsalter angewandt werden.
- **I.m.-Gabe (alternativ s. c. bei Kindern):** Bei Zunahme oder unzureichendem Ansprechen sollte Vitamin B12 1 mg i. m. 4-mal substituiert werden.
- Zur Kontrolle des Effekts bestimmt man alle 1–2 Wochen die Parameter des roten Blutbilds einschließlich der Retikulozytenzahl.

- **Wirkung**:
  - Nach Gabe von Vitamin B12 verschwinden die megaloblastischen Veränderungen im Knochenmark bereits nach 48 h.
  - Der infolge des erythropoetischen Arrests erhöhte Serumeisenspiegel fällt um 50 % innerhalb von 24 h.
  - Die Retikulozytose ist nach 5–10 Tagen ausgeprägt.

> **!** *Merke*
> Bei Intrinsic-factor-Mangel und Resorptionsstörungen ist beim Vitamin-B12-Mangel eine vorzugsweise intramuskuläre (alternativ bei Kindern s. c., eventuell auch i. v.) Gabe erforderlich (4 Gaben über 2–4 Wochen).

▶ **Folat/Eisen:**
  - Bei gesteigerter Erythropoese sollte Folat- und Eisenstatus kontrolliert und bei Bedarf ebenfalls substituiert werden.
  - Auch bei Folatmangel wird substituiert, hier oral 5 mg/Tag (Abb. 4.3).

Pharmakologische Supportivtherapie

▶ Bei Grunderkrankungen wie Zöliakie, Morbus Crohn oder Intrinsic-factor-Mangel ist eine intramuskuläre Vitamin-B12-Substitution erforderlich.

Nachsorge
. . . .

▶ Blutbildkontrollen bei Substitution bis zur Normalisierung des Blutbilds, dann eine weitere Kontrolle 6 Wochen später.

▶ Bei aufgefülltem Speicher ist eine Kontrolle nach 6 Monaten (Vitamin B12) bzw. 3 Monaten (Folat) erforderlich.

Verlauf und Prognose
. . . .

▶ Beim Vitamin-B12-Mangel ist die neurologische Symptomatik anfangs reversibel, später kommt es zu axonaler Schädigung, die auch durch Ausgleich des Vitamin-B12-Defizits nicht mehr reversibel ist.

▶ Bei atrophischer Gastritis sollten regelmäßig Kontroll-Gastroskopien zum Karzinomausschluss erfolgen.

Prävention
. . . .

▶ Einseitige Ernährung sollte vermieden werden.

▶ In der Schwangerschaft und Stillzeit sollte prophylaktisch eine Substitution von Vitamin B12 und Folat erfolgen, diese kann u. a. das Risiko für Neuralrohrschäden mindern.

▶ Eine Nahrungsergänzung bei Vegetariern und Veganern ist obligat.

▶ Blutbildkontrollen bei Patienten mit Erkrankungen mit Malabsorptionskomponente sind sinnvoll und bei Mangel ist eine Substitution von Vitamin B12 und/oder Folat obligat.

4.3 Anämien durch Membran- und Enzymdefekte

Stefan Eber, Kilian Hierdeis

Aktuelles
. . . .

▶ Therapie der hereditären Sphärozytose: nahezu vollständige Milzentfernung anstelle der totalen Splenektomie (AWMF-Leitlinien)

▶ Zugelassene molekulare Therapie des Pyruvatkinase-Mangels mit Mitapivat

▶ Derzeit Zulassungsstudien für Kinder in Deutschland

Definition

Wichtige Membrandefekte

▶ **Sphärozytose:** Hämolytische Anämie unterschiedlichen Ausmaßes, Ikterus, Spleno-megalie, typisch erhöhte osmotische Fragilität der Erythrozyten.

▶ **Elliptozytose:** Stäbchenförmige Elliptozyten in > 20 % der Erythrozyten im Blutaus-strich.

▶ **Hereditäre Stomatozytose und hereditäre Xerozytose:** Beides beruht auf einer ge-störten Kationendurchlässigkeit der Erythrozytenmembran. Bei der Stomatozytose: Gesamtgehalt an erythrozytären Na^+- und K^+-Ionen (Norm: 95–110 mmol/l Ery-throzyten) erhöht; Xerozytose: in unterschiedlichem Ausmaß erniedrigt.

▶ **Hereditäre Ovalozytose:** Autosomal-dominant vererbte Sonderform der hereditä-ren Elliptozytose, in Südostasien (Melanesien) sehr häufig. Homozygotie letal.

▶ **Hereditäre (Pyro-)Poikilozytose:** Seltene schwere Unterform der Elliptozytose mit ausgeprägter Poikilozytose und Hitzeinstabilität der Erythrozyten (Die Diagnose wird durch den Nachweis der genetischen Mutation im α-/β-Spektrin Gen gestellt).

Wichtige Enzymdefekte

▶ Glukose-6-Phosphat-Dehydrogenase-Mangel (G6PD-Mangel):
  • Meist getriggerte, hämolytische Krisen: Leitsymptom ist die Hämoglobinurie.
  • Vorsicht: Nierenversagen bei schwerer hämolytischer Krise!
▶ Pyruvatkinase-Mangel (PK-Mangel):
  • Chronische hämolytische Anämie unterschiedlichen Schweregrades.
  • Häufigster Defekt der Glykolyse.
  • Eisenüberladung auch bei nichttransfundierten Personen.
  • Häufig Gallensteine.

Epidemiologie

▶ Sphärozytose (Kugelzellanämie):
  • In Mitteleuropa häufigste Ursache angeborener hämolytischer Anämien (Häufig-keit 1:5 000), d.h. in Deutschland, Österreich und Schweiz leben ca. 19.000 Pa-tienten.)
  • Screening-Untersuchungen von gesunden Blutspendern deuten darauf hin, dass 1 % der Bevölkerung klinisch asymptomatische Anlageträger einer rezessiven Sphärozytose sind.
▶ Elliptozytose:
  • Trotz der Häufigkeit (ungefähr 1:2500 in der weißen nordeuropäischen Bevölke-rung), ist ihre klinische Bedeutung gering.
  • Nur 15 % der Merkmalsträger erkranken.
  • Hereditäre Ovalozytose:
    – Sehr häufig (bis zu 30 %) bei Ureinwohnern Melanesiens, Indonesiens und Ma-laysias; außerhalb dieser Regionen kommt sie kaum vor.
▶ Hereditäre Stomatozytose und hereditäre Xerozytose:
  • Leichte Formen nicht so selten: schwere Formen sehr selten.
▶ G6PD-Mangel:
  • Häufigster Enzymdefekt, betrifft mehrere hundert Millionen Menschen.
  • Die häufigsten Varianten sind
    – G6PD-Mediterran: 0,5–1 % klinisch Erkrankte in Mittelmeerländern,
    – die chinesische Mutation G6PD-Canton: 1,7 % in Südchina,
    – G6PD A- (afrikanische Mutation): bis 10 % der Bevölkerung.
▶ PK-Mangel: Höchste Prävalenz in Nord-Mittel-Europa (1:20.000).

Häufigkeit

▶ Sphärozytose 1:5000
▶ Elliptozytose 1:2500

Altersgipfel
▶ kein Altersgipfel

Geschlechtsverteilung
▶ m:w 1:1

Prädisponierende Faktoren
▶ genetische Prädisposition

Ätiologie und Pathogenese

Membrandefekte
▶ Ursache der **Sphärozytose**: Gendefekte des Proteinnetzwerks (Membranskelett; Innenseite Erythrozytenmembran), das die Lipiddoppelschicht stabilisiert:
  • Fehlen oder Mangel von Ankyrin (etwa 50–60 % der Fälle), Bande-3-Protein oder α-/β-Spektrin (je etwa 20 %),
  • ca. 66 % gesicherte familiäre, autosomal-dominante Form,
  • 25 % Neumutationen in mütterlicher Keimbahn (meist autosomal-dominant),
  • gesamt ca. 90 % autosomal-dominant, etwa 10 % autosomal-rezessiv mit schwerem klinischem Phänotyp.
▶ Elliptozytose und hereditäre (Pyro-) Poikilozytosen:
  • Häufig durch verschiedene Störungen der „horizontalen" Vernetzung der Membranskelettproteine,
  • erhöhter Anteil von unpolymerisiertem dimeren Spektrin nach Extraktion der Erythrozytenmembran (Test möglich).
  • Diese Mutationen liegen in den Spektrin-Ketten nahe der Spektrin-Selbst-Aneinanderlagerungsstelle.
  • Häufig Defekte der Spektrin-α-Kette.
  • Nur homozygote oder compound heterozygote Patienten erkranken an einer schweren poikilozytären Anämie;
  • heterozygote Anlageträger haben eine milde Elliptozytose.

Enzymdefekte
▶ **PK-Mangel:**
  • Die PK wandelt Phosphoenolpyruvat in Pyruvat um, wobei 50 % der ATP-Menge der Erythrozyten entsteht.
  • Die Lebensdauer der Erythrozyten ist von der glykolytischen ATP-Produktion abhängig.
  • Der PK-Mangel könnte daher zu weniger ATP führen und somit zur verkürzten Lebensdauer der Erythrozyten.
  • Retikulozytose für die Anämie inadäquat, da junge Erythrozyten besonders stark von Glykolyse abhängig sind und daher vorzeitige Hämolyse zeigen.
▶ **G6PD-Mangel:**
  • X-chromosomal rezessiv (Genlocus Xq28) vererbt.
  • Führt dazu, dass im Pentosephosphatzyklus nicht genug NADPH zur Reduktion von Glutathion bereitgestellt wird.
  • Reduziertes Glutathion schützt die Zellen vor Radikalen (Bindung von Sauerstoffradikalen).
  • Verursacht in der Regel passagere hämolytische Krisen (intravasale Hämolyse mit dunklem Urin), die v. a. durch Infekte ausgelöst werden, weniger durch Medikamente.
  • Im Neugeborenenalter häufig Ikterus gravis ohne schwere Hämolyse.
  • Selten Varianten mit sehr niedriger Restaktivität, die ständige chronische hämolytische Anämie verursachen.

- Favismus (= verstärkte Hämolyse nach dem Konsum von Fava-Bohnen) treten nur bei Patienten mit mediterraner- und chinesischer Mutation auf. Menschen aus zentral-Afrika mit der häufigen G6PDa-Minus-Mutationen haben selbstlimitierende hämolytische Krisen (keinen Favismus) und sind daher nur wenig betroffen.

Klassifikation und Risikostratifizierung

▶ Sphärozytose (Tab. 4.3)

Tab. 4.3 • **Klinische Schweregrade der hereditären Sphärozytose (HS).**

	Leichte HS	Mittelschwere HS	Schwere HS 1	Sehr schwere HS 2
Anteil an Patienten (%)	25–33	60–70	Etwa 10	3–4
Hämoglobin (g/dl)	11,0–15,0	8,0–11,0	6,0–8,0	< 6,0
Retikulozyten (%)	2,2–6[6]	> 6	> 10 (meist > 15)[3]	> 10
Bilirubin (mg/dl)[5]	1–2	> 2	2–3	> 3
Sphärozyten (Blutausstrich)	Oft nur vereinzelt	Deutlich vermehrt	Deutlich vermehrt	Mikrosphärozyten und Poikilozyten
Transfusionen[4]	0–1	0–2	≥ 3	Regelmäßig

[1] Patienten benötigen in den ersten beiden Lebensjahren gehäuft, z. T. regelmäßige Transfusionen, anschließend steigt der Hämoglobin-Wert dauerhaft über 8,0 g/dl an.
[2] Patienten müssen regelmäßig eine Transfusion erhalten, um einen Hämoglobinwert über 6,0 g/dl zu halten.
[3] Die Retikulozytenzahl ist infolge der nach der Trimenonreduktion verzögert einsetzenden Erythropoese z. T. nur mäßig erhöht.
[4] jenseits des Alters von 2 Jahren. Transfusionen bei aplastischer Krise werden nicht mitgerechnet, da sie bei allen Schweregraden der Sphärozytose auftreten können.
[5] Die Konzentration des unkonjugierten Bilirubins wird nicht allein durch das Ausmaß der Hämolyse, sondern vielmehr durch die individuelle Konjugationskapazität bestimmt. Im steady-state der Hämolyse spricht eine indirekte Bilirubinkonzentration von > 3 mg/dl für einen gleichzeitigen Morbus Meulengracht oder eine andere Konjugationsdefizienz.
[6] Abhängig vom elektronischen Blutbildzählgerät variiert der prozentuale obere Retikulozten-Normalwert gering.

▶ Klassifikation der Enzymdefekte (Tab. 4.4)

Tab. 4.4 • **Klassifikation der Enzymdefekte.**

Betroffenes Enzym	Schweregrad der Hämolyse	Assoziierte Symptome	Splenektomie indiziert	Erythrozyten-morphologie
Hexokinase	Mild bis schwer	Transiente Knochenmarkaplasie	In schweren Fällen empfohlen	Makrozytose
Glukosephosphat-Isomerase	Mild bis moderat	Fälle mit neuromuskulärer Beeinträchtigung bekannt	Empfohlen, Ansprechen variabel	Makrozytose
Phosphofruktokinase	Mild bis moderat	Myopathie, Hyperurikämie, Arthritis	Nicht empfohlen	Basophile Tüpfelung

Tab. 4.4 • **Fortsetzung**

Betroffenes Enzym	Schweregrad der Hämolyse	Assoziierte Symptome	Splenektomie indiziert	Erythrozyten-morphologie
Aldolase	Mild bis moderat	Myopathie, mentale Retardierung	Nicht beschrieben	Unspezifisch
Triosephos-phatisomerase	Moderat	Immer neuromusku-läre Beeinträchti-gung, häufige Infektionen, Vorsicht! plötzliche Todesfälle innerhalb der ersten 5 Lebensjahre	Nicht empfohlen	Einige Targetzellen und kleine geschrumpf-te Zellen
Phosphoglyce-ratkinase	Moderat	Krampfanfälle, men-tale Retardierung, Rhabdomyolyse	Meist Besserung	Unspezifisch
Pyruvatkinase	Mild bis schwer	Meist Eisenüber-ladung, ältere Patienten schwer beeinträchtigt	Empfohlen, Ansprechen variabel	Makrozytose, geschrumpf-te, nadelför-mige Zellen
Pyrimidin-5'-Nukleotidase	Moderat	Keine	Teilweise Besserung	Basophile Tüpfelung
Adenylatkinase		Keine	Nicht beschrieben	Unspezifisch
Adenosindea-minase	Mild	Keine	Nicht indiziert	Unspezifisch

Symptomatik

Membrandefekte

▶ **Sphärozytose:**
  • Milde bis schwere Hämolyse, im Kleinkindesalter bis 2 Jahre wird ein schwerer Verlauf infolge einer verspätet einsetzenden erythropoetischen Regeneration (passagere ineffektive Erythropoese) bei ca. 10 % der Patienten beobachtet.
  • Skleren- oder generalisierter Ikterus (hämolytischer Ikterus, Verschlussikterus),
  • Normo- bis leicht mikrozytäre Anämie,
  • Splenomegalie,
  • Gallensteine (oft auch asymptomatisch),
  • hämolytische Krisen (häufig im Rahmen von Infektionen),
  • einmalige aplastische Krise nach Parvovirus-B19-Infektion möglich.
▶ **Elliptozytose:**
  • Bei ungefähr 10 % der Kinder mit milder Elliptozytose (infolge einer gestörten Spektrin-Selbstassoziation) manifestiert sich die Erkrankung im Neugeborenen-alter unter dem Bild einer schweren poikilozytären mikrozytären hämolytischen Anämie.
▶ **Hereditäre Ovalozytose:** sehr milde hämolytische Anämie.

Enzymdefekte

▶ **PK-Mangel:**
  • Chronische, oft schwere hämolytische Anämie (in 40 % Transfusion nötig),
  • ineffiziente Erythropoese mit Eisenüberladung,
  • Icterus neonatorum,
  • Splenomegalie.

► **Glukose-6-Phosphat-Dehydrogenase-Mangel:**
  • Favismus unterschiedlich ausgeprägt je nach Mutation.
  • Meist nur getriggerte hämolytische Anämie mit anschließender Retikulozytose, Hämoglobinurie:
    – Schwäche bis hin zum Schock,
    – Fieber, Schüttelfrost,
    – Splenomegalie,
    – Bauchschmerzen.

! *Cave*
Glukose-6-Phosphat-Dehydrogenase-Mangel: In schweren Fällen Nierenversagen.

Diagnostik

Diagnostisches Vorgehen

► Diagnostisches Vorgehen für Enzymdefekte (Abb. 4.6)

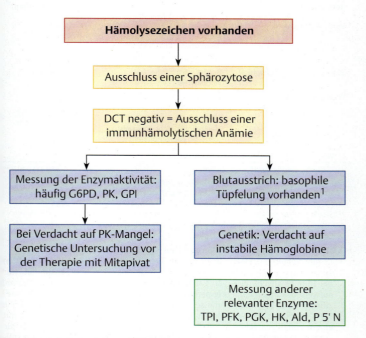

Abb. 4.6 • Anämie durch Enzymdefekte. Diagnostisches Vorgehen (DCT: direkter Coombs-Test; Enzyme: Tab. 4.4).

[1] Der Nachweis der basophilen Tüpfelung ist kaum mehr möglich, da die Retikulozytenfärbung nur noch in wenigen Speziallaboren durchgeführt wird. Die Diagnostik ist beim Pyrimidin-5'-Nukleotidase-Mangel nötig.

Anamnese

▶ Wie für alle Formen der Anämie ist die Familienanamnese am wichtigsten.
▶ Fragen nach Ikterus, Abgeschlagenheit, Müdigkeit, Schwindel, Bauchschmerzen, Schüttelfrost, Fieber, Gelenk- und Muskelschmerzen.

Körperliche Untersuchung

▶ Für alle Formen der Anämie gilt:
  • Inspektion: Hautkolorit (blass, ikterisch), Schleimhäute (blass), Sklerenikterus.
  • Palpation: Milz (Splenomegalie), Gelenke bei Eisenüberladung: Erguss, Schmerzhaftigkeit und Funktionsuntersuchung).

Labor

▶ Basisdiagnostik bei Verdacht auf hereditäre Sphärozytose (HS) und Bewertung diagnostischer Kriterien (außerhalb des Neugeborenenalters) (Tab. 4.5).

Tab. 4.5 • Basisdiagnostik bei Verdacht auf hereditäre Sphärozytose (HS) (außerhalb des Neugeborenenalters).

Parameter (obligate Bestimmung)	Spezifizierung	Bewertung (als diagnostisches Kriterium)
Blutbild (maschinell)	Anämie	Fakultativ
	MCHC > 35,0 g/dl	Fakultativ
	Anisozytose (RDW > 15,5 %)	Fakultativ
	Pathologische Erythrozytenindizes	Fakultativ
Blutausstrich (mikroskopisch)	Sphärozyten	obligatorisch[1, 2]
	Anisozytose	obligatorisch[3]
Hämolyseparameter	Retikulozytenzahl ↑	
	Indirektes Bilirubin ↑	
	LDH ↑	Mindestens 2 Parameter obligatorisch
	Haptoglobin nicht nachweisbar (ab 3–6 Lebensmonaten)	
Direkter Coombs-Test (DCT)	Negativ	Fakultativ[4]

[1]nur in einwandfreien Ausstrichen zu erkennen
[2]Bei leichten Formen können nur wenige oder keine Sphärozyten nachweisbar sein.
[3]Wird als Red cell distribution width (RDW) oder Erythrozytenverteilungsbreite (EVB) angegeben und liegt bei Sphärozytose-Patienten meist über 20.
[4]Ein leicht positiver direkter Coombs-Test (DCT) nach Mehrfachtransfusionen schließt eine HS nicht aus. Bei nichtfamiliären Neudiagnosen sollte er in jedem Fall untersucht werden.

▶ Weiterführende Diagnostik bei Verdacht auf hereditäre Sphärozytose:
  • Es gibt keinen einzelnen „beweisenden Test" für die HS. Keines der genannten Testverfahren allein hat eine hinreichend hohe Spezifität und Sensitivität. Nur bei Familienangehörigen von Patienten mit HS, die eine hämolytische Anämie aufweisen, können eindeutig pathologisch veränderte Erythrozytenindizes (spezifische neue Erythrozytenindizes (s. o.), hohes MCHC in ≥ 50 % der Fälle, hohe RDW, Nachweis von vermehrten Sphärozyten im Blutausstrich), zusammen mit einem auffälligen Hämoglobin, Retikulozyten und Hämolyseparametern für die Diagnosestellung ausreichen. Bei Patienten ohne positive Familienanamnese sollte die Diagnose hingegen grundsätzlich nicht auf einer Methode (z. B. nur osmotische Resistenz, nur EMA-Test) beruhen.
  • Als effektive, moderne Labordiagnostik der HS wird heute die Kombination des Acidified-Glycerol-Lysis-Tests (AGLT) zur Bestimmung der osmotischen Fragilität

und des Eosin-5'-Maleimid-Bindungs-Assays (EMA), die durchflusszytometrische Analyse von mit Eosin-5'-Maleimid markierten Erythrozyten, zum direkten Nachweis des erythrozytären Membrandefekts eingesetzt. Diese Methode gilt derzeit als Goldstandard und wird von den "ICSH guidelines for the laboratory diagnosis of nonimmune hereditary red cell membrane disorders" als solcher angegeben.

- Ein Screening auf HS setzt zunächst voraus, dass überhaupt eine gesteigerte Hämolyse vorliegt. Während des letzten Jahrzehnts wurden mithilfe der neuen Generation von Blutanalysatoren, z. B. Sysmex XN-9000 (Parameter: Retikulozyten/IRF) und Beckman-Coulter UniCel DxH800 (Parameter: MRV und MSCV) zusätzliche Erythrozyten- und Retikulozytenparameter entwickelt und publiziert worden, die für das Screening auf HS eingesetzt werden können. Trotz hoher Sensitivität und ausreichender Spezifität kann durch das Screening die Diagnose der HS nicht gesichert oder nicht sicher ausgeschlossen werden. Die Evidenz für solche Parameter ist insbesondere bei Neugeborenen und jungen Säuglingen noch nicht hoch genug.
- Die beiden zuvor genannten Blutbildanalysatoren unterscheiden sich grundlegend bezüglich der verwendeten Diagnostikparameter. Bei dem Beckman-Analyser verwendet man vor allem das mittlere Retikulozytenvolumen (MRV), die unreife Retikulozytenfraktion, sowie das mittlere kugelförmige Zellvolumen (MSCV). Als zusätzlichen errechneten Parameter wird das MCSV vom MCV und vom MRV abgezogen. Diese drei Algorithmen haben eine Sensitivität von bis zu 100 % bei einer Spezifität von bis zu 74 %. Beim Sysmex-Analyser werden für das Screening die hypohämoglobinisierten Erythrozyten, die mikrozytären Erythrozyten und die unreife Retikulozytenfraktion verwendet. Diese drei Werte weisen eine geringere Sensitivität für die Diagnose einer Sphärozytose auf als die o. g. Parameter am BeckmanAnalyser. Per Sysmex Analyzer können die Retikulozyten Parameter IRF (Immature Reticulocyte Fraction), Mikro Erythrozyten und Hypochromatische Erythrozyten zum Screening herangezogen werden. Durch die deutlich geringere Sensitivität und eine Spezifität < 50 % ist die Anwendung in der Praxis allerdings eingeschränkt.

► G6PD-Mangel:
- Messung der G6PD-Enzymaktivität (erst nach Normalisierung der Retikulozyten bei episodischer Hämolyse).
- Die Klassifikation richtet sich nach der Restaktivität:
  - Klasse I: schwerer Mangel (< 10 %) mit chronisch nichtsphärozytärer hämolytischer Anämie und Verstärkung der Hämolyse bei Exposition. Kommt in allen ethnischen Gruppen vor.
  - Klasse II: (Mittelmeerraum und China) ist ebenfalls schwer (< 10 %), jedoch mit intermittierender Hämolyse.
  - Klasse III: (subsaharisches Afrika) führen zu episodischer, aber selbstbegrenzter Hämolyse, da Retikulozyten ausreichend Enzym enthalten.

► PK-Mangel:
- Die Diagnose erfolgt durch den Nachweis verminderter enzymatischer Restaktivität oder durch die genetische Untersuchung. Die Aktivität kann infolge der Retikulozytose auch bei schwer betroffenen Patienten scheinbar normal sein. Vor einer Splenektomie sollten beide Untersuchungen durchgeführt werden.
- Molekularer Nachweis eines genetischen Defekts im *PK-LR*-Gen gewinnt durch die Therapiemöglichkeit mit Mitapivat an Bedeutung: Bei homozygoter oder heterozygoter Missense-Mutation ist ein Ansprechen auf die Therapie wahrscheinlich. Bei homozygoter Non-Missense-Mutation ist nicht von einem Ansprechen auszugehen.

Bildgebende Diagnostik

Sonografie
▶ Abdomensonografie: Beurteilung der Milzgröße bei Verdacht auf Splenomegalie und Suche nach möglichen Gallensteinen.

Histologie, Zytologie und klinische Pathologie

Knochenmarkdiagnostik
▶ Wichtig! Bei hämolytischen Anämien ist die Knochenmarkaspiration oder Stanze entbehrlich.

Molekulargenetische Diagnostik
▶ Sphärozytose:
  • Sie bleibt aufgrund der zahlreichen Zielgene mit der Heterogenität möglicher Mutationen Spezialfällen vorbehalten.
▶ Pyruvatkinasemangel:
  • Die häufigsten sind Missense-Mutationen wie 1529G→A in den USA und Mitteleuropa, 1456C→T in Südeuropa und 1468C→T in Asien.
  • Autosomal-rezessiv, homozygote und compound-heterozygote Konstellationen möglich.

Differenzialdiagnosen

▶ Differenzialdiagnosen der Sphärozytose:
  • Pyruvatkinase-Mangel
  • Hereditäre Elliptozytose
  • Hereditäre (Pyro)-Poikilozytose
  • Hereditäre Stomatozytose und Xerozytose
  • Kongenitale dyserythropoetische Anämie Typ II (CDA II)
  • Seltene instabile Hämoglobinvarianten, z. B. Hb Köln
  • Immunhämolytische Anämien

Therapie

Therapeutisches Vorgehen

▶ Sphärozytose (Abb. 4.7):
  • Chirurgisch: Nahezu vollständige Splenektomie.
  • Symptomatisch: Erythrozytentransfusion bei chronischer Anämie bei < 7 g/dl. Bei akutem Hb-Abfall Transfusion bei einem Hb von < 6 g/dl. Bei fieberhaften Infekten, Herzinsuffizienz u. a. gelten höhere Grenzwerte.
  • Bei schweren hämolytischen Krisen (meist EBV-Infektion) kann die frühzeitige Milzblockade durch Glucocorticoide (Prednisolon 2–4 mg/kgKG, siehe unten) die Transfusion verhindern. Bei unklarem Fieber oder nicht ausgeschlossener bakterieller Infektion sollte zeitgleich ein Antibiotikum verabreicht werden.
  • Bei geringstem Verdacht auf den Kontakt mit Ringelröteln kann bei Parvovirus-negativen Patienten die Gabe eines Anti-Parvovirus-Antikörper-haltigen Präparates erwogen werden (mindestens 5 ml subcutan).
▶ Therapie des G6PD-Mangels (Abb. 4.8):
  • Wichtigste Maßnahme: Vermeidung oxidierender Medikamente und Nahrungsmittel, die eine hämolytische Krise provozieren.
  • Viele Medikamente können bei Patienten ohne chronische Hämolyse in normaler Dosierung angewandt werden.
  • Ausnahme: Patienten mit schwerem Enzymdefekt und chronischer hämoytischer Anämie, bei denen auch andere Medikamente und Nahrungsmittel, wie z. B. Paracetamol, Acetylsalicylsäure, Isoniazid, Sulfomethoxazol (in Einzelfällen Erbsen) zu hämolytischen Krisen führen können.
  • Heterozygote Frauen mit einer Restaktivität > 15 % brauchen in der Regel keine besonderen Vorsichtsmaßnahmen zu beachten.

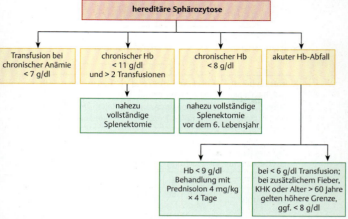

Abb. 4.7 • Hereditäre Sphärozytose. Therapeutisches Vorgehen (KHK: koronare Herzkrankheit).

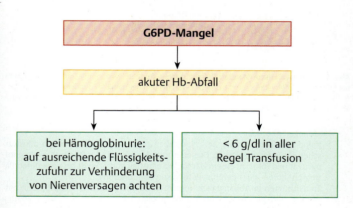

Abb. 4.8 • Glukose-6-Phosphat-Dehydrogenase-Mangel. Therapeutisches Vorgehen.

- Erwiesene Hämolyse-Auslöser bei G6PD-Mangel sind:
  – Infekte (häufigster Auslöser!)
  – Methylenblau
  – Nitrofurantoin
  – Phenazopyridin
  – Primaquin
  – Dapson
  – Rasburicase
  – Toluidinblau
  – Fava-Bohnen (bei mediterraner und chinesischer Mutation)

Nichtneoplastische Erkrankungen

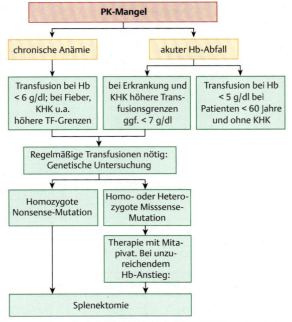

Abb. 4.9 • Pyruvatkinase-Mangel. Therapeutisches Vorgehen (Niedrigere Transfusionsgrenzen bei PK-Mangel: Infolge des erhöhten 2,3-DPG-Spiegel und der damit verbundenen besseren Gewebsoxygenierung können niedrigere Hb-Werte toleriert werden; KHK: koronare Herzkrankheit, TF: Transfusion).

- PK-Mangel (Abb. 4.9):
  - Keine kurative Therapie. Seit November 2022 ist mit Mitapivat ein allosterischer Aktivator zugelassen. Dieser erhöht die Affinität der PK für Phosphoenolpyruvat und führt zu einem Hämoglobinanstieg von 1,5 g/dl bei geeigneten Patienten (homo- oder heterozygote Missense-Mutation).
  - Transfusionen in Abhängigkeit von Hb-Wert und klinischer Symptomatik notwendig (infolge der erhöhten 2,3-Diphosphoglycerat-Konzentration werden niedrigere Hb-Werte als bei anderen hämolytischen Anämien toleriert).
  - Bei ausbleibender Ansprache auf einen Mitaprivat-Therapieversuch: Nahezu vollständige Splenektomie als therapeutische Option, wenn die Hämolyse hauptsächlich in der Milz stattfindet.
  - Die Gentherapie ist derzeit noch in Erprobung und bleibt schweren Fällen mit homozygoter Nonsense-Mutationen vorbehalten.

Pharmakotherapie

Kausale Pharmakotherapie

▶ Sphärozytose: Um Transfusion zu umgehen, wenn möglich passagere Milzblockade mit hochdosiertem Prednisolon 2–4 mg/kg KG über mindestens 1 Woche oder 4 mg/kg KG über 3 Tage.

▶ PK-Mangel: Mitaprivat ist für Erwachsene zugelassen. Für Kinder ist die Therapie derzeit nur im Rahmen von Studien möglich.

Pharmakologische Supportivtherapie

▶ PK-Mangel (seltener Sphärozytose):
  • Alle chronisch transfundierten Patienten benötigen eine Eisen-ausschleusende Therapie; Am besten erfolgt diese mit Deferasirox (Exjade). Bei schwerer Eisenüberladung kann die Kombination mit Deferipron notwendig sein. Bei einem PK-Mangel kann auch ohne ein Transfusionsregime eine therapiebedürftige Eisenüberladung entstehen.

Interventionelle Therapie

Hämodialyse/Hämofiltration

▶ Bei schwererem G6PD-Mangel mit Nierenversagen ist eine Hämofiltration erforderlich.

Lokale Thrombolyse

▶ Kann v. a. nach/unter Splenektomie aufgrund einer hereditären Xerozytose und Stomatozytose (Portalvenen, V. cava inferior, Lungenembolie) erforderlich sein.

Strahlentherapie

▶ Bei milder Sphärozytose kann infolge der chronisch gesteigerten Hämolyse ab ca. 40 Jahren eine extramedulläre Blutbildung auftreten.
▶ Thorakal bildet sich spangenförmig um die Wirbelsäule wachsendes, blutbildendes Gewebe, das im Röntgen wie ein Tumor wirken kann.
▶ Eine Operation ist obsolet.
▶ Eine Splenektomie kann den erythropoetischen Druck vermindern.
▶ Bei akuter Symptomatik kann eine milde Bestrahlung das erythropoetische Gewebe rasch einschmelzen lassen.

Zellbasierte Verfahren

Stammzelltransplantation

▶ Allogene Stammzelltransplantation bei Sphärozytose und Pyruvatkinase-Mangel hat kaum einen Stellenwert.

Operative Therapie

▶ Indikation zur Splenektomie (Tab. 4.6)

Tab. 4.6 • **Hereditäre Sphärozytose (HS): Indikation zur nahezu vollständigen Splenektomie abhängig vom Schweregrad.**

Schweregrad	Indikation gegeben bei
Schwere und sehr schwere HS	Alle Patienten
Mittelschwere HS	Bei mehreren hämolytischen Krisen (Hb ≤ 8,0 g/dl) Bei > 2 Transfusionen jenseits des 3. Lebensmonats Bei ausgeprägter Leistungsminderung
Leichte HS	In der Regel nicht erforderlich

▶ Folgende Patienten sollten in jedem Fall nahezu vollständig splenektomiert werden:
  • Patienten mit einer schweren HS,
  • Patienten, bei denen die Milz wegen des regelmäßigen Transfusionsbedarfs und Organhämosiderose vor dem 6. Lebensjahr entfernt werden muss,
  • Patienten, die zusätzlich an einer Immunschwäche leiden,
  • Patienten, bei denen die Compliance für eine postoperative Antibiotikaprophylaxe nicht gegeben ist oder
  • die ein erhöhtes Infektionsrisiko aufweisen (z. B. Auslandsaufenthalt in einem Land mit erhöhter Pneumokokkenresistenz oder Malariaendemiegebiet).

Nachsorge

Antibiotikaprophylaxe post Splenektomie

▶ Zur Prophylaxe einer foudroyanten Postsplenektomie-Infektion (OPSI) Antibiotika-Dauerprophylaxe mit Penicillin oder Amoxicillin.
▶ Dosierung:
  • Penicillin V:
    – bis zum vollendeten 5. Lebensjahr 2-mal 200.000 IE/Tag und
    – ab dem 6. Lebensjahr 2-mal 400.000 IE/Tag.
    – Bei Patienten > 12 Jahre empfiehlt sich die Dosierung nach dem Körpergewicht (50.000 IE/kg KG/Tag, maximal 2-mal 1,5 Mio IE/Tag), alternativ ein Depotpräparat i. m. 1- bis 2-mal 1–2 Mio IE/Monat.
  • Amoxicillin:
    – 2-mal 20 mg/kg KG.
    – Bei Penicillinallergie kann Erythromycin 1-mal 10 mg/kg KG/Tag verwendet werden.
▶ In der Regel über 2–3 Jahre nach Splenektomie; bei ausreichender Erholung der Restfunktion kürzere Dauer möglich.

> **❗ Cave**
> Da schwere, z. T. tödliche Infektionen auch Jahrzehnte nach Splenektomie auftreten können, sollte auf jeden Fall lebenslang eine kalkulierte antibiotische Therapie bei allen hoch fieberhaften Infektionen mit einem bakteriziden Breitbandantibiotikum, derzeit z. B. Amoxicillin und Clavulansäure oder Cephalosporinpräparate der 2. oder 3. Generation, verabreicht werden.

Impfungen

▶ Vor Splenektomie muss Impfstatus überprüft und ggf. eine Erst-/Boosterimpfung mit dem 20-valenten Konjugatimpfstoff (Apexxnar) durchgeführt werden.
  Pneumokokken: Bei Erstimpfung **nach** Splenektomie sollte der 20-valente Konjugatimpfstoff (Apexxnar) verwendet werden.
▶ Haemophilus influenzae Typ B:
  • Impfung aller ungeimpften Patienten zu empfehlen.
▶ Meningokokken:
  • mit Konjugatimpfstoffen gegen Serogruppe C, gefolgt von einer Boosterimpfung nach 6–12 Monaten mit einem quadrivalenten Meningokokken-Konjugatimpfstoff, z. B. Menveo (zugelassen ab 2 Jahren) oder Nimenrix (zugelassen ab 1 Jahr), zur Prophylaxe von invasiven Erkrankungen durch Neisseria meningitidis der Gruppen A, C, W135 und Y.
  • Eine Impfung mit dem Meningokokken-B-Impfstoff (z. B. Bexsero) wird von der STIKO für Patienten ohne Milzfunktion empfohlen.

Antikoagulation

▶ Nach Splenektomie steigt bei der Sphärozytose das Risiko von vaskulären Verschlüssen (kardial und zerebral) um das 6-Fache an.
▶ Ursache ist v. a. der Hb-Anstieg.
▶ Eine Prophylaxe mit niedrig dosiertem ASS (0,5–1 mg/kg = 25–50 mg) für 3–6 Monate nach Splenektomie ist zu empfehlen (bei hoher Thrombozytenzahl über 600.000/µl kann diese Prophylaxe auch länger erfolgen).
▶ Auf ein familiär erhöhtes Thromboserisiko ist zu achten.

Verlauf und Prognose

► Sphärozytose:
  • Lebenserwartung nicht eingeschränkt, die Prognose ist gut.
  • Allerdings besteht nach Splenektomie lebenslang erhöhtes Risiko einer letal verlaufenden Postsplenektomie Sepsis; hieran verstarben bis vor einigen Jahren 1–2 % der operierten Patienten.
► Pyruvatkinasemangel:
  • Schwer Betroffene haben eine stark eingeschränkte Lebensqualität (Hämochromatose); eine verkürzte Lebensdauer ist möglich.
  • Der Bedarf an Transfusionen und die Hämosiderose beeinflussen die Lebensqualität am meisten.
  • Bei splenektomierten Patienten sollte das erhöhte Thromboserisiko beachtet werden.

4.4 α-Thalassämien

Holger Cario

Definition

► α-Thalassämien = genetisch bedingte Erkrankungen durch Störung der normalen Hämoglobinbildung aufgrund einer defekten Synthese von α-Globinketten.
► Einteilung und Benennung nach genetischem Befund und klinischem Schweregrad (Tab. 4.7, Tab. 4.8).
► Klinische Erscheinungsformen:
  • α-Thalassaemia minima (asymptomatisch)
  • α-Thalassaemia minor
  • HbH-Krankheit
  • Hb-Bart's Hydrops-fetalis-Syndrom

Epidemiologie

► Hämoglobinopathien insgesamt:
  • Mehr als 7 % der Weltbevölkerung sind Träger einer Hämoglobinopathie (HBP).
  • Jährlich werden weltweit etwa 500.000 Kinder mit einer schweren HBP geboren.

Häufigkeit

► α⁺-Thalassämie im o. g. „Thalassämie-Gürtel" sehr häufig, Prävalenz (heterozygot) oft > 5 % (regional bis 99 %).
► α⁰-Thalassämie v. a. in Südostasien, Prävalenz (heterozygot) ca. 5 %.
► Keine zuverlässigen Daten für Deutschland, steigende Zahl, insgesamt sicher > 5 000, einschl. > 400 deutschstämmige Betroffene.

Altersgipfel

► angeboren

Geschlechtsverteilung

► Gleichverteilung

Prädisponierende Faktoren

► keine

Ätiologie und Pathogenese

► Molekulare Ursache ist meist partielle oder totale Deletion eines oder mehrerer der insgesamt vier α-Globingene (HBA, Chromosom 16), (normal: αα/αα, pathologisch: –α/αα bis– –/– –).

▶ Seltener sind Nicht-Deletionsformen aufgrund von Punktmutationen vornehmlich im α2-Globingen (häufigste: Hb Constant Spring); isoliert oder in Kopplung mit Deletion.

▶ Punktmutationen des α2-Globingens inaktivieren ca. 70 % der Expression des α-Globingenlokus, → Phänotyp schwerer als bei α⁺-Deletionen (Restaktivität ca. 50 %).

▶ In Abhängigkeit von der Anzahl der vom Aktivitätsverlust betroffenen Gene:
  • Hämoglobinbildungsstörung = Hb-Defizit,
  • β- und γ-Globin-Kettenüberschuss = Bildung von nicht funktionellen Überschuss-Hämoglobinen HbH (= β4) und Hb Bart's (γ4):
    – bzw. Präzipitation der Überschuss-Hämoglobine,
    – Hämolytische und hypochrome Anämie, gestörter O_2-Transport.

Klassifikation und Risikostratifizierung

▶ α⁺-Thalassämie = eines der beiden gekoppelten Gene ist inaktiviert (–α/αα) (Tab. 4.7)

▶ α⁰-Thalassämie = beide Gene sind inaktiviert (– –/αα)

▶ αᵀ-Thalassämie = nichtdeletionale Mutation (Tab. 4.8)

Tab. 4.7 • Klassifikation der Deletionsformen der α-Thalassämien.

Phänotyp	Genotyp: Klasse	Genotyp: Formel	Blutbild
α-Thalassaemia minima	Heterozygote α⁺-Thalassämie	–α/αα	Hb normal MCV ca. 74–87 fl
α-Thalassaemia minor	Homozygote α⁺-Thalassämie	–α/–α	Hb gering erniedrigt MCV ca. 68–76 fl
α-Thalassaemia minor	Heterozygote α⁰-Thalassämie	– –/αα	Hb gering erniedrigt MCV ca. 65–73 fl
HbH-Krankheit	compound-het. α⁰/α⁺-Thalassämie	– –/–α	Hb ca. 7,5–11 g/dl MCV ca. 58–70 fl
HBHFS	Homozygote α⁰-Thalassämie	– –/– –	Schwerste Anämie, Multiorganversagen

Basierend auf:
– Cario H, Lobitz S. AWMF S 1-Leitlinie 025/017: Thalassämien. AWMF online. 2023; Im Internet: https://register.awmf.org/de/leitlinien/detail/025-017 (Stand 25.02.2023).
– Kohne E, Kleihauer E. Hämoglobinopathien – eine Langzeitstudie über vier Jahrzehnte. Dtsch Arztebl Int. 2010; 107(5): 65–71

Tab. 4.8 • Klassifikation der nichtdeletionalen α-Thalassämien (αᵀ) und Kombinationsformen (Schweregrad zunehmend in absteigender Reihenfolge).

Phänotyp	Genotyp: Klasse	Genotyp: Formel	Blutbild
α-Thalassaemia minima	Heterozygote αᵀ-Thalassämie	ααᵀ/αα	Hb normal MCV ca. 75–85 fl
α-Thalassaemia minor	Heterozygote αᵀ-Thalassämie	αᵀα/αα	MCV ca. 70–80 fl
	Heterozygote αᵀ-Thalassämie	–αᵀ/αα	MCV ca. 65–75 fl
	compound-heterozygote αᵀ/α⁺-Thalassämie	αᵀα/–α	MCV ca. 60–70 fl
	Homozygote αᵀ-Thalassämie	(αᵀα/αᵀα)	MCV ca. 55–65 fl

Tab. 4.8 • Fortsetzung

Phänotyp	Genotyp: Klasse	Genotyp: Formel	Blutbild
HbH-Krankheit	compound-heterozygote α^T/α^0-Thalassämie	$- -/\alpha\alpha^T$	Hb ca. 7–10 g/dl
	Homozygote α^T-Thalassämie	$\alpha^T\alpha/\alpha^T\alpha$	MCV ca. 55–70 fl
	compound-heterozygote α^T/α^0-Thalassämie	$- -/\alpha^T\alpha$	
	compound-heterozygote α^T/α^0-Thalassämie	$- -/- \alpha^T$	
HBHFS	compound-heterozygote α^T/α^0–Thal	$(- -/\alpha^T\alpha)$	Schwerste Anä-
	compound-heterozygote α^T/α^0–Thal	$- -/- \alpha^T$	mie, Multiorgan- versagen

Symptomatik

▶ α-Thalassaemia minima:
• Klinisch inapparent
▶ α-Thalassaemia minor:
• Leicht ausgeprägte Anämie
• Klinisch kaum apparent
▶ HbH-Krankheit:
• Relevante Anämie,
• variable klinische Präsentation:
  – Gute Adaptation an leichte bis moderate Anämie bei einigen Patienten,
  – deutliche Beeinträchtigung des Allgemeinbefindens bei anderen Patienten,
  – hämolytische und aplastische Krisen (virale Infekte, oxidative Noxen), gegebe-nenfalls Transfusionsbedarf,
  – bei schwerer Form auch über längere Phasen regelmäßige Transfusion notwen-dig,
  – Hepatosplenomegalie in 70–80 % der Fälle,
  – Spätkomplikationen: kardiale Probleme, Gallensteine, Ulcus cruris.
• Bei Transfusionstherapie und inadäquater Eisenelimination: Komplikationen einer sekundären Hämochromatose (Hepatopathie, Kardiomyopathie, Diabetes mellitus, endokrine Störungen).
▶ Hb-Bart's Hydrops-fetalis-Syndrom:
• Schwergradige Anämie,
• Manifestation schon intrauterin,
• betroffene Feten mit ausgeprägtem Hydrops mit Aszites, enormer Hepatosplenomegalie, nicht selten Herz- und Skelettfehlbildungen,
• unbehandelt Tod intrauterin oder wenige Stunden postnatal,
• intrauterine Transfusion ermöglicht Überleben (falls Expression des fetalen Hb Portland nicht mit betroffen ist).
• Bei regelmäßiger Transfusionstherapie und inadäquater Eisenelimination: Komplikationen einer sekundären Hämochromatose.

Diagnostik

Diagnostisches Vorgehen

▶ Abb. 4.10

Anamnese

▶ Mikrozytäre Anämie plus Migrationshintergrund hinsichtlich eines Risikolandes → Verdacht auf Thalassämie.
▶ Positive Familienanamnese?
▶ Hinweise für zusätzlichen Eisenmangel bzw. dessen mögliche Ursachen?

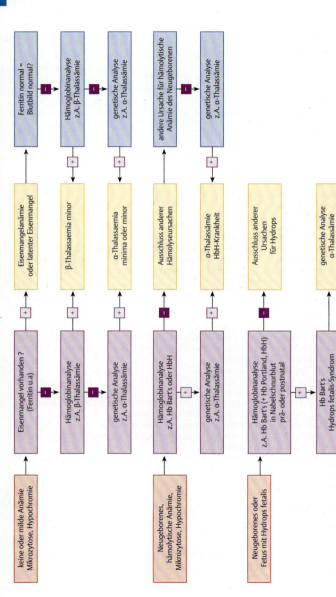

Abb. 4.10 • α-Thalassämie. Diagnostisches Vorgehen bei mikrozytärer, hypochromer Anämie.

Körperliche Untersuchung

► Befunde abhängig vom Alter des Patienten und von genetischem Defekt.
► Patienten mit α-Thalassaemia minima oder minor: Unauffällige Untersuchung.
► Patienten mit HbH-Krankheit: Im Verlauf häufig Hepatosplenomegalie.
► Neugeborene mit HBHFS: Hydrops-Symptome, häufig skelettale Veränderungen.

Labor

► α-Thalassaemia minima:
  • Blutausstrich: leichte Mikrozytose und Hypochromie,
  • Hämoglobinanalyse (HPLC, Elektrophorese) unauffällig,
  • DNA-Analyse: Nachweis einer α-thalassämischen Deletion.
► α-Thalassaemia minor:
  • Blutausstrich: unterschiedlich ausgeprägte Mikrozytose und Hypochromie,
  • Hämoglobinanalyse (HPLC, Elektrophorese) unauffällig,
  • DNA-Analyse: Nachweis einer α-thalassämischen Deletion, seltener einer Punktmutation,
  • Ferritin normal bis leicht erhöht.
► HbH-Krankheit:
  • Blutausstrich: Aniso-Poikilozytose, Targetzellen, Dakryozyten, Retikulozytose (50–100‰),
  • Hämoglobinanalyse (HPLC, Elektrophorese): Nachweis der Überschuss-Hämoglobine als γ4 = Hb Bart's (Neugeborene) und β4 = HbH,
  • DNA-Analyse: Definition der molekularen Defekte.

Praxistipp
Wegen Instabilität von HbH sollte die Hämoglobinanalyse mit einer möglichst frischen Blutprobe erfolgen.

► Hb-Bart's Hydrops-fetalis-Syndrom
  • Blutausstrich: Poikilozytose, Hypochromie, Targetzellen, verschiedene z. T. bizarre Erythrozyten-Formatypien; Normoblasten,
  • Hämoglobinanalyse (HPLC, Elektrophorese): Nachweis der Überschuss-Hämoglobine als γ4 = Hb Bart's (Neugeborene) und β4 = HbH (plus Spuren Hb Portland),
  • DNA-Analyse: Definition der molekularen Defekte.

Merke
Bei transfundierten Patienten im Verlauf regelmäßige Laboruntersuchungen hinsichtlich sekundärer Eisenüberladung, siehe Leitlinie zur Diagnostik und Therapie der sekundären Hämochromatose bei Patienten mit angeborenen Anämien.

Bildgebende Diagnostik

Sonografie
► Optionale Verlaufsdiagnostik, Frage Hepatosplenomegalie und Cholelithiasis (HbH-Krankheit, HBHFS).
Echokardiografie
► Optional zur Erfassung der kardialen Belastung bei chronischer Anämie (HbH-Krankheit).

Sonstige Diagnostik

► Bei regelmäßig transfundierten Patienten mit HbH-Krankheit und HBHFS: Verlaufsuntersuchungen hinsichtlich Eisenüberladung des Organismus.

Differenzialdiagnosen

▶ Vor Diagnostik bzgl. α-Thalassämie immer Ausschluss Eisenmangel.
▶ β-Thalassämie: ähnliche Blutbildkonstellation, differente Hämoglobinanalyse.

Therapie

Therapeutisches Vorgehen

▶ Abb. 4.11

Pharmakotherapie

α-Thalassaemia minima oder minor
▶ Keine Therapie,
▶ Eisensubstitution nur bei gleichzeitigem Eisenmangel.

HbH-Krankheit
▶ Therapie entsprechend klinischem Schweregrad,
▶ Einzeltransfusionen bei hämolytischen oder aplastischen Krisen, im frühen Kindesalter oder während Schwangerschaft (selten),
• optional Folsäure bei niedirgen Spiegeln (z. B. 1-3 × 5 mg/Woche),
▶ regelmäßige Transfusionen bei schwerem Verlauf und Symptomen (Gedeihstörung), v. a. im Kindesalter (selten),
▶ Splenektomie bei ausgeprägter Splenomegalie, Hypersplenie-Syndrom, Zunahme der Transfusionsfrequenz,
▶ bei häufigen Transfusionen adäquate Eiseneliminationstherapie, s. unten,
▶ bei schwerer HbH-Krankheit ggf. Stammzelltransplantation (HLA-identer verwandter Spender).

Hb-Bart's Hydrops fetalis
▶ Betroffene Feten und Neugeborene extrem gefährdet → frühestmögliche Diagnosestellung intrauterin,
▶ Transfusionen bereits intrauterin,

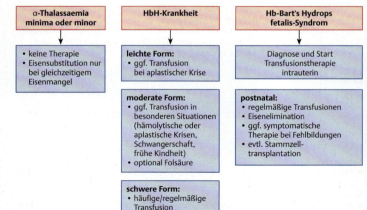

Abb. 4.11 • α-Thalassämie. Therapeutisches Vorgehen je nach Erkrankungsform.

▶ postnatal Dauertransfusionsregime analog zu dem bei β-Thalassaemia major, evtl. höherer Basis-Hb (> 11 g/dl) als dort sinnvoll (Vermeidung klinischer Probleme wie schwere Hämolyse, Splenomegalie, stumme Infarkte).

▶ Eiseneliminationstherapie:
- Medikamente Deferasirox, Deferoxamin, Deferipron
- Start bei
  - Ferritin > 1000 ng/ml,
  - Zahl der Transfusionen > 10–15 (ca. 200 ml/kg),
  - Lebereisenkonzentration > 4,5 (3,2) mg/g Lebertrockengewicht.
- Ziel: ausgeglichene o. negative Eisenbilanz.
- Für Details siehe: Cario H, Grosse R, Jarisch A et al. AWMF S 2k-Leitlinie 025/029: Diagnostik und Therapie der sekundären Eisenüberladung bei Patienten mit angeborenen Anämien.

▶ Symptomatische Therapie bei Komplikationen der sekundären Hämochromatose,

▶ ggf. symptomatische Therapie bei assoziierten Fehlbildungen,

▶ Stammzelltransplantation (HLA-identer verwandter Spender, evtl. HLA-identer unverwandter Spender).

Nachsorge

▶ Eine Nachsorge im eigentlichen Sinne ist nur bei einer Stammzelltransplantation gegeben (s. Kap. Autologe Stammzelltransplantation (S. 740) und Kap. Allogene hämatopoetische Stammzelltransplantation (S. 745)).

Verlauf und Prognose

▶ α-Thalassaemia minima oder minor:
- Keine Einschränkung von Lebenserwartung und -qualität.

▶ HbH-Krankheit:
- Abhängig von Schweregrad, meist keine Einschränkung,
- in schweren Fällen Spätkomplikationen: Kardiomyopathie, Cholelithiasis, Ulcus cruris
- Komplikationen einer sekundären Hämochromatose bei inadäquater Chelattherapie.

▶ Hb-Bart's Hydrops fetalis:
- Überleben nur bei regelmäßiger Transfusionstherapie (oder Stammzelltransplantation),
- Komplikationen einer sekundären Hämochromatose bei inadäquater Chelattherapie.

Prävention

▶ Patienten mit α-Thalassämie und ihren Angehörigen sollte eine genetische Beratung und ggf. eine Familien- bzw. Partnerdiagnostik angeboten werden.

▶ Eine Schwangerschaft bei HBHFS gefährdet auch die Mutter durch schwere Eklampsien, Anämie, Diabetes, Blutungen und Harnwegsinfektionen. Eine Aufklärung über diese Risiken sollte ebenso wie die über die Komplikationen des Feten und Neugeborenen Inhalt der genetischen Beratung sein.

4.5 β-Thalassämien

Holger Cario

Definition

▶ β-Thalassämien sind genetisch bedingte Erkrankungen durch Störung der normalen Hämoglobinbildung aufgrund einer defekten Synthese von β-Globinketten.

▶ Klinische Erscheinungsformen (Tab. 4.9):
- Thalassaemia minor = heterozygote β-Thalassämie („Träger")

- Thalassaemia intermedia = meist homozygote oder compound-heterozygote β-Thalassämie mit Abmilderung der für die Thalassaemia major typischen Symptome durch zusätzliche genetische Faktoren; selten dominant heterozygote β-Thalassämie.
- Thalassaemia major = in der Regel homozygote oder gemischt-heterozygote β-Thalassämie mit Transfusionsabhängigkeit

Epidemiologie

▶ Eine der häufigsten monogenen Erkrankungen, weltweit ca. 100 Mio. Träger, > 200.000 Patienten mit Thalassaemia major

Häufigkeit

▶ in den Risikoländern Prävalenz der Thalassaemia minor meist > 5 %,
▶ in Deutschland Prävalenz der Thalassaemia minor ca. 1 % der Gesamtbevölkerung bzw. 5 % der Einwohner mit Abstammung aus Risikoländern,
▶ in der deutschstämmigen Bevölkerung selten, Prävalenz der Thalassaemia minor ca. 0,01 %,
▶ keine zuverlässigen Daten bzgl. Thalassaemia major und intermedia für Deutschland, je ca. 500 Patienten.

Altersgipfel

▶ angeborene Erkrankung

Geschlechtsverteilung

▶ Gleichverteilung

Prädisponierende Faktoren

▶ keine

Ätiologie und Pathogenese

▶ Molekulare Ursache meist Punktmutationen, seltener Deletionen des β-Globingens (*HBB*, Chromosom 11) bzw. im β-Globinlokus (meist Kettenabbruch oder Splice-Defekt).
▶ Auch Kombination mit Hb-Varianten, die aufgrund von Instabilität und eingeschränkter β-Globinsynthese zum thalassämischen Phänotyp führen (z. B. HbE, Hb Lepore), möglich.
▶ In Abhängigkeit von Zahl betroffener Gene und Restaktivität des *HBB*-Gens:
  - Hämoglobinbildungsstörung = Hb-Defizit
  - α-Globin-Kettenüberschuss:
    – Präzipitation, Hämichrom-Bildung,
    – oxidativer Stress, Zellschädigung und Apoptose erythroider Progenitoren,
    – ineffektive Erythropoese → Expansion der Knochenmarkräume, extramedulläre Blutbildung und gesteigerte Eisenresorption (Erythroferron ↑, Hepcidin ↓),
    – hämolytische, hypochrome Anämie, sekundäre Hämochromatose.
▶ Zusätzliche genetische Einflussfaktoren:
▶ Koexistierende α-Thalassämien oder hereditäre HbF-Persistenz (HPFH),
▶ Abmilderung des Phänotyps bei homozygoter oder compound-heterozygoter β-Thalassämie → Thalassaemia intermedia,
▶ triplizierte α-Globingene, Verstärkung des Phänotyps bei heterozygoter β-Thalassämie → Thalassaemia intermedia.

Klassifikation und Risikostratifizierung

▶ $β^0$-Thalassämie: *HBB*-Gen ist inaktiviert (Tab. 4.9)
▶ $β^+$-Thalassämie: Restaktivität des *HBB*-Gens < 10 %
▶ $β^{++}$-Thalassämie: Restaktivität des *HBB*-Gens > 10 %

Tab. 4.9 • **Klassifikation der β-Thalassämien.**

Genotyp: Klasse	Genotyp: Formel	Phänotyp	Blutbild
Heterozygote β^0-Thalassämie	β/β^0	β-Thalassaemia minor	Hb 9–13 g/dl (Frauen), 10–15 g/dl (Männer) MCH (16)–20–25 pg MCV 55–70 fl RDW normal
Heterozygote β$^+$-Thalassämie	β/β$^+$	Leichte bis stumme β-Thalassaemia minor	
Homozygote oder compound-heterozygote β$^+$-Thalassämie	β$^+$/β$^+$	Variabel schwere β-Thalassämie, oft Thalassaemia intermedia, seltener Thalassaemia major	Hb 6–8–10 (–13) g/dl MCH (15)–20 pg MCV 55–65 fl
Compound-heterozygote β$^+$/β^0-Thalassämien	β$^+$/β^0	Variabel schwere β-Thalassämie, meist Thalassaemia major, seltener Thalassaemia intermedia	Hb < 7 g/dl MCH < 20 (< 15) pg MCV 50–60 fl
Homozygote oder compound-heterozygote β^0-Thalassämie	β^0/β^0	β-Thalassaemia major	Hb < 7 g/dl MCH < 20 (< 15) pg MCV 50–60 fl

Symptomatik

▶ Thalassaemia minor:
  • Selten milde klinische Symptome,
  • dabei häufig zusätzliche Ursachen, z. B. Eisenmangel, Schwangerschaft.
▶ Thalassaemia intermedia:
  • Sehr breites Spektrum der phänotypischen Ausprägung,
  • unbehandelt allmähliche Entwicklung klinischer Symptome ähnlich Thalassaemia major (Knochenveränderungen, Anämiesymptome, Splenomegalie, Komplikationen der Eisenüberladung),
  • Cholezystolithiasis,
  • Zusätzliche spezifische Komplikationen (u. a. Thrombosen, ZNS-Infarkte, Tumoren durch extramedulläre Blutbildung, Ulcera cruris, Cholezystolithiasis, pulmonale Hypertension).
▶ Thalassaemia major:
  • Unbehandelt im Verlauf des 1. Lebensjahrs Blässe, Ikterus, Gedeihstörung und Hepatosplenomegalie,
  • sehr schwere, mikrozytäre, hypochrome Anämie,
  • Cholezystolithiasis,
  • lebenslanger Transfusionsbedarf,
  • bei unzureichender Therapie häufige Infektionen, Wachstumsretardierung und Knochendeformierungen, u. a. sog. Facies thalassaemica (hohe Stirn, Verbreiterung der Diploe, Prominenz von Jochbein und Oberkiefer).
  • Ausgeprägte Eisenüberladung aufgrund der parenteralen Eisenzufuhr. In Abhängigkeit von Effizienz der Transfusionstherapie zusätzlich erhöhte Eisenresorption wegen ineffektiver Eigenerythropoese → Eiseneliminationstherapie zwingend.
  • Bei inadäquater Chelattherapie kommt es zu sekundärer Hämochromatose:
    – Hepatopathie (Fibrose, Zirrhose, hepatozelluläres Karzinom),
    – Kardiomyopathie (Herzinsuffizienz, Herzrhythmusstörungen),
    – Endokrinopathien (Diabetes mellitus, Hypothyreose, Hypoparathyreoidismus, Hypogonadismus einschl. Pubertas tarda, sekundärer Amenorrhoe und Infertilität, Hypokortizismus, Wachstumshormonmangel).

- Ab 3. Lebensjahrzehnt häufig schmerzhaftes Osteopenie/Osteoporose-Syndrom, Genese multifaktoriell: verstärkte Hämatopoese (insbesondere bei inadäquater Transfusionstherapie), Eisenüberladung, Hormonmangel, Vitamin-D-Mangel und Chelatortoxizität.
- ▶ Da einige Patienten mit einer Thalassaemia intermedia im Laufe ihres Lebens aus verschiedenen Gründen (s. u.) doch eine regelmäßige Transfusionstherapie unterschiedlichen Ausmaßes erhalten, wird in der aktuellen Literatur häufig zwischen Transfusions-abhängiger (transfusiondependent thalassemia = TDT) und Nicht-Transfusions-abhängiger Thalassämie (non-transfusion-dependent thalassemia = NTDT) unterschieden

Diagnostik

Diagnostisches Vorgehen

- ▶ Abb. 4.12,
- ▶ Diagnostik bei Verdacht auf Thalassämie, (s. Abschnitt: Labor (S. 188)),
- ▶ Diagnostik zur Beurteilung der Grunderkrankung (s. Abschnitt: Bildgebende Diagnostik (S. 190) und Tab. 4.11),
- ▶ Diagnostik zur Beurteilung der sekundären Hämochromatose (s. Abschnitt: Labor (S. 188) und Bildgebende Diagnostik (S. 190), Tab. 4.11).

Anamnese

- ▶ Mikrozytäre Anämie plus Migrationshintergrund hinsichtlich eines Risikolandes → Verdacht auf Thalassämie.
- ▶ Positive Familienanamnese?
- ▶ Hinweise für zusätzlichen Eisenmangel bzw. dessen mögliche Ursachen?

Körperliche Untersuchung

- ▶ Befunde abhängig vom Alter des Patienten und genetischem Defekt.
- ▶ Patienten mit Thalassaemia minor: unauffällig.
- ▶ Patienten mit Thalassaemia intermedia und major:
  - • Je nach Schwere und Alter Blässe und Ikterus,
  - • Hepatosplenomegalie,
  - • Minderwuchs (Wachstumskurve),
  - • Knochenveränderungen,
  - • auskultatorisch kardiales Strömungsgeräusch,
  - • Erhebung der Pubertätsstadien.

Labor

- ▶ Bei Verdacht auf Thalassaemia minor:
  - • Blutausstrich: Mikrozytose, Hypochromie
  - • Hämoglobinanalyse (HPLC, Elektrophorese): charakteristische HbA_2-Erhöhung ± leichte HbF-Erhöhung. Bei „stummer" heterozygoter β-Thalassämie (normales HbA_2) DNA-Analyse, damit auch ggf. Ausschluss einer α-Thalassämie.
  - • Bei Eisenmangel gelegentlich HbA_2-Wert erniedrigt → bei persistierender Hypochromie nach Ausgleich eines Eisenmangels Kontrolle des HbA_2-Werts,
  - • ggf. ergänzende Untersuchung zum Ausschluss eines zusätzlichen Eisenmangels.
- ▶ Bei Verdacht auf Thalassaemia intermedia und major:
  - • Blutausstrich: Mikrozytose, Hypochromie, Poikilozytose, Targetzellen, bizarre Formatypien, Normoblasten.
  - • Hämoglobinanalyse (HPLC, Kapillarelektrophorese): charakteristische HbF-Erhöhung; ggf. Nachweis einer Compound-Heterozygotie zur Thalassaemia major beitragender Hb-Varianten Hb Lepore (= Hb Lepore-β-Thalassämie) oder HbE (= HbE-β-Thalassämie) sowie einer Homozygotie für Hb Lepore.
  - • DNA-Analyse: Nachweis der Thalassämie-Mutation.

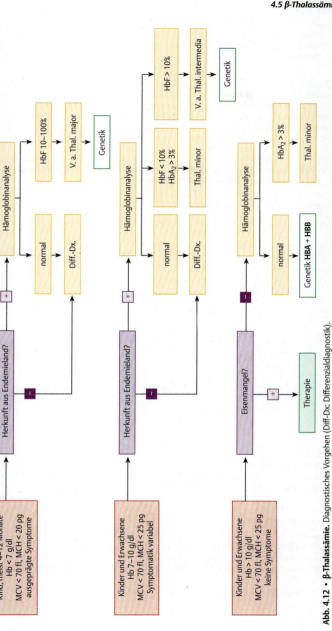

Abb. 4.12 • β-Thalassämie. Diagnostisches Vorgehen (Diff-Dx: Differenzialdiagnostik).

- Bei Verdacht auf Thalassaemia intermedia gegebenfalls zusätzlich HPFH- und α-Globin-Genetik.
- Zusätzliche Untersuchung des Eisenstatus zum Ausschluss sekundärer Hämochromatosen.

Merke
Außerdem: Bei Thalassaemia intermedia und major regelmäßige Laboruntersuchungen hinsichtlich sekundärer Eisenüberladung (Tab. 4.10), siehe Leitlinie zur Diagnostik und Therapie der sekundären Hämochromatose bei Patienten mit angeborenen Anämien.

Tab. 4.10 • Labordiagnostik bei Thalassaemia major im Verlauf einschließlich Eisenüberladung (ohne Chelatortoxizitätsuntersuchungen).

Diagnostik in Bezug auf...	Parameter
Transfusion	Blutgruppe, Untergruppen, in Einzelfällen molekulargenetische BG-Bestimmung Antikörpersuchtest (3-mtl.) Serologie HBV, HCV, HIV jährlich
Eisenstoffwechsel	Ferritin monatlich Transferrinsättigung
Endokrinologie	Kalzium, Phosphat im Serum, alle 3 Monate PTH jährlich (ab 10 Jahre) IGF-1, IGFBP 3-jährlich (ab 10 Jahre) TSH, fT 4 jährlich (ab 10 Jahre) Nüchternglukose jährlich Oraler Glukosetoleranztest jährlich (ab 10 Jahre) Amylase, Lipase bei Indikation (V. a. exokrine Pankreasinsuffizienz; Verlaufbeurteilung bei Myokardsiderose) Testosteron/Östradiol, LH, FSH (ab w.13/m.15 Jahre) Cortisol: 24h-Urinausscheidung bei V. a. auf NNR-Insuffizienz
Leberfunktion	ALT, AST, GGT, AP, Bilirubin monatlich ChE, Quick, Albumin jährlich

Merke
Bei Thalassaemia intermedia (resorptiv bedingte Eisenüberladung) ist Ferritin in Relation zu den Eisenwerten in der Leber deutlich niedriger als bei Thalassaemia major. Lebereisenmessung auch bei Thalassaemia intermedia essenziell.

Bildgebende Diagnostik

Sonografie
▶ Diagnostik zur Beurteilung der Grunderkrankung:
  • Hepatosplenomegalie und Cholelithiasis?
▶ Diagnostik zur Beurteilung möglicher Folgen einer sekundären Hämochromatose (Tab. 4.11):
  • Hepatopathie, Zirrhose, hepatozelluläres Karzinom (HCC)?

Tab. 4.11 • **Apparative Verlaufsdiagnostik bei β-Thalassaemia major/intermedia einschließlich Eisenüberladung.**

Diagnostik in Bezug auf	Parameter
Eisenstoffwechsel	Lebereisengehalt quantitativ jährlich (MRT) Kardio-MRT (T 2*) jährlich (ab 10 Jahre)
Endokrinologie	Wachstumskurve alle 3 Monate (bis Wachstumsende) Knochenalter ab 10 Jahre bei Indikation (Wachstumsverzögerung, Pubertas tarda) Knochendichtemessung: – ab 10 Jahre bei Indikation (Pubertas tarda, Vitamin D-Mangel, Thal. intermedia, unzureichend behandelte Thal. major, Thal. unter Luspatercept-Therapie, klinische Symptome)
Kardiologie	Echokardiografie jährlich (ab 10 Jahre) EKG jährlich (ab 10 Jahre) Langzeit-EKG jährlich (ab 16 Jahre) Kardio-MRT (funktionell) jährlich (ab 10 Jahre.)
Sonografie	Abdomen/Nieren jährlich

Echokardiografie
▶ Diagnostik zur Beurteilung der Grunderkrankung:
- Erfassung der kardialen Belastung bei chronischer Anämie bei nicht regelmäßig transfundierten Patienten, pulmonale Hypertension bei Patienten mit Thalassaemia intermedia.

▶ Diagnostik zur Beurteilung möglicher Folgen einer sekundären Hämochromatose:
- Kardiale Funktionseinschränkungen (systolisch und diastolisch) bei siderosebedingter Kardiomyopathie.

Röntgen
▶ Knochenalterbestimmung
▶ Diagnostik zur Beurteilung der Grunderkrankung:
- Wachstumsverzögerung bei chronischer Anämie bei nicht regelmäßig transfundierten Patienten.

▶ Diagnostik zur Beurteilung möglicher Folgen einer sekundären Hämochromatose:
- Wachstumsverzögerung bei Wachstumshormonmangel,
- Hypogonadismus durch sekundäre Hämochromatose.

CT
▶ Knochendichtemessung (DEXA) (Tab. 4.11) für die
- Diagnostik zur Beurteilung der Grunderkrankung,
- Diagnostik zur Beurteilung möglicher Folgen einer sekundären Hämochromatose:
  – Die Knochenerkrankungen mit Osteopenie und Osteoporose sind in der Regel Folge kombinierter Einflüsse der Grunderkrankung (insbesondere bei unzureichender Transfusion, der Eisenüberladung und potenziellen Nebenwirkungen der Chelattherapie).

MRT
▶ Lebereisenbestimmung quantitativ (SQUID).
▶ Diagnostik zur Beurteilung des Ausmaßes der sekundären Hämochromatose.
▶ Kardio-MRT:
- Diagnostik zur Beurteilung des Ausmaßes und möglicher Folgen einer sekundären Hämochromatose:
  – Kardiale Funktionseinschränkungen (systolisch und diastolisch) bei siderosebedingter Kardiomyopathie,
  – Erfassung Herzeisen über T 2*-Relaxationszeit.

Instrumentelle Diagnostik

EKG
▶ Diagnostik zur Beurteilung der Grunderkrankung:
- Erfassung der kardialen Belastung bei chronischer Anämie bei nicht regelmäßig transfundierten Patienten,
- pulmonale Hypertension bei Patienten mit Thalassaemia intermedia.

▶ Diagnostik zur Beurteilung möglicher Folgen einer sekundären Hämochromatose:
- Kardiale Funktionseinschränkungen (systolisch und diastolisch) bei siderosebedingter Kardiomyopathie.

Differenzialdiagnosen
▶ Vor Diagnostik bzgl. β-Thalassämie immer Ausschluss Eisenmangel.
▶ α-Thalassämie = ähnliche Blutbildkonstellation, differente Hämoglobinanalyse.
▶ Weitere Differenzialdiagnose: sideroblastische Anämien (selten).

Therapie

Therapeutisches Vorgehen
▶ Abb. 4.13
▶ **β-Thalassaemia minor**:
- Meist keine Therapie,
- Eisensubstitution nur bei gleichzeitigem Eisenmangel,
- bei Mangel (selten) Supplementierung von Folsäure (0,5 mg/Tag), seltener auch von Vitamin B6 (100–200 mg/Tag) erforderlich.

▶ **β-Thalassaemia intermedia**:
- Therapie entsprechend des klinischen Schweregrades,
- Einzeltransfusionen bei hämolytischen oder aplastischen Krisen,
- optional: Folsäure bei niedrigem Spiegel (1-3 × 5 mg/Woche),
- regelmäßige Transfusionen bei schweren Symptomen, v. a. im Kindesalter. Therapierelevante Symptome:
  – Wachstums- und Entwicklungsstörung,
  – extramedulläre Blutbildungsherde (z. B. paravertebral),
  – endokrine Störungen (Osteopenie, Frakturen, Knochenschmerzen, Infertilität),
  – kardiopulmonale Komplikationen,
  – thromboembolische Ereignisse,
  – Anämie-Symptome,
  – psychische Belastungen (Depressionen, Leistungsschwäche).
- Splenektomie nur bei symptomatischer Milzvergrößerung oder Hypersplenie-syndrom erwägen (**Cave:** Thromboembolische Komplikationen, pulmonale Hypertension).
- Therapie mit Luspatercept (Activin-Rezeptor-Liganden-Inhibitor) bei Patienten mit symptomatischer Anämie. Wirksamkeit bei NTDT in Placebo-kontrollierter, randomisierter Studie gezeigt. Subkutane Injektion von 1 (-1,25) mg/kg KG in 3-wöchentlichen Abständen. Zu AE siehe unten, Thalassaemia major. Besonderes Augenmerk auf extramedulläre Blutbildungsherde nötig!
- Kurative Therapie durch Stammzelltransplantation von HLA-identischem verwandtem Spender indiziert bei häufigem Transfusionsbedarf. Fremdspender-SZT oder haploidentische SZT in Einzelfällen mit besonderer Indikation.
- In klinischen Studien erfolgreiche Gentherapien bei schwerer Thalassaemia intermedia mit häufigem Transfusionsbedarf.

▶ **β-Thalassaemia major**:
- Transfusionstherapie zur Kompensation der Anämie **und** Suppression der Eigenerythropoese → Basis-Hämoglobingehalt 9,5–10 g/dl (!), Transfusionsintervall ca. 3 Wochen, Ziel-Hb nach Transfusion 13,5 g/dl.

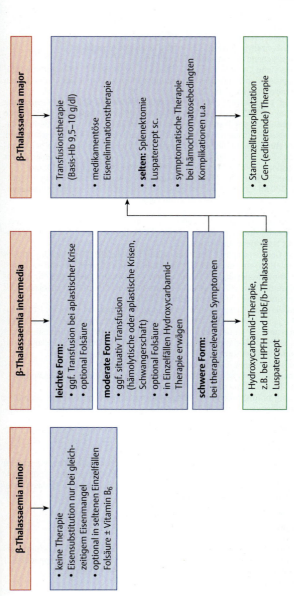

Abb. 4.13 • β-Thalassämie. Therapeutisches Vorgehen.

β-Thalassaemia minor

- keine Therapie
- Eisensubstitution nur bei gleichzeitigem Eisenmangel
- optional in seltenen Einzelfällen Folsäure ± Vitamin B_6

β-Thalassaemia intermedia

leichte Form:
- ggf. Transfusion bei aplastischer Krise
- optional Folsäure

moderate Form:
- ggf. situativ Transfusion (hämolytische oder aplastische Krisen, Schwangerschaft)
- optional Folsäure
- in Einzelfällen Hydroxycarbamid-Therapie erwägen

schwere Form:
bei therapierelevanten Symptomen

- Hydroxycarbamid-Therapie, z.B. bei HPFH und HbE/β-Thalassaemia
- Luspatercept

β-Thalassaemia major

- Transfusionstherapie (Basis-Hb 9,5–10 g/dl)
- medikamentöse Eiseneliminationstherapie
- **selten:** Splenektomie
- Luspatercept sc.
- symptomatische Therapie bei hämochromatosebedingten Komplikationen u.a.

- Stammzelltransplantation
- Gen-(editierende) Therapie

- Eiseneliminationstherapie mit Deferasirox, Deferoxamin, Deferipron; Start bei
  - Ferritin > 1000 ng/ml,
  - Zahl der Transfusionen > 10–15 (ca. 200 ml/kg),
  - Lebereisenkonzentration > 4,5 (3,2) mg/g Lebertrockengewicht,
  - Ziel: ausgeglichene oder negative Eisenbilanz,
  - für Details siehe Cario H, Grosse R, Jarisch A, et al. AWMF S 2k-Leitlinie 025/ 029: Diagnostik und Therapie der sekundären Eisenüberladung bei Patienten mit angeborenen Anämien.
- Therapie mit Luspatercept (Activin-Rezeptor-Liganden-Inhibitoren): subkutane Injektion von 1(-1,25)mg/kg KG in 3-wöchentlichen Abständen. Anhaltende (> 48 Wo.) Reduktion der Transfusionslast um > 33 % bei 25-30 % der Patienten, darunter teilweise Reduktion > 50 % möglich. Spezifische AE: Knochenschmerzen, Arthralgien, thromboembolische Ereignisse (vor allem, aber nicht nur bei splenektomierten Patienten), Lokalreaktionen, Auftreten/Progress extramedullärer Blutbildungsherde. Unspezifische AE: Kopfschmerz, Schwindel, Infektionen.
- Splenektomie bei jährlicher Transfusionsmenge > 200 g Erythrozyten/kg KG (entspricht ca. 300 ml Ery-Konzentrat/kg KG/Jahr mit Hkt 0,60), Hyperspleniesyndrom oder symptomatischer Milzvergrößerung.
- Symptomatische Therapie bei Komplikationen der sekundären Hämochromatose.
- Kurative Therapie durch Stammzelltransplantation von HLA-identischem verwandtem Spender indiziert. Fremdspender-SZT oder haploidentische SZT in Einzelfällen mit besonderer Indikation.
- Die additive Gentherapie mit LentiGlobin (LentiGlobin BB305, kodiert für adultes Hämoglobin (HbA) mit einer T 87Q Aminosäure-Substitution (HbAT 87Q)) nach vorheriger Konditionierung mit Busulfan war von 12/2019 bis 4/2021 für Patienten > 12 Jahre mit non-β⁰-Thalassämie auf mindestens einem Allel zugelassen, ist aber seither und aktuell in Europa nicht verfügbar.
- Die Gen-editierende Therapie mit Exagamglogen-Autotemcel (exa-cel) ist für Patienten > 12 Jahre mit transfusionsabhängiger β-Thalassämie nach 2/ 2024 erfolgter Zulassung ab Januar 2025 in ausgewählten Zentren möglich. Sie beruht auf dem CRISPR/Cas9-basiertem Editing von BCL 11A (BCL 11A-knockout), mit dem Ziel einer kompensatorischen, ausreichenden HbF-Synthese.
- Therapie des Osteopenie-Osteoporose-Syndroms:
  - Vermeidung zusätzlicher Risikofaktoren (körperliche Inaktivität, Rauchen),
  - adäquate Transfusions- und Chelattherapie,
  - Behandlung prädisponierender Erkrankungen, meist infolge Eisenüberladung (Hypogonadismus, Hypoparathyreoidismus, Diabetes mellitus, Vitamin-D-Mangel),
  - Bisphosphonate (Alendronat, Pamidronat oder Zoledronat), Kombination mit Kalzium- und Vitamin-D-Substitution,
  - erste positive Daten zu Denusomab.
- Zur Betreuung von Patientinnen mit Thalassaemia major in der Schwangerschaft siehe https://register.awmf.org/de/leitlinien/detail/025-029 (Stand 21.08.2024) und https://www.onkopedia.com/de/onkopedia/guidelines/beta-thalassaemie/ @@guideline/html/index.html (Stand 21.08.2024).

Zellbasierte Verfahren

Stammzelltransplantation

▶ β-Thalassaemia intermedia:
- Kurative Therapie durch Stammzelltransplantation von HLA-identischem verwandtem Spender indiziert bei häufigem Transfusionsbedarf. Fremdspender-SZT oder haploidentische SZT in Einzelfällen mit besonderer Indikation.

▶ β-Thalassaemia major:

- Kurative Therapie durch Stammzelltransplantation von HLA-identischem verwandtem Spender indiziert. Fremdspender-SZT oder haploidentische SZT in Einzelfällen mit besonderer Indikation.

Nachsorge

▶ Eine Nachsorge im eigentlichen Sinne ist nur bei einer Stammzelltransplantation gegeben (s. Kap. Autologe Stammzelltransplantation (S. 740) und Kap. Allogene hämatopoetische Stammzelltransplantation (S. 745)).

Verlauf und Prognose

▶ **β-Thalassaemia minor**:
  - Keine Einschränkung Lebenserwartung und -qualität.
▶ **β-Thalassaemia intermedia**:
  - Abhängig von Schweregrad,
  - unbehandelt häufig typische Komplikationen,
  - sekundäre Hämochromatose bei inadäquater Chelattherapie,
  - bei adäquater Therapie Lebenserwartung nur mäßig eingeschränkt.
▶ **β-Thalassaemia major**:
  - Zuverlässige Eiseneliminationstherapie zur Vermeidung von Komplikationen einer sekundären Hämochromatose für Prognose und Verlauf entscheidend,
  - bei effizienter Therapie Lebensalter > 60 Jahre erreichbar.

Prävention

▶ Patienten mit β-Thalassämie und ihren Angehörigen sollte eine genetische Beratung und ggf. eine Familien- bzw. Partnerdiagnostik angeboten werden.

4.6 Sichelzellkrankheit

Holger Cario

Definition

▶ Genetisch bedingte Erkrankung mit > 50 % Sichelzellhämoglobin (HbS)
▶ Komplexe Erkrankung, charakterisiert durch hämolytische Anämie, rezidivierende Gefäßverschlusskrisen sowie chronische Vaskulopathie mit Folgekomplikationen

Epidemiologie

▶ Durch Migration Verbreitung auch in USA (ca. 60.000 Patienten), Südamerika sowie seit einigen Jahrzehnten auch in Mittel- und Nordeuropa (UK ca. 10.000 Patienten, Deutschland schätzungsweise > 3 000 Patienten)

Häufigkeit

▶ Vorkommen ursprünglich v. a. in Zentral- und Westafrika (ca. 25 % heterozygote Träger, ca. 3 % homozygote Patienten), im Nahen Osten, Teilen Indiens, regional in verschiedenen Mittelmeerstaaten. Weltweit > 250.000/Jahr Neugeborene mit Sichelzellkrankheit.
▶ in Deutschland schätzungsweise > 3-4 000 Patienten mit schwerer Sichelzellkrankheit

Altersgipfel

▶ angeborene Erkrankung

Geschlechtsverteilung

▶ Gleichverteilung

Prädisponierende Faktoren

▶ Keine

Ätiologie und Pathogenese

▶ Molekulare Ursache: Punktmutation mit Aminosäureaustausch an Position 6 des β-Globin-Gens (HBB, Chromosom 11) = HBB p.Gln6Val).
▶ Zur Sichelzellkrankheit führen:
  • Homozygotie für die Mutation HBB p.Gln6Val (HbSS),
  • Compound-Heterozygotie für HbS und eine β-thalassämische Mutation auf dem 2. Allel, Unterscheidung HbS/β⁰-Thalassämie und HbS/β⁺-Thalassämie klinisch relevant,
  • Compound-Heterozygotie für HbS und HbC (HbSC),
  • Seltener Kombination von HbS mit anderen Hb-Varianten (z. B. HbSD, HbSOarab, HbS/Lepore).
▶ Deoxygenierung von HbS → Polymerisation des Hb, prinzipiell reversibel nach Re-Oxygenierung in Lunge, aber Verkürzung der Erythrozyten-Lebenszeit.
▶ Verstärkung des Prozesses bei prolongierter Deoxygenierung (Vasokonstriktion, Viskositätsveränderungen bei Kälte, Dehydratation, Sauerstoffmangel, Inflammation) → Hämolyse, Freisetzung Arginase, Bindung NO an freies Hb, Freisetzung Häm; weitere Folgen sind:
  • Vasokonstriktion, Endothelaktivierung, Thrombozytenaktivierung,
  • Adhäsion von Erythrozyten, Granulozyten und Thrombozyten,
  • Vascular remodeling, Gefäßverschluss,
  • Infarkt, chronische Organschädigung.
▶ Neigung zur Polymerisation abhängig vom intraerythrozytärem HbS-Gehalt, niedriger z. B. bei HbS/β⁺-Thalassämie oder HbF-Erhöhung.
▶ Zusätzliche genetische Einflussfaktoren:
  • Hereditäre HbF-Persistenz (HPFH) → Abmilderung des Phänotyps,
  • koexistierende α-Thalassämien → weniger Hämolyse,
  • G6PD-Mangel → v. a. relevant für medikamentöse Therapien.

Klassifikation und Risikostratifizierung

▶ Heterozygotie für HbS = Träger einer Sichelzellkrankheit (HbSA)
▶ Homozygotie für HbS = Sichelzellkrankheit – SS
▶ Compound-heterozygote Sichelzellkrankheit
  • Sichelzellkrankheit – S/β⁰-Thalassämie
  • Sichelzellkrankheit – S/β⁺-Thalassämie
  • Sichelzellkrankheit – SC (HbSC-Krankheit)
  • Andere:
    – Sichelzellkrankheit – SD
    – Sichelzellkrankheit – SO^arab
    – Sichelzellkrankheit – S/Lepore

Symptomatik

Träger der Sichelzellkrankheit

▶ In der Regel keine Symptome,
▶ selten Komplikationen in Extrem-Situationen (Augentrauma, Operationen an Herz-Lungen-Maschine),
▶ Einzelfallberichte über Komplikationen bei Schwangerschaft, Bergsport im Hochgebirge, Flugreisen bei niedrigem Kabinendruck.

Sichelzellkrankheit

▶ Chronische hämolytische Anämie:
  • Cholezystolithiasis
  • aplastische Krisen (Parvovirus B19)
  • hämolytische Krisen im Rahmen von Infekten
▶ Milzsequestrationskrisen:
  • vor allem, aber nicht ausschließlich, junge Kinder (vor kompletter Autosplenekto-
    mie durch rezidivierende Milzinfarkte)
  • lebensbedrohliche akute Anämisierung
▶ Akute Gefäßverschlusskrisen:
  • Akutes Thoraxsyndrom (ATS):
    – Lebensbedrohlicher Verschluss pulmonaler Gefäße, Circulus vitiosus durch se-
      kundäre Oxygenierungsstörung
    – Dyspnoe, Schmerzen, Fieber, SpO_2-Abfall
  • Zerebrale Infarkte:
    – Kumulativ symptomatische ZNS-Infarkte bis zum Alter von 20 Jahren 11 %, bis
      zum Alter von 45 Jahren 24 %
    – hohe Frequenz silenter Infarkte
  • Knochenmarkinfarkte:
    – Befall v. a. der langen Röhrenknochen und der Wirbelkörper
    – Sonderform bei kleinen Kindern: Hand-Fuß-Krankheit
  • Paralytischer Ileus (Girdle-Syndrom) durch Mesenterialinfarkte
  • Priapismus
▶ Chronische Organkomplikationen:
  • Chronische Niereninsuffizienz
  • pulmonale Hypertension
  • relativer arterieller Hypertonus
  • Hüftkopfnekrose
  • Hepatopathie
  • proliferative Retinopathie
  • Ulcus cruris
▶ Spezifische Infektionskrankheiten:
  • Pneumokokkensepsis bei funktioneller Asplenie (OPSI)
  • Osteomyelitis
  • Milzabszess

Diagnostik

Diagnostisches Vorgehen

▶ Diagnostischer Algorithmus s. Abb. 4.14

Anamnese

▶ Spezifische Diagnostik notwendig bei Patienten aus Risikoländern bei folgender
  Anamnese:
  • betroffene Angehörige,
  • bekannte hämolytische Anämie,
  • rezidivierende Schmerzen im Skelettsystem,
  • unklare schmerzhafte Schwellung von Händen und Füßen bei Kleinkindern,
  • unerklärte schwere Infektionen.
▶ Bei bekannter Sichelzellkrankheit symptomorientierte Anamnese:
  • Anämiesymptome bei hämolytischer oder aplastischer Krise, Milzsequestration,
  • neurologische Symptome bei ZNS-Infarkt,
  • Dyspnoe und Schmerz bei akutem Thoraxsyndrom (ATS),
  • Schmerzen bei Knochenmarkinfarkten und Ileus,
  • Priapismus,
  • Koliken bei Cholelithiasis.

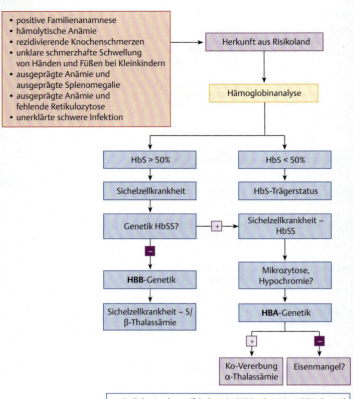

Abb. 4.14 • Sichelzellkrankheit. Diagnostisches Vorgehen.

▸ Erhebung von Hinweisen auf akute oder vorangegangene Infektionen, Fieber, Unterkühlung, Flüssigkeitsmangel und Ähnliches.
▸ Regelmäßige Überprüfung Impfstatus (1-mal/Jahr).

Körperliche Untersuchung

▸ Fieber,
▸ Anämiesymptome: Blässe, Ikterus, Tachykardie, Tachypnoe,
▸ Pulmonale Symptome (Tachypnoe, Dyspnoe, Einziehungen, Pulsoximetrie),
▸ Hepatomegalie, Druckschmerz Gallenblase, Ileuszeichen,
▸ Splenomegalie, v. a. Wachstum seit Voruntersuchung,
▸ Ulcus cruris,
▸ neurologische Untersuchung (Tab. 4.12).

Tab. 4.12 • **Routineuntersuchungen bei Sichelzellkrankheit.**

Untersuchung	Häufigkeit
Klinische Untersuchung, Blutdruck, Pulsfrequenz, Anthropometrie	<2 Jahre → 1-mal/3 Monate 2–6 Jahre → 2-mal/Jahr >6 Jahre → 1- bis 2-mal/Jahr
Pubertätsstatus (Tanner)	1-mal/Jahr ab 14. Lebensjahr bis postpubertär
Neuropsychologische Testung	Im Alter von 6, 11, 16 Jahren

Basierend auf:
Lobitz S, Cario H, Grosse R, Jarisch A, Kulozik AE, Kunz J. AWMF S 2k-Leitlinie 025/016:
Sichelzellkrankheit. AWMF online. 2020; Im Internet:https://register.awmf.org/de/leitlinien/detail/
025-016 (Stand 12.07.2021).

Labor

▶ Bei Verdacht auf Sichelzellkrankheit:
- Blutausstrich: Poikilozytose, Sichelzellen, Fragmentozyten, evtl. Targetzellen, Mikrozytose und Hypochromie.
- Hämoglobinanalyse (HPLC, Elektrophorese): Nachweis von HbS, HbF, HbA$_2$, ggf. HbA$_1$ (bei Sichelzellkrankheit – S/β$^+$-Thalassämie) und anderen Hb-Varianten (Hb Lepore, HbC) bei compound-Heterozygotie).
- DNA-Analyse:
  - Bei Verdacht auf compound-Heterozygotie für HbS und β-Thalassämie oder andere Hb-Variante,
  - bei Verdacht auf zusätzliche α-Thalassämie,
  - zur Diagnostik bei HPFH.
- Enzymanalyse: G6PD-Aktivität,
- ggf. zusätzlich: Eisenstatus, Vitamin B12 und Folat.
▶ Vor Beginn einer Transfusionstherapie (auch bei Einzeltransfusion):
- Erweiterte Blutgruppentypisierung: AB0, Rhesus (C, c, D, E, e), Kell, Duffy [Fy(a), Fy(b)], Kidd [Jk(a), Jk(b)], MNS [S,s] und Lewis [Le(a), Le(b)].
▶ Routinelabordiagnostik bei Sichelzellkrankheit Tab. 4.13.
▶ Labordiagnostik bei spezifischen Indikationen bei Sichelzellkrankheit s. Tab. 4.14 und Tab. 4.16.

Tab. 4.13 • **Routinelabordiagnostik bei Sichelzellkrankheit.**

Untersuchung	Häufigkeit
Blutbild, Differenzialblutbild, Retikulozyten	<2 Jahre → 1-mal/3 Monate 2–6 Jahre → 2-mal/Jahr >6 Jahre → 1- bis 2-mal/Jahr
Leber- und Nierenwerte, Urinstatus, ggf. Sammelurin (ECC, Protein)	1-mal/Jahr ab 6. Lebensjahr
Serologie (HIV, Hepatitis)	1-mal/Jahr bei Transfusionen
Kalzium, Phosphat, Parathormon, 25-OH-Vitamin D 3	1-mal/Jahr

Basierend auf:
Lobitz S, Cario H, Grosse R, Jarisch A, Kulozik AE, Kunz J. AWMF S 2k-Leitlinie 025/016:
Sichelzellkrankheit. AWMF online. 2020; Im Internet: https://register.awmf.org/de/leitlinien/detail/
025-016 (Stand 12.07.2021).

Tab. 4.14 • **Labordiagnostik bei spezifischen Indikationen bei Sichelzellkrankheit.**

Untersuchung	Häufigkeit
Ferritin	Bei Transfusionstherapie dreimonatlich
Hb-Analyse	Bei Transfusionstherapie und vor/unter Hydroxycarbamid (HC)-Therapie jährlich
Endokrinologische Diagnostik	Bei Transfusionen bis zu jährlich*

*Verlaufsdiagnostik hinsichtlich Eisenüberladung
Basierend auf:
– Cario H, Grosse R, Jarisch A, et al. AWMF S 2k-Leitlinie 025/029: Diagnostik und Therapie der
  sekundären Eisenüberladung bei Patienten mit angeborenen Anämien. AWMF online. 2022; Im
  Internet: https://register.awmf.org/de/leitlinien/detail/025-029 (Stand 25.02.2023).
– Lobitz S, Cario H, Grosse R, Jarisch A, Kulozik AE, Kunz J. AWMF S 2k-Leitlinie 025/016:
  Sichelzellkrankheit. AWMF online. 2020; Im Internet: https://register.awmf.org/de/leitlinien/
  detail/025-016 (Stand 12.07.2021).

Bildgebende Diagnostik

Sonografie
► Diagnostik zur Beurteilung der Grunderkrankung s. Tab. 4.15.
► Sonografie Abdomen und Harntrakt: alle 2 Jahre ab dem 3. Lebensjahr.

Echokardiografie
► Diagnostik zur Beurteilung der Grunderkrankung s. Tab. 4.15.
► Echokardiografie (und EKG): alle 2 Jahre ab dem 10. Lebensjahr.

MRT
► Diagnostik bei spezifischen Indikationen bei Sichelzellkrankheit s. Tab. 4.16.
► Kraniale MRT/MRT-Angio: Bei neurologischen, kognitiven oder psychischen Auffälligkeiten.

Tab. 4.15 • **Apparative Routinediagnostik bei Sichelzellkrankheit.**

Untersuchung	Häufigkeit
Sonografie Abdomen und Harntrakt	Alle 2 Jahre ab dem 3. Lebensjahr
EKG und Echokardiografie	Alle 2 Jahre ab dem 10. Lebensjahr
Transkranielle Dopplersonografie (TCD)	1-mal/Jahr zwischen 2.–16. Lebensjahr Nur Sichelzellkrankheit –S/S und -S/β^0-Thalassämie
Augenarzt	1-mal/Jahr ab dem 10. Lebensjahr Bei Sichelzellkrankheit –S/C ab dem 6. Lebensjahr

Basierend auf:
Lobitz S, Cario H, Grosse R, Jarisch A, Kulozik AE, Kunz J. AWMF S 2k-Leitlinie 025/016:
Sichelzellkrankheit. AWMF online. 2020; Im Internet: https://register.awmf.org/de/leitlinien/detail/
025-016 (Stand 12.07.2021).

Transkranielle Dopplersonografie (TCD)
► Diagnostik zur Beurteilung der Grunderkrankung s. Tab. 4.15.
► Transkranielle Dopplersonografie: 1-mal/Jahr zwischen 2.–16. Lebensjahr (nur Sichelzellkrankheit –S/S und -S/$\beta0$-Thalassämie).

Instrumentelle Diagnostik

EKG
▶ EKG (und Echokardiografie): alle 2 Jahre ab dem 10. Lebensjahr.
Spirometrie
▶ Diagnostik bei spezifischen Indikationen Tab. 4.16,
▶ Spirometrie, Bodyplethysmografie: Bei respiratorischer Symptomatik, nach akutem Thoraxsyndrom (ATS), bei O_2-Sättigung < 95 %.

Tab. 4.16 • Diagnostik bei spezifischen Indikationen bei Sichelzellkrankheit.

Untersuchung	Indikation
Spirometrie, Bodyplethysmografie	Bei respiratorischer Symptomatik, nach akutem Thoraxsyndrom (ATS), bei O_2-Sättigung < 95 %
Lebereisenmessung (MRT)	Bei Transfusionen bis zu jährlich*
Kraniale MRT/MRT-Angio	Bei neurologischen, kognitiven oder psychischen Auffälligkeiten

Verlaufsdiagnostik hinsichtlich Eisenüberladung
Basierend auf:
Cario H, Grosse R, Jarisch A, et al. AWMF S 2k-Leitlinie 025/029: Diagnostik und Therapie der sekundären Eisenüberladung bei Patienten mit angeborenen Anämien. AWMF online. 2022; Im Internet: https://register.awmf.org/de/leitlinien/detail/025-029 (Stand 25.02.2023).

Differenzialdiagnosen
▶ Hämolytische Anämie: Enzymopathien, Membranopathien, Mikroangiopathien.
▶ Sichelzell-Komplikationen:
  • Akutes Thoraxsyndrom (ATS) versus pulmonale Infektion,
  • Girdle-Syndrom versus Invagination, Bridenileus oder Ähnliches,
  • Knochenmarkinfarkt versus Osteomyelitis.

Therapie

Therapeutisches Vorgehen
▶ Träger der Sichelzellkrankheit: in der Regel keine Therapie,
▶ Sichelzellkrankheit: s. unten.

Allgemeine Maßnahmen
▶ Supportive Therapie bei Sichelzellkrankheit:
  • Optional Folsäure (z. B. 3-mal 5 mg/Woche),
  • Vitamin-D-Mangel häufig → ggf. Substitution,
  • Schmerzmedikation häuslich: Paracetamol, Ibuprofen, Metamizol (**Cave:** G6PD-Mangel mgl.).
  • Schmerzmedikation stationär:
    – Ziel: Schmerzfreiheit nach spätestens 1 h.
    – Therapie mit i. v.-Morphin, Beginn mit Bolus von 0,025–0,05 mg/kg KG. Meist ca. 0,1–0,15 mg/kg KG erforderlich. Zwischen Titrationsschritten Pausen von 10–15 min.
    – Anschließend Morphin-Dauerinfusion mit dem 4- bis 6-Fachen der kumulativen Initialdosis über 24 h, meist 0,03–0,05 mg/kg KG/h.
  • Flüssigkeitszufuhr bei ca. 1,5–2 l/m² KOF, oral oder i. v.
  • Splenektomie bei rezidivierenden Milzsequestrationskrisen.
  • Eiseneliminationstherapie bei häufigen oder regelmäßigen Transfusionen:
    – Medikamente: Deferasirox, Deferoxamin, Deferipron,

– Start bei Zahl der Transfusionen > 10–15 (ca. 200 ml/kg) und/oder Lebereisenkonzentration > 4,5 (3,2) mg/g Lebertrockengewicht,
– Ziel: ausgeglichene oder negative Eisenbilanz,
– für Details siehe https://register.awmf.org/de/leitlinien/detail/025-029 (Stand 21.08.2024).
• Symptomatische Therapie bei Komplikationen der sekundären Hämochromatose.

Pharmakotherapie

Sichelzellkrankheit

▶ **Transfusionstherapie:**
• Ziel-Hb bei Patient mit HbS > 30 % nie > 10,5–11 g/dl, da sonst hohes Risiko für Hyperviskosität und ZNS-Infarkt (Tab. 4.17).
• Erythrozytenkonzentrate grundsätzlich kompatibel bezüglich der Merkmale AB0, Rhesus (C, c, D, E, e) und Kell auswählen.
• Bei elektiven Transfusionen zusätzlich Kompatibilität bezüglich der anderen BG-Merkmale anstreben. Ansonsten Priorität der Merkmale mit höchsten Risiko einer Alloimmunisierung (Rhesus und Kell > Duffy [v. a. Fy(a)] > Kidd [v. a. Jk (b)] > MNS [> Lewis]).
• Nach Milzsequestration Remobilisierung der Erythrozyten durch Transfusion → zur Vermeidung Hyperviskosität vorsichtige Transfusion (Start mit 5 ml/g KG EK).

Tab. 4.17 • **Transfusionsindikationen bei Patienten mit Sichelzellkrankheit.**

Transfusionstyp	Methode	Indikation
Notfall	Einfachtransfusion	Akute symptomatische Anämie Aplastische Krise Milzsequestrationskrise (**Cave:** vorsichtige Transfusion) Beginnendes ATS Girdle-Syndrom
	Austauschtransfusion	Schlaganfall Organversagen Fulminantes ATS Sepsis
Gelegentlich elektiv	Einfachtransfusion Austauschtransfusion	Vor Operationen
Chronisch elektiv	Einfachtransfusion	Wie Austauschtransfusion, falls diese nicht verfügbar
	Austauschtransfusion	Primäre und sekundäre Schlaganfallprophylaxe Komplizierte Schwangerschaft (Häufige ATS trotz HC-Therapie)

ATS: akutes Thoraxsyndrom; HC: Hydroxycarbamid
Basierend auf:
Lobitz S, Cario H, Grosse R, Jarisch A, Kulozik AE, Kunz J. AWMF S 2k-Leitlinie 025/016: Sichelzellkrankheit. AWMF online. 2020; Im Internet: https://register.awmf.org/de/leitlinien/detail/ 025-016 (Stand 12.07.2021).

▶ **Hydroxycarbamid (HC)-Therapie:**
• Erhöhung HbF-Synthese, verminderte Erythrozytenadhäsion, Reduktion Neutrophilenzahl, wirksam bei ca. 70 % der Patienten.
• Dosis: Beginn mit 15(–20) mg/kg/Tag, Steigerung bis auf maximal tolerierte Dosis (Neutrophile > 1,5 G/l, Thrombozyten > 80 G/l) oder maximal 35 mg/kg/Tag.

- Bei Beginn der HC-Therapie und bei Dosissteigerungen Differenzialblutbild 2-wöchentlich,
- sichere Antikonzeption bei Frauen im gebärfähigen Alter,
- Gefahr einer Azoospermie (ggf. vor Therapie Kryoasservierung),
- Absetzen bei Kinderwunsch mindestens 3 Monate vor Konzeption (Männer und Frauen),
- stets ausschleichend absetzen.

▶ **Crizanlizumab:**
- P-Selektin-Blockade durch monoklonalen Antikörper. Hemmung Zell-Endothel-Adhäsion, als pathogenetischem Schlüsselprozess bei Vaso-okklusion und Genese der chronischen Vaskulopathie,
- reduziert in Zulassungsstudie (SUSTAIN-Studie) Zahl schwerer vaso-okklusiver Krisen und verlängerte Intervall bis zu Folge in allen Subgruppen. Gute Verträglichkeit. Keine Bestätigung der Ergebnisse in STAND-Studie (Phase III),
- nicht mehr in Europa zugelassen seit 6/2023; aktuell in den USA noch zugelassen,
- Intravenöse Kurzinfusion, 5 mg/kgKG, initial 2-wöchentlich, ab 3. Gabe 4-wöchentlich

▶ **Voxelotor:**
- Hemmung der Polymerisation durch Stabilisierung des oxygenierten Zustandes des Hämoglobinmoleküls, in klinischen Studien vor allem Anhebung des Hb-Gehaltes und Verminderung der Hämolyse als wichtigen Parametern für die Langzeitprognose, bisher insgesamt eher geringer Einfluss auf akute vaso-okklusive Ereignisse.
- Zulassung EMA erfolgte 2021. Vorläufige Rücknahme vom Markt weltweit 9/2024,
- Filmtablette, Dosis 1500 mg/d in 1 ED

▶ **andere medikamentöse Optionen**:
- **L-Glutamin**: wirksam, indem es den Anteil an reduziertem NAD in Erythrozyten erhöht, den oxidativen Stress senkt und die HbS-Polymerisation inhibiert. Nur in den USA zugelassen.

▶ **Kurative Therapieoptionen:**
- Stammzelltransplantation von HLA-identischem verwandten Spender = standard of care,
- bei deutlich symptomatischer Sichelzellkrankheit 10/10 Fremdspender-SZT indiziert,
- haploidentische SZT in Einzelfällen mit besonderer Indikation (z. B. Zustand nach ZNS-Infarkt) und im Rahmen von klinischen Studien,
- Additive Gentherapie mit modifiziertem HBB-Gen und lentiviralem Vektor (LentiGlobin): Zulassung u. a. in den USA, keine Zulassung in Europa,
- Gen-editierende Therapie mit Exagamglogen-Autotemcel (exa-cel) für Patienten > 12 Jahre nach 2/2024 erfolgter Zulassung ab Januar 2025 in ausgewählten Zentren möglich. Sie beruht auf dem CRISPR/Cas9-basiertem Editing von BCL 11A (BCL 11A-knockout), mit dem Ziel einer kompensatorischen, ausreichenden HbF-Synthese.

Nachsorge

▶ Eine Nachsorge im eigentlichen Sinne ist nur bei einer Stammzelltransplantation gegeben (s. Kap. Autologe Stammzelltransplantation (S. 740) und Kap. Allogene hämatopoetische Stammzelltransplantation (S. 745)).

Verlauf und Prognose

▶ Träger der Sichelzellkrankheit:
- In der Regel keine Einschränkung von Lebenserwartung und Qualität.

▶ Sichelzellkrankheit
- Abhängig von Qualität der medizinischen Versorgung:

– In Afrika regional Sichelzellkrankheit für bis zu 16 % aller Todesfälle bei Kindern < 5 Jahren verantwortlich,

– mittlere Lebenserwartung in den USA derzeit bei > 50 Jahre.

• Führende, mit hoher Morbidität und früher Mortalität bei erwachsenen Patienten assoziierte Komplikationen sind

– kardiovaskuläre Ereignisse, ATS, ZNS-Infarkte,

– pulmonale Hypertension und terminale Niereninsuffizienz,

– außerdem Skelettschäden (Wirbelsäule, Hüfte), Osteopenie/-porose, Ulcus cruris, Retinopathie.

Prävention

▶ Prävention der Sichelzellerkrankung:

• Patienten mit Sichelzellkrankheit und ihren Angehörigen sollte eine genetische Beratung und ggf. eine Familien- bzw. Partnerdiagnostik angeboten werden.

▶ Prävention von Komplikationen der Sichelzellkrankheit:

• universelles Neugeborenenscreening seit 10/2021.

• Allgemein:

– Vermeidung von Unterkühlung, Flüssigkeitsmangel, Sauerstoffmangel (z. B. bei Narkosen),

– Einweisung der Eltern in Milzpalpation,

– Penicillinprophylaxe mindestens bis zum Alter von 5 Jahren, meist bis 10 Jahre.

– Impfungen gegen Pneumokokken, Meningokokken, Hämophilus influenzae B.

• Spezifisch:

– Medikamentöse Langzeitprophylaxe von Komplikationen durch HC-Therapie,

– sekundäre ZNS-Infarktprophylaxe nach erstem Infarkt: regelmäßige Austauschtransfusionen. Ziel: HbS < 30 %,

– primäre ZNS-Infarktprophylaxe nach pathologischem Ergebnis in transkranieller Dopplersonografie (TCD): Regelmäßige Austauschtransfusionen. Ziel: HbS < 30 %. Bei TCD-Normalisierung ggf. Wechsel auf HC (falls zuvor kein HC) nach 1 Jahr.

4.7 Sonstige Hämoglobinvarianten

Holger Cario

Definition

▶ Zu den sonstigen Hämoglobinvarianten zählen qualitative und quantitative Störungen der Hämoglobinsynthese unterschiedlichen Ausmaßes.

▶ Diese führen:

• zur Instabilität des Hb mit hämolytischer Anämie,

• zur Veränderung der Sauerstofftransportfunktion des Hb mit familiärer Erythrozytose oder Zyanose oder

• zu thalassämischen Phänotypen.

▶ Darüber hinaus gibt es Varianten,

• die sowohl Veränderungen der Stabilität als auch der O_2-Affinität aufweisen, sowie solche,

• die nur in speziellen Untersuchungen auffallen, ohne von klinischer Relevanz zu sein.

Epidemiologie

▶ Den sonstigen Hämoglobinvarianten ist gemeinsam, dass sie jeweils sehr selten sind und in allen ethnischen Gruppen und Regionen weltweit mit unterschiedlicher, niedriger Frequenz vorkommen.

▶ De-novo-Mutationen sind häufig.

Häufigkeit

► Keine Angaben möglich

Altersgipfel

► Keine Angaben möglich

Geschlechtsverteilung

► Keine Angaben möglich

Prädisponierende Faktoren

► Keine Angaben möglich

Ätiologie und Pathogenese

Instabile Hämoglobine

► Autosomal-dominanter Erbgang.
► Molekulare Ursache: Punktmutationen und Deletionen mit Aminosäureaustausch an kritischen Festpunkten für Stabilität des Hb-Moleküls führen zu:
  • Präzipitation des instabilen Hb, Heinzkörper-Bildung, dadurch:
    – Hämichrom- und Bande 3-Aggregatbildung, Hämolyse,
    – Hämolytische Anämie, Hyperbilirubinämie, Cholelithiasis, Splenomegalie.
  • Veränderung der Globinketten-Interaktion, Häm-Globin-Bindung, 2,3-DPG-Bindung und Beeinflussung der Konformationsänderung bei Oxygenierung und Deoxygenierung.
  • Dadurch zusätzliche Veränderung der O_2-Affinität (75 % der Varianten); dabei Gruppen unterscheidbar:
    – Instabiles Hb mit erhöhter O_2-Affinität (55 %, z. B. Hb Köln, Hb Zürich): → Inkomplette Kompensation der Anämie zum Ausgleich der Gewebehypoxie durch erhöhte O_2-Affinität.
    – Instabiles Hb mit erniedrigter O_2-Affinität (20 %, z. B. Hb Louisville) → Anämiesymptome abgemildert durch erleichterte O_2-Abgabe ins Gewebe.
  • Verstärkung der Hämolyse bei Fieber, Gabe von Medikamenten mit oxidierenden Eigenschaften (vergleichbar G6PD-Defizienz).

Varianten mit gestörter Sauerstofftransportfunktion

► Mutationen im Bereich der α1/β2-Interaktion, im Bereich der 2,3-DPG-Bindungsstelle, im C-Terminus des β-Globins oder der Häm-Globin-Bindungsstellen.
► Dadurch Wechsel der Quartärstruktur, veränderte 2,3-DPG-Bindung, Störung des Bohr-Effekts, veränderte Häm-Globinbindung:
  • Erhöhte O_2-Affinität (z. B. Hb Chesapeake, Hb York, Hb Villa Real) → Gewebehypoxie bei „normalem" Hb-Gehalt (familiäre Erythrozytose (= Erfordernis-Erythrozytose)); zusätzlich Instabilität von 15 % der HBA- und von 30 % der HBB-Varianten.
  • Erniedrigte O_2-Affinität (z. B. Hb Kansas, Hb Seattle, Hb Titusville):
    – Selten Zyanose wegen reduzierter O_2-Sättigung: Hb Kansas, Hb Mande,
    – selten Anämie (reduzierte Epo-Stimulation): Hb Seattle,
    – Instabilität von bis zu 50 % der Varianten.

Varianten mit pathologischem Methämoglobin

► Varianten mit erhöhter Spontanoxidation = instabile Hämoglobine (z. B. Hb Freiburg, Hb Sydney), z. T. erhöhte O_2-Affinität (Hb Freiburg, Hb Bicetre).
► HbM-Anomalien = Varianten mit Aminosäureaustausch in Häm-Eisenregion (heterozygot):
  • → Eisen permanent in 3-wertiger Form:
    – Methämoglobin 20–40 % des Gesamt-Hb, Zyanose.
  • → Teilweise instabil (HbM Saskatoon, HbM Hyde Park):
    – Kompensierte Hämolyse oder leichte Anämie mit Heinzkörpern.

Andere Hb-Varianten

▶ Varianten mit Aggregationsneigung (HbS, HbC: s. Kap. Sichelzellkrankheit (S. 195))
▶ Varianten mit thalassämischem Phänotyp (s. Kap. β-Thalassämien (S. 185))
▶ Varianten mit veränderten physikalischen Eigenschaften ohne klinische Relevanz (z. B. Hb Bonn = verändertes Absorptionsspektrum → erniedrigte pulsoximetrische O_2-Sättigung bei normaler arterieller SaO_2)

Klassifikation und Risikostratifizierung

▶ Instabile Hämoglobine
▶ Varianten mit gestörter Sauerstofftransportfunktion
▶ Varianten mit pathologischem Methämoglobin
▶ Varianten mit thalassämischem Phänotyp

Symptomatik

▶ **Instabile Hämoglobine**:
  • Hämolytische Anämie unterschiedlichen Ausmaßes,
  • Blässe, Ikterus, Cholezystolithiasis, Splenomegalie,
  • aplastische Krisen (Parvovirus B19),
  • hämolytische Krisen bei Infekt, Fieber oder Gabe oxidierender Substanzen (Medikamente, z. B. Sulfonamiden, Metamizol).
▶ **Varianten mit gestörter Sauerstofftransportfunktion**:
  • Erhöhte O_2-Affinität:
    – Familiäre Erythrozytose mit Hyperviskositätssymptomen (Kopfschmerz, Schwindel, Seh- u. Hörstörungen, Parästhesien).
  • Erniedrigte O_2-Affinität:
    – selten Zyanose wg. reduzierter O_2-Sättigung, selten Anämie.
▶ **Varianten mit pathologischem Methämoglobin**:
  • Zyanose, evtl. plus leichte hämolytische Anämie.

Diagnostik

Diagnostisches Vorgehen

▶ Ein einheitlicher diagnostischer Algorithmus kann aufgrund der Heterogenität der Erkrankungen nicht festgelegt werden.
▶ Die Untersuchung auf eine dieser Hämoglobinvarianten ist Bestandteil differenzialdiagnostischer Algorithmen:
  • Zur Abklärung von hämolytischen Anämien,
  • bei Verdacht auf kongenitale Erythrozytose,
  • bei unklarer Zyanose oder
  • bei hohem Met-Hämoglobin.
▶ Bei Initialdiagnostik zur Abgrenzung von anderen Erkrankungen in Abhängigkeit von führenden Symptomen:
  • Zyanose: Pulsoximetrie, Lungenfunktionstestung, Echokardiografie
  • Erythrozytose: Pulsoximetrie, Lungenfunktionstestung, Echokardiografie, Sonografie, ggf. MRT
  • Optionale Verlaufsdiagnostik:
    – Sonografie (Cholelithiasis, Leber- und Milzgröße),
    – Echokardiografie (Kardiale Belastung, pulmonale Hypertension).
  • Diagnostik bei thalassämischen Varianten: s. Kap. β-Thalassämien (S. 185).

Anamnese

▶ Keine übergreifende Krankheitsanamnese, evtl. positive Familienanamnese.
▶ Instabile Hb: ggf. Anämiesymptome, intermittierend Ikterus und Blässe, insbesondere bei Infekt; evtl. kolikartige Beschwerden bei Cholelithiasis,
▶ erhöhte O_2-Affinität: Angabe von Hyperviskositätssymptomen,

▶ erniedrigte O_2-Affinität: In der Regel keine Beschwerden,
▶ Met-Hb: Zyanose, meist beschwerdefrei.

Körperliche Untersuchung
▶ Anämiesymptome: Blässe, Ikterus, Tachykardie, Tachypnoe,
▶ Zyanose, Plethora,
▶ Hepatomegalie, Druckschmerz Gallenblase,
▶ Splenomegalie.

Labor
▶ Blutausstrich:
  • Poikilozytose, Polychromasie, Heinzkörper bei instabilen Hb-Varianten möglich.
▶ Blutgasanalyse:
  • Aus venöser Blutgasanalyse bei Verdacht auf auf veränderte O_2-Affinität Kalkulation P50 möglich (P50 = pO_2, bei dem 50 % des Hb mit O_2 gesättigt sind).
▶ Hämoglobinanalyse (HPLC, Elektrophorese): viele der Hb-Varianten sind über konventionelle Hb-Analyse nicht identifizierbar.
▶ DNA-Analyse: sowohl HBA- als auch HBB-Varianten bekannt.
▶ Andere Laboranalysen in Abhängigkeit von Fragestellung (z. B. Hämolyse, Zyanose, Erythrozytose).

Bildgebende Diagnostik
Sonografie
▶ Bei Initialdiagnostik zur Abgrenzung von anderen Erkrankungen in Abhängigkeit vom führenden Symptomen:
  • Sonografie zur Abklärung einer Erythrozytose.
▶ Verlaufsdiagnostik: Sonografie zur Beurteilung von Cholelithiasis, Leber- und Milzgröße.
Echokardiografie
▶ Bei Initialdiagnostik zur Abgrenzung von anderen Erkrankungen in Abhängigkeit vom führenden Symptomen:
  • Echokardiografie zur Abklärung einer Zyanose und/oder Erythrozytose.
▶ Verlaufsdiagnostik: Echokardiografie zur Beurteilung ggf. einer kardialen Belastung, pulmonalen Hypertension.
MRT
▶ Bei Initialdiagnostik zur Abgrenzung von anderen Erkrankungen in Abhängigkeit vom führenden Symptomen:
  • ggf. MRT zur Suche nach Ursachen einer Erythrozytose.

Instrumentelle Diagnostik
Spirometrie
▶ Bei Initialdiagnostik zur Abgrenzung von anderen Erkrankungen in Abhängigkeit vom führenden Symptomen:
  • Pulsoximetrie und Lungenfunktionstestung zur Abklärung von Zyanose und/oder Erythrozytose.

Differenzialdiagnosen
▶ Instabile Hämoglobine:
  • Andere Ursachen für Hämolyse.
▶ Varianten mit gestörter Sauerstofftransportfunktion:
  • Differenzialdiagnose der absoluten Erythrozytose,
  • Differenzialdiagnose der Zyanose (selten).
▶ Varianten mit pathologischem Methämoglobin:
  • Differenzialdiagnose der Zyanose und Hämolyse.

Therapie

Therapeutisches Vorgehen

▶ Instabile Hämoglobine:
- Bei schwerer Anämie (hämolytische oder aplastische Krisen) Einzeltransfusion.
- Bei ausgeprägter chronischer Anämie Erwägung Splenektomie:
  – Meist nur partielle Korrektur der Anämie möglich,
  – persistierende Retikulozytose,
  – erhöhtes Risiko für thromboembolische Ereignisse.
▶ Varianten mit gestörter Sauerstofftransportfunktion:
- Bei erhöhter O_2-Affinität und Erythrozytose:
  – Bei Hyperviskositätssymptomen ASS erwägen,
  – Phlebotomie nicht ratsam, da Erfordernis-Erythrozytose,
  – bei schweren Symptomen Austauschtransfusion erwägen.
- Bei erniedrigter O_2-Affinität: In der Regel keine Therapie.
▶ Varianten mit pathologischem Methämoglobin:
- In der Regel keine Therapie notwendig.

Nachsorge

▶ Keine Empfehlungen

Verlauf und Prognose

▶ Instabile Hämoglobine:
- Abhängig von:
  – Schwere der Anämie und damit verbundenem Transfusionsbedarf,
  – ggf. Folgeerkrankungen nach Splenektomie,
  – ggf. Folgen einer Eisenüberladung.
▶ Varianten mit gestörter Sauerstofftransportfunktion:
- Bei erhöhter O_2-Affinität abhängig von Ausmaß und Folgen der Erythrozytose,
- bei erniedrigter O_2-Affinität: In der Regel keine Einschränkung.
▶ Varianten mit pathologischem Methämoglobin:
- In der Regel keine Einschränkung.

Prävention

▶ Patienten mit Hämoglobinvarianten und ihren Angehörigen sollte in Abhängigkeit von der Schwere der Erkrankung eine genetische Beratung und ggf. eine Familien- bzw. Partnerdiagnostik angeboten werden.
▶ Bei instabilen Hb-Varianten zur Prävention akuter Krisen Vermeidung oxidierender Medikamente/Substanzen (analog zu G6PD-Mangel).

4.8 Autoimmunhämolytische Anämien

Harald-Robert Bruch

Aktuelles

▶ Die 1. Internationale Konsensuskonferenz zur Diagnose und Behandlung der AIHA bei Erwachsenen hat 2020 ihre Ergebnisse veröffentlicht, welche im Folgenden berücksichtigt werden. Es wurde die Notwendigkeit eines internationalen Netzwerkes zur Stärkung prospektiver Studien betont.
▶ Es gibt Fallberichte von AIHA in Assoziation mit COVID19-Infektionen, wobei gehäuft u. a. lymphoproliferative Erkrankungen zu Grunde lagen. Ein ursächlicher Zusammenhang ist damit nicht belegt.

Definition

▶ Eine AIHA ist eine erworbene hämolytische Anämie, die durch gegen eigene Antigene gerichtete Antikörper (Autoantikörper) verursacht wird.

▶ Die Beladung von Erythrozyten mit Autoantikörpern führt, z.T. begleitet durch Komplementaktivierung, zu einer verkürzten Überlebenszeit der Erythrozyten.

▶ Die biologischen Effekte sind von den Temperatureigenschaften und von Isotypen der Autoantikörper abhängig. Der Isotyp bestimmt maßgeblich, ob ein Autoantikörper das Komplementsystem aktivieren kann. Unterschieden werden Wärme- und Kälteagglutinine.

Epidemiologie

▶ 48-70 % sind Wärmeagglutinin-bedingt, 15-25 % sind Kälteagglutinin-bedingt, der Rest ist nicht klassifizierbar.

Häufigkeit

▶ Wärmeagglutinin-bedingte AIHA: Inzidenz wird auf 1:50 000–1:100 000 geschätzt.

▶ Kälteagglutinin-bedingte AIHA: Sehr selten, Inzidenz von 1:1 000 000 Einwohner/Jahr.

Altersgipfel

▶ Wärmeagglutinin-bedingte AIHA: häufiger im Erwachsenenalter als im Kindesalter.

▶ Kälteagglutinin-bedingte AIHA: Altersgipfel in der 7. Lebensdekade.

Geschlechtsverteilung

▶ Beide Formen der AIHA kommen bei Frauen häufiger vor als bei Männern.

Prädisponierende Faktoren

▶ Beide Formen der AIHA sind assoziiert mit hämatologischen Neoplasien, 1 % aller Patienten mit monoklonaler Gammopathie weisen kältereaktive Autoantikörper auf.

▶ In bis zu 70 % kann keine äußere Ursache für das Auftreten der AIHA gefunden werden.

Ätiologie und Pathogenese

▶ Eine AIHA tritt häufig als Komplikation einer Autoimmunerkrankung oder eines Lymphoms auf (Tab. 4.18), kann aber auch ohne Grunderkrankung auftreten.

• 5-10 % Chronisch lymphatische Leukämie,

• 10 % Systemischer Lupus Erythematodes.

> **Merke**
> Häufig liegt eine Systemerkrankung der Hämolyse zugrunde (z.B. CLL).

▶ Über 100 bekannte Medikamente (wie Antibiotika, Antiphlogistika, Insulin, aber auch Goldpräparate) bedingen eine Autoimmunhämolyse oder einen positiven Coombs-Test.

▶ Die immunologisch bedingte Zerstörung von Erythrozyten durch Autoantikörper gegen Autoantigene auf den Erythrozyten wird bedingt durch:

• Kälte-Agglutinine, fast immer IgM-, selten IgG- oder IgM- und IgG-, oder

• Wärme-Agglutinine, fast immer IgG-, selten IgM- oder IgG- und IgM-Antikörper.

• IgA-Antikörper kommen sehr selten vor.

Tab. 4.18 • **Ätiologien der autoimmunhämolytischen Anämien.**

Autoantikörper (Häufigkeit pro Einwohner)	Primär/sekundär	Mögliche zugrunde liegende Krankheit
Wärmetyp (1:100 000)	Primär	
	Sekundär	Lymphoproliferative Krankheiten (Lymphome), Autoimmunkrankheiten (z. B. Systemischer Lupus erythematodes, Colitis ulcerosa), nichtlymphatische Malignome (z. B. Ovarialkarzinom)
Kältetyp (1:1 000 000)	Primär	Vielfach Zeichen eines okkulten Lymphoms
	Sekundär	Lymphoproliferative Krankheiten (Lymphome, z. B. Morbus Waldenström), Infektionen (Mykoplasmen, Epstein-Barr-Virus)
Biphasische Hämolysine (selten)	Primär	
	Sekundär	Postviral, Syphilis
Mischformen mit Autoantikörpern vom Wärme und Kältetyp	Primär	
	Sekundär	Autoimmunkrankheiten (z. B. Systemischer Lupus erythematodes)

Wärmeagglutinin-bedingte Autoimmunhämolyse

▸ IgG-Antikörper gegen den Rhesusfaktor oder Glykophorine (in der Regel IgG oder C3d-Komplement positiv) werden im Coombstest nachgewiesen.
▸ Die partielle Phagozytose der mit IgG beladenen Erythrozytenoberfläche führt zur Verminderung des Oberflächen-Volumen-Verhältnisses mit Ausbildung von Sphärozyten mit nachfolgendem Abbau in der Milz.
▸ Es besteht eine Assoziation mit bestimmten Erkrankungen (Infektionen einschließlich HIV, Lymphome, Immundefekte, Autoimmunerkrankungen wie Systemischer Lupus erythematodes, Rheumatoide Arthritis, Colitis ulcerosa, Leukämie, Tumorerkrankungen, sehr selten bei Thymomen und nach Impfungen).

Kälteagglutinin-bedingte Autoimmunhämolyse

▸ Kälteagglutinine reagieren mit Polysaccharidantigenen der Erythrozyten unterhalb der Körpertemperatur. Sie sind häufig Anti-I-Antikörper (Erwachsene) oder Anti-i-Antikörper (fetale Erythrozyten oder Nabelschnur-Erythrozyten).
▸ Pathologische Kälteagglutinine werden infolge von Infektionen (Antigen I bei Mykoplasmen, Antigen i bei Epstein-Barr-Virus) oder als paraneoplastische, klonale Immunantwort gebildet.
▸ Die klinisch relevanten Formen sind anti-I und weisen Kappa-Leichtketten auf, der Titer ist langandauernd stabil und führt zur chronischen Kälteagglutinin-Krankheit.
▸ Das Ausmaß der Hämolyse hängt von verschiedenen Faktoren (Komplementbindung, Temperaturamplitude der Antikörper-Antigen-Bindung, Antikörperspezifität ab). Bei Vermeidung einer Kälteexposition kommt es meist nicht zu einer bedeutsamen Hämolyse.

Medikamentös bedingte Autoimmunhämolyse

▸ Bei über 150 Medikamenten wurde durch immunologische und nicht-immunologische Mechanismen eine Assoziation zu AIHA beschrieben.

▶ Dies betrifft unter anderem Penicilline, Cephalosporine, Tetrazykline, Metformin, Hydrocortison, Carboplatin, Cisplatin, Oxaliplatin, Amphotericin B, Rifampicin, Diclofenac, Pentostatin, Fludarabin und Lenalidomid.
▶ Neuerdings sind in Fallserien AIHA und andere immunologisch bedingte Zytopenien bei Checkpoint-Inhibitoren beschrieben worden.

Klassifikation und Risikostratifizierung

▶ Wärmeagglutinin-bedingte Autoimmunhämolyse
▶ Kälteagglutinin-bedingte Autoimmunhämolyse
▶ Medikamentös bedingte Autoimmunhämolyse

Symptomatik

▶ Blässe
▶ Gelbsucht
▶ Schwäche (Leistungsintoleranz, Lethargie, Fatigue)
▶ Luftnot, unter Belastung und – bei schweren Verläufen – in Ruhe
▶ Thoraxschmerzen
▶ Verwirrtheit
▶ kältebedingte Akrozyanose ohne Hyperämie nach Aufwärmen
▶ Symptome einer autoimmunen oder malignen lymphatischen Grundkrankheit

Diagnostik

Diagnostisches Vorgehen

▶ Diagnostischer Algorithmus s. Abb. 4.15
▶ Die Diagnose erfordert eine gute Zusammenarbeit zwischen Klinik und Labor.
▶ Klinisch wird die AIHA charakterisiert durch das kombinierte Vorliegen einer hämolytischen Anämie mit einem positiven direkten Antiglobulintest (Coombs).

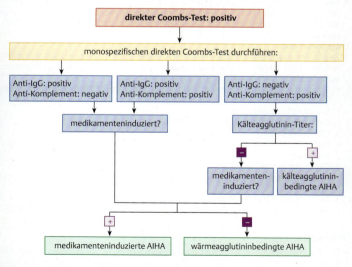

Abb. 4.15 • Autoimmunhämolytische Anämie. Diagnostisches Vorgehen.

Nichtneoplastische Erkrankungen

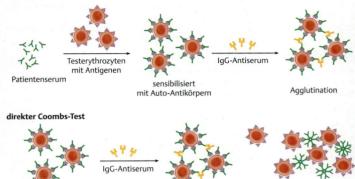

Abb. 4.16 • Coombs-Test. Indirekter und direkter Test nach Coombs (Antiglobulintest, IAT und DAT). Mit dem indirekten Coombs (IAT) werden zirkulierende Allo- und Autoantikörper im Patientenserum nachgewiesen, die an Testerythrozyten binden. Sind Autoantikörper vom Typ IgM vorhanden, kommt es zu einer spontanen Agglutination. Mit dem direkten Coombs (DAT) lässt sich die Beladung von Patientenerythrozyten mit Antikörpern nachweisen. Die Patientenerythrozyten werden mit einem polyspezifischen Antiserum gegen IgG und Komplement (C 3d) inkubiert.

▶ Der von Coombs entwickelte „Direkte Antiglobulin-Test" (Antiseren gegen gewaschene Erythrozyten) mit positiver Reaktion für das C 3-Komplement, negativer Reaktion für IgG unterscheidet die Kälteagglutinin-bedingte Hämolyse von der Wärmeagglutinin-bedingten Hämolyse und anderen Ursachen (Abb. 4.16).

Diagnosekriterien

▶ Es gibt keine spezifischen diagnostischen Kriterien einer autoimmunhämolytischen Anämie. Man erkennt eine autoimmunbedingte Hämolyse regelhaft an folgender Symptomkonstellation, die die Diagnostik leitet:

- Blässe in unerwartet kurzer Zeit bei Anämie (begleitende Thrombozytopenie bei Evans-Syndrom)
- Eventuell Splenomegalie
- Gelbsucht mit erhöhtem indirekten Bilirubin
- LDH-Erhöhung
- Retikulozytose (relativ oder absolut) als Ausdruck der Nachproduktion im Knochenmark
- Haptoglobinverminderung
- Autoimmuntests wie positiver Coombstest, Titerbestimmung von Kälteagglutininen
- Im Blutausstrich lediglich unspezifische Zeichen wie Sphärozyten, Poikilozytose
- Bei intravaskulärer Hämolyse: Freies Hämoglobin in Serum und Urin sowie Hämosiderin im Urin

Anamnese

▶ Die Beschwerden bei einer AIHA unterscheiden sich nicht von anderen akuten hämolytischen Anämien oder akuten Krisen einer chronischen hämolytischen Anämie, hängen aber v. a. vom Ausmaß der Erkrankung und der Schwere der Anämie ab und werden selten unterhalb eines Hb-Werts von 8 g/dl manifest.

▶ Luftnot, unter Belastung und in Ruhe, Müdigkeit, Leistungsintoleranz (Fatigue) und Ohrensausen kommen vor.

▶ Nach Symptomen wie Hämoglobinurie und bei – AIHA vom Kältetyp – Zyanose der exponierten Akren (Finger, Zehen, Ohren, Nasen) mit Verschwinden beim Aufwärmen (ohne reaktive Hyperämie wie beim Raynaud-Syndrom) muss dezidiert gefragt werden.

▶ Bei dekompensierter Herzinsuffizienz können Luftnot, Herzrasen sowie bei Myokardinfarkt Thoraxschmerzen auftreten.

▶ Bei schwerer Anämie (Lebensgefahr) können Lethargie und Verwirrtheit vorkommen.

! Cave

Ein Neuauftreten einer ausgeprägten Hämolyse stellt eine Notfallsituation und eine Aufgabe für interdisziplinäres Handeln dar!

Körperliche Untersuchung

▶ Es gibt keine spezifischen Symptome einer autoimmunhämolytischen Anämie.

▶ Bei der körperlichen Inspektion finden sich ein Ikterus an Haut und Konjunktiven und Zeichen der Anämie wie Blässe.

▶ Die Milz kann vergrößert sein.

▶ Zeichen der kardialen Dekompensation:
  • Sinustachykardie, schwacher Pulsdruck
  • Schweißausbruch
  • Lungenstauung, periphere Ödeme, gestaute Halsvenen

Labor

▶ Nachweis einer Hämolyse (LDH-Erhöhung, indirekte Hyperbilirubinämie, erniedrigtes Haptoglobin, fakultativ: Retikulozytose, diese kann aber bei Beginn oder bei eingeschränkter Knochenmarkreserve, z. B. nach zytostatischer Systemtherapie, fehlen).

▶ Mikrosphärozyten im peripheren Blutausstrich durch partiellen Membranverlust der Erythrozyten mit Verlust der bikonkaven Form bei Milzpassage.

▶ Hämoglobinurie mit Braunfärbung des Urins bei intravaskulärer Hämolyse durch Freisetzung von Hämoglobin aus zerstörten Erythrozyten.

▶ Nachweis von Autoantikörpern:
  • Nachweis von Autoantikörpern gegen Erythrozyten (Immunhämatologie) durch den direkten (direkter Antiglobulintest, DAT) und den indirekten (indirekter Antiglobulintest, IAT) Coombstest (Abb. 4.16).
  • Ist der DAT positiv, wird in einem zweiten Schritt mit einem monoklonalen Serum spezifiziert, ob es sich um IgG, C3c oder C3d handelt.
  • Bei Nachweis von Autoantikörper IgG alleine wird die fehlende Komplementaktivierung belegt.
  • Bei zusätzlichem C3c- oder C3d-Nachweis handelt es sich um einen komplementaktivierenden IgG-Antikörper.
  • Bei nur Komplementbeladung ist eine weitergehende Diagnostik auf IgM oder IgA bei verschiedenen Temperaturamplituden (16 °C, 30 °C, 37 °C) erforderlich.
  • Der Nachweis der Spezifität der Autoantikörper gelingt durch Elutionstechniken: Häufig sind die Autoantikörper unspezifisch. Beim Wärmetyp sind sie vermehrt gegen das Rhesussystem und Kell-Antigen, beim Kältetyp vermehrt gegen das I-Antigen gerichtet.

▶ Hämatologische Diagnostik mittels Durchflusszytometrie zum Ausschluss zugrunde liegender maligner lymphatischer Systemerkrankung (z. B. CLL).

▶ Autoimmunphänomene (ANA, Doppelstrang-DNA-Antikörper, ANCA, ENA, Rheumafaktor, CCP) zum Ausschluss einer autoimmunen Systemerkrankung.
▶ Immunfixation

  Praxistipp
Blutgruppenbestimmung und Kreuztestung von Blutprodukten kann aufgrund von Alloantikörpern nach stattgehabten Transfusionen erschwert sein.

Mikrobiologie und Virologie
▶ Mykoplasmen-Antikörper
▶ Epstein-Barr-Virusdiagnostik
▶ HIV-Test
▶ Vor Therapieeinleitung sollte ein HBsAg-Screening durchgeführt werden, um eine Reaktivierung unter immunsuppresiver Therapie mittels antiviraler Prophylaxe (Lamivudin) zu vermeiden.

Bildgebende Diagnostik
Sonografie
▶ Beurteilung der Milz und Screening auf periphere und abdominelle Lymphknotenvergrößerungen zum Ausschluss zugrunde liegender maligner lymphatischer Systemerkrankungen.
Echokardiografie
▶ Bei Symptomen der kardialen Links-/Rechtsherzdekompensation.
Röntgen
▶ Bei Symptomen der kardialen Links-/Rechtsherzdekompensation.
CT
▶ Zum Ausschluss zugrunde liegender maligner lymphatischer Systemerkrankungen.

Histologie, Zytologie und klinische Pathologie
Knochenmarkdiagnostik
▶ Bei klinischem (Lymphknoten-Milz-Vergrößerung) oder bildgebendem Verdacht auf eine zugrunde liegende hämatologische Systemerkrankung sollte vor Therapieeinleitung eine Knochenmarksdiagnostik einschließlich Durchflusszytometrie erfolgen.

Differenzialdiagnosen

Kälteagglutinin-bedingte Anämie
▶ Paroxysmale Kältehämoglobinurie:
  • AIHA vom Donath-Landsteiner-Typ:
    – Im Kindesalter nach Virusinfekten auftretend mit akuter intravaskulärer Hämolyse und Anämiesymptomatik,
    – beginnend wenige Minuten bis einige Stunden nach Kälteexposition mit Nachweis eines IgG-Antikörpers, reaktiv < 37 °C und Hämolyse beim Aufwärmen (z. B. positiver Donath-Landsteiner Antikörper Test),
    – mit Hämoglobinurie (dunkler Urin), Hämoglobinämie.
  • Der direkte Coombs-Test ist während der akuten Hämolyse positiv für Komplement, aber nicht für IgG.
▶ Medikamentenbedingte autoimmunhämolytische Anämie
▶ Kryglobuliämie

Wärmeagglutinin-bedingte Anämie
▶ Hereditäre Sphärozytose:

- Patienten haben in der Regel lebenslang milde bis moderate Hämolysen, die erst bei Aplasiephasen wie nach Parvovirus-Infekten zur Diagnose führen.
- Der negative Coombs-Test und eine positive Anamnese bzw. Familienanamnese helfen in der Unterscheidung der Sphärozytose von einer AIHA vom Wärme-Typ.

Therapie

Therapeutisches Vorgehen

▶ Das therapeutische Vorgehen ist in Abb. 4.17 und Abb. 4.18 dargestellt.

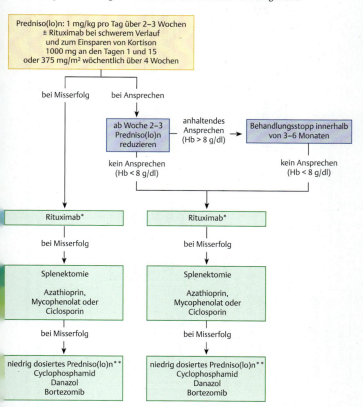

Abb. 4.17 • Autoimmunhämolytische Anämie. Autoimmunhämolytische Anämie: Therapeutisches Vorgehen bei Wärmeagglutinin-bedingter Anämie
* Rituximab: nur bei initialer Predniso(lo)n-Monotherapie
** Predniso(lo)n ≤ 10 mg täglich ± Kortison-sparendes Medikament (Basierend auf: Jäger U, Barcellini W, Broome CM. Diagnosis and treatment of autoimmune hemolytic anemia in adults: Recommendations from the First International Consensus Meeting. Blood Rev. 2020; 41: 100648.)

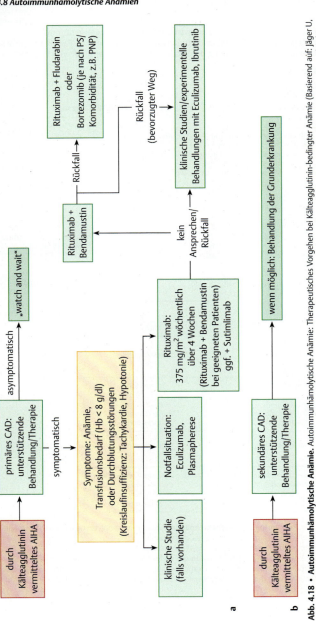

Abb. 4.18 • Autoimmunhämolytische Anämie. Autoimmunhämolytische Anämie: Therapeutisches Vorgehen bei Kälteagglutinin-bedingter Anämie (Basierend auf: Jäger U., Barcellini W, Broome CM. Diagnosis and treatment of autoimmune hemolytic anemia in adults: Recommendations from the First International Consensus Meeting. Blood Rev. 2020; 41: 100648.)

Allgemeine Maßnahmen

Wärmeagglutinin-bedingte autoimmunhämolytische Anämie (Wärmeantikörper-AIHA):
- ▶ In der akuten Notfallsituation kann eine Hämotherapie mit kompatiblen Blutprodukten (**Cave:** Alloantikörper) erforderlich sein.

Kälteagglutinin-bedingte autoimmunhämolytische Anämie (Kälteantikörper-AIHA):
- ▶ Supportive Therapie.
- ▶ Meidung von Kälte und anderen Umständen, die zur Komplementaktivierung führen.

Pharmakotherapie

Kausale Pharmakotherapie

Praxis

Der Einsatz der meisten hier genannten Pharmatherapeutika ist zulassungsüberschreitend. Insbesondere bei teuren Arzneimitteln sollte eine Kostenübernahme im Vorhinein gesichert werden.

Wärmeagglutinin-bedingte autoimmunhämolytische Anämie
- ▶ Initialtherapie:
  - Behandlung zugrunde liegender Systemerkrankungen.
  - Steroide (Glukokortikoide) zur Verminderung der Autoantikörperbildung aus B-Zellen und Verminderung der Dichte von Fc-gamma-Rezeptoren auf den Phagozyten in der Milz.
  - Frühzeitiger Einsatz des anti-CD-20-Antikörper Rituximab bei schweren Verläufen.
- ▶ Glukokortikoid-refraktäre Verläufe (Bedarf > 15 mg/Tag Prednisolon):
  - Elektive Splenektomie oder partielle Milz-Embolisation.
  - Anti-CD-20-Antikörper Rituximab, etabliert im klinischen Alltag, besonders bei Kindern, einzige Option der Langzeitheilung.
  - Andere Immunsuppressiva/Zytostatika (wie Azathioprin, Cyclophosphamid, Cyclosporin A, Mycophenolat).
  - Weitere Optionen: Danazol, Erythropoetin, Idealisib, Ibrutinib, Sirolimus, Fostamatinib, Bortezomib, Daratumumab.
- ▶ Notfalltherapie: Intravenöse Immunglobulinen (30 g/Tag 7S-Immunglobuline über 3–5 Tage) plus Hochdosissteroidtherapie Methylprednisolon bis 250–1000 mg/Tag über 1–3 Tage ggf. plus Androgen (Danazol 200 mg/Tag).

Kälteagglutinin-bedingte autoimmunhämolytische Anämie (Kälteantikörper-AIHA)
- ▶ Gering symptomatische Form (Akrozyanose, geringe Anämie):
  - Behandlung zugrunde liegender Systemerkrankungen.
- ▶ Ausgeprägte Befunde und Symptome:
  - Standardmäßige Erstlinientherapie mit Rituximab, ggf. kombiniert mit Bendamustin oder Fludarabin.
  - Niedrigdosierte Alkylanzien (wie Cyclophosphamid, Chlorambucil) oder Interferon werden eingesetzt, sind aber weniger effektiv.
- ▶ Neuzulassung 11/2022: Sutimlimab (Komplement-Inhibitor), **Cave:** Infektionen mit bekapselten Bakterien, daher Impfprophylaxe gegenPneumokokken und Meningokokken! Ergänzend/überbrückend bei Patienten mit schwerer symptomatischer Anämie, die auf die Wirkung einer definitiven Therapie (B-Zell-gerichtete Therapie wie Rituximab) warten oder diese nicht erhalten können (COVID19-ungeimpft, hohes COVID19-Verlaufsrisiko) oder auf B-Zell-gerichtete Therapie nicht ansprechen und vor kardiochirurgischen Eingriffen.
- ▶ Weitere Optionen: Idealisib, Ibrutinib, Sirolimus, Fostamatinib, Bortezomib, Daratumumab.
- ▶ Notfalltherapie: Eculizumab, Plasmapherese.

✓ *Praxis*
Obwohl Rituximab derzeit noch nicht zugelassen ist, hat es sich zur Standardtherapie der Kälte-AIHA und der schweren und Glukokortikoid-refraktären Wärme-AIHA mit der Chance einer Langzeitheilung etabliert.

❗ *Merke*
Es ist wichtig zu wissen, dass bei der Kälteantikörper-AIHA nur ausgewählte Patienten von Glukokortikoiden oder einer Splenektomie profitieren!

Therapiedurchführung
▶ Kortikosteroide (Prednisolon 1 mg/kg Körpergewicht 1-mal/Tag mit langsamem Tapering durch Dosisreduktion innerhalb von 2 Wochen auf 20 mg/Tag, ggf. durch weitere Dosisreduktion und Beendigung der Steroidmedikation innerhalb von 6 Wochen).

❗ *Cave*
Kortikosteroide können zu Diabetes, Osteoporose, psychischen Nebenwirkungen wie Unruhe, Schlafstörungen bis hin zur Psychose führen.

▶ Rituximab: 375 mg/m² Körperoberfläche i. v. wöchentlich für 4 Wochen.
▶ Immunsuppressiva wie Azathioprin: 100–150 mg/Tag, wichtig: TPMT-Vortestung, **Cave:** Interaktion mit Allopurinol.
▶ Zytostatika wie Cyclophosphamid: 100 mg/Tag oral als Monotherapie oder in Kombination mit Kortikosteroiden, ggf. Cyclophosphamid-Stoßtherapie (50 mg/kg/Tag über 4 Tage) (regelmäßige Blutbildkontrolle erforderlich!).

❗ *Merke*
In lebensbedrohlichen Situationen: Einsatz von intravenösen Immunglobulinen (30 g/Tag 7S-Immunglobuline über 3–5 Tage) plus Hochdosissteroidtherapie Methylprednisolon bis 250–1000 mg/Tag über 1–3 Tage ggf. plus Androgen (Danazol 200 mg/Tag).

▶ Reserve-Immunsuppressiva: Cyclosporin A (10–15 mg/kg/Tag, ggf. niedrige Erhaltungsdosis unter Spiegelkontrolle) und Mycophenolat (2 g/Tag).
▶ Mögliche Medikamente, allein oder in Kombination:
• Fludarabin (25 mg/m²/Tag über 5 Tage),
• Chlorambucil (0,3 mg/kg Körpergewicht/Tag über 7 Tage, alternative Schemata möglich),
• Bendamustin (90 mg/m² über 2 Tage),
• Weitere Optionen: Idealisib, Ibrutinib, Sirolimus, Fostamatinib, Bortezomib, Daratumumab.
• ggf. weitere CLL-Therapeutika (Obinutuzumab, Ofatumumab, Venetoclax).

Interventionelle Therapie
Plasmapherese
▶ Bei sehr ausgeprägter Form, wie im Zusammenhang mit akuten Infektionen oder Operationen, ist eine ergänzende Plasmapherese zur Entfernung von Kälteagglutininen häufig hilfreich.

Zellbasierte Verfahren

▶ In Einzelfällen kann eine allogene Stammzelltransplantation nach sorgfältiger Risiko-Nutzen Abwägung in Betracht gezogen werden.

Operative Therapie

▶ Splenektomie führt bei jedem zweiten zur Stabilisierung der Anämie, 30 % sprechen nicht an, Mortalität: laparoskopisch 0,2 %, laparotomisch 1 %. Eine Impfprophylaxe (*Neisseria meningitidis, Streptococcus pneumoniae, Haemophilus influenzae*) ist obligat.

Nachsorge

▶ Symptomorientierte Kontrolle von Hämoglobin, Hämatokrit, LDH, Retikulozyten und Haptoglobin.

Verlauf und Prognose

▶ Die AIHA ist regelhaft nicht lebensverkürzend, obwohl die Heilungschancen gering sind.

Prävention

▶ Bei Kälteagglutinin-bedingter AIHA: Vermeidung von Kälte.
▶ Bei medikamentenbedingter AIHA: Vermeidung der bekannten, die AIHA auslösenden Medikamente.

4.9 Paroxysmale nächtliche Hämoglobinurie

Alexander Röth

Aktuelles

▶ Diagnostik:
  • Standarddiagnostik ist die Durchflusszytometrie.
  • Ham-Test (Säurehämolysetest), Zuckerwasser-Test oder Gelkartentest sind obsolet.
  • Empfehlenswert ist der Einsatz von FLAER (fluorescein-labeled proaerolysin) für eine hochsensitive PNH-Durchflusszytometrie.
▶ Therapie:
  • Standardtherapie der symptomatischen PNH ist die zielgerichtete Therapie mit Eculizumab zusätzlich zu den empfohlenen allgemeinen Maßnahmen (Folsäure, ggf. Vitamin B12, frühzeitige antibiotische Therapie bakterieller Infektionen zur Vermeidung hämolytischer Krisen und Antikoagulation)
▶ Komplement und Gerinnung:
  • Enge Verbindung zwischen dem Komplement- und Gerinnungssystem, Aktivierung von C 3 und C 5 durch Thrombin als Erklärung von simultanen bzw. rezidivierenden Thrombose bei PNH-Patienten trotz Antikoagulation.

Definition

▶ Erworbene klonale Erkrankung der hämatopoetischen Stammzelle durch Mutation des *PIG-A*-Gens,
▶ klassische klinische Trias aus intravasaler Hämolyse, Thrombophilie und Zytopenie,
▶ Nachweis von GPI-defizienten Zellen in der Durchflusszytometrie.

Epidemiologie

Häufigkeit

▶ Sehr seltene Erkrankung mit einer Prävalenz von bis zu 15,9 Fällen pro 1 Mio. Einwohner und einer Inzidenz von ca. 1,3 pro 1 Mio. in Europa.

Altersgipfel

► Medianes Alter zum Zeitpunkt der Erstdiagnose liegt bei Anfang 30 Jahren; ausgeglichenes Geschlechterverhältnis.

Geschlechtsverteilung

► Keine Angaben möglich

Prädisponierende Faktoren

► Weltweit auftretend, keine spezifische ethnische oder geografische Häufung, aber unterschiedliche Häufigkeiten für thromboembolische Komplikationen oder Knochenmarkversagen.

Ätiologie und Pathogenese

► Erworbene Mutation des *PIG-A*-Gens auf dem X-Chromosom einer oder mehrerer pluripotenter, hämatopoetischer Stammzellen.
► Als Folge kommt es je nach Mutation zum vollständigen oder teilweisen Verlust des GPI-Ankers und so wiederum zum Fehlen GPI-verankerter Oberflächenproteine auf der Zellmembran betroffener Zellen.
► Nicht alle Stammzellen betroffen → meist Mosaiksituation mit unterschiedlichen PNH-Anteilen (PNH-Klongröße).
► Durch vermuteten Autoimmunmechanismus analog zur aplastischen Anämie (AA) kommt es zu einer Depletion der normalen GPI-positiven Stammzellen zugunsten der GPI-defizienten PNH-Stammzellen.
► Weitere genetische Veränderungen/Mutationen führen zu einem intrinsischen Wachstumsvorteil und klonaler Evolution.
► Durch das Fehlen des GPI-Ankers fehlen die GPI-verankerten komplementinaktivierenden Proteine CD55 (DAF) und v. a. CD59 (MIRL) auf der Zelloberfläche aller Zellreihen (Abb. 4.19).

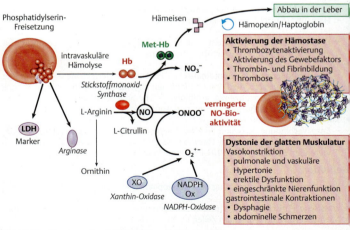

Abb. 4.19 • Paroxysmale nächtliche Hämoglobinurie. Pathophysiologische Mechanismen (Basierend auf: Rother RP, Bell L, Hillmen P, Gladwin MP. The clinical sequelae of intravascular hemolysis and extracellular plasma hemoglobin: a novel mechanism of human disease. JAMA 2005; 293: 1653–62)

▶ PNH-Erythrozyten werden so von der unkontrollierten Aktivierung des Komplementsystems durch die Ausbildung des Membranangriffskomplexes (MAC) zerstört.
▶ Durch diese intravasale Hämolyse kommt es zur Freisetzung von Hämoglobin und Arginase.
▶ Mit der Erschöpfung von Haptoglobin und Hämopexin durch die Bindung von freiem Hämoglobin wird unter Verbrauch von Stickstoffmonoxid (NO) Methämoglobin gebildet.
▶ Arginase vermindert enzymatisch L-Arginin, ein Substrat der NO-Bildung.
▶ Die resultierende Depletion von NO ist pathophysiologisch für die glattmuskuläre Dystonie, Endotheldysfunktion und Thrombophilie verantwortlich.
▶ Hieraus ergeben sich die relevanten morbiditäts- und mortalitätsbestimmenden Symptome und Komplikationen.

Klassifikation und Risikostratifizierung

▶ Die Diagnose und Klassifikation erfolgt nach den IPIG-Empfehlungen:
- **Klassische PNH**:
  - Intravasale Hämolyse (LDH ↑, indirektes Bilirubin ↑, Haptoglobin ↓, Retikulozyten ↑, Hämoglobinurie),
  - kein Anhalt für andere Knochenmarkerkrankung.
- **PNH im Kontext anderer Knochenmarkerkrankungen**:
  - Zeichen der Hämolyse wie die klassische PNH,
  - bestehende oder vorausgegangene Knochenmarkerkrankung: Aplastische Anämie, MDS oder Myelofibrose.
- **Subklinische PNH**:
  - Keine Hinweise auf Hämolyse,
  - kleine GPI-defiziente Klone.

Symptomatik

▶ Breites Spektrum an Symptomen, die sich auch im Verlauf der Erkrankung verändern können.
▶ Die klinische Trias umfasst intravasale Hämolyse, Thrombophilie und Zytopenie.
▶ Eine Auswertung aus dem PNH-Register zeigt die folgenden häufigsten Beschwerden bei > 93 % der Patienten:
- Fatigue: 80 %,
- Dyspnoe: 64 %,
- Hämoglobinurie: 62 %,
- abdominelle Beschwerden: 44 %,
- Knochenmarkinsuffizienz: 44 %,
- erektile Dysfunktion: 38 %,
- Thoraxschmerzen: 33 %,
- Thrombosen: 16 %,
- Niereninsuffizienz: 14 %.
▶ Es kommen Beschwerden wie Kopfschmerzen, Sklerenikterus, Verwirrtheit, Dysphagie und eingeschränkte Lebensqualität hinzu.
▶ Intermittierend abdominelle Schmerzkrisen, Dysphagien durch Ösophagusspasmen, Rückenschmerzen, Übelkeit, Thoraxschmerzen und erektile Dysfunktion bei Männern durch NO-Depletion.
▶ Namengebende Hämoglobinurie als Folge der stärkeren Konzentration des Morgenurins nur bei ca. 26 % zum Zeitpunkt der Erstdiagnose nachweisbar (ggf. Hämosiderinurie).
▶ **Thrombophilie**:
- Thrombophilie ist die für Morbidität und Mortalität relevanteste klinische Komplikation der PNH (62-fach gesteigertes relatives Risiko, ca. 44 % aller Patienten, 21 % Thrombose vor der Diagnosestellung, verantwortlich für 40–67 % aller PNH-assoziierten Todesfälle).

- Thromboembolische Komplikationen sowohl venös als auch arteriell in typischer und atypischer Lokalisation (abdominell, zerebral).
- Thrombosen können auch bei kleineren Klongrößen (< 50 %) auftreten.
- Prädiktiv für das Auftreten von Thrombosen sind u. a.
  - thorakale und abdominelle Schmerzen,
  - Dyspnoe,
  - eine eingeschränkte Nierenfunktion und
  - ein erhöhter LDH-Wert (≥ 1,5-fach oberhalb des Normbereichs).
▶ Eingeschränkte Nierenfunktion bei bis zu zwei Drittel aller PNH-Patienten durch Vasospasmus bei NO-Mangel, mikrovaskuläre Thromben und chronische Hämosiderinablagerung.
▶ Pulmonale Hypertonie durch Vasokonstriktion, rezidivierende Thromboembolien mit Dyspnoe.
▶ Chronische Coombs-negative Hämolyse ohne Tag-Nacht-Rhythmus.
▶ Enge Beziehung zur aplastischen Anämie (AA):
  - Bis zu 70 % aller AA-Patienten haben einen meist kleinen PNH-Klon, bis zu 20 % aller AA-Patienten entwickeln eine PNH,
  - umgekehrt Übergang der PNH in AA bei 20 % in 10 Jahren.

Merke

Die PNH ist das klinische Chamäleon der Hämatologie bzw. Inneren Medizin, da es sich initial vielfältig präsentieren und darüber hinaus auch noch im Verlauf wieder verändern kann.

Diagnostik

Diagnostisches Vorgehen

▶ Diagnose oft schwierig aufgrund der vielfältigen Beschwerden und Variation im Verlauf (Abb. 4.20).
▶ Durchflusszytometrie des peripheren Bluts ist die Methode der Wahl.
▶ Säurehämolysetest (Ham-Test), Zuckerwassertest oder PNH-Gelkartentest aufgrund von Sensitivität und Spezifität obsolet.
▶ Nachweis fehlender GPI-verankerter Oberflächenproteine bzw. das Fehlen des GPI-Ankers selbst (FLAER) auf unterschiedlichen Zellreihen.
▶ Anteil der PNH-Granulozyten/-Monozyten gibt die Größe des PNH-Klons wieder.
▶ Indikationen zur Durchführung der PNH-Diagnostik sind vielfältig.
▶ Die Diagnostik sollte in Abhängigkeit vom Befund und der Klink im Verlauf wiederholt werden: In den ersten 2 Jahren nach Erstdiagnose alle 6 Monate, danach jährlich; ggf. kurzfristige Kontrolle bei Änderung der Symptomatik.

Merke

Standarddiagnostik der PNH ist die Durchflusszytometrie des peripheren Bluts.

Anamnese

▶ Ausführliche Eigenanamnese einschließlich gezielter Befragung der PNH-typischen Symptome, Familienanamnese.

Körperliche Untersuchung

▶ Körperliche Untersuchung mit besonderem Augenmerk auf evtl. Thrombosen.

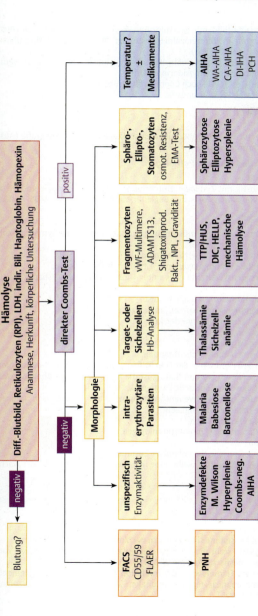

Abb. 4.20 • Paroxysmale nächtliche Hämoglobinurie. Diagnostisches Vorgehen zur Abklärung einer Hämolyse/hämolytischen Anämie (AIHA = Autoimmunhämolyse, WA-AIHA = Autoimmunhämolyse vom Wärmerantikörpertyp, CA-AIHA = Autoimmunhämolyse vom Kälteantikörpertyp, DI-IHA = Medikamenteninduziert Immunhämolyse, PCH = paroxysmale Kältehämoglobinurie, NPL = Neoplasma, TTP = thrombotischthrombozytopene Purpura, HUS = hämolytisch urämisches Syndrom, vWF = Von-Willebrand-Faktor, DIC = Verbrauchskoagulopathie). (Basierend auf: Tefferi A. Anemia in adults: a contemporary approach to diagnosis. Mayo Clin Proc 2003; 78: 1274–1280).

Labor

▶ Blut- und Differenzialblutbild mit Retikulozyten, Erythrozytenmorphologie (Ausschluss Fragmentozyten in differenzialdiagnostischer Abgrenzung zu thrombotischer Mikroangiopathie [TTP/HUS]).
▶ Hämolyse-Parameter: LDH, Haptoglobin, Hämopexin, Bilirubin, Harnstatus/-sediment, ggf. freies Hämoglobin, Hämosiderin im Urin.
▶ Direkter Antiglobulin-Test (DAT) nach Coombs, Blutgruppe.
▶ Durchflusszytometrische PNH-Diagnostik.

Bildgebende Diagnostik

Sonografie
▶ Sonografische Untersuchung des Abdomens einschließlich Duplexsonografie (Ausschluss viszeraler Thrombosen).

Histologie, Zytologie und klinische Pathologie

Knochenmarkdiagnostik
▶ Knochenmarkdiagnostik mit Zytologie, Durchflusszytometrie, Histologie und Zytogenetik (Nachweis von hämatologischen Begleiterkrankungen wie AA, MDS, AML).

Differenzialdiagnosen

▶ Differenzialdiagnostisch zur PNH müssen aufgrund der vielfältigen Symptome folgende Krankheiten erwogen werden:
  • andere Coombs-negative hämolytische Anämien,
  • weitere thrombophile Erkrankungen mit (a)typischen Thrombosen,
  • Knochenmarkversagenssyndrome (mit unter Umständen nachweisbarem PNH-Klon) und
  • Erkrankungen mit Hämaturie/Myoglobinurie.
▶ Coombs-negative hämolytische Anämien; in Betracht kommen u. a.:
  • Erythrozytenmembran- und Enzymdefekte,
  • Hämoglobinopathien,
  • intraerythrozytäre Parasiten
  • mikroangiopathische hämolytische Anämien.
  • Im Gegensatz zur PNH können in der Durchflusszytometrie keine GPI-defizienten PNH-Zellen nachgewiesen werden; häufig ist die Erythrozytenmorphologie weiterführend bzw. die weitere spezielle Diagnostik.
▶ Viszerale Thrombosen und Hirnvenenthrombosen; diese Thrombosen können durch verschiedene Ursachen bedingt sein:
  • Myeloproliferative Erkrankungen,
  • Thrombosen im Rahmen von Tumorerkrankungen,
  • Gefäßkompression,
  • angeborene oder erworbene thrombophile Zustände.
  • In der Regel findet sich hierbei weder eine intravasale Hämolyse noch der Nachweis eines PNH-Klons.

Therapie

Therapeutisches Vorgehen

▶ Abb. 4.21
▶ Die therapeutischen Maßnahmen richten sich nach den klinischen Problemen:
  • Bei führender Aplasie steht die Therapie der Aplastischen Anämie (AA) im Vordergrund (s. Kap. Aplastische Anämie (S. 234)).
  • Bei symptomatischer Hämolyse ist die Inhibition des terminalen Komplementsystems mit dem humanisierten monoklonalen Anti-C 5-Antikörper Eculizumab bislang Therapie der Wahl.

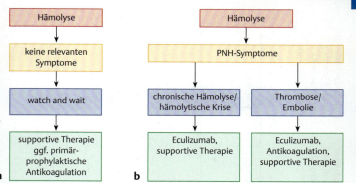

Abb. 4.21 • Paroxysmale nächtliche Hämoglobinurie. Therapeutisches Vorgehen. Bei Aplasie siehe therapeutisches Vorgehen bei aplastischer Anämie (Abb. 4.26).
a   asymptomatisch
b   symptomatisch

Allgemeine Maßnahmen

► Allgemeine supportive Maßnahmen:
  • Substitution von Erythrozytenkonzentraten nach Klinik (gewaschene Erythrozytenkonzentrate sind nicht notwendig),
  • Gabe von Folsäure (1–5 mg/Tag p. o.) aufgrund der gesteigerten Erythropoese (Retikulozytose),
  • ggf. auch Vitamin B12 bei einem Mangel und
  • ggf. orale Eisengabe bei Eisenmangel (Ziel-Transferrinsättigung > 20 %).
► Bakterielle Infektionen sollten frühzeitig und konsequent antibiotisch behandelt werden, da diese hämolytische Krisen auslösen können.
► Thromboseprophylaxe in Risikosituationen, ggf. Primärprophylaxe diskutieren, Heparine können sicher eingesetzt werden.
► Längerfristige Antikoagulation nach Lokalisation und Verlauf der Thrombose in Kombination mit Eculizumab und in Abhängigkeit von den Thrombozytenwerten.
► **Nicht indiziert** sind:
  • Therapie mit Steroiden (insbesondere als Dauertherapie),
  • immunsuppressive Therapie zur alleinigen Behandlung der Hämolyse.

Pharmakotherapie

Eculizumab

► Therapie der Wahl bei symptomatischer PNH ist Eculizumab:
  • Hämolytische Anämie mit Transfusionsbedarf (Anämie nicht durch Zytopenie),
  • stattgehabte Thrombose,
  • PNH-assoziierte Niereninsuffizienz,
  • abdominelle Schmerzkrisen,
  • andere schwerwiegende PNH-bedingte Symptome/Komplikationen,
  • länger andauernde Risikosituationen (Schwangerschaft, Immobilisation etc.).
► Therapie durch intravenöse Gabe von 600 mg Eculizumab wöchentlich für 4 Gaben, gefolgt von einer Erhaltungstherapie mit 900 mg alle 2 Wochen.
► Bei Hinweisen auf eine Durchbruchhämolyse ggf. Intervallverkürzung oder Erhöhung der Dosis auf 1200 mg alle 14±2 Tage.

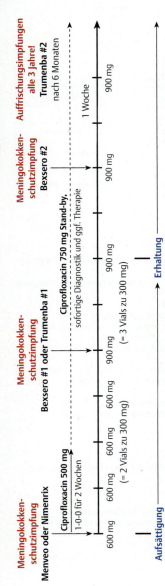

Meningokokkenschutzimpfung
Menveo oder Nimenrix

Ciprofloxacin 500 mg
1-0-0 für 2 Wochen

Meningokokkenschutzimpfung
Bexsero #1 oder Trumenba #1

Ciprofloxacin 750 mg Stand-by,
sofortige Diagnostik und ggf. Therapie

Meningokokkenschutzimpfung
Bexsero #2

**Auffrischungsimpfungen
alle 3 Jahre!**
Trumenba #2
nach 6 Monaten

600 mg | 600 mg | 600 mg | 600 mg | 900 mg | 900 mg | 900 mg | 900 mg | 900 mg

1 Woche

(= 2 Vials zu 300 mg)

(= 3 Vials zu 300 mg)

Aufsättigung

- 600 mg alle 7 ± 2 Tage für 4 Dosen,
- 900 mg 1 Woche später

- gewichtsunabhängige Dosierung
- intravenöse Infusion über 25–45 min
- Nachbeobachtung

Erhaltung

- 900 mg alle 14 ± 2 Tage
- ggf. Dosiserhöhung bei Durchbruchhämolyse

Abb. 4.22 · Eculizumab. Therapieschema der paroxysmalen nächtlichen Hämoglobinurie mit Eculizumab.

> **!** *Merke*
> Eculizumab ist die einzige zielgerichtete Therapie der symptomatischen PNH, die zu einer Verbesserung der Prognose führt.

Meningokokkenschutzimpfung

► Simultan zur Eculizumab-Therapie Meningokokkenschutzimpfung zunächst mit einem tetravalenten Konjugatimpfstoff (Stämme A, C, W, Y [Menveo oder Nimenrix]) und Prophylaxe mit Ciprofloxacin 500 mg 1–0–0 für 2 Wochen, unter stabiler Komplementinhibition nach ca. 4 Wochen Impfung mit dem B-Impfstoff (Bexsero oder Trumenba), s. Abb. 4.22. Danach Auffrischungsimpfungen alle 3 Jahre!
► Bei Hinweisen/Symptomen einer Meningokokkeninfektion (siehe auch Notfallausweis des Risikoprogramms): Stand-by-Therapie mit 750 mg Ciprofloxacin und umgehende Abklärung und ggf. Therapie bei einem Arzt (z. B. Cetriaxon 2 × 2gr i. v..

Zellbasierte Verfahren

Stammzelltransplantation

► Die allogene Stammzelltransplantation (SZT) ist die einzige potenziell kurative Therapie der PNH.
► In vor längerer Zeit publizierten Studien ist diese jedoch mit einer hohen transplantationsassoziierten Morbidität und Moralität assoziert.
► Indikationen für SZT sind:
  • Sekundäres Knochenmarkversagen bei schwerer aplastischen Anämie,
  • Übergang in ein MDS oder eine AML sowie rezidivierende thromboembolische Komplikationen trotz einer effektiven Therapie mit Eculizumab und laufender Antikoagulation.

Nachsorge

► Regelmäßige Kontrollen nach initialer Klinik und Verlauf sinnvoll.
► Insbesondere bei primär asymptomatischen Patienten regelmäßige Überprüfung etwaiger Warnsymptome für Thrombosen und ggf. kurzfristige Abklärung.
► Durchflusszytometrische Analysen nach Verlauf.
► Bei Verdacht auf Thrombosen Bestimmung der D-Dimere und weiterführende Bildgebung.

Verlauf und Prognose

► PNH ist eine chronische Erkrankung mit relevanter Morbidität und Mortalität (ca. 35 % nach 5 Jahren).
► Durch eine Therapie mit Eculizumab konnte in mehreren Serien eine fast vollständige Normalisierung der Mortalität dokumentiert werden.

4.10 Anämie der chronischen Erkrankungen
Jan Hastka

Definition

► Die ACD ist eine Anämie, die pathophysiologisch auf einen funktionellen Eisenmangel zurückzuführen ist, der durch eine zugrunde liegende chronische Erkrankung hervorgerufen wurde.

Epidemiologie

Häufigkeit

► Die ACD spielt in der klinischen Praxis eine wichtige Rolle, bei hospitalisierten Patienten und bei älteren Menschen gilt sie als die häufigste Anämieform überhaupt.

▶ Die Daten über die ACD sind jedoch mit Vorsicht zu genießen, da die Diagnose in epidemiologischen Studien meist nur auf einer Ferritin- und/oder CRP-Bestimmung basiert.

Altersgipfel

▶ Keine Angaben möglich

Geschlechtsverteilung

▶ Keine Angaben möglich

Prädisponierende Faktoren

▶ Keine Angaben möglich

Ätiologie und Pathogenese

▶ Allgemeines:
  • Nicht jede Anämie bei einer chronischen Erkrankung entspricht einer ACD, sondern nur solche, die pathophysiologisch auf eine zytokinvermittelte eisendefizitäre Erythropoese zurückzuführen sind.
  • Alle entzündlichen oder malignen Prozesse können eine ACD induzieren. Sie müssen jedoch genügend lange bestehen bleiben, in der Regel mindestens 6–8 Wochen.
  • Akute Entzündungen verursachen zwar auch eine Eisenblockade, diese ist jedoch angesichts der kurzen Krankheitsdauer und der langen Lebenszeit der Erythrozyten ohne Bedeutung.
▶ Eine ACD entsteht besonders häufig
  • bei Autoimmunerkrankungen (z. B. Polymyalgia rheumatica, rheumatoide Arthritis, systemischer Lupus erythematodes),
  • bei chronischen Infektionen (z. B. Tuberkulose, Osteomyelitis, Endokarditis) und
  • bei Tumorerkrankungen.
  • Auch ein Teil der Anämie des Älteren ist eine durch Zytokindysbalance bedingte ACD.
▶ Komplexe und multifaktorielle Pathogenese der ACD; mehrere Mechanismen sind für die Entstehung verantwortlich.
▶ Eine Schlüsselrolle spielt das **Hepcidin**:
  • Hepcidin wird durch proinflammatorische Zytokine, insbesondere durch Interleukin-6 vermehrt freigesetzt.
  • Hepcidin bewirkt eine Internalisierung und Degradation des Ferroportins, das in allen Körperzellen als Einziges in der Lage ist, Eisen aus der Zelle auszuschleusen.
  • Dadurch wird das Eisen im Zellinneren blockiert (auch in den Darmzellen und in den Makrophagen).
  • Dies führt einerseits zu einer verminderten Eisenresorption aus dem Darm und andererseits zu einer verminderten Freisetzung aus den Makrophagen.
  • Dadurch wird der Körper in einen funktionellen Eisenmangel versetzt, der im Sinne einer unspezifischen Abwehrmaßnahme dem pathophysiologischen Prozess (jedoch leider auch der Erythropoese) das essenzielle Eisen entzieht.
▶ **Verminderte Lebensdauer der Erythrozyten.** Verantwortlich ist hier insbesondere Interleukin-1, das die Fähigkeit von Makrophagen zur Erythrophagozytose steigert.
▶ **Suppression der Erythropoese** durch eine verminderte Produktion von Erythropoetin, eine verminderte Erythropoetinsensibilität der roten Vorstufen und eine direkte Beeinträchtigung durch verschiedene Zytokine (z. B. Interleukin-1, Interleukin-6, Tumornekrosefaktor-α).

Symptomatik

▶ Symptomatik ist durch eine Überlagerung der allgemeinen Anämiesymptome mit den Symptomen der zugrunde liegenden Erkrankung gekennzeichnet. Im Allgemeinen ist die Grunderkrankung führend, weil die ACD in der Regel nur moderat ist und meist Hb-Werte von 80–110 g/l aufweist.

▶ Allgemeine Anämiesymptome: Müdigkeit, Tinnitus, Schwäche, Schwindel, Leistungsabfall, Herzklopfen, rascher Pulsanstieg bei Belastung, Schlafstörungen, Konzentrationsstörungen und Kopfschmerzen.

▶ Symptome der Grunderkrankung: Fieber, Gewichtsabnahme, nächtliches Schwitzen, Dyspnoe, Schmerzen usw.

Diagnostik

Diagnostisches Vorgehen

▶ Ziele sind:
  • Erkennen der zugrunde liegenden Erkrankung,
  • Beweis, dass die bestehende Anämie pathophysiologisch einer ACD entspricht.
▶ Die Schlüsselaufgabe der ACD-Diagnostik besteht im Nachweis der eisendefizitären Erythropoese und Ausschluss eines echten Eisenmangels (s. Abschnitt: Labor (S. 229)).
▶ Diagnostik der Grunderkrankung ist nicht Bestandteil dieses Kapitels.
▶ Abb. 4.23

Anamnese

▶ Die Anamnese dient insbesondere dem Ausschluss anderer Anämieformen, in erster Linie einer Eisenmangelanämie.
▶ Anamnese zielt deshalb einerseits auf mögliche Probleme der Eisenresorption, andererseits auf Blutverlust ab.
▶ Im Hinblick auf die chronische Erkrankung sind deren Aktivitätszeichen wie Gewichtsverlust, Fieber oder Nachtschweiß von Bedeutung.

Körperliche Untersuchung

▶ Inspektion: Ernährungszustand, für Eisenmangel typische Haut-, bzw. Schleimhautveränderungen, Ikterus,
▶ Palpation: tastbare, bzw. schmerzhafte Resistenzen im Abdomen; Lymphknoten, Milz,
▶ rektal-digitale Untersuchung.

Labor

▶ Komplettes Blutbild inklusive Erythrozytenindizes und Differenzialblutbild, Retikulozyten, Ferritin.
▶ Um das Ferritin besser einschätzen zu können: Leberwerte und CRP.
▶ Nachweis einer eisendefizitären Erythropoese und Ausschluss eines echten Eisenmangels durch eine Tandemuntersuchung von Zinkprotoporphyrin (ZPP) und löslichem Transferrinrezeptor (sTfR):
  • ZPP erfasst alle Störungen des Eisenmangels, auch diejenige bei der ACD.
  • Die Konzentration des sTfR ist dagegen nur bei einem echten Eisenmangel erhöht, bei einer ACD bleibt sie normwertig.
  • Alternativ zum ZPP wird zum Nachweis der eisendefizitären Erythropoese die Transferrinsättigung herangezogen. Diese spiegelt jedoch nur die aktuelle Eisenversorgung wider und liefert keinen Beweis für die chronische Minderversorgung der Erythropoese.
▶ **Klassische Laborkonstellation** der ACD:
  • Meist normochrom-normozytär Anämie, bei schweren, langanhaltenden chronischen Erkrankungen hypochrom-mikrozytäre Anämie.
  • Ferritin im Serum ist normal oder erhöht. Als Zeichen der eisendefizitären Erythropoese ist die Transferrinsättigung < 15 %, das Retikulozytenhämolobin < 28 pg, die hypochromen Erythrozyten > 5 % und das Zinkprotoporphyrin (ZPP) > 40 μMol/Mol Häm. Der Entzündungsmarker CRP ist erhöht, die Blutsenkung beschleunigt.

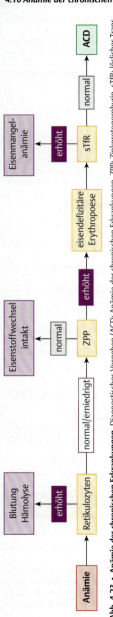

Abb. 4.23 • Anämie der chronischen Erkrankungen. Diagnostisches Vorgehen (ACD: Anämie der chronischen Erkrankungen, ZPP: Zinkprotoporphyrin, sTfR: löslicher Transferrinrezeptor).

▶ **Hepcidin im Serum**:
- Bei Eisenmangelanämie erniedrigt, bei ACD erhöht.
- Wird zukünftig vermutlich eine Schlüsselrolle in der Differenzialdiagnose übernehmen.
- Bestimmung wird zwar schon kommerziell angeboten, ist jedoch bisher nicht standardisiert.

> **❗ Merke**
> Bei der Labordiagnostik ist mindestens ein Parameter zum Nachweis der eisendefizitären Erythropoese nötig, vorzugsweise Zinkprotoporphyrin. Zusätzlich löslicher Transferrinrezeptor, um die Differenzialdiagnose Eisenmangelanämie/ACD auflösen zu können.

Histologie, Zytologie und klinische Pathologie

Knochenmarkdiagnostik
▶ Diagnose der ACD: Ein eindeutiger Beweis einer ACD ist eigentlich nur durch eine Knochenmarkpunktion mit Eisenfärbung möglich.
▶ Eine Knochenmarkpunktion ist natürlich nicht immer angemessen und in den meisten Fällen auch nicht nötig, da eine ACD auch laborchemisch hinreichend sicher diagnostiziert werden kann.
▶ Die Knochenmarkzytologie mit Eisenfärbung ist der Goldstandard der Diagnostik.
▶ Knochenmarkzytologie liefert einen eindeutigen Beweis der ACD: Nachweis sowohl des ausreichend vorhandenen Speichereisen als auch der durch die eisendefizitäre Erythropoese bedingte Abnahme der eisenhaltigen roten Vorstufen.

Differenzialdiagnosen

▶ Eine ACD muss prinzipiell bei jeder bestehender Anämie differenzialdiagnostisch in Erwägung gezogen werden, die im Rahmen einer chronischen Erkrankung auftritt.
▶ Eisenmangelanämie:
- Wichtigste Differenzialdiagnose, insbesondere bei einer langanhaltenden chronischen Erkrankung mit einer ausgeprägten, hypochrom-mikrozytären ACD.
▶ Sideroachrestische Anämien:
- Heterogene Gruppe von Anämien, die pathophysiologisch auf einer Störung der Eisenverwertung beruhen.
- Diese Anämieformen sind teils angeboren (*ALAS-2*-Mutationen, Wolfram-Syndrom, Pearson's-Syndrom), teils erworben (Schwermetalle wie Blei oder Aluminium; Medikamente wie INH; Alkohol; Vitamin-B6-Mangel, Kupfermangel).
▶ Thalassämie:
- Bei unbekannter Anamnese insbesondere bei Kindern eine wichtige Differenzialdiagnose.
▶ Andere Anämieformen.

Therapie

Therapeutisches Vorgehen
▶ Bei der Therapie der ACD steht die Behandlung der Grunderkrankung im Vordergrund (Abb. 4.24). Dies gilt insbesondere für die gut therapierbaren Krankheitsbilder, z. B. die steroidsensiblen Autoimmunerkrankungen.
▶ Das Ansprechen kann am Rückgang des ZPP und am Anstieg des Hämoglobins abgelesen werden, die Therapie ist bis zu Normalisierung von ZPP und Hämoglobin fortzusetzen.
▶ Eine effektive Therapie der Grunderkrankung ist nicht immer möglich, dies gilt insbesondere für Patienten mit Neoplasien. In solchen Fällen kommen andere Thera-

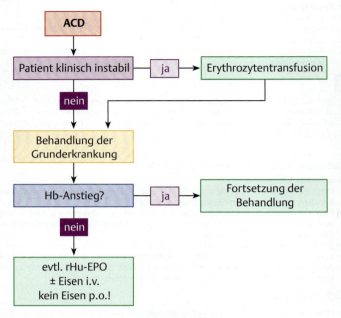

Abb. 4.24 • Therapie der Anämie chronischer Erkrankungen. Therapeutisches Vorgehen.

piemaßnahmen wie Erythropoese-stimulierende Substanzen (ESA), Substratsubstitution und Transfusionen in Betracht.

▶ Schwere und lebensbedrohliche Anämie:
- Gabe von Erythrozytenkonzentraten ist indiziert.
- Die Indikation zur Transfusion sollte jedoch restriktiv gestellt werden, um transfusionsbedingte Komplikationen zu vermeiden.

▶ Korrektur eines Substratmangels:
- Dies gilt in erster Linie für Vitamin B12, Folsäure und Eisen.
- Insbesondere bei den rheumatischen Erkrankungen wird der funktionelle Eisenmangel häufig zusätzlich durch einen echten Eisenmangel verstärkt.

▶ Eisensubstitution:
- Erfolgt grundsätzlich intravenös, da orales Eisen bei ACD schlecht resorbiert wird.
- Bei chronischen infektiösen Erkrankungen und bei Tumorpatienten sollte eine alleinige Eisentherapie der ACD vermieden werden.

▶ Therapie mit Erythropoese stimulierenden Substanzen (ESA) stellt aufgrund des bei der ACD relativ niedrigen endogenen Erythropoetinspiegels und dessen verminderter Wirksamkeit eine wichtige Therapieoption dar:
- Es gilt die ESA-Dosis so niedrig wie möglich zu wählen. Wegen der möglichen Nebenwirkungen wird ein Ziel-Hämoglobin von 110–120 g/l empfohlen, Hb-Werte > 120 g/l sind zu vermeiden.
- Vor Beginn der ESA-Therapie sollte ein echter Eisenmangel ausgeschlossen bzw. substituiert werden.

- Bei Patienten mit aktiven, nicht therapierten Malignomen, sowie bei NSCLC, bei Kopf-Hals-Tumoren und bei einem Mammakarzinom, sollen ESA nicht zum Einsatz kommen.
▶ Basierend auf der Schlüsselstellung von Hepcidin bei der Pathogenese der ACD existieren derzeit Bemühungen, Inhibitoren des Hepcidin-Ferroportin-Wegs zu entwickeln.

Pharmakotherapie

Kausale Pharmakotherapie
▶ Die Therapie der zugrunde liegenden chronischen Erkrankung steht bei der Behandlung der ACD im Vordergrund.
▶ Eine erfolgreiche Therapie führt zur Normalisierung des Hämoglobins.

Pharmakologische Supportivtherapie
▶ Eisensubstitution: Grundsätzlich i. v., orales Eisen wird bei ACD schlecht resorbiert.
▶ Mehrere Präparate mit unterschiedlicher maximaler Tagesdosis sind verfügbar (Ferrlecit 62,5 mg; Venofer 200 mg; Ferinject 1000 mg; MonoFer 20 mg/kg KG):
  - Ferinject und MonoFer können bis zu 200 mg als Bolusinjektion über 1–2 min verabreicht werden.
  - Höhere Einzeldosen werden als Kurzinfusion appliziert:
    – 200–500 mg Ferinject in maximal 100 ml 0,9 % NaCl über mindestens 6 min
    – 500–1000 mg in maximal 250 ml 0,9 % NaCl über mindestens 15 min
    – Höhere Verdünnungen mit < 2 mg Ferinject/ml sollen aus Stabilitätsgründen vermieden werden.
    – Bei MonoFer beträgt die maximale Einzeldosis 20 mg/kg KG. Die minimale Applikationszeit beträgt 15 min, für Dosen > 1000 mg mindestens 30 min.
▶ Erythropoese stimulierende Substanzen (ESA): mit Erythropoetin alfa, Erythropoetin beta und Darbepoetin alfa sind drei rekombinante Substanzen verfügbar:
  - Die initiale Dosis beträgt bei Erwachsenen bei den Erythropoetinen 10.000–40.000 IE/Woche, bei Darbepoetin 150–300 µg/Woche. Die Medikamente werden subkutan verabreicht.
  - Blutbildkontrollen erfolgen initial mindestens alle 4 Wochen, bis ein stabiles Hämoglobin erreicht wurde. Die ESA-Dosis wird abhängig vom Hämoglobin im Verlauf minimiert.
  - Wird nach Ausschluss eines echten Eisenmangels bei einer optimalen ESA-Dosis nach 8 Wochen kein Hämoglobinanstieg beobachtet, gilt der Patient als „ESA-Versager".

Nachsorge
. . . .
▶ Nachsorge der Grunderkrankung entsprechend den jeweiligen Leitlinien.
▶ ACD:
  - Nach Normalisierung des Hämoglobins Laborkontrollen mit Überwachung des Hämoglobins, der Entzündungsparameter (BKS, CRP) und des Eisenstoffwechsels (Ferritin, ZPP) alle 6 Wochen für ca. 6 Monate,
  - dann 1 Jahr in 3-monatlichen Abständen,
  - danach je nach klinischem Bild 1- bis 2-mal/Jahr.

Verlauf und Prognose
. . . .
▶ Abhängig von der Grunderkrankung und deren Stadium bzw. deren Behandlungsmöglichkeiten.

4.11 Aplastische Anämie

Alexander Röth

Aktuelles

▶ Diagnostik:
- Wegweisend bzw. hilfreich ist die PNH-Diagnostik mithilfe der Durchflusszytometrie aus peripherem Blut.
- Typisch ist der Nachweis eines kleinen PNH-Klons bei bis zu 70 % der Patienten; dies macht andere Differenzialdiagnosen weniger wahrscheinlich (z. B. Fanconi-Anämie, Dyskeratosis congenita).
- Empfehlenswert ist der Einsatz von FLAER für eine hochsensitive PNH-Diagnostik.

▶ Therapie:
- Thrombopoetinrezeptoragonist Eltrombopag als neue zugelassene therapeutische Alternative für das Versagen einer primären IS (Ansprechraten bis zu 40 %).
- Eine Kombination aus IS und Eltrombopag für die Erstlinientherapie wird derzeit in Studien untersucht (RACE- und EMAA-Studie).

Definition

▶ Erworbene Schädigung der hämatopoetischen Stammzelle mit Hypo- oder Aplasie des hämatopoetischen Knochenmarks (Zellularität < 25 %) ohne Dysplasien der Hämatopoese oder Knochenmarkinfiltration mit resultierender Bi- oder Panzytopenie und der dadurch bedingten Komplikationen durch Anämie, Thrombozyto- und Neutropenie.

▶ Abzugrenzen davon sind Knochenmarkversagen durch Exposition gegenüber radioaktiver Strahlung oder myelotoxischer Substanzen sowie isolierte aplastische Anämien wie „pure red cell aplasia" (PRCA) oder hypo-/amegakaryozytäre Thrombopenie.

Epidemiologie

Häufigkeit

▶ Sehr seltene Erkrankung mit einer Inzidenz von ca. 2–3 pro 1 Mio. in Europa.

Altersgipfel

▶ Altersverteilung zeigt einen zweigipfligen Verlauf mit einem Gipfel zwischen 10–25 Jahren und einem zweiten bei >60-Jährigen; eine AA kann jedoch in jedem Lebensalter auftreten.

Geschlechtsverteilung

▶ Keine Geschlechtsprädilektion

Prädisponierende Faktoren

▶ Keine Angaben möglich

Ätiologie und Pathogenese

▶ Ursachen:
- >80 % idiopathisch,
- <20 % Medikamente (Chloramphenicol, Chloroquin, D-Penicillamine, NSAR, Sulfonamide, Carbimazol, Gold etc.),
- <5 % postinfektiös (insbesondere Hepatitis (Hepatitis-AA-Syndrom) mit bislang nicht identifiziertem Erreger),
- Schwangerschaft, Benzol, Überlappung zu anderen Autoimmunerkrankungen
▶ Pathogenetisch liegen der erworbenen AA eine immunvermittelte Suppression der Hämatopoese und/oder ein Defekt der hämatopoetischen Stammzelle zugrunde

▶ Hohe Ansprechraten auf eine IS sprechen für Immunreaktion.
▶ Häufig Nachweis von PNH-Klonen, die sich wahrscheinlich der immunvermittelten Suppression durch das Fehlen von GPI-verankerten Oberflächenproteinen entziehen können.
▶ Nachweis eines Stammzelldefekts mit kompensatorischer Steigerung der Proliferation der verbleibenden Stammzellen (und resultierender Telomerverkürzung).
▶ Selten Subgruppe mit Defekten in Genen der Telomerhomöostase (Telomerase/Shelterin-Komplex) mit resultierender Telomerverkürzung (Dyskeratotis congenita).
▶ Zusätzliche erworbene Mutationen bei einem Teil der Patienten (häufig: *PIGA*, *BCOR/BCORL*, *DNMT 3A* und *ASXL 1*), Nachweis von *PIGA/BCOR*-Mutation prognostisch günstig.
▶ Klonale Hämatopoese/Mutationen sind nicht per se (prä-)maligne, da diese auch bei gesunden Menschen ohne Systemerkrankung nachweisbar sind.

Klassifikation und Risikostratifizierung

▶ Die Einteilung erfolgt nach der Ausprägung der Zytopenie im peripheren Blut bei obligater Hypoplasie oder Aplasie im Knochenmark (< 25 %) (Tab. 4.19).

Tab. 4.19 • Klassifikation der Aplastischen Anämie.

Parameter	Schwere aplastische Anämie (SAA)	Sehr schwere aplastische Anämie (vSAA)	Nicht schwere aplastische Anämie (nSAA)
Hinweis zur Definition	2 von 3 Kriterien der peripheren Blutwerte	Kriterien wie bei SAA, aber obligate Neutrophilenanzahl	Kriterien der SAA werden nicht erfüllt.
Knochenmark-zellularität	< 25 %	< 25 %	
Neutrophile Granulozyten	< 0,5/nl	< 0,2/nl	< 1,0/nl
Thrombozyten	< 20/nl	< 20/nl	< 50/nl
Retikulozyten	< 20/nl	< 20/nl	< 20/nl

Symptomatik

▶ Die Symptomatik der AA ergibt sich aus den Folgen der Bi- bzw. Panzytopenie:
  • Anämie(-symptome),
  • Blutungen durch Thrombozytopenie und
  • neutropenische Infektionen.
▶ Lymphknotenvergrößerungen, Hepato- oder Splenomegalie sprechen gegen eine AA.
▶ Bei Hinweisen auf eine intravasale Hämolyse, ausgeprägte Anämiesymptomatik, Dyspnoe, Thoraxschmerzen, abdominelle Schmerzkrisen, Dysphagie oder erektile Dysfunktion muss an ein AA/PNH-Syndrom gedacht werden.
▶ Pigmentanomalien mit Café-au-Lait-Flecken, Skelettanomalien (Daumen), Kleinwüchsigkeit und Anomalien der Harnwege können hinweisend für eine Fanconi-Anämie sein.
▶ Leukoplakie der Mundschleimhaut, Dystrophie der Finger- und Zehennägel, Pigmentstörungen der Haut, ggf. Leberzirrhose und Lungenfibrose weisen differenzialdiagnostisch auf die Dyskeratosis congenita.

! *Cave*

Hereditäre Ursachen einer Aplastischen Anämie (z. B. Fanconi-Anämie, Dyskeratosis congenita) müssen unbedingt berücksichtigt und diagnostisch sicher ausgeschlossen werden, da dies entscheidende therapeutische Konsequenzen hat.

Diagnostik

Diagnostisches Vorgehen

► Abb. 4.25
► Differenzialblutbild und andere Laborparameter (s. Abschnitt: Labor (S. 237)),
► hochsensitive PNH-Diagnostik (FACS),
► Fanconi-Diagnostik (Chromosomenbruchanalyse),
► Telomerlängendiagnostik, insbesondere bei Hinweisen auf DC oder fehlendem Ansprechen auf immunsuppressive Therapie bzw. Rezidiv nach IS, bei signifikanter Telomerverkürzung zusätzlich Durchführung von Mutationsanalysen,
► HLA-Typisierung bei etwaiger SZT.

Anamnese

► Ausführliche Eigenanamnese (Medikamente, Infektionen, Exposition gegenüber radioaktiver Strahlung, myelotoxische Substanzen, Familienanamnese!),
► Fragen nach Anämie- und Blutungszeichen, Infektionen.

Körperliche Untersuchung

► Klinische Untersuchung, dabei ist v. a. zu achten auf:
  • Anämie- und Blutungszeichen,
  • Infektionen,
  • Hinweise auf Fanconi-Anämie,
  • Hinweise auf Dyskeratosis congenita: Leukoplakie der Mundschleimhaut, Dystrophie der Finger- und Zehennägel, Pigmentstörungen der Haut, ggf. Leberzirrhose und Lungenfibrose.

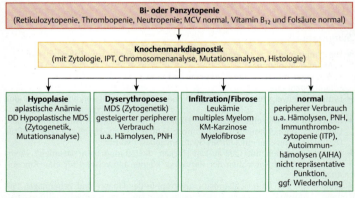

Abb. 4.25 • Aplastische Anämie. Diagnostisches Vorgehen zur Abklärung einer Bi- bzw. Panzytopenie.

Labor

► Differenzialblutbild (inklusive Retikulozyten und Morphologie, Ausschluss Fragmentozyten),
► Hämolyseparameter: LDH, Haptoglobin, Bilirubin, Harnstatus,
► Ferritin,
► Vitamin B12 und Folsäure,
► CRP,
► Kreatinin,
► Gerinnung,
► Gesamteiweiß, Elektrophorese, quantitative Immunglobuline,
► Leberwerte,
► Virusdiagnostik (Hepatitis A, B, C, evtl. E, EBV, CMV, HIV, Parvovirus B19),
► ANA/ANCA,
► Blutgruppe und monospezifische Coombs-Test.

Bildgebende Diagnostik

Sonografie
► Abdomensonografie
Röntgen
► Röntgenbild des Thorax (Ausschluss Thymom)

Histologie, Zytologie und klinische Pathologie

Knochenmarkdiagnostik
► Knochenmarkdiagnostik mit Zytologie, FACS, Chromosomenanalyse, Mutationsscreening, Histologie

Differenzialdiagnosen

► Hypoplastisches myelodysplastische Syndrom,
► Knochenmarkinfiltration durch solide Tumoren,
► Osteomyelofibrose,
► Haarzell-Leukämie bzw. andere Lymphome,
► Hypersplenismus,
► Schwere Vitamin-B12-Mangelanämie,
► Systemischer Lupus erythematodes,
► PNH,
► Fanconi-Anämie,
► Dyskeratosis congenita,
► Shwachman-Diamond-Syndrom,
► Isolierte aplastische Anämien (PRCA, hypo- oder amegakaryozytäre Thrombopenie).

Therapie

Therapeutisches Vorgehen

► Therapieziel ist eine Remission zu Vermeidung von (Folge-)Komplikationen durch neutropenische Infektionen, Blutungen und chronischen Transfusionsbedarf.
► Die Therapieentscheidung richtet sich nach dem Schweregrad der Erkrankung, dem Alter, der Komorbidität des Patienten und der Verfügbarkeit eines passenden allogenen Stammzellspenders.
► Die immunsuppressive Therapie (IS) und die allogene Stammzelltransplantation sind etablierte Erstlinientherapien.
► Bei nSAA bzw. leicht ausgeprägten Zytopenien sollten zunächst engmaschige Kontrollen erfolgen, eine Therapieindikation zur IS ergibt sich bei einem Transfusionsbedarf oder einer relevanten Neutropenie, eine SZT ist nicht indiziert.
► Abb. 4.26

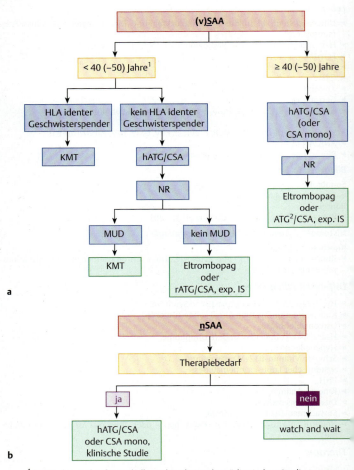

¹ für Kinder wird auf Protokolle und Leitlinien der pädiatrischen Studiengruppe
Aplastische Anämie verwiesen

² hATG oder rATG je nach Vortherapie und Ansprechen

Abb. 4.26 • Aplastische Anämie. Therapeutisches Vorgehen bei AA.
KMT = Knochenmarktransplantation, ATG = Antithymozytenglobulin, hATG = Pferde-ATG,
rATG = Kaninchen-ATG, CSA = Ciclosporin A, NR = Nonresponder; MUD = Matched Unrelated Donor (nicht verwandter Spender); exp. IS = experimentelles Immunsuppression-Protokoll.
a   Therapeutisches Vorgehen bei (v)SAA (vSAA = sehr schwere aplastische Anämie)¹,².
b   Therapeutisches Vorgehen bei nSAA (nSAA = nicht schwere aplastische Anämie)¹.

! *Merke*

Entscheidend für die Prognose der Aplastischen Anämie sind die rasche Diagnose und Therapie der Erkrankung.

Allgemeine Maßnahmen

- ▶ Supportive Therapie wichtiger Faktor für Verbesserung des Überlebens bei AA unabhängig vom Ansprechen auf die Therapie.
- ▶ Infektionsprophylaxe und -behandlung (prophylaktische Antibiose, Antimykotika, ggf. Gabe von Granulozytenkonzentraten).
- ▶ Restriktive Transfusionsstrategie (nur bei klinisch relevanten Anämiesymptomen, bestrahlte Präparate) und Therapie einer etwaigen Eisenüberladung (Chelattherapie).
- ▶ Blutungsprophylaxe (Menolyse, Tranexamsäure, Thrombozytentranfusionen).
- ▶ Eine regelhafte Gabe von G-CSF bei AA und IS wird auch bei schwer neutropenischen Patienten nicht empfohlen (keine signifikante Verminderung der Infektionen, der Frühmortalität und des Gesamtüberlebens, keine Verbesserung der Ansprechrate).

Pharmakotherapie

Immunsuppressive Therapie

- ▶ **Indikation:** Die IS in der Erstlinie ist indiziert bei älteren Patienten (> 40–50 Jahre) oder Patienten ohne HLA-identischen Familienspender für die Behandlung der (v) SAA.
- ▶ **Wirkstoffe:** Die IS besteht aus einer Kombination aus hATG (Abb. 4.27, Abb. 4.28) und CSA sowie Steroiden zur Prophylaxe und Therapie der ATG-bedingten Nebenwirkungen:
  - Steroide selbst haben keine therapeutische Wirkung bei der AA und sollten nicht als Monotherapie eingesetzt werden.
  - Besseres, schnelleres und dauerhafteres Ansprechen bei der Kombination aus hATG + CSA als hATG alleine.
  - hATG (ATGAM) muss bei fehlender Zulassung in Deutschland über die internationale Apotheke besorgt werden nach Klärung der Kostenübernahme.

hATG (ATGAM 40 mg/kg KG/Tag [4 Tage])

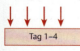

| Tag 1–4 |

Prednison: 1 mg/kg KG/Tag

| Tag 1–14 | Ausschleichen bis Tag 28 |

Ciclosporin: Initial 5 mg/kg KG verteilt auf 2 Dosen/Tag
Im Verlauf Anpassung der Dosis entsprechend Blutspiegel
anzustrebende Talspiegel (100–200 ng/ml)

| Therapiedauer mindestens (6–)12 Monate (Fortsetzung abhängig vom Ansprechen) |

| langsames Ausschleichen ... |

Abb. 4.27 • Aplastische Anämie. Therapieschema ATG-Therapie.

Nichtneoplastische Erkrankungen

hATG (ATGAM) bei aplastischer Anämie								
Name:			Körpergröße (cm):					
Vorname:			Körpergewicht (kg):					
Geburtsdatum:			Körperoberfläche (m²):					
Präparat	Dosis		zeitl. Ablauf	Trägerlösung	Appl.	Dauer	Tag	Bemerkung
	allgemein	absolut						
Clemastin/Tavegil	2 mg		30' vor ATG		i.v.	KI	1–4	
Cimetidin/Tagamet	200 mg		30' vor ATG		i.v.	KI	1–4	
Prednison/SDH	250 mg		30' vor ATG		i.v.	KI	1–4	ggf. Dosiserhöhung bei Reaktion
hATG/ATGAM	40 mg/kg KG			500 ml NaCL 0,9%	i.v.	18 h	1–4	ggf. Verkürzung der Laufzeit bei guter Verträglichkeit
Prednison	1 mg/kg KG				p.o.		5–28	Ausschleichen bis Tag 28 nach Klinik
CSA/Sandimmun optoral	5 mg/kg KG (in 2 Einzeldosen)				p.o.		1–360	Zielspiegel: 100–200 ng/ml
Amphotericin B/Ampho-Moronal	1 Pipette zu je 1 ml		1–1–1–1		p.o.		1–28	unter der Prednisontherapie

Bedarfsmedikation: Paracetamol 1000 mg p.o.; Ciprofloxacin 500 mg 1-0-1 bei Neutropenie; sofern T_H < 200/µl Prophylaxe mit Aciclovir 400 mg 1-0-1, PcP-Prophylaxe mit Cotrimoxazol forte ½-0-0

Kontrollen: Blutbild (während ATG Thrombos > 30/nl), Elektrolyte, Leberwerte, Gerinnung, Retentionswerte, CSA-Spiegel

Austestung: vor ATG-Gabe: Intrakutantest mit 0,1 ml einer 0,1% ATGAM-Lsg. (0,1 ml ATGAM in 100 ml physiologischer NaCl-Lsg.) vergleichend mit 0,1 NaCl 0,9%, Ablesen nach 20 min, ggf. Abbruch bei schwerwiegender Reaktion

Erfolgsbeurteilung: nach 4–6 Monaten

Literatur: Scheinberg et al., N Engl J Med 2011; 365:430-8

Abb. 4.28 • Aplastische Anämie. Beispiel für ein Protokoll der ATG-Therapie.

- CSA sollte nach kompletter oder stabiler partieller Remission im Verlauf nach 12 Monaten ausgeschlichen werden, ein Teil der Patienten zeigte jedoch eine CSA-Abhängigkeit.
- Bei relevanten und schweren Nebenwirkung von CSA sollte eine Umstellung auf Tacrolimus diskutiert werden.

▶ **Ansprechen/weiteres Vorgehen**:
- Dauer bis zum Ansprechen 4–6 Monate, danach sollte erst eine Evaluation stattfinden.
- hATG ist rATG in der Erstlinienbehandlung hinsichtlich Ansprechrate nach 6 Monaten (68 % vs. 37 %) und Überleben nach 3 Jahren (96 % vs. 76 %) signifikant überlegen!
- Nur eine Subgruppe erreicht eine vollständige Normalisierung des Blutbildes.
- Der Nachweis eines PNH-Klons scheint prognostisch günstig hinsichtlich des Ansprechens und hilft bei der Einordnung der Erkrankung.
- Rezidivwahrscheinlichkeit ca. 35 % nach 15 Jahren.
- Bei fehlendem Ansprechen richtet sich das weitere Vorgehen nach Alter und der Verfügbarkeit eines HLA-identen Spenders.
- Bei Rezidiv kann die Wiederholung der ursprünglichen Therapie oder eine Umstellung auf rATG diskutiert werden.
- Bei der nSAA kann, sofern notwendig, zunächst eine CSA-Monotherapie eingesetzt werden, bei fehlendem Ansprechen oder Progress die Kombination aus hATG und CSA.

❗ Merke

Aufgrund besserer Ansprech- und Überlebensraten sollte in der Erstlinientherapie hATG (ATGAM) eingesetzt werden! Steroide selbst haben keine therapeutische Wirkung bei der AA und sollten daher nicht als Monotherapie verabreicht werden!

Eltrombopag
▶ Eltrombopag ist eine neue zugelassene therapeutische Alternative bei Versagen einer primären IS bei fehlender Möglichkeit für eine SZT (Ansprechraten bis zu 40 %).
▶ Zu beachten ist eine adäquate Dosierung mit (bis zu) 150 mg Eltrombopag täglich über 3–6 Monate.

Zellbasierte Verfahren

Stammzelltransplantation
▶ Patienten mit (v)SAA sollten bei fehlender Komorbidität bis zu einem Alter von 40 (–50) Jahren eine allogene SZT mit einem HLA-identischen Familienspender erhalten.
▶ Primär kurative Therapie der Erkrankung.
▶ Kurzes Intervall zwischen Diagnose und Transplantation günstig für die Überlebenswahrscheinlichkeit.
▶ Es sollte Knochenmark als Stammzellquelle eingesetzt werden, da geringere Rate an cGvHD und besseres Überleben.
▶ Deutliche Verbesserung der Transplantation unverwandter HLA-gematchter Fremdspender und Einsatz von Fremdspender mit 10/10-Match zeigt vergleichbare Ergebnisse und die Beschränkung auf die Zweitlinientherapie wird derzeit hinterfragt.

Merke

Für eine allogene Transplantation bei Aplastischer Anämie sollte möglichst Knochenmark als Stammzellquelle verwendet werden.

Nachsorge

▶ Falls SZT erfolgt, spezielle Nachsorge durch Transplantationszentrum
▶ Verlaufskontrolle und Nachsorge nach IS:
  • Laborkontrollen und Substitution nach Klinik und Verlauf
  • Rezidivrate nach erfolgreicher Therapie beträgt ca. 30–40 %
  • Erhöhtes Risiko für das Auftreten einer klassischen (hämolytischen) PNH, eines MDS oder AML sowie solider Tumore (u. a. Hauttumore)

Verlauf und Prognose

▶ Insgesamt hat sich die Prognose der AA durch die beschriebene Maßnahmen dramatisch verbessert mit Überlebensraten von bis zu 80–90 %.
▶ Entscheidend ist eine schnelle Diagnosestellung und Therapieeinleitung in Abhängigkeit von der Konstellation.
▶ Einschränkend für die Prognose sind die Entwicklung bzw. Expansion klonaler Erkrankungen (PNH, MDS oder AML), Infektkomplikationen oder Eisenüberladung.

4.12 Agranulozytose

Geothy Chakupurakal

Definition

▶ Granulozyten nicht vorhanden oder vermindert,
▶ selten (z. B. Metamizol 1:1700),
▶ reversibel oder irreversibel,
▶ meistens medikamenteninduziert,
▶ Patienten können symptomfrei bleiben.
▶ Blutwert mit Granulozyten < 500 Zellen/µl oder < 0,5 G/l ist ausreichend für die Diagnosestellung.

Epidemiologie

Häufigkeit

▶ 1-5 Fälle pro 1 Mio. Einwohner pro Jahr

Altersgipfel

▶ Inzidenz steigt mit dem Alter; 10 % der Fälle < 20 Jahre, 50 % der Fälle > 50 Jahre.

Geschlechtsverteilung

▶ Bei Frauen höhere Inzidenz als bei Männern.

Prädisponierende Faktoren

▶ Tab. 4.20

Ätiologie und Pathogenese

▶ Bei 70 % von Patienten ist die Agranulozytose medikamenteninduziert:
  • Sie tritt häufig ab 20 Tage nach der ersten Medikamenteneinnahme ein;
  • eine Latenz von bis zu 6 Monaten ist möglich (Tab. 4.20).
▶ Patienten mit einer Autoimmunerkrankung haben ein erhöhtes Risiko für eine Agranulozytose.
▶ Nach viralen Infekten, z. B. nach Epstein-Barr-Virus (EBV), Herpes-simplex-Virus (HSV) oder Zytomegalie-Virus (CMV), können Patienten eine passagere Agranulozytose entwickeln.
▶ Patienten mit einer Granulozytenzahl < 200 Zellen/µl oder < 0,2 G/l haben ein hohes Risiko für zusätzliche lebensbedrohliche Infektionen.

▶ Patienten > 65 Jahre und mit zusätzlichen Komorbiditäten haben eine ungünstige Prognose.
▶ Zwei mögliche Hypothesen zur Pathogenese:
- Das Medikament induziert Antikörper gegen Granulozyten.
- Das Medikament verursacht direkte toxische Schäden der Hämatopoese.

Tab. 4.20 • **Medikamente, die zu einer Agranulozytose führen können.**

Medikamentengruppe	Wirkstoffe
Entzündungshemmer/Analgetika	Paracetamol, Metamizol Nichtsteroidale Entzündungshemmer: Diclofenac, Ibuprofen, Naproxen, Piroxicam Gold, Sufasalazin, Penicillamin Infliximab, Azathioprin
Antiarrhythmika	Digoxin, Fleicainid, Amiodaron, Propranolol
Herzwirksame Medikamente	Ticlopidin, Captopril, Enalapril, Ramipril Dipyridamol Methyldopa, Benzafibrat
Diuretika	Hydrochlorothiazid, Acetazolamid, Furosemid, Spironolacton
Antiinfektiva	Makrolide, Cephalosporine, Sulfonamide Dapson, Vancomycin, Chloramphenicol, Cotrimoxazol, Fusidinsäure, Imipenem/Cilastatin, Nafcillin, Oxacillin, Penicillin G, Hydroxychloroquin, Indinavir, Isoniazid, Mebendazol, Nitrofurantoin, Terbinafin, Zidovudin, Amphotericin B
Antiepileptika	Phenytoin, Carbamazepin, Lamotrigin, Valproat
Zytostatika	Alle Zytostatika
Thyreostatika	Propylthiouracil, Carbimazol, Thiamazol
Magen-Darm-Mittel	Cimetidin, Metoclopramid, Famotidin, Mesalazin, Omeprazol, Pirenzepin, Ranitidin
Psychopharmaka	Clozapin, Fluoxetin Clomipramin, Desipramin, Doxepin, Imipramin, Maprotilin, Levomepromazin, Mianserin, Olanzapin, Thioridazin, Ziprasidon
Andere	Kokain, Heroin, Deferipon, Acitretin, Allopurinol, Prednison, Promethazin

Symptomatik

▶ Die Patienten haben häufig keinerlei Symptomatik, insbesondere wenn die Diagnose früh durch Kontrolluntersuchungen nach Einnahme von typischen Medikamenten gestellt wird.
▶ Geschwüre im Mund, Mukositis, Schluckbeschwerden oder ausgeprägte Schwäche sind klassische Symptome.
▶ Selten stellen sich Patienten erstmals mit Infektionssymptomatik (z. B. Fieber, Schüttelfrost, Brennen beim Wasserlassen, Husten, Luftnot, Durchfall) oder sogar Sepsis vor.

Diagnostik

Diagnostisches Vorgehen

▶ Die diagnostischen Maßnahmen bei Erstdiagnose dienen der Sicherung der Diagnose, Klärung der Ätiologie, des Schweregrades und der Prognose (Abb. 4.29).

Anamnese

▶ Ausführliche Anamnese,
▶ insbesondere bzgl. Medikamenten, Infektionen, Exposition gegenüber toxischen Stoffen und ionisierenden Strahlen.

Körperliche Untersuchung

▶ Besonders zu achten ist auf folgende Aspekte, welche als klinische Zeichen von Komplikationen oder als Hinweise auf andere Differenzialdiagnosen relevant sind:
  • Infektion,
  • Splenomegalie,
  • Hepatomegalie,
  • Lymphadenopathie,
  • Nageldystrophie,
  • Leukoplakie,
  • Pigmentanomalie,
  • Skelettanomalie,
  • Zahnanomalie,
  • Kleinwüchsigkeit.

Labor

▶ Obligat: Blutbild und Differenzialblutbild, CRP, AST/ALT, AP, Kreatinin, Blutzucker, Gesamteiweiß, Elektrophorese, Immunglobuline, Ferritin, Vitamin B12, Folsäure, antinukleäre Antikörper, anti-DNA-Antikörper,
▶ EBV, CMV, Hepatitis A, Hepatitis B, Hepatitis C, HIV, Parvovirus B19,
▶ Gerinnung: Quick-Wert, PTT, Fibrinogen.

Mikrobiologie und Virologie

▶ Eine HIV- und Hepatitis-B- und -C-Infektion sollten bei allen Patienten ausgeschlossen werden.
▶ Patienten mit Infektionssymptomatik benötigen Blutkulturen und ggf. Kulturen von Sputum, Urin oder Stuhl.
▶ Eine EBV-, CMV-, HSV-Serologie sollten bei allen Patienten durchgeführt werden.

Bildgebende Diagnostik

Sonografie
▶ Sonografie Abdomen bei Infektionszeichen.
Röntgen
▶ Röntgenbild des Thorax.

Histologie, Zytologie und klinische Pathologie

Knochenmarkdiagnostik
▶ Falls die Untersuchungen nicht wegweisend sind → Knochenmarkdiagnostik:
  • Aspirationszytologie,
  • Eisenfärbung,
  • Knochenmarkhistologie (mindestens 15 mm Biopsielänge),
  • Zytogenetik.

Differenzialdiagnosen

▶ Agranulozytose ist häufig medikamentenassoziiert.

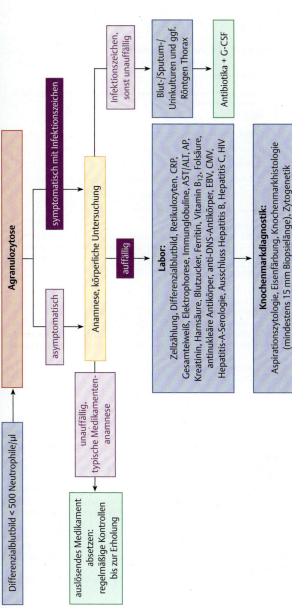

Abb. 4.29 • Agranulozytose. Diagnostisches Vorgehen.

▶ Im Rahmen der Diagnostik sollte alle anderen Ursachen für Neutropenie und Pan-zytopenie im Betracht gezogen werden (Tab. 4.21).

Tab. 4.21 • **Differenzialdiagnosen der Agranulozytose.**

Pathogenese	Erkrankungen
Primär	Angeborene Erkrankungen: Diamond-Blackfan-Anämie, Schwachman-Diamond-Syndrom
Sekundär	Medikamente: Zytostatika
	Hypo- oder Hyperthyreose, Morbus Addison
	Lymphoproliferative Erkrankungen
	Aplastische Anämie
	Ernährung: Eisen-, Vitamin-B12- und Folsäuremangel
	Virale Infektionen: HIV, Hepatitis, CMV, EBV, HSV
	Hypersplenismus, Felty's Syndrome
	Immunologisch: Autoimmun: Medikament induzierte Antikörper oder sekundär bei Autoimmunerkrankungen, z. B. Kollagenose/Lupus erythematodes Alloimmun: Antineutrophile Antikörper nach Medikamenteneinnahme
	Schwangerschaft

Therapie

▶ Asymptomatische Patienten benötigen regelmäßige Kontrollen.
▶ Medikamente, die als Auslöser bekannt sind, müssen dringend abgesetzt werden.
▶ Patienten mit zusätzlichen Infektionen müssen mit Antibiotika behandelt werden; intravenöse Antibiotika sollten bei schwerer Neutropenie bevorzugt eingesetzt werden.
▶ Patienten mit schwerer Neutropenie oder einem hohen Risiko für Infektionen pro-fitieren von G-SCF-Stimulation.

Nachsorge

▶ Eine spezifische Nachsorge ist nach Erholung der Neutrophilen nicht indiziert.

Verlauf und Prognose

▶ Die medikamenteninduzierte Agranulozytose hat eine exzellente Prognose, sofern der Auslöser entfernt wird (95 % Erholung).
▶ Patienten > 65 Jahre mit Komorbiditäten haben ein erhöhtes Risiko lebensbedrohli-che Infektionen zu entwickeln.
▶ Patienten ohne Symptome haben ein geringeres Risiko lebensbedrohliche Infektio-nen zu entwickeln im Vergleich zu symptomatischen Patienten (14 % versus 29 %).
▶ Die Mortalität ist aufgrund der besseren Supportivtherapien deutlich gesunken.

Prävention

▶ Patienten mit positiver Agranulozytoseanamnese, die typische Medikamente ein-nehmen, können zu Therapiebeginn (z. B. 1- bis 2-wöchentlich für 6 Wochen durch Blutbildkontrollen) begleitet werden.
▶ Eine dringende Indikation bei leerer Anamnese besteht aufgrund des seltenen Auf-tretens und der in der Regel harmlosen Verläufe nicht.

4.13 Immunthrombozytopenie
Jens Chemnitz

Definition
▶ Erworbene Erkrankung, die antikörpervermittelt zu einer erniedrigten Thrombozytenzahl führt.

Epidemiologie

Häufigkeit
▶ Die ITP-Inzidenz liegt bei sowohl bei erwachsenen Personen als auch bei Kindern und Jugendlichen bei 0,2–0,4 pro 10 000/Jahr.
▶ Die Prävalenz bei Erwachsenen wird mit zwei chronischen Erkrankungsfällen/ 10 000 Personen angegeben, bei Kindern ist die Prävalenz deutlich geringer, weil die pädiatrische ITP nur selten chronisch wird

Altersgipfel
▶ Das mittlere Alter erwachsener ITP-Patienten wird mit 60 Jahren angegeben.

Geschlechtsverteilung
▶ Im Kindesalter sind Jungen häufiger als Mädchen betroffen.
▶ Bei Patienten mit Erkrankungsalter über 60 Jahre überwiegen ebenso die Männer.

Prädisponierende Faktoren
▶ Eindeutige prädisponierende Faktoren sind bei der primären ITP nicht bekannt.

Ätiologie und Pathogenese
▶ Die ITP ist eine erworbene antikörpervermittelte Autoimmunerkrankung.
▶ Die Antikörper richten sich hierbei
  • gegen Thrombozyten mit der Folge eines peripheren Verbrauchs und auch
  • gegen Megakaryozyten mit der Folge einer verminderten Produktion von Thrombozyten.
▶ Ein Auslöser der Antikörperbildung ist in den meisten Fällen nicht bekannt.
▶ Des Weiteren besteht bei der ITP häufig ein relativer Thrombopoietinmangel.

> **Merke**
> Bei der ITP besteht sowohl ein peripherer Verbrauch an Thrombozyten als auch eine verminderte Nachbildung im Knochenmark.

Klassifikation und Risikostratifizierung
▶ Der Schweregrad der ITP richtet sich weniger nach der absoluten Thrombozytenzahl, sondern nach den auftretenden Blutungsereignissen.
▶ Diese werden entsprechend den WHO-Kriterien in die Stadien 0 (keine Blutung) bis Stadium IV (Organblutungen, bzw. lebensbedrohliche Blutungen) eingeteilt (Tab. 4.22).
▶ Bezüglich der Krankheitsdauer unterteilt man nach gängigen Leitlinien
  • die neu diagnostizierte ITP (bis 3 Monate nach Diagnosestellung),
  • die persistierende ITP (3–12 Monate nach Diagnosestellung) und
  • die chronische ITP mit Verläufen > 12 Monate.

Tab. 4.22 • **Einteilung der Blutungen nach Schweregrad (WHO).**

WHO-Blutungsgrad	Klinische Definition
WHO Grad 0	Keine Blutungen
WHO Grad I	Petechien, Kleine Hämatome, Schleimhautblutungen im Bereich von Mund und Nase
WHO Grad II	Nicht transfusionspflichtige Blutungen, Größere Hämatome > 10 cm
WHO Grad III	Transfusionspflichtige Blutungen
WHO Grad IV	Retinale Blutungen mit Visusminderung, ZNS-Blutungen, Organeinblutungen, letale Blutungen

Symptomatik

▶ Klinisch stehen petechiale Blutungen sowie Schleimhautblutungen im Vordergrund.
▶ Hämatombildung schon nach kleineren Verletzungen oder Bagatelltraumen.
▶ Großflächige Blutungen sind nicht typisch und eher hinweisend auf eine plasmatische Gerinnungsstörung.

Diagnostik

Diagnostisches Vorgehen

▶ Die Diagnose einer ITP stellt eine Ausschlussdiagnose dar.
▶ Ausschluss einer zugrunde liegenden hämatologischen bzw. rheumatologischen Erkrankung insbesondere bei älteren Patienten.
▶ Bei weitergehenden Blutbildveränderungen über die alleinige Thrombozytopenie hinaus muss eine Knochenmarkpunktion durchgeführt werden, um z. B. eine hämatologische Grunderkrankung nicht zu übersehen.
▶ Bei isolierter Thrombozytopenie kommt der Diagnostik hinsichtlich einer möglicherweise bestehenden Pseudothrombozytopenie eine wichtige differenzialdiagnostische Bedeutung zu (Abb. 4.30).

Anamnese

▶ Gezielte Anamnese hinsichtlich Blutungszeichen.
▶ Zu erfragen sind zudem:
  • Medikamenteneinnahme,
  • Begleiterkrankungen,
  • evtl. bestehende Schwangerschaft,
  • berufliche Exposition,
  • bestehende oder abgelaufene infektiöse Erkrankungen (z. B. können virale Erkrankungen eine ITP auslösen).

Körperliche Untersuchung

▶ Blutungszeichen,
▶ Bestimmung von Leber- und Milzgröße (eine Splenomegalie spricht gegen eine ITP und sollte den Verdacht auf eine zugrunde liegende hämatologische Erkrankung lenken),
▶ Lymphknotenstatus.

Labor

▶ Obligat sind Blutbild und Differenzialblutbild, Quick, aPTT, CRP, Kreatinin, AP, g-GT, ASAT, ALAT, LDH, Bilirubin (direkt und indirekt), Haptoglobin.

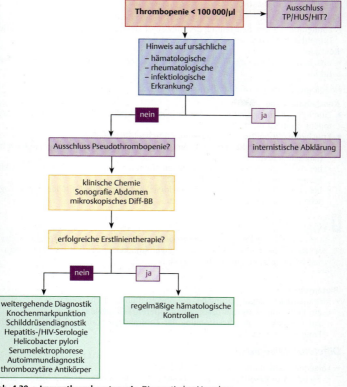

Abb. 4.30 • Immunthrombozytopenie. Diagnostisches Vorgehen.

▶ Blutbild in 3 Medien (EDTA, Citrat, Heparin zum Ausschluss einer Pseudothrombozytopenie).
▶ Blutgruppentestung.

Mikrobiologie und Virologie

Serologie
▶ Weiterführende Diagnostik bei ausbleibendem Therapieerfolg auf die initiale Therapie:
  • Schilddrüsendiagnostik
  • Hepatitis- und HIV-Serologie
  • Testung auf Helicobacter pylori
  • Serumelektrophorese
  • Immunglobuline quantitativ
  • Autoimmundiagnostik
  • evtl. thrombozytenspezifische Antikörper (Wertigkeit umstritten)

Bildgebende Diagnostik

Sonografie
▶ Sonografie v. a. zur Beurteilung der Milz- und Lebergröße sowie zur Erhebung des Lymphknotenstatus.

Röntgen
▶ Evtl. bei Verdacht Röntgenaufnahme des Thorax zum Ausschluss eines Mediastinaltumors.

Histologie, Zytologie und klinische Pathologie

Knochenmarkdiagnostik
▶ Eine Knochenmarkpunktion ist bei Patients < 60 Jahren bei isolierter Thrombozytopenie zumeist nicht notwendig.
▶ Knochenmarkpunktion sollte allerdings durchgeführt werden
  • bei weiteren Blutbildveränderungen, die über die isolierte Thrombozytopenie hinausgehen bzw.
  • bei Auffälligkeiten in der körperlichen Untersuchung, um eine hämatologische Systemerkrankung nicht zu übersehen,
  • bei älteren Patienten, da hier die Inzidenz an bislang subklinischen hämatologischen Erkrankungen deutlich ansteigt.

> **❗ Merke**
> In bis zu 10 % der Fälle ist die Diagnose einer ITP fälschlich gestellt, daher muss bei weitergehenden Blutbildveränderungen und bei älteren Patienten eine Knochenmarkpunktion durchgeführt werden.

Blutausstrich
▶ Mikroskopische Begutachtung des peripheren Blutausstrichs obligat
  • zur Erstellung eines mikroskopischen Differenzialblutbildes sowie
  • zur mikroskopischen Bestimmung der Thrombozytenzahl und Bestimmung der Fragmentozytenzahl.

Differenzialdiagnosen

▶ Folgende Krankheiten sind auszuschließen:
  • Pseudothrombozytopenie durch Bestimmung des Blutbildes in 3 Medien sowie mikroskopische Begutachtung des peripheren Blutausstrichs,
  • Medikamenten- bzw. zytostatikainduzierte Thrombozytopenie,
  • hämatologische, rheumatologische oder infektiöse Erkrankung,
  • Lebererkrankung mit begleitender portaler Hypertension,
  • hereditäre Thrombozytopenie,
  • heparininduzierte Thrombopenie,
  • Verbrauchskoagulopathie,
  • von-Willebrand-Jürgens-Syndrom.

> **❗ Cave**
> Von großer Relevanz ist die differenzialdiagnostische Abgrenzung gegenüber der thrombotisch-thrombozytopenischen Purpura sowie gegenüber dem hämolytisch urämischen Syndrom, da hier eine Notfallsituation vorliegt.

Therapie

Therapeutisches Vorgehen
▶ Therapeutischer Algorithmus s. Abb. 4.31

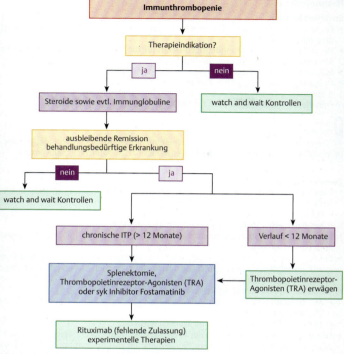

Abb. 4.31 • Immunthrombozytopenie. Therapeutisches Vorgehen.

▶ Bei der Therapieindikation steht mehr die Blutungsneigung und weniger die absolute Thrombozytenzahl im Vordergrund:
- mittelschwere und schwere Blutungen: Therapieindikation unabhängig von der Thrombozytenzahl.
- Minimale Blutungszeichen:
  - Bei erwachsenen Patienten allgemeiner Konsensus, dass bei Thrombozytenzahlen von < 20.000/µl eine Behandlung angeboten werden kann,
  - insbesondere bei Kindern wird hier die Indikation aber deutlich zurückhaltender gestellt.

❗ Merke
Sowohl bei der Beurteilung des Schweregrades der Erkrankung als auch bei der Indikationsstellung zur Behandlung steht die Blutungsneigung im Vordergrund und weniger die absolute Thrombozytenzahl.

Pharmakotherapie

Erstlinientherapie

▶ Bei fehlenden Kontraindikationen gibt es eine klare Empfehlung für eine Behandlung mit Steroiden.

▶ Derzeit existieren keine eindeutigen Daten für die Überlegenheit von Dexamethason gegenüber einer Therapie mit Prednison.

▶ Initial hohe Dosis → Beginn des Ausschleichens nach 1–2 Wochen.

▶ Notfallsituation bzw. größere Blutung (WHO Grad III–IV):
  • zusätzliche Behandlung mit intravenösen Immunglobulinen,
  • in diesen Fällen besteht auch die Indikation zur Thrombozytengabe.

> **Merke**
>
> Die Erstlinientherapie der ITP beinhaltet eine Behandlung mit Steroiden. In einer Notfallsituation sollten additiv intravenöse Immunglobuline gegeben werden.

Zweitlinientherapie

▶ Indikation für eine Zweitlinientherapie abhängig von der Blutungsneigung des Patienten:
  • bei unzureichendem Ansprechen auf die Erstlinientherapie oder
  • bei erneutem Abfall der Thrombozyten nach Ausschleichen der Steroide.

▶ Bei nur leichten Blutungszeichen und Thrombozyten < 30.000/µl muss individuell entschieden werden.

▶ Bei Versagen der Erstlinientherapie sollte eine weitergehende hämatologische Diagnostik mittels Knochenmarkpunktion durchgeführt werden. Dieses gilt insbesondere für ältere Patienten.

▶ Thrombopoietinrezeptor-Agonisten:
  • Mit TRAs können die Thrombozytenzahlen auf Werte > 50.000/µl bei dauerhafter Therapie angehoben werden.
  • TRAs sind bei Erwachsenen und Kindern wirksam.

▶ Fostamatinib, ein Wirkstoff aus der Klasse der SYK-Inhibitoren (Spleen Tyrosine Kinase), ist seit 2020 zugelassen zur Behandlung der chronischen Immunthrombozytopenie (ITP) bei erwachsenen Patienten, die gegenüber anderen Behandlungsarten therapieresistent sind.

▶ Splenektomie:
  • Indikation besteht grundsätzlich bei schweren Blutungen (WHO Grad III–IV), die ein ungenügendes Ansprechen auf alle anderen, bisherigen Therapiemodalitäten aufweisen.
  • Vorher müssen alle Patienten gegen Pneumokokken, Hämophilus und Meningokokken geimpft sein.

Drittlinientherapie

▶ Eine Behandlung mit dem Anti-CD20-Antikörper Rituximab kann in bis zu 30 % der chronischen ITP Fälle zu einer dauerhaften Remission führen, ist aber in der Therapie nicht zugelassen.

▶ Weitere Arzneimittel, wie z. B. Mycophenolat Mofetil, zeigen eine gute Wirksamkeit, sind aber ebenfalls derzeit nicht zugelassen.

Nachsorge

▶ Der Ablauf der Nachsorge muss individuell gestaltet werden und richtet sich v. a. nach dem Ansprechen auf die Initialtherapie.

▶ Insbesondere während und nach dem Ausschleichen der Erstlinientherapie mit Steroiden sollten engmaschige Blutbildkontrollen durchgeführt werden.

▶ Die Untersuchungsintervalle verlängern sich bei anhaltend stabilem Verlauf der Patienten.

Verlauf und Prognose

▶ Die Wahrscheinlichkeit einer kompletten Remission nach Ablauf von 5 Jahren bei Vorliegen einer ITP mit Thrombozytenzahlen < 20.000/µl liegt bei etwa 60 %, die einer partiellen Remission bei > 80 %.

▶ Komplette Remissionen sind am häufigsten innerhalb der ersten 6 Monate zu erwarten.

▶ Remissionen sind insbesondere bei solchen Patienten zu erwarten, die sich mit akutem Beginn der Erkrankung und Blutungszeichen vorstellen.

▶ Nach Ablauf von mehr als 12 Monaten sind Remissionen seltener, daher sollte erst ab diesem Zeitpunkt eine Splenektomie in Erwägung gezogen werden.

▶ Schwere oder gar tödliche Blutungen betreffen am ehesten ältere Patienten, bei Kindern und Jugendlichen sind diese eher selten.

4.14 Thrombotische Mikroangiopathien

Paul Knöbl

Aktuelles

▶ Bedeutende Fortschritte im Verständnis der Pathophysiologie der thrombotischen Mikroangiopathien (TMA) haben in den letzten Jahren eine Verbesserung der Diagnostik und gezielte neue Behandlungsmöglichkeiten ermöglicht (Tab. 4.26).

Definition

▶ Heterogene Gruppe von Erkrankungen mit ähnlichen klinischen Merkmalen:
  • mikroangiopathische hämolytische Anämie mit Erythrozytenfragmentierung,
  • Thrombozytopenie und
  • Zeichen von Organfunktionsstörungen.

Epidemiologie

Häufigkeit

▶ TTP: ca. 2–5 Fälle/1 Mio./Jahr, davon ca. 5 % Upshaw-Schulman-Syndrom,
▶ Autoimmunologisch verursachte Formen deutlich häufiger als kongenitale,
▶ Inzidenz des atypisches HUS: ca. 2/1 Mio.
▶ Sekundäre Formen der TMA: keine verlässlichen Daten verfügbar.

Altersgipfel

▶ Diarrhoe-assoziiertes HUS:
  • In Mitteleuropa geschätzt bei 1–1,5 pro 100.000 Kinder und Jugendliche < 16 Jahre.
  • In Deutschland ist das HUS die häufigste Ursache eines akuten Nierenversagens im Kindesalter.

Geschlechtsverteilung

▶ Keine Angaben möglich

Prädisponierende Faktoren

▶ Keine Angaben möglich

Ätiologie und Pathogenese

Allgemeines

▶ Unterschiedlich je nach Entität:
  • Genetische Defekte (Mutationen oder Polymorphismen) führen zu Mangel oder Funktionsstörungen wichtiger Proteine.

- Spontane oder durch Infektionen (v. a. EBV, HIV, CMV) oder andere Auslöser verursachte Autoimmunprozesse führen zur Bildung von Autoantikörpern, die Funktion oder Clearance wichtiger Proteine beeinflussen.
- Unklare Ätiologie.
▶ Zwei klar definierte Krankheitsgruppen (Tab. 4.23):
  - TMAs mit ADAMTS 13-Mangel (= TTP),
  - TMAs mit Störungen im Komplementsystem (= HUS).
▶ Hinzu kommen verschiedene TMA-Formen, bei denen ein Zusammenhang mit bestimmten Auslösern bekannt ist, deren Pathophysiologie aber noch großenteils unbekannt ist.
▶ Pathophysiologie ist, wenn bekannt, häufig therapeutisch relevant.

Tab. 4.23 • **Erkrankungen aus der Gruppe der thrombotischen Mikroangiopathien.**

Erkrankungsform aus der Gruppe der TMA	Erkrankungen/betroffene Organe/Pathogenese
TMA mit schwerer ADAMTS 13-Defizienz = TTP	
Genetische Ursachen der ADAMTS 13-Defizienz	Upshaw-Schulman-Syndrom
Autoantikörper-bedingte ADAMTS 13-Defizienz = Morbus Moschkowitz	Spontane Autoimmun-TTP
	Sekundäre Autoimmun-TTP (Infektionen, Schwangerschaft, Medikamente, Malignome, etc.)
TMA mit Komplementdysregulation (HUS)	
Genetische Ursachen der Komplementüberexpression	Kongenitales/familiäres HUS
Autoantikörperbedingte Komplementdysregulation = Autoimmun-HUS	Spontane Autoimmun-HUS Sekundäres Autoimmun-HUS (Infektionen, Schwangerschaft, Medikamente, Malignome, etc.)
Andere Ursachen einer Komplementdysregulation	Atypisches HUS (Medikamente, Toxine, Infektionen, Reaktionen auf Organtransplantationen, andere Ursachen)
Andere Formen der TMA	
Idiopathisch/spontan	Keine Ursache identifizierbar
Organtransplantation	Nieren, hämatopoetische Stammzellen, Lunge, Herz, Leber, etc.
Infektionen	EBV, CMV, HIV, E. coli, Pneumokokken, Malaria, Dengue, Ebola, etc.
Medikamente	Clopidogrel, Ticlopidin, Cyclosporin, Chinin, Mitomycin C, etc.
Malignome	Disseminierte Malignome, Knochenmarkinfiltration
Schwangerschaft	HELLP-Syndrom, Gestosen, Präeklampsie
Toxine	Diarrhoe-assoziiertes HUS: E. coli, Shigella, etc. Andere Toxine
Maligne Hypertension	

TMA mit ADAMTS 13 Mangel = TTP

► Genetisch oder autoimmunologisch bedingter schwerer ADAMTS 13-Mangel mit der Folge einer verminderten von-Willebrand-Faktor-Spaltung (Abb. 4.32):
  • Upshaw-Shulman-Syndrom: Schwerer durch Mutationen und Polymorphismen im *ADAMTS 13*-Gen verursachter ADAMTS 13-Mangel (< 5 % der Norm),
  • Erworbene TTP bei Antikörpern gegen ADAMTS 13 mit Blockade der Funktion oder Erhöhung der Clearance.
► Dadurch Persistenz ultragroßer VWF-Multimere in der Zirkulation, die durch erhöhte Blutscherkräfte oder andere Faktoren (z. B. bei stenosierten Gefäßen, Schwangerschaft, Operationen, Infektionen, sonstiger „Stress"), oft aber auch spontan, gestreckt werden und dadurch die Thrombozytenaggregation fördern.
► Entstehung von Thrombozyten- und VWF-reichen Mikrothromben, die zu Mikrozirkulationsstörungen im gesamten Organismus mit teils lebensbedrohlichen Folgen führen.

TMA mit Komplementdefekten

► **Kongenitales bzw. familiäres HUS:** Fehlregulation des Komplementsystems durch Mutationen und Polymorphismen in den Genen verschiedener Komplementbestandteile mit der Folge von Störungen der Komplementregulation oder Erhöhung der Funktion mutierter Proteine („gain-of-function"-Mutationen).
► **Erworbenes HUS:** Blockade von Komplementbestandteilen durch Antikörper mit resultierender Fehlregulation.
► **Atypisches HUS:** Nicht näher charakterisierbare Störungen im Komplementsystem, z. B. ausgelöst durch Medikamente, Toxine, Infektionen, Reaktionen auf Organtransplantationen oder andere Trigger.

Infektions- und toxinassoziierte Formen

► Verschiedene Infektionskrankheiten können eine TMA auslösen.
► **Diarrhoe-assoziiertes HUS:**
  • Ausgelöst durch bakterielle Toxine (z. B. Shiga-Toxin, Verotoxin, etc.), die von bestimmten pathogenen Darmkeimen produziert werden (am häufigsten enterohämorrhagische E. coli [EHEC], oft Serotyp O157:H7, aber auch andere Serotypen, Shigellen, etc.).
  • Häufig auftretend in Ausbrüchen, bei denen mehrere Patienten nahezu gleichzeitig an der TMA erkranken. Im Jahr 2011 fand in Norddeutschland ein solcher Ausbruch statt (E. coli, Serotyp O104:H4), der durch bakteriell verunreinigte Nahrungsmittel ausgelöst wurde und bei dem 855 Personen schwer erkrankten, von denen 53 verstarben.
► **Sonstige infektionsassoziierte TMA-Formen:**
  • HUS auch bei anderen Infektionen (z. B. mit Pneumokokken) ohne Diarrhoen möglich.
  • TMA-ähnliches Bild auch bei akuten Virusinfektionen (z. B. HIV, CMV, Dengue, Ebola, etc.) oder bei systemischer Antwort auf Infektionen im Rahmen einer schweren Sepsis möglich.
  • Ursachen: Systemische Reaktion bzw. massive Zelldestruktion im Stadium der akuten Virämie oder im Zuge der Immunantwort generierte Autoantikörper gegen ADAMTS 13 oder Komplementfaktoren.

Transplantationsassoziierte TMA

► Eine TMA kann mehrere Wochen, Monate oder sogar Jahre nach einer Organtransplantation auftreten, v. a. nach Nieren-, Lungen-, oder Stammzelltransplantation.
► Es ist noch nicht bekannt, welche Faktoren für diese Form der TMA verantwortlich sind, ADAMTS 13-Aktivität und VWF-Zusammensetzung sind immer normal.

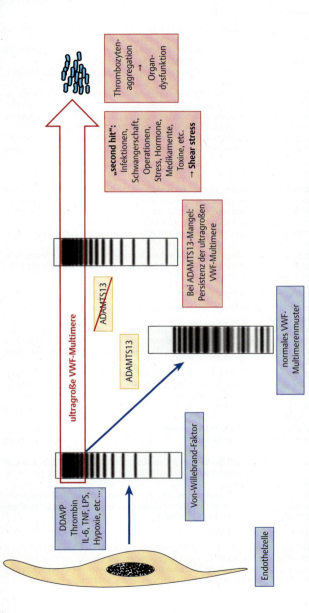

Abb. 4.32 • Pathophysiologie der TTP. Hochmolekularer VWF wird nach Stimulation aus Endothelzellen freigesetzt und im Plasma durch ADAMTS 13 proteolytisch gespalten, sodass das normale VWF-Multimerenmuster entsteht. Bei ADAMTS 13-Mangel (genetisch oder durch inhibitorische Antiköper) persistieren die ultragroßen Multimere, die in Situationen mit erhöhten Blutfluss-Scherkräften gestreckt werden, sodass Thrombozyten daran aggregieren und zu Mikrozirkulationsstörungen führen. (IL-6 = Interleukin 6; LPS = Lipopolysaccharid = Endotoxin; TNF = Tumor-Nekrosefaktor α; VWF = von Willebrand-Faktor).

▶ Mögliche pathogenetische Mechanismen sind:
- Endothelzellschädigung,
- verwendete Immunsuppressiva,
- Abstoßungsreaktionen,
- Infektionen (Zytomegalie-Virus, etc.),
- immunologische Phänomene.

Medikamentenassoziierte TMA

▶ Verschiedene Medikamente, wie Cyclosporin, Tacrolimus, Mitomycin C, Ticlopidin, Clopidogrel usw., sind bekannt dafür, eine TMA auszulösen.
▶ Der genaue pathophysiologische Mechanismus ist unbekannt.
▶ In einigen Fällen wurden durch Medikamente Autoantikörper gegen ADAMTS 13 oder Komplementfaktoren induziert.

Schwangerschaftsassoziierte TMA

▶ In der Schwangerschaft können unterschiedliche, TMA-ähnliche Phänomene auftreten:
- klassische TTP und HUS,
- HELLP-Syndrom (Hypertonie, erhöhte Leberenzyme, niedrige Thrombozyten),
- EPH-Gestose,
- schweres Antiphospholipid-Syndrom, etc.
▶ Der therapeutische Ansatz dieser Entitäten ist völlig unterschiedlich.
▶ Eine frühzeitige Beendigung der Schwangerschaft durch Sectio ist oft die einzige Möglichkeit, das Leben von Mutter und Kind zu retten.

Sonstige TMA-Formen

▶ Maligne Hypertonie, das katastrophale Antiphospholipid-Syndrom, schwere Formen von systemischem Lupus erythematodes, Vaskulitis oder Infiltration des Knochenmarks mit malignen Zellen (Knochenmarkkarzinose).
▶ Bei vielen Formen Aktivierung von neutrophilen Granulozyten, die dann Wolken von RNA- und DNA-Fragmenten, Histonen, Myeloperoxidase und Neutrophilenelastase ausstoßen („neutrophil extracellular traps, NETs).
- NETs sind physiologisch ein wichtiger Bestandteil der unspezifischen Abwehr, können aber bei TMAs zu einer weiteren Beeinträchtigung der Mikrozirkulation und zu Zellzerstörung (Hämolyse) führen.
- NETs können einen möglichen second hit bei der Auslösung eines TMA-Schubs darstellen.

Klassifikation und Risikostratifizierung

▶ Tab. 4.23 zeigt die pathophysiologisch sinnvolle Klassifikation der TMA, eine einheitliche Nomenklatur gibt es jedoch noch nicht.
▶ Zwei klar definierte Krankheitsgruppen:
- TMA mit ADAMTS 13-Mangel (= TTP) und
- TMA mit Störungen im Komplementsystem (= HUS).
▶ Daneben gibt es verschiedene TMA-Formen, bei denen ein Zusammenhang mit bestimmten Auslösern bekannt ist, deren Pathophysiologie aber noch weitgehend unbekannt ist.

Symptomatik

▶ Konstante Symptomatik mit Thrombopenie (aber kaum Blutungsneigung) und hämolytischer Anämie (Ikterus, braungefärbter Harn, Müdigkeit, blasse Haut und Skleren, Tachykardie, Hypotonie).
▶ Heterogene Symptomatik mit Zeichen der Organdysfunktion:
- Unspezifische Neurologie: von Kopfschmerzen bis Koma.

- Nierenfunktionseinschränkung: Kreatininanstieg (v. a. bei HUS sehr hohe Kreatininwerte) Oligurie oder Anurie, Elektrolytentgleisungen, Hypervolämie.
- Kardiale Dysfunktion: myokardiale Ischämien bis hin zum akuten Myokardinfarkt, Rhythmusstörungen, Herzinsuffizienz.
- Intestinale Symptomatik: akute Pankreatitis, Darmischämie, Diarrhoen, Koliken, akute Leberinsuffizienz.
- Lungendysfunktion: Dyspnoe, Gasaustauschstörungen und diffuse pulmonale Verschattungen.

Diagnostik

Diagnostisches Vorgehen

▶ Strukturiertes Vorgehen (rasche Krankheitsprogredienz möglich),
▶ Erkennen der Problematik (Hämolyse, Thrombopenie, Organdysfunktion),
▶ diagnostische Untersuchungen (vor Plasmaaustausch):
  - bei Hämolyse:
    – Hämoglobin, Erythrozytenzahl, Erythrozytenindizes,
    – Retikulozyten- und Fragmentozytenzahl,
    – Laktatdehydrogenase, Haptoglobin, freies Hämoglobin, Bilirubin, Coombs-Test.
  - Thrombozytopenie:
    – Thrombozytenzahl, Immature Platelet Fraction.
▶ Gezielte weitere Diagnostik (Abb. 4.33).
▶ PLASMIC Score (zur Abschätzung eines schweren ADAMTS 13 Mangels)

Anamnese

▶ Einen wesentlichen Platz in der Diagnostik der TMA nimmt eine sorgfältig erhobene Anamnese ein.
▶ Neben der medizinischen Standardanamnese (Entwicklung der Symptome) sind auch spezifische Fragen zu stellen:
  - Begleiterkrankungen, frühere Erkrankungen (mit ähnlicher Symptomatik),
  - mögliche Trigger (Malignome, Infektionen, Systemerkrankungen, Transplantation, Schwangerschaft, Operationen, etc.),
  - Medikamente, Drogen,
  - Ernährung,
  - Kontaktpersonen,
  - Familienanamnese.

Körperliche Untersuchung

▶ Kompletter klinischer Status.
▶ Trotz Thrombopenie oft keine Blutungsneigung, daher auch keine „Purpura".
▶ Evtl. Ikterus, Blässe (Anämie), Tachykardie, Hypotonie.
▶ Weitere Auffälligkeiten richten sich nach der Art der Organfunktionsstörungen, sind aber meist unspezifisch, aber in jeder Form und Ausprägung möglich:
  - neurologische Ausfälle,
  - psychiatrische Auffälligkeiten,
  - Nierenfunktionseinschränkung (Oligo-/Anurie, dunkel gefärbter Harn (Hämolyseharn),
  - Zeichen einer Herzinsuffizienz, Rhythmusstörungen, Dyspnoe.

Labor

▶ Abb. 4.33 zeigt die Labordiagnostik bei TMA zur Sicherung von Diagnose und Ursache sowie zum Ausschluss von Differenzialdiagnosen.
▶ Zur Beurteilung der jeweiligen Organfunktion:
  - Gehirn: S 100β, (Neuronenspezifische Enolase), (neurokognitive Testung),
  - Nieren: Serumkreatinin, glomeruläre Filtrationsrate, Harnmenge,

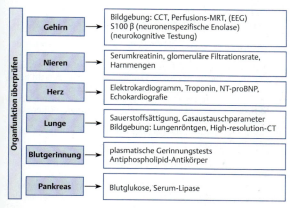

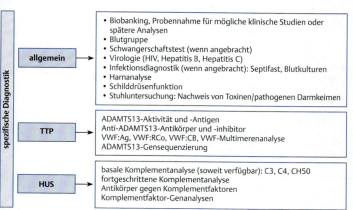

Abb. 4.33 • Thrombotische Mikroangiopathien. Diagnostisches Vorgehen.

- Herz: Troponin, NT-proBNP,
- Lunge: Sauerstoffsättigung, Gasaustauschpararmeter,
- Blutgerinnung: plasmatische Gerinnungstests, Antiphospholipid-Antikörper,
- Pankreas: Blutglukose, Serumlipase.

> **Merke**
> Spezialuntersuchungen zur Unterscheidung der verschiedenen Entitäten müssen vor Beginn einer Behandlung, v. a. vor Beginn einer Plasmaaustauschtherapie, durchgeführt werden, um eine Verfälschung durch die Plasmatherapie auszuschließen.

▶ ADAMTS 13:
- Zum Beweis einer TTP muss die ADAMTS 13-Aktivität stark erniedrigt sein (< 5 %).
- Der Nachweis von Anti-ADAMTS 13-Antikörpern beweist eine Autoimmun-TTP.

- Anti-ADAMTS 13-Antikörper-Nachweis mit:
  - funktionellen Tests (Verdünnungsreihe analog dem Bethesda Test bei der Hämophilie) oder
  - mit immunologischen Tests (ELISA), die ADAMTS 13-bindende Antikörper detektieren.
  - Da gerade in der Initialphase einer TTP der Inhibitortest negativ ausfallen kann (bei Bindung aller Antikörper an ADAMTS 13) und dieser Test auch recht komplex und aufwendig ist, hat der ELISA-Test hier gewisse Vorteile.
  - Ein negativer Antikörpertest legt die Diagnose eines USS nahe, das dann durch genetische Untersuchungen von Patient und Familienmitgliedern weiter abgeklärt werden muss.
  - Der PLASMIC Score hilft bei der Abschätzung der Wahrscheinlichkeit einer schweren ADAMTS 13 Defizienz.
- ▶ Nachweis einer Komplementstörung:
  - Dieser Nachweis ist oft schwierig und kann nur von spezialisierten Labors erbracht werden.
  - Ein Verbrauch an Komplementfaktoren C 3 und C 4 ist ein Hinweis auf eine durch das Komplementsystem mediierte Erkrankung, ebenso wie eine Erhöhung der terminalen Komplementaktivität, die oft noch mit dem (nicht sehr sensitiven) CH50-Test durchgeführt wird.
  - Spezifischere Testsysteme (C 5a, C 5b, C 5–9 ELISA, etc.) sind nicht allgemein verfügbar, genauso wenig wie Tests auf Antikörper gegen Komplementbestandteile oder genetische Untersuchungen auf Mutationen oder Polymorphismen in den Genen von Komplementbestandteilen.
- ▶ Ergänzende Untersuchungen (zur Vervollständigung der Differenzialdiagnose und zum Ausschluss von Begleiterkrankungen), je nach Situation:
  - Schwangerschaftstest
  - Virusdiagnostik (Serologie und/oder PCR auf EBV, CMV, HIV, Hepatitis B + C)
  - immunologische Untersuchungen (ANA, anti-ds-DNA Ak, Subsets, Anti-Cardiolipin-Ak)
  - Tumormarker, Ferritin
  - Blutgerinnung (PTZ, APTT, Fibrinogen, D-Dimer, Antithrombin)
  - Schilddrüsenfunktion
  - Hormonanalytik, etc.
- ▶ Verlaufskontrolle und Beurteilung des Therapieansprechens durch Bestimmung von:
  - Thrombozytenzahl
  - Hämolyse-Aktivität
  - Organfunktionsparametern
  - Auch spezifische Parameter (z. B. ADAMTS 13-Aktivität) sollten regelmäßig bestimmt werden, um die Behandlung zu steuern.

Mikrobiologie und Virologie

Kulturen

- ▶ Bei mit Diarrhoe assoziierter TMA ist ein Keimnachweis der verursachenden Erreger obligat, nicht zuletzt auch um den Ausbruchsort und den Verbreitungsweg zu identifizieren und weitere Infektionen zu verhindern.

Serologie

- ▶ Vor allem bei transplantationsassoziierter TMA sollte eine Virusinfektion ausgeschlossen werden.
- ▶ Vor allem CMV, EBV und HIV, aber auch exotische Viren (HHV-6, Hantaa-, Ebola-, Dengue-Virus) können ein TMA-ähnliches Bild verursachen.
- ▶ Manche Viren (EBV, HIV) können eine Immunreaktion mit der Bildung von Anti-ADAMTS 13-Antikörpern hervorrufen.

▶ Auch die nähere Charakterisierung von pathogenen Darmkeimen kann mit serologischen Methoden erfolgen.

Sonstige

▶ **PLASMIC Score** zur Abschätzung der Wahrscheinlichkeit einer schweren ADAMST 13 Defizienz s. Tab. 4.24.

Tab. 4.24 • **PLASMIC Score zur Abschätzung der Wahrscheinlichkeit einer schweren ADAMTS 13 Defizienz.**

Komponente	Punkte
Thrombozyten < 30 G/L	1
Hämolyse-Zeichen	1
keine aktive Tumorerkrankung im letzten Jahr	1
keine Organ- oder Stammzell-Transplantation	1
MCV < 90 fL	1
keine Koagulopathie (INR < 1,5, normale Gerinnungswerte)	1
Kreatinin < 2,0 mg/dL	1
GESAMT	

Tab. 4.25 • **PLASMIC Score Wahrscheinlichkeitsberechnung.**

Wahrscheinlichkeit einer schweren ADAMTS 13 Defizienz:	Score 0-4 niedrig	Score 5 intermediär	Score 6-7 hoch
ADAMTS 13 Aktivität: schwere Defizienz in % der Fälle	0 %	6 %	72 %
ADAMTS 13-Inhibitor nachweisbar:	4 %	6 %	56 %

Toxinnachweis

▶ Der Toxinnachweis sollte bei Diarrhoe assoziierter TMA angestrebt werden (Shiga-Toxin, Verotoxin, etc.) und ist oft spezifischer als der direkte Erregernachweis.

Bildgebende Diagnostik

Echokardiografie

▶ Zur Beurteilung der kardialen Funktion.

Röntgen

▶ Röntgenaufnahme der Lunge.

CT

▶ Zur Beurteilung zerebraler Auffälligkeiten,

▶ High-resolution CT zur Beurteilung der Lungen (optional).

MRT

▶ Perfusions-MRT Beurteilung zerebraler Auffälligkeiten.

Instrumentelle Diagnostik

EKG

▶ Zur Beurteilung der kardialen Funktion.

EEG
► Zur Beurteilung zerebraler Auffälligkeiten.

Histologie, Zytologie und klinische Pathologie

Knochenmarkdiagnostik
► Zum Ausschluss einer Knochenmarkkarzinose, disseminierter Malignome.

Molekulargenetische Diagnostik
► Bei Nachweis eines schweren ADAMTS 13-Mangel ohne detektierbare Anti-ADAMTS 13-Antikörper kann eine genetische Untersuchung auf Mutationen und Polymorphismen im *ADAMTS 13*-Gen von Patient und Familienmitgliedern durchgeführt werden, um ein USS nachzuweisen.

Differenzialdiagnosen

► Schwangerschaftskomplikationen: Durch eine Schwangerschaft können verschiedene Phänomene ausgelöst werden, die einer TMA ähneln. Daher muss zunächst eine echte TTP (ADAMTS 13-Mangel) von den übrigen Entitäten unterschieden werden.
  • Autoimmun-TTP: Im Rahmen der Schwangerschaft kann ein Autoimmunprozess auftreten, der zur Bildung von Anti-ADAMTS 13-Autoantikörpern führt und dadurch eine echte Autoimmun-TTP auslöst.
  • TTP-Schub bei USS: Bei kongenitalem ADAMTS 13-Mangel kann durch eine Schwangerschaft ein Schub einer TTP ausgelöst werden.
  • HELLP-Syndrom: Das HELLP-Syndrom ähnelt sehr einer TMA, ist aber durch eine ausgeprägte Erhöhung der Transaminasen und die typischen hepatischen Zeichen (Hepatomegalie, Leber-Kapselschmerz) meist gut zu erkennen.
  • Gestosen, Präklampsie: Diese können durch die bestehende Proteinurie, die Ödembildung und die schwere Hypertonie von der TMA unterschieden werden.
► Antiphospholipid-Antikörper-Syndrom: Das katastrophale Antiphospholipid-Antikörper-Syndrom lässt sich von anderen TMA-Formen abgrenzen durch den Nachweis von
  • Anti-Cardiolipin- und Anti-beta-2-Glykoprotein-I-Antikörpern sowie
  • Lupus-Antikoagulanzien (verlängerte APTT, positiver Plasma-Tauschversuch) sowie
  • durch das Auftreten von arterieller und venöser Thromboembolie.
► Maligne Hypertension: Eine exzessive arterielle Hypertension sowie Zeichen der chronischen Hypertension (Fundus hypertonicus, linksventrikuläre Hypertrophie, arterielle Gefäßschäden) erkennen.
► Knochenmarkkarzinose, disseminierte Malignome:
  • Eine Knochenmarkkarzinose ist oft mit Veränderungen im Differenzialblutbild (Vorkommen von Blasten der roten und weißen Reihe) und Störungen der plasmatischen Gerinnung (DIC, Hypofibrinogenämie, Hyperfibrinolyse, sehr hohe D-Dimer Werte) assoziiert und dadurch leicht von der TMA zu unterscheiden.
  • Eine Knochenmarkuntersuchung ist zur Diagnosesicherung notwendig.
► Systemerkrankungen (schwerer SLE, Vaskulitis):
  • Um Systemerkrankungen von TMA zu unterscheiden, ist der Nachweis von spezifischen Autoantikörpern (ANA, ds-DNA, Subsets, ANCA, etc.) hilfreich.

! *Cave*
Bei der Differenzialdiagnostik ist zu beachten, dass oft Überlappungen und mehrere Diagnosen gleichzeitig bestehen können.

Therapie

Therapeutisches Vorgehen

> **Cave**
> Solange die Diagnose der TMA nicht eindeutig gesichert ist, muss von der gefähr-
> lichsten Form, der TTP, ausgegangen werden und unmittelbar mit einem ent-
> sprechenden strukturierten Management begonnen werden, bis die endgültige
> Diagnose gesichert ist. Der PLASMIC Score hilft bei der Abschätzung der Wahr-
> scheinlichkeit einer TTP.

▶ Bei der Behandlung einer TMA sind gewisse Richtlinien zu beachten (Abb. 4.34):
  • Abschätzung der Wahrscheinlichkeit eines schweren ADAMTS 13 Mangels (PLAS-
    MIC Score, rasche ADAMTS 13-Testung, event. ADAMTS 13 Schnelltest).
    – Bei klinischem Verdacht auf ADAMTS 13 Mangel (= TTP) rasche Therapie mit
      Caplacizumab anstreben (damit kann eventuell auf Plasmaaustausch und In-
      tensivmedizin verzichtet werden).
  • Sicherstellung einer adäquaten Versorgung:
    – Oft muss eine TMA auf einer Intensivstation behandelt werden, da jederzeit
      eine akute Verschlechterung eintreten kann. Kann bei TTP mit Caplacizumab
      verhindert werden.
    – Sicherstellung eines adäquaten Venenzugangs für eine evtl. Plasmaaustausch-
      behandlung und Nierenersatztherapie (möglichst über periphere Venen, sonst
      dicklumiger zentraler Venenkatheter).
  • Keine Thrombozytenkonzentrate vor der Venenpunktion!
  • Durchführung der notwendigen Diagnostik (Abb. 4.33) und Asservierung von
    Blutproben vor Durchführung einer Plasmatherapie (um eine Verfälschung durch
    das zugeführte Plasma zu vermeiden).
  • Ziel der Therapie einer akuten TMA-Episode ist die rasche Wiederherstellung der
    Mikrozirkulation durch Verhinderung der Thrombozytenaggregation und/oder
    der Komplementaktivierung. Kausale Therapie bei Autoimmunprozessen ist die
    Immunsuppression.
  • Adäquates Monitoring ist notwendig zur Steuerung der Therapieeffizienz und
    zum Erkennen von Komplikationen.

Allgemeine Maßnahmen

▶ Erythrozytentransfusion bei symptomatischer Anämie (Transfusionsziel meist Hb
  > 7,0 g/dl).

> **Cave**
> Keine Thrombozytenkonzentrate in der akuten Episode!
> Zumindest bei TTP wird durch Thrombozytentransfusionen die Organdysfunk-
> tion verstärkt.

▶ Bei Nicht-TTP-Formen der TMA, v. a. in Situationen mit beeinträchtigter Thrombo-
  poese (nach Blutstammzelltransplantation oder bei akuten Virusinfekten) kann
  nach Beginn der spezifischen Therapie auch die Substitution von Thrombozyten
  überlegt werden.
▶ Intensivmedizinische Behandlung (Nierenersatztherapie, mechanische Beatmung,
  Sedierung, hämodynamischer Support, Koronarinterventionen, etc.) kann notwendig werden. Parallel dazu muss jedoch die spezifische Behandlung ohne Unterbrechung weitergeführt werden.

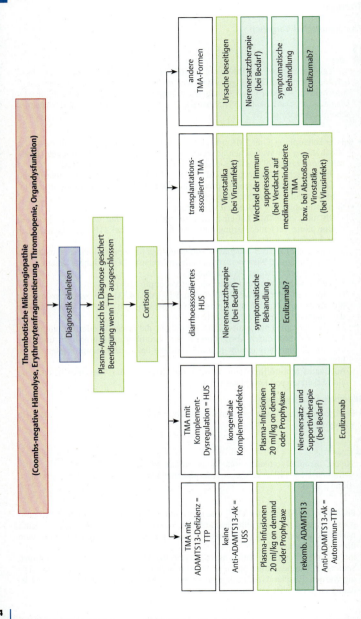

Thrombotische Mikroangiopathie
(Coombs-negative Hämolyse, Erythrozytenfragmentierung, Thrombopenie, Organdysfunktion)

Diagnostik einleiten

Plasma-Austausch bis Diagnose gesichert
Beendigung wenn TTP ausgeschlossen

Cortison

TMA mit ADAMTS13-Defizienz = TTP
- keine Anti-ADAMTS13-Ak = USS
  - Plasma-Infusionen 20 ml/kg on demand oder Prophylaxe
  - rekomb. ADAMTS13
- Anti-ADAMTS13-Ak = Autoimmun-TTP

TMA mit Komplement-Dysregulation = HUS
- kongenitale Komplementdefekte
  - Plasma-Infusionen 20 ml/kg on demand oder Prophylaxe
  - Nierenersatz- und Supportivtherapie (bei Bedarf)
  - Eculizumab

diarrhoeassoziiertes HUS
- Nierenersatztherapie (bei Bedarf)
- symptomatische Behandlung
- Eculizumab?

transplantations-assoziierte TMA
- Virostatika (bei Virusinfekt)
- Wechsel der Immunsuppression (bei Verdacht auf medikamenteninduzierte TMA bzw. bei Abstoßung) Virostatika (bei Virusinfekt)

andere TMA-Formen
- Ursache beseitigen
- Nierenersatztherapie (bei Bedarf)
- symptomatische Behandlung
- Eculizumab?

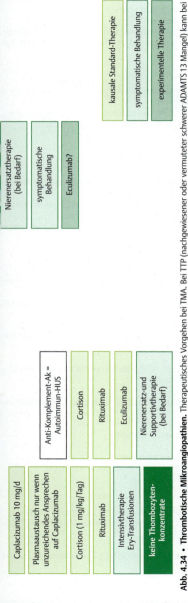

Abb. 4.34 • Thrombotische Mikroangiopathien. Therapeutisches Vorgehen bei TMA. Bei TTP (nachgewiesener oder vermuteter schwerer ADAMTS 13 Mangel) kann bei Ansprechen auf die initiale Caplacizumab Gabe oft auf den Plasma-Austausch verzichtet werden.

▶ Thromboseprophylaxe mit niedermolekularem Heparin sollte trotz niedriger Thrombozytenzahlen durchgeführt werden, die Dosis muss jedoch dem Grad der Nierenfunktionsstörung und der Klinik angepasst werden.

▶ Monitoring und Verhinderung von Infektionen:
  • Patienten mit TMA haben ein erhöhtes Infektionsrisiko (zentralvenöse Zugänge, Beatmung, Immunsuppression) und müssen entsprechend überwacht und ggf. antibiotisch abgeschirmt werden.

Cave

Die oft verabreichten Kortikosteroide supprimieren Akut-Phase-Reaktionen, sodass eine Infektion oft erst spät erkannt wird.
Eine Infektion kann jedoch eine akute Exazerbation einer TMA auslösen und den Patienten vital gefährden, sodass ein sorgfältiges Monitoring notwendig ist.

Pharmakotherapie

Kausale Pharmakotherapie

▶ Initiale Therapieziele sind die Verbesserung der Mikrozirkulation und der Organfunktionen sowie die Elimination evtl. Autoantikörper.

▶ Bei hoher Wahrscheinlichkeit einer TTP (PLASMIC Score) besteht eine Indikation für Caplacizumab, noch bevor die ADAMTS 13 Werte verfügbar sind.

▶ Bei geringer Wahrscheinlichkeit einer TTP kann symtomatisch eine **Plasmaaustauschtherapie** begonnen werden (Tab. 4.26).

▶ **Caplacizumab:**
  • blockiert die Bindung von Thrombozyten an die ultragroßen VWF-Multimere
  • Therapie der ersten Wahl bei autoimmun TTP (anti-ADAMTS 13 Antikörper)
  • Initiale Dosis: 10 mg iv, danach täglich 10 mg sc. bis ADAMTS 13 auf > 15 % regeneriert
  • Normalisierung der Thrombozyten im Median nach 4 Tagen, Plasma-Austausch oft nicht mehr notwendig
  • geringere Mortalität, geringerer Resourcenverbrauch, weniger Organschäden
  • Blutungsrisiko erhöht (meist milde Schleimhautblutungen, sehr selten gefährliche Blutungen)

▶ **Plasmainfusionen:**
  • Bei bekannten kongenitalen TMA-Formen (USS oder kongenitale Komplementdefekte), um das fehlende Protein zu ersetzen.
  • Dosis von 20–40 ml/kg Körpergewicht.
  • Bei häufigen Rezidiven oder schwelender Krankheit auch prophylaktische Plasmainfusionen (alle 1-2 Wochen).

▶ **Kortikosteroide:**
  • Meist 1–2 mg/kg/Tag Prednisolon für max. 2 Wochen
  • Immunsuppression
  • Verbesserung der Tolerabilität einer Plasmatherapie
  • Einfluss auf eventuelle TMA-Trigger (Akutphase-Reaktion, Shear stress)

▶ **Rituximab:**
  • Zur Verhinderung der Autoantikörper-Produktion
  • Off-label-Einsatz
  • hoher potenzieller Nutzen (> 95 % Antikörper-Eradikation), geringere Mortalität
  • Preemptive Therapie bei ADAMTS 13-Rezidiven (auch ohne klinische TTP-Zeichen) zur Verhinderung von TTP-Schüben

▶ **Andere Immunsuppressiva:**
  • In Einzelfällen: Vincristin, Mycophenolatmofetil (MMF), Cyclophosphamid oder Bendamustin

▶ **Eculizumab:**

- Eculizumab ist ein Antikörper, der über Blockade von C5 eine Komplementüberregulation verhindern kann.
- Zur Behandlung der paroxysmalen nächtlichen Hämoglobinurie und des durch Komplement mediierten HUS (aHUS) zugelassen.
- Reduziert Krankheitsaktivität, Hämolyse, neurologische Symptome, Thromboembolierate und verbessert das Überleben.
- Vor Therapiebeginn Vakzinierung gegen Meningokokken.

Pharmakologische Supportivtherapie
▶ Thrombozyten-Aggregationshemmer:
- Bei TMA kontrovers diskutiert, die verfügbaren Substanzen (z. B. ASS, Ticlopidin, Clopidogrel, Prasugrel, Ticagrelor) wirken nicht auf die VWF-mediierte Thrombozytenaggregation.
- Keine Aggregationshemmer während Caplacizumab-Therapie (vermehrte Blutungsneigung).

Tab. 4.26 • **Therapieoptionen für die TMA.**

Therapieoption	Indikation	Wirkmechanismus
Etablierte Therapien		
Caplacizumab	1. Wahl bei Autoimmun-TTP	Blockade der Thrombozytenbindung an VWF
Plasmaaustausch	Symptomatisch bei schwerer / refraktärer TMA	Elimination von Autoantikörpern, Immunekomplexen, UL-VWF MM, Sludge, Thrombozytenaggregaten Zufuhr von ADAMTS 13, normalem VWF
Plasmainfusion	Kongenitale ADAMTS 13-Defizienz (Upshaw-Schulman-Syndrom) Manche Formen des kongenitalen HUS	Ersatz des fehlenden Faktors (ADAMTS 13 oder Komplement)
Kortikosteroide	Autoimmun TTP + HUS	Immunsuppression
Rituximab	Autoimmun TTP + HUS	Immunsuppression
Eculizumab	Komplement-mediierte TMA	Komplementblockade
Ravulizumab	Komplement-mediierte TMA	Komplementblockade
Experimentelle Therapien		
Rekombinantes ADAMTS 13	Kongenitale ADAMTS 13-Defizienz (Upshaw-Schulman-Syndrom)	Ersatz des fehlenden Faktors
Rekombinantes ADAMTS 13	Autoimmun-TTP?	Ersatz des fehlenden Faktors, um die Autoantikörper zu überkommen
N-Acetylcystein	Akute TTP	Spaltung von VWF
Sonstige Therapiemöglichkeiten		
Immunomodulatoren (Vincristin, MMF, Cyclosporin, Bortezomib)	Autoimmun-TTP + HUS	Immunsuppression

Tab. 4.26 • **Fortsetzung**

Therapieoption	Indikation	Wirkmechanismus
Thrombozytenaggregations-hemmer (ASS, Clopidogrel, Prasugrel, Ticagrelor)	TMA mit schwerer Organdysfunktion	Aggregationshemmung
Splenektomie	Refraktäre TTP	Unbekannt Elimination von Memory-Zellen?
Supportivtherapie		Transfusionen, Nierenersatz-therapie, Intensivmedizin
Monitoring	Organfunktionen, Laborparameter	

Interventionelle Therapie

Hämodialyse/Hämofiltration

▶ Bei hochgradig eingeschränkter Nierenfunktion ist, v. a. bei HUS und aHUS frühzei-tige Nierenersatztherapie.

Plasmaseparation

▶ Die Plasmaaustauschbehandlung ist die Therapie der Wahl bei akuten Schüben einer TMA, deren Genese noch nicht abgeklärt wurde.
▶ Bei autoimmun-TTP nur mehr, wenn Caplacizumab nicht verfügbar oder kontra-indiziert ist.
▶ Täglich Austausch des 1- bis 1,5-fachen Plasmavolumens (50–80 ml/kg) durch Spen-derplasma (heute meist kommerzielles virusinaktiviertes gepooltes Plasma).
▶ Dadurch Entfernung von Autoantikörpern, Immunkomplexen, hochmolekularen VWF-Multimeren, Thrombozytenaggregaten, Zellfragmenten und anderer Sludge und Zufuhr von ADAMTS 13 sowie normalem VWF.
▶ Bei TTP tägliche Therapie, bis Thrombozytenzahl und die Hämolysezeichen norma-lisiert und die Organfunktion verbessert sind.
▶ Ansprechen:
  • Patienten mit USS sprechen in der Regel innerhalb von 1–2 Tagen an.
  • Bei Autoimmun-TTP ist die Plasma-Austauschbehandlung oft nicht mehr not-wendig, da fast alle Patienten schon auf Caplacizumab gut ansprechen.
  • Andere TMA-Formen sprechen auf die Plasmaaustauschbehandlung meist schlecht an, sodass sie beendet werden kann, sobald eine TTP ausgeschlossen wurde.

Monitoring während der Behandlung

▶ Während der Behandlung eines TMA-Schubs ist eine sorgfältige Überwachung der Organfunktionen und des Therapieansprechens notwendig (Thrombozytenzahl, Hämolyseparameter, ADAMTS 13-Aktivität).
▶ Auch nach Normalisierung von Thrombozyten, LDH und Organfunktion können An-ti-ADAMST 13-Antikörper nachweisbar sein und die ADAMTS 13-Aktivität für meh-rere Wochen niedrig bleiben. In dieser Phase besteht ein hohes Rezidivrisiko.
▶ Sorgfältige Beobachtung von Zeichen für Infektionen:
  • Patienten mit TMA sind oft immunsupprimiert und damit besonders infektions-anfällig.
  • Zudem wird durch die gleichzeitige Kortisontherapie eine Akutphase-Reaktion, die eine Infektion anzeigen würde, unterdrückt.
  • So kann es zu unerwarteten, schweren Infektionen kommen, die dann auch eine Exazerbation der TMA auslösen können.

Nachsorge

> Nach erfolgreicher Behandlung einer TMA-Episode engmaschige Nachkontrollen und Schulung von Patienten und Angehörigen, um Anzeichen der Erkrankung zu erkennen.
> 1. Jahr nach der Erkrankung monatliche Nachsorgeuntersuchungen, danach 2- bis 4-mal pro Jahr.
> ADAMTS 13-Rezidive können nach Nachlassen der Rituximab-Wirkung nach 1-2 Jahren auftreten, auch Spätrezidive nach 6-9 Jahren wurden beobachtet. In solchen Fällen prä-emptive Rituximab-Therapie.

Verlauf und Prognose

> Die Prognose der verschiedenen TMA-Formen ist unterschiedlich. Die kongenitalen Formen sprechen meist prompt auf Plasmainfusionen an, sind jedoch chronisch und unheilbar. Ohne prophylaktische Plasmainfusionen treten immer wieder Krankheitsschübe auf, die zu chronischen Organschäden führen.
> Die Autoimmun-TTP hat seit der Einführung von Caplacizumab nur mehr eine geringe Mortalität (< 1 %), ohne Caplacizumab sterben 5-10 % der Patienten im akuten Schub. Durch Immunsuppression kann eine Dauerheilung erreicht werden, und die Organschäden bilden sich meist komplett zurück. Das gilt auch für die meisten Formen der sekundären TMAs, bei denen nach Elimination des Triggers der Krankheitsaktivität sistiert.
> TMA-Formen mit ausgeprägter Niereninsuffizienz (HUS mit Komplementdefekten) führen oft zur terminalen Niereninsuffizienz. Hier scheint der frühzeitige Beginn einer Eculizumab-Therapie dieses Endstadium verhindern zu können.

Prävention

> Bei kongenitalen TMA-Formen prophylaktische Behandlung mit Plasmainfusionen zur Reduktion der Relapse-Rate.
> Nach Autoimmun-TMA sorgfältige Überwachung der Antikörpertiter und Einleitung einer Immunsuppression bei Wiederauftreten des Autoimmunprozesses.
> Vermeidung von potenziellen Triggern (Schwangerschaften, Infektionen, Operationen, Trauma, Medikamente, etc.).

4.15 Heparininduzierte Thrombozytopenie

Kathleen Selleng, vormals beteiligt: Frauke Bergmann*

Aktuelles

> Die Heparin-induzierte Thrombozytopenie ist eine der Plättchenfaktor 4 (PF4) - Antikörper assoziierten Erkrankungen, die durch eine starke Thrombozytenaktivierung und Thromboseneigung gekennzeichnet sind.
> Aktuell sind folgende Syndrome mit PF4-Antikörpern assoziiert:
1. Klassische HIT
2. Autoimmune HIT (aHIT)
3. Spontane HIT
4. Vakzin-induzierte thrombotische Thrombozytopenie (VITT)
   - Im Rahmen der Impfkampagne gegen Covid-19 haben Adenovirusvektor-basierte Impfstoffe zu einer schwerwiegenden, wenn auch sehr seltenen, unerwünschten Nebenwirkung geführt. Führend waren Sinusvenen-Thrombosen im Zusammenhang mit einer Thrombozytopenie. Auch Thrombosen atypischer Lokalisation, z. B. im Splanchnikusgebiet, sind gehäuft beobachtet worden.
   - Nachweis von hochtitrigen anti-PF4 Antikörpern in HIT-Antikörper-Suchtesten (ELISA); HIT-Schnellteste erfassen diese nicht; Thrombozytenaktivierung ohne Anwesenheit von Heparin.

5. Adenovirus-Infektion assoziierte thrombotische Thrombozytopenie
- sehr seltene VITT-ähnliche Immunreaktion nach Adenovirus-Infektionen, auch bei Kindern beobachtet.
- Leitsymptome sind die Thrombozytopenie 5–10 Tage nach Infektion und neu hinzukommende Kopfschmerzen, die einer Sinusvenenthrombose vorausgehen können.
- Wird diese Immunantwort nicht erkannt und umgehend behandelt, ist sie mit einer hohen Mortalität assoziiert.

Definition

▶ Thrombozytenabfall um > 50 % vom Ausgangswert nach Beginn der Heparintherapie oder nach dem postoperativen Wiederanstieg der Thrombozytenzahl
▶ tritt meist zwischen Tag 5–10 nach Beginn der Heparintherapie auf, bei Heparin-kontakt innerhalb der vorangegangenen 3 Monate auch früher möglich
▶ verursacht durch thrombozytenaktivierende Anti-Plättchenfaktor 4/Heparin Anti-körper vom Typ IgG
▶ hoch thrombogene, lebensbedrohliche Nebenwirkung einer Heparintherapie.

Epidemiologie

> **Praxistipp**
> Die unterschiedliche Wahrscheinlichkeit für das Auftreten einer HIT in diversen Patientenkollektiven hat Einfluss auf die Empfehlung zur Notwendigkeit der Thrombozytenzählung nach Beginn der Heparintherapie gefunden und ist bei einer Wahrscheinlichkeit < 1 % nicht mehr notwendig. Eine Ausgangszahl ist jedoch immer zu erheben.

Häufigkeit

▶ Häufigste medikamentös induzierte Immunthrombozytopenie.
▶ Inzidenz < 0,1–7 % der gegenüber Heparin exponierten Patienten.
▶ Kardiochirurgische Patienten > andere chirurgische Patienten > internistische Patienten.
▶ Behandlung mit unfraktioniertem Heparin > niedermolekularem Heparin.

Altersgipfel

▶ Ältere Patienten > jüngere > Schwangere und Kinder (Rarität!).

Geschlechtsverteilung

▶ Frauen > Männer

Prädisponierende Faktoren

▶ Die HIT wird inzwischen als fehlgeleitete Immunantwort bei der Infektabwehr interpretiert. PF4 fungiert als Opsonin, das stark negativ geladene Substanzen (Polyanionen), wie Oberflächenstrukturen von Bakterien und auch Heparine, neutralisiert und die angeborenen Immunabwehrmechanismen, wie die zelluläre Phagozytose, anspricht. Daher findet man PF4/Polyanion-Antikörper in niedrigen Titern bei vielen Menschen. Welche Patienten jedoch unter der Heparin-Therapie eine HIT entwickeln, lässt sich aktuell nicht vorhersagen.
- Risikofaktoren für die Entwicklung einer HIT sind rezidivierende Infektionen, große traumatisierende Operationen (wegen der verstärkten PF4- Freisetzung aus aktivierten Thrombozyten); die Verwendung von unfraktioniertem Heparin.
- Eine genetische Prädisposition ist möglich (z. B. Fcγ-Rezeptor-IIA-H131R-Polymorphismus), aber nicht dominierend, sodass sie die Behandlungsstrategie des einzelnen Patienten nicht beeinflusst.

Ätiologie und Pathogenese

Entstehung von Immunkomplexen

▶ PF4 bindet Heparin oder andere stark negativ geladene große Moleküle. Die Bindung führt zu einem Komplex, der ein Neoantigen darstellt, gegen das B-Zellen anti-PF4/Heparin-Antikörper produzieren.
▶ PF4 wird bei der Aktivierung von Thrombozyten freigesetzt. So entstehen Immunkomplexe aus PF4 und Heparin und anti-PF4/Heparin IgG Antikörpern.

Aktivierung von Thrombozyten und der Gerinnungskaskade

▶ Die PF4/Heparin-Antikörper-Komplexe lagern sich auf der Thrombozytenoberfläche ab. Die FcγIIa-Rezeptoren der Thrombozyten erkennen die Fc-Teile der Anti-PF4/Heparin-Antikörper und werden durch diese vernetzt. Dies führt zu einer Signalkaskade und zur Aktivierung/ Aggregation der Thrombozyten.
▶ Bei der Aktivierung der Thrombozyten werden auch plasmatische Gerinnungsfaktoren aktiviert, sodass viel Thrombin entsteht. Thrombin aktiviert Fibrinogen. Es entsteht ein Thrombozyten-Fibrin-Gerinnsel (white clot).

HIT ist eine systemische Erkrankung

▶ Thrombin ist ein starker Signalgeber für Endothelzellen, Monozyten, Makrophagen. Tissue-Faktor wird auf den Zelloberflächen der verschiedenen Zellpopulationen aktiviert und führt zu einer Verstärkung der Thrombingenerierung und Thromboseneigung.
▶ Thrombosen im venösen Gefäßsystem sind häufiger als im arteriellen Gefäßsystem.

Klassifikation und Risikostratifizierung

▶ Es gibt keine Klassifikation der HIT, aber verschiedene Verlaufsformen, die man unterscheidet nach der Art des Auftretens (Trigger der Immunantwort) und nach der Abhängigkeit vom Heparin. Allen gemeinsam ist die Thromboseneigung, assoziiert mit der Thrombozytopenie und dem Nachweis Thrombozyten-aktivierender PF4-abhängiger Antikörper.

Klassische Heparin-induzierte Thrombozytopenie

▶ Heparin-abhängige Thrombozytenaktivierung, Anti-PF4/Heparin IgG Antikörper nachweisbar

Autoimmune Heparin-induzierte Thrombozytopenie (aHIT)

▶ Heparin-unabhängige starke Thrombozytenaktivierung, kann aber durch eine einmalige Heparingabe getriggert werden.
▶ auch beschrieben als "delayed onset HIT", d. h. Thrombozytopenie und/ oder Thrombose erst Tage nach Absetzen von Heparin; schwere Form der HIT mit Thrombozyten < 20/nl und Verbrauchskoagulopathie.
▶ Antikörper gegen den Komplex aus PF4/ Polyanionen (z. B. Heparine, Chondroitinsulfat, Polyphosphate) nachweisbar; über Monate persistierend; rezidivierende Thrombozytopenien/Thrombosen nach Absetzen der therapeutischen Antikoagulation möglich.
▶ trotz alternativer therapeutischer Antikoagulation persistierende Thrombozytopenie, oft nur durchbrechbar durch die Gabe von hochdosierten intravenösen Immunglobulinen.

Spontane Heparin-induzierte Thrombozytopenie

▶ Die Benennung ist irreführend, aber sie hat sich historisch ergeben, da bei dieser Erscheinungsform die HIT-ähnlichen Symptome ohne vorherigen Heparinkontakt auftreten. Sie ist besonders nach Kniegelenksendoprothesen-Operationen beobachtet worden.

▶ **Risikobewertung**
- Das Risiko, eine HIT zu entwickeln, ist unter der Gabe von unfraktioniertem Heparin 10x höher als unter niedermolekularem Heparin, am geringsten unter Fondaparinux. Direkte orale Antikoagulantien induzieren keine HIT.
- Chirurgische und Trauma-Patienten haben ein 3x höheres Risiko eine HIT zu entwickeln als internistische Patienten.

Symptomatik

▶ Klinische Zeichen, bei denen man differentialdiagnostisch an eine HIT denken sollte s. Tab. 4.27.

Tab. 4.27 • Klinische Zeichen für eine HIT.

Klinisches Symptom	Kommentar
Thrombozytenabfall ≥ 50 %	Thrombozytenfall von 30–50 % in 10 % der HIT-Fälle
Thrombozytenabfall beginnt 5–10 Tage nach Beginn der Heparingabe	Bei Reexposition mit Heparin innerhalb von 30 Tagen Abfall auch früher möglich; bei bereits immunisierten Patienten mit hohen Antikörper-Spiegeln binnen 24 h möglich, meist nach Heparin-Bolus (rapid oder early onset HIT).
Thrombozytenzahl-Nadir ≥ 20/nl	Bei zusätzlicher DIC kann die TZ niedriger sein.
Thrombose	venös oder arteriell, dosisunabhängig und bis zu 4 Wochen nach Beginn der Heparingabe, Mikrothombosen, die z. B. zu Hautnekrosen/ Quaddelbildung an den Heparin-Injektionsstellen oder Akren führen. Rezidivierende Verschlüsse von extrakorporalen Kreisläufen/ Dialysefiltern, Gefäßkathetern
Seltene Manifestation	anaphylaktoide Reaktion nach Heparinbolus Nebennierenrindennekrosen mit sekundärer Einblutung
Keine Petechien oder signifikante Blutungsneigung	auch bei Thrombozytenzahlen < 10-20/nl
Fehlende andere Ursachen für eine Thrombozytopenie	wie Infektionen, andere Medikamente als Heparin, kardiopulmonale Bypass- oder andere große Operationen

> **⚠ Cave**
> Es muss keine Thrombozytopenie (definiert als Thrombozytenwert < 150/nl) vorliegen!
> Thrombozytenabfall um 50 % bedeutet nicht zwangsläufig Thrombozytopenie: Bei normalen Thrombozytenzahlen sind antikörperinduzierte Thrombosen möglich und der Thrombozytenabfall kann bei ca. 30 % der Patienten erst nach der Thrombose auffallen.

Diagnostik

Diagnostisches Vorgehen

▶ Die HIT ist eine klinische Diagnose! Eine rasche Diagnosestellung senkt Morbidität und Mortalität (Abb. 4.35).

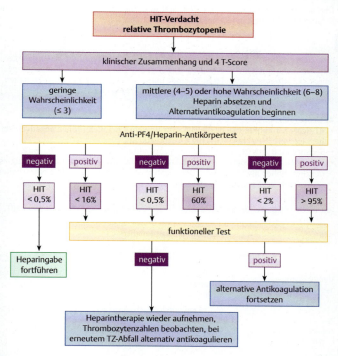

Abb. 4.35 • Algorithmus zum diagnostischen Vorgehen bei Verdacht auf eine Heparin-indu-zierten Thrombozytopenie. Die Prozente geben Auskunft über die (Posttest-) Wahrscheinlich-keit der HIT, wenn 4T-Score und die Ergebnisse eines PF4/Heparin Antikörpertestes zusammen bewertet werden (Bayesian Analyse). So wird eine HIT sehr unwahrscheinlich (< 2 %), wenn der 4T-Score zwar hoch ist, PF4/Heparin Antikörper aber nicht nachgewiesen werden. (Basierend auf: Warkentin TE. Laboratory diagnosis of heparin-induced thrombocytopenia. Int J Lab Hematol. 2019; 41 Suppl 1: 15-25., Cuker A. Clinical and laboratory diagnosis of heparin-induced thrombo-cytopenia: an integrated approach. Semin Thromb Hemost. 2014; 40(1): 106-114.)

▶ Ausschluss einer Pseudothrombozytopenie.
▶ Die klinische Wahrscheinlichkeit (pretest probability) für eine HIT wird über ein Score-System (sog. 4T-Score, Tab. 4.28) ermittelt. Eine labordiagnostische Sicherung ist zwingend notwendig. Ist die Diagnose bestätigt, sollte eine Meldung an die Arz-neimittelkommission der Ärzteschaft erfolgen.
▶ Für den Nachweis von anti-PF4/Heparin IgG Antikörpern stehen zahlreiche kom-merzielle (Antigen-)Teste zur Verfügung mit unterschiedlicher Sensitivität und Spe-zifität.
▶ Ein positiver Antigentest soll durch einen Funktionstest zum Nachweis der Throm-bozytenaktivierung (z. B. HIPA-Test) bestätigt werden. Ohne positiven Funktionstest ist die Diagnose einer HIT nicht gesichert.
▶ Insbesondere funktionelle Tests stehen nicht in jedem Labor zur Verfügung. Bei ho-her klinischer Wahrscheinlichkeit darf daher mit einer alternativen Antikoagulation nicht gewartet werden, bis die Laborergebnisse verfügbar sind.

▶ Die direkte Kommunikation zwischen Arzt und Labor ist für die Interpretation und Behandlungsstrategie in jedem Fall hilfreich.

> **Cave**
>
> Die Überdiagnose einer HIT und der damit unnötige Einsatz Alternativantikoagulanzien geht mit einem erhöhten Blutungsrisiko bei bereits thrombozytopenischen Patienten einher. Etwa 50 % der intensivmedizinischen Patienten haben zeitweilig eine Thrombozytopenie, aber nur ca. 1 % hat eine HIT!

▶ **4T-Score** (Tab. 4.28):
- 4T-Score ≤ 3 Punkte macht die HIT sehr unwahrscheinlich (hoher negativer Vorhersagewert (NPV) bei 99,8 % [95 % CI, 97–100 %]).
- Sensitivität 81,3 % (95 % CI 67,7–94,8 %), Spezifität 63,8 % (95 % CI; 59,5–68 %).
- Nachteil: Die Interobserver-Variabilität des 4T-Scores im klinischen Alltag ist deutlich höher als in Studien. Der positive Vorhersagewert (PPV) eines hohen Scores (≥ 4) liegt nur bei 64 % (95 % CI, 40–82 %).

Tab. 4.28 • **4T-Score für die Bewertung der klinischen Wahrscheinlichkeit einer HIT.**

	Punkte	Wahrscheinlichkeitskriterien		
		2	**1**	**0**
Thrombozytopenie		Abfall um > 50 % auf einen Nadir ≥ 20/nl	Abfall um 30–50 % auf einen Nadir 10–19/nl	Abfall um < 30 % auf einen Nadir ≤ 10/nl
Zeit (**T**iming) bis Abfall der Thrombozyten		5–10 Tage oder ≤ 1 Tag bei früherer Heparintherapie (innerhalb der letzten 30 Tage)	> 10 Tage oder < 1 Tage bei Heparintherapie innerhalb der letzten 31–90 Tage	< 4 Tage (keine frühere Heparintherapie)
Thrombose oder andere Komplikationen		Neue Thrombose; Hautnekrose; akute systemische Reaktion nach Heparinbolus	Progressive oder wiederholte Thrombose; erythematöse Hautläsionen; Thromboseverdacht aber nicht bestätigt	Keine Thrombose/Komplikationen
Andere Ursachen (o**T**her causes) für die Thrombozytopenie		Keine andere Ursache für einen Thrombozytenabfall	mögliche andere Ursache nachweisbar	Andere Ursache nachgewiesen
Wahrscheinlichkeitsscore	Σ			

▶ **Weitere Scores**
- HIT-Expert-Probability-Score (HEP-Score)
- CBP-Score: Für das spezielle Kollektiv der Patienten nach Herz-Thorax-Chirurgie mit kardiopulmonalem Bypass.

Anamnese

▶ Grunderkrankung (Chemotherapie, bekannte Autoimmunthrombozytopenie, hereditäre Thrombozytopenie), Heparinexposition in den vergangenen 2 Wochen bis

3 Monaten, Medikamentenanamnese (andere Medikament-induzierte Thrombozytopenie möglich?); Chirurgischer, besonders orthopädischer, Eingriff in den letzten 2-4 Wochen.

► Zeichen einer Blutungsneigung (spricht eher gegen eine HIT)
► Hinweise auf eine frische Thrombose (Score nach Wells)
► Bei Dialysepatienten können sich plötzlich Dialysemembran-Verschlüsse als Hinweis auf eine HIT zeigen.
► livide, schmerzhafte Hautveränderungen an den Heparininjektionsstellen (Kommunikation mit Pflegekräften).
► Die Symptome sind zwischen Tag 5 und Tag 10, maximal bis Tag 14 der Heparinexposition aufgetreten.
► Eine besondere Entität stellen Patienten nach Operation mit kardiopulmonalem Bypass dar, hier fällt unter Umständen auf, dass die Thrombozyten nach der Operation nicht gut ansteigen oder noch einmal um 30-50 % vom postoperativ höchsten Wert fallen.

Körperliche Untersuchung

► Klinische Symptome einer Beinvenenthrombose:
  • Schmerz/Verhärtung entlang der tiefen Venen,
  • Unterschenkelschwellung > 3 cm gegenüber dem anderen Bein,
  • Auftreten von Kollateralvenen,
  • eindrückbares Ödem am symptomatischen Bein.
► Thrombuswachstum unter Heparingabe.
► Klinische Symptome der akuten Lungenembolie (LE):
  • Brustschmerz,
  • Dyspnoe mit plötzlichem Beginn,
  • ggf. Synkope,
  • Hämoptysen,
  • Lunge auskultatorisch unauffällig.
► Zur Basisdiagnostik zählen auch:
  • Vitalparameter, Röntgen-Thorax-Übersicht in 2 Ebenen, EKG und Blutgasanalyse, D-Dimere.

Labor

Merke
Kein Antikörper-Nachweissystem hat eine 100 %ige Sensitivität und Spezifität!

► Es sind 2 Gruppen von Testsystemen zum Nachweis von PF4/Heparin-Antikörpern zu unterscheiden mit erheblichen Unterschieden für Sensitivität und Spezifität. Daher wird unbedingt empfohlen, einen Antigentest mit einem funktionellen Test zu kombinieren.

Immunologische Teste (Antigentest)
► IgG-spezifischer Anti-PF4/H-Antikörper ELISA (Sensitivität > 99 %)
► sog. HIT-Schnellteste. Die Sensitivität der Schnelltests liegt > 90 % und die Spezifität zwischen 70 % und 95 %.
  • Partikel-Gel-Immunoassay (PaGIA),
  • Latex-Immunoturbidimetrischer Assay (LIA),
  • Chemilumineszenzimmuntest (CLIA),
  • Lateral-flow Immunoassay (LFI)
► **Vorteile**:
  • größere Verbreitung und daher bessere Verfügbarkeit im Vergleich zu funktionellen Tests.
  • hoher Negativ-prädiktiver Wert im ELISA
  • der ELISA erkennt auch die PF4-Antikörper bei der VITT

► **Nachteile**:
- niedriger Positiv-prädiktiver Wert
- je nach Testsystem kann ein HIT-Schnelltest falsch-negative Ergebnisse liefern, VITT-Antikörper werden im Allgemeinen von Schnelltesten nicht erkannt.

Funktionelle Teste
► Serotonin Release Assay (SRA): in Deutschland wegen des Einsatzes von ^{14}C-Serotonin-, radioaktivmarkierter Spenderthrombozyten nicht verwendet.
► Heparin-induzierter-Plättchenaktivierungs-Test (HIPA-Test) (nach Greinacher),
► Modifizierte Lichttransmissionsaggregometrie (nach BORN),
► Durchflusszytometrie (z. B. über P-Selektin-Bestimmung),
► Vollblut-Impedanzaggregometrie (z. B. Multiplate),
► Modifizierter Thrombingenerationsassay.
► **Vorteile**:
- Diese Testsysteme setzen gewaschene Spenderthrombozyten ein und sind daher besonders sensitiv (80–99 %).
► **Nachteile**:
- zeitintensiv,
- nicht überall verfügbar, ist Speziallaboren vorbehalten,
- benötigt Spenderthrombozyten aus einer frischen Blutentnahme,

> **❗ Merke**
> Die klinische Einschätzung bleibt zentraler Teil der Diagnosestellung (Posttest probability).
> So können bei fast 50 % der Patienten nach kardiopulmonalem Bypass Anti-PF4/H-Komplex-AK am 5. Tag postoperativ nachgewiesen werden, aber nur 2–3 % weisen thrombozytenaktivierende AK auf und entwickeln eine klinisch relevante HIT!

Mikrobiologie und Virologie
► Keine Daten vorhanden

Bildgebende Diagnostik
► Keine Daten vorhanden

Instrumentelle Diagnostik
► Keine Daten vorhanden

Differenzialdiagnosen
► Diese Krankheitsbilder können ein ähnliches klinisches Bild zeigen:
- Schweres Antiphospholipid-Antikörpersyndrom (catastrophic APS) oder ein SLE-Schub,
- thrombotisch thrombozytopenische Purpura (TTP, Morbus Moskowitz),
- disseminierte intravasale Gerinnung (DIC),
- posttransfusionelle Purpura.
- Weitere medikamentös induzierte Ursachen der Thrombozytopenie sind ebenfalls zu berücksichtigen; diese wären im Allgemeinen mit einer Blutungsneigung assoziiert und der Nadir der Thromboyztenzahl liegt bei der HIT höher (um 60/nl) und selten niedriger.

Nichtneoplastische Erkrankungen

Therapie

Therapeutisches Vorgehen

! **Cave**
Bei einer gesicherten HIT reicht es nicht aus, Heparin nur abzusetzen! Eine alternative Antikoagulation ist zwingend indiziert, auch bei niedrigen Thrombozytenzahlen.

▶ Bedingt durch die Thrombozytenaktivierung besteht ein hohes Risiko für (weitere) Gefäßverschlüsse.
▶ Es ist daher zwingend, bis zur Normalisierung der Thrombozytzahl auf ein alternatives Antikoagulans umzustellen (Abb. 4.36). Wenn das Blutungsrisiko niedrig erscheint, sollte mit einer therapeutischen Antikoagulation begonnen werden, auch wenn sich noch keine Thrombose manifestiert hat. Nur, wenn das Blutungsrisiko eher hoch erscheint, kann bis zum Eintreffen der Laborergebnisse mit einer thromboseprophylaktischen Dosierung überbrückt werden (nur für Danaparoid verfügbar).
▶ Das Risiko für einen neuen Gefäßverschluss bei HIT (ohne Alternativantikoagulans) liegt initial bei 5–10 % pro Tag in den ersten 2 Tagen und bei 38 % bzw. 53 % nach 1 Monat, wenn nur das Heparin gestoppt würde.

Allgemeine Maßnahmen

▶ alle Heparine stoppen, auch Katheterspüllösungen überprüfen
▶ Patienten in der Akte und am Bett als HIT-Patienten erkennbar machen

Pharmakotherapie

▶ Zugelassen in Deutschland sind folgende Präparate (Dosierung und Anwendungseinschränkungen s. jeweils ärztliche Fachinformation):
  • Argatroban: direkter Thrombininhibitor, Antikoagulans der Wahl bei Patienten mit eingeschränkter Nierenfunktion, kurze Halbwertszeit, Monitoring: aPTT oder Konzentrationsbestimmung mit chromogenem Assays

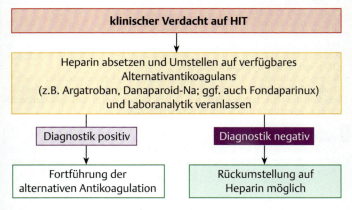

Abb. 4.36 • Heparininduzierte Thrombozytopenie. Therapeutisches Vorgehen.

- Danaparoid: FXa-Inhibitor, lange Halbwertszeit ähnlich niedermolekularem Heparin, stark abhängig von Nierenfunktion, Monitoring: anti-FXa Aktivität
- Fondaparinux ist zwar nicht für die Behandlung zugelassen, hat sich aber als geeignet in Beobachtungsstudien und Fallsammlungen gezeigt und findet Einsatz meist bei Patienten mit HIT, nachdem die akute Phase vorbei ist, und mit HIT in der Anamnese – und ist zumeist in vielen Kliniken sofort verfügbar. Mit einer Zulassungsstudie für diese Indikation ist nicht zu rechnen.
- In der ASH-VTE Leitlinie zur Antikoagulation bei HIT wird auf die Auswahlkriterien für die unterschiedlichen Medikamente verwiesen: Verfügbarkeit, Kosten, mögliches Monitoring, Halbwertszeit sowie Leber- und Nierenfunktion des Patienten, Blutungsrisiko - und die Erfahrung des Behandlers mit den verschiedenen Antikoagulanzien. Hirudine (Bivalirudin, Lepirudin) stehen für die Behandlung nicht mehr zur Verfügung. Die Behandlung mit DOAKs ist eine Option, wenn auch ohne Zulassungsstudien für diese Indikation.

! *Merke*

Der Behandler entscheidet je nach Verfügbarkeit und persönlicher Erfahrung, welches Präparat eingesetzt wird. Entscheidend für die Reduktion von Morbidität und Mortalität ist das rasche Umstellen der Medikation und eine ausreichende Dosierung! Argatroban wird häufig unterdosiert, wenn die PTT durch Gerinnungsfaktorenmängel verlängert ist und die Argatrobanwirkung nicht adäquat abbildet (PTT confounding).

▶ Der gesicherte Gefäßverschluss hat Einfluss auf die Dosierung des Alternativantikoagulans und Dauer der Antikoagulation (mindestens 3 Monate).
▶ Bei einer HIT ohne Thrombose ist die Antikoagulation solange erforderlich, bis die Thrombozytenzahl den Thrombozyten-Ausgangswert stabil (mindestens 2 Tage) erreicht hat und aufgrund der Grunderkrankung des Patienten die Antikoagulation indiziert ist.
▶ Die aufgeführten Antikoagulanzien sind seit vielen Jahren im Gebrauch, Nachteile sind:
- Verfügbarkeit ist nicht immer gegeben,
- hohe Kosten,
- Monitoring notwendig und erhöhtes Blutungsrisiko, insbesondere bei eingeschränkter Nierenfunktion.
- fehlendes Antidot.
▶ Direkte orale Antikoagulanzien interferieren nicht mit dem Pathomechanismus der HIT. Sie können nach Normalisierung der Thrombozytenzahl für die längerfristige Antikoagulation verwendet werden. Die Anwendung in der akuten HIT ist in Einzelfällen und Fallserienberichten publiziert.
▶ Bei einer Autoimmun-HIT, persistierender Thrombozytopenie und/oder rezidivierenden Thrombosen trotz alternativer Antikoagulation kann die intravenöse Gabe von hochdosierten Immunglobulinen (1 g/kg Körpergewicht an 2 aufeinanderfolgenden Tagen) den Pathomechanismus durchbrechen.

! *Cave*

Die Anwendung von Vitamin K-Antagonisten (VKA) in der akuten Phase der HIT ist absolut kontraindiziert. Der durch VKA induzierte Protein C Mangel kann zur Extremitätengangrän führen.

Interventionelle Therapie

Thrombektomie

▶ Bei foudroyanten Gefäßverschlüssen mit der Gefahr des Organverlusts oder Amputation ist eine Thrombektomie zu erwägen.

▶ Jede Katheter- oder Gefäßintervention steigert die Thromboseneigung in diesem Gefäß.

▶ Hier ist zu berücksichtigen, dass für den Eingriff kein Heparin für die Spülung eingesetzt werden darf, ansonsten ist ein akuter Reverschluss des Gefäßes wahrscheinlich.

▶ Bei einigen Patienten wurde die Verdachtsdiagnose HIT erst über wiederholte rasche Reverschlüsse nach primär erfolgreichem gefäßchirugischem Eingriff gestellt (typischer Heparin-Flush als Trigger).

Nachsorge

▶ Patienten mit der Diagnose HIT erhalten keinen Notfallausweis mehr, da der alte Merkspruch „einmal HIT – immer HIT" nicht mehr gilt.

▶ Reoperation/Heparin-Reexposition:
  • PF4/Heparin-Antikörper verschwinden im Mittel innerhalb von 100 Tagen, im Median nach 50–85 Tagen. Die Thrombozyten-aktivierende Eigenschaft verschwindet häufig schon früher. Somit ist eine Heparin-Reexposition bei negativem Antikörper-Test oder noch positivem Nachweis, aber negativem Funktionstest und normalen Thrombozytenzahlen, möglich.
  • Dies ist insbesondere in der Herz-Thorax- oder Gefäßchirurgie von Relevanz, wenn Reoperationen notwendig werden.

Verlauf und Prognose

▶ Durch das rechtzeitige Denken an eine HIT und rasches Umstellen auf das verfügbare Alternativantikoagulans lassen sich (weitere) thromboembolische Komplikationen, Extremitätenverlust oder der Tod des Patienten vermeiden.

▶ Mind. ein Drittel der HIT-Patienten entwickeln arterielle oder venöse Thrombosen.

▶ Bis vor 1–2 Dekaden lag die Mortalität der HIT bei 20 %, in einem etwa gleichen Prozentsatz trugen Patienten bleibende Schäden davon, z. B. Amputationen oder Residualdefekte nach Schlaganfällen.

▶ Vor allem durch die frühzeitige Diagnose und neue Therapieoptionen wurde die Komplikationsrate der HIT deutlich gesenkt (Mortalität 6–7 %, Amputationen 5–6 %).

Prävention

▶ Durch den vermehrten Einsatz von NMH anstelle von UFH konnte bereits eine deutliche Reduktion der HIT-Inzidenz mit allen Folgekosten erzielt werden.

▶ Ein weiterer Rückgang ist durch den zunehmenden Einsatz der DOAK zur Behandlung von Thromboembolien zu erwarten. Diese Medikamente können keine HIT induzieren, da sie keine biochemische Strukturähnlichkeit mit Heparin haben und daher diese Antikörper nicht gebildet werden.

4.16 Monoklonale Gammopathie unklarer Signifikanz

Ralph Naumann

Definition

▶ Die Diagnosekriterien der International Myeloma Working Group (IMWG) lauten:
  • Nachweis eines monoklonalen Serumproteins (M-Proteins) < 30 g/l und
  • monoklonales Protein im Urin < 500 mg/h (nur bei Leichtketten-Typ),

- monoklonale Plasmazellen im Knochenmark < 10 % und
- kein Nachweis von Endorganschäden nach CRAB-Kriterien (Hyperkalzämie, Niereninsuffizienz, Anämie, Osteolysen), einer B-Zell-Neoplasie oder einer Amyloidose; außer wenn diese Symptome durch eine andere Ursache erklärt werden können.

Epidemiologie

Häufigkeit

Prävalenz beträgt
- ► ca. 3 % bei Menschen > 50 Jahre,
- ► ca. 5 % bei Menschen > 70 Jahre und
- ► ca. 7,5 % bei Menschen > 85 Jahre.

Altersgipfel

- ► Die Prävalenz steigt mit zunehmendem Alter.

Geschlechtsverteilung

- ► Männer sind etwas häufiger betroffen als Frauen.

Prädisponierende Faktoren

- ► Das Risiko für eine MGUS ist bei Menschen erhöht, bei deren Verwandten 1. Grades bereits eine MGUS diagnostiziert wurde.

Ätiologie und Pathogenese

- ► Als Ursache für vermehrtes Auftreten einer monoklonalen Gammopathie werden diskutiert:
  - Verschiedene Chemikalien,
  - Strahlenbelastung und
  - teilweise familiäres Auftreten sowie
  - Infektionen mit dem Herpes-Virus-8.
- ► Welche Faktoren die Menge der Produktion des monoklonalen Proteins beeinflussen, ist unklar.

Klassifikation und Risikostratifizierung

- ► Klassifikation nach dem monoklonalen Immunglobulin:
  - Schwerketten-MGUS: MGUS mit Nachweis von Schwerketten-Immunglobulinen (Immunglobulin-Isotypen vom Typ IgG, IgA, IgM, selten: IgD und IgE) und M-Gradient in der Serumelektrophorese;
  - Leichtketten-MGUS: MGUS mit Nachweis von Leichtketten-Immunglobulinen (Kappa, Lambda) ohne M-Gradient in der Serumelektrophorese.
- ► Risiko der Progression:
  - Das Risiko für den Übergang in ein Multiples Myelom oder ein anderes B-Zell-Lymphom beträgt:
    - für Patienten mit Schwerketten-MGUS ca. 1–1,5 % jährlich und
    - für Patienten mit Leichtketten-MGUS ca. 0,3 % jährlich.
  - Hauptrisikofaktor ist die Höhe des M-Proteins:
    - Bei einem M-Protein ≥ 15 g/l im Serum beträgt das Progressionsrisiko nach 10 Jahren ca. 16 %.
  - Hochrisiko-MGUS wird definiert als Vorliegen aller drei der folgenden Risikofaktoren:
    - monoklonales Serumprotein (M-Protein) > 15 g/l,
    - pathologischer Quotient der freien Kappa- und Lambda-Leichtketten im Serum,
    - nicht IgG-MGUS (z. B. IgA, IgM, IgD).

❗ Merke

Bei einer Hochrisiko-MGUS liegt das Risiko der Progression in eine Neoplasie bei > 50 % nach 20 Jahren; fehlen alle drei o. g. Risikofaktoren, liegt dieses Risiko bei ca. 5 %.

Symptomatik

▶ Menschen mit MGUS haben definitionsgemäß keine Beschwerden.

Diagnostik

Diagnostisches Vorgehen

▶ Die MGUS stellt mit über 50 % die häufigste Diagnose bei Patienten mit einer monoklonalen Gammopathie dar.
▶ Die MGUS ist eine Ausschlussdiagnose; deshalb müssen die wichtigsten Differenzialdiagnosen sorgfältig abgeklärt werden (s. unten: Differenzialdiagnosen).
▶ Diagnostischer Algorithmus s. Abb. 4.37

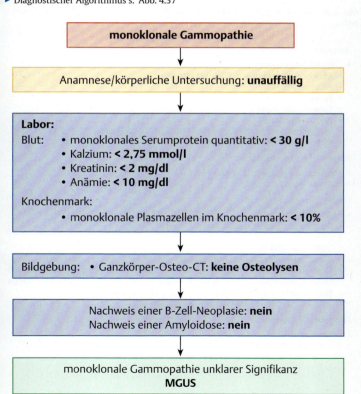

Abb. 4.37 • MGUS. Diagnostisches Vorgehen bei Vorliegen einer monoklonalen Gammopathie.

Patientenname:	Max Mustermann	Untersuchung vom:	02/05/2016
Patienten Nr.:	0857234410	Probe Nr.:	20
Geburtsdatum:	01/01/1955	Station:	otk

Serumprotein Kapillar-Elektrophorese

Fraktion	%	Norm-%	g/l
Albumin	**57,1**	55,8 – 66,1	41,9
α 1	**4,8**	2,9 – 4,9	3,5
α 2	**12,2**	7,1 – 11,8	8,9
β 1	**6,1**	4,7 – 7,2	4,5
β 2	**4,3**	3,2 – 6,5	3,2
γ	**15,5**	11,1 – 18,8	11,4

A/G: 1,33 Gesamteiweiß: 73,3
Kommentare:

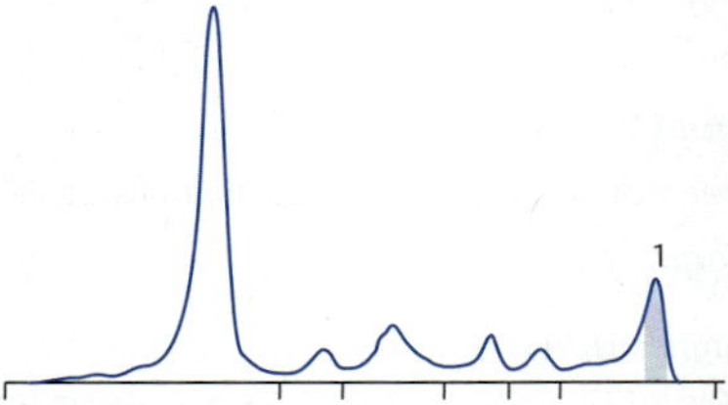

Bande	%	g/l
1	7,6	5,6

Abb. 4.38 • MGUS. Beispiel für eine Elektrophorese mit Nachweis einer Monoklonalen Gammopathie.

Anamnese

▶ Gezielte Anamnese:
- Knochenschmerzen, v. a. Rückenschmerzen
- Anämiesymptome
- Fatigue
- Gewichtsabnahme
- Infektanfälligkeit
- Symptome einer Nieren- oder Herzinsuffizienz (Amyloidose!)
- Symptome einer Polyneuropathie

Körperliche Untersuchung

▶ Hinweise auf schmerzhafte Knochen
▶ Palpable Raumforderungen

Labor

▶ Blut:
- Blutbild und Differenzialblutbild,
- CRP,
- Elektrolyte inkl. Kalzium,
- Nierenretentionsparameter inkl. GFR,
- Gesamteiweiß, Serumelektrophorese (Abb. 4.38), Immunelektrophorese (Immunfixation), Immunglobuline quantitativ (IgG, IgA, IgM, evtl. IgD, IgE), freie Kappa- und Lambda-Leichtketten mit Berechnung des Quotienten.
▶ Urin: Albumin und Leichtketten im 24-Stunden-Urin.

Bildgebende Diagnostik

Echokardiografie
▶ Echokardiografie bei Hinweisen für Herzinsuffizienz (kardiale Amyloidose?).

> **Merke**
>
> Bei Nachweis eines CRAB-Kriteriums (Hyperkalzämie, Niereninsuffizienz, Anämie, Osteolysen) oder eines SLiM-CRAB-Kriteriums (monoklonale Plasmazellen ≥ 60 % im Knochenmark, Leichtkettenquotient ≥ 100 und > 1 fokale Läsion ≥ 5 mm im MRT) ist eine MGUS ausgeschlossen.

Röntgen

▶ Röntgenuntersuchung des gesamten Skelettsystems, heute meist in Form der Ganzkörper-Osteo-CT (Osteolysen?).

Histologie, Zytologie und klinische Pathologie

Knochenmarkdiagnostik

▶ Knochenmark: Aspirationszytologie und Knochenmarkhistologie.

Biopsie

▶ Biopsie bei Verdacht auf Weichteilraumforderung, Aspiration von abdominellem Bauchfett, ggf. Organbiopsie bei Verdacht auf Amyloidose.

Differenzialdiagnosen

▶ Paraprotein-assoziierte Erkrankungen:
- Gammopathie-assoziierte periphere Neuropathie (meist IgM-assoziiert),
- Monoklonale Gammopathie renaler Signifikanz (MGRS).

▶ Schwelendes („Smoldering") Myelom (asymptomatisch):
- Nachweis eines monoklonalen Serumproteins ≥ 30 g/l,
- monoklonales Protein im Urin ≥ 500 mg/h (nur bei Leichtketten-Typ) und/oder
- monoklonale Plasmazellen im Knochenmark ≥ 10 % und
- keine Endorganschäden (CRAB-Kriterien).

▶ Multiples Myelom (symptomatisch):
- monoklonale Plasmazellen im Knochenmark ≥ 10 %,
- Nachweis von Endorganschäden (CRAB-Kriterien).

▶ Solitäres Plasmozytom:
- Monoklonale Plasmazellen im Knochenmark < 10 %,
- singuläre Osteolyse (evtl. mit Weichteiltumor) und bioptisch gesicherte klonale Plasmazellen,
- kein obligater Nachweis eines monoklonalen Proteins im Serum oder Urin,
- keine Endorganschäden (CRAB-Kriterien).

▶ Plasmazell-Leukämie:
- Nachweis von ≥ 20 % Plasmazellen im Differenzialblutbild und/oder
- ≥ 2 × 10^9/l klonale Plasmazellen im Blut.

▶ B-Zell-Neoplasie (chronische lymphatische Leukämie, Morbus Waldenström, Non-Hodgkin-Lymphom).

▶ Leichtketten-Amyloidose: Aspiration von abdominellem Bauchfett, ggf. Organbiopsie

▶ POEMS-Syndrom (Polyneuropathie, Organomegalie, Endokrinopathie, monoklonale Gammopathie und Hautveränderungen (Skin).

▶ TEMPI-Syndrom (Telangiektasie, Erythrozytose, monoklonale Gammopathie, paranephritischer Abszess und intrapulmonaler Shunt).

Differenzialdiagnosen
....

▶ Schwelendes ("Smoldering") Myelom (asymptomatisch):
- Nachweis eines monoklonalen Serumproteins ≥ 30 g/l,
- monoklonales Protein im Sammelurin ≥ 500 mg/24 h (nur bei Leichtketten-Typ) und/oder
- monoklonale Plasmazellen im Knochenmark ≥ 10 % und
- keine Endorganschäden (CRAB-Kriterien) oder SLiM-CRAB-Kriterien,

► Multiples Myelom (symptomatisch):
  • monoklonale Plasmazellen im Knochenmark ≥ 10 %,
  • Nachweis von Endorganschäden (CRAB-Kriterien) oder SLiM-CRAB-Kriterien,
► Solitäres Plasmozytom:
  • monoklonale Plasmazellen im Knochenmar < 10 %
  • singuläre Osteolyse (evtl. mit Weichteiltumor) und bioptisch gesicherte klonale Plasmazellen,
  • kein obligater Nachweis eines monoklonalen Proteins im Serum oder Urin
  • keine Endorganschäden (CRAB-Kriterien) oder SLiM-CRAB-Kriterien,
► Plasmazell-Leukämie:
  • Nachweis von ≥ 20 % Plasmazellen im Differenzialblutbild und/oder
  • ≥ 2x 10^9/l klonale Plasmazellen im Blut,
► Morbus Waldenström: lymphoplasmozytisches Lymphom mit obligater Infiltration des Knochenmarks und monoklonaler IgM Gammopathie
► Monoklonale Gammopathie klinischer Signifikanz (MGCS): nicht-maligne monoklonale Gammopathie mit Endorganschäden (häufig Syndrome)
  • Monoklonale Gammopathie renaler Signifikanz (MGRS),
    – z. B. Leichtketten (AL) - Amyloidose: ergänzende Fettgewebsaspiration oder Organbiopsie,
  • neurologische MGCS:
    – z. B. POEMS-Syndrom: Polyneuropathie, Organomegalie, Endokrinopathie, Monoklonale Gammopathie und Hautveränderungen (Skin),
  • dermatologische MGCS:
    – z. B. TEMPI-Syndrom: Telangiektasie, Erythropoitinerhöhung und Erythrozytose, monoklonale Gammopathie, paranephritische Flüssigkeitsanreicherung, intrapulmonaler Shunt.

Therapie

Therapeutisches Vorgehen

► Eine Therapie bei Menschen mit MGUS ist nicht indiziert.

Nachsorge

Verlaufskontrollen:
► Regelmäßige und risikoadaptierte Verlaufskontrollen haben das Ziel, frühzeitig einen Übergang in ein Multiples Myelom oder ein anderes B-Zell-Lymphom zu erkennen.
► 6 Monate nach Erstdiagnose Kontrolle folgender Surrogatparameter:
  • monoklonales Protein,
  • das erhöhte Immunglobulin quantitativ sowie
  • die freien Leichtketten im Serum mit deren Quotienten.
► Jährlich bei Vorliegen mindestens eines Risikofaktors und allen Leichtketten-MGUS.
► Kontrolluntersuchung bei Progression der Surrogatparameter.
► Hochrisiko-MGUS: anschließend regelmäßig je nach individuellem Risiko halbjährliche bis jährliche Kontrollen.
► Nicht-Hochrisiko-MGUS: anschließend Kontrollen lediglich bei klinischen Beschwerden.

Verlauf und Prognose

► Bei einem kleinen Anteil der Betroffenen (ca. 3 %) kann die MGUS verschwinden, dabei handelt es sich v. a. um Menschen mit nur wenig erhöhten monoklonalen Immunglobulinen.

4.17 Monoklonale B-Zell-Lymphozytose

Paula Cramer

Definition

▶ Nachweis einer monoklonalen B-Zell-Population < 5 000/µl im peripheren Blut, die für mindestens 3 Monate persistiert.
▶ Keine gleichzeitig vorliegenden Hinweise auf eine lymphoproliferative Erkrankung, z. B. Lymphknotenvergrößerungen.

Epidemiologie

Häufigkeit

▶ 0,5–5 % der Allgemeinbevölkerung weisen eine MBL auf.

Altersgipfel

▶ Die Prävalenz der MBL-Befunde nimmt mit dem Alter deutlich zu: bei den < 40-Jährigen ist nur selten eine MBL feststellbar, bei den > 80-Jährigen hingegen bei > 50 %.

Geschlechtsverteilung

▶ Genaue Angaben über die Geschlechterverteilung sind nicht verfügbar, da die CLL allerdings häufiger bei Männern auftritt, ist davon auszugehen, dass dies auch bei der MBL der Fall ist.

Prädisponierende Faktoren

▶ Die MBL tritt gehäuft bei Verwandten von Patienten mit lymphoproliferativen Erkrankungen auf, die Prävalenz bei den erstgradigen Verwanden eines CLL-Patienten beträgt 13-18 %. Dies lässt vermuten, dass eine genetische Komponente das MBL- und CLL-Risiko beeinflusst.

Ätiologie und Pathogenese

▶ Die Ätiologie ist unbekannt.
▶ Neben der genetischen Komponente (s. prädisponierende Faktoren), könnte auch ein Zusammenhang mit organischen Lösungsmitteln (z. B. Benzol) und ionisierender Strahlung bestehen, da die MBL eine Vorstufe der CLL oder anderer indolenter Non-Hodgkin-Lymphome darstellt und diese dort eine Rolle spielen.

Klassifikation und Risikostratifizierung

▶ In Anhängigkeit vom Progressionsrisiko wird die MBL gemäß WHO in zwei Unterformen unterteilt:
  • low-count MBL: monoklonale B-Zellen < 500/µl, das Progressionsrisiko entspricht in etwa dem der Normalbevölkerung für eine de novo-CLL.
  • high-count MBL: monoklonale B-Zellen ≥ 500 und < 5.000/µl; das Progressionsrisiko für den Übergang in eine behandlungsbedürftige CLL beträgt 1-2 % pro Jahr; für eine Abschätzung des Risikos kann hier der CLL International Prognostic Index (CLL-IPI) herangezogen werden.
▶ Das Transformationsrisiko für atypische CLL-type MBL und non-CLL-type MBL ist weniger gut untersucht, liegt möglicherweise jedoch beträchtlich höher.

Symptomatik

▶ Bei der MBL handelt es sich um einen Laborbefund und nicht um eine Erkrankung, daher ist sie per definitionem asymptomatisch.

Diagnostik

Diagnostisches Vorgehen

▶ Eine MBL wird meist als Zufallsbefund bei der weiteren Abklärung einer Lymphozytose festgestellt.
▶ Die MBL stellt eine Ausschlussdiagnose dar; es dürfen keine Lymphadenopathie, Hepato-/Splenomegalie, B-Symptome oder Lymphozyten ≥ 5 000/µl vorliegen, da diese für ein anderes NHL wie CLL oder SLL sprechen (Tab. 4.29).

Tab. 4.29 • Abgrenzung von CLL, SLL, MBL und anderen NHLs.

Parameter	MBL	CLL	SLL	andere NHLs
Monoklonale B-Lymphozyten im peripheren Blut ≥ 5 000/µl	–	+	–	+ /–
CLL-Phänotyp	+	+	+	–
Lymphadenopathie, Hepato-/Spleno-megalie, Knochenmarksinfiltration	–	+ /–	+	+ /–
B-Symptomatik	–	+ /–	+ /–	+ /–

+ = obligat vorhanden, – = nicht vorhanden, + /– = möglich
CLL: chronisch lymphatische Leukämie, SLL: small lymphocytic lymphoma, MBL: Monoklonale B-Zell-Lymphozytose, NHL: Non-Hodgkin-Lymphom

Diagnosekriterien
▶ Nachweis einer monoklonalen B-Zell-Population < 5 000/µl im peripheren Blut, die für mindestens 3 Monate persistiert mit mindestens einem der folgenden Charakteristika:
  • Leichtkettenrestriktion (Verhältnis kappa:lambda von ≥ 3:1 oder < 0,3:1)
  • monoklonales Immunglobulin-Schwerkettengen-Rearrangement
  • 25 % B-Zellen mit niedriger oder fehlender Expression von Oberflächen-Immunglobulinen
  • B-Zellpopulation mit einem aberranten Immunphänotyp: in 80 % CLL-Phänotyp („CLL-like MBL"), seltener atypischer CLL-Phänotyp oder Non-CLL-Phänotyp. (Details der Immunphänotypisierung s. unten)
▶ Lymphknotenvergrößerungen, Hepato-/Splenomegalie, Autoimmunphänomene wie AIHA (Autoimmunhämolytische Anämie, s. Kap. Autoimmunhämolytische Anämien (S.208)) oder ITP (Immunthrombozytopenie, s. Kap. Immunthrombozytopenie (S.247)) oder andere Hinweise auf eine lymphoproliferative Erkrankung schließen das Vorliegen einer MBL aus.

Anamnese

▶ Bei der Patientenbefragung sollten folgende Symptome gezielt erfragt werden, da diese **gegen** das Vorliegen einer MBL sprechen:
  • B-Symptome,
  • Fatigue,
  • rezidivierende Infekte.

Körperliche Untersuchung

▶ Untersuchung der zervikalen, axillären und inguinalen Region auf vergrößerte Lymphknoten.
▶ Milz- und Lebergröße unterhalb des Rippenbogens (Hepato-/Splenomegalie).

> **Merke**
> Die MBL ist per definitionem asymptomatisch. Vergrößerte Lymphknoten, eine Hepato-/Splenomegalie oder B-Symptome sprechen für das Vorliegen einer lymphoproliferativen Neoplasie.

Labor

► Blutbild mit Leukozytenzahl und -differenzierung,
► klinische Chemie zwecks Feststellung einer Autoimmunhämolyse oder eines Antikörpermangels,
► Blutausstrich (Mikroskopie),
► Zytogenetik: Ausschluss einer Translokation t(11;14) zwecks Abgrenzung zum Mantelzell-Lymphom.
► Die Diagnosestellung erfolgt aus dem peripheren Blut mittels Immunphänotypisierung, die meist das Expressionsmuster einer CLL zeigt:
  • MBL mit CLL-Phänotyp/„CLL-like MBL" (80 % der Fälle): Leichtkettenrestriktion, CD5$^+$, CD19$^+$, CD20-/dim, CD23$^+$, Ig-/dim,
  • MBL mit atypischem CLL-Phänotyp: Leichtkettenrestriktion, CD5$^+$, CD19$^+$, CD20$^+$, CD23$^+$, Ig$^+$; oder CD5$^+$, CD19$^+$, CD20-/dim, CD23$^-$, Ig^{++},
  • MBL mit Non-CLL-Phänotyp: Leichtkettenrestriktion, CD5$^-$, CD19$^+$, CD20$^+$, Ig$^+$.

Bildgebende Diagnostik

Sonografie
► Die Sonografie sollte ggf. zur Unterstützung der körperlichen Untersuchung bei der Suche nach vergrößerten Lymphknoten in allen Stationen und Ausschluss einer Hepato-/Splenomegalie erfolgen; dies würde für eine lymphoproliferative Neoplasie sprechen.

Differenzialdiagnosen

► Chronische lymphatische Leukämie (CLL): Im Gegensatz zur MBL liegt hier definitionsgemäß eine Lymphozytose ≥ 5 000/µl vor, darüber hinaus kann eine CLL auch vergrößerte Lymphknoten, eine Hepato-/Splenomegalie und/oder B-Symptome aufweisen.
► Kleinzelliges lymphozytisches Lymphom (small lymphocytic lymphoma, SLL): Das SLL weist wie die MBL eine Lymphozytose < 5 000/µl auf, allerdings liegen Lymphome, eine Hepato-/Splenomegalie und/oder B-Symptome vor.
► s. auch Kap. Chronische lymphatische Leukämie und kleinzelliges lymphozytisches Lymphom CLL/SLL (S.519)
► andere NHLs (Non-Hodgkin-Lymphome)

Therapie

Therapeutisches Vorgehen
► Da es sich zunächst nur um einen Laborbefund und nicht um eine Erkrankung handelt, ist keine Behandlung indiziert.

Nachsorge

► Verlaufskontrollen dienen der frühzeitigen Feststellung eines Übergangs in eine behandlungsbedürftige CLL oder ein anderes B-NHL.
In Abhängigkeit vom Ausmaß der Lymphozytose wird die weitere Beobachtung geplant:
  • low-count CLL-type MBL (monoklonale B-Zellen < 500/µl): einmalige Folgeuntersuchung nach 6-12 Monaten, bei einer stabilen Lymphozytose von < 500/µl ist keine weitere Nachbeobachtung nötig.

- high-count CLL-type MBL (monoklonale B-Zellen ≥ 500 und < 5.000/µl): Nachuntersuchungen regelmäßig alle 6-12 Monate mittels Differenzialblutbild, evtl. Immunphänotypisierung und klinischer Untersuchung.
- Ab ≥ 5.000/µl monklonalen B-Zellen oder bei zusätzlichem Auftreten von Lymphom-typischen Befunden, wie Lymphadenopathie oder Hepato-/Splenomegalie liegt eine manifeste lymphoproliferative Erkrankung (CLL bzw. SLL etc.) vor.

Verlauf und Prognose

▶ Wie oben im Abschnitt: Klassifikation und Risikostratifizierung (S. 285) beschrieben, entspricht das Progressionsrisiko bei einem low-count MBL (monoklonale B-Zellen < 500/µl) in etwa dem der Normalbevölkerung für eine de novo-CLL. Bei einem high-count MBL (monoklonale B-Zellen ≥ 500 und < 5.000/µl) gehen jedoch pro Jahr etwa 1-2 % in eine behandlungsbedürftige CLL über.

▶ Die Prävalenz ungünstiger zytogenetischer und molekulargenetischer Veränderungen nimmt mit steigenden Lymphozytenwerten zu. Auch wenn der Stellenwert der bei der CLL angewendeten Prognosefaktoren unklar ist, kann der CLL International Prognostic Index (CLL-IPI) bei den high-count MBLs zur Progoseabschätzung herangezogen werden.

Prävention

▶ Gesicherte Risikofaktoren sind nicht bekannt (s. Abschnitt: Ätiologie und Pathogenese (S. 285)); somit ist eine primäre Prävention nicht möglich.

▶ Aufgrund der insgesamt geringen Rate an Übergängen in ein behandlungsbedürftiges B-NHL und der fehlenden Konsequenz einer frühzeitigen Diagnosestellung ist ein Screening zwecks Früherkennung (sekundäre Prävention) nicht indiziert.

4.18 Leichtketten-Amyloidose

Stefan Schönland

Aktuelles

▶ Diagnostik: Die Aspiration von abdominellen Bauchfett kann bei vielen Patienten eine Organbiopsie ersetzen, um eine zügige Diagnose einer systemischen Amyloidose zu stellen. Allerdings muss danach eine Amyloidtypisierung durch eine zusätzliche Bauchfettbiopsie folgen.

▶ Therapie: Neue Studien untersuchen die Wirksamkeit von Antikörpern, die zum Abbau von Amyloid beitragen sollen.

Definition

▶ Systemische AL-Amyloidose: Proteinfehlfaltungs und Proteinablagerungserkrankung, der eine erworbene klonale Plasmazellerkrankung mit Bildung amyloidogener Leichtketten zugrunde liegt.

Epidemiologie

Häufigkeit

▶ Sehr seltene Erkrankung mit einer Inzidenz von 3–14 Neudiagnosen/Jahr/Mio Einwohner

Altersgipfel

▶ Medianes Alter bei Erstdiagnose 65 Jahre

Geschlechtsverteilung

▶ Männer erkranken etwas häufiger als Frauen

Prädisponierende Faktoren

► Wie bei multiplem Myelom,
► Toxine (Benzol?) und ionisierende Strahlung,
► Genetische Faktoren.

Ätiologie und Pathogenese

► Die AL-Amyloidose wird durch eine klonale Plasmazell- oder B-Zell-Erkrankung des Knochenmarks verursacht, bei der amyloidogene Leichtketten in die Zirkulation gelangen.
► Durch Fehlfaltung der Leichtketten kommt es zur Destabilisierung und extrazellulären Ablagerung in verschiedenen Organen, das ZNS bleibt verschont.
► Die Ablagerungen und z. T. auch die zirkulierenden Leichtketten führen zu einer Funktioneinschränkung der Organe bis zum Organversagen.

Klassifikation und Risikostratifizierung

► Die Klassifizierung der Amyloidosen erfolgt entsprechend dem verursachenden Protein.
► Es gibt zwei aktuelle Risikostratifizierungen bei der AL-Amyloidose für die Überlebensprognose (Tab. 4.30) und die Dialysepflichtigkeit (Tab. 4.31).

Tab. 4.30 • Risikostratifizierung der kardialen AL-Amyloidose, „Mayo-Score".

Stadium und Überlebenswahrscheinlichkeit	Kriterien
I (>90 % nach 1 Jahr)	dFLC <180 mg/l, NT-BNP <1800 ng/l, cTNT <0,025 pg/ml
II (ca. 80 % nach 1 Jahr)	1 Wert über dem Sollwert
III (ca. 70 % nach 1 Jahr)	2 Werte über dem Sollwert
IV (ca. 40 % nach 1 Jahr)	Alle 3 Werte über dem Sollwert

Basierend auf:
Kumar S, Dispenzieri A, Lacy MQ, et al. Revised prognostic staging system for light chain amyloidosis incorporating cardiac biomarkers and serum free light chain measurements. J Clin Oncol. 2012; 30: 989-995.

Tab. 4.31 • Risikostratifizierung der renalen AL-Amyloidose, „Renal Score".

Stadium und Risiko der Dialysepflichtigkeit	Kriterien
1 (0 % nach 2 Jahren)	Proteinurie <5 g/Tag; GFR >50 ml/min
2 (>10 % nach 2 Jahren)	Entweder Proteinurie >5 g/Tag oder GFR <50 ml/min
3 (>60 % nach 2 Jahren)	Proteinurie >5 g/Tag; GFR <50 ml/min

Basierend auf:
Palladini G, Milani P, Merlini G. Management of AL amyloidosis in 2020. Blood 2020; 136: 2620-2627.

Symptomatik

► Die Symptomatik ist in der Frühphase der Erkrankung vielgestaltig und unspezifisch; im Verlauf dann abhängig vom betroffenen Organ (Tab. 4.32)

Tab. 4.32 • Spektrum charakteristischer Symptome bei AL-Amyloidose und empfohlene Untersuchungen.

Organ	Symptom	Untersuchung
Herz	Dyspnoe, Ödeme, Pleuraergüsse, Rhythmusstörungen	Echokardiografie, Ruhe-EKG, 24h-EKG, Röntgen-Thorax, NT-BNP, Troponin T (TNT)
Niere	Symptome eines nephrotischen Syndroms	Nierensonografie, Kreatinin im Serum, GFR, Proteinurie, Albuminurie
Gastrointestinaltrakt	Inappetenz, Gastrointestinalblutungen, Gewichtsverlust, Motilitätsstörungen, Durchfall	Anamnese; regelmäßige Gewichtsmessung; ggf. MRT-Sellink
Leber	Druck im Oberbauch durch Lebervergrößerung; ggf. Ascites und Ikterus	Sonografie Leber, AP, Gamma-GT, Bilirubin; Vitamin-B12-Spiegel, ggf. FibroScan
Lunge	Dyspnoe	CT-Thorax, Lungenfunktion
Peripheres Nervensystem	Sensibilitätsstörungen, schmerzhafte Missempfindungen, gestörte Temperaturempfindung, Gangstörung	Neurologische Untersuchung, ENG, ggf. EMG
Autonomes Nervensystem	Synkopen oder Orthostase, hoher Ruhepuls, Obstipation oder Durchfall, Blasenentleerungsstörung	Schellong-Test 24h-EKG (eingeschränkte Herzfrequenzvariabilität), Restharnmessung
Weichteile	Gelenkschwellungen, Hautveränderungen, Nagelwachstumsstörungen, Blutungsneigung, Makroglossie, Karpaltunnelsyndrom, Heiserkeit	Klinische Untersuchung, Faktor X, neurologische Untersuchung

Diagnostik

Diagnostisches Vorgehen

▶ Das diagnostische Vorgehen ist davon abhängig, ob nur der klinische Verdacht auf eine Amyloidose besteht oder ob bereits eine Biopsie vorliegt, in der Amyloid (ohne weitere Typisierung) nachgewiesen wurde (Abb. 4.39, Abb. 4.40).

Anamnese

▶ Gezielte Anamnese:
  • Dauer der Symptome und bisheriger Ablauf der Diagnostik bei bisherigen Fachärzten,
  • Symptome der einzelnen Organe abfragen (Tab. 4.32):
    – Periorbitale Blutungen,
    – Vergrößerte Zunge,
    – Heiserkeit,
    – Schwindel und Hypotonie bei Lagewechsel,
    – Nykturie,
    – Gehstrecke in der Ebene und Anzahl der Treppenstufen oder Etagen, die gestiegen werden können,
    – Taubheitsgefühl, Schmerzen, Kribbelparästhesien der Füße und Hände,
    – Hypotonie,
    – Hämatomneigung ohne Traumen.

Symptome einer systemischen Amyloidose

↓

Kongorotfärbung in einer Gewebsprobe Fettaspiration Biopsie eines symptomatischen Organs

↓

Typisierung des Amyloids Immunhistologie Ausschluss erblicher Formen ggf. Skelett-Szintigrafie

↓

Evaluation der Organmanifestationen und Abklärung der ursächlichen B-Zell-Erkrankung

Abb. 4.39 • AL-Amyloidose. Diagnostisches Vorgehen. Bei Verdacht auf eine systemische AL-Amyloidose sollte zunächst eine Screening-Biopsie (z. B. abdominelles Bauchfett, Abb. 4.40) und an bereits vorhandenen Biopsaten die Kongorotfärbung nachträglich durchgeführt werden. Falls hier kein Amyloid nachgewiesen wird, sollte das symptomatische Organ biopsiert werden. Der nächste Schritt ist die Typisierung des Amyloids. Die Organmanifestationen werden anhand von Labor- und nichtinvasiven technischen Untersuchungen festgelegt.

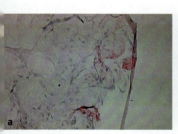
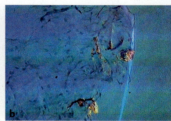

Abb. 4.40 • Nachweis einer Amyloidose.
a Fettaspiration: Kongorotfärbung. (Quelle: Amyloidose-Zentrum Heidelberg)
b Fettaspiration: Polarisationsmikroskopie („apfelgrüne Doppelbrechung"). (Quelle: Amyloidose-Zentrum Heidelberg)

Körperliche Untersuchung

➤ Zeichen der Herzinsuffizienz und des nephrotischen Syndroms prüfen,
➤ Inspektion der Augenlider und der Zunge,
➤ Lebergröße und -konsistenz,
➤ Aszites,
➤ Blutdruck- und Pulsmessung,
➤ kursorische neurologische Untersuchung, Zeichen der peripheren Polyneuropathie.

Labor

► Abklärung einer klonalen Plasmazellerkrankung: Immunfixation in Serum und Urin, Freie Leichtketten im Serum, Menge der Leichtkettenausscheidung im 24h-Sammelurin. Serumelektrophorese.
► Abklärung der Organbefälle (Tab. 4.32):
  • NT-proBNP, Troponin-T,
  • Kreatinin im Serum, GFR, Proteinurie, Albuminurie,
  • AP, γ-GT, Bilirubin, Vitamin-B12-Spiegel, Faktor X.

Bildgebende Diagnostik

Sonografie
► Abdominelle Sonografie: Leber- und Milzgröße, Aszites, Restharnmessung, Niere.

Echokardiografie
► Herzwanddicke, Ejektionsfraktion und longitudinale Pumpfunktion,
► lingitudinal Strain,
► Perikarderguss,
► Grad der diastolischen Dysfunktion.

Röntgen
► Röntgenaufnahme des Thorax bei Verdacht auf Pleuraerguss, Herzgröße.

CT
► Ganzkörper-CT: Ausschluss von myelomtypischen Osteolysen.

MRT
► Ganzkörper-MRT: In Einzelfällen bei Verdacht auf Gelenkbefall, ansonsten gemäß slim-CRAB-Kriterien Anzahl der fokalen Läsionen, falls ein „smoldering myeloma" vorliegt.
► Kardio-MRT: Zur Abklärung einer Herzwandverdickung bei Patienten mit monoklonaler Gammopathie und erhöhtem NT-BNP-Wert. Nachweis eines "late gadolinium enhancements" (LGE).

Szintigrafie
► Skelett-Szintigrafie: Differenzialdiagnostik der kardialen Amyloidose bei typischer Echokardiografie, um eine Myokardbiopsie zu vermeiden (AL- versus ATTR-Amyloidose). Bzgl. der Traceraufnahme werden 3 Grade eingeteilt.

Cave

Perugini Grad 1 in der Szintigrafie erlaubt keine Unterscheidung zwischen beiden Erkrankungen, hier ist eine Biopsie notwendig. Grad 2 und 3 sind sehr typisch für die ATTR Amyloidose.

Instrumentelle Diagnostik

EKG
► Ruhe-EKG zur Bestimmung des Rhythmus und Frequenz,
► 24h-EKG (eingeschränkte Herzfrequenzvariabilität),
► Periphere Niedervoltage und R-Verlust sind typische Befunde bei Herzbeteiligung.

ENG
► Neurologische Untersuchung und Elektroneurografie (ENG) zum Ausschluss einer peripheren Neuropathie (PNP) und Abklärung eines Karpaltunnel-Syndroms.

Spirometrie
► Bei Verdacht auf Lungenbeteiligung (Nachweis einer Diffusionsstörung und Restriktion).

Histologie, Zytologie und klinische Pathologie

Knochenmarkdiagnostik

▶ Zytologie zur Bestimmung des Plasmazellanteils; FACS zum Nachweis klonaler Plasma- oder B-Zellen,

▶ wünschenswert ist auch eine zytogenetische Untersuchung, am besten iFISH nach CD138-Anreicherung,

▶ Histologie: Anteil klonaler Plasma- oder B-Zellen und Kongorotfärbung zum Amyloidnachweis.

Molekulargenetische Diagnostik

▶ Zur Differenzialdiagnose der hereditären Amyloidosen:

• Untersuchung peripheren Bluts bzgl. Mutationen im TTR-Gen bei isolierter Herzbeteiligung und für Apolipoprotein A1 (ApoA1-) und Fibrinogen-α-Gen (Fib-α-Gen) bei isolierter Nierenbeteiligung, positiver Familienanamnese oder histologisch nicht gelungener Typisierung des Amyloids.

Differenzialdiagnosen

▶ Die häufigste Form ist die AL-Amyloidose, gefolgt von der nichthereditären (wild-Typ) TTR-Amyloidose:

• ATTRwt-Amyloidose tritt insbesondere bei männlichen Patienten > 70 Jahre auf.

• Typische Symptome der ATTRwt-Amyloidose: Herzbeteiligung, Karpaltunnelsyndrom.

• Untersuchung: Skelett-Szintigrafie und Immunhistologie des Amyloids.

> **❗ Merke**
>
> Die Differenzialdiagnose der ATTRwt-Amyloidose ist klinisch sehr relevant, da Menschen > 70 Jahre auch häufiger eine monoklonale Gammopathie aufweisen.

▶ Bei Kombination Herzamyloidose und sensomotorische Polyneuropathie (und ggf. autonome Neuropathie): hereditäre TTR-Amyloidose, auch bei fehlender positiver Familienanamnese.

▶ Bei isolierter Nierenbeteiligung und fehlender monoklonaler Gammopathie: hereditäre Nierenamyloidose (in Deutschland Fib-α und ApoA1-Amyloidose): Immunhistologie und Untersuchung des Bluts bzgl. der entsprechenden Mutationen in Speziallabors.

▶ Morbus Fabry; hereditäre lysosomale Speichererkrankung, die zur Myokardhypertrophie führt.

▶ MGRS: Monoklonale Gammopathie renaler Signifikanz bei nephrotischem Syndom (eine monoklonale Gammopathie kann verschiedene Nierenerkrankungen verursachen, die bioptisch weiter differenziert werden).

▶ Lokale AL-Amyloidose: Typische Lokalisationen (Lungenrundherde, Harnblase, Larynx, Bronchien, Haut) ohne Nachweis einer monoklonalen Gammopathie. Gute Prognose, keine medikamentöse Therapie erforderlich. Lokale Therapieverfahren, falls nötig.

▶ ATTR-Amyloidosen: hereditäre und Wild-Typ-Form. Punktmutationen im *TTR*-Gen (über 100 bekannt), die zur Strukturinstabilität und TTR-Ablagerung führen.

> **❗ Merke**
>
> Die nichthereditäre ATTR-Amyloidose muss bei älteren Menschen mit monoklonaler Gammopatrhie und Herz-Amyloidose ausgeschlossen werden, bevor eine Chemotherapie eingeleitet wird.

Therapie

Allgemeine Maßnahmen

- ▶ Therapie der Herzinsuffizienz und von Herzrhythmusstörungen (ggf. Schrittmacher); Reduktion des intravasalen Volumens vermeiden,
- ▶ Therapie des nephrotischen Syndroms; ggf. auch Thromboseprophylaxe mit Nephrologen diskutieren,
- ▶ Schmerztherapie der Polyneuropathie,
- ▶ Unterstützende Therapie bei autonomer Neuropathie (Midodrin, Fludrocortison, Stützstrümpfe),
- ▶ Ernährungstherapie/-beratung,
- ▶ Salzrestriktion, Diuretika.

Pharmakotherapie

Kausale Pharmakotherapie

- ▶ s. auch Onkopedia Leitlinie der DGHO.
- ▶ Indikation: Jeder symptomatische Organbefall (außer isoliertes Karpaltunnelsyndrom).
- ▶ < 20 % der Patienten werden mit einer Hochdosistherapie behandelt (da der Amyloidosebefall zu weit fortgeschritten ist oder wegen des Alters [Grenze ca. 65 Jahre]).
- ▶ Chemotherapie der Plasmazell- oder Lymphomerkrankung; auszuwählen je nach Alter und Organbefall sowie Funktionseinschränkung der betroffenen Organe; Auswahl je nach Risikoprofil:
  - Hochrisiko: N-terminales pro-hormone brain natriuretic peptide (NT-BNP) > 8 500 ng/l, NYHA-Stadium > III,
  - Mittleres Risiko: nicht geeignet für Hochdosistherapie, NT-BNP < 8 500 ng/l,
  - Niedrigrisiko: NT-BNP < 500 ng/l, TNT < 0,06 ng/ml, Alter < 65 Jahre, Karnofsky-Index > 70 %, eGFR > 50 ml/min (oder dialysepflichtig), NYHA-Stadium < III, EF > 45 %, systolischer RR > 90 mmHg im Stehen, CO-Diffusionskapazität > 50 %.
- ▶ Ersttherapie – Wirkstoffe:
  - Daratumumab-CyBord: neue Standard-Therapie.
  - Bortezomib: kann schnelle FLC Senkung herbeiführen; nicht bei bereits vorliegender Polyneuropathie einsetzen.
  - Mdex (Melphalan-Dexa): kann vor allem bei niedrigen FLC im Serum und fehlendem Herzbefall oder bei Vorliegen einer Polyneuropathie eingesetzt werden.
  - CyBorD (Cyclophosphamid-Bortezomib-Dexa): stammzellschonend; ggf. als Induktion vor geplanter Hochdosistherapie.
  - BMdex (Bortezomib-Melphalan-Dexa): bei nicht Hochdosis-fähigen Patienten.
- ▶ Rezidiv:
  - Ersttherapie wiederholen bei langem Abstand und guter Effektivität und Verträglichkeit,
  - sonst bevorzugt Medikamente, die in der Ersttherapie noch nicht verwendet wurden,
  - bei Polyneuropathie oder Bortezomib refraktär: Daratumumab, Lenalidomid, Pomalidomid, Bendamustin.
- ▶ Neue Optionen:
  - Neuere Kombinationen in der Myelomtherapie: Elotuzumab-Pomalidomid-dex, Belantamab (EMN-Studie), Venetoclax (off label, Antrag bei Krankenkasse notwendig, nur bnei t(11;14)).
  - Bispezifische Antikörper.

Pharmakologische Supportivtherapie

- ▶ Diuretika (Torasemid).

> **Praxistipp**
> Die klassische Herzinsuffizienztherapie sollte wegen des hohen Risikos für Hypotonie/Synkopen nicht durchgeführt werden; dies gilt ebenso für eine hochdosierte ACE-Hemmer-Therapie bei nephrotischem Syndrom; d. h. generell Vorsicht mit Beta-Blockern und ACE-Hemmern.

▶ Gabapentin oder Pregabalin für neuropathische Schmerzen,
▶ Loperamid, ggf. Opium-Tropfen bei schweren Diarrhoen,
▶ parenterale Ernährung bei fehlender Resorption (Gastrointestinalbefall) oder Kachexie.

Interventionelle Therapie

Hämodialyse/Hämofiltration
▶ Hämodialyse/-filtration bei Patienten mit terminaler Niereninsuffizienz bei Nierenamyloidose,
▶ auch eine Peritonealdialyse ist bei vielen Patienten gut durchführbar.

Sonstige
Herzschrittmacher
▶ Herzschrittmacher: übliche Indikationen.

Zellbasierte Verfahren

Stammzelltransplantation
▶ Hochdosis-Melphalan mit autologer Stammzelltransplantation:
  • Für dieses intensive Therapieverfahren kommen ca. nur 15–20 % der Patienten infrage, da die Erkrankung häufig erst diagnostiziert wird, wenn schon fortgeschrittene Organschäden vorliegen und dadurch das Risiko dieser Therapie zu hoch erscheint.
  • Im Vergleich mit multiplem Myelom ist mit einer höheren Mortalität (bis zu 5–10 %, je nach Patientenauswahl) und Morbidität (Eintritt der Dialysepflichtigkeit) zu rechnen; aber die Langzeitergebnisse sind aufgrund sehr guter Remissionsraten und weniger Rezidive besser.
  • Keine Indikation für Tandem- oder Rezidiv-Transplantation.
▶ Allogene Stammzelltransplantation:
  • Experimentelle Therapie bei jungen Patienten mit frühem Rezidiv nach vorheriger autologer Transplantation und Versagen von mindestens zwei neuen Medikament.
  • Voraussetzungen: Erhaltene Organfunktion; sehr guter Allgemeinzustand und Vorhandensein eines identen Familien- oder Fremdspenders.

Sonstige
▶ CAR-T-Zell-Therapie: mit zunehmendem Einsatz beim multiplen Myelom ist auch für AL-Amyloidose mit einem baldigen Einsatz zu rechnen.

Operative Therapie

▶ Organtransplantationen (Herz, Niere) sind im Einzelfall möglich.
▶ Die bisher einzig evaluierte wirksame Therapie ist die Chemotherapie der zugrunde liegenden Knochenmarkerkrankung (Abb. 4.41).
▶ Bei der Therapie der AL-Amyloidose ist zu berücksichtigen, dass häufig bereits schwerste Funktionseinschränkungen z. B. von Herz und Niere vorliegen. Dies führt dazu, dass die Therapie individuell ausgewählt wird und die Dosierungen niedriger als bei der Therapie des multiplem Myeloms oder von Lymphomen gewählt werden müssen.
▶ Das Therapieansprechen (Absenkung der amyloidogenen Leichtketten) wird sehr früh im Behandlungsverlauf überprüft (z. B. nach 4–8 Wochen), um bei Therapieversagen zügig auf eine andere Therapie umzustellen.

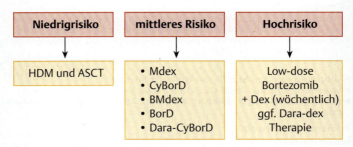

Abb. 4.41 • AL-Amyloidose. Therapeutisches Vorgehen. Therapie wird entsprechend dem Risikoprofil ausgewählt (s. Text). (HDM: Hochdosis-Melphalan; ASCT: Autologe Stammzell-Transplantation; Mdex: Melphalan-Dexa; CyBorD: Cyclophosphamid-Bortezomib-Dexa; BMdex: Bortezomib-Melphalan-Dexa; BorD: Bortezomib-Dexa; LMdex: Lenalidomid-Melphalan-Dexa).

▶ Die supportive Therapie (je nach Organbeteiligung) spielt ebenfalls eine essenzielle Rolle und sollte mit den entsprechenden Fachkollegen interdisziplinär abgesprochen werden (s. unten).
▶ Der Anti-CD38 Antikörper Daratumumab hat in einer randomisierten Phase III-Studie hervorragende Ergebnisse in Kombination mit einer Chemotherapie mit CyBorD gezeigt.

Nachsorge

▶ Die Chemotherapie ist kein kuratives Therapieverfahren; häufig bleiben auch bei erfolgreicher Therapie signifikante Organschäden zurück.
▶ Patienten mit AL-Amyloidose müssen sich nach Abschluss der Therapie je nach erreichter Remission regelmäßig (alle 3–6 Monate Messung der Gammopathieparameter und Überprüfung der Organfunktionen) beim Hämatologen vorstellen.
▶ Zweitmalignome wurden bisher selten nach Langzeit-Melphalan-Therapie berichtet.

Verlauf und Prognose

▶ Die Überlebensprognose ist vom Organbefall abhängig.
▶ Bei Patienten > 80 Jahre sollte ggf. auf eine Chemotherapie verzichtet werden, da das Organansprechen erst nach Monaten oder Jahren eintritt und mit schweren Behandlungskomplikationen zu rechnen ist.
▶ Patienten mit Herzamyloidose haben je nach Mayo-Stadium eine stark reduziertes Überleben und Patienten mit Nierenamyloidose haben je nach Nierenstadium ein erhöhtes Risiko der Dialysepflichtigkeit (Tab. 4.30, Tab. 4.31)

4.19 Hämophagozytische Lymphohistiozytose

Kai Lehmberg

Aktuelles

▶ Ein kombinierter Ansatz aus Durchflusszytometrie und gezielter Sequenzierung ermöglicht die schnelle Identifikation hereditärer Formen. Alternativ kommen Gen-Panel Sequenzierungen in Frage, in individueller Abwägung auch Exom-Sequenzierungen.

▶ Bei der hereditären HLH ist eine Konditionierung mit reduzierter Toxizität für die SZT als Standard anzusehen.

Definition

▶ Hyperinflammatorisches Syndrom mit Aktivierung von T- und NK-Zellen sowie von Histiozyten (Monozyten/Makrophagen).
▶ Definition und Diagnosestellung durch Kriterienkatalog (mindestens 5 von 8 HLH-2004-Kriterien erfüllt); dieser beinhaltet charakteristische Auffälligkeiten von Klinik, Blutbild und Labor (Tab. 4.35).

Epidemiologie

Häufigkeit

▶ Prävalenz hereditärer Defekte (Zentraleuropa): 1,4–1,8/100.000 Lebendgeburten.
▶ Bis zum Jugendalter liegt die kumulative Inzidenz eines HLH-Vollbildes (ein Drittel hereditär und zwei Drittel erworben) bei mindestens 3,5/100.000.
▶ Erwachsene: Häufigkeit unklar, vermutlich unterdiagnostiziert.

Altersgipfel

▶ Altersgipfel bei
  • primärer HLH im Säuglings- und Kleinkindesalter, aber Manifestation bis ins Erwachsenenalter möglich,
  • sekundärer HLH mit rheumatologischer Grundkrankheit oder bei Infektion variabel,
  • sekundärer HLH mit maligner Grundkrankheit Erwachsenenalter.

Geschlechtsverteilung

▶ Ausgeglichene Verteilung. Bei x-chromosomalen genetischen Defekten Jungen und Männer betroffen.

Prädisponierende Faktoren

▶ Keine Angaben möglich

Ätiologie und Pathogenese

▶ Genetische Defekte der Zytotoxizität (NK-Zellen, zytotoxische T-Zellen) bei hereditärer HLH, häufig durch Infektionen getriggert.
▶ Triggerung durch Infektionen, Neoplasmen, Autoimmunität, Autoinflammation und Stoffwechseldefekte bei erworbener HLH; Häufigkeit der Auslöser:
  • 50 % Infektionen (teilweise als Kotrigger mit anderer Ätiologie),
  • 48 % Malignome,
  • 13 % autoimmunologische oder autoinflammatorische Erkrankungen,
  • 12 % unklar.
▶ Aktivierung von zytotoxischen T-Zellen und Histiozyten mit Zytokinausschüttung und wechselseitiger Stimulation; lymphozytäre Organinfiltration.

Klassifikation und Risikostratifizierung

▶ Klassifikation s. Tab. 4.33, Tab. 4.34

Tab. 4.33 • **Erworbene (sekundäre) HLH.**

Auslöser	Untergruppe	Typische Vertreter
Infektion	Viren	Herpesviren, insbesondere EBV, CMV; gehäuft bei Reaktivierung unter immunsuppressiver Therapie
	Pilze	Mykosen unter Chemotherapie
	Parasiten	Viszerale Leishmaniose
	Mykobakterien	M. tuberculosis
Malignome	Malignom-getriggert	Diffus-großzellige B-Zell-, reife T-Zell-, Hodgkin-Lymphome (ggf. mit EBV)
	Unter Chemotherapie	Intensive Therapien (z. B. akute Leukämien), meist mit Infektion
Rheumatologie	Autoinflammation	systemische juvenile idiopathische Arthritis/Morbus Still
	Autoimmunität	systemischer Lupus Erythematodes
Stoffwechsel	Angeborene Defekte	Morbus Wolman

Tab. 4.34 • **Gendefekte bei hereditärer (primärer) HLH.**

Subtyp	Protein, *Gen*	Besonderheiten	Durchflusszytometrie
FHL 2	Perforin *PRF1*	Meist frühe Manifestation	Perforinexpression niedrig oder fehlend
FHL 3	MUNC 13–4 *Unc13D*	Meist frühe Manifestation	Defiziente NK-Zell-Degranulation
FHL 4	Syntaxin11 *STX11*	Selten Patienten aus Türkei, arabischen Ländern	Defiziente NK-Zell-Degranulation
FHL 5	MUNC 18–2 *STXBP2*	Variable Manifestation Enteropathie möglich	Defiziente NK-Zell-Degranulation
Griscelli-Syndrom 2	RAB27A	Oft spätere Manifestation Partieller Albinismus	Defiziente NK-Zell-Degranulation
Chediak-Higashi-Syndrom	LYST	Meist späte Manifestation Partieller Albinismus Riesengranula in Blutzellen	Defiziente NK-Zell-Degranulation
XLP1	SAP *SH2D1A*	X-chromosomal Schwere EBV-HLH Lymphomrisiko	SAP-Expression niedrig oder fehlend
XLP2	XIAP *BIRC4*	X-chromosomal Häufig mild EBV-Assoziation Kolitis möglich	XIAP Expression niedrig oder fehlend

Auftreten einer HLH bei weiteren Defekten möglich, z. B. septische Granulomastose, Defizienz von CDC42, MAGT1, NLRC4, MADD, CD27, u. a.
CMV: Zytomegalievirus, EBV: Epstein-Barr Virus, FHL: familiäre HLH, XLP: x-gebundenes lymphoproliferatives Syndrom

Symptomatik

- Fieber, nicht ansprechend auf antibiotische Therapie,
- Spleno- und Hepatomegalie,
- Symptome der Zytopenie (Blässe, Blutungszeichen),
- ggf. Symptome einer Grundkrankheit (z. B. Arthritis, Lymphknotenschwellung, virale Exantheme),
- ggf. Pleura- und Perikardergüsse, Aszites.

Diagnostik

Diagnostisches Vorgehen

Praxistipp

Generell sind drei Hauptfragen zu beantworten
- Liegt eine HLH vor?
- Gibt es einen infektiösen Trigger?
- Handelt es sich um eine hereditäre oder erworbene HLH? Welcher Subtyp?

- Diagnostische Kriterien:
  - Die HLH wird über einen Kriterienkatalog definiert und diagnostiziert (Tab. 4.35).
  - Es sind alternative Kriterien insbesondere für das Erwachsenenalter vorgeschlagen worden, zB der HScore (Rechner unter: http://saintantoine.aphp.fr/score (Stand 22.10.2024).
- Nach einem infektiösen Trigger muss intensiv gesucht werden, selbst wenn eine andere Grundkrankheit (z. B. hereditäre HLH, Malignom oder rheumatologische Erkrankung) vorliegt, da Infektionen häufig einen (Ko-)Trigger darstellen.
- Diagnostischer Algorithmus für die Detektion eines genetischen Defekts ermöglicht eine rationelle Diagnostik (Abb. 4.42).
- Alter des Patienten:
  - Die Wahrscheinlichkeit einer hereditären Form ist im Säuglingsalter am höchsten, ist jedoch auch bis hin zum Erwachsenenalter nicht ausgeschlossen.
- Eine HLH kann die Erstmanifestation einer systemischen juvenilen idiopathischen Arthritis (sJIA)/Morbus Still sein und wird dann als Makrophagenaktivierungssyndom bezeichnet.

Merke

Mit zunehmendem Lebensalter wird ein zugrunde liegendes Malignom (oft Lymphom) wahrscheinlicher.

Tab. 4.35 • Diagnosekriterien der HLH.

	Parameter	Grenzwert
HLH-2004-Kriterien	Fieber	
	Splenomegalie	
	Zytopenie:	≥ 2 Zelllinien
	Hämoglobin	< 90 g/l
	Thrombozyten	< 100 × 10⁹/l
	Neutrophile	< 1 × 10⁹/l
	Hyperferritinämie	> 500 µg/L

Tab. 4.35 • **Fortsetzung**

	Parameter	Grenzwert
	Hypofibrinogenämie oder Hypertriglyzeridämie	< 1,5 g/l > 3 mmol/l
	Erhöhter löslicher IL 2-Rezeptor (sIL 2 R/sCD25)	> 2400 U/ml
	Hämophagozytose	Knochenmark, Lymphknoten
	NK-Zytotoxizität*	Vermindert
Andere	Erhöhte Transaminasen, Bilirubin, LDH, D-Dimere	
	Liquoreiweiß und -zellzahl erhöht	Bei ZNS-Beteiligung

Für die Diagnosestellung nach den HLH-2004 Kriterien müssen mindestens 5 Kriterien erfüllt sein. Die Kriterien weisen Unzulänglichkeiten insbesondere bei HLH im Rahmen von malignen Erkrankungen, unter Chemotherapie oder nach SZT auf. Bislang haben sich andere Kriterien aber noch nicht durchgesetzt.
*Die NK-Zell-Zytotoxizität ist formal noch Teil dieser Kriterien. Die Zusatzinformation durch diese Untersuchung ist jedoch gering, so dass sie nur noch selten durchgeführt wird.

Anamnese

▶ Gezielt zu erfragen sind:
- Unklare Todesfälle in der Familie,
- Konsanguinität der Eltern,
- Reiseanamnese (Endemiegebiet für Leishmaniose, negative Reiseanamnese schließt Leishmaniose nicht aus).

Körperliche Untersuchung

▶ Besonders zu achten ist auf:
- Temperatur,
- Organomegalie,
- Lymphknotenschwellungen,
- Exanthem,
- kutanes Lymphom,
- Gelenke,
- Hypopigmentierung der Haare, graue Haare.

Labor

▶ Tab. 4.35

Mikrobiologie und Virologie

Kulturen
▶ Kulturen von Blut, Liquor, Ergüssen zum Ausschluss eines bakteriell-septischen Geschehens

Serologie
▶ EBV, CMV, HSV (Unterscheidung Erstinfektion gegenüber Reaktivierung, adäquate Serokonversion erfolgt?)
▶ Leishmaniose (Goldstandard ist PCR aus dem Knochenmark)
▶ Ausschluss Tuberkulose (z. B. Interferon gamma release Assay vor Beginn Immunsuppression)

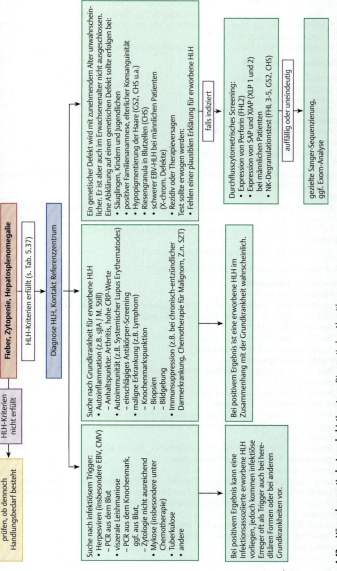

prüfen, ob dennoch Handlungsbedarf besteht

HLH-Kriterien nicht erfüllt

Fieber, Zytopenie, Hepatosplenomegalie

HLH-Kriterien erfüllt (s. Tab. 5.37)

Diagnose HLH, Kontakt Referenzzentrum

Suche nach infektiösem Trigger:
- Herpesviren (insbesondere EBV, CMV)
  - PCR aus dem Blut
- viszerale Leishmaniose
  - PCR aus dem Knochenmark, ggf. aus Blut,
  - Zytologie nicht ausreichend
- Mykose (insbesondere unter Chemotherapie)
- Tuberkulose
- andere

Bei positivem Ergebnis kann eine Infektionsassoziierte erworbene HLH vorliegen, jedoch kommen infektiöse Erreger oft als Trigger auch bei hereditären Formen oder bei anderen Grundkrankheiten vor.

Suche nach Grundkrankheit für erworbene HLH
- Autoinflammation (z.B. sJIA / M. Still)
  - Anhaltspunkte: Arthritis, hohe CRP-Werte
- Autoimmunität (z.B. Systemischer Lupus Erythematodes)
  - einschlägiges Antikörper-Screening
- maligne Erkrankung (z.B. Lymphom)
  - Knochenmarkspunktion
  - Biopsien
  - Bildgebung
- Immunsuppression (z.B. bei chronisch-entzündlicher Darmerkrankung, Chemotherapie für Malignom, Z.n. SZT)

Bei positivem Ergebnis ist eine erworbene HLH im Zusammenhang mit der Grundkrankheit wahrscheinlich.

Ein genetischer Defekt wird mit zunehmendem Alter unwahrscheinlicher. Er ist aber auch im Erwachsenenalter nicht ausgeschlossen. Eine Abklärung auf einen genetischen Defekt sollte erfolgen bei:
- Säuglingen, Kindern und Jugendlichen
- positiver Familienanamnese, elterlicher Konsanguinität
- Hypopigmentierung der Haare (GS2, CHS u.a.)
- Riesengranula in Blutzellen (CHS)
- schwerer EBV-HLH bei männlichen Patienten (X-chrom. Defekte)
- Rezidiv oder Therapieversagen

Test sollte erwogen werden:
- Fehlen einer plausiblen Erklärung für erworbene HLH

falls indiziert

Durchflusszytometrisches Screening:
- Expression von Perforin (FHL2)
- Expression von SAP und XIAP (XLP 1 und 2) bei männlichen Patienten
- NK-Degranulationstest (FHL 3–5, GS2, CHS)

auffällig oder uneindeutig

gezielte Sanger-Sequenzierung, ggf. Exom-Analyse

Abb. 4.42 • Hämophagozytische Lymphohistiozytose. Diagnostischer Algorithmus.

Molekularbiologie
▶ Viren:
  • Viren stets per PCR, da Serokonversion inadäquat sein kann,
  • EBV, CMV, HSV, VZV, HHV6, HHV8, Adenovirus, Parvovirus B19,
  • Weitere Viren bei klinischem Verdacht aus geeignetem Material (respiratorische und enteropathogene Viren).
▶ Leishmanien-PCR im Knochenmark (Goldstandard) oder Blut.

Bildgebende Diagnostik

Sonografie
▶ Lymphomsuche,
▶ Leber- und Milzgröße,
▶ Pleuraerguss, Aszites, Gelenkergüsse.

Echokardiografie
▶ Funktion, Perikarderguss

Röntgen
▶ Thorax: mediastinale Lymphome, Ergüsse, Infiltrate

CT
▶ ggf. Thorax-CT zum Ausschluss von pulmonaler Mykose (besonders bei Patienten unter Chemotherapie)

MRT
▶ Kraniales MRT zum Ausschluss zentralnervöser Beteiligung, insbesondere bei hereditärer HLH,
▶ ggf. weitere Regionen zum Ausschluss eines okkulten Lymphoms.

PET/PET-CT
▶ ggf. PET-CT zum Ausschluss okkultes Lymphom

Histologie, Zytologie und klinische Pathologie

Knochenmarkdiagnostik
▶ Hämophagozytose,
▶ prädominante, linksverschobene Granulopoese typischerweise bei autoinflammatorischen Erkrankungen (sJIA/Morbus Still) oder Sepsis,
▶ Ausschluss Malignität,
▶ Speicherzellen (Morbus Gaucher, M. Wolman, u. a.),
▶ Leishmanien (niedrige Sensitivität).

Lymphknotendiagnostik
▶ Biopsie verdächtiger Lymphknoten zum Ausschluss Lymphom

Ergussdiagnostik
▶ Anhalt für maligne Grundkrankheit

Molekulargenetische Diagnostik
▶ Mit dem in Abb. 4.42 dargestellten diagnostischen Algorithmus können durch ein durchflusszytometrisches Screening hereditäre Defekte mit hoher Validität vorhergesagt werden.
▶ Relevante Gene sind in Tab. 4.34 aufgeführt, diverse weitere Gendefekte sind mit gesteigerter EBV-Suszeptibilität assoziiert.

Liquordiagnostik
▶ Lumbalpunktion zum Ausschluss ZNS-Beteiligung nur durchführen, wenn Thrombozytenzahl und Gerinnungsparameter ausreichend: Pleozytose und Eiweißerhöhung.
▶ Zytospin: aktivierte Lymphozyten und Makrophagen, Hämophagozytose.

Zytologie
▶ Anhalt für EBV-Infektion („Pfeiffer-Zellen"),
▶ Ausschluss Riesengranula wie bei Chediak-Higashi-Syndrom (CHS).

Haaranalyse
▶ Mikroskopische Haaranalyse bei Hypopigmentierung der Haare (charakteristische Veränderungen bei Griscelli-Syndrom Typ 2, Chediak Higashi Syndrom)

Differenzialdiagnosen

► Sepsis,
► Leukämie, Lymphom,
► Rheumatologische Erkrankungen (Morbus Still, SLE, Fiebersyndrome, etc),
► Stoffwechselkrankheiten,
► Autoimmun-lymphoproliferatives Syndrom (ALPS), andere Immundefekte.

 Merke

Einige Differenzialdiagnosen können selbst Auslöser einer HLH sein, sodass ein Kontinuum zwischen der Grundkrankheit an sich und der HLH bestehen kann.

Therapie

Therapeutisches Vorgehen

► Aufgrund der Komplexität, des unterschiedlichen Schweregrads und des variablen Verlaufs der HLH ist die Therapie schwierig zu vereinheitlichen, sodass hier nur eine Übersicht dargestellt ist (Abb. 4.43).
► Die Therapie sollte eng mit einem Referenzzentrum abgesprochen werden und muss häufig individualisiert je nach Schwere und Verlauf appliziert werden.
► Immunsuppression und -modulation:
  • Dies ist in der Regel das wesentliche Element der Behandlung der HLH (auch wenn dies insbesondere vor dem Hintergrund einer Infektion kontra-intuitiv erscheinen mag).
  • Dabei müssen stets Intensität und Dauer re-evaluiert werden, um nicht mehr Schaden als Nutzen anzurichten.
► Bei der erworbenen HLH sollte, falls verfügbar, zusätzlich eine Therapie der Grundkrankheit erfolgen.
► Ein infektiöser Trigger muss stets, falls verfügbar, antimikrobiell behandelt werden.

Pharmakotherapie

Kausale Pharmakotherapie

Hereditäre HLH

► Typische intensive Therapieregime für die hereditäre HLH im Kindesalter basieren auf einer 8-wöchigen Induktion mit Dexamethason (in fallender Dosierung) und Etoposid (HLH94) (Abb. 4.43). Häufig sind individuelle Anpassungen sinnvoll.
► Ergänzungen und Alternativen sind:
  • intravenöse Immunglobuline (IVIG),
  • Alemtuzumab (Anti-CD52),
  • JAK-Inhibitor (z. B. Ruxolitinib),
  • Cyclosporin A.
► Weitere Substanzen (z. B. anti Inteferon-gamma Emapalumab) sind bislang nicht in Europa zugelassen, befinden sich in Studien.
► ZNS-Beteiligung:
  • Die systemische Therapie kann häufig eine ZNS-Beteiligung mit behandeln.
  • Bei Persistenz ist jedoch eine intrathekale Therapie (Methotrexat) angezeigt.
► Stammzelltransplantation:
  • Bei hereditären Formen ist in der Regel im Anschluss an die Primärtherapie eine SZT erforderlich.
  • Es ist unklar, welches die beste Behandlung als Überbrückung zur SZT darstellt.
  • Auch wenn diese idealerweise in Remission erfolgen sollte, ist dieses Ziel nicht immer erreichbar.

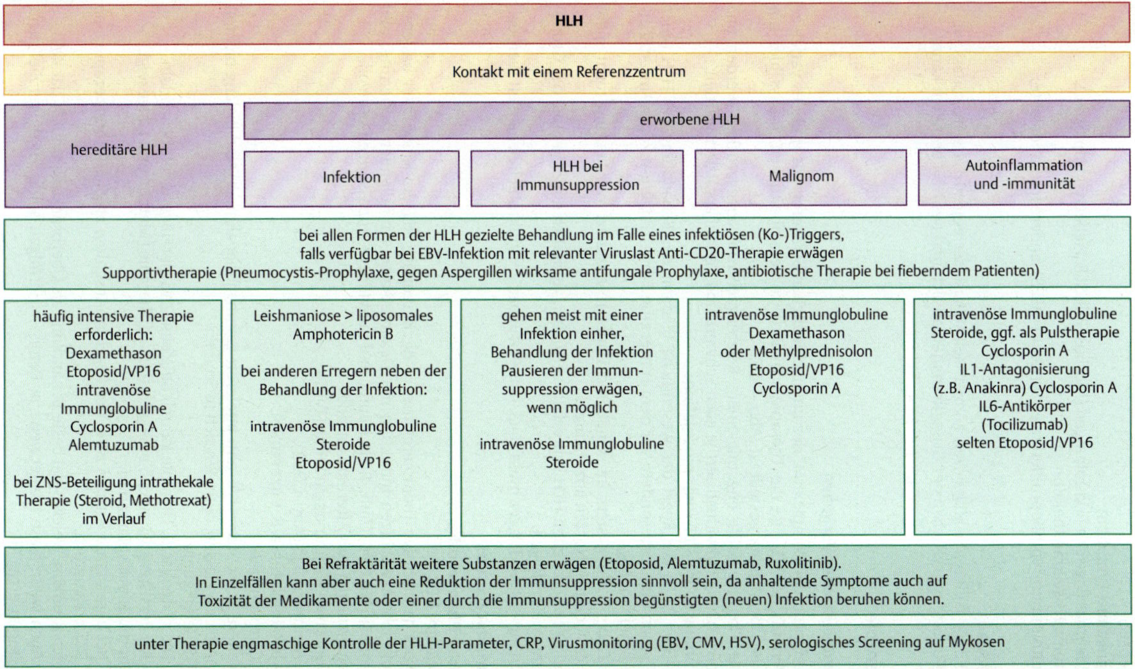

Abb. 4.43 • Hämophagozytische Lymphohistiozytose. Therapeutisches Vorgehen.

Erworbene HLH

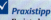

> ### Praxistipp
> Es ist davon abzuraten, Patienten mit erworbener HLH strikt nach standardisierten Induktionsprotokollen (z.B. HLH94 oder HLH-2004) zu behandeln. Meist ist eine individualisierte Therapie in Anlehnung an solche Protokolle sinnvoll. Nach Erlangung der Remission kann bei erworbenen Formen in der Regel die HLH-gerichtete Therapie beendet werden, ggf. ist eine Therapie der Grundkrankheit anzuschließen.

▶ Infektionen:
- Infektionen müssen gezielt behandelt werden (Abb. 4.43).
- Bei Leishmaniose ist eine alleinige Therapie mit liposomalem Amphotericin B in der Regel ausreichend.
- EBV; Anti-CD20-Antikörper (z.B. Rituximab) sollten bei Nachweis von EBV in höherer Kopienzahl (z.B. > 10^4/ml Blut) erwogen werden.

▶ Immunsuppression:
- Das Ausmaß der Immunsuppression richtet sich nach Schwere und Ansprechen, beginnend mit IVIG, Steroiden bis hin zu Etoposid/VP16.
- Die HLH unter Immunsuppression (z.B. Chemotherapie, chronisch-entzündliche Darmerkrankungen) beruht meist auf Infektionen. Hier muss besonders gut abgewogen werden, ob ein Benefit von zusätzlicher HLH-gerichteter Immunsuppression zu erwarten ist; dann kommen zunächst IVIG und Steroide zum Einsatz.

▶ Malignomassoziierte HLH:
- Hier ist unklar, ob primär eine gegen die Neoplasie gerichtete Therapie oder eine gegen die HLH gerichtete Therapie erfolgen sollte. Dies muss von Fall zu Fall entschieden werden.
- Wenn das einschlägige Malignom-Protokoll initial auch bei HLH gut wirksame Substanzen enthält (z.B. Steroide, Etoposid), kann dies ein Argument für dessen Einsatz sein.

▶ Rheumatologische Grundkrankheit:
- Patienten mit HLH bei sJIA/Morbus Still werden in der Regel mit IVIG und Steroiden behandelt.
- Die Erfahrungen mit Interleukin-1-Antagonisierung (z.B. Anakinra) oder in Einzelfällen Interleukin-6-Antikörpern (Tocilizumab) sind gut, sodass diese auch schon in erster Reihe eingesetzt werden.
- Cyclosporin A kann erwogen werden.

Pharmakologische Supportivtherapie

▶ Pneumocystis-jiroveci-Prophylaxe,
▶ gegen Aspergillen wirksame antimykotische Prophylaxe,
▶ antibiotische Therapie bei fieberndem Patienten.

Interventionelle Therapie

Plasmaseparation

▶ In Ausnahmefällen kann eine Plasmaseparation zur Eliminierung von Zytokinen erwogen werden. Die Datenlage ist unsicher.

Zellbasierte Verfahren

Stammzelltransplantation

▶ Patienten mit FHL 2–5, GS 2, CHS, XLP1 bedürfen im Regelfall nach der Primärtherapie einer SZT. Bei XIAP-Defizienz Erwägung einer SZT.
▶ Konditionierung mit Regimen reduzierter Toxizität.

► Hohes Risiko von gemischtem Chimärismus; sorgfältige Steuerung der Immunsuppression post- SZT, engmaschige Chimärismus-Analysen.
► Für HLH bei maligner Erkrankung hängt die Entscheidung zur SZT wesentlich von der Grundkrankheit ab.

Nachsorge

► Individuelles Nachsorgeschema je nach Grundkrankheit.
► Reguläre Nachsorge nach Stammzelltransplantation.
► Chimärismus-Analysen.

Verlauf und Prognose

► HLH-Vollbild unbehandelt meist tödlich.
► ZNS-HLH hinterlässt häufig bleibende Schäden.
► Hereditäre HLH: Überleben bis SZT ca. 80–90 %. Überleben der SZT 80–90 %.
► Durch ein Malignom getriggerte HLH: Überleben Akutphase ca. 60 %, 3-Jahres-Überleben je nach Grundkrankheit 20–55 %.
► Infektionsassoziierte erworbene HLH: Prognose günstiger, fatale Verläufe möglich.

Prävention

► Für Patienten mit hereditärer HLH kann im Einzelfall eine zeitlich begrenzte milde Immunsuppression erwogen werden, z. B. zur Überbrückung bis zur SZT.

4.20 Koagulopathien

Paul Knöbl

Definition

► Koagulopathien sind Störungen im plasmatischen Blutgerinnungssystem, die sich klinisch oft, aber nicht immer, in einer vermehrten Blutungsneigung äußern.

Epidemiologie

Tab. 4.36 • **Angeborene Gerinnungsstörungen.**

Ursache	Epidemiologie Prävalenz	Pathologie: Genetische Defekte (Mutationen)	Labortests	Klinik	Therapie
Faktor-VIII-Mangel Hämophilie A	1/10.000 Nur Männer (Frauen Konduktorinnen)	Mutationen am FVIII-Gen (X-Chromosom)	APTT ↑ PTZ normal Faktor VIII:C ↓	Spontane und induzierte Gelenksblutungen, Hämatome, Muskelblutungen	Faktor-VIII-Konzentrate Bei Inhibitoren Bypass-Präparate
Faktor-IX-Mangel Hämophilie B	1/50.000 Nur Männer (Frauen Konduktorinnen)	Mutationen am FIX-Gen (X-Chromosom)	APTT ↑ PTZ normal Faktor IX:C ↓	Spontane und induzierte Gelenksblutungen, Hämatome, Muskelblutungen	Faktor-IX-Konzentrate Bei Inhibitoren Bypass-Präparate

Tab. 4.36 • Fortsetzung

Ursache	Epidemiologie Prävalenz	Pathologie: Genetische Defekte (Mutationen)	Labortests	Klinik	Therapie
Von-Willebrand-Syndrom Typ 1	1/100 Beide Geschlechter	Leichte Reduktion von VWF: Ag und VWF:Akt	VWF:Ag VWF:Akt VWF-Multimerenanalyse PFA100	Leichte Blutungsneigung (Hämatome, Epistaxis, Metrorrhagie)	Desmopressin VWF-Konzentrat
Von-Willebrand-Syndrom Typ 2A	Beide Geschlechter	Verlust der großen VWF Multimere	VWF:Ag, VWF:Akt, VWF-Multimerenanalyse PFA100	Leichte Blutungsneigung (Hämatome, Epistaxis, Metrorrhagie)	Desmopressin VWF-Konzentrat
Von-Willebrand-Syndrom Typ 2B	Beide Geschlechter	Verstärkte Interaktion mit Thrombozyten	VWF:Ag VWF:Akt VWF-Multimerenanalyse Thrombozyten ↓ PFA100	Deutliche Blutungsneigung (Hämatome, Epistaxis, Metrorrhagie)	VWF-Konzentrat
Von-Willebrand-Syndrom Typ 2N	Beide Geschlechter	Mutation der Faktor-VIII-Bindungsstelle	VWF:Ag VWF:Akt, VWF-Multimerenanalyse FVIII ↓ PFA100	Spontane und induzierte Gelenksblutungen, Hämatome, Muskelblutungen	VWF-Konzentrat
Von-Willebrand-Syndrom Typ 2M	Beide Geschlechter	Interaktion VWF-Thrombozyten gestört	VWF:Ag VWF:Akt VWF-Multimerenanalyse PFA100	Leichte bis moderate Blutungsneigung	VWF-Konzentrat
Von-Willebrand-Syndrom Typ 3	1–3/1 Mio.		VWF:Ag VWF:Akt kompletter VWF-Mangel Faktor VIII	Spontane und induzierte Gelenksblutungen, Hämatome, Muskelblutungen, gastrointestinale Blutungen	VWF-Konzentrat
Faktor-VII-Mangel	1/500.000 (homozygote Form) beide Geschlechter	Mutationen am FVII-Gen	PTZ ↓ APTT normal FVII:C ↓	Nur bei schwerem Faktor-VII-Mangel gelegentlich Blutungsneigung	Meist nicht notwendig. Bei Blutungsneigung FVII Konzentrat

Tab. 4.36 • Fortsetzung

Ursache	Epidemiologie Prävalenz	Pathologie: Genetische Defekte (Mutationen)	Labortests	Klinik	Therapie
Faktor-V-Mangel	beide Geschlechter	Mutationen am FV-Gen	PTZ ↓ APTT ↑ Faktor V ↓	Oft ausgeprägte Blutungsneigung, intrauteriner Fruchttod	Plasma-Infusionen
Faktor-II- oder -X-Mangel	0,5–1/1 Mio. beide Geschlechter	Mutationen an den Genen für Faktor II oder X	PTZ ↓ APTT ↑ Betroffener Gerinnungsfaktor ↓	Oft ausgeprägte Blutungsneigung, intrauteriner Fruchttod	Prothombinkomplex-Konzentrate
Faktor-XI-Mangel	Beide Geschlechter	Mutationen am Faktor-XI-Gen	APTT ↑ PTZ normal Faktor XI:C ↓	Postoperative Nachblutungen Sonst kaum Blutungsneigung	Plasma-Infusionen
Faktor-XII-Mangel	Beide Geschlechter	Mutationen am FXII-Gen	APTT ↑ PTZ normal Faktor XII:C ↓	Keine Blutungsneigung	Nicht notwendig
Faktor-XIII-Mangel	0,5–1/ 1 000 000 beide Geschlechter	Mutationen am Faktor-XIII-Gen	APTT normal PTZ normal Faktor XIII ↓	Generalisierte Blutungsneigung nur bei schwerem Mangel (< 5 %). Besonderheit: Nabelschnurblutungen	Faktor-XIII-Konzentrat $t_{1/2}$ = 14 Tage
Afibrinogenämie Dysfibrinogenämie	beide Geschlechter	Mutationen an den Fibrinogen-Genen	APTT normal/ PTZ normal/ Fibrinogen ↓ Thrombinzeit ↑ D-Dimer normal	Oft ausgeprägte Blutungsneigung,	Fibrinogenkonzentrate

APTT = aktivierte partielle Thromboplastinzeit (in Sekunden); PFA100 = Plättchenfunktionsanalyse; PTZ = Prothrombinzeit (in % der Norm); VWF = von Willebrand Faktor; Ag = Antigen; Akt = Aktivität

Tab. 4.37 • Erworbene Koagulopathien.

Ursache	Pathologie	Labortests	Klinik	Therapie
Antikoagulanzien	Meist medizinisch notwendige Gerinnungshemmung	Tab. 4.38	Bei Überdosierung diffuse Blutungsneigung	Therapie nur bei lebensbedrohlichen Blutungen Tab. 4.38
Leberfunktionsstörung	Verminderte Bildung aller Faktoren außer FVIII und VWF	PTZ ↓↓ APTT ↑	Nur bei schwerer Form diffuse Blutungen	Prothrombinkomplex-Konzentrate Plasma-Infusionen
Vitamin-K-Mangel	Verminderte Funktion von F VII, IX, X, II	PTZ ↓ (INR ↑) (APTT ↑)	Nur bei schwerer Form diffuse Blutungen	Vitamin K Prothrombinkomplex-Konzentrate
DIC	Kap. *Disseminierte intravasale Koagulopathie*, DIC	Thrombozyten ↓ Fibrinogen ↓ PTZ ↓ D-Dimer ↑↑ Antithrombin ↓	Mikrozirkulationsstörungen Thrombosen Profuse Blutungen	Ursache besetigen Plasmainfusionen Antithrombinkonzentrate Heparin
Inhibitoren				Immunsuppression Bei Blutungsneigung gezielte Substitution Immunadsorption
Inhibierende Autoantikörper gegen: Faktor VIII, Faktor IX	Hemmung des betroffenen Faktors	APTT ↑↑ PTZ normal TZ normal Anti Xa normal	Oft schwere generalisierte Blutungsneigung	rhFVIIa Emicizumab (bei FVIII Inhibitoren) Humane (oder porcine) FVIII- bzw. FIX-Konzentrate FEIBA

Tab. 4.37 • Fortsetzung

Ursache	Pathologie	Labortests	Klinik	Therapie
Faktor V		APTT ↑ PTZ ↓ TZ normal Anti Xa normal	Oft schwere generalisierte Blutungsneigung	rhFVIIa Plasma Thrombozytenkonzentrate
Faktor II, Faktor X		APTT ↑ PTZ ↓ TZ normal Anti Xa normal	Oft schwere generalisierte Blutungsneigung	rhFVIIa PCC
Faktor XI, Faktor XII		APTT ↑ PTZ normal TZ normal Anti Xa normal	Keine Blutungsneigung	Keine
Faktor XIII		APTT normal PTZ normal FXIII ↓	Manchmal deutliche Blutungsneigung	Faktor-XIII-Konzentrate
VWF		(APTT ↑) PTZ normal TZ normal Anti Xa normal VWF:Akt ↓	Oft schwere generalisierte Blutungsneigung	rhFVIIa FEIBA VWF-Konzentrat
Lupus-Antikoagulanzien		APTT ↓ PTZ normal TZ normal Anti Xa normal	Keine Blutungsneigung	Keine

Tab. 4.37 • Fortsetzung

Ursache	Pathologie	Labortests	Klinik	Therapie
Sonstige Koagulopathien				
Erworbenes von-Willebrand-Syndrom	Unspezifische Bindung an Paraproteine	(APTT ↑) PTZ normal TZ normal Anti Xa normal VWF:Akt ↓	Oft schwere generalisierte Blutungsneigung	rhFVIIa FEIBA VWF-Konzentrat
Erworbener Faktor-X-Mangel	Unspezifische Bindung an Paraproteine	APTT ↑ PTZ ↓ TZ normal Anti Xa normal	Oft schwere generalisierte Blutungsneigung	rhFVIIa Prothrombinkomplex-Konzentrate
Hyperfibrinolyse	Verstärkte Fibrinolyse, oft bei disseminierten Malignomen	APTT ↑ PTZ ↓ TZ ↑↑↑ Fibrinogen ↓↓↓ D-Dimer ↑↑↑	Oft schwere generalisierte Blutungsneigung	Tranexamsäure Fibrinogenkonzentrate

APTT = aktivierte partielle Thromboplastinzeit (in Sekunden); DIC = disseminierte intravasale Koagulopathie; FEIBA = Factor Eight Inhibitor Bypassing Activity; INR = Internationale Normalisierte Ratio; PCC = Prothrombinkomplex-Konzentrate; PTZ = Prothrombinzeit (in % der Norm); rhFVIIa = rekombinanter humaner aktivierter Faktor VII; TZ = Thrombinzeit; VWF = von-Willebrand-Faktor, Ag = Antigen; Akt = Aktivität

Nichtneoplastische Erkrankungen

Häufigkeit

▶ Die Prävalenz angeborener Gerinnungsstörungen liegt zwischen 0,5/Mio bei seltenen Formen und 1/100 beim von Willebrand-Syndrom Typ 1 (Tab. 4.36, Tab. 4.37).
▶ Erworbene Koagulopathien sind deutlich häufiger.

Altersgipfel

▶ Keine Angaben möglich

Geschlechtsverteilung

▶ Hämophilie A und B treten aufgrund der X-chromosomalen Lokalisation der Gene für die Faktoren VIII und IX nur bei Männern auf (Frauen sind Konduktorinnen).
▶ Andere Faktorenmängel kommen bei beiden Geschlechtern vor.

Prädisponierende Faktoren

▶ Keine Angaben möglich

Ätiologie und Pathogenese

Physiologie

▶ Die Hämostase ist in einem ständigen, gut reguliertem Fließgleichgewicht und passt sich den jeweiligen Erfordernissen rasch an. Bei Störungen kommt es entweder zu Blutungen oder zu Thrombosen bzw. Mikrozirkulationsstörungen.
▶ Die Physiologie der Hämostase ist komplex, die Details dazu sind entsprechenden Lehrbüchern zu entnehmen. Einen kurzen Überblick bietet Abb. 4.44.
▶ Verletzung der Blutgefäßintegrität → Freisetzung von VWF, tissue-factor und Kollagen.
▶ Am VWF Adhäsion und Aktivierung von Thrombozyten,
▶ Thrombozyten setzen dann weitere Gerinnungsfaktoren und -inhibitoren, vasoaktive Substanzen, Zytokine, etc. frei sowie Phospholipide als Trägerstruktur für Gerinnungsfaktoren.
▶ tissue-factor → startet die plasmatische Gerinnung als Enzymkaskade (gegenseitige Aktivierung, Selbstverstärkung, gegenseitige Regulation).
▶ Bildung der Gerinnungsfaktoren in der Leber, z. T. unter Einfluss von Vitamin K.
▶ Thrombin als Endprodukt der Gerinnungskaskade
  • → löst die Bildung eines Fibringerinnsels durch Polymerisierung von Fibrinogen aus

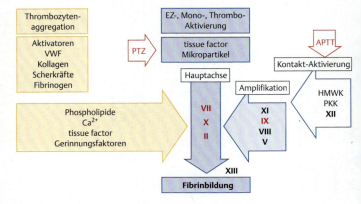

Abb. 4.44 • Hämostase. Schematische Darstellung des Gerinnungssystems.

- → verstärkt und reguliert die Hämostase.
- → Durch Thrombin werden auch Zellen (Endothelzellen, Thrombozyten, Monozyten, etc.) aktiviert.

▶ Alle diese Vorgänge laufen streng lokalisiert am Ort des Gefäßdefekts ab, sodass dort dann ein Fibringerinnsel den Defekt verschließen kann.

Mögliche Störungen der Hämostase

▶ Angeborene Gerinnungsstörungen: Durch einen Gendefekt fehlt ein einzelner Faktor, sodass die Gerinnungskaskade nicht mehr ordnungsgemäß ablaufen kann.

▶ Antikoagulanzientherapie blockiert die Funktion eines oder mehrerer Faktoren medikamentös.

▶ Leberfunktionsstörung:
- Bildung von Gerinnungsfaktoren ist herabgesetzt.
- Dies betrifft alle Einzelfaktoren außer Faktor VIII und VWF, die auch in Endothelzellen gebildet werden und deren Spiegel normal oder oft sogar erhöht sind.
- Der Grad der Erniedrigung der Faktorenspiegel ist abhängig von deren Halbwertszeit und von der noch vorhandenen Syntheseleistung der Leber.
- Bei Leberfunktionsstörungen ist auch die Synthese von Gerinnungsinhibitoren (Antithrombin, Protein C, Protein S, tissue factor pathway inhibitor (TFPI)) herabgesetzt. Dadurch ist die physiologische Regulation der Hämostase gestört.
- Gemeinsam mit der Kumulation von Stoffwechselendprodukten durch die Störung des RES kommt es zu einer latenten Gerinnungsaktivierung im Sinne einer (sub)klinischen disseminierten intravaskulären Koagulation (DIC) mit
  – niedrigem Fibrinogen,
  – Thrombozytopenie,
  – Anstieg von Aktivierungsmarkern (D-Dimer).

▶ Immunkoagulopathien:
- Autoantikörper binden an Blutgerinnungsfaktoren oder andere, mit der Blutgerinnung assoziierte Proteine und blockieren dadurch die Funktion des Zielproteins oder erhöhen dessen Clearance.
- Meist treten solche Autoimmunprozesse spontan auf, ohne dass sich eine auslösende Ursache identifizieren lässt.
- Manchmal liegt eine andere Erkrankung oder Situation zugrunde (maligne Erkrankung, Infektionen, andere Autoimmunerkrankungen, Schwangerschaft, Kontakt mit körperfremden Proteinen, Transfusionen, Antibiotika, etc.).
- Die gebildeten Autoantikörper sind meist oligo- oder polyklonal und können an verschiedene Epitope des Zielproteins binden.

Klassifikation und Risikostratifizierung

Angeborene Gerinnungsstörungen

▶ Angeborene Gerinnungsstörungen werden durch Gendefekte verursacht, die meist vererbt werden, manchmal auch spontan auftreten können.

▶ Verschiedene Ausprägung je nach Mutation:
- Schwerer Mangel: Der betroffene Gerinnungsfaktor wird gar nicht mehr gebildet;
- Leichter Mangel: Der betroffene Gerinnungsfaktor ist defekt und Teile seiner Funktion sind gestört.
- Je nach Restaktivität des betroffenen Faktors besteht eine mehr oder weniger starke, oft aber auch gar keine Blutungsneigung (Tab. 4.36).

▶ Hämophilie A:
- Mangel an Faktor VIII, genetischer Defekt am Faktor-VIII-Gen am X-Chromosom.
- Daher spezielles Vererbungsmuster (Männer erkranken, Frauen sind Konduktorinnen).
- Einteilung nach Schweregrad:

– schwere Hämophilie: Faktor VIII < 1 %;
– mittelschwere Hämophilie: Faktor VIII 1–5 %,
– leichte Hämophilie: Faktor VIII 5–40 %.
- Die Patienten haben typisches Blutungsmuster (meist Gelenksblutungen).
▶ Hämophilie B:
- Mangel an Faktor IX, genetischer Defekt am Faktor-IX-Gen am X-Chromosom.
- Daher spezielles Vererbungsmuster (Männer erkranken, Frauen sind Konduktorinnen).
- Patienten haben typisches Blutungsmuster (meist Gelenksblutungen).
▶ Von-Willebrand-Syndrom:
- Mangel bzw. Funktionsstörung des von-Willebrand-Faktors (VWF).
- Die Subtypen unterscheiden sich in der zugrunde liegenden Pathologie.
  – Typ 1: Leichte Erniedrigung der VWF-Konzentration bei erhaltener Funktion und normalem Multimerenmuster.
  – Typ 2A: Die großen Multimere fehlen, was eine Verminderung der Thrombozytenaggregation bedingt.
  – Typ 2B: Vermehrung der großen Multimere, was eine verstärkte Thrombozytenaggregation mit Ausbildung einer Verbrauchsthrombopenie verursacht.
  – Typ 2N: Mutation der Faktor-VIII-Bindungsstelle, dadurch sind VWF-Konzentration und Aktivität normal, aber der Faktor VIII wird rascher degradiert und es entsteht ein Faktor-VIII-Mangel mit einem der leichten Hämophilie A entsprechenden Blutungsmuster.
  – Typ 2M: Störung der VWF-Thrombozyteninteraktion.
  – Typ 3: Kompletter VWF-Mangel mit schwerem Blutungsphänotyp.
▶ Weitere angeborene Arten eines Gerinnungsfaktormangels:
- Diese unterscheiden sich v. a. in ihrem Blutungsmuster, wobei v. a. die schweren und mittelschweren Mängel (Faktor-Aktivität < 5 %) bluten.
- Patienten mit schwerem Faktor-I-,-II-, -V-, oder -X-Mangel bluten stark bzw. sind gar nicht lebensfähig (intrauteriner hämorrhagischer Fruchttod).
- Patienten mit Faktor-XI- oder -XIII-Mangel neigen zu postoperativen Nachblutungen, haben aber sonst nur leichte Blutungen.
- Patienten mit Faktor-VII-Mangel bluten kaum, solche mit Faktor-XII-Mangel gar nicht.
- Je nach Faktormangel und Restaktivität sowie klinischem Blutungsmuster muss ein entsprechendes therapeutisches Management geplant werden.

Erworbene Blutgerinnungsstörungen

▶ Erworbene Blutgerinnungsstörungen können eine Vielzahl von Ursachen haben:
- Einflüsse von Medikamenten (v. a. Antikoagulanzien),
- Vitamin-K-Mangel,
- Störungen der Lebersyntheseleistung,
- Inhibition von Gerinnungsfaktoren durch Autoantikörper oder Paraproteine,
- Verbrauch bei gestörter Regulation (disseminierte intravasale Koagulopathie).
▶ Tab. 4.37 fasst die wichtigsten erworbenen Koagulopathien zusammen.
▶ Tab. 4.38 sind die zurzeit verfügbaren Antikoagulanzien, die entsprechende Diagnostik und Antagonisierungsmöglichkeiten aufgeführt.

Tab. 4.38 • **Antikoagulanzien.**

Antikoagulans	Halbwertszeit (h)	Sensitivster Labortest	Antidot	Verabreichung	Kommentare
Vitamin-K-Antagonisten	11–160	PTZ, INR	Prothrombinkomplex-Konzentrate (Vitamin K)	oral	Labortests notwendig Interaktion mit vielen Medikamenten
Heparine					
UFH	1,5	Thrombinzeit, APTT	Protaminchlorid	iv, sc. Dauerinfusion	Labortests notwendig
LMWH	4–7	Anti-Xa-Test	Protaminchlorid	sc., iv.	Kumulation bei Niereninsuff.
Fondaparinux (Arixtra)	17	Anti-Xa-Test	keines	sc.	Kumulation bei Niereninsuff.
Danaparoid (Orgaran)	25	Anti-Xa-Test	Protaminchlorid	sc. (iv.)	Kumulation bei Niereninsuff.
Direkte FXa-Hemmer					
Rivaroxaban (Xarelto)	5–13	Anti-Xa-Test	Andexanet alfa	oral	
Apixaban (Eliquis)	12	Anti-Xa-Test	Andexanet alfa	oral	
Edoxaban (Lixiana)	12	Anti-Xa-Test	Andexanet alfa	oral	
Direkte Thrombininhibitoren					
Agratroban (Argatra)	1	Thrombinzeit, APTT	Keines	Dauerinfusion	Kumulation bei Niereninsuff.
Bivalirudin (Angiox)	0,5	Thrombinzeit, APTT	Keines	Dauerinfusion	Kumulation bei Niereninsuff.
Dabigatan (Pradaxa)	13–27	Thrombinzeit	Idracizumab (Praxbind)	oral	Kumulation bei Niereninsuff.

APTT = aktivierte partielle Thromboplastinzeit; LMWH = niedermolekulares Heparin; PTZ = Prothrombinzeit; UFH = unfraktioniertes Heparin = Standardheparin

Symptomatik

▸ Blutungen können spontan oder nach Verletzungen der Körperintegrität auftreten (nach Traumen, Operationen, etc.).
▸ Je nach Störung sind unterschiedliche Blutungsmuster und -lokalisationen möglich, oft kann daraus aber die definitive Diagnose nur vermutet werden:
  • Bei Hämophilie A oder B treten häufig Gelenksblutungen auf,

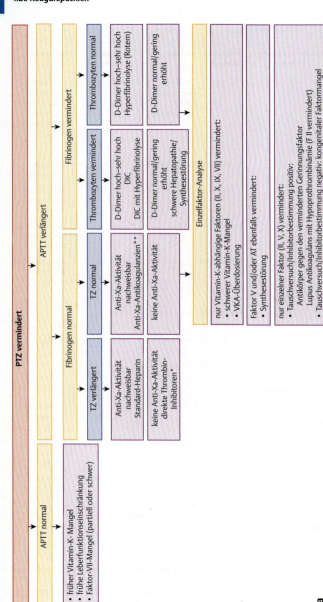

Abb. 4.45 · Koagulopathie. Diagnostisches Vorgehen bei Gerinnungsstörungen.

a Diagnostisches Vorgehen bei Gerinnungsstörungen (PTZ: Prothrombinzeit; APTT: aktivierte partielle Thromboplastinzeit (in Sekunden); TZ: Thrombinzeit; VKA: Vitamin-K-Antagonisten; DIC: disseminierte intravasale Koagulopathie; AT: Antithrombin).

Nichtneoplastische Erkrankungen

PTZ normal

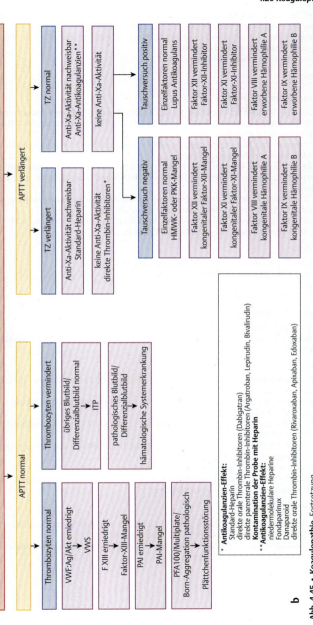

APTT normal

Thrombozyten normal	Thrombozyten vermindert

Thrombozyten normal:
- VWF:Ag/Akt erniedrigt — VWS
- F XIII erniedrigt — Faktor-XIII-Mangel
- PAI erniedrigt — PAI-Mangel
- PFA100/Multiplate/Born-Aggregation pathologisch — Plättchenfunktionsstörung

Thrombozyten vermindert:
- übriges Blutbild/Differenzialblutbild normal — ITP
- pathologisches Blutbild/Differenzialblutbild — hämatologische Systemerkrankung

APTT verlängert

TZ verlängert	TZ normal

TZ verlängert:
- Anti-Xa-Aktivität nachweisbar — Standard-Heparin
- keine Anti-Xa-Aktivität — direkte Thrombin-Inhibitoren *

TZ normal:
- Anti-Xa-Aktivität nachweisbar — Anti-Xa-Antikoagulanzien **
- keine Anti-Xa-Aktivität

Tauschversuch negativ	Tauschversuch positiv

Tauschversuch positiv:
- Einzelfaktoren normal — Lupus Antikoagulans
- Faktor XII vermindert — Faktor-XII-Inhibitor
- Faktor XI vermindert — Faktor-XI-Inhibitor
- Faktor VIII vermindert — erworbene Hämophilie A
- Faktor IX vermindert — erworbene Hämophilie B

Tauschversuch negativ:
- Einzelfaktoren normal — HMWK- oder PKK-Mangel
- Faktor XII vermindert — kongenitaler Faktor-XII-Mangel
- Faktor XI vermindert — kongenitaler Faktor-XI-Mangel
- Faktor VIII vermindert — kongenitale Hämophilie A
- Faktor IX vermindert — kongenitale Hämophilie B

* **Antikoagulanzien-Effekt:**
Standard-Heparin
direkte orale Thrombin-Inhibitoren (Dabigatran)
direkte parenterale Thrombin-Inhibitoren (Argatroban, Lepirudin, Bivalirudin)
Kontamination der Probe mit Heparin
** **Antikoagulanzien-Effekt:**
niedermolekulare Heparine
Fondaparinux
Danaparoid
direkte orale Thrombin-Inhibitoren (Rivaroxaban, Apixaban, Edoxaban)

Abb. 4.45 ∙ Koagulopathie. Fortsetzung
b Diagnostisches Vorgehen bei Gerinnungsstörungen: PTZ normal (PTZ: Prothrombinzeit; APTT: aktivierte partielle Thromboplastinzeit; TZ: Thrombinzeit; VWF: Von-Willebrand-Faktor; VWS: Von-Willebrand-Syndrom; ITP: Immunthrombozytopenie; PAI: Plasminogen-Aktivator-Inhibitor; PFA: Plättchenfunktionsanalyse; HMWK: Hochmolekulares Kininogen; PKK: Präkallikrein).

- bei Faktor-XIII-Mangel Nabelschnurblutungen,
- bei der erworbenen Hämophilie tiefe Muskelblutungen.

▶ Eine Erfassung von Ursache, Schweregrad, Symptomatik und Zeitablauf ist wichtig, um die Therapie steuern zu können.
▶ Blutungsmanifestationen in Tab. 4.36 und Tab. 4.37.

Diagnostik

Diagnostisches Vorgehen

▶ Präanalytische Eingrenzung und gezielte Diagnostik sind nötig, weil hämostaseologische Spezialtests oft teuer und aufwendig sind und die Interpretation der Resultate hohe Expertise erfordert.
▶ Bei Patienten mit Blutungsneigung ist eine strukturierte Aufarbeitung sinnvoll, um die Ursache identifizieren zu können:
  - Die strukturierte Erfassung von Blutungsmuster, Ursache, Intensität und Symptomatik kann mit strukturierten Tools (ISTH BAT-Score, Vicenza-Score, etc.) erfolgen.
  - Oft gibt diese Anamnese schon Hinweise auf die Art der Gerinnungsstörung, aber nur Labortests können diese dann beweisen (Abb. 4.45).
▶ Wichtigste Labortests zur Erkennung von Koagulopathien in Tab. 4.36 und Tab. 4.37, diagnostischer Algorithmus in Abb. 4.45.

Anamnese

▶ Eine ausführliche Anamnese soll Folgendes erfassen:
  - potenzielle Ursachen der Gerinnungsstörung,
  - den zeitlichen Verlauf,
  - bisher erfolgte Behandlungen.

Körperliche Untersuchung

▶ Erfassung des Blutungsmusters.
▶ Zu achten ist auch auf neurologische Ausfälle, wie sie z. B. beim Psoas-Hämatom auftreten.

Labor

▶ Mit Laboruntersuchungen kann die Funktionsfähigkeit der Hämostase gut abgeschätzt werden.
▶ Prothrombinzeit (PTZ) erfasst die Hauptachse der Hämostase mit den Faktoren VII X, V, II und die Fibrinbildung.
▶ APTT erfasst die Kontaktaktivierung und die wichtigsten Verstärkermechanismen (Faktoren XII–VIII).
▶ Durch strukturierte Interpretation dieser Labortests können die meisten Gerinnungsstörungen schon eingegrenzt werden.
▶ Abb. 4.45 zeigt den diagnostischen Algorithmus.
▶ Detaillierte hämostatische Untersuchungen erlauben u. a. die Bestimmung der Aktivitäten jedes einzelnen Gerinnungsfaktors.

Differenzialdiagnosen

▶ Mögliche Differenzialdiagnosen von Patienten mit Blutungsneigung und/oder pathologischen Gerinnungstests in Tab. 4.36 und Tab. 4.37.
▶ Differenzialdiagnostisch müssen auch noch Störungen der Thrombozytenzahl oder -funktion in Betracht gezogen werden.

Therapie

Therapeutisches Vorgehen

▶ Die Therapie von Gerinnungsstörungen richtet sich nach der zugrunde liegenden Ursache und der spezifischen Situation des Patienten.
▶ Tab. 4.39 zeigt die für eine normale Hämostase notwendigen Mindestkonzentrationen der Gerinnungsfaktoren. Bei manifesten Blutungen müssen aber deutlich höhere Werte angestrebt werden.
▶ Die Halbwertszeiten der verschiedenen Gerinnungsfaktoren sind höchst unterschiedlich und müssen bei der Therapieplanung berücksichtigt werden.
▶ Generell gilt, dass bei manifesten koagulopathischen Blutungen zunächst die zugrunde liegende Ursache behandelt werden muss, erst danach ist eine Gerinnungsintervention sinnvoll.
▶ Abb. 4.46 zeigt einen Algorithmus zur zielgerichteten Therapie von Gerinnungsstörungen nach Festlegung der Art der Koagulopathie mithilfe des diagnostischen Algorithmus.

Tab. 4.39 • Übersicht Mindestaktivität spezifischer Gerinnungsfaktoren.

Faktor	Hämostatisch wirksame Mindestaktivität	Biologische Halbwertszeit	Substitution
I (Fibrinogen)	0,7–1,0 g/l	3–5 Tage	Fibrinogen-Konzentrat
II (Prothrombin)	20–40 %	3 Tage	PCC
V	15–25 %	12–36 h	Plasma
VII	5–10 %	4–6 h	Faktor-VII-Konzentrat, PCC
VIII	25–30 %	11–14 h	Desmopressin, Faktor-VIII-Konzentrate
IX	15–25 %	24–32 h	Faktor-IX-Konzentrate
X	10–20 %	1–4 Tage	Faktor-X-Konzentrat, PCC
XI	10 %	2–3 Tage	Plasma
XII	0 %	40–50 h	nicht notwendig
XIII	2–3 %	6–10 Tage	Faktor XIII Konzentrat
VWF			Desmopressin, VWF-Konzentrat

PCC = Prothrombinkomplex-Konzentrat; VWF = von-Willebrand-Faktor

Pharmakotherapie

Kausale Pharmakotherapie

▶ Bei angeborenen Gerinnungsstörungen besteht die Therapie der Wahl in der gezielten Substitution des fehlenden Faktors (Tab. 4.40).
▶ Durch Antikoagulanzien induzierte Blutungen:
  • Hier kann bei klinischer Notwendigkeit eine spezifische Behandlung zur Antagonisierung durchgeführt werden (Tab. 4.38).
  • Dabei ist jedoch darauf zu achten, dass nicht durch das Antidot oder die akut besser werdende Gerinnung eine thromboembolische Komplikation auftritt. Die meisten Patienten haben ja eine klare Indikation zur Antikoagulation zur Verhinderung von Thromboembolien.

kongenitale Faktormangelzustände

↓

gezielte Substitution des fehlenden Gerinnungsfaktors:
- abhängig von der Art der Gerinnungsstörung und der Halbwertszeit des Gerinnungsfaktorprodukts
- on demand = nur beim Auftreten von Blutungen oder vor, während und nach invasiven Eingriffen
- Prophylaxe = regelmäßige Substitution mehrmals pro Woche zur Verhinderung von Blutungsepisoden

kongenitale Faktormangelzustände mit Inhibitoren
(Alloantikörper gegen den zugeführten Gerinnungsfaktor)

↓

- Bypassing-Präparate
- Immuntoleranztherapie
- Emicizumab (bei Hämophilie A)

Antikoagulanzien-induzierte Blutungen

↓

- Unterbrechung der Antikoagulanzienbehandlung
- bei vital bedrohlicher Blutung:
  Antagonisierung des Antikoagulans
- bei leichten Blutungen:
  physiologische Elimination abwarten
- bei hohem Thromboembolierisiko (mechanische Mitralklappen, rezente venöse Thromboembolie, Antiphospholipid-Antikörper-Syndrom):
  Bridging mit niedermolekularen Heparinen sobald klinisch möglich

erworbene Faktormangelzustände (z.B. Leberfunktionsstörung)

↓

- Ursache beseitigen
- gezielte Substitution oder breite Substitution mit Plasma-Infusionen

Autoimmun-Koagulopathien

↓

- Immunsuppression (Steroide, Zytostatika, Rituximab, je nach klin. Situation)
- Immunadsorption (wenn möglich; zur rascheren Elimination der Antikörper)
- hämostatische Therapie (meist mit Bypass-Präparaten)

Hyperfibrinolyse

↓

- Ursache beseitigen
- Tranexamsäure
- Fibrinogen-Konzentrate

Abb. 4.46 • Koagulopathie. Therapeutischer Algorithmus bei Gerinnungsstörungen.

- Bei Antikoagulanzien mit kurzer Halbwertszeit ist es meist ausreichend abzuwarten, bis die Wirkung abgeklungen ist.
▶ Autoimmunkoagulopathien:
  - Die Nachbildung der Autoantikörper wird mittels Immunsuppression verhindert.
  - Meist werden dafür Steroide und Cyclophosphamid eingesetzt. Diese führen z. B. bei der erworbenen Hämophile innerhalb von 4–6 Wochen zur Elimination der Antikörper, sind aber mit signifikanten Nebenwirkungen (Leukopenie, Sepsis, Diabetes, Psychosen, etc.) assoziiert.
  - Aus diesem Grund werden zunehmend weniger toxische Immunsuppressiva (Rituximab, MMF, Bortezomib, Cyclosporin, etc.) eingesetzt.

Tab. 4.40 • **Verfügbare Gerinnungsfaktorkonzentrate.**

Präparat	Plasmatisch	Rekombinant	Indikation
Faktor VII	Faktor VII „Baxter"		Faktor-VII-Mangel
Faktor VIIa		NovoSeven (aktivierter Faktor VII)	Hemmkörper-Hämophilie (angeboren oder erworben) Thrombasthenie Glanzmann
Faktor VIII (human)	Beriate, Haemate, Haemoctin, Immunate, Octanate, Voncento	Advate, Elocta, Helixate NexGen, Iblias, Kogenate, Kovaltry, NovoEight, Nuwiq, ReFacto	Hämophilie A
Faktor VIII (porcin)		Obizur	Hemmkörper-Hämophilie (erworben)
Faktor VIII/VWF	Haemate, Immunate, Voncento, Wilate	-	von-Willebrand-Syndrom
VWF	Willfact	-	von-Willebrand-Syndrom
Faktor IX	Haemonine, Immunine, Mononine, Octanine	Alprolix, BeneFIX, Idelvion, Rixubis	Hämophilie B
Faktor X	Coagadex	-	Faktor-X-Mangel
Faktor XIII	Fibrogammin	NovoThirteen	Faktor-XIII-Mangel
Prothrombinkomplex	Beriplex, Cofact (enthält kein Heparin), Octaplex, Prothromplex total, Prothromplex partiell (enthält keinen Faktor VII)	-	Faktor-II-Mangel, Faktor-VII-Mangel, Faktor-X-Mangel
Aktivierter Prothrombinkomplex	FEIBA	-	Hemmkörper-Hämophilie (angeboren oder erworben)
Fibrinogen (Faktor I)	Hämocomplettan, Fibryga, Fibrinogen	-	Fibrinogen-Mangel, Dysfibrinogenämie

Tab. 4.40 • Fortsetzung

Präparat	Plasmatisch	Rekombinant	Indikation
Inhibitor-Konzentrate:			
Antithrombin	Antithrombin III Baxter, Atenativ, Kybernin	-	Antithrombin-Mangel (angeboren oder erworben)
Protein C	Ceprotin	-	Protein-C-Mangel (angeboren)

Basierend auf:
Medikamenteninformationssystem medis KH, PR-data GmbH

Interventionelle Therapie

Plasmaseparation
▶ Die Plasmaseparation hat aufgrund ihrer geringen Effektivität nur einen geringen Stellenwert in der Behandlung von Koagulopathien.
▶ Bei manchen Autoimmunkoagulopathien kann jedoch eine Immunadsorption an Protein A- oder Anti-Immunglobulin-Säulen eine raschere Elimination der blockierenden Autoantikörper und eine bessere Substituierbarkeit bewirken.

Nachsorge

▶ Bei angeborenen Gerinnungsstörungen ist eine regelmäßige medizinische Kontrolle nötig, um Folgendes zu erfassen bzw. zu planen:
• Blutungsfrequenz,
• Therapieintensität,
• Entwicklung von Inhibitoren,
• Auftreten von therapieassoziierten Infektionen,
• ggf. Beratung und Planung von Operationen oder Schwangerschaften.
▶ Bei erworbenen Gerinnungsstörungen zielt die Nachsorge auf die rechtzeitige Erfassung von Rezidiven.

Verlauf und Prognose

▶ Angeborene Gerinnungsstörungen:
• Diese sind unheilbar, solange die Gentherapie noch nicht verfügbar ist.
• Die betroffenen Patienten benötigen lebenslange Therapie, haben damit aber meist eine normale Lebenserwartung und sind in ihrer Lebensführung nur gering eingeschränkt.
▶ Erworbene Gerinnungsstörungen:
• Sie sind durch Beseitigung der Ursache potenziell reversibel und können meist dauerhaft geheilt werden.

Prävention

▶ Bei genetisch bedingten Faktormängeln kann eine prophylaktische Substitution erfolgen, um die Blutungsfrequenz zu reduzieren und Spätschäden (z. B. hämophilie Arthropathie oder Pseudotumoren) zu verhindern.
▶ Bei der Hämophilie ist eine prophylaktische Substitution mittlerweile Standard.
▶ Die Prävention von erworbenen Gerinnungsstörungen besteht, je nach Art, in
• einer adäquaten Dosierung einer Antikoagulanzientherapie,
• der Behandlung potenzieller Ursachen und
• einer Schulung der betroffenen Patienten.

4.21 Angeborene Thrombozytopathien
Werner Streif

Aktuelles

▶ Mikro- und Makrofluidkammern/-geräte, insbesondere die Lab-on-a-Chip-Technologie, werden in Zukunft die Thrombozytenfunktionsdiagnostik auf kleinstem Raum und unter physiologischen Bedingungen ermöglichen.

▶ Genomisches Profiling durch Next-Generation-Sequencing kann bereits jetzt in Einzelfällen zur Diagnostik sowie zur zielgenauen, personalisierten Beratung Betroffener und deren Familien und zur optimierten Behandlung eingesetzt werden.

▶ Integrative Omik-Technologien und künstliche Intelligenz/maschinelles Lernen eröffnen neue Perspektiven.

▶ Biomarker-Panels mit Multi-Omik-Integration, die genetische, transkriptionelle, proteinbasierte und metabolische Daten vereinen, werden die diagnostische Präzision verbessern.

Definition

▶ Angeborene Störungen der Thrombozyten sind eine heterogene Gruppe von Erkrankungen, die mit einer durch eine Störung der Thrombozytenzahl und/oder -funktion verursachten Blutungsneigung einhergehen.

Epidemiologie

▶ Die verschiedenen Entitäten der angeborenen Thrombozytenstörungen sind jeweils nur bei einer kleinen Anzahl von Patienten beschrieben.

▶ Genaue Angaben zur Inzidenz dieser Erkrankungen liegen nicht vor.

▶ Die am häufigsten diagnostizierten angeborenen Störungen der Thrombozytenfunktion sind:
  • Thrombasthenie Glanzmann (defekter Fibrinogenrezeptor)
  • Bernard-Soulier-Syndrom (defekter von-Willebrand-Faktor-Rezeptor)
  • Storage-Pool-Erkrankungen (Granuladefekte)

Häufigkeit

▶ Etwa die Hälfte aller vererbten Thrombozytopenien, sowie einige vererbte Thrombozytopathien, treten bei komplexen Erkrankungen auf, bei denen die angeborene Thrombozytenstörung mit hoher Wahrscheinlichkeit mit klinisch relevanten Veränderungen in anderen Zelltypen und Organen oder mit der Entwicklung einer neoplastischen Erkrankung verbunden ist. Dazu gehören insbesondere molekulare Varianten im Ankyrin-Repeat-Domain-26-Gen (ANKRD26) und in den Transkriptionsfaktoren ETV6 und RUNX1, die mit einem hohen Risiko für myeloische Erkrankungen einhergehen (Tab. 4.42).

Altersgipfel

▶ Die meisten angeborenen Störungen der Thrombozyten führen zu einer milden bis moderaten Blutungsneigung. Je ausgeprägter die Blutungsneigung und umso weniger Untersuchungsschritte für eine Diagnose notwendig sind, desto eher wird eine angeborene Störung der Thrombozyten erkannt.

▶ Rezidivierende Epistaxis und Mundschleimhautbluten betrifft besonders häufig Kinder. Mit Eintritt der Pubertät sind traumatisch bedingte Blutungen und verstärkte Regelblutungen die am meisten berichteten Symptome. Blutungen bei ärztlichen Eingriffen treffen naturgemäß eher ältere Betroffene.

Geschlechtsverteilung

▶ Mädchen und Frauen im gebärfähigen Alter sind besonders häufig symptomatisch.

Prädisponierende Faktoren

▶ Blutungsfördernde Medikamente, wie Acetylsalicylsäure zur Fiebersenkung oder nicht steroidale Antirheumatika wie Ibuprofen zur Schmerzbehandlung, werden häufig eingenommen und führen zu einer unterschiedlichen Zunahme der Blutungsneigung (Tab. 4.41).

Tab. 4.41 • Auswahl derzeitig verfügbarer Thrombozytenfunktionshemmer (Anti platelet drugs).

Wirkstoff	Angriffspunkt	Zeit bis zur Erholung der Thrombozytenfunktion nach Absetzen
Acetylsalicylsäure (ASS)	Cyclooxygenase-1 plus zusätzl. Effekte wie die Bildung von Lipoxinen	5-7 Tage
Clopidogrel	ADP-Rezeptor P2Y$_{12}$	7-10 Tage
Prasugrel	ADP Rezeptor P2Y$_{12}$	7-10 Tage
Ticagrelor	ADP Rezeptor P2Y$_{12}$	3-5 Tage
Cangrelor	ADP Rezeptor P2Y$_{12}$	30-60 min
Cilostazol	PDEIII	12-16 h
Iloprost	PGI$_2$ Analog	-
Eptifibatid	GPIIb/IIIa Antagonist	4-8 h
Tirofiban	GPIIb/IIIa Antagonist	4-8 h

Basierend auf:
– Gawaz M, Geisler T, Borst O. Current concepts and novel targets for antiplatelet therapy. Nature reviews Cardiology 2023; 20(9): 583-599
– Jourdi G, Lordkipanidzé M, Philippe A et al. Current and Novel Antiplatelet Therapies for the Treatment of Cardiovascular Diseases. International journal of molecular sciences 2021; 22(23)

Ätiologie und Pathogenese

▶ Thrombozyten sind kernlose diskoide Fragmente, die sich aus dem Zytoplasma von Megakaryozyten formen. Zur Bildung von Thrombozyten im Knochenmark und deren Freisetzung in die Blutbahn durchlaufen Megakaryozyten einen Reifungsprozess, der zur Bildung langer Fortsätze, Pseudopodien, führt, aus denen jeweils 1.000 bis 2.000 Thrombozyten hervorgehen. Während der Reifung werden die Thrombozyten mit Organellen und Granula beladen.

▶ Angeborene Störungen der Thrombozyten sind eine klinisch und genetisch heterogene Gruppe von Erkrankungen, die durch Defekte der Megakaryopoese und Thrombozyten-Biogenese charakterisiert sind. Solche Defekte sind bei der Transkription, der Apoptose-Regulation, dem Thrombopoetin-Signalling, der Zytoskelettorganisation, der Granulabeladung und den Rezeptoren beschrieben.

▶ Angeborene Störungen der Thrombozyten können Teil einer Multisystemerkrankung sein, die mit klinischen Symptomen einhergeht, die sich nicht auf das Blut oder die Blutungsneigung beschränken müssen (Tab. 4.43).

▶ Angeborene Störungen der Thrombozyten mit normaler oder verminderter Thrombozytenzahl führen zu einer Störung der primären Hämostase mit einer variablen mukokutanen Blutungsneigung. Entscheidende Hinweise ergeben sich aus der Familien- und Individualanamnese.

Klassifikation und Risikostratifizierung

▶ Klassifizierungen orientieren sich am zugrunde liegenden thrombozytären Defekt:
  • Rezeptordefekte,
  • Granulastörungen,
  • Zytoskelettdefekte,
  • u. a.
▶ Schwere Verlaufsformen mit starker Blutungsneigung manifestieren sich typischerweise im frühen Kindesalter. Postpubertär nimmt die Blutungsneigung mit zunehmendem Alter ab.
▶ Viele Störungen der Thrombozyten fallen erst nach Einnahme von die Blutungsneigung beeinflussenden Medikamenten auf, wie Kumarinen, Azetylsalicylsäure und nicht-steroidale Antirheumatika oder bei operativen Eingriffen.
▶ Nahrungsmittel, Nahrungsergänzungsmittel und Genussmittel beeinflussen in unterschiedlichem Maß die Thrombozytenfunktion.
▶ Angeborene Störungen der Thrombozyten mit komplexen Symptomen werden durch begleitende typische klinische Befunde wie Albinismus (Hermansky-Pudlak-Syndrom) oder Skelettanomalien (TAR-Syndrom) identifiziert.
▶ Angeborene Störungen der Thrombozyten können auch für weitere Erkrankungen, wie Leukämien, prädisponieren und sollten daher frühzeitig klassifiziert werden.

Merke

Diagnosefindung für den Kliniker durch eine Unterscheidung nach
▶ Familien und Eigenanamnese,
▶ offensichtlichen klinischen Symptomen,
▶ Ausschluss anderer Erkrankungen, insbesondere einer Von-Willebrand-Erkrankung
▶ Thrombozytenzahl und -größe und
▶ anderen Blutbildauffälligkeiten.

Symptomatik

▶ Mukokutane Blutungen sind ein typisches Symptom. Dazu gehören insbesondere Schleimhautblutungen, Menorrhagien, Epistaxis, kutane Hämatome und Petechien. Die Blutungsneigung ist sehr variabel, zumeist mild bis moderat.

Diagnostik

Diagnostisches Vorgehen

▶ Durch die konsequente Anwendung eines Diagnosealgorithmus kann zumindest die Verdachtsdiagnose einer Thrombozytenfunktionsstörung erhärtet oder ausgeschlossen werden (Abb. 4.47).

Merke

Thrombasthenie Glanzmann (defekter Fibrinogenrezeptor) und Bernard-Soulier-Syndrom (defekter von-Willebrand-Faktor-Rezeptor) werden durch eine sich meist früh manifestierende Blutungsneigung und typische Befunde in der Lichttransmissionsaggregometrie und Durchflusszytometrie diagnostiziert. Die meisten angeborenen Störungen der Thrombozyten sind schwierig und nur in Zusammenschau aller Befunde einschließlich molekulargenetischer Untersuchungen zu definieren. Etwa 50 % der angeborenen Störungen der Thrombozyten können keinem spezifischen Krankheitsbild zugeordnet werden.

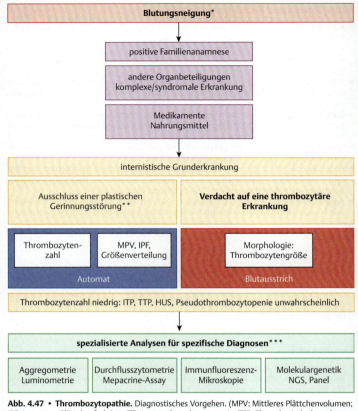

Abb. 4.47 • Thrombozytopathie. Diagnostisches Vorgehen. (MPV: Mittleres Plättchenvolumen; IPF: Immature Plättchenfraktion; ITP: Immunthrombozytopenie; TTP: Thrombotisch-thrombozytopenische Purpura; HUS: Hämolytisch-Urämisches Syndrom; NGS: Next Generation Sequencing) * Verwendung eines standardisierten Blutungsfragebogen (ISTH BAT u. a.) wird empfohlen. ** Insbesondere auszuschließen sind: von-Willebrand-Erkrankung, Einzelfaktormangel (Hämophilie A/B u. a.), Hyperfibrinolyse. *** Auswahl der Methoden: individuell; Molekulargenetik ist als alleinige diagnostische Maßnahme nicht empfohlen.

Anamnese

► Charakteristisch ist eine leichte bis moderate mukokutane Blutungsneigung. Die tatsächliche Ausprägung ist sehr variabel und kaum vorhersehbar.
► Die angeborene Störung der Thrombozyten kann – als oft klinisch nur bedingt relevante Blutungsneigung – bei komplexen Erkrankungen auftreten.
► Als Vorinformation sollen Angaben zur Familien-, Individual- und Medikamentenanamnese vorliegen (Tab. 4.41).
► Zur Beurteilung der Blutungsneigung sind strukturierte Fragebögen empfohlen.

Körperliche Untersuchung

▶ Eine körperliche Untersuchung zur Beurteilung der Blutungslokalisation und -ausprägung ist zwingend erforderlich. Insbesondere sollen Hinweise auf eine Kollagenerkrankung, wie Überstreckbarkeit der Gelenke, beachtet werden.
▶ Mukokutane Blutungen weisen auf Störungen der Thrombozyten hin.
▶ Es sollte immer auch auf das Vorliegen einer Grunderkrankung und eines Symptomenkomplexes geachtet werden.

⚠ Merke

Die konsequente kombinierte Bewertung klinischer Befunde und Laborauffälligkeiten führt zur Diagnose (Tab. 4.42, Tab. 4.43). Die Auswahl der labortechnischen Untersuchungen soll individuell erfolgen. Eine molekulargenetische Bestätigung einer gestellten Diagnose soll angestrebt werden.

Tab. 4.42 • **Wichtige und charakteristische isolierte angeborene Störungen der Thrombozyten.**

Krankheit (OMIM)	Vererbung	Thrombozyten-zahl	Thrombozyten-größe
Thrombasthenie Glanzmann (273 800)	a.r.	n	n
Bernard-Soulier-Syndrom (231 200)	a.r.	↓	↑
P2Y12ADP-Rezeptor-Defekte (600 515)	a.r.	n	n
Kollagenrezeptor-Defekte (605 546)	a.r.	n	n
Thromboxan-A2-Rezeptor-Defekte (188 070)	a.r.	n	n
Thrombozyten-Typ oder pseudo von Willebrand-Syndrom (177 820)	a.d.	↓	↑

a.r. = autosomal rezessiv, a.d. = autosomal dominant, Thrombozytenzahl (normal (n), erniedrigt (↓)); Thrombozytengröße im Lichtmikroskop (normal (n), vergrößert (↑), verkleinert (↓));

Tab. 4.43 • **Wichtige und charakteristische Störungen der Thrombozyten mit Begleitsymptomen und Prädisposition zur Entwicklung von myeloischen Erkrankungen.**

Krankheit (Abkürzung, OMIM)	Vererbung	Zahl	Größe	Assoziation
GATA-Bindungsprotein1-Defekt (305 371)	XL	↓	↑	Dyserythropoetische Anämie, Thalassämie
Gray-Platelet-Syndrom (GPS), (139 090)	a.r.	↓	↑	Myelofibrose
Hermansky-Pudlak-Syndrom (203 300, 610 472–610 477 u. a.)	a.r.	n	n	Okulokutaner Albinismus, Lungenfibrose

Tab. 4.43 • **Fortsetzung**

Krankheit (Abkürzung, OMIM)	Vererbung	Zahl	Größe	Assoziation
MYH9-Familie: May-Hegglin-Anomalie (155 100) Sebastian-Syndrom (605 249) Fechtner-Syndrom (153 640) Epstein-Syndrom (153 650)	a.d.	↓	↑↑	Einschlusskörper in Leukozyten (Döhle), Nephritis, Hypakusis, Katarakt
Paris-Trousseau- (188 025) /Jacobsen-Syndrom (147 791)	a.d.	↓	↑	Kardiale und faciale Anomalien, mentale Retardierung
Thrombocytopenia-Absent Radius (TAR) Syndrom (274 000)	Mikrodeletion 1q21.1	↓	n	Skelettanomalie: Bilateral verkürzte Radii.
Chediak-Higashi-Syndrom (CHS)1, (214 500)	a.r.	n	n	Immundefekt
Wiskott-Aldrich-Syndrom (WAS) (300 392, 313 900)	XL	↓	↓↓	Immundefekt (T-Zell), Allergien, Hautausschläge
X-chromosomale Thrombozytopenie (XLT) (313 900)	XL	↓	↓↓	Immundefekt (mild)
ANKRD26 (610 855)	a.d.	↓	n	Prädisposition für Leukämie
RUNX1 (151 385)	a.d.	↓	n	Prädisposition für Leukämie

a.r. = autosomal rezessiv, a.d. = autosomal dominant, XL = X-chromosomal vererbt, Thrombozytenzahl (normal (n), erniedrigt (↓)); Thrombozytengröße im Lichtmikroskop (normal (n), vergößert (↑), verkleinert (↓));

Labor

Thrombozytenzahl und -morphologie
► Routineblutbild mit Bestimmung von:
   • Thrombozytenzahl,
   • Thrombozytengrößenverteilungskurve,
   • mittleres Thrombozytenvolumen (MPV),
   • immaturer Plättchenfraktion (IPF):
      – Die Beurteilung der IPF erleichtert insbesondere die Abgrenzung zur regenerativen Thrombopenie und Immunthrombozytopenie.
► Bei einer Thrombozytenzahl < 50 × 10^9/l muss eine Evaluierung mittels Kammerzählung oder Durchflusszytometer erfolgen (s. Kap. Durchflusszytometrie (S. 35)). Dies gilt besonders bei großen Thrombozyten.

> **Cave**
> Weder normale noch niedrige Thrombozytenzahlen schließen eine angeborene Thrombozytenfunktionsstörung aus. Das gemessene MPV hängt stark vom verwendeten Analysegerät, Antikoagulans und Probenalter ab und kann daher nur im Vergleich zu einer gesicherten Normalprobe bewertet werden.

► Morphologische Veränderungen sind lichtmikroskopisch in Blutausstrichen, gefärbt nach May-Grünwald-Giemsa, gut zu beurteilen. Dazu gehören:
   • Thrombozytengröße,
   • Zusammenklumpen (Aggregatbildung) und
   • Granularität der Thrombozyten.

- Erythrozyten und Leukozyten sollten ebenfalls mit beurteilt werden, da eine begleitende, nicht blutungs- und blutverlustbedingte Anämie sowie Leukozyteneinschlusskörper (Döhle-Einschlusskörper) diagnostisch verwertbare Befunde sein können.

Methoden zur Bestimmung der Thrombozytenfunktion

▶ **PFA 100/200 Verschlusszeit** („in vitro Blutungszeit"):

- Diese Methode ist nur eingeschränkt für die Beurteilung der Thrombozytenfunktion geeignet.
- Grundvoraussetzung für die Testdurchführung ist eine Thrombozytenzahl > 100.000/µl und ein Hämatokrit > 30 %.
- Sie gibt Hinweise auf das Vorliegen eines von-Willebrand-Syndroms, einer Thrombasthenie Glanzmann und eines Bernard-Soulier-Syndroms.
- Ein verdächtiger oder pathologischer Befund bedarf immer einer weiteren Abklärung.
- Ein unauffälliger Befund schließt eine angeborene Thrombozytenstörung nicht aus.

✓ *Praxistipp*

Bei Kindern mit rezidivierenden Infekten ist mit einer großen Variabilität der Verschlusszeiten zu rechnen.

▶ **Aggregometrie:**

- Diese Methode kann entweder in plättchenreichem Plasma (Lichttransmissionsaggregometrie, LTA) oder in 1:1 verdünntem Vollblut als Impedanzaggregometrie durchgeführt werden.
- Es steht eine große Palette von Induktoren zur Verfügung, mit denen die verschiedenen Aktivierungen und Funktionen von Thrombozyten untersucht werden können.
- Multiplate: Dieses semiautomatisierte impedanzaggregometrische Verfahren hat als Point-of-care-Methode zunehmend Bedeutung erlangt, ist aber für den Nachweis einer Thrombozytopathie nur eingeschränkt verwendbar.
- Nicht nur die Durchführung der Untersuchung, sondern auch die Interpretation der Befunde und die Zuordnung zu einem definierten Krankheitsbild stellen meistens eine große Herausforderung dar.

▶ **Durchflusszytometrie:**

- Dieses Verfahren ist ein fixer Bestandteil der Zelldiagnostik.
- Sie eignet sich sehr gut zur Diagnose der Thrombasthenie Glanzmann, des Bernard-Soulier-Syndroms und der Storage-Pool-Erkrankung (α-/δ-Granuladefekte; Mepacrin-Freisetzungstest).
- Die besonderen Vorteile liegen in den benötigten geringen Blutmengen und in der einstufigen und spezifischen Diagnostik, die auch die Möglichkeit der Identifizierung heterozygoter Träger/Familienmitglieder miteinschließt.

▶ **Immunfluoreszenzmikroskopie:**

- Es werden luftgetrocknete Blutausstriche mit verschiedenen Antikörpern gegen spezifische Proteine inkubiert, die bei diversen Thrombozytopathien eine Rolle spielen.
- Dies erlaubt eine Diagnose an einfachen Ausstrichen mit minimalen Blutmengen.
- Besonders bewährt hat sich diese Methode zur der Diagnose der Familie MYH9-Makrothrombozytopathien.

Histologie, Zytologie und klinische Pathologie

Knochenmarkdiagnostik

▶ Zur Diagnosestellung und Beurteilung der Prognose ist in einigen Fällen auch die Untersuchung des Knochenmarks notwendig, insbesondere bei molekulargenetischen Hinweisen auf einen Immundefekt oder einer Prädispostion für eine myeloische Erkrankung.

Molekulargenetische Diagnostik

▶ Die zunehmende Zahl an in Registern verzeichneten genetischen Varianten hat die Bedeutung der molekulargenetischen Untersuchungen auch zur Diagnose von angeborenen Störungen der Thrombozyten gefördert.

▶ Die molekulargenetische Diagnostik hat sich durch die Anwendung der Next-Generation-Sequencing (NGS)-Technologie erheblich erweitert.

▶ Die Assoziation von „neuen" Varianten mit klinisch definierten Erkrankungen (Genotyp-Phänotyp-Korrelation) fehlt allerdings häufig.

▶ NGS ermöglicht sowohl die gezielte Analyse einzelner Kandidatengene als auch den Einsatz umfassenderer genetischer Panels.

▶ Einsatz von NGS-Panels:
  • NGS-Panels konzentrieren sich auf eine spezifische Auswahl von Genen, die für bestimmte Erkrankungen relevant sind.
  • Diese Panels ermöglichen es zahlreiche Gene simultan zu sequenzieren, wodurch die Effizienz und Breite der genetischen Untersuchung im Vergleich zur traditionellen Einzelgenanalyse deutlich gesteigert wird.
  • Diese Technik ist besonders wertvoll um bekannte und gut charakterisierte genetische Varianten schnell zu identifizieren und zu analysieren.

▶ Klinische Anwendung und Bewertung:
  • Die durch NGS generierten Daten müssen sorgfältig bewertet werden, um klinisch relevante Informationen zu extrahieren.
  • Die Bewertung der gefundenen Varianten sowie deren Mitteilung soll immer unter Berücksichtigung der aktuellen Empfehlungen des American College of Medical Genetics and Genomics und der Europäischen Leitlinie für diagnostische Hochdurchsatzsequenzierung erfolgen.

▶ Zurzeit können molekulargenetische Untersuchungen insbesondere dazu dienen, eine vermutete Diagnose zu bestätigen.

▶ In Familienuntersuchungen können heterozygote Träger identifiziert werden.

▶ Einige für angeborene Störungen der Thrombozyten kausale Mutationen, wie *ANKRD26* oder *RUNX1* sind prädisponierend für die Entwicklung einer Leukämie.

▶ Vorsorgeuntersuchungen Betroffener und genetische Beratung der Familien können durch die gesicherte Diagnose optimiert werden.

▶ Ausführliche Hinweise und Anleitungen zur Auswahl, Durchführung und Interpretation von Thrombozytenfunktionstesten sind den Leitlinien der Fachgesellschaften zu entnehmen.

Differenzialdiagnosen

▶ Autoimmunerkrankungen wie die Immunthrombozytopenie (ITP), die Thrombotisch-Thrombozytopenische Purpura (TTP), das Hämolytisch-Urämische Syndrom (HUS) und auch das Myelodysplastische Syndrom (MDS) müssen ausgeschlossen werden. Dazu können, wenn möglich, auch wiederholte Untersuchungen im Abstand von mehreren Wochen zur Differenzierung beitragen.

▶ Die von-Willebrand-Erkrankung ist ebenfalls durch mukokutane Blutungen charakterisiert und kann nur durch Bestimmung des von-Willebrand-Faktors und Nachweis der normalen Funktion, eventuell auch einschließlich Beurteilung der von-Willebrand-Multimeren, diagnostiziert werden.

▶ Hämophilie A und B sowie andere seltene plasmatische Gerinnungsstörungen müssen ausgeschlossen werden, insbesondere bei auffälligen globalen Gerinnungstests (APTT und PT/Quick).

Therapie

▶ Für eine erfolgreiche Behandlung müssen die zugrundeliegende Thrombozytenstörung, die Blutungsschwere und -lokalisation, sowie Alter und Geschlecht im klinischen Kontext berücksichtigt werden.

▶ Die etablierte Behandlung umfasst die lokale Blutstillung sowie die Verabreichung von Tranexamsäure, Desmopressin, aktiviertem Faktor VII und Thrombozytenkonzentrat.

▶ Thrombopoetin-Analoga eigenen sich für thrombozytopenische Störungen der Thrombozyten.

▶ Hormone werden zur Behandlung bei vermehrter Regelblutung eingesetzt.

Therapeutisches Vorgehen

▶ Die Behandlung einer Blutungsneigung und von Blutungen bei Thrombozytopathien basiert im Wesentlichen auf Ergebnissen aus Registerstudien, Fallberichten und Expertenmeinung (Abb. 4.48).

Allgemeine Maßnahmen

▶ Der Blutungsprävention kommt besondere Bedeutung zu:
  • Vermeiden von Traumata,
  • subkutane Immunisierung (soweit zugelassen),
  • Vermeiden von blutungsfördernden Medikamenten und
  • gute Zahn- und Nasenschleimhautpflege.

▶ Vermeiden einer Eisenmangelanämie durch regelmäßige Eisengaben.

▶ Die lokale Blutstillung mittels Kompression und lokalen Hämostyptika steht immer an erster Stelle.

▶ Für eine optimale Hämostase sollen auch Hämoglobinwerte < 8 g/l vermieden werden.

▶ Mitführen einer Diagnoseinformation ("Bluterausweis") ist ebenfalls wichtig.

> **Merke**
> Ausführliche Hinweise und Anleitungen zur Auswahl und Durchführung therapeutischer Maßnahmen sind den Leitlinien der Fachgesellschaften zu entnehmen.

Pharmakotherapie

Antifibrinolytika

▶ Tranexamsäure ist die Basismedikation zur Prophylaxe und Behandlung von Blutungen.

▶ Ein allgemein anerkannter Labortest zur Beurteilung der Wirksamkeit von Tranexamsäure existiert nicht.

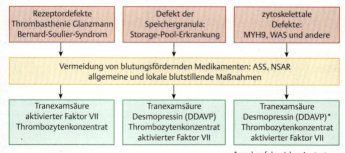

* nach erfolgreicher Austestung

Abb. 4.48 • Thrombozytopathie. Behandlungsempfehlungen nach zugrunde liegendem Thrombozytendefekt.

▶ Tranexamsäure ist besonders effektiv bei Schleimhautblutungen, Epistaxis und Menorrhagien.

▶ Tranexamsäure hemmt die Aktivierung von Plasminogen zu Plasmin und damit die Fibrinolyse.

▶ Anwendung/Dosierung:

• Tranexamsäure kann sowohl lokal, peroral als auch intravenös eingesetzt werden.

• Bei **invasiven Eingriffen** hat sich die präoperative perorale und intravenöse Gabe zur Blutungsprophylaxe und -behandlung bewährt.

– Die erste Einnahme sollte bevorzugt oral am Abend vor dem OP-Tag (OP-Tag: 1,5- bis 2-fache Dosis, falls keine Gabe am Vorabend) oder alternativ intravenös am OP-Tag erfolgen.

– Die empfohlene Erhaltungsdosis bei oraler Gabe beträgt 20–25 mg/kg (Erwachsene 1,0–1,5 g) 3- bis 4-mal tgl; bei intravenöser Gabe 10–15 mg/kg (Erwachsene 0,5–1,0 g) 3-mal tgl.

• Zur Prophylaxe und Behandlung von **Blutungen im Mundschleimhautbereich** sind Mundspülungen mit Tranexamsäure sinnvoll.

– Tranexamsäure kann in trinkbaren Flüssigkeiten verdünnt werden.

– Bei anschließendem Verschlucken ist die Menge in die Gesamtdosis mit einzurechnen.

• Bei **Nierenblutungen und Blutung der ableitenden Harnwege** (Hämaturie):

– Hier sollte Tranexamsäure aufgrund der Gefahr der Bildung von abflussbehindernden Blutgerinnseln nicht oder nur unter konsequenter Beobachtung eingesetzt werden.

– Nierenblutungen können effektiv durch eine forcierte Diurese kontrolliert werden.

– Bei renaler Retention ist eine Dosisreduktion nach den Herstellerangaben notwendig.

– Die Therapiedauer sollte in Abhängigkeit vom Eingriff festgelegt werden.

– Bei Behandlungen über Monate sind in der Literatur überwiegend Nebenwirkungen wie Nausea, Diarrhoe und passagere Sehstörungen beschrieben.

Tab. 4.44 • **Dosisempfehlungen für Desmopressin (DDAVP) bei Kindern und Erwachsenen.**

Patienten	Therapie		Präoperative Prophylaxe
	Intranasal	Intravenös	Intravenös 60 min vor dem Eingriff
≤ 12 Jahre	150 µg (1 Sprühstoß)	0,3–0,4 µg/kg über 30 min	0,3–0,4 µg/kg über 30 min
> 12 Jahre	300 µg (2 Sprühstöße)		
≤ 50 kg	150 µg (1 Sprühstoß)		
> 50 kg	300 µg (2 Sprühstöße)		

Desmopressin (DDAVP)

▶ Desmopressin (Desamino-1-Cystein-8-D-Argininvasopressin, DDAVP) ist ein synthetischer Abkömmling des Vasopressins. Als selektiver Agonist am Argininvasopressinrezeptor-2 zeigt es einen antidiuretischen, aber keinen vasokonstriktorischen Effekt.

▶ Desmopressin kommt sowohl prophylaktisch als auch therapeutisch zur Anwendung. Es wirkt hauptsächlich durch einen Anstieg des von-Willebrand-Faktors und des Gerinnungsfaktors VIII. Der hämostatische Effekt kann bei angeborenen Störungen der Thrombozyten stark variieren. Bei nicht-spezifizierten Störungen der thrombozyten mit Verlängerung der Verschlusszeit am PFA 100/200 kann eine Austestung der Wirksamkeit mit diesem Gerät sinnvoll sein.

▶ **Anwendung/Dosierung** (Tab. 4.44):
- Desmopressin kann als Kurzinfusion (parenteral) oder intranasal (Nasenspray) angewendet werden.
- Bei operativen Eingriffen sollte die i. v.-Gabe bevorzugt werden.
- Bei wiederholten Gaben ist mit einer raschen Tachyphylaxie der hämostatischen Wirkung zu rechnen.
- Die Kontrolle der Flüssigkeitszufuhr und der Serumelektrolytwerte (**Cave:** Hyponatriämie) ist insbesondere bei wiederholten Gaben wichtig.
- Eine Kombination von Desmopressin mit Tranexamsäure ist sinnvoll.

▶ **Kontraindikationen:**
- Bei Rezeptordefekten, wie der Thrombasthenie Glanzmann und dem Bernard-Soulier-Syndrom, ist Desmopressin in der Regel kaum/nicht wirksam.
- Beim Plättchentyp-von-Willebrand-Erkrankung (Pseudo-von-Willebrand-Erkrankung) kann Desmopressin zu spontaner Plättchenaggregation und Thrombozytopenie führen und sollte deshalb nicht eingesetzt werden.
- Aufgrund der antidiuretischen Wirkung von Desmopressin besteht das Risiko von Wasserretention, Hyponatriämie, Hirnödem und Krampfanfällen. Daher wird die Gabe von Desmopressin bei Kindern < 2 Jahren, Patienten mit Anfallsleiden, Nierenfunktionsstörungen, Schwangeren und Patienten mit koronarer Herzkrankheit grundsätzlich nicht empfohlen.

▶ Häufige Nebenwirkungen sind das Auftreten von Flush und Kopfschmerzen.

Rekombinanter aktivierter Faktor VII (rFVIIa)

▶ Faktor VIIa ist für die Behandlung von Blutungen und zur Blutungsprophylaxe bei Thrombasthenie Glanzmann und Bernard-Soulier-Syndrom geeignet.
▶ rFVIIa kann Transfusionsbedarf reduzieren.
▶ Wenn durch allgemeine und lokale blutstillende Maßnahmen keine ausreichende Blutstillung zu erwarten ist oder erreicht werden kann, sollte rFVIIa frühzeitig eingesetzt werden.
▶ Die empfohlenen Dosen für die wiederholte Bolusapplikation schwanken zwischen 80–120 µg/kg KG rFVIIa alle 2–4 h.
▶ In Einzelfällen wurden thromboembolische Komplikationen beschrieben.
▶ Eine Kombination mit Tranexamsäure wird empfohlen.

Thrombozytenkonzentrate

▶ Thrombozytenkonzentrate (TK) werden zur Prophylaxe und Therapie von thrombozytär bedingten Blutungen eingesetzt (Abb. 4.49).
▶ Die Indikationsstellung zur Thrombozytentransfusion ist abhängig von Thrombozytenzahl und -funktion, der Blutungssymptomatik, dem Blutungsrisiko sowie der Grunderkrankung.
▶ Der Therapieeffekt von „Apherese-" und „Poolkonzentraten" ist vergleichbar.
▶ Patienten mit einer Thrombasthenie Glanzmann Typ I, bei denen der Fibrinogenrezeptor (Integrin αIIbβ3 Glykoprotein IIb/IIIa CD41a) vollständig fehlt, haben das höchste Risiko Antikörper zu entwickeln, was die Wirksamkeit weiterer Transfusionen vermindern oder sogar wirkungslos machen kann.
▶ Grundsätzlich sollten gewaschene und möglichst HLA-idente Konzentrate bevorzugt werden.

Hormone

▶ Verstärkte Monatsblutungen sind ein typisches Symptom einer angeborenen Störung der Thrombozyten.
▶ Die gerinnungsorientierte Behandlung (Abb. 4.50) soll immer durch eine hormonelle Behandlung ergänzt werden.

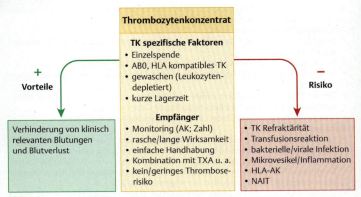

Abb. 4.49 • Vorteile und Risiken von Thrombozytenkonzentraten. ABO: Blutgruppen, HLA: Humane Leukozytenantigene, AK: Antikörper, TXA: Tranexamsäure, NAIT: Neonatale Alloimmunthrombozytopenie.

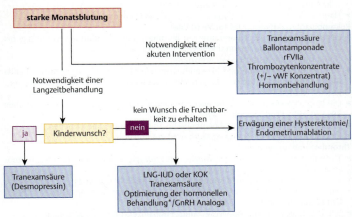

Abb. 4.50 • Therapeutischer Algorithmus bei starken Monatsblutungen bei Frauen mit angeborenen Thrombozytopathien. Progestogene: systemische Hochdosis, kontinuierlich oder zyklisch angewendet, Depot oder Implantat. Abkürzungen: KOK, kombinierte orale Kontrazeptiva; GnRH, Gonadotropin-Releasing-Hormon; LNG-IUD, Levonorgestrel-freisetzendes Intrauterinpessar; rFVIIa, rekombinanter aktivierter Faktor VII; vWF, Von-Willebrand-Faktor.

Thrombopoetin-Rezeptor-Agonisten (TPO-RAs)

▶ Die Anwendung von Thrombopoetin-Rezeptor-Agonisten (TPO-RAs) wie Eltrombopag und Romiplostim bei angeborenen Störungen der Thrombozytenzahl zeigen vielversprechende Ergebnisse.
   Diese Medikamente fördern die Proliferation und Differenzierung von Megakaryozyten im Knochenmark, was zu einer Erhöhung der Thrombozytenzahl führt.
▶ Aufgrund der unterschiedlichen Wirkmechanismen kann bei mangelnden Ansprechen ein Austausch der Thrombobopoetin Rezeptor Agonisten oder eine Kombinationsbehandlung versucht werden.

▶ Romiplostim und Eltrombopag sind etablierte Zweitlinientherapien für persistierende oder chronische immunvermittelte Thrombozytopenie (ITP).
▶ Neue Studien evaluieren die Wirksamkeit von TPO-RAs bei seltenen erblichen Thrombozytopenien.
▶ TPO-RAs bieten eine vielversprechende Alternative zu traditionellen Behandlungen, indem sie das Blutungsrisiko reduzieren und die Notwendigkeit für wiederholte Thrombozytentransfusionen verringern können.

Zellbasierte Verfahren

▶ Die allogene Stammzelltransplantation ist eine Behandlungsoption für ausgewählte Patienten mit nicht beherrschbarer Blutungsneigung oder schweren assoziierten Erkrankungen. Dazu gehören:
• Thrombasthenie-Glanzmann und das Bernard-Soulier Syndrom mit Antikörpern und schwerer therapierefraktärer Blutungsneigung sowie
• andere schwere Erkrankungen, wie das Wiskott-Aldrich- und das Chediak-Higashi Syndrom mit schweren Immundefekten respektive hohen Risiko für die Entwicklung einer hämophagozytische Lymphohistiozytose,
• Kongenitale amegakaryozytäre Thrombozytopenie mit Knochenmarksversagen.

Operative Therapie

▶ Eine Splenektomie bei angeborenen Störungen der Thrombozyten ist generell eher wenig sinnvoll. Beim Wiskott-Aldrich Syndrom und der X-chromosomalen Thrombozytopenie mit Mikroplättchen und ausgeprägter Thrombozytopenie ist durch eine Splenektomie eine Reduktion der Blutungsepisoden jedoch möglich.

Zukünftige Therapieoptionen

▶ Diese neuen Ansätze könnten zukünftig eine bedeutende Rolle bei der Behandlung von Patienten mit schwer zu kontrollierenden Blutungsneigungen spielen:
• Gentherapie: potenziell kurative Option für bestimmte Patienten mit angeborenen Störungen der Thrombozyten.
• Künstliche Blutplättchen und Nanopartikel: vielversprechende Ansätze zur Verbesserung der primären Hämostase.
• Weitere prokoagulatorische Behandlungen: Die neue Gruppe der Anti-Tissue-Factor-Pathway Inhibitoren, wie Concizumab, Marstacimab und Befovacimab sind vielversprechende Ansätze zur Verringerung der Blutungsneigung.

Nachsorge

▶ Ein Notfallausweis mit Angaben zur Erkrankung, zur Behandlung, Empfehlungen zum Verzicht auf bestimmte Medikamente sowie die Kontaktdaten des betreuenden Zentrums sollen zur Verfügung gestellt werden.
▶ Bei planbaren Eingriffen soll ein Behandlungsplan erstellt werden.
▶ Zur Erhaltung oder Wiederherstellung der Hämostase ist ein konsequenter Ersatz von Blutverlusten und die Korrektur einer Hämodilution mit dem Ziel der Stabilisierung des Hämoglobins auf 8–10 g/dl erforderlich.
▶ Auf die konsequente orale Zufuhr von Eisen zur Vermeidung einer Eisenmangelanämie ist zu achten.
▶ Bei Patienten mit angeborenen Störungen der Thrombozyten mit zu erwartendem Transfusionsbedarf, wie häufig bei Thrombasthenie Glanzmann und Bernard-Soulier-Syndrom, sollte eine HLA-Typisierung erfolgen, damit bei Bedarf HLA-passende Thrombozytenkonzentrate zur Verminderung des Risikos einer Alloimmunisierung transfundiert werden können. Eine Immunisierung gegen Hepatitis A und B wird ebenfalls empfohlen.
▶ Das Risiko der Entwicklung von Thrombozytenantikörpern kann nur durch die Vermeidung häufiger Thrombozytentransfusionen reduziert werden.

Verlauf und Prognose

▶ Verlauf und Prognose sind variabel und hängen oft von Begleiterkrankungen/Symptomenkomplexen ab.
▶ Grundsätzlich ist postpubertär mit einer Abnahme der Blutungsneigung mit zunehmendem Alter zu rechnen.
▶ Die Entwicklung von Thrombozyten-Antikörpern ist eine Komplikation nach gehäuften therapeutischen Thrombozytentransfusionen und stellt eine besondere therapeutische Herausforderung dar.

Prävention

▶ Der Blutungsprävention kommt besondere Bedeutung zu:
  • Vermeiden von Traumata,
  • Vermeiden von blutungsfördernden Medikamenten und
  • gute Zahn- und Nasenschleimhautpflege.

Besonderheiten bei bestimmten Personengruppen

Besonderheiten bei Frauen

▶ Abb. 4.50 zeigt den therapeutischen Algorithmus für die Behandlung von starken Menstruationsblutungen bei Frauen mit angeborenen Thrombozytopathien. Zu den Behandlungsmöglichkeiten gehören:
  • Progestogene: Systemische hochdosierte, kontinuierliche oder zyklische Progestogene, Depot oder Implantat.
  • Kombinierte orale Kontrazeptiva (COC)
  • Levonorgestrel-freisetzendes Intrauterinpessar (LNG-IUD)
  • Rekombinanter aktivierter Faktor VII (rFVIIa)
  • Tranexamsäure
  • Von-Willebrand-Faktor (vWF)
  • Diese Maßnahmen sollten basierend auf der individuellen Patientensituation und in Absprache mit einem spezialisierten Arzt angewendet werden.

Besonderheiten bei Schwangeren

▶ Die Betreuung von Schwangeren mit Störungen der Thrombozytenfunktion und nachweislicher Blutungsneigung soll immer an einem Zentrum mit Erfahrung für die Betreuung von betroffenen Patientinnen und deren Kindern erfolgen.

Besonderheiten bei Kindern und Jugendlichen

▶ Epistaxis und Mundschleimhautblutungen betreffen besonders häufig Kinder.

Besonderheiten bei alten Patienten

▶ Im höheren Alter auftretende Gefäßfragilität in Kombination mit nicht-steroidalen Antirheumatika und anderen blutungsfördernden Medikamenten kann zur einer stark vermehrten Blutungsneigung und Auftreten von Hämatomen führen.

4.22 Disseminierte intravasale Koagulopathie

Paul Knöbl

Definition

▶ Sekundäre Gerinnungsaktivierung mit gestörter Regulation, unkontrollierter Propagation, diffuser Fibrindeposition und Organdysfunktion

Epidemiologie

Häufigkeit

► Eine generalisierte Gerinnungsaktivierung entsteht bei allen Patienten mit Sepsis, bei 30–50 % entwickelt sich eine DIC (je nach Definition).
► Eine DIC tritt bei geschätzt 1 % aller hospitalisierten Patienten auf.

Altersgipfel

► Unabhängig vom Alter

Geschlechtsverteilung

► Unabhängig vom Geschlecht

Prädisponierende Faktoren

► Unabhängig von Ethnie

Ätiologie und Pathogenese

► Verlauf einer DIC:
  • Bei DIC laufen Gerinnungsvorgänge nicht lokalisiert, sondern disseminiert in der gesamten Zirkulation ab.
  • Dadurch ist die physiologische Kontrolle und Modulation der Hämostase nicht mehr gewährleistet und es kommt zu überschießender Fibrinbildung und -ablagerung in der Mikrozirkulation und zu Störungen der Organfunktion.
  • In späteren Stadien kann der Verbrauch von Gerinnungsfaktoren nicht mehr kompensiert werden und es entsteht eine schwere klinische Blutungsneigung (Verbrauchskoagulopathie).
► **Pathophysiologische Prozesse:**
  • Bestimmte externe und interne Stimuli führen z. B. durch Bindung von Toxinen (z. B. bakterielle Toxine wie Endotoxin) an Toll-like-Rezeptoren auf Monozyten zu über NFκB laufenden intrazellulären Vorgängen mit Freisetzung von proinflammatorischen Zytokinen.
  • Dadurch tritt eine Akutphase-Reaktion mit Erhöhung verschiedener Plasmaproteine auf (z. B. VWF, Fibrinogen, Faktor VIII, C-reaktives Protein, Procalcitonin etc.).
  • Durch Expression von tissue factor und Tissue-factor-haltigen Mikropartikeln an aktivierten Zellen wird die Gerinnung eingeleitet → Thrombingenerierung und Fibrinbildung.
  • Diese physiologischen Vorgänge sind Teil einer Abwehrreaktion, die dazu dient, den Organismus auf eine Gefahrensituation vorzubereiten und bei Notwendigkeit rasch eine ausreichende Hämostase sicherzustellen.
  • Verbrauch von Gerinnungsinhibitoren (Antithrombin, Protein C und S):
    – Die Inhibitoren werden im Rahmen dieser Vorgänge verbraucht, um die Gerinnung unter Kontrolle zu halten.
    – Bei eingeschränkter Leberfunktion im Rahmen der Grunderkrankung ist die Synthese der Gerinnungsfaktoren und -inhibitoren gestört.
    – Inhibitoren können auch durch proteolytische Enzyme (z. B. Neutrophilenelastase) degradiert werden.
► Bei insuffizienter Regulation/Kontrolle
  • überwiegen die prokoagulatorischen Vorgänge,
  • die Thrombingenerierung nimmt zu und
  • dies stimuliert die weiteren hämostastischen Systeme (inkl. Thrombozyten, Monozyten, Gerinnungsfaktoren) sowie die Fibrinbildung.
  • Gleichzeitig hemmen erhöhte Spiegel des Plasminogen-Aktivator-Inhibitor 1 (PAI-1) sowie die Wirkung des Thrombin-activatable fibrinolysis inhibitors (TAFI) die fibrinolytischen Systeme → entstehende Fibringerinnsel werden nicht mehr ausreichend abgebaut.

- Die dadurch entstehende generalisierte Fibrindeposition in der Mikrozirkulation führt zu Störungen der Organfunktionen und zur Verstärkung der Gerinnungsstörung.
► Einleitung, Intensität und der Ablauf dieses circulus vitiosus sind von verschiedenen Faktoren abhängig, und zwar je nach
  - Art des Pathogens (Art des Erregers, produzierte Toxine, Virulenz und Wachstumsrate, Escape-Mechanismen),
  - Status und Prädispostion des Patienten (genetischs Repertoire, individueller systemischer Reaktion, Alter und Begleiterkrankungen, Immunstatus),
  - Umgebungsvariablen (Zeit bis zur adäquaten Behandlung, verfügbare Ressourcen, Konditionen der Behandlung, etc.).

Klassifikation und Risikostratifizierung

► Systemische Gerinnungsaktivierung:
  - Als physiologische Reaktion auf Infektionen oder andere Stimuli kommt es immer zu einer Mitreaktion der Hämostase im Rahmen der Akutphase-Reaktion mit Anstieg von Fibrinogen, VWF, Faktor VIII und D-Dimer.
  - In dieser Phase besteht ein erhöhtes Thromboembolie-Risiko.
  - Die prokoagulatorischen Vorgänge werden durch die physiologischen Inhibitoren üblicherweise gut kontrolliert.
► Latente und manifeste Koagulopathie:
  - In bestimmten Situationen besteht ein Missverhältnis zwischen der Intensität der Gerinnungsaktivierung und der Möglichkeit des Organismus, diese ausreichend zu kompensieren bzw. die verbrauchten Faktoren nachzubilden.
  - Dabei spielen auch individuelle, genetisch festgelegte oder erworbene Unterschiede eine große Rolle.
  - Die dabei entstehende Koagulopathie kann transient sein und allein durch Behandlung der Grunderkrankung wieder sistieren, kann aber auch progressiv verlaufen.
► Progredienz der DIC:
  - Frühphase einer DIC:
    – Oft starke Fibrinbildung.
    – Klinische Zeichen sind Thrombosen, Embolien, minderperfundierte Areale, v. a. an der Haut, auch in anderen Organen, bis hin zu Nekrosen.
    – Bei fehlendem Ansprechen auf eine Therapie kommt es zur Progression mit zunehmendem Verbrauch von Gerinnungsfaktoren, Thrombozyten und Inhibitoren, sowie zu insuffizienter Neusynthese bei oft gleichzeitig bestehender Leberfunktionsstörung.
    – Oft kann parallel zur DIC auch eine Hyperfibrinolyse entstehen (v. a. bei paraneoplastischer Koagulopathie).
  - Propagationsphase:
    – Missverhältnis zwischen Aktivierung und Verbrauch von Gerinnungsfaktoren und -inhibitoren und deren Neusynthese.
    – Dadurch sinken sie Plasmaspiegel rasch ab, es entsteht ein Faktorenmangel mit konsekutiver ausgeprägter Blutungsneigung.
  - Der Extremfall einer DIC ist die Purpura fulminans.

❗ Merke

Purpura fulminans ist eine sehr rasche progrediente Erkrankung mit typischen Hautläsionen, die in Abhängigkeit von der individuellen Konstitution bei bestimmten Infektionen (Meningokokken, Pneumokokken, Gram-negative Sepsis, Post-Splenektomie-Infektionen) akut auftreten kann. Dabei besteht immer auch eine schwere Koagulopathie, die v. a. durch ein (lokales oder systemisches) Versagen des Protein-C-Systems charakterisiert ist.

Symptomatik

▶ Klinisch initial v. a. Thromboseneigung und Mikrozirkulationsstörungen im Vordergrund.
▶ Bei Verbrauch der Gerinnungsfaktoren und Thrombozyten kommt es dann zu ausgeprägten, unstillbaren Blutungen.
▶ Purpura fulminans als Maximalform der DIC kann z. B. bei Meningokokkeninfektionen vorkommen:
  • typische, landkartenähnliche Hautläsionen, zentral nekrotisch mit einem hellroten, inflammatorischen Randsaum.
▶ Daneben bestehen die klinischen Zeichen
  • der zugrunde liegenden Erkrankung (z. B. Sepsis, Schock, Pankreatitis, etc.) sowie
  • der durch die Koagulopathie verursachten Organdysfunktionen (neurologische Veränderungen, Nieren- und Leberfunktionseinschränkung, kardiale Beteiligung, etc.).

Diagnostik

Diagnostisches Vorgehen

▶ Bei **prädisponierender Ausgangssituation** ist daran zu denken, dass sich eine DIC entwickeln kann. Daher ist eine entsprechende Diagnostik in angemessen kurzen Intervallen durchzuführen (Abb. 4.51).
▶ Dafür hilfreich sind Scoring-Systeme:
  • International Society of Thrombosis and Hemostasis (ISTH) ist einer der am besten evaluierten Scores (Tab. 4.45).
  • Non-overt ISTH DIC-Score (Tab. 4.46), DIC-Score des Japanese Ministry of Health and Welfare: Diese Scores umfassen nicht nur eine einmalige Bestimmung, sondern erfassen auch die (rasche) Dynamik der Erkrankung. Daher ist solchen Scores der Vorzug zu geben.

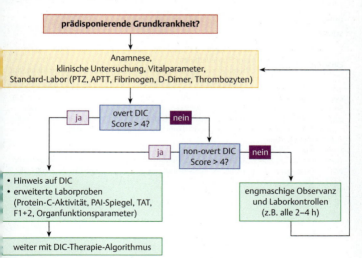

Abb. 4.51 • DIC. Diagnostisches Vorgehen.

▶ Probleme bei der Interpretation der DIC-Scores:
- Thrombopenie tritt auch bei Knochenmarksdysfunktion bei Chemotherapie, Bluterkrankungen, toxischen Schäden, Stammzelltransplantation extrakorporaler Therapie, immunologischen Erkrankungen, Hämodilution, Lebererkrankungen, Hypersplenismus auf.
- PTZ/INR ist beeinflusst durch Leberfunktionsstörungen, Vitamin-K-Mangel, Hämodilution, Immunphänomene oder Medikamente.
- Fibrinogen und D-Dimer-Spiegel:
  - Diese sind erhöht bei Akutphase-Situationen (Infektionen, Tumorerkrankungen, Diabetes, chronische Erkrankungen, Operationen oder Trauma).
  - Scheinbar noch normale Fibrinogenspiegel können unter solchen Umständen schon Zeichen einer Koagulopathie darstellen, obwohl sie in den Scores nicht punkten.
  - Fibrinogenwerte sind immer in Kontext zu anderen Akutphase-Parametern (CRP, Procalcitonin, IL-6, Haptoglobin) zu interpretieren.
  - Behandlung mit Steroiden kann zur Downregulation von Fibrinogen führen; niedrige Spiegel müssen in diesem Zusammenhang nicht Zeichen einer Koagulopathie sein.

Tab. 4.45 • **ISTH-Score für manifeste DIC.**

Parameter	0	1	2	3	SUMME
Thrombozytenzahl (G/l)	> 100	50–100	< 50		
D-Dimer (mg/l)	< 0,4		0,4–4,0	> 4,0	
Prothrombinzeit (%)	> 60	40–60	< 40		
oder INR	< 1,4	1,4–1,8	> 1,8		
Fibrinogen (g/l)	> 1,0	< 1,0			
SUMME					
ERGEBNIS	Wenn Score > 4 Punkte: kompatibel mit manifester DIC. Score täglich wiederholen. Wenn Score < 5 Punkte: DIC nicht bewiesen, ISTH-Score für latente DIC anwenden. Score täglich wiederholen.				

Der Score ist nur anzuwenden wenn der Patient eine prädisponierende Grunderkrankung hat (z. B. Sepsis, schwere Infektion, Trauma, Organversagen, schwere Pankreatitis, Malignome, Schwangerschaftskomplikationen, Gefäßanomalien, Leberversagen, schwere toxische oder immunologische Reaktionen [Schlangengifte, Drogen, Medikamente, Transfusionsreaktionen, Transplantatabstoßung]).
Basierend auf:
Taylor FB Jr, Toh CH, Hoots WK, Wada H, Levi M. Towards definition, clinical and laboratory criteria, and a scoring system for disseminated intravascular coagulation. J Thromb Haemost 2001; 86: 1327–1330

Tab. 4.46 • **ISTH Score latente DIC.**

Punkte		-1	0	1	2	SUMME
Prädisponierende Grunderkrankung			Nein		Ja	
Thrombozytenzahl (G/l)			> 100	< 100		
	Dynamik	steigend	stabil	fallend		
D-Dimer (mg/l)			< 0.4	> 0.4		
	Dynamik	fallend	stabil	steigend		
Prothrombinzeit (%)			> 60	< 60		
	Dynamik	steigend	stabil	fallend		
oder INR			< 1,4	> 1,4		
	Dynamik	fallend	stabil	steigend		
Antithrombin			normal		abnormal	
Protein C			normal		abnormal	
TAT Komplexe			normal		abnormal	
SUMME						
Ergebnisse		Wenn Score > 4 Punkte: kompatibel mit latenter DIC. Score täglich wiederholen. Wenn Score < 5 Punkte: DIC unwahrscheinlich. Score täglich wiederholen, wenn klinisch indiziert.				

Prädisponierende Grunderkrankungen sind: Sepsis, schwere Infektion, Trauma, Organversagen, schwere Pankreatitis, Malignome, Schwangerschaftskomplikationen, Gefäßanomalien, Leberversagen, schwere toxische oder immunologische Reaktionen (Schlangengifte, Drogen, Medikamente, Transfusionsreaktionen, Transplantatabstoßung).
Basierend auf:
Taylor FB Jr, Toh CH, Hoots WK, Wada H, Levi M. Towards definition, clinical and laboratory criteria, and a scoring system for disseminated intravascular coagulation. J Thromb Haemost 2001; 86: 1327–1330

Anamnese

▶ Potenzielle prädisponierende Faktoren sowie deren Ursachen.
▶ Art und Dynamik der klinischen Symptomatik.
▶ Patienten mit Infektionen (v. a. bei hochinfektiösen oder meldepflichtigen Erkrankungen):
   • Identifizierung der möglichen Infektionsquelle,
   • notwendige Maßnahmen zum Schutz von Kontaktpersonen.

Körperliche Untersuchung

▶ Eine umfassende körperliche Untersuchung des gesamten entkleideten Patienten ist obligat, um Hautläsionen erkennen zu können, die die Entwicklung einer Purpura fulminans anzeigen.
▶ Die Erfassung von (auch kleinsten) Nekrosen, Minderperfusionen, Thrombosen, aber auch Zeichen von Blutungen ergänzen die körperliche Untersuchung.
▶ Regelmäßige Wiederholungen (bei Bedarf auch mehrmals täglich) der strukturierten Erfassung all dieser Zeichen (am besten anhand eines Dokumentationsblatts) helfen, die Dynamik der Erkrankung und das Ansprechen auf die Behandlung zu beurteilen.

Labor

▶ Konventionelle Labortests sind meist ausreichend, um eine DIC zu erkennen und den Verlauf zu beurteilen.
▶ Weiterführende Gerinnungsdiagnostik ist nur in Einzelfällen notwendig (z. B. bei Purpura fulminans oder bei Hyperfibrinolyse).
▶ Entscheidender diagnostischer Hinweis auf das Vorliegen einer DIC stellt folgende Kombination dar:
   • progrediente Thrombozytopenie mit
   • Fibrinogen-Abfall und
   • D-Dimere-Anstieg.
▶ Im Routinelabor finden sich darüber hinaus:
   • pathologische Prothrombinzeit (PTZ),
   • verlängerte aPTT,
   • vermehrt Fibrinabbauprodukte,
   • verminderte Gerinnungsinhibitoren (z. B. Protein C und S, Antithrombin).
▶ Durch die Messung von sensitiven molekularen Gerinnungsaktivierungsmarkern (D-Dimer, Prothrombinfragment 1 + 2, Thrombin-Antithrombin Komplexe) kann die Gerinnungsaktivierung ebenfalls gut nachgewiesen werden.
▶ Fibrinogen wird bei einer DIC ebenfalls verbraucht, kann aber als Akutphase-Protein auch noch scheinbar normal sein. Daher ist der Fibrinogenspiegel immer in Relation zu anderen Akutphase-Proteinen (z. B. CRP, IL-6, Procalcitonin) zu beurteilen.
▶ Oft kann parallel zur DIC auch eine Hyperfibrinolyse entstehen (v. a. bei paraneoplastischer Koagulopathie); hier zeigen sich
   • sehr niedrige Fibrinogenspiegel und
   • extrem erhöhte D-Dimer-Werte.
▶ Die Verminderung von Inhibitoren (Antithrombin, Protein C) ist ein prognostisch schlechtes Zeichen.

> **Merke**
> Die Beurteilung des Verlaufs (Messungen mehrmals täglich) hat entscheidende Bedeutung für die Beurteilung der Dynamik der Gerinnungsstörung und des Ansprechens auf die Behandlung.

Differenzialdiagnosen

▶ Koagulopathie bei disseminierten Malignomen, Hitzeschock oder Leberversagen
▶ Hyperfibrinolye

Therapie

Therapeutisches Vorgehen

▶ Abb. 4.52

Allgemeine Maßnahmen

▶ Patienten mit DIC sind meist kritisch krank und sollten auf einer Intensivstation mit Möglichkeiten zur invasiven Überwachung, Vasopressorentherapie und maschineller Beatmung behandelt werden.
▶ Entsprechende Expertise ist notwendig.

Pharmakotherapie

Therapie der Grunderkrankung
▶ Grundlage der Therapie einer DIC ist die kausale Therapie der Grunderkrankung.
▶ Da die Koagulopathie immer ein Sekundärphänomen ist, kann jede gerinnungsaktive Behandlung die kausale Therapie nur ergänzen.

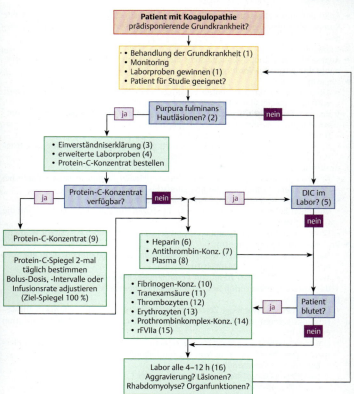

Abb. 4.52 • DIC. Therapeutisches Vorgehen. (1) Behandlung der Grundkrankheit: z. B. standardisierte Sepsistherapie nach Guidelines. Labor: Blutbild, Gerinnung (PTZ, APTT, TZ, Fibrinogen, D-Dimer, Antithrombin), Chemie, Mikrobiologie. (2) PF-typische Hautläsionen:unregelmäßiger, inflammierter Randsaum, zentrale Nekrosen; gesamten Patienten beurteilen - Scoresheet. (3) Einverständniserklärung: für evtl. Studie bzw. für off-label Therapie mit Ceprotin. (4) Erweiterte Laborproben: Protein-C-Aktivität, PAI-Spiegel, Muskelenzyme, Forschung. (5) DIC: ISTH-Score für overt und non-overt DIC verwenden. Kann bei Sepsis/Hämodilution/Leberversagen falsch sein. Verlauf beobachten! (6) Heparin: Standard-Heparin (200–1000 E/h Dauerinfusion, Ziel APTT (60–80 s) oder TZ (40–60 s) oder niedermolekulares Heparin (z. B. äquivalent zu 1–2 mg/kg Enoxaparin /Tag s. c.), Anti-Xa-Talspiegel < 0,4 U/ml. (7) Antithrombin-Konzentrat: 50 U/kg (wenn Antithrombinspiegel deutlich niedriger als PTZ). (8) Plasmainfusion: optional; 20 ml/kg (Vorsicht bei Hypervolämie oder Hyperproteinämie). (9) Protein-C-Konzentrat: Ceprotin, 100 E/kg Bolus, dann 10 E/kg/h Dauerinfusion, Ziel-Protein C-Aktivität 100 %. (10) Fibrinogen-Konzentrat: 2–4 g i. v. Ziel: Fibrinogen > 0,8 g/l (bei Blutungen auch höher). (11) Tranexamsäure (Cyclokapron): 3-mal tägl. 1 g i. v. (nicht bei DIC). (12) Thrombozytenkonzentrat: Ziel: Thrombozyten > 30 G/l (bei Blutungen > 50 G/l). (13) Erythrozytenkonzentrate: Ziel: Hb > 7,0 g/dl. (14) Prothrombinkomplex-Konzentrate: 40 E/kg; Ziel: PTZ > 30 % (bei Blutungen auch höher). (15) rhFaktor VIIa (Novoseven): 90 µg/kg bei lebensbedrohlichen Blutungen; eventuell wiederholen. (16) Laborkontrollen: Blutbild, Gerinnung (PTZ, APTT, TZ, Fibrinogen, D-Dimer, Antithrombin), Chemie, Muskelenzyme, Laktat. Verlauf beachten!

▶ Außerdem muss abgeschätzt werden, ob die hämorrhagische oder die thrombogene Komponente überwiegt und die Gerinnungstherapie entsprechend angepasst werden.

Antikoagulation
▶ Angesichts der Pathophysiologie steht die Regulation der überschießenden Gerinnungsaktivierung im Vordergrund.
▶ Heparin:
  • Alle akut erkrankten Patienten benötigen eine Thromboseprophylaxe, zumeist wird niedermolekulares Heparin in hoher Prophylaxedosis verwendet.
  • Bei manifesten Thrombosierungen ist eine therapeutische Heparinisierung notwendig durch niedermolekulares Heparin oder ggf. auch unfraktioniertes Heparin als APTT-gesteuerte Dauerinfusion.
  • Auch in der Verbrauchsphase kann durch geringe Heparindosen eine Stabilisierung der Koagulopathie erreicht werden.
▶ Antithrombin:
  • Antithrombinkonzentrate zeigten in verschiedenen Studien positive Effekte bei DIC (raschere Rückbildung der Koagulopathie, besseres Überleben).
  • Jedoch keine Bedeutung mehr bei der Behandlung der Sepsis.
  • Vor allem bei manifester DIC und sehr niedrigen Antithrombinspiegeln kann die Gabe in Erwägung gezogen werden.
  • Dosis: ca. 50 E/kg, Antithrombin-Talspiegel von > 50 % sollten angestrebt werden.
▶ Protein-C-Zymogen Konzentrat:
  • Das Präparat (Ceprotin) ist nur zur Behandlung des angeborenen, nicht aber des erworbenen Protein-C-Mangels zugelassen.
  • Trotzdem ist bei dieser fulminant verlaufenden, lebensbedrohlichen Erkrankung die Protein-C-Substitution Bestandteil des therapeutischen Repertoires.
▶ Plasma:
  • Gabe von Plasma war lange Zeit fester Bestandteil der DIC-Therapie, da es alle Gerinnungsfaktoren und -inhibitoren enthält und so eine balancierte Substitution ermöglicht.
  • Um hämostatisch wirksame Effekte zu erzielen, sind jedoch ausreichende Plasmamengen (20–40 ml/kg) notwendig, mit möglichen Folgen:
    – Eiweiß- und Volumenüberladung,
    – transfusionsinduziertes Lungenversagen oder
    – Citrat-Nebenwirkungen.
  • Außerdem ist die Bereitstellung durch den notwendigen Auftauprozess langwierig.
  • Heute hat die Plasmatherapie bei DIC nur mehr geringen Stellenwert.

Therapie von Blutungen
▶ Bei manifester Blutungsneigung müssen zusätzlich zur Gerinnungsinhibition die verbrauchten prokoagulatorischen Faktoren ersetzt werden.
▶ Fibrinogenkonzentrate sollen bei Hypofibrinogenämie gegeben werden, sie stellen das Substrat für eine suffiziente Gerinnselbildung dar.
▶ Thrombozytenkonzentrate werden bei Thrombopenie gegeben, jedoch nur wenn dadurch ein ausreichender Anstieg (auf über 30 G/l) erzielt werden kann.
▶ Prothrombinkomplex-Konzentrate (PCC) können einige der verbrauchten Gerinnungsfaktoren schnell und standardisiert substituieren. Da die meisten der verfügbaren Konzentrate auch Inhibitoren und Heparin enthalten, besteht die früher so gefürchtete Gefahr eines Anheizens der Koagulopathie heute nicht mehr.

▶ Antifibrinolytika:
- Antifibrinolytika wie Tranexamsäure (Cyclokapron) sollten nicht verabreicht werden, da durch die Hemmung der Fibrinolyse die Mikrothrombosen nicht mehr aufgelöst werden und dadurch die Organschädigung verstärkt wird.
- Nur in manchen Situationen mit ausgeprägter Hyperfibrinolyse (Promyelozyten-leukämie, kavernöse Hämangiomen, Hitzschlag oder metastasierende Karzinome) kann durch Antifibrinolytika eine Stabilisierung der Fibrinogenspiegel und eine Reduktion der Blutungen erreicht werden.

▶ Plasma (FFP, Octaplas): enthält prokoagulatorische Faktoren, die in Faktorkonzentraten fehlen (z. B. Faktor XI, VIII, V, XIII, von Willebrand Faktor, etc.), jedoch sind ausreichende Mengen für eine suffiziente Substitution notwendig (s. oben).

▶ Rekombinanter Faktor VIIa:
- stellt eine effiziente Therapie bei lebensbedrohlichen Blutungen dar,
- kann auch in der DIC eingesetzt werden.
- Faktor VIIa kann schon sehr früh im Behandlungsverlauf eingesetzt werden, wenn klinisch eine komplexe Blutungssituation wahrscheinlich ist, z. B. postpartale Hämorrhagie, Polytrauma, Ösophagusvarizenblutungen etc. Dadurch werden möglichst ein starker Blutverlust und die dadurch notwendigen Massivtransfusionen (die die Koagulopathie verstärken können) verhindert.

Interventionelle Therapie

Lokale Thrombolyse

▶ Thrombolyse wegen der Blutungsgefahr nur in Einzelfällen zu überlegen (selbst bei ausgeprägter Thrombosierung im Rahmen einer DIC).

▶ Nach Gabe von Thrombolytika (auch bei geringen Dosen) treten durch die ausgeprägte hämostatische Dysbalance beträchtliche Blutungen auf; letale intrazerebrale Blutungen wurden beschrieben.

Nachsorge

▶ Eine DIC ist eine einmalige Erkrankung, die, wenn sie überlebt wird, keine besondere Nachsorge benötigt.

▶ Oft bestehen jedoch Residualzustände (Narbenbildungen, Amputationen), die spezifische Nachbehandlungen notwendig machen.

Verlauf und Prognose

▶ Die Mortalität einer voll ausgeprägten DIC ist hoch, je nach Grunderkrankung und Gesamtsituation werden Zahlen zwischen 20 und 90 % berichtet.

▶ Wenn eine DIC jedoch überlebt wird, heilt sie oft mit Spätschäden aus und rezidiviert nicht mehr.

Prävention

▶ Prädisponierte Personen (Immunsuppression, stattgehabte Splenektomie oder funktioneller Asplenismus, etc.):
- rechtzeitige Durchführung einer Vakzinierung gegen besonders pathogene Keime (Meningokokken, Pneumokokken, Haemophilus, etc.) bzw. einer Antibiotika-Prophylaxe in Risikosituationen.

▶ Patienten mit DIC-Risikofaktoren sollten eine prophylaktische oder therapeutische Antikoagulation mit Heparin erhalten.

4.23 Antiphospholipid-Antikörper (aPL)
Werner Streif

Aktuelles

▶ Das APS ist eine systemische Autoimmunerkrankung, die durch persistierende aPL charakterisiert ist. Für die klinische Praxis bewährt sich die Einteilung in:
- **Großgefäßerkrankung:** venöse und/oder arterielle Thrombosen
- **Schwangerschaftskomplikationen:** Rezidivierende Aborte, fetaler Tod und Frühgeburtlichkeit bei schwerer Präeklampsie oder Plazentainsuffizienz
- **Kleingefäßerkrankung:** Diffuse alveoläre Blutungen, aPL-Nephropathie u. a.
- **Katastrophales APS:** Akut lebensbedrohliche Groß- und Kleingefäßerkrankung

> **Merke**
>
> Die Bedeutung des Lupusantikoagulans (LA), Antikardiolipin (aCL) und Anti-β2-Glykoprotein-1 (aβ2GP1) zur Klassifizierung eines APS ist gesichert. Die klinische Bedeutung weiterer aPL ist nicht gesichert.

Definition

Antiphospholipid-Antikörper

▶ aPL sind eine heterogene Gruppe von Antikörpern, die mit Phospholipiden interagieren.
▶ Zur Erstellung eines APS-Profils ist zumindest notwendig:
- Lupusantikoagulans (LA),
- IgG (+ IgM) Antikardiolipin (aCL) und
- IgG (+ IgM) Anti-β2-Glykoprotein-1 (aβ2GP1).

▶ Zahlreiche weitere, gegen Phospholipide gerichtete Antikörper-Isotypen und andere aPL, außer den angeführten, sind bekannt; der diagnostische und prädiktive Wert ist allerdings nicht gesichert.

Antiphospholipid-Syndrom

▶ Präpubertär tritt das APS nur sehr selten auf: Betroffene Kinder haben wesentlich häufiger zerebrovaskuläre Manifestationen als Erwachsene.
▶ Das APS ist eine systemische Autoimmunerkrankung, gekennzeichnet durch:
- Makrovaskuläre (thrombotische) Erkrankungen:
  - Venöse oder arterielle Thrombosen
- Mikrovaskuläre Erkrankungen:
  - Livedo, aPL-Nephropathie, Lungen- und Nebennierenblutung
- Schwangerschaftskomplikationen
  - rezidivierende und konsekutive Aborte/fetale Todesfälle
- Herzklappenerkrankung
- Thrombozytopenie
- Nachweis von aPL und/oder LA

▶ APS kann isoliert oder im Rahmen von Autoimmunerkrankungen, insbesondere des systemischen Lupus erythematodes (SLE), auftreten.
▶ Das sehr seltene **katastrophale APS** ist durch ein thrombotisch bedingtes Multiorganversagen charakterisiert.

Lupusantikoagulans-Hypoprothrombinämie-Syndrom (LAHS)

▶ Sehr seltenes gleichzeitiges Auftreten eines LA mit Anti-Prothrombin (aPT) mit konsekutivem Faktor-II-Mangel.
▶ Mehr als die Hälfte der Betroffenen sind Kinder, die durch eine Blutungsneigung auffallen.

▶ Während bei Erwachsenen das LAHS am häufigsten im Rahmen von Autoimmunerkrankungen auftritt, ist das LAHS bei der Hälfte der betroffenen Kinder infektassoziiert.

▶ Infektassoziiertes LAHS benötigt selten therapeutische Maßnahmen; Spontanremissionen sind die Regel.

Epidemiologie

▶ aPL finden sich gehäuft bei Autoimmunerkrankungen und Malignomen.

▶ Transiente aPL kommen auch nach Einnahme verschiedener Medikamente vor; der Mechanismus ist unklar.

▶ Bei Infektionen und nach Gewebszerstörung kommt es zu unspezifischen Vorkommen von aPL.

▶ Zufällig entdeckte aPL bei gesunden Personen sind mit einem Thromboserisiko von < 1 % / Jahr assoziiert.

▶ Die Diagnose- und Klassifikationskriterien für aPL und APS wurden v. a. dazu entwickelt, das Risiko für Thrombosen und Schwangerschaftskomplikationen einschätzen zu können.

Praxistipp

aPL: Wen untersuchen?

▶ Idiopathische Thrombose, insbesondere bei Rezidiv < 50. Lebensjahr

▶ Kryptogener Schlaganfall, insbesondere bei Rezidiv < 50. Lebensjahr

▶ Thrombose und Schlaganfall bei Autoimmunerkrankungen (insbesondere mit begleitender Thrombopenie) – obligat bei systemischen Lupus erythematodes (SLE)

▶ Schwangerschaftskomplikationen, insbesondere rezidivierende Aborte, fetaler Tod und Frühgeburt

Häufigkeit

▶ aPL sind bei 2–9 % der Bevölkerung nachweisbar. APS ist jedoch seltener und betrifft etwa 40–50 Personen pro 100 000.

Altersgipfel

▶ APS kann in jedem Alter auftreten, ist jedoch am häufigsten im mittleren Erwachsenenalter (35 und 45 Jahre).

Geschlechtsverteilung

▶ APS betrifft Frauen häufiger als Männer, mit einem Verhältnis von etwa 5:1. Allerdings kann dieses Verhältnis variieren und in einigen Studien wurde ein Verhältnis von 2:1 oder sogar 1:1 beobachtet, abhängig von der Population und den untersuchten Subgruppen.

Prädisponierende Faktoren

▶ Zu den prädisponierenden Faktoren gehören Autoimmunerkrankungen (insbesondere SLE), Infektionen, diverse Medikamente und genetische Prädispositionen.

Ätiologie und Pathogenese

▶ aPL entwickeln prokoagulatorische Effekte durch die Veränderung der Funktion des Endothels, der Thrombozyten und auch der plasmatischen Gerinnung.

▶ Der genaue Mechanismus ist nicht aufgeklärt: Es bedarf offenbar weiterer Faktoren („second hit"), wie inflammatorischer Prozesse, Immobilisation oder Schwangerschaft, um klinische Manifestationen auszulösen.

▶ Gefäßverschlüsse beim APS sind primär thromboembolischer Genese, wie histopathologischer Untersuchungen zeigen.

▶ Beim katastrophalen APS, das große und kleine Gefäße betrifft, kommt es zu einer sekundär inflammatorisch bedingten Aktivierung der Blutgerinnung.

Klassifikation und Risikostratifizierung

▶ Diagnostisch verwertbar und in die Klassifizierung mit einbezogen werden die Ergebnisse der Gerinnungsuntersuchung mit Nachweis eines Lupusantikoagulans (LA) sowie der Nachweis von Antikardiolipin (aCL) und Anti-β2-Glykoprotein-1 (aβ2GP1) im ELISA. Die klinische Bedeutung weiterer aPL ist nicht gesichert.

▶ Reproduzierbare und in der Testwiederholung bestätigte positive aPL-Befunde, die nach den Kriterien der International Society on Thrombosis and Haemostasis (ISTH) erstellt wurden (Abb. 4.53), sind in die Klassifizierung und Risikobewertung mit einzubeziehen.

▶ Das Risiko einer klinischen Manifestation wird bestimmt durch:
  • Antikörperprofil, Antikörpertiter und Antikörperpersistenz.
  • Dieses Risiko wird modifiziert durch zahlreiche Faktoren, wie zusätzliche angeborene und erworbene Thromboserisikofaktoren und eventuell vorhandene Autoimmunerkrankungen; diese beeinflussen das Auftreten klinischer Manifestationen.

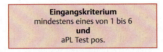

Eingangskriterium
mindestens eines von 1 bis 6
und
aPL Test pos.

zusätzliche klinische und labortechnische Kriterien und deren Gewichtung			
1. venöse Thrombosen		2. arterielle Thrombosen	
• Hochrisikoprofil[1]	1	• Hochrisikoprofil[2]	2
• Niedrigrisikoprofil	3	• Niedrigrisikoprofil	4
3. Livedo racemosa	2–5[3]	4. Schwangerschaftsprobleme	
Lungenblutung		• > 3 konsekutive Aborte/Fetustode	1–4[3]
Nebennierenblutung			
Nephropathie			
Herzerkrankung			
5. Herzklappen		6. Thrombozytopenie (20–120 G/l)	2
• Verdickung	2		
• Vegetationen	4		
7. Lupus-Antikoagulans (LA) pos.	1	8. aCL oder aβ2GP1 pos.	1–4[3]
persistierender pos. LA	5	aCL oder aβ2GP1 IgG hoch pos.	5
		aCL und aβ2GP1 IgG hoch pos.	7

mindestens 3 Punkte aus Klinik **und** 3 Punkte im Labor:
Antiphospholipid Antikörper Syndrom wahrscheinlich

Abb. 4.53 • APS. Algorithmus zur Bewertung / Sicherung eines APS.
[1] Maligne Erkrankung, Immobilität, Trauma, großer chirurgischer Eingriff, schwere Infektion, zentraler Katheter, Adipositas u. a.
[2] Arterieller Hochdruck, chronische Nierenerkrankung, Diabetes mellitus, Hyperlipidämie, Adipositas, Nikotinabusus.
[3] Details entsprechend s. u. und detailliert in 2023 ACR/ EULAR Klassifikation. (Basierend auf: Barbhaiya M, Zuily S, Naden R, et al. The 2023 ACR/EULAR Antiphospholipid Syndrome Classification Criteria. Arthritis Rheumatol. 2023; 75(10): 1687-1702)

Symptomatik

▶ aPL sind mit einem weiten Spektrum von Erkrankungen/Pathologien assoziiert.
▶ Die wichtigsten Symptome sind:
- Spontane venöse und arterielle Thrombosen und/oder
- Schwangerschaftskomplikationen.

Diagnostik

Diagnostisches Vorgehen

▶ Die Diagnose eines APS erfolgt durch die Zusammenschau und Gewichtung klinischer und labortechnischer Untersuchungsergebnisse und Kriterien.
▶ Anderweitig nicht erklärbare venöse oder arterielle Thrombosen, insbesondere bei jüngeren PatientInnen, sowie Schwangerschaftskomplikationen, insbesondere mit schwerer Präklampsie und Plazentainsuffizienz, sind verdächtig für das Vorliegen eines APS.
▶ Vorerkrankungen ("Kleingefäßerkrankungen") und das Vorliegen einer Autoimmunerkrankung sollen durch Bestimmung der aPL verifiziert werden.
▶ Zur Diagnose des APS ist die Bestimmung des LA, IgG (+ IgM) aCL und IgG (+ IgM) aβ2GP1 notwendig.
▶ Zum Ausschluss transienter Antikörper ist eine Testwiederholung in einem Abstand von 12 Wochen empfohlen.
▶ Grundsätzlich gilt: Hohe Antikörpertiter und der Nachweis von IgG-Antikörpern sind aussagekräftiger.
▶ Die 2023 veröffentlichten APS-Klassifikationskriterien des American College of Rheumatology (ACR) und der European Alliance of Associations for Rheumatology (EULAR) bieten Leitlinien zur Bewertung und Gewichtung des Nachweises von Antiphospholipid-Antikörpern und der damit assoziierten klinischen Krankheitsbilder.

Anamnese

▶ Gezielte Befragung nach:
- nicht-provozierten venösen oder arteriellen Thrombosen
- Abklärung und Bewertung bekannter Risikofaktoren für Thrombosen, wie Immobilität, Bluthochdruck, Diabetes, Hyperlipidämie
- Heparinexposition (zum differentialdiagnostischen Ausschluss einer Heparin-induzierten Thrombozytopenie (HIT)).
- Schwangerschaftskomplikationen
- Thrombozytopenie
- Einnahme von Medikamenten
- Autoimmunerkrankungen und assoziierten Phänomenen, wie Arthralgien, Aphten, Raynaud-Phänomen, Photosensibilität und kognitive Einschränkungen

Körperliche Untersuchung

▶ Diagnostisch verwertbare klinische Kriterien, die eine „Blickdiagnose" erlauben würden, fehlen bei Vorliegen von aPL und beim APS.
▶ Hinweise auf stattgehabte Thrombosen (postthrombotisches Syndrom)
▶ Livedo reticularis und racemosa
▶ Herzgeräusche
▶ Neurologische Auffälligkeiten

Labor

Gerinnungstests (LA)
▶ Suchtest:
- Blutbild mit Bestimmung der Thrombozytenzahl
- Globale Gerinnungstests (aPTT und PT)
- Serumkreatinin und Urinanalyse

▶ Lupus antikoagulans (LA)-Nachweis:
  • Phospholipid-abhängige Gerinnungstests, werden durch die Anwesenheit von aPL verlängert.
  • Idealerweise haben verwendete Reagenzien eine niedrige Phospholipid-Konzentration und sind möglichst LA-sensitiv.
  • Am empfindlichsten ist die sogenannte diluted Russell's viper venom time (dRVVT).
▶ Bestätigung:
  • Durch Plasmamischversuche kann die Präsenz von Inhibitoren bestätigt werden:
    – Dabei wird inkubiertes Patientenplasma mit Normalplasma in steigendem Verhältnis gemischt und gemessen.
    – Während bei einem Faktorenmangel eine dem Mischverhältnis entsprechende Korrektur der Gerinnungszeit erfolgt, bleibt diese bei Vorliegen von aPL aus.
  • In einem dritten Schritt ist die Phospholipid-Abhängigkeit der Testergebnisse zu bestätigen (Drei-Schritt-Strategie nach Empfehlungen der ISTH).
▶ Integrierte Ansätze führen prinzipiell Such- und Bestätigungstests mit einem phospholipidarmen und einem phospholipidreichen Ansatz parallel durch; die Diagnose erfolgt durch Beurteilung der Ratio.

❗ Merke

Heparin oder direkte orale Antikoagulanzien (DOAC) beeinflussen PT und aPTT.

Immunologische Untersuchungen (aCL und aβ2GP1)

▶ aPL sind gegen Phospholipid-Proteinkomplexe gerichtet. β2GP1 bindet anionische Phospholipide und ist Kofaktor des Cardiolipins. Die Bestimmung erfolgt mittels ELISA. Aufgrund der Störanfälligkeit der Testsysteme wurden detaillierte Testrichtlinien und Beurteilungskriterien durch Fachgesellschaften erstellt, die unbedingt zu beachten sind.
▶ Zahlreiche weitere gegen Phospholipide gerichtete Antikörper-Isotypen und andere aPL, außer den oben genannten, sind eng mit einem APS assoziiert. Ihre klinische Bedeutung ist unsicher:
  • IgA aβ2GP1, AnxA5 R, IgG-Anti-Domänen I und Anti-Vimentin/Kardiolipin-Komplexe.
  • Die Bestimmung von Prothrombin-AK (aPT) und Prothrombin (Faktor II) kann bei Vorliegen eines LAHS diagnostisch verwertet werden.

Antiphospholipid-Syndrom

▶ Die Diagnose beruht auf der klinischen Symptomatik in Kombination mit typischen Laborbefunden:
  • aCL weist eine hohe diagnostische Sensitivität auf, ist jedoch wenig spezifisch.
  • Antikörper gegen β2GP1 korrelieren beim APS gut mit aCL und zeigen kein infektiös bedingtes falsch-positives Ergebnis, was die diagnostische Sensitivität steigert.
  • LA in hoher Aktivität kann auf ein erhöhtes Thromboserisiko hinweisen.
  • Patienten mit einem hoch positiven IgG-Nachweisprofil haben ein besonders hohes Thromboserisiko.

Bildgebende Diagnostik

▶ Die weiterführende bildgebende Diagnostik richtet sich nach der klinischen Manifestation.

Differenzialdiagnosen

▶ Die Bewertung der aPL-Testergebnisse muss immer unter gleichzeitiger Berücksichtigung der Klinik erfolgen.

▶ Differenzialdiagnostisch muss das APS immer von anderen Ursachen abgegrenzt werden. Dazu gehören:
- Schwere Infektionen
- die disseminierte intravaskuläre Koagulation (DIC)
- die heparininduzierte Thrombozytopenie (HIT)
- Systemerkrankungen, die mit Thrombosen oder Mikroangiopathien assoziiert sind, wie die thrombotisch-thrombozytopenische Purpura (TTP) und das hämolytisch-urämische Syndrom (HUS), sowie die paroxysmale nächtliche Hämoglobinurie
- andere Ursachen für Schwangerschaftskomplikationen wie Chromosomenanomalien, anatomische Abnormitäten und endokrine Erkrankungen

▶ Kinder:
- Bei Kindern wird ein isoliertes LA am häufigsten bei routinemäßigen Gerinnungsuntersuchungen (verlängerte aPTT) vor HNO-ärztlichen Eingriffen diagnostiziert.
- Ursächlich sind meist klinisch stumme, falsch-positive, durch eine Infektion oder Antibiotika induzierte aPL.
- Ein klinisch relevantes Thromboembolierisiko besteht bei betroffenen Kindern nicht.

Therapie

Therapeutisches Vorgehen

▶ Das therapeutische Vorgehen richtet sich in 1. Linie nach der klinischen Präsentation.
▶ Therapeutisch werden Antithrombotika und immunmodulierende Medikamente und Verfahren eingesetzt.
▶ **Primäre Thromboseprophylaxe**
▶ Eine routinemäßige Thromboseprophylaxe ohne thrombotische Ereignisse in der Anamnese ist nicht empfohlen.
▶ Eine primäre Thromboseprophylaxe kann sinnvoll sein bei Nachweis von aPL und Vorliegen:
- einer rheumatischen Erkrankung, insbesondere SLE
- einer aPL Hochrisikokonstellation (s. o.)
- aPL assoziierten Schwangerschaftskomplikationen in der Anamnese
- anderen zusätzlich anerkannten Risikofaktoren für Thrombosen

▶ **Akute Behandlung einer Thrombose**
- Heparin (unfraktioniertes und niedermolekulares) und orale Vitamin-K-Antagonisten (Kumarine) mit einem INR-Ziel von 2 - 3 sind die 1. Wahl.
- Direkte orale Antikoagulantien sind nur in ausgewählten Einzelfällen mit niedrigen Thromboserisikoprofil eine sinnvolle Alternative zu oralen Vitamin-K-Antagonisten.
- Das optimale Management nach arteriellen Thrombosen, einschließlich Schlaganfall und Myokardinfarkt, ist individuell zu entscheiden: Orale Vitamin-K-Antagonisten (INR-Ziel 2 - 3) plus niedrig dosierte Acetylsalicylsäure oder orale Vitamin-K-Antagonisten mit einem Zielbereich INR 3 - 4 werden empfohlen.

▶ **Sekundäre Thromboseprophylaxe**
- Nach Abschluss der Akutphase nach 3 bis 6 Monaten antithrombotischer Behandlung sollte vor Beginn einer Langzeitantikoagulation zur Rezidivthromboserisikoeinschätzung ein Nachweis von aPL durchgeführt werden.
- Orale Vitamin-K-Antagonisten sind die 1. Wahl für eine Langzeitantikoagulation.
- Direkte orale Antikoagulantien sind nur in ausgewählten Einzelfällen und niedrigem Rezidivrisikoprofil eine sinnvolle Alternative zu oralen Vitamin-K-Antagonisten.
- Heparine sind für die Thromboseprophylaxe in der Schwangerschaft geeignet.

- Bei Vorliegen persistierender aPL und nicht provozierten Thrombosen ist eine Langzeitantikoagulation mit oralen Vitamin-K-Antagonisten (INR-Ziel 2 - 3) die 1. Wahl.

▶ **Immunmodulatorische und andere Medikamente**
- Rituximab: Insbesondere bei Vorliegen einer Kleingefäßerkrankung
- Eculizumab: Bei therapierefraktärem APS oder katastrophalem APS
- Hydroxychloroquin: In Einzelfällen mit mangelndem Therapieansprechen
- Statine: Insbesondere für Patienten und Patientinnen mit Hyperlipidämie
- Plasmaaustausch

Merke

Die Therapie des APS richtet sich nach der Klinik. Intensität und Dauer der antithrombotischen Behandlung werden nach aPL-Nachweis und Gewichtung und individuellen Risikokonstellation bestimmt.

▶ Die Akutbehandlung von Thrombosen bei aPL:
- Diese unterscheidet sich nicht wesentlich von der Behandlung anderer Thrombosepatienten und zielt darauf ab, weitere Thrombosen zu verhindern.
- Die Einstellung auf orale Vitamin-K-Antagonisten (Kumarine) nach PT/INR kann bei einem Teil der Betroffenen (LA+) durch Beeinflussung der Phospholipid-abhängigen Gerinnungstests erschwert sein.
- Vorliegen eines LA und verlängerter PT/INR:
  – Eine Alternative ist hier die Bestimmung des Faktor-X-Spiegels mittels chromogener Tests (empfohlener Ziel Faktor-X-Spiegel 20–40 %).
- Prävention von Schwangerschaftskomplikationen in Anwesenheit von aPL:
  – Heparine haben sich bewährt.
  – Eine Kombination von Heparin plus Acetylsalicylsäure ist Müttern mit zusätzlich Thrombosen in der Vorgeschichte vorbehalten.
  – Acetylsalicylsäure ist plazentagängig und führt zu einer Blutungsneigung beim ungeborenen Kind.
  – Orale Vitamin K Antagonisten sind aufgrund des Embryopathie-Risikos zwischen der 6. und 12. Schwangerschaftswoche grundsätzlich ungeeignet.
▶ Bei Langzeit- oder lebenslanger antithrombotischer Behandlung muss das Thromboserisikoprofil einem individuellen Blutungsrisikoprofil gegenüber gestellt werden:
- Das Blutungsrisiko steigt mit höherem INR; bei Werten > 4,0–5,0 besteht ein hohes Risiko für schwere Blutungen.
- Eine Kombination mit Acetylsalicylsäure führt zu einer Verdopplung des Risikos.
- Niedrig dosierte Actelylsalicsäure bis 100 mg/Tag und bei Kindern < 2,0 bis 4,0 mg/kg KG sind sicherer als höhere Dosen.
▶ Bei APS und Thrombosen wird eine lebenslange antithrombotische Behandlung empfohlen.
▶ Aufgrund der Unterschiede zwischen den Betroffenen sind auch immer individuelle, maßgeschneiderte Modifikationen der Therapieansätze notwendig und empfohlen.

Praxistipp

Kinder von Müttern mit APS haben wahrscheinlich kein relevantes venöses Thromboserisiko; jedoch wurden Schlaganfälle berichtet. Aufgrund der möglichen Beeinträchtigung der neurologischen Entwicklung wird eine frühzeitige entwicklungsneurologische Untersuchung empfohlen um ggf. Fördermaßnahmen einzuleiten.

Allgemeine Maßnahmen

▶ Vermeidung allgemein anerkannter Risikosituationen für vaskuläre Ereignisse wie Nikotinabusus, Übergewicht und kombinierte orale Kontrazeption. Adäquate Behandlung von Bluthochdruck und Diabetes sowie ausreichende Antikoagulation in Risikosituationen.

Nachsorge

▶ Notwendige Nachsorgemaßnahmen richten sich nach der klinischen Manifestation und dem aPL-Profil.
▶ Bei fehlender klinischer Symptomatik/Manifestation und passagerem Auftreten von aPL werden keine weiteren Kontrollen empfohlen.

Verlauf und Prognose

▶ aPL sind mit erhöhter Morbidität und Mortalität assoziiert (s. oben).

Prävention

▶ Empfehlungen zur Primär- und Sekundärprophylaxe bei aPL und APS wurden entwickelt (s. o.).
▶ Besonderes Augenmerk ist auf das Vermeiden von Auslösefaktoren, wie die Einnahme von kombinierten hormonellen Kontrazeptiva und Nikotinabusus, zu legen.
▶ Die Empfehlungen müssen auch das Antikörperprofil berücksichtigen.
▶ Unbehandelt besteht bei persistierenden aPL ein hohes Risiko für ein Thromboserezidiv.

Besonderheiten bei Kindern

▶ Die aktualisierten Klassifikationskriterien des APS für Erwachsene berücksichtigen insbesondere Thrombosen und Schwangerschaftskomplikationen. Sie sind daher nur bedingt für die Klassifikation im Kindesalter einsetzbar. Bei etwa der Hälfte der Kinder mit APS lässt sich keine zugrundeliegende Erkrankung identifizieren.
▶ Acetylsalicylsäure kann das Thromboserisiko bei Kindern mit APS senken. In die Entscheidung einer prophylaktischen Behandlung sollten auch immer weitere Risikofaktoren, wie Adipositas, Nikotinabusus oder die Einnahme oraler Kontrazeptiva, mitberücksichtigt werden. Zur Behandlung einer Thrombose werden Vitamin-K-Antagonisten mit einem INR-Ziel von 2 bis 3 empfohlen.
▶ Arterielle Thrombosen treten am häufigsten als Schlaganfall auf. Als Sekundärprophylaxe ist der Einsatz von oralen Vitamin-K-Antagonisten und Acetylsalicylsäure in niedriger Dosierung empfohlen.

4.24 Thrombophilie

Jörg Braun

Definition

▶ Eine Thrombophilie ist eine im Vergleich zu Werten der Normalbevölkerung erhöhte Thromboseneigung in Venen oder Arterien.
▶ Sie ist genetisch bedingt oder erworben.

Epidemiologie

Häufigkeit

▶ Inzidenz venöser Thromboembolien liegt bei etwa 1–1,6/1000 mit einer linearen Zunahme im Alter.
▶ Prävalenz der Thrombophilie ist dabei schwierig zu quantifizieren, da viele Patienten mit Thrombosen mehrere Risikofaktoren aufweisen.

▶ Etwa 60 % aller venösen Thromboembolien treten in Assoziation mit im Labor nachweisbaren Parametern einer Hyperkoagulabilität auf, ohne dass im Einzelfall ein kausaler Zusammenhang hierzu hergestellt werden kann.

Altersgipfel

▶ lineare Zunahme der Inzidenz im Alter: so ist eine Lungenembolie bei über 80-Jährigen 8 mal höher als bei 40 - 50-Jährigen.

Geschlechtsverteilung

▶ Keine Angaben möglich

Prädisponierende Faktoren

▶ Eine wichtige Ursache für Thromboembolien ist eine Mutation des Faktor-V, welcher eine APC Resistenz bewirkt:
  • Eine heterozygote Faktor-V-Leiden-Mutation ist bei ca. 5 % (Kaukasier) nachweisbar mit den höchsten Raten in Schweden, Griechenland und Libanon, das Risiko ist bei anderen Ethnien niedriger.
  • Bei unselektierten Patienten mit venöser Thromboembolie ist in ca. 10–20 % eine heterozygote Mutation nachweisbar.
▶ Mangel an Protein C, Protein S oder Antithrombin als Ursache für Thromboembolie sind dagegen selten; Anteile in der Bevölkerung betragen
  • für einen Protein-C-Mangel ca. 0,4 %,
  • für einen Protein-S-Mangel ca. 0,7–2,3 % und
  • für einen Antithrombinmangel ca. 0,16 %.

Ätiologie und Pathogenese

▶ Eine Thrombophilie ist Ausdruck eines Ungleichgewichts zwischen gerinnungshemmenden Faktoren einerseits (z. B. Antithrombin, Protein C und S) und prokoagulatorischen Faktoren andererseits.
▶ Am häufigsten ist hier die angeborene APC-Resistenz (s. u.).
▶ Mögliche Ursachen für Hemmung der Fibrinolyse:
  • Mangel an Gerinnungsinhibitoren,
  • Plasminogenmangel oder
  • Dysfibrinogenämie.
▶ Häufiger ist eine verstärkte Thrombozytenfunktion, z. B.
  • bei Thrombozythaemia vera oder
  • auch Gefäßveränderungen z. B. im Rahmen einer Vaskulitis.
▶ Selten löst ein Hyperviskositätssyndrom (z. B. im Rahmen eines M. Waldenström) eine Thrombose aus.

APC-Resistenz

▶ Häufigste Ursache einer APC-Resistenz (APC: aktiviertes Protein C) ist ein Faktor-V-Leiden (s. u.); seltener sind andere Formen der Faktor-V-Mutation, z. B. der Faktor V Bonn.
▶ **Faktor-V-Leiden**:
  • Punktmutation des Faktor V, der als ein prokoagulatorischer Gerinnungsfaktor die Produktion von Thrombin erhöht.
  • Thrombin selbst induziert eine Konversion von Protein C zu aktiviertem Protein C (APC) (negativer Feedback-Kreislauf).
  • APC ist eine Proteinase, welche Faktor Va abbaut, hierfür dient Protein S als Kofaktor.
  • Beim Faktor-V-Leiden (Faktor V G1691A) ist Arginin durch Glutamin in Position 506 ersetzt. Hierdurch ist der Abbau des mutierten Faktors Va und Faktors V durch APC reduziert.

- Dies führt u. a. dazu, dass weniger Faktor Va abgebaut wird mit dem Ergebnis einer APC-Resistenz v. a. bei homozygoten Formen, welche aber nur 1 % der Patienten betrifft; 99 % weisen eine heterozygote Mutation auf.
- Homozygote Faktor-V-Leiden-Mutation: Thromboserisiko ist bis zu 80-fach erhöht
- Heterozygote Faktor-V-Leiden-Mutation:
  - Nur ca. 5 % dieser Patienten erleiden eine venöse Thromboembolie in ihrem Leben,
  - 5- bis 10-fach erhöhtes Thromboserisiko.
  - Eine Reihe dieser Patienten wird zudem zusätzliche angeborene oder erworbene Ursachen für die Thrombophilie aufweisen.

> **!**
> *Merke*
> Die heterozygote Faktor-V-Leiden-Mutation stellt die häufigste Ursache einer Thrombophilie dar, auch wenn das Risiko für eine venöse Thromboembolie für den betroffenen Patienten niedriger ist als bei einem Mangel an Protein C, S oder Antithrombin (s. u.).

▶ Andere Ursachen einer APC-Resistenz:
  - Protein-S-Mangel
  - Hyperhomocysteinämie
  - Dysfibrinogenämie
  - Prothrombinmutation (z.B: Faktor II G20 210A)
  - Faktor-VIII-Erhöhung (z. B. im Rahmen einer Schwangerschaft oder bei chronischen inflammatorischen Erkrankungen), weitere Erhöhungen einzelner Gerinnungsfaktoren
  - erhöhte Östrogenwirkung
  - Antiphospholipid-Antikörper
  - Infektion mit Covid-19, andere schwere Infektionen
  - Karzinome

> **!**
> *Cave*
> Auch ein nephrotisches Syndrom (u. a. über einen Verlust an Antithrombin), starkes Übergewicht und Rauchen können die APC-Wirkung beeinflussen.

▶ Angeborener Mangel an Antithrombin (früher AT III), Protein C oder Protein S:
  - Die Vererbung folgt einem autosomal-dominanten Erbgang.
  - Das Risiko für eine Thrombose wird ca. um den Faktor 10, bei Antithrombinmangel sogar bis zum Faktor 50 erhöht.

Erworbene Risikofaktoren

▶ **Thromboembolie in der Vorgeschichte**: Das Risiko für ein Rezidiv einer Thromboembolie beträgt ca. 20–30 %.
▶ **Große operative Eingriffe**: z. B. Hüft-TEP, Knie-TEP, Traumachirurgie, gefäßchirurgische bzw. neurochirurgische Eingriffe und bei onkologischen Operationen.
▶ **Heparininduzierte Thrombopenie** (HIT-Syndrom):
  - HIT-I:
    - Wahrscheinlich vermehrte Thrombozytensequestration durch heparininduzierte Hemmung der Adenylatcyclase mit gesteigerter Plättchenaggregation.
    - Inzidenz 1–5 % bei Gabe von unfraktioniertem Heparin, unter niedermolekularen Heparinen wesentlich seltener.
    - Akut oder 2–4 Tage nach Heparingabe milde, komplikationslose Thrombozytopenie (100–150/nl).

– Eine Therapie ist nicht notwendig, oftmals spontane Rückbildung selbst unter (kritisch zu überdenkender) Fortführung der Heparingabe nach 1–5 Tagen.

– Engmaschige Bestimmung der Thrombozyten zum Ausschluss einer beginnenden heparininduzierten Thrombozytopenie Typ II nötig.

- HIT-II:
  – Zumeist passagere Immunreaktion,
  – Antikörper binden zumeist an den Heparin-PF4-Komplex und an das Gefäßendothel und führen über den thrombozytären Rcγ-IIA-Rezeptor zur Plättchenaktivierung, Endothelaktivierung und erhöhter Thrombozyten-Clearance durch das RES.
  – Die Antikörper verschwinden meist nach 40–100 Tagen und treten bei Reexposition erneut auf.
  – In 20–77 % venöse oder arterielle Gefäßverschlüsse (white clot syndrome), Blutungen < 5 %.

▶ **Malignom**:
- Bei ca. 5 % der Krebspatienten wird der Verlauf durch venöse Thromboembolien kompliziert.
- Höchstes Risiko bei Pankreas-, Bronchial-, Kolon-, Nierenzell- und Prostatakarzinom.
- Auch Patienten mit Chemotherapie weisen ein erhöhtes Risiko auf. Dieses Risiko kann z. B. durch ZVK bzw. Port oder eine Immobilisation weiter erhöht werden.

Praxistipp

Bei ca. 20 % der Patienten mit venöser Thromboembolie ist ein Malignom nachweisbar, weshalb zur Thrombophiliediagnostik auch immer ein Tumorscreening gehören sollte.

▶ **Kontrazeptiva:**
- Grundsätzlich stellt eine orale oder transdermale Kontrazeption die wichtigste Thromboseursache bei jungen Frauen dar.
- Erhöhtes Risiko besteht in den ersten 6 Monaten nach Beginn der Einnahme und bleibt während der gesamten Therapie nachweisbar.
- 1–3 Monate nach Absetzen reduziert sich das Risiko auf das Ausgangsniveau.
- Auch eine postmenopausale Hormonersatztherapie geht mit einem erhöhten Risiko einher. Dies gilt auch für eine Testosteronsubstitution beim Mann.

▶ Weitere Medikamente mit erhöhtem Thromboserisiko: Glukokortikoide, Tamoxifen, Antirheumatika wie z. B. Bevacizumab.

▶ **Immobilisation:**
- Bettlägerigkeit,
- langes Sitzen, z. B. Flug, längere Autoreisen, langes Sitzen am Schreibtisch oder vor dem Computer („e-Thrombose").

▶ **Antiphospolipid-Antikörper** z. B. im Rahmen einer rheumatischen Erkrankung (typischerweise systemischer Lupus erythematodes): Thrombosen, Fehlgeburten in der Vorgeschichte.

▶ **Nierenerkrankungen**, z. B.
- dialysepflichtige Niereninsuffizienz,
- nephrotisches Syndrom (bei 10–40 % ist eine arterielle oder venöse Thrombose nachweisbar),
- Nierentransplantation (Thromboserate 5–8 %).

▶ **Andere Begleiterkrankungen**, z. B.
- Leberinsuffizienz, Herzinsuffizienz, KHK, pAVK u. a.

▶ **Adipositas**:
- Bei massivem Übergewicht (BMI > 40) ist das Thromboserisiko ca. verdoppelt.

- Insbesondere bei gleichzeitiger Einnahme von oralen Kontrazeptiva und Rauchen erhöht sich das Risiko weiter (multifaktorielle Genese thromboembolischer Erkrankungen).
▶ **Rauchen**:
  - Risiko für eine venöse Thromboembolie ist bei Rauchern um den Faktor 1,3–3,3 erhöht.
▶ Andere Ursachen: Alter, Schwangerschaft und Stillzeit, Feinstaubbelastung, Mikroalbuminurie, Fernsehen (2 h täglich erhöhen das Risiko einer tödlichen Lungenembolie um 40 %), ausdauerndes Computerspielen (sog. "eThrombose")

Symptomatik

▶ Wichtigste klinische Manifestation einer Thrombophilie ist das Auftreten einer venösen Thromboembolie.
▶ Seltener sind arterielle Thromboembolien oder auch rezidivierende Aborte.
▶ Auf eine Thrombophilie weisen hin:
  - Rezidivierende Thromboembolien bei jüngeren Patienten ohne Risikofaktoren.
  - Thrombosen in ungewöhnlicher Lokalisation (z. B. Sinusvenenthrombose, Thrombose der Mesenterial- oder Portalvenen).

Diagnostik

Diagnostisches Vorgehen

Merke

Schwierig ist zu klären, welche Patienten überhaupt einer Diagnostik nach Thrombose unterzogen werden sollten, da die Untersuchung teuer ist und diese gerade bei Nachweis einer genetischen Ursache zu einer erheblichen Belastung der Familie führen kann.

▶ Eine weiterführende Diagnostik ist immer dann indiziert, wenn
  - bei jüngeren Patienten (< 45 Jahre) eine tiefe Beinvenenthrombose, eine Lungenembolie oder eine arterielle Thrombose auftritt, ohne das Risikofaktoren nachweisbar waren (Abb. 4.54).
▶ Eine Abklärung ist häufig sinnvoll bei
  - rezidivierenden Thrombosen,
  - Thrombosen während oder nach der Schwangerschaft,
  - Thrombosen in atypischer Lokalisation und
  - bei positiver Familienanamnese.
▶ Eine Diagnostik ist dagegen **nicht sinnvoll**,
  - wenn keine therapeutische Konsequenz gezogen werden kann, da
    – entweder ohnehin eine Antikoagulation durchgeführt werden muss (z. B. bei mehreren Thrombosen in der Vorgeschichte oder bei Vorhofflimmern mit Risikofaktoren) oder
    – eine Antikoagulation kontraindiziert ist oder vom Patienten abgelehnt wird.
  - Eine weiterführende Gerinnungsdiagnostik bei unselektierten Patienten mit venösen Thromboembolien wird nicht empfohlen!

Praxistipp

Eine unnötige Gerinnungsdiagnostik kann zu unangemessener Sorge bei Patienten und Angehörigen und ggf. auch zu einer nicht indizierten Antikoagulation führen. Daher sollten die möglichen Konsequenzen einer Diagnostik vor ihrer Durchführung mit dem Patienten besprochen werden.

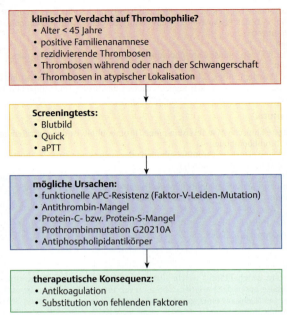

klinischer Verdacht auf Thrombophilie?
- Alter < 45 Jahre
- positive Familienanamnese
- rezidivierende Thrombosen
- Thrombosen während oder nach der Schwangerschaft
- Thrombosen in atypischer Lokalisation

Screeningtests:
- Blutbild
- Quick
- aPTT

mögliche Ursachen:
- funktionelle APC-Resistenz (Faktor-V-Leiden-Mutation)
- Antithrombin-Mangel
- Protein-C- bzw. Protein-S-Mangel
- Prothrombinmutation G20210A
- Antiphospholipidantikörper

therapeutische Konsequenz:
- Antikoagulation
- Substitution von fehlenden Faktoren

Abb. 4.54 • Thrombophilie. Diagnostisches Vorgehen.

Anamnese

▶ Gründliche Anamneseerhebung vor Durchführung diagnostischer Tests (insbesondere von genetischen Untersuchungen) ist zwingend. Diese umfasst die Fragen nach
- Thromboembolien in der Vorgeschichte inklusive einer Familienanamnese: stattgehabte Thrombosen stellen den stärksten Prädiktor für erneute Thrombosen dar, eine Thrombose bei Verwandten 1. Grades macht eine familiäre (Mit-)Ursache wahrscheinlich.
- Operationen und Krankenhausaufenthalte,
- Begleiterkrankungen wie rheumatische Erkrankungen (z. B. systemischer Lupus), hämatologische (z. B. Myeloproliferatives Syndrom), renale Erkrankungen (z. B. nephrotisches Syndrom), chronisch entzündliche Darmerkrankungen,
- Medikamentenanamnese (z. B. orale Kontrazeptiva, Hormonersatztherapie, Glukokortikoide, Chemotherapie),
- gynäkologische Anamnese: z. B. rezidivierende Aborte.

Körperliche Untersuchung

▶ Hinweise auf Malignome (z. B. eine Lymphknotenvergrößerung, Tastbefund der Brust, Splenomegalie),
▶ Hinweise auf weitere Begleiterkrankungen, die mit einem erhöhten Thromboserisiko einhergehen (z. B. Herzinsuffizienz).

Labor

▶ Diagnostik wird durchgeführt, um zukünftige Thrombosen zu vermeiden und die Indikation für eine längerdauernde oder intermittierende Antikoagulation zu stellen (Tab. 4.47).

▶ Keine weiterführende Labordiagnostik, wenn keine therapeutische Konsequenz folgt.

▶ Zeitpunkt der Diagnostik:
  • Der optimale Zeitpunkt für die Durchführung einer umfassenden Gerinnungsdiagnostik ist ca. 1 Monat nach Absetzen einer oralen Antikoagulation.
  • Quantifizierung von Faktor VIII ist nicht sinnvoll bei frischer Thrombose, Schwangerschaft oder Einnahme von Kontrazeptiva.
  • Unter einer oralen Antikoagulation insbesondere mit Marcumar ist die Quantifizierung von Protein C und S nicht sinnvoll.

▶ Häufigkeit der Untersuchung:
  • Untersuchungen bezüglich einer Faktor-V-Leiden-Mutation oder einer Prothrombinmutation sollten nur einmal im Leben durchgeführt werden.
  • Bei Protein C, Protein S und Antithrombin kann eine einmalige Wiederholung der Untersuchung sinnvoll sein. Bei der Gerinnungsanalytik sollte in jedem Fall die aktuelle Medikation angegeben werden.

▶ Differenzialblutbild kann Hinweise auf eine Polyglobulie bzw. Polyzythämie, eine Thrombozytose (z. B. Thrombozythämia vera) oder auch eine Thrombozytopenie (z. B. bei einer PNH) geben:
  • Thrombozytopenie unter Heparintherapie → HIT-Syndrom?
  • Fragmentozyten im Blutbild: Hinweis auf disseminierte intravasale Gerinnung (DIC) oder auf thrombotische Mikroangiopathien.
  • Nachweis von aus dem Knochenmark ausgeschwemmten Vorläuferzellen kann auf ein Malignom hinweisen.

▶ Screeningtests:
  • Verlängerte aPTT kann auf ein Antiphospholipid-Syndrom weisen, viel häufiger sind allerdings Fehler in der Präanalytik (z. B. unzureichende Füllung des Zitratröhrchens).
  • Faktor-V-Leiden: Eine phänotypische APC-Resistenz wird durch eine modifizierte aPTT-Bestimmung durchgeführt, der Nachweis einer Mutation erfolgt mittels PCR (Genanalyse).
  • Antithrombin, Protein C, Protein S: häufiger als ein angeborener Mangel ist hier eine transienter Mangel. Die Diagnostik erfolgt mit funktionellen und immunologischen Testverfahren.
  • Prothrombinmutation G20 210A: nur genetische Analyse z. B. mittels PCR sinnvoll.
  • aPTT kann verlängert sein bei:
    – Antiphospholipid-Antikörpern: z. B. Lupusantikoagulans, Anticardiolipin-Antikörper, β2-Glykoprotein-I-Antikörpern. (Empfohlen wird, zunächst 2 Screeningtests und danach 2 Bestätigungstests durchzuführen).

▶ Seltene Indikationen:
  • Genetische Analyse einer *JAK-2*-Mutation sinnvoll bei Nachweis einer Thrombose in Lebervenen (Budd-Chiari-Syndrom), Portal- oder Mesenterialvenen.
  • Homocystein: Zwar werden bei Thrombosepatienten erhöhte Homocystein-Spiegel gefunden, die Rolle einer Hyperhomocysteinämie ist aber unklar, eine Therapie scheint keinen therapeutischen Benefit zu bringen; daher wird die Bestimmung nicht empfohlen.
  • In seltenen Fällen kann eine Diagnostik einer Paroxysmalen Nächtlichen Hämoglobinurie (PNH) sinnvoll sein.

*Tab. 4.47 • **Indikation für eine Thrombophiliediagnostik.***

Situation/Befund	Bemerkung
Positive Familienanamnese	Bei Thrombose < 45 Lebensjahren bei erstgradigen Verwandten, z. B. vor einer Verordnung von oralen Kontrazeptiva oder operativen Eingriffen mit hohem Thromboserisiko
Rezidivierende Thrombosen	Grundsätzlich kann bei einer 2. Thrombose eine lebenslange Antikoagulation erwogen werden, insbesondere wenn diese idiopathisch sind. Dann ist die Durchführung einer weiterführenden Diagnostik häufig nicht sinnvoll
Thrombosen in ungewöhnlicher Lokalisation	z. B. zerebrale Venen, Portalvenen, Lebervenen (Budd-Chiari Syndrom)
Patienten mit einer Vorgeschichte einer Marcumarnekrose	Häufig Protein-C-Defizienz
Arterielle Thrombosen	Häufiger Antiphospholipid-Syndrom

Bildgebende Diagnostik

▶ Für die allermeisten Patienten ist eine Bildgebung außer zum Nachweis einer Thrombose bzw. Thromboembolie nicht notwendig.
▶ Häufiger führen zufällige erhobene Befunde in der Bildgebung z. B. von Thrombosen in ungewöhnlicher Lokalisation zu einer weiterführenden Thrombophiliediagnostik.

Differenzialdiagnosen

▶ keine Differenzialdiagnosen

Therapie

Therapeutisches Vorgehen

▶ Unabhängig von der Frage, ob eine Thrombophilie vorliegt, wird eine venöse Thromboembolie zunächst nach Standard behandelt (s. Kap. Thromboembolie (S. 361)).
▶ Indikation für eine verlängerte Antikoagulation ergibt sich in Abhängigkeit von der auslösenden Ursache.
▶ Therapeutische Entscheidungen sind insbesondere bei unklaren oder multiplen Ursachen mitunter komplex und erfordern eine spezielle Expertise; Beispiel hierfür sind Frauen mit Kinderwunsch und rezidivierenden Aborten.

Pharmakotherapie

▶ Asymptomatische Patienten mit einem heterozygoten Nachweis einer Faktor-V-Leiden-Mutation:
  • Nicht indiziert ist eine spezifische Therapie z. B. mit oralen Antikoagulanzien oder Thrombozytenaggregationshemmern,
  • die Patienten sollten über die typischen Hinweise auf eine Thrombose hingewiesen werden (mit der Nebenwirkung einer möglichen Verunsicherung) und in diesem Fall prompt ärztliche Hilfe suchen.
  • Es kann sinnvoll sein, bei diesen Patienten auf orale Kontrazeptiva zu verzichten.
  • Diese Patientengruppe sollte im Rahmen von Operationen als Hochrisikokollektiv betrachtet werden.

- Bei Schwangerschaft gibt es bisher keine Hinweise darauf, dass eine Antikoagulation das Risiko von Komplikationen senkt.

▶ Patienten mit einer homozygoten Mutation des Faktor V oder solche mit einer heterozygoten Form und zusätzlichen Thrombophilierisiken:
- Diese Patienten haben ein signifikant erhöhtes Thromboserisiko.
- Bei asymptomatischen Patienten wird eine prophylaktische Antikoagulation jedoch nur in Einzelfällen empfohlen.

▶ Patienten mit angeborenem Antithrombinmangel und bei homozygotem Protein-C Mangel:
- Prophylaktische Substitution kommt infrage.
- Nach dem ersten thromboembolischen Ereignis ist eine lebenslange orale Antikoagulation zu diskutieren.

Nachsorge

▶ Eine spezielle Nachsorge ist nicht verpflichtend.

▶ Allerdings wird gerade bei lebenslanger Antikoagulation häufiger Beratungsbedarf in speziellen Lebenssituationen (Operation, Krebsdiagnose, Kinderwunsch) bestehen.

Verlauf und Prognose

▶ Heute können die meisten Ursache einer Thrombophilie entweder kausal (Substitution von fehlenden Faktoren) oder symptomatisch behandelt werden.

▶ Lebenserwartung nach Diagnosestellung ist in der Regel nicht beeinträchtigt ist (außer bei Malignomen).

4.25 Thromboembolie

Jörg Braun

Aktuelles

▶ 2019 wurde eine neue ESC/ERS-Leitlinie für die Lungenembolie publiziert: in dieser wird bei der Diagnostik nun empfohlen, altersadaptierte Grenzwerte für den d-Dimer-Test zu verwenden.

▶ Bei der hämodynamisch stabilen Lungenembolie werden direkte orale Antikoagulanzien (DOAK) als Therapie der ersten Wahl empfohlen (Ausnahme Pat. mit gastointestinalen Tumoren).

▶ Kontraindikationen gegen diese Empfehlung sind z. B. Schwangerschaft und Stillzeit, Nierenversagen oder ein Lupus antikoagulans Syndrom.

Definition

▶ Eine Thromboembolie ist die Verschleppung eines Thrombus bzw. Embolus innerhalb der Blutbahn mit Verlegung eines oder mehrerer Gefäße.

▶ Ein Thrombus ist eine intravasal lokalisierte Gerinnung von Blut.

▶ Tiefe Beinvenenthrombose: Thrombose der nichtoberflächlichen Venen des Beins.

▶ Lungenembolie: embolischer Verschluss einer Lungenarterie.

Epidemiologie

Häufigkeit

▶ Tiefe Beinvenenthrombosen und Lungenembolien sind mit einer jährlichen Inzidenz von 1–1,6 Fällen pro 1000 Einwohner die dritthäufigste kardiovaskuläre Erkrankung. dabei wird die Inzidenz der Lungenembolie mit 0,39 bis 1,15 Fällen pro 1000 Einwohner angegeben.

▶ Pro Jahr sind in Deutschland ca. 50.000 Todesfälle auf Lungenembolien zurückzuführen.

▶ Autopsiestudien:
• Bein- oder Beckenvenenthrombosen: bei fast 40 % aller Autopsien zu finden.

Altersgipfel

▶ Das Risiko steigt mit dem Lebensalter deutlich an:
• bei Kindern: geschätztes Risiko 1:100.000
• hohes Alter: Inzidenz von 1:100. Die Inzidenz ist bei über 80 jährigen ca. 8-mal häufiger als bei 40 - 50 jährigen.

Geschlechtsverteilung

▶ Geschlechterverteilung:
• Junges Alter: Frauen zwischen 16 und 44 Jahren sind häufiger von Thrombosen und Lungenembolien betroffen als Männer dieser Altersgruppe.
• Höheres Alter: Ältere Männer sind 3-mal häufiger als ältere Frauen betroffen (Verhältnis ist also im Alter umgekehrt).

Prädisponierende Faktoren

▶ Keine Angaben möglich

Ätiologie und Pathogenese

▶ Die **Virchow-Trias** gilt weiterhin: die wichtigsten Risikofaktoren für eine Thrombose sind
• eine venöse Stase,
• eine Hyperkoagulabilität (s. Kap. Antiphospholipid-Antikörper (aPL) (S. 346)) und
• eine Endothelläsion.
▶ **Venöse Stase** wird verursacht z. B. durch
• Immobilisation,
• eine Herzinsuffizienz oder
• ein postthrombotisches Syndrom der Beinvenen.
▶ **Hyperkoagulabilität** ist verursacht
• durch eine Thrombophilie (häufig)
• durch erhöhte Blutviskosität oder
• einer Hormontherapie.
▶ **Endothelschäden** können ausgelöst werden durch
• Operationen,
• größere Traumata oder
• auch durch eine schwere körperliche Belastung (Thrombose par effort).
▶ Thromboembolie in der Vorgeschichte:
• Das Risiko für ein Rezidiv einer Thromboembolie beträgt ca. 20–30 %!
• Dieses Risiko ist höher bei den Patienten,
– bei denen kein transienter Risikofaktor für das Auftreten einer Thrombose wahrscheinlich gemacht werden konnte oder
– bei denen der Risikofaktor weiter besteht (z. B. Krebserkrankung).
• Dagegen ist das Rezidivrisiko geringer bei einem eindeutigen Auslöser, welcher zudem zeitlich begrenzt aufgetreten ist (also z. B. ein operativer Eingriff oder eine Schwangerschaft).
▶ Große operative Eingriffe: z. B.
• Hüft-TEP,
• Traumachirurgie,
• gefäßchirurgische bzw. neurochirurgische Eingriffen und
• onkologische Operationen.

Risikofaktoren

▶ **Traumata**:
• Insbesondere bei Femur- und Tibiafraktur ist das Thromboserisiko erhöht:
• Muskeltrauma erhöht das Risiko um den Faktor 5,

- Gipsbehandlung erhöht das Risiko um den Faktor 37.
▶ **Malignom**:
  - Karzinompatienten haben ein 4- bis 6-fach erhöhtes Thromboserisiko.
  - Bei ca. 5 % der Krebspatienten wird der Verlauf durch venöse Thromboembolien kompliziert.
  - Das höchste Risiko haben hierbei Patienten mit Pankreas-, Bronchial-, Magen- und Kolonkarzinom, Nierenzell-, Prostata- und Ovarialkarzinom.
  - Auch Patienten mit Chemotherapie weisen ein erhöhtes Risiko auf.
▶ **Immobilisation**:
  - Bettlägerigkeit,
  - langes Sitzen (z. B. Flug, längere Autoreisen, langes Sitzen am Schreibtisch).
▶ **Fieber und Diarrhoe** können das Thromboserisiko erhöhen.
▶ **Schwangerschaft und Wochenbett**: beides erhöht das Thromboserisiko um das 2- bis 8-Fache
▶ **Thrombophilie**:
  - Bei einer Thrombophilie treten Thrombosen früh (vor dem 45. Lebensjahr), leicht (ohne Auslöser) oder an ungewöhnlicher Stelle auf.
  - Die häufigste Ursache ist eine Mutation des Faktor V, der sog. Faktor-V-Leiden, welcher eine APC-Resistenz bewirkt (s. Kap. Thrombophilie (S. 353))

Klassifikation und Risikostratifizierung

▶ Nach der 2004 veröffentlichten ACCP-Leitlinie kann eine **Risikostratifizierung** in 3 Gruppen erfolgen:
  - Niedriges Risiko = Thromboserisiko ohne Thromboseprophylaxe < 1 % bei:
    – Alter < 40 Lebensjahre,
    – ohne Risikofaktoren,
    – Narkose < 30 min und
    – kleinere Eingriffe.
  - Mittleres Risiko = Thromboserisiko ohne Prophylaxe 2–10 %, Lungenembolierisiko < 1 % bei:
    – Patienten > 40 Lebensjahre,
    – Narkose > 30 min und
    – mit einem oder mehr Risikofaktoren.
  - Hohes Risiko = Thromboserisiko 10–20 %, Lungenembolierisiko bis 5 % bei:
    – Patienten > 40 Lebensjahre mit
    – Hochrisikoeingriffen oder
    – mit bekannter Thrombophilie.
▶ Der Schweregrad einer nachgewiesenen Lungenembolie kann heute mittels des PESI-Scores eingeschätzt werden:
  - Dieser erlaubt eine Einschätzung der 30-Tage-Mortalität.
  - Je nach klinischem Parameter werden Punkte vergeben (Tab. 4.48).

Tab. 4.48 • Schweregrad einer nachgewiesenen Lungenembolie gemäß PESI-Score.

Vergabe der Punkte	Kriterien
Alter in Jahren + 10 Punkte bei	Männliches Geschlecht Chronische Herzinsuffizienz* Chronische Lungenerkrankung*
Alter in Jahren + 20 Punkte bei	Pulsfrequenz ≥ 110 Schläge pro Minute* Atemfrequenz > 30 Atemzüge pro Minute Temperatur < 36 °C Arterielle Hämoglobinsättigung < 90 %*

Tab. 4.48 • Fortsetzung

Vergabe der Punkte	Kriterien
Alter in Jahren + 30 Punkte bei	Tumorerkrankung* Systolischer Blutdruck < 100 mmHg*
Alter in Jahren + 60 Punkte bei	Bewusstseinsstörung

Nach dem sPESI-Score (simplified PESI-Score) werden bei denen mit * gekennzeichneten Parametern ab einem Lebensalter von 81 Jahren je 1 Punkt vergeben.
Basierend auf:
Olschewski, H. Neue ESC/ERS-Leitlinien für Lungenembolie. Pneumologe 17, 365–375 (2020).

▶ Auch die Goldhaber-Klassifikation wird noch verwendet.

Symptomatik

Tiefe Beinvenenthrombose

▶ Klinische Symptome sind unspezifisch und können komplett fehlen.
▶ Mögliche Leitsymptome:
  • Spannungs- oder Schweregefühl v. a. in den Oberschenkeln, Kniekehle und Wade, die durch Hochlagerung abnehmen.
▶ Objektivierbar können eine Umfangsvermehrung sowie eine vermehrte Venenzeichnung im Vergleich zu kontralateralen Seite sein.
▶ Die Einschätzung der klinischen Wahrscheinlichkeit (also die Vortestwahrscheinlichkeit vor Durchführung einer apparativen Diagnostik) einer TVT erfolgt mittels Wells-Score (Tab. 4.49).

Tab. 4.49 • Tiefe Beinvenenthrombose (TVT) Score nach Wells et al.

Klinisches Merkmal	Punkte
Aktive Krebserkrankung	1
Immobilisation	1
Bettruhe > 3 Tage, große Operation < 12 Wochen	1
Schmerz entlang der tiefen Venen	1
Schwellung des Beins	1
Umfangsvermehrung des Unterschenkels > 3 cm im Vergleich zur Gegenseite	1
Eindrückbares Ödem am symptomatischen Bein	1
Kollateralvenen	1
TVT in der Vorgeschichte	1
Alternative Diagnose ebenso wahrscheinlich wie TVT	–2
Wahrscheinlichkeit einer TVT	
Hoch	≥ 2
Gering	< 2

Basierend auf:
Wells PS, Hirsh J, Anderson DR et al. Accuracy of clinical assessment of deep-vein thrombosis. Lancet 1995; 345: 1326–1330

Lungenembolie

▶ Auch die Lungenembolie kann klinisch stumm sein oder mit unspezifischen Symptomen einhergehen.
▶ Leitbefunde sind
   • eine akut auftretende Dyspnoe mit Tachypnoe,
   • Husten ggf. mit Hämoptysen,
   • häufig ein atemabhängiger Thoraxschmerz, welcher beidseits auftreten und typischerweise mit einem Beklemmungsgefühl und Angst einhergehen kann.
▶ Bei massiver Lungenembolie können hinzukommen:
   • Kollaps,
   • Tachykardie,
   • Hypotonie bis Schock und
   • akute Halsvenenstauung.
▶ Auch Fieber kann mitunter ein Hinweis auf eine Lungenembolie sein.
▶ Die klinische Wahrscheinlichkeit einer Lungenembolie kann mit dem modifizierten Wells-Score quantifiziert werden (Tab. 4.50).

Merke

Bei klinischem Verdacht auf eine Lungenembolie muss immer auch auf die Zeichen einer tiefen Beinvenenthrombose geachtet werden.

Tab. 4.50 • **Klinische Wahrscheinlichkeit einer Lungenembolie mit dem modifizierten Wells-Score.**

Klinisches Merkmal	Punkte
Klinische Zeichen einer tiefen Beinvenenthrombose	3
Lungenembolie wahrscheinlicher als andere Diagnosen	3
Herzfrequenz > 100/min.	1,5
Immobilisation oder Operation < 4 Wochen	1,5
TVT oder Lungenembolie in der Vorgeschichte	1,5
Hämoptysen	1
Aktive Krebserkrankung	1
Wahrscheinlichkeit für Lungenembolie	
Gering	< 2
Mittel	2–6
Hoch	> 6

Basierend auf:
• Wells PS, Ginsberg JS, Anderson DR et al. Use of a clinical model for safe management of patients with suspected pulmonary embolism. Ann Intern Med 1998; 129: 997–1005

Praxistipp

„An eine Lungenembolie denken, heißt, sie auszuschließen."

Diagnostik

Diagnostisches Vorgehen

▶ Diagnostischer Algorithmus s. Abb. 4.55

Anamnese

▶ Bei einer positiven Eigen- oder Familienanamnese für thromboembolische Erkrankungen steigt das Risiko deutlich an.
▶ Eine Vorgeschichte mit rezidivierenden Aborten kann auf das Vorliegen einer Thrombophilie weisen.
▶ Nach den Angaben zur Symptomatik und den Untersuchungsbefunden lässt sich die klinische Wahrscheinlichkeit berechnen (Tab. 4.49, Tab. 4.50).

Körperliche Untersuchung

▶ Hinweise auf das Vorliegen einer tiefen Beinvenenthrombose (diese klinischen Zeichen sind leider weder spezifisch noch sensitiv):
  • Homann Zeichen: Beugen des Fußes löst Schmerzen in der Wade aus.
  • Payr-Zeichen: Drücken insbesondere der medialen Fußsohle ist schmerzhaft.
  • Pratt-Warnvenen: Erweiterte prätibiale Venen
  • Mayr-Zeichen: Wadenkompressionsschmerz
  • Denecke Zeichen: Spontanschmerz der Fußsohle
  • Rielander-Zeichen: Druckschmerz im Adduktorenkanal
▶ Hinweise auf ein erhöhtes Thromboserisiko: Tumornachweis bei rektaler Untersuchung, Mammatastbefund, Hodenassymmetrie

Labor

▶ Geringe/mittlere klinische Wahrscheinlichkeit (Wells-Score < 2 Punkte):
  • D-Dimerbestimmung kann durchgeführt werden.
  • Ist diese negativ, ist eine akute symptomatische tiefe Beinvenenthrombose beim ambulanten Patienten so unwahrscheinlich, dass keine weitere Diagnostik durchgeführt werden muss.
▶ Hohe klinische Wahrscheinlichkeit oder bei stationären Patienten:
  • Hier ist die Bestimmung der D-Dimere dagegen aufgrund der geringen Spezifität nicht sinnvoll: häufig führen falsch positive D-Dimerwerte bei diesen Patienten zu einer unnötigen Diagnostik.

Merke
D-Dimere sind für den Nachweis einer TVT oder Lungenembolie ungeeignet.

▶ Verdacht auf Lungenembolie:
  • Eine arterielle Blutgasanalyse (BGA) sollte durchgeführt werden.
  • Sie dient der Risikostratifizierung, kann aber eine Lungenembolie weder nachweisen noch ausschließen!

Bildgebende Diagnostik

Sonografie

▶ Die B-Bild-Kompressionssonografie ist die diagnostische Methode der Wahl zum Ausschluss oder Nachweis einer **tiefen Beinvenenthrombose**.

Abb. 4.55 • Thromboembolie. Diagnostisches Vorgehen bei Verdacht auf tiefe Beinvenenthrombose oder Lungenembolie.
a   Diagnostik einer tiefen Beinvenenthrombose.
b   Diagnostik der hämodynamisch stabilen Lungenembolie.
c   Diagnostik der hämodynamisch instabilen Lungenembolie.

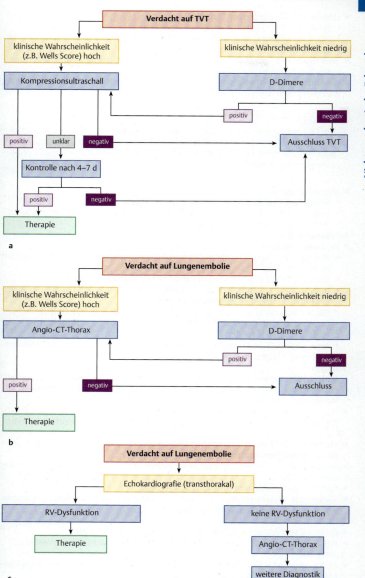

a

Verdacht auf TVT

klinische Wahrscheinlichkeit (z.B. Wells Score) hoch — Kompressionsultraschall

klinische Wahrscheinlichkeit niedrig — D-Dimere

positiv / unklar / negativ

positiv / negativ

Ausschluss TVT

Kontrolle nach 4–7 d

positiv / negativ

Therapie

b

Verdacht auf Lungenembolie

klinische Wahrscheinlichkeit (z.B. Wells Score) hoch — Angio-CT-Thorax

klinische Wahrscheinlichkeit niedrig — D-Dimere

positiv / negativ

positiv / negativ

Ausschluss

Therapie

c

Verdacht auf Lungenembolie

Echokardiografie (transthorakal)

RV-Dysfunktion — Therapie

keine RV-Dysfunktion — Angio-CT-Thorax — weitere Diagnostik

▶ Hinweis auf Vorliegen einer Thrombose:
- Fehlende Kompressibilität der betroffenen Vene zusammen mit
- einer Flusseinschränkung (die mittels der farbkodierten Duplexsonografie bestimmt wird).

▶ Sensitivität und Spezifität betragen beim geübten Untersucher und beim symptomatischen Patienten je ca. 97 %.

▶ Bei fehlendem Nachweis und fortbestehendem Verdacht kann die Untersuchung nach 4–7 Tagen wiederholt werden.

Praxistipp

Die Diagnosesicherung einer TVT erfolgt heute mittels Kompressionsultraschall der Beinvenen, welcher insbesondere in den größeren Venen des Oberschenkels patientenschonend und sensitiv ist. Dieses Verfahren hat die Phlebografie praktisch vollständig ersetzt.

▶ Thoraxsonografie:
- Relativ neu angewandtes sonografisches Verfahren,
- nachweisbar sind periphere infarzierte Areale in der Lunge mit Gefäßverschluss,
- hohe Sensitivität besteht für den Nachweis von Pleuraergüssen.

Echokardiografie

▶ Bei **Lungenembolie** dient die Echokardiografie der Risikostratifizierung:
- Bei Nachweis einer rechtsventrikulären Dysfunktion ist das Mortalitätsrisiko deutlich erhöht.
- Im Verlauf kann der Druck im kleinen Kreislauf abgeschätzt werden.
- Insbesondere bei chronisch rezidivierenden Lungenembolien besteht das Risiko der Entwicklung einer pulmonalen Hypertonie.
- Ein Normalbefund spricht gegen eine hämodynamisch relevante Lungenembolie.
- In seltenen Fällen gelingt echokardiographisch ein direkter Thrombusnachweis (sog. "in transit Thrombus").
- Auch mittels TEE oder endobronchialem Ultraschall (EBUS) kann ein Thrombusnachweis gelingen.

Röntgen

▶ Nativröntgenuntersuchung des Thorax ist weder zum Nachweis einer Lungenembolie noch zum Ausschluss geeignet (trotz bisweilen typischer Befunde, z. B. Westermark Zeichen).

▶ Nativröntgenuntersuchung wird zum Nachweis von Differenzialdiagnosen durchgeführt (z. B. Pneumonie, Pneumothorax, Bronchialkarzinom, Pleuramesotheliom).

CT

▶ Mittels Spiral-CT mit Kontrastmittel können zentrale und periphere Lungenembolien nachgewiesen werden.

▶ Aussagen zum Alter der Embolie und zu einer begleitenden Rechtsherzbelastung sind möglich.

▶ Nachweis einer Reihe von Differenzialdiagnosen.

▶ Weitestgehender Ausschluss einer klinisch relevanten Lungenembolie bei negativem CT (an einem guten Gerät mit optimaler Technik).

MRT

▶ Aufgrund von Veratmungsartefakten noch keine Routinemethode.

▶ Prinzipiell können aber schon heute zentrale Thromben nachgewiesen werden.

Szintigrafie

▶ Alternativ zum CT kann bei Verdacht auf Lungenembolie auch eine Perfusions-Ventilations-Szintigrafie durchgeführt werden.

▶ Ein Normalbefund (der allerdings bei Patienten mit Begleiterkrankungen nicht so häufig ist) macht eine relevante Lungenembolie unwahrscheinlich.

▶ Perfusions-Ventilationsinhomogenitäten können allerdings auch bei COPD, Pneumonie oder Atelektase auftreten, sodass die Szintigrafie heute nur noch selten durchgeführt wird.

 Praxistipp

Die Perfusions-Ventilations-Szintigrafie und die MR-Tomografie sind alternative Verfahren und werden heute nur noch selten verwendet. Der frühere Goldstandard Pulmonalisangiografie ist heute besonderen Fragestellungen vorbehalten.

Instrumentelle Diagnostik

EKG

▶ Bei Lungenembolie ist das EKG in 50 % der Fälle unauffällig.
▶ Evtl. finden sich Zeichen der akuten Rechtsherzbelastung (neu aufgetretene Rechtsdrehung oder Rechtsschenkelblock).
▶ Der $SIQIII$-Typ ist ebenso wie der $SISIISIII$-Typ selten.
▶ Negative T-Wellen in V2–4 können insbesondere dann ein Hinweis auf eine Lungenembolie sein, wenn sie im Vor-EKG nicht nachweisbar waren.

Differenzialdiagnosen

▶ Differenzialdiagnose der **tiefen Beinvenenthrombose:**
  • Thrombophlebitis: Risikofaktor für eine Thromboseentstehung,
  • Lymphödem, Erysipel,
  • Postthrombotisches Syndrom (Anamnese!): schwierige DD zur Rezidivthrombose,
  • Baker-Zyste (einfacher sonografischer Nachweis),
  • posttraumatische oder postoperative Schwellung bei Hämatom.
▶ Differenzialdiagnose der **Lungenembolie**:
  • Akutes Koronarsyndrom:
    – Hier helfen das Vorliegen der typischen, eine Arteriosklerose auslösenden Risikofaktoren: Rauchen, Hypertonus, Diabetes mellitus, positive Familienanamnese und Hypercholesterinämie.
    – Nicht selten wird allerdings die Diagnose Lungenembolie erst nach einer Koronarangiografie gestellt.
  • Akute Rechtsherzdekompensation:
    – Häufigste Ursache hierfür ist die Linksherzdekompensation, insbesondere bei Vorliegen einer Mitralinsuffizienz.
  • Pneumonie:
    – Eine infektiöse Ursache einer Pneumonie ist kaum von einer Infarktpneumonie zu unterscheiden.
    – Hilfreich ist dann der Nachweis einer tiefen Beinvenenthrombose, der die Wahrscheinlichkeit einer Lungenembolie wesentlich erhöht.
    – Auch eine Erhöhung der LDH kann ein Hinweis auf eine Infarktpneumonie sein.
  • Pleuritis:
    – Auch hier ist eine klinische Unterscheidung kaum möglich.
    – Im Zweifel muss eine Lungenembolie ausgeschlossen werden.
  • Andere: Rippenprellung, Neuralgie, Myalgie, Herpes Zoster.

Therapie

Therapeutisches Vorgehen

▶ Wichtigste Maßnahme bei der Thromboembolie ist die rasche und suffiziente Antikoagulation (Abb. 4.56).
▶ Bei tiefer Beinvenenthrombose ist die akute Kompressionstherapie indiziert.

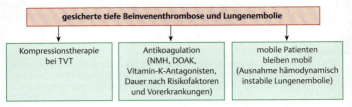

Abb. 4.56 • **Thromboembolie.** Therapeutisches Vorgehen bei tiefer Beinvenenthrombose und Lungenembolie. Die medikamentöse Akuttherapie unterscheidet sich nicht zwischen Patienten mit tiefer Beinvenenthrombose und solchen mit hämodynamisch stabiler Lungenembolie, die Folgetherapie unterscheidet sich nur in der Anwendungsdauer.

▶ Immobilisation:
- Bei Beckenvenenthrombose inklusive der V. cava inferior konnte eine Immobilisation weder die Frequenz noch den Schweregrad von Lungenembolien reduzieren.
- Allerdings kann eine Hochlagerung des betroffenen Beins Spannungsschmerzen reduzieren.

Allgemeine Maßnahmen

▶ Verdacht auf schwere Lungenembolie: Immobilisation zumindest bis zu einer erfolgten Kompressionstherapie, Analgesie und ggf. auch eine Sedierung empfohlen.
▶ Eine Kompressionstherapie nach Abschluss der Akutphase
- erfordert eine hohe Patienten-Compliance und ist bezüglich ihrer Effektivität umstritten,
- wird allerdings insbesondere bei Oberschenkelvenenthrombosen weiterhin empfohlen.
- Eine Thromboseprophylaxe mittels Kompressionstherapie scheint wenig effektiv zu sein.

Pharmakotherapie

▶ Entscheidend ist die **rasche und hochdosierte Antikoagulation**:
- Hierzu kann eine Vollheparinisierung z. B. mit einem Bolus von 5–10.000 IE gefolgt von ca. 1000 IE/h gegeben werden.
- Gewichtsadaptierte subkutane Gabe eines niedermolekularen Heparins ist mindestens gleichwertige Alternative zur Vollheparinisierung und wird heute bevorzugt.
  – Dabei ist die evtl. notwendige Dosisreduktion bei Niereninsuffizienz zu beachten, die vom eingesetzten Präparat abhängig ist.
  – Diese Medikamente sind bei Schwangeren, stillenden Müttern und Kindern zwar nicht zugelassen, nach Expertenmeinung jedoch auch hier Mittel der Wahl.
  – Diese Off-label-Medikation erfordert jedoch eine explizite Patientenaufklärung.
- Direkte orale Antikoagulanzien (DOAK) sind ebenfalls sowohl für die Therapie der tiefen Beinvenenthrombose als auch der Lungenembolie zugelassen und können z. T. (Rivaroxaban, Apixaban) unmittelbar nach Diagnosestellung gegeben werden, was die ambulante Therapie erleichtert. Während Schwangerschaft und Stillzeit ist ihr Einsatz nicht empfohlen.
▶ Im Anschluss an die Akuttherapie erfolgt eine **langfristige Antikoagulation**:
- In der Regel oral, geeignet ist Phenprocoumon:
  – Aufgrund der hohen interindividuellen Variabilität ist hierbei eine zumindest initial engmaschige Kontrolle des Quick-Werts mit Dosisanpassung notwendig, der Ziel-INR-Wert ist mit 2–3 höher als bei Vorhofflimmern.

- Immer muss die Phenprocoumongabe unter Heparinschutz begonnen werden, da eine initiale Hyperkoagulabilität ausgelöst werden kann, welche im schlimmsten Fall zu einer sog. Marcumarnekrose führen kann.
- Trotz der nötigen Laborkontrollen können viele Patienten mit Phenprocoumon langfristig kostengünstig therapiert werden.
- Alternativ können auch alle direkten oralen Antikoagulanzien (DOAK) gegeben werden:
  - Eine Laborkontrolle ist hierbei nicht nötig.
  - Einige Substanzen konnten entweder eine geringere Nebenwirkungsrate (v. a. Blutungen) oder eine bessere Wirksamkeit nachweisen.
  - Besondere Vorsicht ist bei Patienten mit einem gastrointestinalen Tumor aufgrund des erhöhten Blutungsrisikos.

▶ **Therapiedauer:**
- Nach erster Thrombose und passagerem Risikofaktor mit niedrigem Rezidivrisiko 3 Monate. Hierzu zählen z. B. Thrombosen nach einer OP in Vollnarkose > 30 Min., nach strikter Bettruhe > 3 Tage und nach Knochenfraktur der unteren Extremität.
- Bei Rezidiv ist eine prolongierte Antikoagulation notwendig.
- Liegen nicht passagere Risikofaktoren und insbesondere eine nachweisbare Thrombophilie vor, so ist von einem hohen Rezidivrisiko von > 8 % auszugehen. Hier wird eine prolongierte Antikoagulation bis hin zur lebenslangen Blutverdünnung empfohlen. Wichtig hierbei ist die Diskussion mit dem Patienten wichtig: shared decision making.
- Nach Lungenembolie erfolgt die orale Antikoagulation in der Regel über 6–12 Monate.

▶ **Lysetherapie:**
- Indiziert in Stadium IV nach Grosser (Schock).
- Da es sich hierbei um eine lebensrettende Maßnahme handelt, sind Kontraindikationen in der Regel relativ (mit Ausnahme der Hirnblutung).

Interventionelle Therapie

▶ Als Alternative zur Thrombolyse kann eine Notfallembolektomie nach Trendelenburg durchgeführt werden.

Nachsorge

▶ Insbesondere nach rezidivierenden Lungenembolien sollte z. B. in jährlichen Abständen eine Echokardiografie durchgeführt werden, um eine pulmonale Hypertonie (chronisch thromboembolische pulmonale Hypertonie: CTEPH) frühzeitig zu erfassen.
▶ Auch bei Patienten mit einer prolongierten Antikoagulation sollte eine regelmäßige Re-Evaluation stattfinden.

Verlauf und Prognose

▶ Von geschätzt 500.000 Patienten mit Thromboembolien jährlich in Deutschland versterben bis zu 10 %. Damit sind pro Jahr etwa 40.000 Todesfälle auf eine Lungenembolie zurückzuführen.

Prävention

▶ Gerade bei Patienten in stationärer Behandlung, die ein deutlich erhöhtes Thromboembolierisiko aufweisen, ist heute eine medikamentöse Thromboseprophylaxe Standard und ein wichtiger Aspekt der Patientensicherheit.
▶ Zur Prophylaxe gehören **Basismaßnahmen** mit:
- Frühmobilisation,
- Bewegungsübungen und
- Anleitung zu Eigenübungen.

► **Medikamentöse Prophylaxe**
- erfolgt in der Regel mit einem niedermolekularen Heparin bzw. mit Fondaparinux, z. T. auch mit DOAK.
- Auch eine intermittierende pneumatische Kompression bei Kontraindikationen für eine Antikoagulation ist wirksam.

► Sogenannte „Antithrombosestrümpfe":
- Einsatz ist umstritten, kaum Flussbeschleunigung in den Venen, evtl. bei bettlägrigen Patienten sinnvoll.

Besonderheiten bei Schwangeren

► Schwangerschaft und Stillzeit stellen einen Risikofaktor für Thrombembolien dar, gleichzeitig ist die Diagnostik erschwert (Strahlenbelastung durch CT, potentielle D dimer Erhöhung).

► Allerdings machen niedrige D-Dimere bei Schwangeren eine Lungenmbolie unwahrscheinlich und die Bestimmung wird daher empfohlen.

► Besonderer Bedeutung kommt der Kompressionsultraschalluntersuchung zu: ein Thrombosenachweis macht ein CT überflüssig, da diese keine weitere therapeutische Konsequenz hätte.

► Eine Therapie mit DOAK wird in Schwangerschaft und Stillzeit nicht empfohlen.

5   Neoplastische Erkrankungen

5.1 Chronische myeloische Leukämie

Andreas Hochhaus

Aktuelles

▶ Seit Einsatz der TKI in der Therapie der CML hat sich die Prognose erheblich verbessert. Das 8-Jahres-Überleben beträgt in klinischen Studien 95 %.

▶ TKI-Inhibitoren der 1. Generation (Imatinib) versus der 2. Generation (Nilotinib, Dasatinib, Bosutinib):

- Die Überlebensraten nach Erstlinientherapie mit Imatinib, Nilotinib und Dasatinib unterscheiden sich nicht.
- Mit den Zweitgenerationsinhibitoren ließ sich aber eine deutliche Reduktion des Risikos früher Blastenkrisen beobachten.
- Außerdem sind unter den Inhibitoren der 2. Generation die Geschwindigkeit der molekularen Remission und der Anteil der Patienten mit einer guten oder tiefen molekularen Remission besser als unter Imatinib.
- Unter Nilotinib, Dasatinib und Bosutinib kommt es seltener zu frühem Therapieversagen als unter Imatinib.

▶ Ponatinib wird nach Versagen von TKI-Inhibitoren der 2. Generation oder bei T315I-Mutation eingesetzt. Nebenwirkungen von Ponatinib, Dasatinib und Bosutinib lassen sich durch eine Dosisadaptation reduzieren. Asciminib ist ein neuer allosterischer Inhibitor mit alternativem Wirkmechanismus. Asciminib ist zugelassen nach Versagen von mindestens 2 TKI. Es liegen positive Studienergebnisse zur Erstlinientherapie vor.

▶ Die anhaltende tiefe molekulare Remission ist die wichtigste Voraussetzung für das Absetzen der TKI.

▶ Interferon-α kann die molekulare Remission stabilisieren, wird heute aber nur noch in der Schwangerschaft eingesetzt. Das Absetzen wird nur unter sehr gut definierten Kriterien und stringenter molekularer Verlaufskontrolle empfohlen.

Definition

▶ Die CML ist eine klonale myeloproliferative Erkrankung einer pluripotenten hämatopoetischen Stammzelle.

▶ Sie ist charakterisiert durch eine Proliferation der Myelopoese mit kontinuierlicher Linksverschiebung, Splenomegalie und die somatische BCR::ABL 1-Fusion.

Epidemiologie

▶ Zurzeit beträgt die jährliche Mortalität von CML-Patienten ca. 0,4 %. Somit steigt die Prävalenz der CML-Patienten bei konstanter Inzidenz v. a. infolge der verbesserten Prognose an.

Häufigkeit

▶ Die Inzidenz der CML beträgt etwa 1,2/100.000 Einwohner und Jahr.

▶ In Deutschland erkranken jährlich etwa 1000 Patienten.

Altersgipfel

▶ Die CML kommt in allen Altersgruppen vor, der Erkrankungsgipfel liegt bei 55–60 Jahren.

Geschlechtsverteilung

▶ Männer sind etwas häufiger betroffen als Frauen.

Prädisponierende Faktoren

▶ Eine Häufung der CML-Inzidenz wurde nach Strahlenunfällen und nach Benzin-Exposition beobachtet. Bei der überwiegenden Mehrzahl der Fälle sind keine Auslöser bekannt.

Ätiologie und Pathogenese

▶ Bei > 97 % der CML-Patienten liegt eine spezifische Chromosomenaberration vor, die Translokation t(9;22)(q34;q11) mit dem charakteristischen Philadelphia-Chromosom, 22q-.

▶ Durch die Translokation wird das Gen der Abelson (ABL 1)-Tyrosinkinase mit dem Breakpoint-Cluster-Region-Gen (*BCR*-Gen) verbunden.

▶ Es entsteht ein Fusionsprotein, BCR::ABL 1, mit konstitutioneller Tyrosinkinase-Aktivität. Die CML ist immer BCR::ABL 1-positiv.

▶ Das BCR::ABL 1-Fusionsprotein ist für die onkogene Transformation der betroffenen hämatopoetischen Stammzelle verantwortlich.

Klassifikation und Risikostratifizierung

Klassifikation

▶ Voraussetzung für die Diagnose der CML nach WHO ist die BCR::ABL 1-Translokation.

▶ Bei 97 % der Patienten ist auf zytogenetischer Ebene das Ph-Chromosom, 22q-, nachweisbar.

▶ Ca. 3 % der CML-Patienten sind Ph-negativ/*BCR::ABL 1*-positiv.

▶ Neue Stadieneinteilung der CML in zwei Phasen (WHO 2022):
  • Die Diagnose erfolgt bei der Mehrheit der Patienten in der **chronischen Phase** der Erkrankung.
  • Als Akzelerationsphase wurde ein hämatologischer und genetischer Progress unter Therapie bezeichnet, der heute unter TKI-Therapie und stringentem PCR-Monitoring nicht mehr beobachtet wird.
  • Die aktuelle WHO-Klassifikation hat die Definition der Akzelerationsphase zum Diagnosezeitpunkt durch Risiko-Marker ersetzt.
  • Die Definition der **Blastenphase** nach WHO lautet:
    – Die aktuelle WHO-Klassifikation hat jetzt einen Grenzwert von 20 % Blasten festgelegt in Analogie zur Definition der AML.
    – Weitere Kriterien sind: das Vorhandensein einer extramedullären Proliferation von Blasten oder der Nachweis von Lymphoblasten im peripheren Blut oder Knochenmark.

Risikostratifizierung

▶ Die bisher gebräuchlichen Prognoseparameter Sokal- und Hasford (Euro)-Scores wurden vor der TKI-Ära mit dem Endpunkt **Überleben** entwickelt.

▶ Für die Anwendung bei TKI-Behandlung mit dem Endpunkt **Therapieansprechen** wurde in einem Register der „European Treatment and Outcome Study" (EUTOS) von 2060 Patienten unter Erstlinientherapie mit Imatinib ein neuer Score etabliert und validiert:
  • Der **EUTOS-Score**
    – nutzt den Anteil der Basophilen im peripheren Blut und die Milzgröße zum Diagnosezeitpunkt zur Vorhersage der Chance auf das Erreichen einer kompletzten zytogenetischen Remission (CCyR),
    – die 5-Jahres-Überlebensraten unterschieden sich zwischen Niedrig- und Hochrisikopatienten mit 90 % versus 82 % deutlich.
  • Der **European Long Term Survival (ELTS) Score**
    – berücksichtigt als Endpunkt ausschließlich CML-abhängige Todesfälle,
    – wird aus den Parametern Blastenzahl im peripheren Blut, Milzgröße, Thrombozytenzahl und Alter berechnet.

▶ Weitere Parameter für eine ungünstige Prognose sind:
  • Zytogenetische Zusatzaberrationen zum Diagnosezeitpunkt, wenn es sich um sog. Hochrisiko-Aberrationen (+ 8, iso(17q), + 19, + 22q-, -7 oder 3q26-Aberratio-nen) handelt.
  • Eine Knochenmarkfibrose zum Diagnosezeitpunkt.
▶ Wesentlicher Prognosefaktor ist auch die Geschwindigkeit des initialen Ansprechens (Ziel: BCR::ABL 1 nach International Scale ≤ 10 % nach 3 Monaten).

Symptomatik

▶ Nicht selten wird die Erkrankung als Zufallsbefund bei einer Blutbildbestimmung diagnostiziert.
▶ Bei Patienten mit symptomatischer Erkrankung werden beobachtet:
  • Abgeschlagenheit, Schwäche,
  • Appetitlosigkeit, Gewichtsverlust,
  • Knochenschmerzen oder Oberbauchbeschwerden infolge der Milzvergrößerung,
  • seltener kommt es, insbesondere bei deutlich erhöhten Leukozytenzahlen, zu Symptomen der Leukostase, wie Sehstörungen, Dyspnoe, Angina pectoris oder Priapismus. Hier handelt es sich um ein medizinisches Notfallereignis.
▶ Die Erkrankung wird für gewöhnlich in der chronischen Phase diagnostiziert.
  • Die chronische Phase ist gekennzeichnet durch eine Leukozytose mit pathologischer Linksverschiebung und unterschiedlich ausgeprägter Splenomegalie.
  • Häufig liegt eine Anämie vor.
  • Die Thrombozytenzahl ist häufig erhöht, kann jedoch auch normal oder erniedrigt sein.
  • Die CML entwickelt sich, insbesondere bei suboptimalem therapeutischen Ansprechen, selten zur Blastenphase. Ohne Behandlung führt sie jedoch innerhalb weniger Wochen zu einer tödlich verlaufenden akuten Leukämie.

Diagnostik

Diagnostisches Vorgehen

▶ Das Leitsymptom Leukozytose mit Linksverschiebung sollte beim Ausschluss reaktiver Ursachen Anlass zur weiteren Diagnostik der CML sein (Abb. 5.1).

Anamnese

▶ Die Erkrankung wird häufig zufällig diagnostiziert.
▶ Nach Symptomen wie Leistungsminderung, Gewichtsverlust, Nachtschweiß, Knochenschmerz, linksseitigem Oberbauchschmerz, Sehstörungen sollte gefragt werden.

Körperliche Untersuchung

▶ Komplette klinische Untersuchung einschließlich Herz, Lunge, Lymphknoten, Leber- und Milzgröße, Gefäßstatus.

Labor

▶ Blutbild mit Differenzialblutbild (Leukozyten mit mikroskopischem Differenzialblutbild, Thrombozyten, Hämoglobin),
▶ Kreatinin, Elektrolyte, ALAT, ASAT, Bilirubin, Lipase, Gerinnungsstatus.

Bildgebende Diagnostik

Sonografie
▶ Abdominelle Sonografie zur Bestimmung der Leber- und Milzgröße,
▶ Lymphknotenstatus.

Instrumentelle Diagnostik

EKG
▶ TKI-Therapie bei verlängerter QTc-Zeit problematisch.

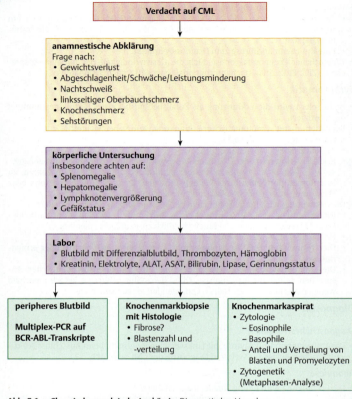

Abb. 5.1 • Chronische myeloische Leukämie. Diagnostisches Vorgehen.

Histologie, Zytologie und klinische Pathologie

Knochenmarkdiagnostik
► Knochenmarkbiopsie mit Histologie und Zytologie:
  • Frage nach Fibrose, Anzahl und Verteilung der Blasten.
► Knochenmarkaspirat:
  • Zytologie: Anteil von Blasten und Promyelozyten sowie Verteilung, Eosinophile, Basophile,
  • Zytogenetik: Metaphasen-Analyse; Zytogenetik sollte aus Knochenmark, in Ausnahmefällen aus peripherem Blut erfolgen.

Molekulargenetische Diagnostik
► Multiplex-PCR auf BCR::ABL 1-Transkripte.

Differenzialdiagnosen
► Reaktive Leukozytose,
► andere chronische myeloproliferative Erkrankungen,
► akute Leukämien.

Therapie

Therapeutisches Vorgehen

▶ Um allen CML-Patienten in Deutschland ein optimales Management ihrer Erkrankung zu ermöglichen, wurde die Deutsche CML-Allianz gegründet.
▶ Ziel der Initiative der CML-Studiengruppe ist es, durch eine verbesserte Kommunikation und koordinierte Zusammenarbeit der mit der CML-Behandlung betrauten Institutionen aus Universitätskliniken, Krankenhäusern, onkologischen Schwerpunktpraxen, Labors sowie mit Patientenvertretern eine Versorgung der Patienten nach modernen Standards zu gewährleisten.
▶ Die Teilnahme an klinischen Studien ermöglicht angesichts der raschen Entwicklung der medikamentösen Optionen eine Therapieoptimierung und Qualitätssicherung.

Allgemeine Maßnahmen

▶ Nach Sicherung der Diagnose (BCR::ABL 1-Positivität) wird die TKI-Behandlung eingeleitet, wenn möglich unter Einschluss der Patienten in klinische Studien.

Pharmakotherapie

▶ Bei deutlich erhöhten Leukozytenzahlen (> 100.000/μl) ist zur Vermeidung einer Leukostase bereits vor Erhalt des BCR::ABL 1-Status die Therapieeinleitung mit Hydroxyurea (40 mg/kg Körpergewicht) zu empfehlen.
▶ Die Harnsäureclearance wird parallel mit der Einstellung des Urin-pH auf 6,4–6,8 mit Natriumbikarbonat und reichlich oraler oder intravenöser Flüssigkeitszufuhr optimiert.
▶ Allopurinol ist wegen der Hemmung der Xanthinoxidase mit konsekutiver Xanthin-Akkumulation mit deutlich reduzierter Löslichkeit kontraindiziert.
▶ TKI-Therapie:
  • Unmittelbar nach Bestätigung der Philadelphia- und/oder BCR::ABL 1-Positivität kann mit der TKI-Therapie begonnen werden.
  • Ein Grenzwert der maximalen Leukozytenzahl zu Beginn der TKI-Therapie muss nicht abgewartet werden.
  • Die Hydroxyurea-Therapie sollte nicht sofort abgesetzt, sondern über ca. 1 Woche ausgeschlichen werden.

Chronische Phase
Imatinib

▶ Bis zur Publikation der Daten zur Therapieoptimierung war Imatinib 400 mg/Tag der Standard für die Erstlinientherapie aller CML-Patienten in chronischer Phase.
▶ Die Überlegenheit von Imatinib über IFN wurde in der „International Randomized Study of Interferon and STI571" (IRIS) Studie belegt:
  • Von 553 mit Imatinib behandelten Patienten erreichten nach 18 Monaten 87 % eine gute zytogenetische Remission (MCyR), verglichen mit 35 % unter IFN.
  • Komplette zytogenetische (CCyR) und gute molekulare Remissionen (MMR) waren unter Imatinib ebenfalls häufiger und blieben über 10 Jahre überwiegend stabil.
  • Das 10-Jahres-Überleben unter Imatinib-Therapie betrug 83 %.
▶ Nebenwirkungen/Komplikationen:
  • Vorübergehende Zytopenien als Zeichen der Reduktion des leukämischen Klons mit verzögerter Regeneration der normalen Hämatopoese traten häufig in den ersten beiden Jahren unter der Imatinib-Therapie auf.
  • Eine Transaminasenerhöhung wurde ebenfalls gehäuft nach Beginn der Therapie beobachtet.
  • Leichte, aber anhaltende Nebenwirkungen wie Muskelkrämpfe oder Flüssigkeitsretention mit periorbitalen Ödemen sollten konsequent symptomatisch behandelt werden, um die Langzeitcompliance zu erhalten.

Tyrosinkinase-Inhibitoren der 2. Generation

▶ Nach dem Erfolg von Imatinib wurden weitere TKI mit verbesserter Wirksamkeit entwickelt:
  - Nilotinib wirkt BCR::ABL 1-spezifischer, inhibiert wie Imatinib auch die Tyrosinkinasen PDGFR und KIT und zeigt eine bessere zelluläre Bioverfügbarkeit.
  - Dasatinib ist ein Multikinase-Inhibitor mit Wirkung auf ABL, SRC, PDGFR und KIT.
  - Bosutinib ist ebenfalls ein SRC/ABL-Inhibitor ohne signifikante Wirksamkeit auf die PDGF-Rezeptoren und KIT.

▶ Mit Einsatz der Zweitgenerationsinhibitoren wurde die Geschwindigkeit und Tiefe der molekularen Remission deutlich verbessert. Ein Überlebensvorteil gegenüber Imatinib konnte bisher nicht belegt werden.

▶ **Studienergebnisse für Nilotinib**:
  - In der ENESTnd-Studie war Nilotinib in zwei getesteten Dosierungen (2-mal 300 mg/Tag und 2-mal 400 mg/Tag) bezüglich des zytogenetischen und molekularen Ansprechens und der Verträglichkeit überlegen gegenüber Imatinib 400 mg/Tag.
  - Nach 10-jähriger Verlaufsbeobachtung zeigten sich eine signifikante Reduktion der Progressionsraten zur akzelerierten Phase und Blastenkrise sowie eine Reduktion der Inzidenz und ein eingeschränktes Spektrum auftretender *BCR:: ABL 1*-Mutationen.
  - Tiefe molekulare Remissionen (MR^{4,5} BCR-ABL < 0,0032 %) wurden unter Nilotinib 2-mal 300 mg/Tag signifikant häufiger beobachtet als unter Imatinib.
  - Die für Imatinib typischen Nebenwirkungen Flüssigkeitsretention und Muskelkrämpfe wurden unter Nilotinib deutlich seltener beobachtet.
  - Eine hyperglykämische Stoffwechsellage oder eine Fettstoffwechselstörung können durch Nilotinib verschlechtert werden.
  - Unter Nilotinib, insbesondere der höheren Dosis, wurden zerebrale, kardiale oder periphere arterielle Verschlusskrankheiten beobachtet, deren pathophysiologische Ursachen noch nicht komplett aufgeklärt werden konnten. Empfehlung: Aktive Minimierung präexistenter Risikofaktoren (Nikotinabusus, Hypertonie, Hypercholesterolämie, diabetische Stoffwechsellage). Wechsel des TKI bei fehlender tiefer molekularer Remission nach 5 Jahren.

▶ **Studienergebnisse für Dasatinib**:
  - Dasatinib 100 mg/Tag wurden in der DASISION-Studie mit Imatinib 400 mg/Tag verglichen.
  - Auch in dieser Studie konnte eine deutliche Reduktion der für Imatinib typischen Nebenwirkungen unter Dasatinib beobachtet werden.
  - Thrombozytopenien traten häufiger auf.
  - Besonders zu beachten ist das Risiko von Pleuraergüssen und pulmonalen Hypertonien unter Dasatinib.
  - Es gibt Hinweise auf eine Verringerung der Rate der Nebenwirkungen durch eine Wochenendpause von Dasatinib (5-mal 100 mg/Woche), die durch die kurze Halbwertszeit des Medikaments möglich ist.
  - Zytogenetische und molekulare Remissionen, insbesondere tiefe molekulare Remissionen (MR^{4,5}), wurden unter Dasatinib rascher und häufiger beobachtet als unter Imatinib.
  - Die Progressionsrate sowie das Spektrum neu auftretender *BCR::ABL 1*-Mutationen waren unter Dasatinib geringer als unter Imatinib.

▶ **Studienergebnisse für Bosutinib**:
  - In der BFORE-Studie wurde Bosutinib 400 mg/Tag mit Imatinib 400 mg/Tag im Einsatz bei neu diagnostizierten CML-Patienten verglichen. Unter Bosutinib traten zytogenetische und molekulare Remissionen schneller und häufiger ein als unter Imatinib. Gastrointestinale Nebenwirkungen können durch eine einschleichende Dosierung reduziert werden.

> **Merke**
> Die höhere Rate zytogenetischer und molekularer Remissionen im Vergleich zu Imatinib führte für Nilotinib, Dasatinib und Bosutinib zur Erstlinienzulassung für die Therapie der CML. Wichtigste Ergebnisse der Studien sind der Schutz vor Progression sowie raschere und tiefere molekulare Remissionen über alle Risikostrata. Tiefere molekulare Remissionen bieten außerdem die Aussicht, den Anteil der Patienten zu erhöhen, die ihre Therapie in der Zukunft erfolgreich und sicher abbrechen können.

Tyrosinkinase-Inhibitor der 3. Generation
▶ Ponatinib ist ein TKI der 3. Generation, welcher neben ABL 1 verschiedene Tyrosinkinasen hemmt, u. a. solche aus den SRC-, VEGFR- und FGFR-Familien.
▶ Ponatinib ist der erste TKI mit Wirksamkeit auf die BCR-ABL^{T315L}-Mutation.
▶ Bei CML-Patienten in chronischer Phase mit einer solchen „Gatekeeper-Mutation" wurden 70 % komplette zytogenetische Remissionen erzielt.
▶ Auch unter Ponatinib treten Resistenzen auf, insbesondere bei Vorliegen von zwei Mutationen im gleichen Allel („compound mutations").
▶ Nebenwirkungen:
  • Unter Ponatinib 45 mg/Tag wurden nach Versagen anderer TKI bei 20 % der Patienten vaskuläre Nebenwirkungen beobachtet. Aus diesem Grunde wurde die randomisierte Studie zur Erstlinientherapie vorzeitig abgebrochen.
  • Zur Vermeidung vaskulärer Nebenwirkungen wird nach initialem Ansprechen eine Dosisreduktion von 45 mg auf 15 mg/Tag empfohlen.
▶ **Allosterisch wirksame Tyrosinkinase-Inhibitoren:**
  • Asciminib ist der erste Vertreter einer neuen TKI-Klasse mit allosterischer Wirkung.
  • Asciminib bindet an die Myristat-Tasche von BCR::ABL 1.
  • Die Zulassungsstudie zeigte in einer Dosis von 40 mg zweimal täglich eine überlegene Wirksamkeit ab Drittlinie gegenüber Bosutinib bei sehr guter Verträglichkeit.
  • Für die T 315I-Mutation ist eine höhere Dosierung erforderlich.
  • In der Erstlinie zeigte Asciminib eine verbesserte Wirksamkeit gegenüber Imatinib und allen Standard-TKI bei guter Verträglichkeit und Lebensqualität.
  • Eine Zulassung für die Erstlinie besteht erst in einigen Ländern.

Optimierung der TKI-Dosis
▶ Die ursprünglichen Dosierungsempfehlungen der TKI stammen aus Phase I/II-Studien mit kurzen Beobachtungszeiten, die die Effektivität und Tolerabilität nur kurzfristig beurteilen konnten.
▶ Deshalb wurde nach längerer Verlaufsbeobachtung eine Dosisoptimierung für Imatinib nach oben (600–800 mg/Tag), sowie für Nilotinib, Dasatinib, Bosutinib und Ponatinib nach unten empfohlen.
▶ **Imatinib**:
  • Eine erhöhte Imatinib-Dosis konnte die Remissionsrate von Patienten mit suboptimalem Ansprechen verbessern.
  • Die CML-IV-Studie der Deutschen CML-Studiengruppe untersuchte in einem 4-armigen randomisierten Vergleich die Effektivität von
    – Imatinib in der Standarddosis von 400 mg/Tag gegen
    – Hochdosis-Imatinib in einer Dosierung von 800 mg/Tag, welches nach Verträglichkeit adaptiert angepasst wurde, sowie
    – Imatinib + IFN und
    – Imatinib + Ara-C.

- Unter der verträglichkeitsadaptierten Hochdosistherapie (mediane Dosis 628 mg/ Tag) betrug die MMR-Rate nach 12 Monaten 59 % gegenüber 44 % unter der Standarddosis.

▶ **Nilotinib:**
- Die übersprüngliche Dosierung von Nilotinib nach Imatinib-Resistenz betrug 2-mal 400 mg/Tag.
- Für die Erstlinientherapie und die unkomplizierte Zweitlinie wird heute wegen verbesserter Verträglichkeit 2-mal 300 mg Nilotinib empfohlen.

▶ **Dasatinib:**
- Für Dasatinib ist in der chronischen Phase die einmal tägliche Gabe von 100 mg zugelassen. Die Gabe von 100 mg über 5 Tage/Woche mit Wochenendpause erbrachte eine Reduktion des Auftretens von Pleura- und Perikardergüssen bei gleicher Wirksamkeit.

▶ **Bosutinib:**
- Bosutinib 400 mg war in konsekutiven Studien besser verträglich als 500 mg. Eine einschleichende Dosierung wird empfohlen.

▶ **Ponatinib:**
- Wegen der hohen vaskulären Komplikationsrate von 45 mg Ponatinib/Tag wird eine Dosisanpassung auf 15 mg nach initialem Ansprechen empfohlen.

Kombination mit Interferon-α

▶ Die Kombination aus Imatinib und pegyliertem IFN bietet höhere Remissionsraten bei guter Verträglichkeit und Induktion eines langzeitig wirksamen T-Zell-aktivierenden Effekts des IFN.

▶ In der französischen SPIRIT-Studie und der deutschen TIGER-Studie wurde unter der Kombination aus TKI und pegyliertem IFN vermehrt tiefes molekulares Ansprechen mit BCR::ABL 1-Werten ≤ 0,01 % im Vergleich zu TKI-Monotherapie beobachtet.

▶ Mit pegyliertem IFN kann eine Schwangerschaft überbrückt werden.

Therapie nach TKI-Versagen

▶ Die häufigste Ursache der TKI-Resistenz sind *BCR::ABL 1*-Punktmutationen mit verminderter bis aufgehobener Wirksamkeit von Imatinib.

▶ Inzwischen sind > 100 Mutationen bekannt.

▶ Empfohlen wird eine Mutationsanalyse bei einem mehr als 5-fachen Anstieg der BCR::ABL 1-Last unter gleichzeitigem Verlust der guten molekularen Remission (BCR::ABL 1 > 0,1 %).

▶ Beim Auftreten von Mutationen mit komplettem Wirkverlust, z. B. *Y253F/H, E255K/ V*, oder *T315I* in einem dominanten Klon ist zur Verhinderung der weiteren Selektion resistenter Zellen das rasche Absetzen des TKI wichtig.

▶ Wahl der Zweitlinientherapie:
- Diese erfolgt nach klinischen Kriterien und evtl. vorliegenden *BCR::ABL 1*-Mutationen.
- Die Verfügbarkeit von fünf zugelassenen TKI ermöglicht die individualisierte Therapie nach zytogenetischem und molekularbiologischem Ansprechen, nach klinischen Kriterien in Bezug auf das Nebenwirkungsspektrum und nach Mutationsstatus bei Resistenz auf die Primärtherapie.
- Asciminib ist zur Zeit für den Einsatz nach Versagen von 2 Therapielinien zugelassen. Das Zulassungsverfahren für die Erstlinie und für Patienten mit T 315I-Mutationen ist im Gange.

❗ *Cave*

Bei vorbestehender Pankreatitis, Herzrhythmusstörungen und Blockbildern im EKG sind alle TKI mit Vorsicht einzusetzen.

> **Merke**
> Neue Therapieoptionen der CML befinden sich in früher klinischer Entwicklung.

Therapiefreie Remission
▶ STop-IMatinib (STIM)-Studie
  • Prüfung einer anhaltenden therapiefreien Remission nach mehr als 2-jähriger PCR-Negativität.
  • Das langjährige rezidivfreie Überleben (39 %) war assoziiert mit einer Niedrigrisiko-Situation nach Sokal und einer langen TKI-Vortherapie (> 5 Jahre).
▶ Die Daten der STIM-Studie waren Anlass für ein europäisches Register (EURO-SKI) mit stringenteren Definitionskriterien der tiefen molekularen Remission und Aufnahme von Patienten nach mindestens 3-jähriger Behandlung mit TKI und mindestens einjähriger tiefer molekularer Remission (BCR::ABL 1 ≤ 0,01 %):
  • Dauer der TKI-Therapie korrelierte mit der Stabilität der Remission.
  • > 50 % der Patienten waren 2 Jahre nach Absetzen des TKI rezidivfrei.
  • Bemerkenswert ist das häufig beobachtete „TKI-Absetzsyndrom" mit vorübergehendem Auftreten von Muskelkrämpfen, Sehnenschmerzen oder Akne nach TKI-Entzug.
▶ Absetzen der Medikation:
  • Wegen der höheren Chance, eine tiefe molekulare Remission zu erreichen, sind nach Einsatz von Zweitgenerationsinhibitoren mehr Patienten in der Lage, die Therapie abzusetzen.
  • Die notwendige Therapiedauer mit TKI, die Dauer und Tiefe der molekularen Remission müssen in zukünftigen Studien multivariat untersucht werden.
  • Rezidive belegen das Vorhandensein von residuellen leukämischen Stammzellen mit der Fähigkeit der Repopulation des Knochenmarks.
  • Eine Erhaltungstherapie mit (pegyliertem) IFN ist in der Lage, molekulare Remissionen zu erhalten bzw. zu verbessern.

Zellbasierte Verfahren

Stammzelltransplantation
▶ Die Indikation zur primären allogenen Stammzelltransplantation wird nur selten aber häufig zu spät gestellt.
▶ Patienten mit prognostisch ungünstigen zytogenetischen Hochrisiko-Aberrationen und Patienten nach Versagen von 2 TKI sind bei biologischer Eignung Transplantationskandidaten.
▶ Einzelne Patienten mit unzureichender Kapazität der normalen Hämatopoese (rezidivierende Zytopenien, keine zytogenetische Remission unter der TKI-Therapie) haben eine deutlich geringere Chance, eine Remission unter Zweit- oder Drittlinientherapie zu erreichen. Auch in diesen Fällen sollte die Option einer allogenen Stammzelltransplantation geprüft werden.

Therapie in besonderen Situationen

Blastenphase
▶ Der Mechanismus der CML-Progression ist heterogen.
▶ Es handelt sich meist um einen Mehrschrittprozess unter Beteiligung chromosomaler und molekularer Ereignisse.
▶ Der Therapiewechsel sollte nach vorliegendem Mutations- und Zulassungsstatus erfolgen.
▶ Die Option der allogenen Stammzelltransplantation bei geeigneten Patienten ist in jedem Fall ist bei fortgeschrittener Phase der CML zu erwägen.
▶ In der Blastenphase ist vor Transplantation eine konventionelle Chemotherapie abgestimmt auf die Linienzugehörigkeit der Blasten mit oder ohne TKI sinnvoll, um

die CML möglichst in eine zweite chronische Phase zu überführen und den Patienten dann rasch zu transplantieren.

Besonderheiten bei Schwangeren

▸ Von einer Schwangerschaft ist unter der TKI-Therapie wegen des teratogenen Risikos streng abzuraten.
▸ Deshalb sind für Patientinnen mit Kinderwunsch individuelle Maßnahmen erforderlich, um die erreichte Remission während der Schwangerschaft ohne Verwendung von TKI zu erhalten.
▸ Eine Therapieunterbrechung ist nur bei einer stabilen molekularen Remission mit einem BCR::ABL 1-Spiegel ≤ 0,01 % zu empfehlen.
▸ In Fällen mit einem BCR::ABL 1-Spiegel von 0,01–0,1 % sollte die Therapie zunächst optimiert werden, um diesen Grenzwert zu unterschreiten, alternativ kann PEG-IFN eingesetzt werden.
▸ Bei einer stabilen Situation über 3–6 Monate ist die Remissionserhaltung über die Dauer der Schwangerschaft wahrscheinlich.

Nachsorge

▸ Optimale Therapieergebnisse können nur bei systematischer Beobachtung des therapeutischen Ansprechens erreicht werden.
▸ Vom ELN wird nach Therapiebeginn eine 3- bis 6-monatliche zytogenetische Untersuchung des Knochenmarks bis zur CCyR empfohlen.
▸ Nach CCyR ist eine Knochenmarkuntersuchung nur zur Evaluation einer persistierenden Zytopenie sowie vor jedem Therapiewechsel erforderlich.
▸ Eine 3-monatliche quantitative PCR-Untersuchung unter Angabe der BCR-ABL-Last sollte nach dem Internationalen Standard (IS) erfolgen (Tab. 5.1, Tab. 5.2).
▸ Bei allen Patienten mit steigenden Transkript-Zahlen sollte die Compliance überprüft bzw. die neue Einnahme von Medikamenten erfragt werden, die den TKI-Abbau induzieren können.

Tab. 5.1 • **Monitoring des Ansprechens auf TKI.**

Art der Untersuchung	Untersuchung bei ED	Untersuchung innerhalb der ersten 3 Monate	Untersuchung nach 3 Monaten	Untersuchung nach 6 Monaten	Spätere Untersuchung
Hämatologisch	X	Alle 2 Wochen bis zur CHR	X	X	Alle 3 Monate Wenn klinisch erforderlich
Zytogenetisch	X		X	X	Nach 3 Monaten, dann alle 6 Monate bis zur CCyR Bei V. a. TKI-Resistenz Bei unklarer Zytopenie Vor Therapiewechsel
Molekular (Q-RT-PCR)	X		X	X	Alle 3 Monate bis zur MMR, dann alle 36 Monate Nach Absetzen (Studie) Alle 4–6 Wochen im ersten Jahr, danach alle 3 Monate

Tab. 5.2 • Definition des hämatologischen, zytogenetischen und molekularen Ansprechens.

Methode	Remission	Abkürzung	Parameter
Hämatologisch	Komplett	CHR	Leukozyten $< 10 \times 10^9$/l Basophile < 5 % Keine Myelozyten, Promyelozyten oder Myeloblasten im Differenzialblutbild Thrombozyten $< 450 \times 10^9$/l Milz nicht tastbar
Zytogenetisch	Komplett	CCyR*	Keine Ph + Metaphasen
	Partiell	PCyR*	1–35 % Ph + Metaphasen
	Minor	mCyR	36–65 % Ph + Metaphasen
	Minimal	minCyR	66–95 % Ph + Metaphasen
	Keine	keine CyR	> 95 % Ph + Metaphasen
Molekular	Major	MMR	BCR-ABL-Transkripte (IS)** $\leq 0{,}1$ %***
	Tief	MR^4	BCR-ABL-Transkripte $\leq 0{,}01$ %
	Tief	MR^{4,5}	BCR-ABL-Transkripte $\leq 0{,}0032$ %

*PCyR und CCyR bilden gemeinsam das majore zytogenetische Ansprechen ((major cytogenetic response) MCyR)
**Für eine standardisierte Messung des molekularen Ansprechens wird die Bestimmung eines Konversionsfaktors für jedes Labor empfohlen, um die Ergebnisse nach dem internationalen Standard (IS) auszudrücken und somit national und international vergleichen zu können.
***Quotient von BCR-ABL zum Kontrollgen $\leq 0{,}1$ % nach dem internationalen Standard

Verlauf und Prognose

▶ Die Prognose von CML-Patienten ist bei guter Compliance und stringenter Verlaufskontrolle exzellent.
▶ Ein früher Nachweis eines unzureichenden Ansprechens mit Therapiewechsel verbessert die Prognose (Tab. 5.3).

Tab. 5.3 • Definition des unzureichenden Ansprechens und der Resistenz auf Tyrosinkinase-Inhibitoren.

Zeit nach Beginn der TKI-Therapie, Monate	Ansprechen gemäß hämatologischer und zytogenetischer Kriterien	Ansprechen gemäß PCR-Kriterien
3	Keine CHR, keine CyR	> 10 % BCR::ABL 1 (IS) mit Kontrolle innerhalb von 3 Monaten
6	> 35 % Ph +, keine PCyR	> 10 % BCR::ABL 1 (IS)
12	> 0 % Ph +, keine CCyR	> 1 % BCR::ABL 1 (IS)
18		$> 0{,}1$ % BCR::ABL 1 (IS) (optimales Ansprechen verfehlt)

Tab. 5.3 • Fortsetzung

Zeit nach Beginn der TKI-Therapie, Monate	Ansprechen gemäß hämatologischer und zytogenetischer Kriterien	Ansprechen gemäß PCR-Kriterien
Jeder Zeitpunkt	Verlust der CHR Verlust der CCyR Mutationen mit komplettem Verlust der TKI-Wirkung Klonale Evolution	Verlust der MMR bei mindestens 5-fachem BCR::ABL 1-Anstieg Andere Mutationen mit reduzierter TKI-Bindung

CCyR: Komplette zytogenetische Remission; CHR: Komplette hämatologische Remission; IS: Internationaler Standard; MMR: majore (gute) molekulare Remission (major molecular remission); PCyR: partielle zytogenetische Remission; TKI: Tyrosinkinase-Inhibitoren

Besonderheiten bei Schwangeren

▶ In der Schwangerschaft dürfen TKI nicht angewendet werden. Ggf. Überbrückung mit Peg-Interferon nötig.

Besonderheiten bei Kindern

▶ Präpubertär Wachstumshemmung unter TKI zu beachten. Dosis nach Körpergewicht.

Besonderheiten bei alten Menschen

▶ Bei der Wahl der TKI sind kardiovaskuläre, metabolische und pulmonale Komorbiditäten zu beachten. Komplikation mit pharmakologischer Interferenz beachten!

5.2 Polycythaemia vera

Eva Lengfelder

Aktuelles

▶ **Diagnostik:** Die Diagnosestellung erfolgt nach den WHO-Kriterien 2022, die sich gegenüber der Fassung aus dem Jahre 2016 nicht geändert haben. Weiterhin hervorzuheben ist die Bedeutung der Knochenmarkhistologie.
▶ **Therapie:** Aderlass, Azetylsalizylsäure (ASS) und zytoreduktive Therapie sind Eckpfeiler der Therapie. Für die zytoreduktive Primärtherapie stehen Hydroxyurea und Interferon-α zur Verfügung. Der Tyrosinkinaseinhibitor Ruxolitinib erweitert die Therapiemöglichkeiten in der Zweit- oder Mehrlinientherapie.

Definition

▶ Klonale Erkrankung der hämatopoetischen Stammzelle.
▶ Eine der klassischen Entitäten der Philadelphia-Chromosom- bzw. BCR-ABL-negativen chronischen myeloproliferativen Neoplasien (neben essenzieller Thrombozythämie und primärer Myelofibrose).
▶ In ca. 98 % der Fälle klonaler Marker nachweisbar (in ca. 95 % der Fälle *JAK2 V617F*-Mutation, in ca. 3 % Mutation im Exon 12 des *JAK2*-Gens).

Epidemiologie

▶ Zur Epidemiologie stehen nur begrenzt Daten zur Verfügung:

Häufigkeit

▶ Seltene Erkrankung mit Inzidenz in Europa zwischen 0,4 % und 2,8 % pro 100 000 Einwohner pro Jahr

Altersgipfel

▶ Medianes Alter bei Diagnosestellung etwa 60 Jahre

Geschlechtsverteilung

▶ Ausgeglichenes Geschlechterverhältnis

Prädisponierende Faktoren

▶ Keine Angaben möglich

Ätiologie und Pathogenese

▶ Irreversible Erkrankung der hämatopoetischen Stammzelle,
▶ Ätiologie trotz Fortschritten im Verständnis der molekularen Pathogenese der myeloproliferativen Neoplasien im Detail noch ungeklärt.
▶ Mutationen im *JAK2*-Gen:
  • Bei etwa 98 % der Patienten mit dem klinischen Bild einer PV nachweisbar.
  • Gelten als Auslöser (‚driver mutation') der unkontrollierten Myeloproliferation; Mechanismus: die *JAK2 V617F*-Mutation (Punktmutation im Januskinase 2-Gen) und andere Mutationen der JAK2-Tyrosinkinase führen zu autonomer Aktivierung der Kinase (physiologisch wird diese durch spezifische Zytokine, z. B. EPO, TPO, G-CSF, GM-CSF aktiviert) und dadurch zu einer vom normalen Regulationsprozess losgelösten und unkontrollierten Proliferation hämatopoetischer Zellen über den JAK/STAT-Signalweg (Abb. 5.2).
  • Sind nicht spezifisch für die PV und werden auch bei > 50 % der Patienten mit essenzieller Thrombozythämie oder primärer Myelofibrose nachgewiesen.
▶ Kein Nachweis von Mutationen im Calreticulin (CALR)-Gen, welche die pathogenetisch relevante Mutation bei einem Teil der Patienten mit essenzieller Thrombozythämie und einem Teil mit primärer Myelofibrose darstellt.

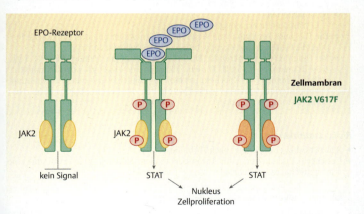

Abb. 5.2 • JAK2 V617F-Mutation. Normale JAK2-Signalübermittlung und pathologischer Mechanismus im Falle der *JAK2 V617F*-Mutation. Die linke Abbildung zeigt ein Schema des inaktiven dimerisierten Erythropoetin-Rezeptors. Durch Bindung von Erythropoetin (EPO) an den extrazellulären Anteil des Rezeptors werden strukturelle Veränderungen am Rezeptor induziert, welche zu einer Phosphorylierung (P) von intrazellulären Anteilen des Rezeptors führen (Mitte). Dadurch werden Transkriptionsfaktoren (sog. STAT-Moleküle) aktiviert, welche die Proliferation hämatopoetischer Zellen induzieren. Bei Vorliegen der *JAK2 V617F*-Mutation (rechts) ist der Signalweg auch in Abwesenheit von EPO konstitutiv aktiviert, was zur unkontrollierten Zellproliferation führt.

! Merke
Mutationen im *JAK2*-Gen sind bei etwa 98 % der Patienten mit dem klinischen Bild einer Polycythaemia vera nachweisbar.

Klassifikation und Risikostratifizierung

Klassifikation
▶ Diagnosestellung nach **WHO-Klassifikation**
▶ Aktualisierung der Klassifikation (WHO-Klassifikation 2022):
  • **Reduktion der Schwelle der Hämoglobin- bzw. Hämatokriterhöhung,** um Fälle von maskierter Polycythaemia vera mit abzudecken (maskierte Polycythaemia vera: Knochenmarkhistologie entspricht Polycythaemia vera, Hämoglobin- bzw. Hämatokritwerte erreichen aber nicht das in der Vergangenheit (WHO-Klassifikation 2008) für die Diagnose Polycythaemia vera geforderte untere Limit).
  • Zudem Aufwertung der diagnostischen Bedeutung der Knochenmarkhistologie durch Übernahme in die Liste der Hauptkriterien.

! Definition
WHO-Kriterien der Polycythaemia vera 2022:
▶ Hauptkriterien
  • 1. Hämoglobin > 16,5 g% (Männer), > 16,0 g% (Frauen) oder Hämatokrit > 49 % (Männer), > 48 % (Frauen) oder gesteigerte Erythrozytenmasse
  • 2. Hyperzellularität des Knochenmarkes mit gesteigerter Erytropoese, Granulopoese und Megakaryopoese mit pleomorphen Megakaryozyten
  • 3. Nachweis einer Mutation im JAK2-Gen
▶ Nebenkriterien
  • Erythropoietin erniedrigt
▶ Die Diagnose Polycythaemia vera erfordert entweder alle drei Hauptkriterien oder die beiden ersten Hauptkriterien und das Nebenkriterium.
▶ Bei Fällen mit persistierender Erythrozytose (Männer: Hämoglobin > 18,5 g% oder Hämatokrit > 55,5 %, Frauen: Hämoglobin > 16,5 g% oder Hämatokrit > 49,5 %) Verzicht auf Knochenmarkbiopsie möglich, wenn eine JAK-Mutation (Hauptkriterium 3) nachgewiesen wurde und der Erythropoietinspiegel (Nebenkriterium) erniedrigt ist.

Risikostratifizierung
▶ Risikostratifizierung erfolgt nach Thromboserisiko (Tab. 5.4).
▶ Gesicherte Risikofaktoren für Thromboembolien: Höheres Alter (≥ 60 Jahre), bereits stattgehabte arterielle oder venöse Thrombose.

Tab. 5.4 • Risikostratifizierung der Polycythaemia vera.

Risiko	Kriterien
Niedrig	Alter < 60 Jahre, keine Thromboembolie
Hoch	Alter ≥ 60 Jahre und/oder vorausgegangene Thromboembolie

! **Merke**
Höheres Alter und bereits stattgehabte Thromboembolie sind gesicherte Risikofaktoren für Thromboembolien

Symptomatik

▶ Im frühen Stadium Plethora-/Polyglobulie-bedingte klinische Symptome (insbesondere gerötetes Gesicht, livide Schleimhäute, Kopfdruck, Hypertonie, Kopfschmerzen).
▶ Neben arteriellen und venösen Thromboembolien im Bereich der großen Gefäße ist auf Mikrozirkulationsstörungen sowie auf konstitutionelle und allgemeine Symptome zu achten.
▶ Das Spektrum von Symptomen ist vielfältig (Tab. 5.5).
▶ In besonderen Situationen, wie den seltenen abdominellen Thrombosen, kann die Erythrozytose durch sekundäre Veränderungen überlagert sein.
▶ Die Symptome können die Lebensqualität erheblich einschränken.

Tab. 5.5 • Spektrum charakteristischer Symptome bei Polycythemia vera.

Arterielle und venöse Thromboembolien im Bereich der großen Gefäße	Mikrozirkulationsstörungen	Konstitutionelle und allgemeine Symptome
Myokardinfarkt	Parästhesien	Müdigkeit (Fatigue)
Akutes Koronarsyndrom	Kopfschmerzen	Pruritus (zumeist aquagen)
Apoplex, transitorisch-ischämische Attacke	Sehstörungen	Nachtschweiß
Periphere arterielle Verschlusskrankheit	Schwindel	Knochenschmerzen
Lungenarterienembolie	Erythromelalgie	Fieber
Abdominelle Venenthrombose (Budd-Chiari-Syndrom, Pfortaderthrombose u. a.)		Splenomegalie-bedingt
Zerebralsinusthrombose		Gewichtsverlust

! **Merke**
Patienten mit Polycythaemia vera haben ein breites Spektrum an klinischen Symptomen, welche die Lebensqualität z. T. deutlich einschränken können.

Diagnostik

Diagnostisches Vorgehen

▶ Zur primären Weichenstellung der Diagnostik ist aufgrund des klinischen Befundes und der Laborwerte abzuschätzen, ob eine sekundäre Erythrozytose oder eine Polycythaemia vera vorliegt (Abb. 5.3).
▶ Hierbei sind allgemein internistische Anamnese und Verlaufswerte des Blutbildes über möglichst lange Zeiträume zumeist wegweisend.

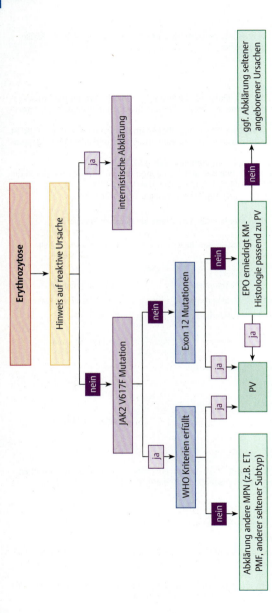

Abb. 5.3 • Polycythaemia vera. Diagnostisches Vorgehen zur Abklärung von Erythrozytose (EPO: Erythropoietin, ET: essenzielle Thrombozythämie, KM-Histologie: Knochenmarkhistologie, MPN: myeloproliferative Neoplasie, PMF: primäre Myelofibrose, PV: Polycythaemia vera, WHO: World Health Organization).

Anamnese

▶ **Gezielte Anamnese:**
- Kopfdruck,
- Mikrozirkulationsstörungen (insbesondere Schwindel, Augenflimmern, Kribbel- parästhesien an Fingern oder Zehen, Erythromelalgie),
- arterielle und venöse Gefäßverschlüsse,
- Pruritus (zumeist aquagen),
- Risikofaktoren für Gefäßkomplikationen (Hypertonie, Diabetes mellitus, Hyper- cholesterinämie, Nikotinkonsum),
- Blutungen,
- Hinweise auf Herz- oder Lungenerkrankungen oder auf maligne Tumoren,
- auch an unkontrollierte Testosteroneinnahme oder Doping bei Sportlern denken.

Körperliche Untersuchung

▶ Hinweise auf kardiopulmonale Erkrankungen,
▶ Milz- und Lebergröße,
▶ Hinweise auf Thrombosen und Mikrozirkulationsstörungen (Erythromelaglie: schmerzhafte Hautrötungen im Bereich der Extremitäten).

Labor

▶ **Obligat:** Blutbild und Differenzialblutbild, Retikulozyten, Laktatdehydrogenase, Harnsäure, Ferritin, Erythropoietin (Hinweis auf PV: erhöhter Hämoglobin-, bzw. Hämatokritwert, ggf. Leukozytose und/oder Thrombozytose, Erythropoietin erniedrigt).
▶ **Empfohlen:** Leberwerte (alkalische Phosphatase, gamma-GT, ASAT, ALAT), Quick, PTT, CRP, BKS, ggf. arterielle Blutgasanalyse, um pulmonale Erkrankungen (COPD) auszuschließen.

Bildgebende Diagnostik

Sonografie
▶ **Abdominelle Sonografie obligat:** insbesondere Beurteilung der Milz- und Leber- größe, orientierende Untersuchung bei Verdacht auf abdominelle Gefäßverschlüsse.
CT
▶ Nur bei besonderen Fragestellungen, z. B. zum definitiven Nachweis oder Ausschluss abdomineller Gefäßverschlüsse, Milzinfarkt und Blutung empfohlen.
MRT
▶ Nur bei besonderen Fragestellungen, z. B. zum definitiven Nachweis oder Ausschluss abdomineller Gefäßverschlüsse, Milzinfarkt und Blutung empfohlen.

Histologie, Zytologie und klinische Pathologie

Knochenmarkdiagnostik
▶ **Obligat:** Aspirationszytologie und Knochenmarkhistologie mit Eisen- und Faserfär- bung (entsprechend der neuen WHO-Klassifikation in Ausnahmefällen mit sehr ausgeprägter Erythrozytose verzichtbar, wenn *JAK2*-Mutation nachgewiesen).
Molekulargenetische Diagnostik
▶ **Bestimmung molekularer Marker (Driver-Mutationen):**
- *JAK2 V617F*-Mutation.
- Wenn negativ, Screening auf *JAK2-Exon-12*-Mutationen.
- *CALR*- und *MPL*- (Thrombopoietin-Rezeptor-Gen) Mutationen nur, wenn keine Mutation im *JAK2*-Gen vorliegt.
- *BCR-ABL*-Fusionsgen nur, wenn alle genannten Marker negativ sind.
▶ **Weitere Mutationen** (z. B. *TET 2*, *ASXL 1*, *EZH2*, *DNMT 3A*, *TP53* u. a.) finden wegen ih- rer prognostischen Bedeutung bei anderen myeloischen Neoplasien auch bei der Polycythaemia vera zunehmend Beachtung, gehören aber bisher nicht zum diag- nostischen Routineprogramm.

Sonstige

▶ **In besonderen Situationen** (nach Ausschöpfen der bereits genannten Diagnostik): Ausschluss seltener hereditärer Formen (evtl. Hämoglobinanalyse, Erythrozytenenzyme, Mutationen im Erythropoetin-Rezeptor).

▶ Bei seltenen **venösen Thrombosen** im Abdomen (Budd-Chiari-Syndrom, Pfortaderthrombose, Nierenvenenthrombose) oder bei Zerebralsinusthrombose sollte immer das molekulare Screening auf Vorliegen einer Polycythaemia vera (*JAK2*-Mutation) oder einer anderen myeloproliferativen Neoplasie durchgeführt werden, auch wenn die Laborbefunde nicht wegweisend sind.

Differenzialdiagnosen

▶ Die Abgrenzung der Polycythaemia vera hat gegenüber anderen **myeloproliferativen Neoplasien** mit gesteigerter Erythrozytenzahl und gegenüber **sekundären Erythrozytosen** zu erfolgen.

▶ **Myeloproliferative Neoplasien:**
  • Bei stringenter Anwendung der WHO-Kriterien unter Einbeziehung der molekularen Marker und der Knochenmarkhistologie ist eine Abgrenzung der verschiedenen Entitäten in der Regel möglich.
  • In manchen Fällen kann eine exakte Zuordnung erst durch längere Verlaufsbeobachtung erfolgen. Übergänge zwischen den Entitäten sind selten.
    – Essenzielle Thrombozythämie: insbesondere bei *JAK2-V617F*-positiven Formen können erhöhte Hämoglobin- und Hämatokritwerte vorliegen.
    – Primäre Myelofibrose: im hyperproliferativen Frühstadium kann eine Proliferation aller 3 Zellreihen einschließlich einer Erythrozytose vorliegen. Auch bei der Polycythaemia vera ist eine mäßig ausgeprägte Markfibrose möglich, wodurch die sichere Abgrenzung von Frühstadien der primären Myelofibrose erschwert werden kann.

▶ **Möglichkeiten sekundärer Erythrozytose:**
  • Chronischer Nikotinkonsum (erhöhter Anteil an Kohlenmonoxid-Hämoglobin),
  • Folge der arteriellen Hypoxie bei chronischen Herz- und Lungenerkrankungen,
  • Stresserythrozytose oder schwere Exsikkose mit Verminderung des Plasmavolumens (Pseudopolyglobulie).
  • Seltener: Schlaf-Apnoe-Syndrom, Tumorerkrankungen mit paraneoplastischer Erythropoetin-Produktion, medikamentös induzierte Polygobulie, kongentiale Erythrozytosen.

> **❗ Merke**
> Das Screening auf *JAK2*-Mutationen ist bei klinischem Verdacht auf Polycythaemia vera obligat.

Therapie

Therapeutisches Vorgehen

▶ Therapiealgorithmus s. Abb. 5.4
▶ **Haupttherapieziel:**
  • Reduktion des Risikos für Thromboembolien.
▶ **Weitere Ziele:**
  • Kontrolle von die Lebensqualität beeinträchtigenden Symptomen.
  • Aufschub bzw. Verhinderung der späten Komplikationen (Myelofibrose und akute Leukämie/MDS).

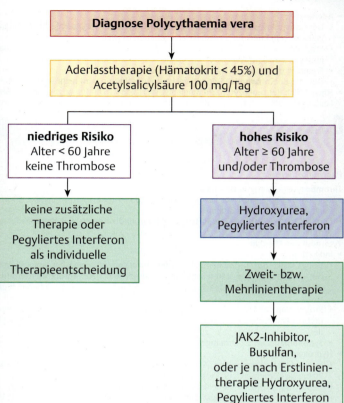

Abb. 5.4 • Polycythaemia vera. Therapeutisches Vorgehen. Zytoreduktive Standardtherapie ist Hydroxyurea. Interferon wird vorzugsweise bei jüngeren Patienten empfohlen, Busulfan ggf. bei älteren Patienten (um 75 Jahre), wenn alternative Therapiemöglichkeiten nicht zur Verfügung stehen (Basierend auf: Barbui T, Barosi G, Birgegard G et al. Philadelphia-negative classical myeloproliferative neoplasms: critical concepts and management recommendations from European LeukemiaNet. J Clin Oncol 2011; 29: 761–770, Barbui T, Tefferi A, Vannucchi AM, et al. Philadelphia chromosome-negative classical myeloproliferative neoplasms: revised management recommendations from European LeukemiaNet. Leukemia 2018; 32: 1057-1069, 2018, Lengfelder E, Petrides PE, Griesshammer M. Polycythaemia vera. Empfehlungen der Fachgesellschaft zur Diagnostik und Therapie hämatologischer und onkologischer Erkrankungen 2021, Vannucchi AM, Barbui T, Cervantes F et al. Philadelphia chromosome-negative chronic myeloproliferative neoplasms: ESMO Clinical Practice Guidelines for diagnosis, treatment and follow-up. Ann Oncol 2015; 26 (Suppl 5): v85–99)

Allgemeine Maßnahmen

▶ **Senkung des Thromboembolierisikos:** Regelmäßige Bewegung, Gewichtsnormalisierung, Vermeidung von Exsikkose und langem Sitzen, effektive Behandlung und Prophylaxe von kardiovaskulären Erkrankungen

▶ **Aderlass:**
- Der Hämatokrit sollte zügig unter einen Zielwert von 45 % (geschlechtsunabhängig) abgesenkt und auf diesem Niveau gehalten werden.
- Empfohlen werden isovolämische Aderlässe von 500 ml pro Entnahme (zu Beginn ggf. 2-mal pro Woche).
- Frequenz und Volumen sind individuell anzupassen.
- Der immer eintretende Eisenmangel ist erwünscht und wird nicht substituiert.
▶ Hinsichtlich der **Leukozytenzahl** möglichst Wert von < 15.000/µl anstreben, da hohe Leukozytenzahl mit negativen Einfluss auf das Thromboembolierisiko assoziiert ist.

> **Merke**
> Die Senkung des Thromboembolierisikos ist ein wesentliches Ziel der Therapie.

Pharmakotherapie

Thrombozytenaggregationshemmer
▶ Gesicherter Stellenwert von niedrig dosierter ASS in der Primärprophylaxe thromboembolischer Komplikationen.
▶ Empfehlung: ASS 100 mg/Tag, sofern keine Kontraindikationen (z. B. Blutungen, Magenulkus) vorliegen.

Zytoreduktive Therapie
▶ **Indikation:**
- Hohes Risiko für Thromboembolien oder Blutungen (höheres Alter von > 60 Jahren und/oder bereits stattgehabte Thrombosen, sehr hohe Thrombozytenzahl); Ziel: Absenkung und möglichst gleichmäßige Einstellung der peripheren Blutwerte.
- Progression der Myeloproliferation mit deutlichem Anstieg der Aderlassfrequenz und zunehmender Leukozytose, Thrombozytose und zunehmender Splenomegalie,
- Symptomatischer Eisenmangel.
▶ **Hydroxyurea (HU):**
- International empfohlene Standardtherapie (empfohlene Anfangsdosis 15–20 mg/kg Körpergewicht/Tag).
- Anpassung an die individuellen Blutwerte im Verlauf, maximale Dosis 2 g/Tag.
- Bei Resistenz oder Intoleranz gegenüber Hydroxyurea (siehe ELN-Definition) ist ein Therapiewechsel zu empfehlen.
▶ **Interferon-α, vorzugsweise in pegylierter Form:**
- Therapiealternative in der Primärtherapie (insbesondere bei jüngeren Patienten) oder bei Versagen der Standardtherapie (Interferon-α 2a, durchschnittliche wöchentlich Dosierung 90 µg; Ropeginterferon 100 µg, 14-tägig, im Verlauf zu adaptieren).
- Kontrolle der hämatologischen Parameter und Absenkung der Last an mutierten JAK2-Allelen, zum Teil guter Effekt bei Pruritus.
- Nach Daten eines retrospektiven Vergleiches mit konventioneller Therapie (Aderlass, Hydroxyurea) signifikanter Vorteil von Interferon-a hinsichtlich der Reduktion der Myelofibroserate und des Langzeitüberlebens.
▶ **Ruxolitinib (JAK2-Inhibitor):**
- Bisher einziger bei Hydroxyurea-Resistenz oder -Intoleranz zugelassener JAK2-Inhibitor mit besonders guter Wirksamkeit auf Aderlassfrequenz, Splenomegalie, Pruritus und konstitutionelle Symptome.
▶ **Busulfan:**
- Wegen des erhöhten Leukämierisikos nur bei Patienten in höherem Lebensalter (um 75 Jahre) bei Versagen anderer Therapieformen.

Praxistipp

ELN-Definition der Resistenz oder Intoleranz gegenüber Hydroxyurea bei Polycythaemia vera

► Aderlassbedürftigkeit nach 3-monatiger Therapie mit mindestens 2 g HU/Tag, um den Hämatokrit unter 45 % zu halten **oder**

► unkontrollierte Myeloproliferation (d. h. Thrombozyten > 400 000/µl oder Leukozyten > 10 000/µl) nach 3 Monaten Therapie mit mindestens 2 g HU/Tag **oder**

► Milzgrößenreduktion unter 50 % bei massiver Splenomegalie (Beurteilung durch Palpation: Milz > 10 cm unter dem Rippenbogen) oder unvollständiges Verschwinden von durch die Splenomegalie bedingten Symptomen nach 3-monatiger Therapie mit mindestens 2 g HU/Tag **oder**

► absolute Neutrophilenzahl < 1000/µl oder Thrombozytenzahl < 100.000/µl oder Hämoglobin < 10 g/dl mit der niedrigsten Dosis von HU, die erforderlich ist, um ein komplettes (Hämatokrit < 45 % ohne Aderlasstherapie, Thrombozyten 400.000/µl, Leukozyten 10.000/µl und keine krankheitsbedingten Symptome) oder partielles (Hämatokrit < 45 % ohne Aderlasstherapie oder Ansprechen von > 3 anderen Kriterien) klinisch-hämatologisches Ansprechen zu erzielen **oder**

► Ulzera an den Beinen oder andere unakzeptable HU-bedingte nichthämatologische Toxizitäten, wie andere Manifestationen an Haut oder Schleimhäuten, gastrointestinale Symptome, Pneumonitis oder Fieber unabhängig von der Dosierung von HU.

! *Merke*

Die Kombination von Aderlässen und ASS wird zur Therapie von Patienten mit niedrigem Thromboembolierisiko empfohlen. Eine zytoreduktive Therpie ist bei Patienten mit hohem Thromboembolierisiko indiziert.

Strahlentherapie

Milzbestrahlung

► In Einzelfällen im späten Stadium (Post-polycythaemische Myelofibrose) bei symptomatischer Splenomegalie zu erwägen (hohes Morbiditäts- und Mortalitätsrisiko).

Zellbasierte Verfahren

Stammzelltransplantation

► Allogene Stammzelltransplantation (einziger kurativer Therapieansatz): In der Regel nicht indiziert (mögliche Ausnahmen: Post-polycythaemische Myelofibrose oder jüngere Patienten mit außergewöhnlich aggressiver Verlaufsform, nach strenger Abwägung der Indikation).

► Autologe Stammzelltransplantation hat keinen Stellenwert.

Operative Therapie

Splenektomie

► In Einzelfällen im späten Stadium (Post-polycythaemische Myelofibrose) bei symptomatischer Splenomegalie zu erwägen (hohes Morbiditäts- und Mortalitätsrisiko).

Therapie in besonderen Situationen

Besonderheiten bei Schwangeren

► Begrenzte publizierte Erfahrungen bei MPN.

▶ Bei Polycythaemia vera und essenzieller Thrombozythämie grundsätzlich Risiko-schwangerschaften mit einer erhöhten Rate an Spontanaborten und der Möglichkeit von maternen Gefäßverschlüssen.

▶ Bei Fehlen von Kontraindikationen während des gesamten Verlaufs prophylaktisch niedrig dosiertes ASS, peripartal Umstellung auf niedrigdosiertes Heparin.

▶ Bei Hochrisikoschwangerschaft zytoreduktive Therapie mit Interferon-α.

▶ Interdisziplinäre Betreuung erforderlich.

Operative Eingriffe

▶ Individuelle perioperative Therapie mit dem Ziel der Reduktion der erhöhten Thrombose- und Blutungsgefahr.

▶ Bei geplanten Eingriffen möglichst gute präoperative Einstellung der peripheren Blutwerte, außerdem Absetzen von ASS etwa 1 Woche vor dem Eingriff und peri-operativ Heparin-Prophylaxe (in Abstimmung auf das individuelle Risiko).

Nachsorge

▶ Lebenslängliche Überwachung notwendig.

▶ Bei Einleitung oder Umstellung einer zytoreduktiven Therapie kurzfristige, ggf. wöchentliche Blutbildkontrollen. Diese können im Verlauf zumeist auf 4- bis 6-wöchige Intervalle dilatiert werden.

▶ In Phasen ohne Bedarf an zytoreduktiver Therapie oder Aderlässen Kontrollen ggf. in 3-monatlichem Abstand möglich.

▶ **Untersuchungen des Knochenmarks:** Keine routinemäßigen Verlaufskontrollen, indiziert bei Verdacht auf Übergang in Myelofibrose oder akute Leukämie (Knochenmarkzytologie, -histologie, Zytogenetik und Molekularbiologie).

Verlauf und Prognose

▶ Mediane Überlebenszeit komplett ohne Behandlung etwa 1,5 Jahre.

▶ Über 60 % der unbehandelten Patienten verstarben an Thromboembolien.

▶ Bei Anwendung der aktuellen Therapieempfehlungen mediane Überlebenszeit bis > 19 Jahre.

▶ Höheres Alter und stattgehabte Thrombose sind ungünstige Prognoseparameter.

Merke

Bei Anwendung der aktuellen Therapieempfehlungen ist die Überlebensprognose der PV günstig.

5.3 Essenzielle Thrombozythämie

Martin Griesshammer

Aktuelles

▶ Diagnostik:
- In der Aktualisierung der WHO-Diagnosekriterien der ET (WHO 2022) und den sogenannten ICC (International Consensus Classification) Kriterien für myeloische Neoplasien hat die Knochenmarkbiopsie bei der Differenzierung der myeloproliferativen Neoplasien (MPN) mit Thrombozythämie weiterhin eine besondere diagnostische Wertigkeit. Eine Knochenmarkzytologie genügt zur Diagnosestellung einer ET nicht.
- Das bei den vorherigen WHO-Diagnosekriterien von 2016 eingeführte Nebenkriterium zur Diagnosestellung (klonaler Marker, z. B. abnormaler Karyotyp und Abwesenheit von Hinweisen auf eine reaktive Thrombozytose) bleibt erhalten.
- Die 2014 entdeckte *CALR*-Mutation (Calreticulin-Gen) ist ein zusätzliches neues Diagnosekriterium.

▶ Therapie: „watch and wait", Acetylsalicylsäure (ASS) und zytoreduktive Therapie sind die Eckpfeiler der Therapie.

Definition

▶ Eine der klassischen Entitäten der Philadelphia-Chromosom- bzw. *BCR-ABL*-negativen chronischen myeloproliferativen Neoplasien (MPN) (neben primärer Myelofibrose und Polycythaemia vera)
▶ Konstante Thrombozythämie mit Werten ≥ 450×10^9/l, die auf eine klonale Proliferation großer Megakaryozyten zurückzuführen ist.
▶ Da spezifische Marker fehlen, verlangt die Diagnose zunächst den Ausschluss der häufigeren Ursachen einer reaktiven Thrombozytose, in zweiter Linie den Ausschluss anderer MPN.

Epidemiologie

Häufigkeit
▶ Inzidenz liegt bei 1,5-2 pro 100.000 Einwohner, Prävalenz ist aufgrund der relativ normalen Lebenserwartung wesentlich höher.

Altersgipfel
▶ Das mediane Alter der ET liegt bei Diagnosestellung zwischen 55 und 60 Jahren.

Geschlechtsverteilung
▶ Geschlechterverhältnis zugunsten der Frauen etwa 2:1.

Prädisponierende Faktoren
▶ Keine bekannt

Ätiologie und Pathogenese

▶ Irreversible und chronische Erkrankung der hämatopoetischen Stammzelle, wobei die genaue Ätiologie letztendlich noch unbekannt ist.
▶ Mutation im *JAK2*-Gen bei ca. 50–60 % aller Patienten mit ET.
▶ Liegt die *JAK2*–Mutation nicht vor, dann
  • Nachweis der *MPLW515*-Mutation bei 3–5 % bzw.
  • Nachweis der *CALR*-Mutation in 30–35 % aller ET-Fälle.
▶ Mutationen in *JAK2*, *MPLW515* oder *CALR* werden „Driver"-Mutationen genannt:
  • Etwa 15 % der Fälle weisen keine dieser „Driver"-Mutationen auf und werden als „triple negative" bezeichnet. Die Prognose dieser „triple negative" ET-Fälle ist wahrscheinlich eher günstig.
  • Die „Driver"-Mutationen sind nicht spezifisch für eine essenzielle Thrombozythämie, sondern werden auch bei der primären Myelofibrose (PMF) und der Polycythaemia vera (hier nur *JAK2*-Mutation) nachgewiesen.

! Merke

Mutationen im *JAK2*-Gen in ca. 50–60 %, *CALR*-Mutationen in 30–35 % und *MPLW515*-Mutationen in 3–5 % der Fälle mit essenzieller Thrombozythämie. Ca. 10-12 % triple negativ, Prognose dieser Fälle wahrscheinlich eher günstig.

Klassifikation und Risikostratifizierung

Klassifikation
▶ Diagnosestellung nach WHO-Klassifikation und ICC Kriterien von 2022.
▶ Aktualisierung der Klassifikation (WHO 2022 und ICC 2022):

- Die Durchführung einer Knochenmarkhistologie bleibt auch bei der ET weiterhin für die Diagnosestellung obligat.
- Klonaler Marker (z. B. abnormaler Karyotyp) und Abwesenheit von Hinweisen auf eine reaktive Thrombozytose bleiben als Nebenkriterium.

▶ WHO- und ICC-Kriterien zur Diagnosestellung: Die Diagnose ET wird gestellt, wenn **alle** Hauptkriterien oder die Hauptkriterien 1–3 und das Nebenkriterium vorliegen:
- Hauptkriterien
  1. Thrombozyten dauerhaft $\geq 450 \times 10^9$/l.
  2. ET-typische Knochenmarkhistologie.
  3. WHO-Kriterien für *BCR-ABL 1*-positive chronische myeloische Leukämie (*BCR-ABL 1⁺* CML), Polycythaemia vera (PV), PMF, Myelodysplasie (MDS) oder andere MPN nicht erfüllt.
  4. *JAK2*-, *MPL 515*- oder *CALR*-Mutation vorhanden.
- Nebenkriterium
  – Klonaler Marker (z. B. abnormaler Karyotyp) oder kein Hinweis auf eine reaktive Thrombozytose.

Risikostratifizierung

▶ Risikostratifizierung erfolgt nach Thrombose- bzw. Blutungsrisiko (Tab. 5.6).
▶ Gesicherte Risikofaktoren:
- bereits stattgehabte thromboembolische Komplikationen oder schwere Blutungen,
- Alter > 60 Jahre oder
- Thrombozytenzahlen > 1500×10^9/l (Risikofaktor nur für Blutungskomplikationen).

▶ Weitere, allerdings weniger gesicherte Risikofaktoren sind:
- kardiovaskuläre Risikofaktoren (arterielle Hypertonie, Diabetes mellitus, Hypercholesterinämie oder Nikotinabusus),
- Vorliegen einer *JAK2*-Mutation oder
- Leukozytose > 11×10^9/l.

Tab. 5.6 • **Risikostratifizierung der essenziellen Thrombozythämie.**

Risiko	Kriterien
Hoch	Stattgehabte thromboembolische Komplikationen oder schwere Blutungen, **oder** Alter > 60 Jahre **oder** Thrombozytenzahlen über 1500×10^9/l
Intermediär	Alter < 60 Jahre **und** Thrombozytenzahl < 1500×10^9/l **und** asymptomatisch, oder allenfalls leicht ausgeprägte Mikrozirkulationsstörungen, aber Vorliegen kardiovaskulärer **und/oder** thrombophiler Risikofaktoren.
Niedrig	Alter ≤ 60 Jahre **und** Thrombozytenzahl < 1500×10^9/l und bisher keine schweren durch die ET bedingten Komplikationen.

Symptomatik

▶ Sehr häufig Mikrozirkulationsstörungen, wie
- akrale Parästhesien,
- Erythromelalgie,
- zerebrale vasomotorische Symptome wie Kopfschmerzen, migräneartige Beschwerden, transitorisch ischämische Attacken (TIA), Benommenheit, Schwindel, Seh- oder Hörstörungen.

▶ Allgemeinsymptome wie Fatigue und Leistungsschwäche, gelegentlich auch Pruritus.
▶ Abdominelle venöse Thrombosen, wie
  • Pfortader-, Milzvenen- oder Mesenterialvenenthrombosen oder ein Budd-Chiari-Syndrom.
  • Andere „ungewöhnliche" Thrombosen wie Zerebralsinusvenen- oder Nierenvenenthrombosen, bzw. ein Paget-von-Schroetter-Syndrom.
  • Auch tiefe Beinvenenthrombosen mit oder ohne Lungenembolie können auftreten.
▶ Arterielle Thrombosen wie Verschlüsse von Koronararterien oder peripheren Arterien.
▶ Blutungen, oft durch ein erworbenes von-Willebrand-Syndrom bei Thrombozytenzahlen $> 1000 \times 10^9$/l.
▶ Eine deutliche Splenomegalie (> 5 cm unter Rippenbogen tastbar) spricht **gegen** die Diagnose eine ET, da die Milz bei der ET in der Regel nur geringgradig vergrößert ist.

Diagnostik

Diagnostisches Vorgehen

▶ Die Diagnose der essenziellen Thrombozythämie (ET) wird standardisiert nach den WHO- oder ICC-Kriterien aus dem Jahr 2022 gestellt (s. oben) (Abb. 5.5).
▶ Im Zentrum stehen die Durchführung einer Knochenmarkhistologie und die molekulargenetische Untersuchung auf die drei Mutationen *JAK2*, *CALR* und *MPLW515*-Mutation.

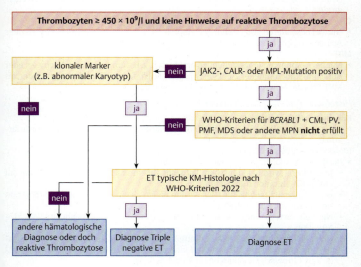

Abb. 5.5 • Essenzielle Thrombozythämie. Diagnostisches Vorgehen bei Verdacht auf ET. (Basierend auf: Khoury JD, Solary E, Abla O et al. The 5th edition of the World Health Organization Classification of Haematolymphoid Tumours: Myeloid and Histiocytic/Dendritic Neoplasms. Leukemia 2022)

Anamnese

► Gezielte Anamnese; Fragen nach:
  • Mikrozirkulationsstörungen, wie
    – akrale Parästhesien,
    – Erythromelalgie oder
    – zerebrale vasomotorische Symptome (wie Kopfschmerzen, migräneartige Beschwerden, Schwindel, Seh- und Hörstörungen),
  • thromboembolischen Komplikationen, arteriellen Gefäßkomplikationen und Blutungsereignissen.
  • Pruritus, Risikofaktoren für Gefäßkomplikationen (Nikotin, Hypercholesterinämie, Diabetes mellitus, arterielle Hypertonie).

Körperliche Untersuchung

► Hinweise auf Mikrozirkulationsstörungen (z. B. Erythromelalgie, Durchblutungsstörungen), Blutungen oder Thrombosen.
► Milz- und Lebergröße

Labor

► Obligat: Blutbild einschl. Differenzialblutbild, Retikulozyten, LDH, Harnsäure, Ferritin, BSG oder CRP.
► Empfohlen: Quick, PTT, AST, ALT, γGT, alkalische Phosphatase, Bilirubin, Kreatinin, Coombs-Test, Haptoglobin.

Bildgebende Diagnostik

Sonografie

► Abdominelle Sonografie obligat, insbesondere Beurteilung der Milz- und Lebergröße.

CT

► Nur bei besonderen Fragestellungen empfohlen, z. B. zum definitiven Nachweis oder Ausschluss abdomineller Gefäßverschlüsse, Milzinfarkte oder Blutungen.

MRT

► Nur bei besonderen Fragestellungen empfohlen, z. B. zum definitiven Nachweis oder Ausschluss abdomineller Gefäßverschlüsse, Milzinfarkte oder Blutungen. Oder als MRT Schädel zum Nachweis von ischämischen Arealen.

Histologie, Zytologie und klinische Pathologie

Knochenmarkdiagnostik

► Obligat: Aspirationszytologie und Knochenmarkhistologie mit Eisen- und Faserfärbung.

Molekulargenetische Diagnostik

► Bestimmung molekularer Marker (Driver-Mutationen):
  • In der Regel wird bei klinischem Verdacht auf eine ET zunächst ein Screening auf eine *JAK2*-Mutation durchgeführt.
  • Bei negativem Ergebnis für *JAK2* wird in einem zweiten Schritt auf eine Mutation im Calreticulin-Gen (*CALR*) getestet.
  • Nur falls auch dies negativ ist, erfolgt ein Screening auf eine mögliche *MPLW515*-Mutation.
  • Untersuchung bzgl. *BCR-ABL*-Fusionsgen nur, wenn alle genannten Marker negativ sind und/oder bei Verdacht auf eine chronische myeloische Leukämie (CML) (s. Kap. Chronische myeloische Leukämie (S. 373)).
► Weitere Mutationen (z. B. *TET 2*, *ASXL 1*, *SRSF2* u. a.) finden wegen ihrer prognostischen Bedeutung auch bei der ET zunehmend Beachtung, gehören aber bisher noch nicht zum diagnostischen Routineprogramm.
► Zukünftig werden die genannten Mutationen im Rahmen einer NGS (next generation sequencing) Untersuchung in einer Untersuchung zusammen gemacht.

Differenzialdiagnosen

▶ Die Abgrenzung zunächst gegenüber den anderen chronischen myeloproliferativen Neoplasien (v. a. der präfibrotischen Myelofibrose (preMF), primären Myelofibrose (PMF), Polycythaemia vera (PV), chronischen myeloischen Leukämie (CML), unklassifizierbaren myeloproliferativen Neoplasien).

▶ MDS, z. B. MDS/MPN mit Ringsideroblasten und Thrombozytose (früher sogenannte RARS-T: refraktäre Anämie mit Ringsideroblasten und Thrombozythämie).

▶ Akute kurzfristige Thrombozytose bei akuter Blutung, nach Trauma, großen operativen Eingriffen, akuten bakteriellen Infekten und akuter schwerer körperlicher Anstrengung.

▶ Länger bestehende Thrombozytosen bei chronischen infektiösen und nicht infektiösen chronischen entzündlichen Krankheiten:
  • Thrombozytose bei Eisenmangel,
  • Thrombozytose bei Splenektomie oder funktioneller Asplenie bei der Sichelzellerkrankung,
  • Rebound-Thrombozytosen nach Chemotherapie oder bei zyklischen Thrombozytopenien.

▶ Sekundäre Thrombozytosen
  • zeigen nur selten Thrombozytenzahlen von $> 1000 \times 10^9/l$ und sind in der Regel nicht mit einem erhöhten Thromboembolie- oder Blutungsrisiko verbunden.
  • Ausnahmen sind langzeitig persistierende Thrombozytosen nach Splenektomie mit Fortbestand einer schweren Hämolyse oder das Vorliegen zusätzlicher thrombophiler Risikofaktoren.

Merke

Für die Diagnosestellung einer ET ist sowohl die kompetente Begutachtung einer qualitativ guten Knochenmarkhistologie als auch die molekulare Diagnostik entscheidend. Sekundäre Thrombozytosen sind meist einfach durch eine gründliche Anamnese, den körperlichen Untersuchungsbefund und wenige Labor Untersuchungen zu identifizieren.

Therapie

Therapeutisches Vorgehen

▶ Therapiealgorithmus s. Abb. 5.6
▶ Haupttherapieziele:
  • Verbesserung der Mikrozirkulationsstörungen,
  • Prophylaxe und/oder Therapie von thromboembolischen Komplikationen,
  • Verhinderung von schweren Blutungen.
▶ Weitere Ziele:
  • Verhinderung von Spätkomplikationen (sekundäre Fibrose, akute Leukämie, MDS).

Merke

Die Prophylaxe und Therapie von thromboembolischen Komplikationen ist ein wesentliches Therapieziel.

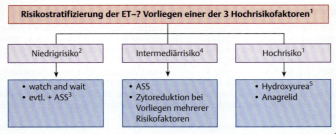

[1] Alter ≥ 60 Jahre oder ET-bedingte Thrombosen/schwere Blutungen oder Thrombozyten > 1500 × 10⁹/l
[2] keiner der Hochrisikofaktoren liegt vor
[3] ASS nur bei JAK2-Mutation oder bei Mikrozirkulationsstörungen
[4] Vorliegen kardiovaskulärer Risikofaktoren
[5] Hydroxyurea + ASS bei Patienten ≥ 60 Jahre und/oder Vorliegen kardiovaskulärer Risikofaktoren

Abb. 5.6 • Essenzielle Thrombozythämie. Therapeutisches Vorgehen (Basierend auf: Griesshammer M, Döhner K. Chronic myeloproliferative neoplasms. Dtsch Med Wochenschr. 2014; 139 (6): 243–6)

Allgemeine Maßnahmen

▶ Sinnvolle Maßnahmen:
  • Nikotinabusus beenden (Rauchen wirkt sich ungünstig auf die Krankheitssituation und Entwicklung aus),
  • regelmäßige Bewegung,
  • Gewichtsnormalisierung,
  • effektive Behandlung und Prophylaxe von kardiovaskulären Erkrankungen (arterielle Hypertonie, koronare Herzkrankheit) oder Stoffwechselerkrankungen (Diabetes, Hypercholesterinämie).
▶ Patienten mit einem Niedrig-Risikoprofil sollten aufgrund der relativ guten Prognose einer „Watch and wait"-Strategie zugeführt oder in ein entsprechendes Studienkonzept aufgenommen werden.

Pharmakotherapie

Thrombozytenaggregationshemmer
▶ Im Gegensatz zur Polycythaemia vera kein gesicherter Stellenwert von niedrig dosiertem ASS in der Primärprophylaxe thromboembolischer Komplikationen.
▶ Indikation zu ASS bei Mikrozirkulationsstörungen klar gegeben, Dosierung: ASS 50–100 mg/Tag.
▶ Vorsicht bei hohen Thrombozytenzahlen (> 1000 G/l), Blutungen, Neigung zu Gastritis oder bei Magen- bzw. Duodenal Ulzera.

Zytoreduktive Therapie
▶ Nach Konsensus Empfehlungen werden heute bei der ET die drei Risikogruppen Hoch-, Intermediär- und Niedrigrisiko unterschieden.
▶ Hoch-Risiko-ET-Patienten müssen, Intermediär-Risiko-ET-Patienten können eine zytoreduktive Therapie mit nachfolgenden Medikamenten erhalten. In der Regel reicht aber bei Intermediär-Risiko-ET-Patienten ASS 50–100 mg/Tag.
▶ **Hydroxyurea (HU):**
  • Erstlinientherapie für ältere Patienten,
  • Anfangsdosis von 10–15 mg/kg, Maximaldosis von 2 g/Tag,
  • Limitierend können Hauttoxizität, eine therapieinduzierte Anämie und/oder eine Leukozytopenie sein.
▶ **Anagrelid:**
  • Eher bei jüngeren Patienten.

- Anfangsdosis 0,5 mg 1–0–1 pro Tag, nach 1 Woche kann die Dosis auf individueller Basis titriert werden, um die geringste wirksame Dosis zu erreichen; Dosiserhöhung darf in keiner Woche 0,5 mg/Tag überschreiten, empfohlene maximale Einzeldosis 2,5 mg.
- Nebenwirkungen (Kopfschmerzen, Palpitationen, Diarrhoen); **Cave:** erhöhte Blutungsneigung unter ASS + Anagrelid.

▶ **Interferon-α:**
- In pegylierter Form, konventionelles Interferon ist nicht mehr verfügbar.
- Therapiealternative bei jüngeren Patienten oder bei Versagen der Standardtherapie (empfohlene Anfangsdosis: Pegasys mit durchschnittlicher Dosierung 90 μg/Woche).
- Interferon-α ist allerdings nicht offiziell für die ET zugelassen.

▶ **Busulfan:**
- Wegen des leicht erhöhten Leukämierisikos (v. a. bei vorheriger HU-Therapie) nur in höherem Lebensalter nach Versagen anderer Therapieformen.
- Anfangsdosis 2 mg/Tag.

Strahlentherapie

▶ Milzbestrahlung: In Einzelfällen im späten Stadium der post-ET-Myelofibrose.

Zellbasierte Verfahren

Stammzelltransplantation

▶ Die allogene Stammzelltransplantation (allo SZT) und/oder die autologe Stammzelltransplantation hat bei der ET aufgrund der guten Prognose keinen Stellenwert, evtl. Ausnahme: allo SZT bei post-ET-Myelofibrose in Einzelfällen.

Operative Therapie

▶ Splenektomie: Keinen Stellenwert, höchstens in Einzelfällen bei post-ET-Myelofibrose.

Therapie in besonderen Situationen

▶ Schwangerschaft:
- Ca. 1000 ET Schwangerschaften publiziert.
- Grundsätzlich Risikoschwangerschaft mit einer erhöhter Rate an Spontanaborten und der Möglichkeit von maternalen Blutungen und/oder Thromboembolien.
- Bei Fehlen von Kontraindikationen während des gesamten Verlaufs prophylaktisch niedrig dosiertes ASS empfohlen, peripartal Umstellung auf niedrigdosiertes Heparin bis zur 6. Woche postpartal.
- Bei Hochrisikoschwangerschaft zytoreduktive Therapie mit pegyliertem Interferon-α.
- Interdisziplinäre Betreuung erforderlich.

▶ Operative Eingriffe :
- Individuelle perioperative Therapie mit dem Ziel der Reduktion der erhöhten Thrombose- und Blutungsgefahr – zytoreduktive Therapie auch bei vorher nicht behandelten Patienten zur Normalisierung der Thrombozytenwerte erwägen.
- Bei geplanten Eingriffen möglichst gute präoperative Einstellung der Thrombozytenwerte, d. h. Einstellung auf Normalwerte, evtl. Absetzen von ASS etwa 1 Woche vor dem Eingriff und perioperativ Heparin-Prophylaxe.

❗ Cave

Grundsätzlich sollte ASS ca. 1 Woche vor Operationen abgesetzt werden, aber: ASS nicht unkritisch bei Vorliegen von arteriellen Komplikationen und schweren Mikrozirkulationsstörungen absetzen. Dann vorher individuelle Diskussion mit dem Operateur.

Nachsorge

▶ Klinische Untersuchung (Milzgröße!), Blutbild einschließlich Differenzialblutbild und klinische Chemie:
  - Abstände der Nachsorge sind abhängig von der Therapieform und der Therapiephase sowie dem individuellen Verlauf der Erkrankung:
    – In der Initialphase der Therapie kurzfristig,
    – nach Erreichen einer stabilen Phase in der Regel Kontrollabstände bis zu einem Vierteljahr oder länger möglich.
▶ Verlaufsuntersuchungen des Knochenmarks zur Erfassung der seltenen Übergänge in eine akute Leukämie, Akzeleration der ET in eine Myelofibrose in Abhängigkeit vom individuellen Verlauf:
  - Bei Hinweisen auf Progression (zunehmende Anämie oder Thrombozytopenie, Blasten im peripheren Blut etc.) sollte eine Verlaufsuntersuchung des Knochenmarks erwogen werden.
  - Keine routinemäßige Knochenmarkuntersuchungen ohne die oben aufgeführten Gründe.
▶ *JAK2*-Mutation: Ein quantitatives Verlaufs Monitoring von mutierten *JAK2*-Allelen wird derzeit noch nicht routinemäßig empfohlen, kann aber im Einzelfall bei Therapieentscheidungen hilfreich sein.
▶ Oberbauchsonografie 1-mal jährlich sinnvoll.

Verlauf und Prognose

▶ Die Lebenserwartung der Niedrigrisiko-ET unterscheidet sich nicht von der Normalbevölkerung.

5.4 Primäre Myelofibrose

Martin Griesshammer

Aktuelles

▶ **Diagnostik:**
  - Die Aktualisierung der WHO-Diagnosekriterien der primären Myelofibrose (PMF) (WHO und ICC von 2022) hat den Terminus präPMF für die initiale, präfibrotischen Stadien der PMF beibehalten.
  - Die 2008 aufgestellten Nebenkriterien für die Diagnose der PMF werden oftmals in den frühen Stadien der PMF nicht erfüllt, daher wurde in den WHO Kriterien 2016 zusätzlich ein leukoerythroblastisches Blutbild und eine Leukozytose ≥ 11 × 10^9/l als Nebenkriterien aufgenommen. Das wird auch in den WHO und ICC Kriterien von 2022 so übernommen.
▶ **Therapie:**
  - Die Eckpfeiler der modernen PMF-Therapie sind die kurative allogene periphere Stammzelltransplantation (alloSCT) und die Jak-Hemmer Ruxolitinib und Fedratinib.
  - Mittlerweile ist auch der zweiter Jak-Inhibitor, das Fedratinib (hemmt sowohl Jak-2 als auch FLT 3), zugelassen.
  - Für die präfibrotische Myelofibrose (präPMF) wird der Nutzen einer frühen Therapie mit Interferon-α diskutiert. Dieses ist allerdings für diese Indikation nicht zugelassen.

Definition

▶ Chronische Stammzellerkrankung, charakterisiert durch:
  - zunehmende Fibrose des Knochenmarks, Fasergrad 2 oder 3
  - extramedulläre Hämatopoese,
  - Anämie,

- Splenomegalie und
- leukoerythroblastisches Blutbild.

▶ Eine der klassischen Entitäten der Philadelphia-Chromosom- bzw. *BCR-ABL*-negativen chronischen myeloproliferativen Neoplasien (neben essenzieller Thrombozythämie und Polycythaemia vera bzw. der präfibrotischen Myelofibrose).

▶ Die Myelofibrose kann entweder de novo als primäre Myelofibrose (PMF) oder sekundär aus einer PV oder ET als sog. post-PV- bzw. post-ET-Myelofibrose entstehen, die auch als sekundäre Myelofibrosen bezeichnet werden.

Epidemiologie

Häufigkeit

▶ Die primäre Myelofibrose (PMF) ist eine eher seltene Erkrankung mit einer jährlichen Inzidenz von 0,5–1,5 pro 100.000 Einwohner.

Altersgipfel

▶ Mittleres Alter bei Diagnosestellung liegt bei 65 Jahren

Geschlechtsverteilung

▶ Ausgeglichenes Geschlechterverhältnis

Prädisponierende Faktoren

▶ Keine bekannt

Ätiologie und Pathogenese

▶ Irreversible Erkrankung der hämatopoetischen Stammzelle, wobei die genaue Ätiologie letztendlich noch unbekannt ist.

▶ Mutationen;
- Mutation im *JAK2*-Gen bei ca. 60 % aller Patienten mit Myelofibrosen.
- Liegt die *JAK2*-Mutation **nicht** vor, kann in
  - 5–8 % die *MPLW515*-Mutation bzw. in
  - 20–25 % aller PMF eine *CALR*-Mutation nachgewiesen werden.
- Ca. 10 % der Fälle weisen keine dieser „Driver-Mutationen" auf; diese werden als „triple negative" bezeichnet und haben eine schlechte Prognose.

> **Merke**
>
> Die „Driver-Mutationen" sind nicht spezifisch für eine primäre Myelofibrose (PMF) und werden auch bei der essenziellen Thrombozythämie und der Polycythaemia vera (hier nur *JAK2*-Mutation) nachgewiesen.

Klassifikation und Risikostratifizierung

Klassifikation

▶ Diagnosestellung nach WHO- oder ICC-Klassifikation 2022
▶ Aktualisierung der Klassifikation (WHO oder ICC von 2022):
- Begriff präPMF für die initale, präfibrotische Stadien der PMF eingeführt.
- Leukozytose $\geq 11 \times 10^9$/l als Nebenkriterium aufgenommen.

▶ Laut WHO-Kriterien wird die **Diagnose PMF** gestellt, wenn **alle** Hauptkriterien und mindestens ein Nebenkriterium vorliegen.
- Hauptkriterien:
  - PMF-typische Knochenmarkhistologie (mit Retikulin und/oder Kollagenfibrose Grad 2 oder 3),
  - WHO-Kriterien für *BCR-ABL 1*+CML, PV, MDS oder andere MPN nicht erfüllt,
  - *JAK2*-, *MPL 515*- oder *CALR*-Mutation vorhanden oder anderer klonaler Marker.

- Nebenkriterien:
  - Anämie,
  - palpable Splenomegalie,
  - Leukozyten $\geq 11 \times 10^9$/l,
  - erhöhte LDH,
  - Leukoerythroblastisches Blutbild.
▶ Laut WHO-Kriterien wird die **Diagnose präPMF** gestellt, wenn **alle** Hauptkriterien und mindestens ein Nebenkriterium vorliegen.
- Hauptkriterien:
  - präPMF-typische Knochenmarkhistologie (maximal Retikulinfibrose Grad 1),
  - WHO-Kriterien für *BCR-ABL 1*+CML, PV, PMF, MDS oder andere MPN nicht erfüllt,
  - *JAK2-*, *MPL 515-* oder *CALR*-Mutation vorhanden oder anderer klonaler Marker.
- Nebenkriterien:
  - Anämie,
  - palpable Splenomegalie,
  - Leukozyten $\geq 11 \times 10^9$/l,
  - erhöhte LDH.

Risikostratifizierung

▶ Anhand von Risiko-Scores lässt sich die Prognose des individuellen Patienten zum Diagnosezeitpunkt, aber auch im Verlauf besser einschätzen.
▶ Der aktuelle Risiko-Score der International Working Group for Myelofibrosis Research and Treatment (IWG-MRT) betrachtet hierzu 5 Variablen (Tab. 5.7).
▶ Im Verlauf der Erkrankung kann man anhand des dynamischen Risiko-Scores (DIPSS), der die gleichen Variablen benutzt, das Risiko im Verlauf der PMF evaluieren.
▶ Der DIPSS-plus Score verwendet zusätzlich noch die Parameter Transfusionen, Thrombozytopenie $< 100 \times 10^9$/l und die Zytogenetik.
▶ Neuere Risiko Scores verwenden zusätzlich molekulargenetische und zytogenetische Parameter wie der MIPSS-70 bzw. MIPSS-70plus bzw. die neuere MIPSS 70 + Version 2.0 MIPSSv2 (Scores mit Kombination von klinischen und molekulargenetischen bzw. zytogenetischen Parametern).
▶ Für die sekundären Myelofibrosen wurde ein eigener Risikoscore entwickelt, der sogenannte MYSEC-Score.

> **❗ Merke**
>
> Wichtig ist die Tatsache, dass im DIPSS bei einem Hb-Abfall < 10 g/dl im Verlauf der Erkrankung bereits 2 Punkte gezählt werden und somit mindestens ein Intermediär-1-Risiko vorliegt. In den neueren Scores (MIPSS-70 bzw. MIPSS-70plus bzw. die neuere MIPSS 70 + Version 2.0 MIPSSv2) werden zusätzlich zu den klinischen auch molekulargenetische bzw. zytogenetische Parametern erhoben.

Tab. 5.7 • Der Risiko-Score der International Working Group for Myelofibrosis Research and Treatment (IWG-MRT), der die PMF Patienten zum Diagnosezeitpunkt in vier Risikogruppen einteilt.

Anzahl negative prognostischer Faktoren*	Risiko-Gruppe	Medianes Überleben (Monate)
0	Niedrig	135
1	Intermediär 1	95
2	Intermediär 2	48
≥ 3	Hoch	27

*Negative prognostische Faktoren sind Alter > 65 Jahre, konstitutionelle Symptome (Fieber, Nachtschweiß und Gewichtsverlust), Hb < 10 g/dl, Leukozyten > 25 × 10^9/l und periphere Blastenzahl ≥ 1 %

Basierend auf:
Guglielmelli P, Pacilli A, Rotunno G, et al.: Presentation and outcome of patients with 2016 WHO diagnosis of prefibrotic and overt primary myelofibrosis. Blood 129:3 227-36, 2017. DOI:10.1182/blood-2017-01-761 999

Symptomatik

▶ Das klassische Bild ist die Trias aus
  • Splenomegalie,
  • ineffektiver Hämatopoese und
  • Vorliegen sog. konstitutioneller Symptome (Fatigue, Fieber, Knochenschmerzen, Nachtschweiß oder Gewichtsverlust).
▶ Im initialen Stadium ist die primäre Myelofibrose (PMF) häufig asymptomatisch, insbesondere wenn es sich um eine frühe fibrotische oder afibrotische Form (präPMF) handelt. Im Blutbild ist dann oft eine ausgeprägte Thrombozythämie festzustellen.
▶ Relativ häufig kommt es insbesondere bei den frühen Myelofibrosen (präPMF) zu
  • Mikrozirkulationsstörungen, wie akralen Parästhesien, einer Erythromelalgie oder
  • zerebralen vasomotorischen Symptomen wie Kopfschmerzen, migräneartigen Beschwerden, Benommenheit, Schwindel, Seh- oder Hörstörungen.
▶ Im Verlauf der PMF oder in fortgeschrittenen Stadien entwickeln sich
  • Symptome der ineffektiven Hämatopoese (progrediente Anämie, Thrombozytopenie, Leukozytopenie),
  • eine extramedulläre Hämatopoese,
  • lebensbedrohliche Infektionen,
  • Blutungen, insbesondere bei portaler Hypertension oder
  • ein terminaler Blastenschub.

Diagnostik

Diagnostisches Vorgehen

▶ Die Diagnose der primären Myelofibrose (PMF) wird standardisiert nach den WHO- und ICC-Kriterien aus dem Jahr 2022 gestellt (s. Abschnitt: Klassifikation und Risikostratifizierung (S. 403)), (Abb. 5.7).
▶ Im Zentrum stehen die Durchführung einer Knochenmarkhistologie und die molekulargenetische Untersuchung auf die 3 Mutationen *JAK2*, *CALR* und *MPLW515*.

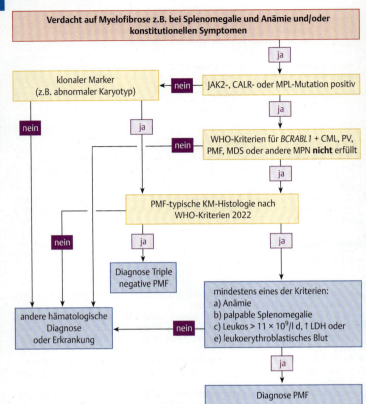

Abb. 5.7 • Primäre Myelofibrose. Diagnostisches Vorgehen nach WHO oder ICC von 2022. (Basierend auf: Khoury JD, Solary E, Abla O et al. The 5th edition of the World Health Organization Classification of Haematolymphoid Tumours: Myeloid and Histiocytic/Dendritic Neoplasms. Leukemia 2022)

Anamnese

▶ **Gezielte Anamnese:** insbesondere
- Symptome durch Splenomegalie bedingte Beschwerden,
- Anämie-Symptome,
- Konstitutionelle Symptome (Fatigue, Fieber, Knochenschmerzen, Nachtschweiß und Gewichtsverlust),
- Erhöhte Schweißneigung,
- Thromboembolische Komplikationen und Blutungsereignisse,
- Mikrozirkulationsstörungen, wie akrale Parästhesien oder eine Erythromelalgie oder
- Zerebrale vasomotorische Symptome wie Kopfschmerzen, migräneartige Beschwerden, Schwindel, Seh- und Hörstörungen.

Körperliche Untersuchung

► Anämie Zeichen wie blasse Haut und Schleimhäute,
► Hinweise auf Mikrozirkulationsstörungen (z. B. Erythromelalgie, Durchblutungsstörungen),
► Milz- und Lebergröße.

Labor

► **Obligat:** Blutbild einschließlich Differenzialblutbild, Retikulozyten, LDH, Harnsäure
► **Empfohlen:** Quick, PTT, AST, ALT, γGT, alkalische Phosphatase, Bilirubin, Coombs-Test, Haptoglobin, Ferritin, Serumtryptase bei Verdacht auf sytemische Mastozytose, Erythropoietin bei Anämie

Bildgebende Diagnostik

Sonografie

► **Abdominelle Sonografie obligat:** insbesondere Beurteilung der Milz- und Lebergröße.

CT

► Nur bei besonderen Fragestellungen, z. B. zum definitiven Nachweis oder Ausschluss abdomineller Gefäßverschlüsse, Milzinfarkt und Blutung empfohlen.

MRT

► Nur bei besonderen Fragestellungen, z. B. zum definitiven Nachweis oder Ausschluss abdomineller Gefäßverschlüsse, Milzinfarkt und Blutung empfohlen. Oder MRT Schädel bei V. a. Sinusvenenthrombose.

Histologie, Zytologie und klinische Pathologie

Knochenmarkdiagnostik

► **Obligat:** Aspirationszytologie und Knochenmarkhistologie mit Eisen- und Faserfärbung.

Molekularbiologie

► **Bestimmung molekularer Marker** („Driver-Mutationen"):
  • In der Regel wird bei klinischem Verdacht auf eine PMF zunächst ein Screening auf eine *JAK2*-Mutation durchgeführt.
  • Bei negativem Ergebnis wird in einem zweiten Schritt auf eine Mutation im Calreticulin-Gen (*CALR*) getestet, und nur wenn diese auch negativ ist, erfolgt ein abschließendes Screening auf eine mögliche *MPLW515*-Mutation.
  • *BCR-ABL*-Fusionsgen nur, wenn alle genannten Marker negativ sind und/ oder bei Verdacht auf eine chronische myeloische Leukämie (CML).
► **Weitere Mutationen** (z. B. *TET2*, *ASXL1*, *SRSF2* u. a.) finden wegen ihrer prognostischen Bedeutung bei der Myelofibrose zunehmend Beachtung, gehören aber bisher nicht zum diagnostischen Routineprogramm.
► Zukünftig werden die genannten Mutationen im Rahmen einer **NGS (next generation sequencing) Untersuchung** in einer Untersuchung zusammen gemacht.

Differenzialdiagnosen

► Abgrenzung gegenüber den anderen **chronischen myeloproliferativen Neoplasien** (essenzielle Thrombozythämie (ET), Polycythaemia vera (PV), chronische myeloische Leukämie (CML), unklassifizierbare myeloproliferative Neoplasie).
► Deutliche Knochenmarkfibrose:
  • Hier kann auch eine Infiltration des Knochenmarks durch einen malignen Tumor (z. B. Prostata-, Bronchialkarzinom etc.) mit sekundärer Faservermehrung vorliegen.
  • Fibrose des Knochenmarks liegt aber auch bei anderen hämatologischen Erkrankungen vor:
    – Haarzell-Leukämie,

– Myelodysplasien mit Fibrose,
– Systemische Mastozytose.
- Die Unterscheidung zwischen PMF und einer Myelodysplasie mit Myelofibrose kann sehr schwierig sein.
- Fibrose des Knochenmarks kann auch als Folge einer interstitiellen Myelitis und lokal nach Strahlenbehandlung und bei anderen internistischen Erkrankungen wie Kollagenosen oder Tuberkulosen des Knochenmarks auftreten.

> **! Merke**
>
> In jedem Fall ist das Vorliegen einer gut beurteilbaren Knochenmarkhistologie unabdingbar. Im Zweifelsfall sollte eine zweite Probe entnommen und auch eine Zweitbegutachtung durch einen in diesem Feld spezialisierten Pathologen veranlasst werden.

Therapie

Therapeutisches Vorgehen

▶ Therapiealgorithmus s. Abb. 5.8
▶ **Haupttherapieziel**:
- Verlängerung der Überlebenszeit v. a. bei Intermediär-2- oder Hochrisiko-Patienten.
- Behandlung von symptomatischer Splenomegalie und/oder konstitutioneller Symptome.
▶ **Weitere Ziele**:
- Der Erhalt bzw. die Wiederherstellung der Lebensqualität steht in der Zusammenarbeit von Arzt und Patient im Vordergrund.
- Prophylaxe und/oder Therapie von thromboembolischen Komplikationen
- Verhinderung von Spätkomplikationen (akute Leukämie, MDS).
▶ Einziger kurativer Ansatz ist die allogene periphere Blutstammzelltransplantation (alloSCT), die für Intermediär-2- oder Hochrisiko-Patienten und biologischem Alter ≤ 70 Jahre infrage kommt, die über einen passenden Spender verfügen.
▶ Auch für Intermediärrisiko-1-Patienten kann eine alloSZT erwogen werden, wenn eine refraktäre transfusionsabhängige Anämie, oder > 2 % Blasten im peripheren Blut, oder eine Hochrisikozytogenetik oder eine triple-negative MF oder eine ASXL1-Mutation vorliegen.

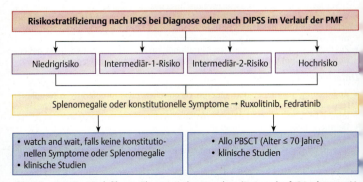

Abb. 5.8 • Primäre Myelofibrose. Therapeutisches Vorgehen. (Basierend auf: Griesshammer M, Baerlocher GM. Döhner K et al. Primäre Myelofibrose. Empfehlungen der Fachgesellschaft zur Diagnostik und Therapie hämatologischer und onkologischer Erkrankungen 2021)

▸ Für die allogene periphere Stammzelltransplantation wird das Myelofibrosis-Transplant-Scoring-System (MTSS) verwendet. Dieses kombiniert klinische, molekulare und transplantationsspezifische Faktoren, auf deren Grundlage ein valider Prognosescore sowohl für Patienten mit primärer Myelofibrose als auch für solche mit Myelofibrose nach Essenzieller Thrombozythämie oder Polycythaemia vera berechnet werden kann. Die in den MTSS einfließenden Risikofaktoren sind: Leukozyten > 25 × 10⁹/l, Karnofsky-Index ≤ 90 %, keine *CALR* oder *MPL* Mutation, Thrombozyten < 150 × 10⁹/l, Alter ≥ 57 Jahre, nicht verwandter Mismatch-Spender oder ASXL-1-Mutation.

▸ Ein Nikotinabusus wirkt sich ungünstig auf die Krankheitssituation und Entwicklung aus und ist daher abzustellen.

▸ Regelmäßige Bewegung, Gewichtsnormalisierung und die effektive Behandlung und Prophylaxe von kardiovaskulären Erkrankungen sind weitere sinnvolle Gesundheitsmaßnahmen.

Pharmakotherapie

Thrombozytenaggregationshemmer

▸ Im Gegensatz zur Polycythaemia vera kein gesicherter Stellenwert von niedrig dosiertem ASS in der Primärprophylaxe thromboembolischer Komplikationen.

▸ Indikation zu ASS bei Mikrozirkulationsstörungen klar gegeben, Dosierung hier ASS 100 mg/Tag.

▸ Bei der präfibrotischen Myelofibrose kann ASS zu einer erhöhten Blutungsneigung führen.

> **❗ Cave**
>
> Vorsicht bei hohen Thrombozytenzahlen (> 1000 G/l), Blutungen, Neigung zu Gastritis oder bei Magen- bzw. Duodenalulzera.

Palliative/symptomatische Therapie

▸ **Fedratinib:**

- Seit 2021 ist auch der zweiter Jak-Inhibitor, das Fedratinib (hemmt sowohl Jak-2 als auch FLT 3), für die Therapie der primären und sekundären Myelofibrose zugelassen.
- Fedratinib ist wirksam bei Primärer, Post-PV- oder Post-ET-Myelofibrose mit Splenomegalie oder Symptomen.
- Es kann entweder in der ersten Linie (Jak-Inhibitor-naiv) oder in der zweiten Line nach Ruxolitinib eingesetzt werden.
- Fedratinib wird oral gegeben, 1 × täglich mit 400 mg unabhängig von der Thrombozytenzahl (diese muss allerdings über ≥ 50 × 10⁹/l liegen).
- Patienten, die vor Beginn der Fedratiib Behandlung mit Ruxolitinib behandelt werden, müssen Ruxolitinib ausschleichen und absetzen.

▸ **Ruxolitinib:**

- Mit dem oralen JAK1/2-Inhibitor Ruxolitinib steht eine seit 2012 zugelassene, effektive und gut verträgliche medikamentöse Therapie für die Behandlung der primären Myelofibrose (PMF) bzw. der post-PV-/post-ET-Myelofibrose zur Verfügung.
- Durch Ruxolitinib werden insbesondere die krankheitsassoziierten Symptome und die Splenomegalie positiv adressiert. Wahrscheinlich wird dadurch auch die Überlebenszeit verlängert.
- Darüber hinaus ist in beiden Phase-III-Zulassungsstudien in einer Post-hoc-Analyse auch ein signifikanter lebensverlängernder Effekt für Ruxolitinib und in Knochenmarkuntersuchungen sogar ein Rückgang der Fibrose festgestellt worden.
- Ruxolitinib ist nach der Zulassung von 2012 zur Behandlung von krankheitsbedingter Splenomegalie oder Symptomen bei Erwachsenen mit primärer Mye-

lofibrose (PMF), Post-Polycythaemia-vera-Myelofibrose und Post-Essenzieller-Thrombozythämie-Myelofibrose indiziert.
- Die **Dosis** von Ruxolitinib zu Beginn orientiert sich in erster Linie an der Thrombozytenzahl:
  - $> 200 \times 10^9$/l Thrombozyten: 2-mal 20 mg/Tag,
  - bei $100–200 \times 10^9$/l Thrombozyten: 2-mal 15 mg/Tag,
  - bei $100–75 \times 10^9$/l Thrombozyten: 2-mal 10 mg/Tag,
  - bei $50–75 \times 10^9$/l Thrombozyten: 2-mal 5 mg/Tag und evtl. in 5 mg-Schritten langsam auf 2-mal 10 mg/Tag steigern,
  - bei $< 50 \times 10^9$/l Thrombozyten sollte Ruxolitinib abgesetzt bzw. nur mit Vorsicht gegeben werden.
▶ **Interferon-α**, vorzugsweise in pegylierter Form:
- Interferone (diese sind allerdings nicht für die Myelofibrose zugelassen) sprechen bei der Myelofibrose am besten an, wenn
  - die Splenomegalie nicht zu groß ist (< 6 cm unter Rippenbogen),
  - die Thrombozytopenie und Transfusionsbedürftigkeit mit Erythrozyten nicht zu ausgeprägt ist und
  - insbesondere eine frühe Form der Fibrose vorliegt (präPMF).
- Empfohlene Anfangsdosis:
  - Pegasys mit durchschnittlicher Dosierung 90 µg/Woche.

> **Merke**
> Interferon-α ist allerdings nicht offiziell für die Therapie der Myelofibrose zugelassen.

▶ **„Watch and wait"-Strategie**:
- Patienten mit einem Niedrig-Risiko- oder Intermedär-Risiko-1-Profil ohne klinische Probleme (keine durch Splenomegalie bedingten Beschwerden, keine konstitutionellen MF-bedingten Beschwerden) sollten aufgrund der relativ guten Prognose einer „Watch and Wait"-Strategie zugeführt oder in ein entsprechendes Studienkonzept aufgenommen werden.
▶ **Problemorientierte Strategien** für Patienten mit PMF:
- Zur Kontrolle einer **Hyperproliferation (Thrombozytose, Leukozytose)** mit oder ohne Splenomegalie kommt in erster Linie Hydroxyurea zum Einsatz.
- Es gibt nun auch zunehmende Erfahrungen mit der Kombination von Hydroxyurea und Ruxolitinib. Insbesondere in Fällen mit ausgeprägter Leukozytose bei noch hinreichender oder erhöhter Thrombozytenzahl kann mit dieser Kombination die Leukozytenzahl gut kontrolliert werden.
- Patienten mit PMF und im Vordergrund stehender **Anämie und/oder Thrombozytopenie**.
  - Zur Behandlung einer therapiebedürftigen Anämie werden insbesondere bei zusätzlicher Autoimmunhämolyse (niedriges Haptoglobin und evtl. positiver Coombs-Test) häufig mit Erfolg **Kortikosteroide** eingesetzt. Dosierung initial 0,5 mg pro kg Körpergewicht über 3 Wochen, dann Reduktion, nur bei Erfolg Dauertherapie mit kleinen Dosen unterhalb der Cushing-Schwelle. Ca. ein Drittel der Patienten sprechen auf diese Therapie an, die meisten allerdings nur vorübergehend.
  - In einigen publizierten Arbeiten wird die Wertigkeit der **Erythropoetin-Behandlung** in Hinblick auf die PMF-bedingte Anämie beschrieben. Bei einer initialer Gabe von 3-mal 10.000 I.E. pro Woche kann mit einem Ansprechen bei ca. der Hälfte der Patienten gerechnet werden. Es kann bis zu 3 Monaten dauern, bis ein Ansprechen auftritt. Komplette Remissionen (keine Transfusionsabhängigkeit mehr und normaler Hb-Wert) treten in ca. 20–25 % der Fälle auf. Ein Serumerythropoetin-Spiegel < 125 U/l ist Voraussetzung für ein günstiges Ansprechen

auf Erythropoetin. Mit pegylierten Langzeitpräparaten werden mindestens die gleichen Ansprechraten erzielt. Unter Erythropoietin ist allerdings Vorsicht geboten, da die Splenomegalie hierunter deutlich zunehmen kann.

- Patienten mit PMF und im Vordergrund stehender **Splenomegalie:**
  - Heute wird aufgrund der Effektivität von Ruxolitinib dieser JAK1/2-Hemmer zuerst zur Therapie der Splenomegalie eingesetzt.
  - Nur wenn hier mangels Ansprechen oder Nebenwirkungen Probleme entstehen, kommen die Milzbestrahlung oder Splenektomie in Diskussion (s. unten).

Strahlentherapie

Milzbestrahlung

▸ Eine zwar passagere, aber wirkungsvolle Maßnahme zur Behandlung einer Splenomegalie stellt die Milzbestrahlung dar.

▸ Eine positive Beeinflussung der Erkrankung besteht auch bei ausgeprägten Allgemeinsymptomen.

▸ Die durchschnittliche Ansprechdauer nach Bestrahlung beträgt allerdings maximal 6 Monate.

▸ Wiederholte Bestrahlungen sind im Verlauf möglich, v. a. wenn vorher nur kleinere Dosen eingesetzt wurden.

▸ Problematisch, insbesondere bei Anwendung höherer Strahlendosen, sind oftmals ausgeprägte, prolongierte Zytopenien im Anschluss an eine Milzbestrahlung.

▸ Die optimale Strahlendosis ist individuell zu bestimmen, da kein linearer Zusammenhang zwischen applizierter Strahlendosis und Entwicklung einer Zytopenie besteht.

▸ Die Indikationen für eine Splenektomie sind vor Beginn einer Strahlentherapie zu prüfen, da die Komplikationsraten für die Splenektomie nach Strahlentherapie deutlich ansteigen.

Zellbasierte Verfahren

▸ Die einzige kurative Therapie ist die **allogene Stammzelltransplantation (AlloSZT)**, die allerdings mit einer nicht unerheblichen Morbidität und einer transplantationsassoziierten Mortalität von 16 % bis zu 30 % belastet ist.

▸ Der AlloSZT sollten aufgrund der schlechten Prognose insbesondere Patienten mit Intermediär-Risiko-2 und Hochrisiko im IPSS- oder DIPSS-Score zugeführt werden, wenn diese in einem transplantationsfähigen Zustand sind und ein biologisches bis zu Alter 70 Jahren haben (Abb. 5.8).

▸ Auch für Intermediärrisiko-1-Patienten kann eine alloSZT erwogen werden, wenn eine refraktäre transfusionsabhängige Anämie, oder > 2 % Blasten im peripheren Blut, oder eine Hochrisikozytogenetik oder eine triple-negative MF oder eine ASXL1-Mutation vorliegen.

▸ Besser abschätzen lässt sich die Prognose durch das Myelofibrosis-Transplant-Scoring-System (MTSS). Dieses kombiniert klinische, molekulare und transplantationsspezifische Faktoren, auf deren Grundlage ein valider Prognosescore sowohl für Patienten mit primärer Myelofibrose als auch für solche mit Myelofibrose nach Essenzieller Thrombozythämie oder Polycythaemia vera berechnet werden kann. Die in den MTSS einfließenden Risikofaktoren sind: Leukozyten > 25×10^9/l, Karnofsky-Index ≤ 90 %, kein CALR oder MPL Mutation, Thrombozyten < 150×10^9/l, Alter ≥ 57 Jahre, nicht verwandter Mismatch-Spender oder ASXL-1-Mutation.

▸ Die AlloSZT wird entweder mit einem Familienspender oder einem Fremdspender durchgeführt.

▸ Üblicherweise wird heute eine sog. dosisreduzierte Konditionierung angewendet, mit der die besten Ergebnisse erzielt werden können.

▸ Die Ergebnisse der Transplantation in einer Akzelerations- oder Blastenphase sind allerdings schlecht, sodass unbedingt vor Erreichen dieser Phasen eine AlloSZT durchgeführt werden sollte.

▸ Autologe Stammzelltransplantation hat keinen Stellenwert.

Operative Therapie

Splenektomie

▶ Dies ist das Verfahren mit der höchsten Morbidität und Mortalität zur Behandlung einer Splenomegalie.

▶ Die meisten Erfahrungen hierzu werden von der Mayo-Klinik berichtet:

- Die perioperative Mortalitätsrate liegt bei 7 % (perioperative Blutungen, Infektionen und Thrombosen) und
- die perioperative Morbidität bei 30 %.

▶ Es gibt einen signifikanten Zusammenhang zwischen dem Auftreten einer perioperativen Thrombose und einer postoperativen Thrombozytose. Dennoch konnte nach einem Jahr für 76 % der Patienten ein palliativer Nutzen der Splenektomie belegt werden, d. h. Besserung des Allgemeinbefindens und fehlende Beschwerden durch die große Milz.

▶ Eine KM-Histologie zur Beurteilung der Resthämatopoese sowie eine zytoreduktive Therapie bei Thrombozytose sind vor dem operativen Eingriff obligat.

▶ Wenn die Hämatopoese nur noch in der Milz sattfindet, ist eine Splenektomie kontraindiziert.

Nachsorge

▶ Klinische Untersuchung (Milzgröße!), Blutbild einschließlich Differenzialblutbild und klinische Chemie:

- Abstände abhängig von der Therapieform und der Therapiephase sowie dem individuellen Verlauf der Erkrankung.
- In der Initialphase der Therapie kurzfristig, nach Erreichen einer stabilen Phase in der Regel Kontrollabstände bis zu einem Vierteljahr oder länger möglich.

▶ Verlaufsuntersuchungen des Knochenmarks:

- Diese werden zur Erfassung der seltenen Übergänge in eine akute Leukämie, Akzeleration der PMF oder Zunahme der Myelofibrose in Abhängigkeit vom individuellen Verlauf durchgeführt.
- Bei Hinweisen auf Progression der PMF (zunehmende Anämie oder Thrombozytopenie, Blasten im peripheren Blut etc.) sollte eine Verlaufsuntersuchung des Knochenmarks erwogen werden.

▶ Ein quantitatives Verlaufsmonitoring von mutierten *JAK2*-Allelen wird derzeit noch nicht routinemäßig empfohlen, kann aber im Einzelfall bei Therapieentscheidungen hilfreich sein.

▶ Oberbauchsonografie 1-mal jährlich sinnvoll.

Verlauf und Prognose

▶ In nicht selektionierten Patientenkollektiven ohne Altersunterscheidung beträgt die mittlere Lebenserwartung 3,5–5,5 Jahre.

▶ Der klinische Verlauf von Patienten mit PMF ist allerdings heterogen und Aussagen bezüglich einer mittleren Überlebensdauer sind nur unter Vorbehalt möglich.

▶ Es ist daher zur Prognoseabschätzung sinnvoll, einen Risiko-Score zur Abschätzung der individuellen Prognose zu berechnen:

- Dieser dient dann auch als Hilfe für eine individuelle Therapieentscheidung.
- Der aktuelle Risiko-Score von der International Working Group for Myelofibrosis Research and Treatment (IWG-MRT) unterscheidet bei Diagnosestellung 4 Risikogruppen (s. Abschnitt: Klassifikation und Risikostratifizierung (S. 403)).
- Neue Scores wie der MIPSS 70-plus-Score bzw. die neuere MIPSS 70 + Version 2.0 MIPSSv2oder der der MTSS verwenden zusätzlich zur Prognose Abschätzung molekulare und zytogenetische Parameter, die hier zunehmend an Bedeutung gewinnen.

5.5 Mastozytose

Brigitte Magdalena Schneider

Aktuelles

▶ **Wichtigste Änderungen in der WHO-2022-Klassifikation:**

- Die diagnostischen Minor-Kriterien der Systemischen Mastozytose wurden modifiziert:
  - Der Nachweis des Oberflächenantigens CD30 auf Mastzellen wurde neben der aberranten Expression von CD2 und CD25 als Minorkriterium aufgenommen.
  - Neben der klassischen *KIT* D 816V-Mutation können auch andere aktivierende *KIT*-Mutationen für die diagnostische Einordnung als Minorkriterium herangezogen werden.
  - Die basale Konzentration der Serumtryptase (> 20 ng/ml) als weiteres potentielles Minorkriterium muss bei Patienten mit einer gleichzeitig bestehenden hereditären α-Tryptasämie (HαT) numerisch angepasst werden. Aufgrund erhöhter Kopiezahlen des alpha-Tryptase codierenden Gens TPSAB1 ist die basale Serumtryptase bei diesen Patienten auch unabhängig von einer assoziierten Mastzellerkrankung erhöht.
- Die Bone Marrow Mastocytosis (BMM) ist als neue separate Unterkategorie der Systemischen Mastozytose aufgenommen worden. Gemeinsam mit der indolenten Systemischen Mastozytose (ISM) und der Smoldering Systemischen Mastozytose (SSM) zählt sie zu den Entitäten der nicht fortgeschrittenen Systemischen Mastozytose (non-AdvSM).

▶ Weitere Änderungen betreffen die Definition der B-findings (burden of disease) and C-findings (cytoreduction-requiring): Der Nachweis der *KIT* D 816V Mutation mit einer variablen Allelfrequenz (VAF) ≥ 10 % im Knochenmark oder im peripheren Blut qualifiziert in der aktualisierten WHO-2022-Klassifikation als B-Finding.

▶ Die WHO-2022-Klassifikation definiert als neue morphologische Entität die sog. Well-differentiated Systemic Mastocytosis (WDSM), für die eine Infiltration mit normal differenzierten, rundzelligen bzw. dicht granulierten Mastzellen typisch ist. Da die WDSM in Assoziation zu jedem Subtyp der Systemischen Mastozytose auftreten kann, muss sie bei der Bewertung des Minorkriteriums im Hinblick auf die Mastzellmorphologie berücksichtigt werden.

▶ **Wichtigste Änderungen in der ICC 2022-Klassifikation:**

- Mit Einführung des Begriffs der Systemischen Mastozytose mit assoziierter myeloischer Neoplasie (SM-AMN) betont die ICC 2022-Klassifikation, dass ein gemeinsamer pathogenetischer bzw. klonaler Ursprung nur für die SM in Assoziation zu einer myeloiden Neoplasie gezeigt werden kann. Mit dieser Bezeichnung wird der Tatsache Rechnung getragen, dass bei lymphatischen Neoplasien, die begleitend zu einer SM auftreten können, *KIT*-Mutationen nicht beobachtet werden.
- Im Falle des Nachweises einer Eosinophilie im Zusammenhang mit einer Mastzellvermehrung fordert die ICC 2022-Klassifikation den Ausschluss von Fusionsgenen, die im Kontext einer M/LN-eo auftreten. Die Detektion solcher Tyrosinkinase Genfusionen führt zum Ausschluss der Diagnose einer Systemischen Mastozytose.

▶ **Neuzulassungen:**

Der *KIT*-spezifische Tyrosinkinaseinhibitor Avapritinib hat die Zulassung für folgende Indikationen erhalten:

- Behandlung der aggressiven systemischen Mastozytose (ASM), der systemischen Mastozytose mit assoziierter hämatologischer Neoplasie (SM-AHN) und der Mastzellleukämie (MCL) nach zumindest einer systemischen Therapie.

- Behandlung der indolenten systemischen Mastozytose (ISM) mit mittelschweren bis schweren Symptomen und unzureichender Kontrolle nach alleiniger symptomatischer Behandlung.

Definition

▶ Erkrankung der hämatopoetischen Stammzelle mit klonaler Proliferation atypischer Mastzellen.

▶ Aktivierende somatische Mutationen im *KIT*-Gen liegen der unkontrollierten Mastzellexpansion zugrunde.

▶ Manifestation in der Haut und/oder Knochenmark, Lymphknoten, im Gastrointestinal-Trakt, in einem bzw. mehreren extrakutanen Organen mit z. T. exzessiver Organinfiltration und -destruktion.

▶ Typisches histologisches Zeichen der neoplastischen Mastzellinfiltration ist die Ausbildung multifokaler oder diffuser Mastzellaggregate in dem betroffenen Organ.

▶ Mediatorassoziierte Symptome und Organfunktionseinschränkungen treten in unterschiedlichen Konstellationen auf und bestimmen die klinische Diversität der Mastozytose.

Epidemiologie

Häufigkeit

▶ Die Mastozytose ist eine seltene Erkrankung (Inzidenz und Prävalenz sind nicht bekannt). Die Inzidenz der ISM wird mit 1/100.000 geschätzt, die der AdvSM mit 1-2/ 1 000 000.

Altersgipfel

▶ Auftreten in der Kindheit und im Erwachsenenalter. Die Kutane Mastozytose (CM) betrifft überwiegend Patienten im Kleinkindalter und remittiert in der Regel bis zur Adoleszenz. Systemische Formen der Mastozytose (SM) treten insbesondere bei erwachsenen Patienten auf. Die Erstmanifestation der ISM wird zwischen dem 20 und 40. Lebensjahr angegeben, die der AdvSM zwischen dem 60. und 70. Lebensjahr.

Geschlechtsverteilung

▶ Die Erkrankung der Mastozytose tritt geschlechtsunabhängig auf. Die AdvSM betrifft häufiger Männer als Frauen.

Prädisponierende Faktoren

▶ Unbekannt. Hereditäre Formen der systemischen Mastozytose stellen eine Rarität dar.

Ätiologie und Pathogenese

▶ Die Mastozytose beruht auf einer aktivierenden somatischen Mutation im *KIT*-Gen welches für die membranständige Rezeptor-Tyrosinkinase KIT (CD117) kodiert:

- KIT ist für die Differenzierung und Ausreifung der Mastzelle aus hämatopoetischen Progenitoren bedeutsam.
- Mutationen im *KIT*-Gen führen zu einer kit-ligand-unabhängigen klonalen Mastzellproliferation.
- Die häufigste Mutation im *KIT*-Gen betrifft das Codon 816 im Exon 17 (sog. D 816V *KIT*-Mutation, aktivierende Mutation): Vorkommen bei > 80 % der Patienten mit einer systemischen Mastozytose und bei 20–40 % der Patienten mit kutaner Mastozytose.
- Die konstitutive Aktivierung von KIT geht mit einer (atypischen) Expression von CD25 und ggfs. von CD2, CD30 einher.

▶ Eine exzessive Mastzellinfiltration kann mit einer Lymphadenopathie und einer Organomegalie mit Organfunktionseinschränkungen bis hin zur Organdestruktion verbunden sein.

▶ Die chronische oder intermittierende Freisetzung von granulaständigen Mastzellmediatoren (z. B. Histamin, Heparin, Leukotriene, Prostaglandine, Chemokine, Zytokine etc.) führt zu typischen mit Mastzellmediatoren assoziierten systemischen Symptomen.

▶ Als weitere pathogenetische Mechanismen werden u. a. diskutiert:
  • Vermehrte Expression von SCF (syn. kit-ligand).
  • Autokrine Sekretion von SCF durch Mastzellen.
  • Zusätzliche, *KIT*-unabhängige molekulare Pathomechanismen werden als Treiber für aggressiver verlaufende Formen der fortgeschrittenen Mastozytose angenommen (z. B. *SRSF2*, *ASXL 1*, *RUNX1*).

Klassifikation und Risikostratifizierung

▶ Die Einteilung der Mastozytose ist in der WHO-2022-Klassifikation festgelegt.
▶ Diese reflektiert die variable Prognose unterschiedlicher krankheitsspezifischer Subgruppen (Tab. 5.8).

Tab. 5.8 • **Einteilung der Mastoyztose nach der WHO-2022-Klassifikation.**

Subgruppe	Charakteristika	Einteilung
Kutane Mastozytose (KM)	Begrenzung der Mastozytose auf die Haut ohne systemische Beteiligung	1) Makulopapulöse kutane Mastozytose (MPCM, syn. Urtikaria pigmentosa, UP) • monomorphe Variante • polymorphe Variante 2) Diffuse kutane Mastozytose (DCM) 3) Mastozytom der Haut (syn. kutanes Mastozytom)
Systemische Mastozytose (SM)	Beteiligung von einem oder mehreren extrakutanen Organ/en mit oder ohne Hautbeteiligung	1) Indolente Systemische Mastozytose (ISM) 2) Smoldering Systemische Mastozytose (SSM) 3) Systemische Mastozytose mit assoziierter hämatologischer Neoplasie (SM-AHN) 4) Aggressive Systemische Mastozytose (ASM) 5) Mastzellleukämie (MCL) 6) Bone Marrow Mastocytosis (BMM)
Well Differentiated Systemic Mastocytosis (WDSM)	Organinfiltration durch normal differenzierte Mastzellen	Auftreten in Assoziation zu jeder Form der SM möglich
Mastzellsarkome	Tumorartiges lokalisiertes Wachstum unreifer Mastzellen	-
Extrakutanes Mastozytom	Extrakutaner Mastzelltumor	-

Symptomatik

▶ Das klinische Bild der Mastozytose ist vielfältig und wird von der Lokalisation und dem Ausmaß der Mastzellinfiltration sowie durch systemische Effekte unterschiedlicher Mastzellmediatoren geprägt (sog. mediatorassoziierte Symptome).

▶ Eine Hautbeteiligung (Mastocytosis in the skin, MIS) findet sich bei > 80 % der Mastozytose-Patienten und hier insbesondere bei der ISM. Patienten mit fortgeschrittener Mastozytose (sog. AdvSM) präsentieren sich häufig ohne Hautbeteiligung.

▶ Das Knochenmark ist bei systemischer Mastozytose nahezu immer involviert.

▶ Die Mastozytose kann mit einem oder mehreren der nachfolgenden Symptome bzw. klinischen Befunde einhergehen:

- Konstitutionelle Symptome: Fieber, Gewichtsverlust, Fatigue, Nachtschweiß, Inappetenz u. a.
- Hautläsionen im Rahmen der CM oder einer kutanen Beteiligung bei SM (MIS):
  - makulopapulöse Hautveränderungen,
  - Juckreiz,
  - Urtikaria,
  - Flush,
  - Dermographismus.
- Abdominelle Beschwerden:
  - abdominelle Schmerzen/Unwohlsein,
  - Übelkeit/Erbrechen,
  - Meteorismus,
  - Diarrhoen,
  - peptische Ulzera,
  - Malabsorption.
- Kardiovaskuläre und respiratorische Symptome:
  - Synkopen, Hypotension,
  - Palpitationen, Tachykardie,
  - respiratorische Beschwerden.
- Muskuloskelettale Symptome:
  - ossäre Schmerzen, Myalgien, Arthralgien,
  - Osteopenie/Osteoporose, Osteolysen, Frakturen, Osteosklerose.
- Zentral wirksame Effekte:
  - Depressionen, Reizbarkeit,
  - Aufmerksamkeitsdefizite, kognitive Defizite,
  - Cephalgien.
- Lymphadenopathie, Organomegalie, Organfunktionseinschränkungen:
  - Splenomegalie,
  - Hepatomegalie.
- Blutbildveränderungen:
  - Neutropenie,
  - Anämie,
  - Thrombozytopenie,
  - Leukozytose,
  - Eosinophilie,
  - Peripher zirkulierende Mastzellen (selten).
- Allergische Diathese, Anaphylaxie (z. B. nach Bienen- oder Wespenstich, Histamin-reiche Nahrungsmittel, Medikamente etc.).
- Hämorrhagische Diathese.

▶ Bei einem Teil der Patienten treten die Symptome auch anfallsartig bei Einwirkung bestimmter Noxen auf, z. B. Kälte, körperliche Anstrengung, Medikamente (Opioide, NSAR, Östrogene etc.), Alkohol, Kontrastmittel.

Diagnostik

Diagnostisches Vorgehen

▶ Das klinische Bild der Mastozytose weist Überschneidungen zu zahlreichen Krankheitsbildern mit ähnlichen klinischen bzw. labormedizinischen Befunden auf → Der Diagnosegang ist komplex und erfordert die Gesamtbetrachtung unterschiedlicher diagnostischer Modalitäten (Abb. 5.9).

▶ Grundlage der Diagnose einschließlich ihrer Einordnung in prognostisch relevante Subgruppen sind die in der WHO-2022-Klassifikation definierten Diagnosekriterien (Tab. 5.9).

▶ Bei Nachweis von mediatorassoziierten Symptomen kann die Anwendung des REMA-Scores für die differenzialdiagnostische Abgrenzung der extrakutanen Mastozytose gegenüber nichtklonalen Mastzellerkrankungen hilfreich sein.

Tab. 5.9 • **Diagnosekriterien der Systemischen Mastozytose (SM) und Definition der B-findings und C-findings nach WHO-2022-Klassifikation.**

Diagnostisches Kriterium	Definition
Majorkriterium	Multifokale dichte Mastzellinfiltrate (≥ 15 Mastzellen in einem Aggregat) im Knochenmark und/oder mindestens einem extrakutanen Organ
Minorkriterien	Morphologische Atypien in > 25 % der Mastzellen (Spindelformen, unreife Mastzellen)
	Aberrante Expression von CD2 und/oder CD25 und/oder CD30 in Mastzellen
	Nachweis einer *KIT* p.D 816V-Mutation oder anderer aktivierender *KIT*-Mutationen in peripherem Blut, im Knochenmark oder in einem anderen extrakutanen Organ
	Basaler Serumtryptase-Spiegel > 20 ng/ml (in Abwesenheit einer assoziierten myeloischen Neoplasie). Bei gleichzeitigem Vorliegen einer hereditären α-Tryptasämie (HαT) kann der Tryptase-Spiegel numerisch angepasst werden (Valent et al. 2021).
	Die Diagnose einer Systemischen Mastozytose kann gestellt werden, wenn • Major-Kriterium + mind. 1 Minor-Kriterium erfüllt oder • Mind. 3 Minorkriterien erfüllt
B-findings (borderline benign) → Fehlen einer Organfunktionseinschränkung	Mastzellinfiltration im Knochenmark ≥ 30 % und/oder Serumtryptase ≥ 200 ng/ml und/oder Variable Allelfrequenz der *KIT* p.D 816V Mutation (VAF) ≥ 10 % in Knochenmark oder peripherem Blut
	Zeichen der Myeloproliferation und/oder der Myelodysplasie, ohne dass die Kriterien für eine AHN erfüllt sind
	Nachweis einer Organomegalie und/oder Lymphadenopathie (per Palpation oder in der Bildgebung): – Hepatomegalie ohne Aszites oder Anzeichen einer Organschädigung – Splenomegalie ohne Anzeichen eines Hypersplenismus – Lymphadenopathie (Durchmesser > 2 cm)

Tab. 5.9 • Fortsetzung

Diagnostisches Kriterium	Definition
C-findings (Zytoreduktion erwägen) → Nachweis einer Organfunktionseinschränkung	Periphere Zytopenien (mind. 1 Zytopenie): – ANC < 1 G/l oder – Hb < 10 g/dl oder – Thr < 100 G/l
	Hepatopathie mit Einschränkung der Leberfunktion + Aszites und/oder Hepatomegalie oder Lebercirrhose und/oder portale Hypertension
	Palpable Splenomegalie mit Hypersplenismus +/- Gewichtsverlust +/- Hypalbuminämie
	Malabsorption mit Hypalbuminämie +/- Gewichtsverlust
	Skelettläsionen: große Osteolysen (≥ 20 mm) +/- pathologische Frakturen +/- Knochenschmerzen

Basierend auf:
Valent P, Akin C, Hartmann K et al. Updated Diagnostic Criteria and Classification of Mast Cell Disorders: A Consensus Proposal. Hemasphere 2021 Oct 13;5(11):e646.

Anamnese

► Die Anamnese des Patienten soll die unter Abschnitt: Symptomatik (S. 416) angeführten mediatorassoziierten Symptome beinhalten.
► Dabei ist zu klären, ob
  • die Beschwerden permanent oder intermittierend auftreten und ob
  • ein zeitlicher Zusammenhang zu bestimmten Stimuli hergestellt werden kann.
► Wichtig ist die Frage nach allergischen Diathesen und nach anaphylaktischen Ereignissen in der Vorgeschichte.

Körperliche Untersuchung

► Die umfassende körperliche Untersuchung kann erste Hinweise für die von der Mastozytose betroffenen Organsysteme liefern.
► Insbesondere ist auf morphologische Hautveränderungen, eine Lymphadenopathie und auf Organomegalien zu achten.
► Fakultativ positives bei Mastozytoseformen mit kutaner Beteiligung (Mastocytosis in the skin, MIS): Das Reiben an betroffenen Hautläsionen führt zu einer lokalen Histaminfreisetzung aus den atypischen Mastzellen mit nachfolgender Ausbildung von Hautquaddeln.

Labor

► Die **Serumtryptase** entspricht einem serologisch nachweisbaren Mastzellmarker, der als Surrogatparameter für eine atypische Mastzellproliferation herangezogen werden kann (Normwert der Serumtryptase < 11 ng/ml):
  • CM: Der Serumtryptase-Spiegel liegt meist im Normbereich oder ist nur leicht erhöht.
  • SM: Es zeigen sich häufig persistierend erhöhte Serumtryptase-Spiegel > 20 ng/ml.
  • Im Zusammenhang mit einer Mastozytose kann der Serumtryptase-Spiegel mit der Krankheitsaktivität bzw. mit dem Schweregrad der Erkrankung korrelieren und wird als Verlaufsparameter im Rahmen einer Behandlung herangezogen.

- Die Bestimmung der Serum-Tryptase-Konzentration im direkten Vergleich zu einer basalen Ausgangskonzentration im Symptom-freien Intervall kann zum Nachweis eines Mastzellaktivierungssyndroms (MCAS) herangezogen werden.
- Bei Patienten mit unklarer Diagnose oder monoklonalem Mastzellaktivierungs-Syndrom kann die Erstmanifestation einer SM mittels regelmäßiger Bestimmung der Serumtryptase-Spiegel rechtzeitig erkannt werden.
- Bei der hereditären α-Tryptasämie (HαT) ist die basale Serumtryptase-Konzentration aufgrund zusätzlicher Keimbahnkopien des für die Tryptase kodierenden Gens TPSAB1 konstitutiv erhöht. Die hereditäre α-Tryptasämie kann in Assoziation zu einer kutanen oder systemischen Mastozytose auftreten.

> **!**
>
> *Merke*
>
> Serumtryptase-Spiegel > 20 ng/ml gelten als suspekt für das Vorliegen einer systemischen Mastozytose. Aber: Erhöhte Serumtryptase-Spiegel sind nicht spezifisch für eine Mastozytose. Nichtklonale Mastzellerkrankungen und nicht-Mastzelllinien-spezifische hämatologische Neoplasien und die hereditäre α-Tryptasämie (HαT) können ebenfalls mit erhöhten Serumtryptase-Spiegeln einhergehen.

▶ Bei unklarem Krankheitsbild können ggfs. weitere Surrogatmarker in die Diagnostik mit einbezogen werden (z.B. Prostaglandin D2; Histamin-Serumspiegel; Histamin-Metabolite im 24h-Sammelurin wie Methylhistamin, Methylimidazolessigsäure, IgE).
▶ Für den Nachweis sekundärer Endorganschädigungen im Rahmen einer fortgeschrittenen Mastozytose ist die Analyse der Leber- und Nierenfunktionswerte (einschl. Albumin, beta-2-Mikroglobulin, Alkalische Phosphatase) sowie der peripheren Blutbildparameter (Differentialblutbild) erforderlich.

Bildgebende Diagnostik

Sonografie

▶ Bildgebende Verfahren werden zur Objektivierung einer Organomegalie (z.B. Hepatomegalie, Splenomegalie, Lymphadenopathie) eingesetzt. Hierfür eignen sich neben konventionellen bildgebenden Verfahren (Röntgen Thorax, Sonografie von Abdomen + Lymphknotenstationen) auch die schnittbildgebenden Untersuchungsverfahren (CT, MRT).

Echokardiografie

▶ Bei klinischer Verdachtsdiagnose einer Valvulopathie im Kontext einer systemischen Mastozytose sollte eine ergänzende Echokardiographie durchgeführt werden.

Röntgen

▶ Für die Detektion sekundärer Endorganschädigungen (z.B. Frakturen, Osteopenie/Osteoporose) sind ggf. radiologische Zusatzuntersuchungen erforderlich (z.B. konventionelle Radiologie, Osteodensitometrie).

Histologie, Zytologie und klinische Pathologie

Knochenmarkdiagnostik

▶ Das Knochenmark ist bei der SM in den meisten Fällen beteiligt, daher stellt die Beckenkammpunktion ein wesentliches Element im Diagnosegang der Mastozytose dar.
▶ Folgende Konstellationen sollten Anlass zu einer Knochenmarkpunktion geben:
- Mastozytose der Haut (MIS) in der Adoleszenz (**Cave:** bei fortgeschrittener Mastozytose fehlt häufig eine MIS),
- Persistenz der kindlichen CM bis in die Adoleszenz,
- Serumtryptase-Spiegel > 25–30 ng/ml.
- Bei leicht erhöhten Tryptase-Spiegeln (15–25 ng/ml), sofern
  - im peripheren Blut eine KITD 816V-Mutation nachgewiesen wurde und/oder
  - klinische Hinweise für eine SM vorliegen.

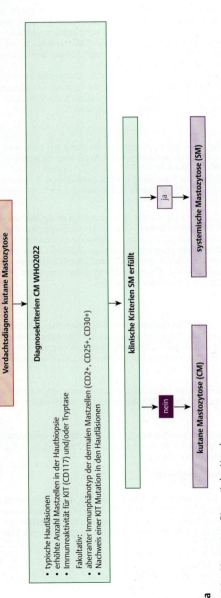

Verdachtsdiagnose kutane Mastozytose

Diagnosekriterien CM WHO2022

• typische Hautläsionen
• erhöhte Anzahl Mastzellen in der Hautbiopsie
• Immunreaktivität für KIT (CD117) und/oder Tryptase

Fakultativ:
• aberranter Immunphänotyp der dermalen Mastzellen (CD2+, CD25+, CD30+)
• Nachweis einer KIT Mutation in den Hautläsionen

klinische Kriterien SM erfüllt

nein → **kutane Mastozytose (CM)**

ja → **systemische Mastozytose (SM)**

Abb. 5.9 • Mastozytose. Diagnostisches Vorgehen.
a Vorgehen bei Verdachtsdiagnose einer kutanen Mastozytose (CM).

a

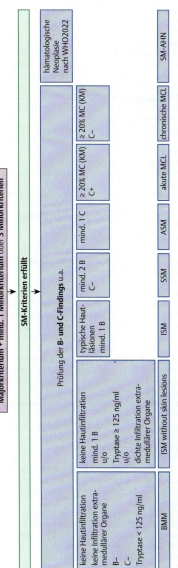

Abb. 5.9 · Mastozytose. Fortsetzung.

b Vorgehen bei Verdachtsdiagnose einer systemischen Mastozytose (SM). (BMM: Bone Marrow Mastocytosis, ISM: indolente systemische Mastozytose, SSM: Smoldering systemic mastocytosis, ASM: Aggressive systemische Mastozytose, MCL: Mastzellleukämie, SM-AHN: Systemische Mastozytose mit assoziierter hämatologischer Neoplasie). Die Mastozytoseformen der ISM, BMM und SSM werden auch unter dem Überbegriff der nicht fortgeschrittenen (non advanced) Mastozytose (Non-AdvSM) zusammengefasst, während die ASM, die MCL und die SM-AHN der Kategorie der fortgeschrittenen Mastozytose bzw. der advanced SM (AdvSM) zugeordnet werden.

Content of figure b:

Verdachtsdiagnose systemische Mastozytose

Diagnosekriterien SM WHO2022

Majorkriterium	• multifokale dichte Mastzellinfiltrate (≥ 15 Mastzellen in einem Aggregat) im KM und/oder mindestens 1 extrakutanen Organ
Minorkriterien	• morphologische Atypien in > 25% der Mastzellen (Spindelformen, Hypogranulationen, ovaläre Zellkerne) • aberrante Expression in Mastzellen: CD2, CD25, CD30 • Nachweis einer *KIT p.D816V*-Mutation oder anderer aktivierender *KIT*-Mutationen in PB, KM oder einem extrakutanen Organ • basaler Serumtryptase-Spiegel > 20 ng/ml in Abwesenheit einer myeloischen Neoplasie (cave: HAT)

Majorkriterium + mind. 1 Minorkriterium oder 3 Minorkriterien

SM-Kriterien erfüllt

Prüfung der **B**- und **C-Findings** u.a.

BMM	ISM without skin lesions	typische Hautläsionen mind. 1 B	mind. 2 B C−	mind. 1 C	≥ 20% MC (KM) C+	≥ 20% MC (KM) C−	hämatologische Neoplasie nach WHO2022
keine Hautinfiltration keine Infiltration extramedullärer Organe B− C− Tryptase < 125 ng/ml	keine Hautinfiltration mind. 1 B u/o Tryptase ≥ 125 ng/ml u/o dichte Infiltration extramedullärer Organe						
BMM	ISM	SSM	ASM	akute MCL	chronische MCL	SM-AHN

- Anstieg der Serumtryptase-Spiegel bei primär indolentem Verlauf,
- Nachweis der *KIT*D 816V-Mutation im peripheren Blut,
- klinische Anzeichen einer SM,
- REMA-Score ≥ 2.

▶ **Knochenmarkhistologie:**
  - Diffus oder multifokal gelagerte kompakte Mastzellinfiltrate mit ≥ 15 Mastzellen pro Aggregat stellen das typische histologische Merkmal der Mastozytose dar.
  - Die neoplastischen Mastzellen weisen dabei häufig morphologische Atypien auf (z. B. Hypogranularität und Spindelform). Der immunhistochemische Nachweis eines aberranten Immunphänotyps auf CD117-positiven Mastzellen (CD25, CD2, CD30) detektiert mit hoher Spezifität und Sensitivität atypische Mastzellen.

▶ **Blut- und Knochenmarkzytologie:**
  - Entsprechend den diagnostischen Kriterien der WHO-2022-Klassifikation soll die zytologische Begutachtung von peripherem Blut und Knochenmark folgende Punkte berücksichtigen:
    – quantitativer Anteil der Mastzellen im Ausstrich von Knochenmark (Mastzellanteil außerhalb der Markbröckel, Nachweis von Mastzellaggregaten) und peripherem Blut,
    – morphologische Atypien der Mastzellen (z. B. Spindelform, Hypogranulation etc.),
    – Hinweise für eine assoziierte nicht-Mastzelllinien-spezifische hämatologische Neoplasie (SM-AHN).

▶ **Durchflusszytometrie** des Knochenmarkaspirats:
  - Der Nachweis immunphänotypisch aberranter Mastzellen kann wie in der Immunhistochemie auch in der durchflusszytometrischen Analyse des Knochenmarkaspirats geführt werden.

Molekulargenetische Diagnostik

▶ Mehr als 80 % der Patienten mit einer systemischen Mastozytose tragen eine *KIT*D 816V-Mutation. Die molekulargenetische Analyse der *KIT*D 816V-Mutation sollte sowohl im Knochenmark als auch im peripheren Blut erfolgen und bei Ausschluss einer *KIT*D 816V-Mutation auch andere kodierende Regionen des KIT-Gens umfassen. Die Quantifizierung der variablen Allel-Last (VAF) erlaubt spätere Verlaufskontrollen der Krankheitsaktivität..

▶ Bei fortgeschrittenen Formen der Mastozytose (ASM, MCL, SM-AHN) sollte auch eine Analytik hinsichtlich prognostisch relevanter, zusätzlicher Treibermutationen bzw. kooperierender Mutationen ergänzt werden (z. B. *ASXL 1, TET 2, SRSF2, RUNX1, CBL, NRAS, KRAS, JAK2, EZH2, IDH1/2, SF3B1*).

▶ Zytogenetische Untersuchung (Chromosomenbänderungsanalyse/FISH) des Knochenmarkaspirats:
  - Diese ist für die Diagnose einer Systemischen Mastozytose grundsätzlich nicht definierend. Ihre Durchführung ist dennoch informativ
    – bei zytologischem Verdacht einer assoziierten hämatologischen Neoplasie (SM-AHN)
    – zwecks differenzialdiagnostischer Abgrenzung der Mastozytose zu anderweitigen klonalen Erkrankungen der hämatopoetischen Stammzelle
    – zur Identifizierung prognostisch relevanter struktureller/numerischer chromosomaler Aberrationen

▶ Bei klinischer Verdachtsdiagnose einer hereditären α-Tryptasämie (HαT) (basale Serumtryptase 10–20 ng/ml, variable Symptomatik, z. B. Anaphylaxie u. a.) wird eine molekulargenetische Untersuchung im TPSAB1-Gen empfohlen.

Histologische Untersuchung anderer Organe

▶ Neben der zyto- und histopathologischen Untersuchung von Knochenmark und morphologisch auffälligen Hautläsionen müssen ggf. auch weitere klinisch auffällige Organsysteme in die histologische Diagnostik miteinbezogen werden (z. B. Gastrointestinaltrakt).

Differenzialdiagnosen

▶ Bei der Differenzialdiagnose sind u. a. klonale und nichtklonale Mastzellerkrankungen und nicht-Mastzelllinien-spezifische hämatologische Neoplasien mit erhöhtem Serumtryptase-Spiegel zu berücksichtigen:
- Myelomastozytäre Leukämie (MML),
- reaktive Mastzellhyperplasie,
- Erkrankungen, die mit einer Mastzellaktivierung einhergehen (MCAS, MCAS-m, MCAS-i, MCAS-s/r),
- Krankheitsbilder mit ähnlicher klinischer Präsentation wie bei kutaner oder systemischer Mastozytose (z. B. bullöse Hauterkrankungen, chronische Urtikaria, Angioödeme etc.),
- Histaminintoleranz,
- allergische Diathesen,
- Hereditäre alpha Tryptasämie (HAT),
- hämatopoetische Neoplasien mit erhöhter Tryptase-Aktivität (z. B. AML, MDS, CEL, PDGFR-rearrangierte MLN-Eo etc.).

Therapie

Therapeutisches Vorgehen

▶ Die Therapie der Mastozytose umfasst sowohl supportive als auch zytoreduktiv wirksame Therapieoptionen (Abb. 5.10) sowie Allgemeinmaßnahmen, die der Hemmung der Mediatorfreisetzung und der Antagonisierung ihrer systemischen Effekte dienen.

Pharmakotherapie

Zytoreduktive Pharmakotherapie

▶ Therapie der ISM:
- Für die Behandlung der indolenten systemischen Mastozytose mit mittelschweren bis schweren Symptomen und unzureichender Kontrolle einer alleinigen symptomatischen Behandlung steht mit dem Tyrosinkinaseinhibitor Avapritinib eine neue Behandlungsoption zur Verfügung.
▶ Therapie der fortgeschrittenen Mastozytose (ASM, SM-AHN, MCL):
- Für die Behandlung der fortgeschrittenen Mastozytose steht in der Erstlinienbehandlung der KIT-Tyrosinkinase-Inhibitor Midostaurin zur Verfügung. In der Zweitlinienbehandlung kann der KIT-Tyrosinkinaseinhibitor Avapritinib eingesetzt werden.
- Neben einer Hemmung von WT-KIT und mutierten Rezeptorvarianten einschl. *KIT* D 816V interagiert Midostaurin auch mit der IgE-abhängigen Mediator-Freisetzung. Bei Avapritinib handelt es sich um einen spezifischen KIT-Tyrosinkinaseinhibitor.
- Bei Patienten mit KIT-Wildtyp oder non-*KIT* D 816V KIT-Mutation kann die Anwendung anderer KIT-inhibierender Tyrosinkinaseinhibitoren mit einem klinischen Ansprechen einhergehen (z. B. Imatinib, Nilotinib, Dasatinib, jeweils off-lable-use).
- Cladribin und Interferon-α wirken zytoreduktiv und besitzen einen Stellenwert bei therapierefraktären Situationen insbesondere bei der fortgeschrittenen Mastozytose (beide off-label-use).
- Chemotherapie-Regime finden ihren Einsatz bei rapid progressiv verlaufenden Formen der fortgeschrittenen Mastozytose sowie in der therapierefraktären Situation.
- In der palliativen Situation kommt 5-Hydroxyurea ggfs. in Kombination mit Glukokortikoiden zum Einsatz.

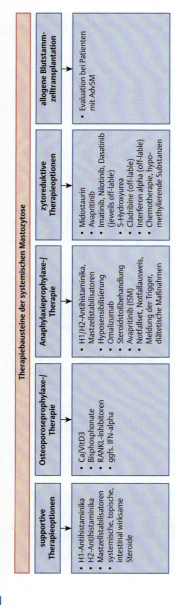

Therapiebausteine der systemischen Mastozytose

supportive Therapieoptionen

- H1-Antihistaminika
- H2-Antihistaminika
- Mastzellstabilisatoren
- systemische, topische, intestinal wirksame Steroide

Osteoporoseprophylaxe-/ Therapie

- Ca/VitD3
- Bisphosphonate
- RANKL-Inhibitoren
- ggfs. IFN-alpha

Anaphylaxieprophylaxe-/ Therapie

- H1/H2-Antihistaminika, Mastzellstabilisatoren
- Hyposensibilisierung
- Omalizumab
- Steroidstoßbehandlung
- Avapritinib (ISM)
- Notfallset, Notfallausweis, Meldung der Trigger, diätetische Maßnahmen

zytoreduktive Therapieoptionen

- Midostaurin
- Avapritinib
- Imatinib, Nilotinib, Dasatinib (jeweils off-lable)
- 5-Hydroxyurea
- Cladribine (off-lable)
- Interferon alpha (off-lable)
- Chemotherapie, hypo-methylierende Substanzen

allogene Blutstamm-zelltransplantation

- Evaluation bei Patienten mit AdvSM

Abb. 5.10 • Therapiebausteine der Systemischen Mastozytose.

▶ Therapie der SM-AHN (ISM-AHN, SSM-AHN, ASM-AHN, MCL-AHN):
  • Die Konstellation einer SM-AHN erfordert die Behandlung beider Krankheitsentitäten.
  • Unter Berücksichtigung der Prognose der zugrunde liegenden SM und der Prognose der AHN muss darüber hinaus eine konsolidierende allogene Stammzelltransplantation in Betracht gezogen werden.

Pharmakologische Supportivtherapie

▶ Therapie Mastzellmediator-assoziierter Symptome:
  • Für die Behandlung der Mediator-assoziierten Symptome werden H1- und H2-Antihistaminika eingesetzt.
  • Im Falle schwerwiegender Symptome ist u. U. auch die Gabe von Glukokortikoiden, Cromoglicinsäure u. a. erforderlich.

▶ Prophylaxe der Anaphylaxie:
  • Patienten mit anaphylaktischen Komplikationen nach Exposition für Bienen- oder Wespengift müssen einer spezifischen Immuntherapie (SIT) bzw. Hyposensibilisierung zugeführt werden.
  • Kausale Trigger für anaphylaktische Reaktionen sind streng zu meiden.
  • Die Patienten müssen zudem mit einem Notfallausweis und mit einem Notfallset ausgestattet werden (Adrenalin-Autoinjektor).

▶ Osteopenie, Osteoporose:
  • Bei Erhebung von T-Score-Werten < –2 (Osteodensitometrie) sollte nach Ausschluss von Kontraindikationen eine Behandlung mit Bisphosphonaten eingeleitet werden.

Zellbasierte Verfahren

Allogene Stammzelltransplantation

▶ Bei jungen Patienten mit fortgeschrittener Mastozytose und passendem Stammzellspender sollte die Indikation für eine allogene Stammzelltransplantation diskutiert werden.

Operative Therapie

▶ Chirurgische Verfahren können Bestandteil eines multimodalen Therapieansatzes bei der Behandlung des prognostisch ungünstigen Mastzellsarkoms sein.

Nachsorge

▶ Die Intervalle der Nachsorgeuntersuchungen sind von Stadium und Therapie der Mastozytose abhängig.

▶ Patienten mit ISM sollten mindestens einmal jährlich untersucht werden (Serumtryptase-Spiegel, körperliche Untersuchung, Labor, Sonografie, Osteodensitometrie).

▶ Bei der fortgeschrittenen Mastozytose sind die Nachsorgeuntersuchungen bzw. die Verlaufskontrollen im Rahmen einer Therapie engmaschiger durchzuführen (Serumtryptase-Spiegel, KITD816V-Allel-Last, Knochenmarkpunktion u. a.).

▶ Ein Anstieg der Serumtryptase kann die Progression einer SM in eine aggressivere Verlaufsform oder die Entwicklung einer SM-AHN ankündigen.

Verlauf und Prognose

▶ Die Prognose der kindlichen kutanen Mastozytose ist sehr gut (vollständige Remission bis zur Adoleszenz bei ca. 50 % der Kinder).

▶ Die SM des Erwachsenen ist eine chronische Erkrankung.

▶ Die Prognose der ISM ist sehr gut (normale/nahezu normale Lebenserwartung).

▶ Die Prognose der ASM hingegen ist ungünstig. Das Gesamtüberleben der MCL und des Mastzellsarkoms sind sehr ungünstig (< 1 Jahr). Die Gesamtprognose der SM-AHN wird von der jeweiligen Prognose der AHN bzw. der SM-Subentität bestimmt.

▶ Für die Einschätzung der Prognose innerhalb der Gruppe der fortgeschrittenen Systemischen Mastozytose (AdvSM) stehen diverse validierte multiparametrische

Scores zur Verfügung. Im sog. MARS-Score wurden neben klinischen Parametern (Alter > 60a, Hb < 10 g/dl, Thr < 100 G/l) die Anwesenheit und die Anzahl bestimmter rekurrenter Mutationen (*SRSF2*-, *ASXL 1*-, *RUNX1*-Mutation, sog. S/A/R-Genpanel) als prädiktive Faktoren für das Gesamtüberleben und für das Risiko einer leukämischen Transformation identifiziert (Tab. 5.10, Abb. 5.11). Mit dem MAPS-Score und dem GPSM-Score stehen weitere Prognose-beschreibende Scoring-Systeme zur Verfügung, die ebenfalls molekulare Architektur berücksichtigen. Der IPSM-Score legt für die Prognoseeinschätzung der AdvSM rein klinische Parameter zu Grunde.

Tab. 5.10 • **Prognoseschätzung der AdvSM nach Mars-Score.**

Risikofaktoren	Punkte
Alter > 60 Jahre	1
Hämoglobin < 10 g/dL	1
Thrombozyten < 100/nL	1
S/A/R (1 Gen-Mutation)	1
S/A/R (≥ 2 Gen-Mutationen)	2
Risikoklassen	**Punkte**
Niedrig-Risiko	0 - 1
Intermediär-Risiko	2
Hoch-Risiko	3 - 5

Basierend auf Daten aus:
Jawhar M, Schwaab J, Álvarez-Twose I, et al. MARS: Mutation-Adjusted Risk Score for Advanced Systemic Mastocytosis. J Clin Oncol 37:2846-56, 2019.

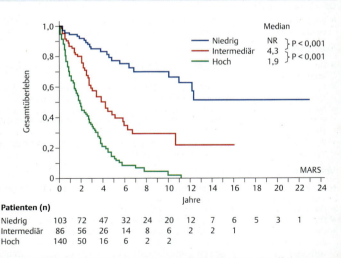

Abb. 5.11 • **Validierter Prognosescore.** (Basierend auf: Valent P, Akin C, Metcalfe DD. Mastocytosis: 2016 updated WHO classification and novel emerging treatment concepts. Blood 2017; 129(11): 1420–1427)

5.6 Chronische Eosinophilen-Leukämie

Steffen Koschmieder

Aktuelles

▶ Die WHO-Klassifikation der Myeloischen Neoplasien von 2016 wurde kürzlich überarbeitet (2022). Hierbei wurde der Zusatz "NOS (nicht andernorts spezifiziert)" entfernt, und die Chronische Eosinophilen-Leukämie (CEL) wird nun als klonale Hypereosinophilie von mindestens 4 Wochen Dauer mit morphologischen Knochenmarkveränderungen definiert. Das Kriterium des erhöhten Blastenanteiles wurde entfernt. Die CEL gehört weiterhin zur Kategorie der Myeloproliferativen Neoplasien (MPN).

▶ Abgegrenzt wird die CEL sowohl von den Myeloischen/Lymphatischen Neoplasien mit Eosinophilie und Rearrangement von PDGFRA, PDGFRB, oder FGFR1 oder mit PCM1-JAK2 als auch vom Idiopathischen Hypereosinophilen Syndrom (HES) und der Hypereosinophilie Unklarer Signifikanz.

▶ Parallel zur überarbeiteten WHO-Klassifikation wurde von einem internationalen Konsortium eine weitere Klassifikation myeloischer Neoplasien publiziert, welche weiterhin ein Kriterium für erhöhte Blasten, aber ansonsten ähnliche Kriterien für die CEL, vorsieht.

Definition

▶ Die CEL ist definiert durch
  • eine Hypereosinophilie ($\geq 1,5 \times 10^9$/l) für die Dauer von mindestens vier Wochen, und
  • den Nachweis eines klonalen Markers (Zytogenetik oder Molekulargenetik) und
  • morphologische Veränderungen des Knochenmarkers (wie z. B. megakaryozytäre ider erythrozytäre Dysplasien) und
  • die Abwesenheit einer PDFGRA-, PDGFRB-, FGFR1-Aberration oder einer PCM1-JAK2-Translokation.

▶ Die CEL gehört zu den Myeloproliferativen Neoplasien (MPN).

▶ Sie muss abgegrenzt werden vom Idiopathischen Hypereosinophilen Syndrom (= HES, Hypereosinophilie über mindestens 6 Monate mit Organbeteiligung) und von den Hypereosinophilien unklarer Signifikanz (Eosinophilie $\geq 1,5 \times 10^9$/l ohne Organbeteiligung).

▶ Der Terminus CEL wird zuweilen fälschlicherweise synonym mit HES verwendet.

Epidemiologie

Häufigkeit

▶ Eosinophilie: Inzidenz zwischen 0,1 % und 10 % der Patienten, bei denen Differenzialblutbilder angefertigt wurden (Häufigkeit abhängig von der Vorselektion der Kohorten).

▶ Hypereosinophiles Syndrom: Inzidenz ca. 0,035 von 100.000 Einwohnern, Prävalenz ca. 1 pro 100.000 Einwohner.

▶ Chronische Eosinophilen-Leukämie: Sehr seltene Entität, < 10 % der HES-Fälle.

Altersgipfel

▶ Das mittlere Erkrankungsalter der Patienten mit CEL liegt bei 65 Jahren.

Geschlechtsverteilung

▶ Es überwiegt das männliche Geschlecht (bis zu 88 %).

Prädisponierende Faktoren

▶ Keine bekannt

Ätiologie und Pathogenese

▶ Zur Ätiologie und Pathogenese ist wenig bekannt.
▶ Es handelt sich im Wesentlichen um Einzelfallbeschreibungen, mit Nachweis chromosomaler Aberrationen (3qdel, del7, + 8, 13qdel, del16, 20qdel, t7;11, t5;6, etc).
▶ Insbesondere scheint das *ETV6*-Gen als rekurrenter Partner in Translokationen eine wichtige Rolle zu spielen (z. B. bei der ETV6-ABL 1 Fusion).
▶ Zusätzlich zu zytogenetichen Veränderungen konnten mittels „Next-Generation Sequencing (NGS)"-Methodik in 3 von 6 CEL-Fällen Mutationen in den Genen für TP53, GATA2 bzw. ASXL 1/CSF3 R/SETBP1/U2AF1/EZH2/ETV6 detektiert werden. Daneben kommen STAT 5B N642H-Mutationen vor.

Symptomatik

▶ Häufig asymptomatisch.
▶ Wenn Symptome vorhanden sind, ist die Symptomatik außerordentlich vielfältig.
▶ Die häufigsten Symptome bei Erstkontakt sind:
  • Fatigue (ca. 25-50 % der Patienten),
  • Gewichtsverlust (ca. 23 % der Patienten)
  • Husten (ca. 15-25 % der Patienten),
  • Dyspnoe,
  • Angioödem,
  • Myalgien,
  • Fieber,
  • Exanthem,
  • Rhinitis.
▶ Im Verlauf treten Symptome durch Organbeteiligung in den Vordergrund (Infiltration durch Eosinophile):
  • Hautmanifestation (ca. 70 %),
  • Lungenbeteiligung (ca. 40 %) mit Dyspnoe und Husten,
  • Beteiligung des Gastrointestinaltrakts (ca. 40 %), Symptome wie Bauchschmerzen, Übelkeit, Erbrechen, Diarrhoe,
  • Splenomegalie (ca. 30 %)
  • Herzbeteiligung (ca. 20 %), Zeichen der Herzinsuffizienz.

Diagnostik

Diagnostisches Vorgehen

▶ Das diagnostische Vorgehen zeigt Abb. 5.12.

Anamnese

▶ Symptomatik erfragen (s. oben), insbesondere Fatigue, Dyspnoe, Husten, Juckreiz, Hautrötung, Myalgien, Fieber,
▶ letzte Blutbilder eruieren,
▶ Reiseanamnese, Auslandsaufenthalte (Parasitose?),
▶ Familienanamnese (Juckreiz bei Partnern, Kindern?),
▶ gezielte Anamnese einer Knochenmarkdepression (Dyspnoe, Kopfschmerzen, Blutungen, Infekt).

Körperliche Untersuchung

▶ Gründliche körperliche Untersuchung mit besonderem Augenmerk auf die oben beschriebenen Symptome und Organdysfunktionen (v. a. Hautinspektion, Herz- und Lungenauskultation!).
▶ Splenomegalie, Hepatomegalie, Lymphadenopathie?

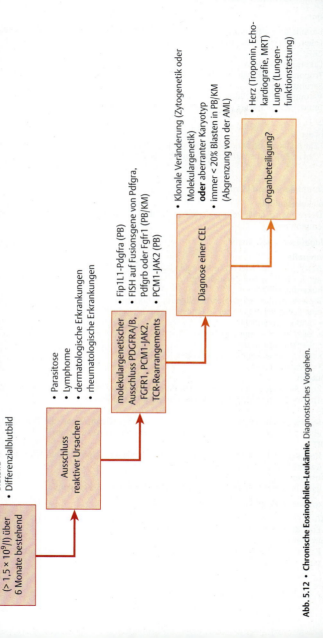

Abb. 5.12 • Chronische Eosinophilen-Leukämie. Diagnostisches Vorgehen.

Hypereosinophilie ($> 1,5 \times 10^9$/l) über 6 Monate bestehend
- Blutbild
- Differenzialblutbild

Ausschluss reaktiver Ursachen
- Parasitose
- Lymphome
- dermatologische Erkrankungen
- rheumatologische Erkrankungen

molekulargenetischer Ausschluss PDGFRA/B, FGFR1, PCM1-JAK2, TCR-Rearrangements
- Fip1L1-Pdgfra (PB)
- FISH auf Fusionsgene von Pdfgra, Pdfgrb oder Fgfr1 (PB/KM)
- PCM1-JAK2 (PB)

Diagnose einer CEL
- Klonale Veränderung (Zytogenetik oder Molekulargenetik) **oder** aberranter Karyotyp
- immer < 20% Blasten in PB/KM (Abgrenzung von der AML)

Organbeteiligung?
- Herz (Troponin, Echokardiografie, MRT)
- Lunge (Lungenfunktionstestung)

Labor

- ▶ Blutbild und Differenzialblutbild (insbesondere Eosinophilenanteil und -anzahl),
- ▶ Leber- und Nierenparameter,
- ▶ CRP,
- ▶ Laktatdehydrogenase,
- ▶ Troponin, CK, CK-MB, proBNP,
- ▶ Serumtryptase,
- ▶ Vitamin B12 (oft erhöht),
- ▶ Interleukin-5-Spiegel (Speziallabor!).

Cave
Zur Abgrenzung reaktiver Eosinophilien sollten Parasitosen ausgeschlossen werden (z. B. 3-facher Ausschluss von Wurmeiern im Stuhl).

Mikrobiologie und Virologie

Molekularbiologie
- ▶ Derzeit wird noch kein weltweit einheitliches Panel an somatischen Mutationen empfohlen.

Bildgebende Diagnostik

Sonografie
- ▶ Milzgröße und Leberveränderungen bestimmen,
- ▶ ggf. Lymphknotenuntersuchung.

Echokardiografie
- ▶ Zum Ausschluss einer Herzbeteiligung gehört neben der klinischen Untersuchung eine Echokardiografie zur Diagnostik dazu. Typische Befunde sind u. a.
  - Endokardverdickung,
  - dilatative Kardiomyopathie,
  - Ventrikelthromben,
  - Herzklappenveränderungen oder
  - Perikarderguss.

Röntgen
- ▶ Zum Ausschluss einer pulmonalen Beteiligung sollte zunächst ein Röntgenbild des Thorax durchgeführt werden (Pleuraergüsse? periphere Infiltrate?).

CT
- ▶ Bei hochgradigem Verdacht auf eine Lungenbeteiligung kann die Durchführung einer CT-Thorax-Untersuchung indiziert sein (periphere Knötchen?).

MRT
- ▶ Bei hochgradigem Verdacht auf eine Herzbeteiligung kann die Durchführung einer Cardio-MRT-Untersuchung indiziert sein.

Sonstiges
- ▶ ggf. Endoskopie (Ösophagogastroduodenoskopie [ÖGD], Koloskopie).

Instrumentelle Diagnostik

EKG
- ▶ Ein EKG gehört zur Routineuntersuchung bei diesen Patienten.

Spirometrie
- ▶ Eine Lungenfunktionsprüfung gehört zur Routineuntersuchung bei diesen Patienten.

Histologie, Zytologie und klinische Pathologie

Knochenmarkdiagnostik

► Die Knochenmarkdiagnostik ist die zentrale Methodik zur Sicherung der Diagnose einer CEL.
► Zytologie, Histologie, Zytogenetik und Molekulargenetik sind gleichermaßen wichtig, und die Integration der Befunde ist entscheidend.
► Zytologie zeigt typischerweise:
  • deutliche Eosinophilie und
  • Dysplasien der Megakaryopoese oder der Eryhropoese.
► Histologie
  • zeigt ähnliche Befunde (ggf. ist zudem eine Knochenmarkfibrose nachweisbar) und
  • ist insbesondere wichtig zum Ausschluss einer Lymphominfiltration des Knochenmarks, einer Mastozytose und weiterer wichtiger Differenzialdiagnosen.

Lymphknotendiagnostik

► Im Falle einer Lymphadenopathie ist eine Lymphknotenbiopsie notwendig zum Ausschluss eines Lymphoms oder anderer Differenzialdiagnosen.

Molekulargenetische Diagnostik

► Aufgrund ihrer hohen Sensitivität gegenüber Tyrosinkinase-Inhibitoren (TKI) müssen die PDGFRA/B-assoziierten Eosinophilen Neoplasien ausgeschlossen werden. Dazu sind nötig:
  • Untersuchung des *Fip1L 1-Pdgfra*-Fusionsgens mittels RT-PCR im peripheren Blut
  • Untersuchung der anderen Fusionsgene mittels FISH-Untersuchung des peripheren Bluts oder Knochenmarks auf Pdgfra, Pdgfrb oder Fgfr1 (Chromosomen 4q12, 5q33 bzw. 8p11.2).
  • Ausschluss der PCM1-JAK2-Fusion durch eine RT-PCR-Untersuchung des peripheren Bluts oder eine konventionelle Zytogenetik des Knochenmarks.
► Bei Fehlen obiger Marker sollte eine BCR-ABL- bzw. JAK2V617F-Analyse aus dem peripheren Blut durchgeführt werden, um eine chronische myeloische Leukämie bzw. eine primäre Myelofibrose nicht zu übersehen. Des Weiteren ist der Ausschluss einer KIT-Mutation im Knochenmark von Bedeutung.
► Die molekulargenetische Analyse kann zudem notwendig sein, um im Falle eines Fehlens von zytogenetischen Veränderungen den klonalen Charakter der CEL zu bestätigen.
► Schließlich sollte bei Negativität für alle obigen Marker eine T-Zell-Neoplasie mittels T-Zell-Rezeptor-Rearrangement-Analyse aus dem peripheren Blut ausgeschlossen werden.

Zytogenetik

► Die Zytogenetik der Knochenmarkzellen stellt eine der zentralen diagnostischen Säulen der CEL dar, da die Diagnosestellung einer CEL den Nachweis einer Klonalität erfordert.
► Der Fokus liegt auf der konventionellen Zytogenetik, da ungerichtet alle sichtbaren Chromosomenaberrationen nachgewiesen werden (Translokationen, Deletionen, Insertionen etc.).
► Daneben ist der Nachweis oder Ausschluss von PDGFRA/B-, FGFR1-Aberrationen durch ergänzende FISH-Untersuchung wichtig, um die speziellen Eosinophilen MPN mit diesen Aberrationen nicht zu übersehen.

Differenzialdiagnosen

► Myeloische/Lymphatische Neoplasien mit Eosinophilie und definierenden Gen-Re-arrangements (z. B. Nachweis von PDGFRA/B-, FGFR1 oder PCM1-JAK2),
► Idiopathisches Hypereosinophiles Syndrom (HES),
► Hypereosinophilie unklarer Signifikanz
► andere Myeloproliferative Neoplasien, wie Systemische Mastozytose, Chronische Myeloische Leukämie, unklassifizierbare MPN,

- akute Leukämien (AML, ALL),
- reaktive Eosinophilien (insbesondere Parasitosen, Lymphome, rheumatische Erkrankungen, dermatologische Erkrankungen, etc.).

Therapie

Therapeutisches Vorgehen

- Das therapeutische Vorgehen zeigt Abb. 5.13.

Pharmakotherapie

Kausale Pharmakotherapie

- Eine kausale Pharmakotherapie ist in der Regel nicht möglich.
- Eine Ausnahme bildet die CEL mit Nachweis eines *ETV6-ABL 1*-Fusionsgens als Folge einer t(9;12)(q34;p12) Translokation. Diese CEL-Form ist sensibel auf die Therapie mit ABL-Kinase-Inhibitoren wie Nilotinib, Dasatinib, Imatinib etc.

Pharmakologische Supportivtherapie

- Differenzialtherapie ist abhängig von der Grunderkrankung (Abb. 5.13).
- Die Therapie der CEL basiert aufgrund ihrer Seltenheit auf Fallberichten und Fallserien.
- Bei Nachweis einer ETV6-ABL 1-Fusion (per FISH oder PCR) werden mittlerweile bereits für die initiale Therapie Nilotinib oder Dasatinib empfohlen, da hiermit oft eine dauerhafte komplette (hämatologische, zytogenetische oder molekulare) Remission erzielt werden kann, während das Therapieansprechen mit Imatinib von kürzerer Dauer zu sein scheint.
- Eine Therapie mit Kortikosteroiden vermag in vielen Fällen die Symptomatik der Erkrankung und das Ausmaß der Eosinophilie zu verbessern.
- Auch mit Hydroxyurea konnte ein Ansprechen verzeichnet werden.
- Mit Interferon-α sind hämatologische und zytogenetische Remissionen erreicht worden, es kann als kortisonsparende Substanz alleine oder in Kombination mit Steroiden eingesetzt werden.
- Zudem sind Einzelfälle von Patienten mit CEL beschrieben worden, die auf Imatinib ansprachen.
- Das Ansprechen ist jedoch, bis auf die Fälle mit ETV6-ABL 1-Fusionen und dauerhaftem TKI-Ansprechen, passager und die Therapie ist nicht kurativ.

Zellbasierte Verfahren

Stammzelltransplantation

- Einzige potenziell kurative Option bei gesicherter CEL bleibt die allogene Stammzelltransplantation (allo-SZT). Daher muss früh geprüft werden, ob ein Patient für diese Therapieform infrage kommt.
- Allerdings sind die Erfahrungen auch mit allo-SZT bei diesen Patienten rar, und das erkrankungsfreie Überleben liegt zwischen 8 Monaten und 5 Jahren.

Nachsorge

- Die Nachsorge richtet sich nach dem erreichten Erfolg der Therapie und beinhaltet
  - regelmäßige Blutbild- und Symptomkontrollen,
  - Funktionskontrollen der beteiligten Organe sowie
  - im Falle einer stattgehabten allo-SZT die übliche Transplantationsnachsorge (s. Kap. Allogene hämatopoetische Stammzelltransplantation (S. 745)).

Verlauf und Prognose

- Die Prognose der CEL ist ungünstig.
- Die anhand von sehr kleinen Fallserien geschätzte mittlere Überlebensrate liegt bei etwa 20–25 Monaten.

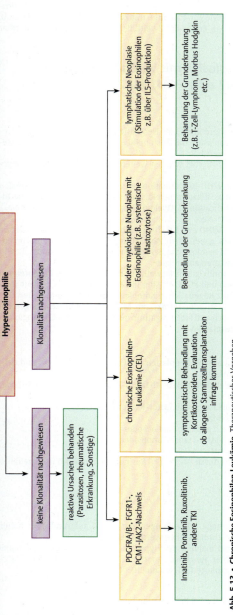

Abb. 5.13 • Chronische Eosinophilen-Leukämie. Therapeutisches Vorgehen.

▶ Bei Fällen mit ETV6-ABL 1-Fusion ist ein besseres Überleben von Patienten in chronischer vs. blastärer Phase sowie von Patienten mit Zweitgenerations-TKI (Nilotinib, Dasatinib [jeweils entweder in Erst- oder Zweitlinie]) vs. nur Imatinib beobachtet worden.

5.7 Eosinophile Neoplasien mit Veränderungen von PDGFRA/B, FGFR1 oder PCM1-JAK2

Steffen Koschmieder

Aktuelles

▶ Die Klassifikation der Myeloproliferativen Neoplasien (2016), die auch die Myeloischen/Lymphatischen Neoplasien mit Eosinophilie und definitierenden Gen-Rearrangements (MLNeo) definiert hat,
wurde kürzlich überarbeitet. Hierbei wurden weitere Gen-Rearrangements eingefügt.

▶ Parallel zur überarbeiteten WHO-Klassifikation wurde von einem internationalen Konsortium eine weitere Klassifikation myeloischer Neoplasien publiziert (die International Consensus Classification of Myeloid Neoplasms and Acute Leukemias), mit ähnlichen Kriterien für MLNeo.

▶ Die beiden Klassifikationen (WHO und ICC) haben nun die Eosinophilie-assoziierten Neoplasien mit spezifischen genetischen Aberrationen übersichtlich zusammengestellt, da sie klinische und zytologische Besonderheiten aufweisen und z. T. sehr gut auf Tyrosinkinase-Inhibitoren ansprechen.

▶ Der FGFR1-Inhibitor Pemigatinib ist mittlerweile für die Therapie von Patienten mit hämatologischen Neoplasien und FGFR1-Fusion in klinischen Studien geprüft worden (u. a. mit Nachweis von zytogenetichen Komplettremissionen) und in den USA für Patienten mit rezidivierten oder refraktären MLN mit FGFR1-Rearrangement zugelassen worden. In Deutschland ist Pemigatinib bisher nur für das Cholangiokarzinom mit FGFR2-Fusion zugelassen.

Definition

▶ Myeloische und/oder lymphatische Neoplasien mit Eosinophilie (MLNeo) und definierenden Gen-Rearrangements
  • Rearrangement des Platelet-derived growth factor-Rezeptor alpha (PDGFRA) oder beta (PDGFRB) oder
  • Rearrangement des Fibroblast growth factor-Rezeptor 1 (FGFR1) oder
  • Rearrangement von JAK2 oder
  • Rearrangment von FLT 3 mit anderen Genloci oder
  • mit Nachweis einer PCM1-JAK2-Translokation oder
  • andere Gen-Rearrangements.
▶ Die Eosinophilie ist definiert durch > $1,5 \times 10^9$/l Eosinophile und kann in Einzelfällen fehlen.

Epidemiologie

Häufigkeit

▶ Es handelt sich um sehr seltene Erkrankungen, die jedoch aufgrund ihrer hohen therapeutischen Relevanz nicht übersehen werden dürfen.

▶ Schätzungen gehen von einer Inzidenz der Hypereosinophilie-Syndrome von maximal 0,036/100 000 Einwohner aus. Davon machen die PDGFRA/B-, FGFR1-, JAK2-, FLT 3- oder PCM1-JAK2-assoziierten MLNeo nur 10 % (bis maximal 20 %) aus.

Altersgipfel

▶ Das mediane Alter der Patienten bei Präsentation liegt bei ca. 50 Jahren.

Geschlechtsverteilung

▶ Patienten mit FIP1L1-PDFGRA-Aberration sind fast ausschließlich männlichen Geschlechts.

Prädisponierende Faktoren

▶ Keine bekannt

Ätiologie und Pathogenese

▶ Maligne Erkrankung der hämatopoetischen Stammzellen mit führender Eosinophilie.
▶ Ätiologisch spielen Rearrangements der Gene *PDGFRA, PDGFRB, FGFR1, JAK2, FLT3* mit zahlreichen Partnergenen bzw. die PCM1-JAK2-Translokation eine Rolle.
▶ Am besten verstanden ist die Pathogenese der mit PDGFRA-FIP1L1 assoziierten Eosinophilien:
  • Hier kommt es durch eine 800 kb große genomische Deletion zu einer Fusion des *FIP1L1*-Gens mit dem *PDGFRA*-Gen.
  • Hierbei geht ein Allel des *CHIC2*-Gens verloren, was diagnostisch nutzbar ist.
  • Das entstehende FIP1L1-PDGFRA-Fusionsprotein besitzt konstitutive PDGFRA-Tyrosinkinase-Aktivität, welche für die wesentlichen Effekte in den betroffenen Zellen verantwortlich gemacht wird.
  • FIP1L1-PDGFRA induziert eine abnorme Differenzierung und Proliferation der Eosinophilen. Hierfür ist der FIP1L1-Anteil des Fusionsproteins nicht erforderlich, sondern vielmehr die forcierte Homodimerisierung und die Trunkierung und somit Aufhebung des autoinhibitorischen Effekts der JM-Domäne von PDGFRA.
  • Interleukin-5 (IL-5), ein kritischer Wachstumsfaktor für normale eosinophile Granulozyten, ist für die Zelltransformation durch FIP1L1-PDGFRA wichtig, und die Kooperation wird möglicherweise über den IL-5-Rezeptor und die Lyn-Kinase vermittelt.
  • Die genetisch derart veränderten Zellen zeigen eine hohe „Oncogene Addiction" (Abhängigkeit von der Präsenz des Onkogens), und dies wird als wesentlicher Faktor in der Effektivität des Tyrosinkinase-Inhibitors Imatinib bei der Erkrankung angesehen.

> **Merke**
> Die FIP1L1-PDFGRA-Fusion wurde aufgrund der hohen Ansprechraten von Patienten mit Hypereosinophilie unter experimenteller Imatinib-Therapie identifiziert.

▶ Ähnliche konstitutive Kinase-Aktivitäten werden für die anderen PDGFRA- und PDGFRB- sowie die FGFR1-, JAK2- und FLT3-involvierenden genetischen Rearrangements postuliert.

Klassifikation und Risikostratifizierung

▶ Nach der aktuell gültigen WHO-Klassifikation (2016 und der Überarbeitung von 2022) werden die Myeloischen und/oder Lymphatischen Neoplasien mit Eosinophilie und definierenden Rearrangements des Platelet-derived growth factor-Rezeptor alpha (PDGFRA) oder beta (PDGFRB) oder des Fibroblast growth factor-Rezeptor 1 (FGFR1), oder JAK2 oder FLT3 mit anderen Genloci oder mit Nachweis einer PCM1-JAK2 Translokation als eigene Entität unter den Myeloischen Neoplasien geführt.
▶ Bis auf die spezifischen genetischen Aberrationen existieren zahlreiche Überlappungen mit den Myeloproliferativen Neoplasien (MPN), hier insbesondere der Chronischen Eosinophilen-Leukämie (CEL).
▶ Die Risikostratifizierung erfolgt auf Basis der genetischen Aberration.

✓ **Praxistipp**
Bei Patienten mit TKI-resistenter Erkrankung oder Erkrankung im Stadium der Blastenkrise muss an die Möglichkeit einer allogenen Stammzelltransplantation gedacht werden.

Symptomatik

▸ Es existieren nur wenige Studien zur Symptomatik dieser Entitäten.
▸ Ähnliche Symptomatik wie bei Hypereosinophilem Syndrom/CEL möglich:
  - Meist asymptomatische Hypereosinophilie (Median $4,8 \times 10^9$/l), medianer Anteil der Eosinophilen 43 % (20–85 %) der Leukozyten.
  - Uncharakteristische weitere Symptome möglich (z. B. Anämie, Thrombozytopenie, Infektion, Herzbeteiligung)
  - Allerdings sind folgende **Besonderheiten** zu berücksichtigen:
    – Die mit FIP1L1-PDGFRA assoziierte Erkrankung kommt fast ausschließlich bei Männern vor.
    – Splenomegalie in ca. 20–40 % (häufiger als bei CEL),
    – Hautbeteiligung in ca. 30 %,
    – Lungenbeteiligung in ca. 20–30 % (seltener als bei CEL),
    – Selten Beteiligung von Herz, Leber, Weichteilen, Darm oder ZNS (seltener als bei CEL),
    – Im Labor häufig Erhöhung von Vit B12 (94 %) und Serum-Tryptase (79 %) sowie CRP (30 %).
▸ FIP1L1-PDGFRA kann bei Patienten mit Systemischer Mastoztyose mit Eosinophilie, Patienten mit akuter myeloischer Leukämie (AML) und bei Patienten mit akuter T-lymphatischer Leukämie (T-ALL) vorkommen, und daher kann die Symptomatik derjenigen dieser Erkrankungen ähneln (z. B. Juckreiz, Mastzell-Degranulations-Symptome). Wegen der hohen therapeutischen Relevanz muß daher auch bei diesen Diagnosen eine Fip1l1-Pdgfra-testung erfolgen.

Diagnostik

Diagnostisches Vorgehen

▸ Zum diagnostischen Vorgehen s. Abb. 5.14.

Anamnese

▸ Die Anamnese dient sowohl der Erfassung der Symptomatik als auch der Abgrenzung von differenzialdiagnostisch relevanten Entitäten.
▸ Hierzu gehört das gezielte Erfragen von:
  - Juckreiz,
  - B-Symptomatik,
  - Unverträglichkeiten,
  - Appetitlosigkeit,
  - allen eingenommenen Medikamenten.
▸ Zeitpunkt des erstmaligen Auftretens einer Eosinophilie ist stets zu ergründen; frühere Blutbilder sind genau zu prüfen, um den Beginn der Erkrankung möglichst eng einzugrenzen.

Körperliche Untersuchung

▸ Hier sollte insbesondere geachtet werden auf:
  - Splenomegalie,
  - Hepatomegalie,
  - Lymphadenopathie.

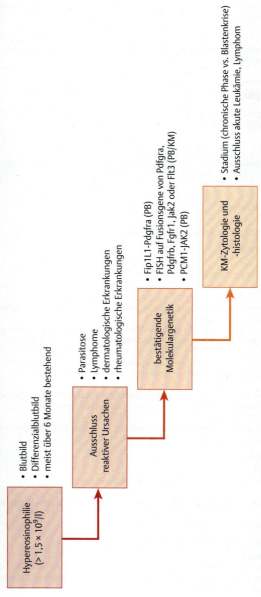

Abb. 5.14 • Myeloische/lymphatische Neoplasie. Diagnostisches Vorgehen. Die Bestätigung der Diagnose „Myeloische/lymphatische Neoplasien mit Eosinophilie und definierenden Gen-Rearrangements" (PDGFRA, PDGFRB, FGFR1, JAK2, FLT 3 oder mit PCM1-JAK2) erfolgt mittels molekulargenetischen Methoden; für die endgültige klinische Einordnung sind jedoch weitere Untersuchungen notwendig.

Hypereosinophilie
($> 1,5 \times 10^9$/l)

- Blutbild
- Differenzialblutbild
- meist über 6 Monate bestehend

Ausschluss reaktiver Ursachen

- Parasitose
- Lymphome
- dermatologische Erkrankungen
- rheumatologische Erkrankungen

bestätigende Molekulargenetik

- Fip1L1-Pdgfra (PB)
- FISH auf Fusionsgene von Pdfgra, Pdgfrb, Fgfr1, Jak2 oder Flt3 (PB/KM)
- PCM1-JAK2 (PB)

KM-Zytologie und -histologie

- Stadium (chronische Phase vs. Blastenkrise)
- Ausschluss akute Leukämie, Lymphom

▶ Daneben ist eine gründliche körperliche Untersuchung notwendig, um eine mögliche Organbeteiligung zu erfassen (Herzinsuffizienz, Hautbeteiligung, Darmbeteiligung, Neuropathien, etc.).

Labor

▶ Blutbild und Differenzialblutbild (insbesondere Eosinophilenanteil und -anzahl),
▶ Leber- und Nierenparameter,
▶ CRP,
▶ Laktatdehydrogenase,
▶ Troponin, CK, CK-MB, proBNP,
▶ Serumtryptase,
▶ Vitamin B12 (oft erhöht),
▶ Interleukin-5 Spiegel (Speziallabor!).

Praxistipp

Zur Abgrenzung reaktiver Eosinophilien sollten Parasitosen ausgeschlossen werden (z. B. 3-facher Ausschluss von Wurmeiern im Stuhl).

Mikrobiologie und Virologie

Molekularbiologie
▶ s. unter Abschnitt: Knochenmark-Diagnostik (S. 438)

Bildgebende Diagnostik

Sonografie
▶ Milzgröße und Leberveränderungen bestimmen,
▶ ggf. Lymphknotenuntersuchung.

Echokardiografie
▶ Zum Ausschluss einer Herzbeteiligung gehört neben der klinischen Untersuchung eine Echokardiografie zur Diagnostik dazu.
▶ Typische Befunde sind u. a. eine Endokardverdickung, eine dilatative Kardiomyopathie, Ventrikelthromben, Herzklappenveränderungen oder ein Perikarderguss.

Röntgen
▶ Zum Ausschluss einer pulmonalen Beteiligung sollte zunächst eine Röntgenaufnahme des Thorax durchgeführt werden (Pleuraergüsse? periphere Infiltrate?).

CT
▶ Bei hochgradigem Verdacht auf eine Lungenbeteiligung kann die Durchführung einer CT-Thorax-Untersuchung indiziert sein (periphere Knötchen?).

MRT
▶ Bei hochgradigem Verdacht auf eine Herzbeteiligung kann die Durchführung einer Kardio-MRT-Untersuchung indiziert sein.

Instrumentelle Diagnostik

EKG
▶ Ein EKG gehört zur Routineuntersuchung bei diesen Patienten.

Spirometrie
▶ Eine Lungenfunktionsprüfung gehört zur Routineuntersuchung bei diesen Patienten.

Endoskopie
▶ ggf. Ösophagogastroduodenoskopie, Koloskopie.

Histologie, Zytologie und klinische Pathologie

Knochenmarkdiagnostik
▶ Obwohl einige der genetischen Veränderungen (insbesondere *Fip1L1-PDFGRA* und *PCM1-JAK2*) im peripheren Blut diagnostiziert werden können, gehören Knochenmarkzytologie und -histologie weiterhin obligat dazu.

▶ Hierbei werden insbesondere die Chromosomen-Untersuchung durchgeführt und das Stadium der Erkrankung (chronische Phase versus Blastenkrise), der Fibrosegrad und der Anteil an eosinophilen Granulozyten festgelegt.

▶ Die zytogenetische Untersuchung der Knochenmarkzellen erfolgt zum Ausschluss von Rearrangements mit Beteiligung von PDFGRA, PDGFRB, FGFR1, JAK2 und FLT 3 (hier FISH-Untersuchung) sowie anderen Genen (konventionelle Zytogenetik)

▶ Außerdem dient die KM-Histologie zum Ausschluss einer lymphatischen Erkrankung als Ursache für die Eosinophilie.

▶ Eosinophile Erkrankungen mit PCM1-JAK2-Nachweis sind charakterisiert durch Eosinophilie, linksverschobene dominante Erythropoese, lymphatische Aggregate und häufig Markfibrose im Knochenmark. Seltener können sie sich als T- oder B-Linien-ALL manifestieren.

Molekulargenetische Diagnostik

▶ Da die Einteilung dieser Entitäten nach genetischen Befunden erfolgt, gehört die molekulargenetische Untersuchung zur obligatorischen Diagnostik.

▶ **RT-PCR**:
- Bei hinreichenden Hinweisen auf eine klonale chronische Eosinophilen-Erkrankung kann primär das Fip1L 1-PDGFRA-Fusionsgen mittels RT-PCR im peripheren Blut untersucht werden.
- Zum Ausschluss der PCM1-JAK2-Fusion dient eine RT-PCR-Untersuchung des peripheren Bluts oder eine konventionelle Zytogenetik des Knochenmarks.

▶ **FISH:** Die anderen Fusionsgene müssen mittels FISH-Untersuchung des peripheren Bluts oder Knochenmarks auf PDGFRA, PDGFRB oder FGFR1 (Chromosomen 4q12, 5q33 bzw. 8p11.2) ausgeschlossen werden.

▶ Bei Fehlen obiger Marker sollte eine BCR-ABL- bzw. JAK2V617F-Analyse aus dem peripheren Blut durchgeführt werden.

▶ Schließlich sollte bei Negativität für alle obigen Marker eine T-Zell-Neoplasie mittels T-Zell-Rezeptor-Rearrangement-Analyse aus dem peripheren Blut ausgeschlossen werden.

Differenzialdiagnosen

▶ Chronische Eosinophilen-Leukämie (CEL), ohne Nachweis von PDGFRA/B-, FGFR1 oder PCM1-JAK2-Nachweis, aber ggf. mit Nachweis einer ETV6-ABL 1-Fusion,

▶ Idiopathisches Hypereosinophiles Syndrom (HES),

▶ andere Myeloproliferative Neoplasien, wie Systemische Mastozytose, Chronische Myeloische Leukämie, unklassifizierbare MPN,

▶ akute Leukämien (AML, ALL),

▶ reaktive Eosinophilien (insbesondere Parasitosen, Lymphome, rheumatische Erkrankungen, dermatologische Erkrankungen etc.).

Therapie

Therapeutisches Vorgehen

▶ Zum therapeutischen Vorgehen s. Abb. 5.15.

Pharmakotherapie

Kausale Pharmakotherapie

▶ Aufgrund der Seltenheit der PDGFRA-, PDGFRB-, FGFR1-, JAK2-, FLT 3- und PCM1-JAK2-assoziierten eosinophilen Neoplasien und der darin begründeten oft eingeschränkten Evidenz der Therapieempfehlungen sollten Patienten stets in einem erfahrenen hämatologischen Zentrum vorgestellt werden.

▶ Diagnostik und Therapie sollte in Absprache mit dem Zentrum durchgeführt werden.

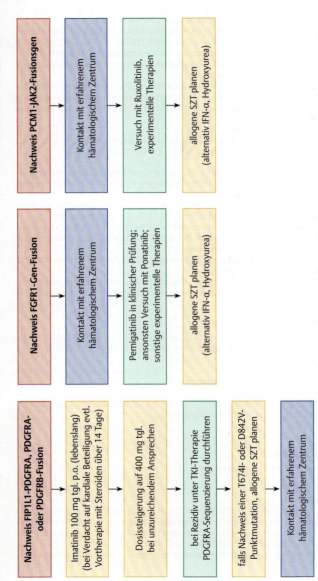

Abb. 5.15 • Myeloische/lymphatische Neoplasie. Therapeutischer Algorithmus bei Myeloischen/Lymphatischen Neoplasien mit Eosinophilie und Rearrangement von PDGFRA, PDGFRB, FGFR1, JAK2 oder FLT 3 oder mit PCM1-JAK2. Zielgerichtete Therapie je nach molekulargenetischem oder zytogenetischem Befund.

FIP1L1-PDGFRA-, PDGFRA- und PDGFRB-assoziierte Erkrankungen

▶ **FIP1L1-PDGFRA-assoziierte Neoplasien:**

- Goldstandard ist die niedrigdosierte Imatinib-Therapie (Imatinib 100 mg tgl.). Die Raten kompletter hämatologischer und molekularer Remissionen betragen fast 100%.
- Ziel ist das Erreichen einer langanhaltenden kompletten molekularen Remission (Negativität in der FISH- und PCR-Analyse).
- Eine Ausheilung scheint zwar in einigen Fällen möglich (anhaltende molekulare Remission trotz Absetzen von Imatinib), aber in der Regel kommt es nach Absetzen des TKI zu einem Rezidiv. Daher wird derzeit eine lebenslange TKI-Therapie empfohlen.
- Im Falle von Imatinib-Absetzen kommt es in ca. 50–60% zu einem Rezidiv. Die Rezidivrate war signifikant höher bei einer Behandlungsdauer von < 45 Monaten vs. > 45 Monaten.
- Bei dieser Entität sollte nach erfolgtem Nachweis von Fip1L1-PDGFRA schon in Abwesenheit von Organbeteiligung und/oder Hypereosinophilie mit der Imatinib-Therapie begonnen werden. Grund hierfür ist die unausweichliche Entwicklung von Komplikationen bei unbehandelten Patienten sowie die gute Aussicht auf Verhinderung solcher Komplikationen bei Ansprechen auf die TKI-Therapie.
- Bei Verdacht auf kardiale Beteiligung kann eine Vortherapie mit Kortikosteroiden über 14 Tage erwogen werden.

▶ **Andere PDGFRA- oder PDGFRB-Aberrationen:**

- Therapie ebenfalls beginnend mit 100 mg Imatinib pro Tag, zuweilen muss eine Dosissteigerung auf 400 mg täglich je nach Ansprechen erfolgen.

▶ Die Ansprechraten sind denen von Patienten mit FIP1L1-PDGFRA vergleichbar.

▶ **Blastenkrise:**

- Selbst Patienten in der Blastenkrise können bei Vorliegen der FIP1L1-PDGFRA-, PDGFRA- oder PDGFRB-Aberration auf die Imatinib-Therapie ansprechen, es wurden auch hier komplette molekulare Remissionen beobachtet.

▶ **Rezidiv einer PDGFRA- oder PDGFRB-assoziierten Erkrankung unter TKI-Therapie:**

- Es sollte eine Sequenzierung des jeweiligen Gens erfolgen (insbesondere die Kinase-Domäne sollte sequenziert werden).
- Typische *PDGFRA*-Mutationen sind die *T674I*- und die *D842V*-Mutation (analog zur *T315I-ABL*-Mutation bzw. zur *D816V-KIT*-Mutation).
- Der Nachweis einer dieser Mutationen bedeutet, dass weitere TKI-Therapien keine oder nur kurzfristige Effektivität haben werden, und es sollte dringend eine allogene Stammzelltransplantation als derzeit einzige kurative Möglichkeit in diesen Fällen erwogen werden.

FGFR1-assoziierte Erkrankungen

▶ Aufgrund seiner Aktivität gegen FGFR1 wurde Ponatinib in Einzelfällen klinisch eingesetzt.

▶ Ponatinib konnte sowohl vor als auch nach allogener Stammzelltransplantation bei einem Patienten mit FGFR1-assoziierter akuter Leukämie die Tumorlast (Lymphadenopathie, molekulare Tumorlast nach Transplantation) senken.

▶ Mittlerweile ist jedoch der FGR-selektivere TKI Pemigatinib in den USA für die Therapie von Patienten mit rezidivierter oder refraktärer MLNeo und FGFR1-Rearrangement zugelassen (in Europa bisher noch keine Zulassung). In den klinischen Studien mit Pemigatinib wurden hämatologische und zytogenetische Komplettremissionen beschrieben.

PCM1-JAK2-assoziierte Erkrankungen

▶ Bei Patienten mit PCM1-JAK2-assoziierten Erkrankungen kann mit dem JAK1/2-Kinase-Inhibitor Ruxolitinib eine Remission induziert werden (komplette hämatologische und zytogenetisch Remissionen sind vereinzelt beschrieben).

▶ Allerdings sind diese Remissionen in der Regel von kurzer Dauer, und die Zeit der Remission sollte für die Planung einer allogenen Blutstammzelltransplantation genutzt werden.

Pharmakologische Supportivtherapie

▶ Ergänzend zur kausalen Therapie sollte die symptomatische Therapie evtl. Organbeteiligungen erfolgen, z. B. Herzinsuffizienz-Therapie, Therapie neuropathischer Beschwerden, von Juckreiz.

▶ Zudem ist bei höhergradiger Anämie und/oder Thrombozytopenie die supportive Therapie mit Blutprodukten angezeigt.

Zellbasierte Verfahren

Stammzelltransplantation

▶ Im Stadium der Blastenkrise muss stets die Notwendigkeit und Möglichkeit einer allogenen Blutstammzelltransplantation geprüft werden.

▶ Die allogene Stammzelltransplantation bleibt die einzige kurative Option für Patienten mit MLNeo und definierenden Gen-Rearrangments und sollte daher bei allen diesen Patienten erwogen werden. Eine Ausnahme bilden hier derzeit die Patienten mit PDGFRA- und PDGFRB-Rearrangements, wenn sie exzellent auf die Therapie mit Imatinib o. ä. TKIs ansprechen.

Nachsorge

▶ Zur Nachsorge gehören nach Erreichen einer molekularen Remission die regelmäßige Kontrolle des klinischen Verlaufes, des Blutbildes und Differenzialblutbildes und des molekularen Markers (RT-PCR bzw. FISH).

▶ Da bisher keine internationalen Standards für die Quantifizierung der molekularen Marker existieren, ist eine anhaltende komplette molekulare Remission anzustreben.

Verlauf und Prognose

▶ Die Prognose der unbehandelten Erkrankungen ist ungünstig, insbesondere durch die Beteiligung des Herzens oder anderer Organe und/oder durch die Progression in eine akute Leukämie.

▶ Bei lebenslanger Therapie mit Imatinib ist die Prognose der FIP1L1-PDGFRA-, PDGFRA-, und PDGFRB-assoziierten Eosinophilien mittlerweile sehr gut:

- FIP1L1-PDGFRA-assoziierte Neoplasien: Das Ansprechen auf Imatinib erfolgt sehr rasch und mit hohen Erfolgsaussichten, mit einer Rate kompletter hämatologischer Remissionen von 98–100 % (innerhalb eines Monats) und einer Rate kompletter molekularer Remissionen von bis zu 100 % (innerhalb von 3 Monaten). Die Zeichen einer Organbeteiligung verschwinden in ca. 87 % der Fälle.

- PDGFRA- oder PDGFRB-Aberrationen: Die Ansprechraten sind denen von Patienten mit FIP1L1-PDGFRA vergleichbar.

▶ Bei den FGFR1-, JAK2, FLT3- und den PCM1-Jak2-assoziierten Erkrankungen kann mittels TKI-Therapie eine vorübergehende Remission erzielt werden, hier ist die Durchführung einer allogenen Stammzelltransplantation jedoch entscheidend für die weitere Prognose der Patienten. Gegebenfalls kommt zukünftig auch für Patienten mit MLNeo und FGFR1-Aberration in chronischer Phase der Erkrankung eine Langzeittherapie mit Pemigatinib in Frage.

5.8 Chronische myelomonozytäre Leukämie

Arnold Ganser

Aktuelles

▶ Diagnostik: Durch die ICC- wie auch die WHO-Klassifikation von 2022 wird die CMML entsprechend dem Blastenanteil im Blut und im Knochenmark nur noch in 2 Subgruppen eingeteilt.
▶ Von Bedeutung sind
  • die Zahl der Monozyten pro µl (≥ 500/µl bei Nachweis von Klonalität duch zytogenetische oder molekulargenetische Aberrationen; ansonsten ≥ 1000/µl) **und** der prozentuale Anteil (≥ 10 %) im Blut.
  • Definitionsgemäß < 20 % Blasten im Blut und Knochenmark in Abgrenzung zur AML.
▶ Therapie:
  • Die allogene Stammzelltransplantation ist die einzige kurative Therapie, die bis zum Alter > 70 Jahren durchgeführt wird.
  • Bei den meisten Patienten Therapie mit Azazytidin bei < 13 000 Leukozyten/µl (myelodysplastische Variante).
  • Ansonsten zunächst Zytoreduktion mit Hydroxyurea (HU), falls die allogene Stammzelltransplantation nicht infrage kommt.
  • Intensive Chemotherapie nur bei geplanter allogener Stammzelltransplantation.

Definition

▶ Klonale Erkrankung der hämatopoetischen Stammzelle.
▶ Entität der myelodysplastisch/myeloproliferativen Neoplasien (MDS/MPN).
▶ Dementsprechend sowohl myelodysplastische als auch myeloproliferative Eigenschaften.
▶ Genetik:
  • In > 90 % Mutationen in *SRSF2*, *TET 2* und/oder *ASXL 1*, seltener
  • Mutationen in *SETBP1*, *NRAS/KRAS*, *RUNX1*, *CBL* und *EZH2*.
  • Häufig normaler Karyotyp, keine spezifischen chromosomalen Aberrationen.
  • Mutationen von *ASXL 1*, *NRAS*, *RUNX1* und *SETBP1* sind ungünstige Prognosefaktoren.
  • Nachweis einer *NPM1* Mutation deutet auf besonders aggressiven klinischen Verlauf hin.
  • Bei normalem Karyotyp sind die Genmutationen nicht beweisend für die CMML, da sie auch bei klonaler Hämatopoese (CHIP) vorkommen.
▶ Diagnostische Kriterien wurden 2022 von ICCN und WHO neu definiert (s. Abschnitt: Klassifikation (S. 444)).

Epidemiologie

Häufigkeit

▶ Seltene Erkrankung mit einer Inzidenz von ca. 0,5-1/100 000 Einwohner pro Jahr.

Altersgipfel

▶ Medianes Alter bei Diagnosestellung etwa 76 Jahre.

Geschlechtsverteilung

▶ Männer sind doppelt so häufig betroffen wie Frauen.

Prädisponierende Faktoren

▶ Exposition mit organischen Lösungsmitteln, Rauchen, vorangegangene Strahlentherapie und Chemotherapie: Meldung an Berufsgenossenschaft bei beruflicher Exposition mit organischen Lösungsmitteln.

Ätiologie und Pathogenese

▶ Irreversible Erkrankung der hämatopoetischen Stammzelle, charakterisiert durch Erwerb somatischer Mutationen (s. oben) und Hypersensitivität gegenüber GM-CSF.
▶ Häufigste chromosomale Aberrationen sind Rearrangements und Deletionen am Chromosom 7 sowie Trisomie 8.
▶ Ätiologie ungeklärt; Umwelteinflüsse wie bei den MDS werden vermutet. Etwa 10 % sekundäre CMML.
▶ „Myeloproliferative" CMML bedingt durch Aktivierung des RAS/MAPK-Signalwegs.

Klassifikation und Risikostratifizierung

Klassifikation

▶ Die ICC- wie auch die WHO-Klassifikation von 2022 fordert für die Diagnose einer CMML:
▶ Monozytose (≥ 500/µl) **und** ≥ 10 % Monozyten im Differenzialblutbild.
▶ Zytopenie (Grenzwerte wie bei MDS)
▶ Blastenanteil im Blut und Knochenmark prognostisch sehr wichtig, definitionsgemäß < 20 % in Abgrenzung zur AML (Promonozyten werden zu den Blasten gezählt (Blastenäquivalente), deshalb exakte morphologische Beurteilung wichtig).
▶ Im Knochenmark mit CMML vereinbare morphologische Befunde (Hyperzellularität mit Steigerung der myeloischen Reihe, oft mit Vermehrung der Monozyten), keine AML- oder MPN-typischen Veränderungen. Keine anderen Erkrankungen, die zur Monozytose führen.
▶ Nachweis einer Klonalität (Chromosomenaberrationen) und/oder Nachweis einer mit myeloischen Neoplasien assoziierten Genmutation mit VAF ≥ 10 %
▶ Bei fehlendem Klonalitätsnachweis: Monozytose (≥ 1000/µl) und ≥ 10 % Monozyten im Differenzialblutbild, erhöhter Blastenanteil (≥ 5 % im Knochenmark und/oder ≥ 2 % im Blut) und morphologische Dysplasien (incl. abnormaler Immunphänotyp)
▶ Wichtige Zusatzuntersuchungen umfassen
  • Immunphänotypisierung,
  • Zytogenetik,
  • Molekulargenetik.
▶ *BCR::ABL 1*-Rearrangement muss immer ausgeschlossen werden.
▶ Bei Eosinophilie müssen Rearrangements von *PDGFRA, PDGFRB, FGFR1* und Tyrosinkinase-Genfusionen (z. B. *PCM1::JAK2*-Fusion) ausgeschlossen werden.
▶ Vorbestehende chronische myeloproliferative Neoplasie (MPN) schließt eine CMML und andere Subtypen eines MDS/MPN aus.

ℹ️ Merke

ICC- und WHO-Diagnosekriterien für CMML 2022
▶ Im Blut persistierende Monozytose ≥ 500/µl und ≥ 10 % Monozyten im Differenzialblutbild, sowie Klonalitätsnachweis (Chromosomenaberrationen, Genmutationen).
▶ WHO-Kriterien für BCR-ABL 1⁺-CML, PMF, PV oder ET nicht erfüllt.
▶ Kein Nachweis von Rearrangements von PDGFRA, PDGFRB, FGFR1 und PCM1-JAK2-Fusion bei Eosinophilie.
▶ < 20 % Blasten im Blut und Knochenmark (zu den Blasten zählen Myeloblasten, Monoblasten und Promonozyten, nicht aber atypische Monozyten).
▶ Bei Fehlen von klonalen zytogenetischen oder molekulargenetischen Aberrationen müssen erfüllt sein:
  • Monozytose ≥ 1000/µl und ≥ 10 % Monozyten im Differenzialblutbild
  • erhöhter Anteil an Blasten (plus Promonozyten), oder morphologische Dysplasien
  • abnormaler Immunphänotyp, vereinbar mit CMML

Risikostratifizierung

▸ Die Risikostratifizierung erfolgt nach dem prozentualen Blastenanteil im Blut und Knochenmark sowie dem Vorhandensein von *Auerstäbchen* in CMML-1 und CMML-2.

▸ Molekulargenetische Aberrationen (*ASXL 1, NRAS, RUNX1, SETBP1*) sind ungünstige Prognosefaktoren.

▸ Einteilung in „myelodysplastischen" Subtyp (Leukozyten < 13.000/µl) bzw. „myeloproliferativen" Subtyp (Leukozyten ≥ 13.000/µl) ist von Bedeutung für die Auswahl der Therapie (demethylierende Substanzen versus Hydroxyurea), hat jedoch geringe prognostische Bedeutung.

▸ Derzeit drei verschiedene prognostische Score-Systeme, die ohne Mutationsanalyse auskommen.

▸ In Europa ist das CMML-spezifische prognostische Scoring-System gebräuchlich, das zytogenetische Daten integriert:
  • Variable sind Zytogenetik, FAB- bzw. WHO-Subtyp und Transfusionsabhängigkeit.
  • Mediane Überlebenszeiten sind:
    – Niedrigrisiko 72 Monate,
    – Intermediär-1-Risiko 31 Monate,
    – Intermediär-2-Risiko 13 Monate,
    – Hochrisiko 5 Monate.
    – Im Internet stehen Kalkulatoren zur Verfügung.

▸ Neuere Score-Systeme integrieren den Mutationsstatus von *ASXL 1, NRAS, RUNX1* und *SETBP1*.

Symptomatik

▸ Im Frühstadium unspezifisch, Folgeerscheinungen von Anämie, Neutropenie, Thrombozytopenie.

▸ Gelegentlich erworbener Faktor-X-Mangel.

▸ Konstitutionelle Symptome (Fieber, Nachtschweiß, Gesichtsverlust) möglich.

▸ Splenomegalie bei 25 % der Patienten, selten massiv; Hepatomegalie, Lymphadenopathie,

▸ Leukämische Hautinfiltrate und Ulzera nicht selten, dann häufig Überweisung durch Dermatologen. Selten Gingivahyperplasie.

▸ Bei hohen Monozytenzahlen im Blut Pleura- und Perikardergüsse sowie Aszites möglich, die auf zytoreduktive Therapie ansprechen; Leukostase möglich.

▸ ZNS-Befall selten.

▸ Lebensqualität kann massiv eingeschränkt sein.

Diagnostik

Diagnostisches Vorgehen

▸ Bei allen älteren Patienten mit einer ungeklärten persistierenden Monozytose sollte an eine CMML gedacht werden.

▸ Patienten mit CMML zeigen eine persistierende (> 3 Monate) Monozytose ≥ 500/µl mit einem Monozytenanteil ≥ 10 % im peripheren Blut.

▸ Wichtig ist die Abgrenzung gegenüber anderen Ursachen einer Erhöhung der Monozytenzahl im Blut, z. B. starker Leukozytose infektiöser Ursache oder CML, bei der der prozentuale Monozytenanteil aber meist deutlich < 10 % liegt.

▸ Häufig ist bei CMML trotz erhöhter Monozytenwerte die Gesamtleukozytenzahl nicht erhöht („myelodysplastischer" Subtyp).

▸ Prognose-Score sollte für alle Patienten berechnet werden.

▸ Bei Fehlen genetischer Aberrationen und Blastenvermehrung sollte die Diagnose einer CMML erst bei über Wochen und Monate persistierender Monozytose ≥ 1000/µl gestellt werden.

▸ Bei Monozytose ≥ 500/µl mit einem Monozytenanteil ≥ 10 % im peripheren Blut, Nachweis einer für myeloische Neoplasien charakteristischen Genmutation mit

VAF ≥ 2 %, aber Fehlen morphologischer Auffälligkeiten im Knochenmark (und ohne Blastenvermehrung) liegt die Diagnose einer klonalen Monozytose unbestimmter Signifikanz (CMUS) vor.

Anamnese

► Meist uncharakteristisch,
► konstitutionelle Symptome,
► Exposition gegenüber mutagenen Substanzen, z. B. Zytostatika,
► Transfusionsbedarf,
► Infektionen.

Körperliche Untersuchung

► Karnofsky- bzw. ECOG-Status,
► Leber- und Milzgröße,
► Hautinfiltrate, Ulzera,
► Hinweise auf Ergüsse (Pleura, Perikard) und Aszites.

Labor

► Obligat: Blutbild und Differenzialblutbild, Retikulozyten.
► Empfohlen:
  • Leberwerte,
  • PT, PTT,
  • CRP,
  • Kreatinin, Harnsäure,
  • Laktatdehydrogenase,
  • Serum-Erythropoetinspiegel (vor Beginn von Transfusionen),
  • Vitamin B12, Folsäure, Ferritin, Serumeisen, Transferrin, Transferrinsättigung,
  • Serumkupfer,
  • Rheuma- und Virusserologie (zum Ausschluss benigner Ursachen einer Monozytose).
► Bei Transplantationskandidaten: HLA-Typisierung.

Bildgebende Diagnostik

Sonografie
► Sonografie des Abdomens obligat zur Beurteilung von Milz- und Lebergröße.

Histologie, Zytologie und klinische Pathologie

Knochenmarkdiagnostik
► Obligat: Aspirationszytologie und Knochenmarkhistologie mit Eisen- und Faserfärbung.
  • Zellularität des Knochenmarks immer deutlich erhöht.
  • E/G-Verhältnis üblicherweise erniedrigt.
  • Dysplasien in allen Zellreihen möglich, aber üblicherweise weniger prominent als bei MDS.
  • Gleichzeitiges Auftreten von großen (myeloproliferativen) und kleinen (myelodysplastischen) Megakaryozyten.
  • Ringsideroblasten möglich.
  • Definitionsgemäß < 20 % Blasten (Myeloblasten, Monoblasten, Promonozyten) im Knochenmark, wobei die Abgrenzung von Promonozyten zu Monozyten schwierig sein kann.
  • Blastenanteil im Blut und Knochenmark definieren CMML-Subgruppen.
  • Auerstäbchen definieren CMML-2.
  • Fibrose möglich, üblicherweise ungünstiger.

Molekulargenetische Diagnostik

► Zytogenetik:
  • Obligat: Nur bei 30 % zytogenetische Aberrationen, gehäuft Translokationen und Deletionen des Chromosoms 7 und Trisomie 8.
► Molekulargenetik:
  • Obligat:
    – BCR::ABL 1-Rearrangement muss immer ausgeschlossen werden.
    – Bei Eosinophilie müssen Rearrangements von *PDGFRA, PDGFRB, FGFR1* und *PCM1::JAK2*-Fusion ausgeschlossen werden.
  • In > 90 % Mutationen in *SRSF2* (50 %), *TET 2* (60 %) und/oder *ASXL 1* (40 %), seltener in *SETBP1, NRAS/KRAS, RUNX1, CBL* und *EZH2*.
  • Mutationen in *ASXL 1, RUNX1, NRAS, SETB1, NPM1* ungünstige Prognosefaktoren.
  • Somatische Mutationen beweisen Vorliegen einer klonalen Hämatopoese, sind aber nicht beweisend. Allelfrequenz der Variante (VAF) sollte ≥ 10 % zur Diagnose einer CMML und ≥ 2 % zur Diagnose einer CMUS betragen.

Sonstige

► Immunphänotypisierung: Nachweis einer CD14 + /CD16- Zellpopulation

Differenzialdiagnosen

► Benigne Erkrankungen, die mit Neutrophilie einhergehen und von Monozytose begleitet werden:
  • Infektionen (Bruzellose, bakterielle Endokarditis, Tuberkulose, Varizella-Zoster-Infekt, Lues, Typhus, Malaria, Trypanosomiasis),
  • entzündliche Erkrankungen (Sarkoidose, chronisch-entzündliche Darmerkrankung),
  • Autoimmunerkrankungen,
  • Schwangerschaft,
  • Asplenie,
  • chronische Neutropenie,
  • Behandlung mit Steroiden oder koloniestimulierenden Faktoren.
► Chronische Immunthrombozytopenie
► Hypersplenismus
► Speicherkrankheiten
► Myelodysplastische Syndrome.
► Chronisch-myeloische Leukämie: Abgrenzung durch Nachweis von BCR::ABL 1 oder t(9;22).
► Atypische CML: Häufig schwierig in der Abgrenzung zur CMML, jedoch bei CMML ≥ 10 % Monozyten im Blut.
► Systemische Mastozytose mit CMML:
  • Systemische Mastozytose mit assoziierter klonaler hämatologischer Nicht-Mastzellerkrankung (SM-AHNMD) ist eine eigene WHO-Entität.
  • Die häufigste mit Mastozytose assoziierte hämatologische Neoplasie ist die CMML, wobei klinisch Diarrhoe, Pruritus, intermittierende Hypotonie, Übelkeit, Sehstörungen und Anaphylaxie auftreten können.
  • Der Verlauf ist aggressiv, die Behandlung richtet sich gegen die Mastozytose.
► Juvenile myelomonozytäre Leukämie (JMML):
  • Auftreten im frühen Kindesalter,
  • Klinisch Hepatosplenomegalie, Lymphadenopathie, Blässe, Fieber und Exanthem,
  • MDS/MPN-unklassifiziert (MPN: Myeloproliferative Neoplasien).
► Klonale Monozytose unklarer Signifikanz (CMUS):
  • Persistierende Monozytose ≥ 500/µL und ≥ 10 % Monozyten im Differentialblutbild
  • Fehlen oder Vorliegen einer Zytopenie (Grenzwerte wie beim MDS)
  • Nachweis wenigstens einer mit myeloischen Neoplasien assoziierten Genmutation mit VAF ≥ 2 %

- Keine signifikanten Dysplasien, Vermehrung von Blasten (incl. Promonozyten) oder CMML-assoziierten morphologischen Veränderungen im Knochenmark, z. B. Hyperzellularität mit myeloischer Prädominanz und Vermehrung der Monozyten
- Kein Hinweis auf myeloische oder andere hämatopoetische Neoplasie
- Keine reaktiven Störungen, die die Monozytose erklären könnten

Therapie

Therapeutisches Vorgehen

▶ Haupttherapieziel (Abb. 5.16) (Übersicht bei 6):
- Derzeit ist die allogene Stammzelltransplantation die einzige kurative Behandlung; daher ist bei allen Patienten die Möglichkeit dieser Therapie abzuklären, unter Berücksichtigung von:
  – Komorbiditäten,
  – Spenderverfügbarkeit,
  – Aggressivität der Erkrankung (Risikogruppe).
- Bei Niedrigrisiko-CMML kann die Entscheidung zur allogenen Stammzelltransplantation aufgeschoben werden.

▶ Weitere Ziele:
- Bei nicht transplantablen Patienten symptomorientierte Therapie durch Zytoreduktion mittels
  – Hydroxyurea bei myeloproliferativer Verlaufsform bzw.
  – hypomethylierenden Substanzen (Azazytidin) bei der myelodysplastischen Subgruppe.
- Bei myeloproliferativer CMML Beginn mit Hydroxyurea und Kombination mit bzw. Wechsel zu demethylierenden Substanzen.
- Therapiestudien.

▶ Allgemeinsymptome und Ulzera reagieren auf Zytoreduktion und Therapie mit Steroiden (Prednisolon 20 mg/Tag p. o.).

Allgemeine Maßnahmen

▶ Therapien außer der allogenen Stammzelltransplantation sind nicht kurativ.
▶ Deshalb übrige Maßnahmen nur zur Symptomkontrolle bei
- beeinträchtigenden Allgemeinsymptomen (Fieber, Nachtschweiß, Gewichtsverlust),

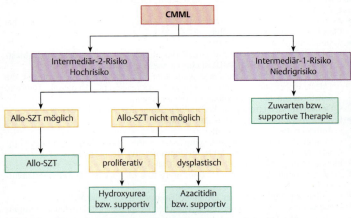

Abb. 5.16 • Chronische myelomonozytäre Leukämie. Therapeutisches Vorgehen.

- symptomatischer Organomegalie,
- Hautinfiltraten/-ulzera,
- Niereninsuffizienz,
- Ergüssen,
- symptomatischen Blutbildveränderungen (Hyperleukozytose, Leukostase, zunehmende Zytopenien, Blastenanstieg).

▶ Transfusionen wie bei MDS.
▶ Erythropoese-stimulierende Agenzien (ESA) wie bei MDS bei CMML mit Dysplasie, soweit Serum-EPO < 200 IU/L, niedrigem Transfusionsbedarf (max. 2 EK in 8 Wochen), Blasten < 10 %.
▶ Impfungen: Pneumokokkenimpfung, jährliche Influenza-Schutzimpfung. Weitere Impfungen nach Empfehlungen der STIKO.

Pharmakotherapie

▶ Möglichst Behandlung in Therapiestudien.
▶ Hydroxyurea (HU):
  - Standardtherapie bei „myeloproliferativer" CMML (empfohlene Anfangsdosierung 15 mg/kg/Tag p.o.) mit Dosisanpassung, um die Granulozytenwerte bei 500–1000/µl zu halten und ausgeprägte Thrombozytopenien zu vermeiden. Bei symptomlosen Patienten auch bei Anstieg der Leukozyten > 35 000/µL.
▶ Hypomethylierende Substanzen (Azazytidin):
  - Standardtherapie bei „myelodysplastischer" CMML und nach Leukozytenreduktion mittels HU bei „myeloproliferativer" CMML. Dosierung und Applikation wie bei MDS.
▶ Intensive Chemotherapie:
  - Diese kann bei starker Myeloproliferation bzw. Übergang in AML und geplanter allogener Stammzelltransplantation indiziert sein.
  - Bei fehlender Transplantationsoption weniger sinnvoll, da üblicherweise keine CR.
▶ Bei refraktärer/rezidivierter CMML zur Symptomkontrolle:
  - Decitabin i.v. (derzeit nicht zugelassen), insbesondere bei der myeloproliferativen CMML mit Blasten > 10 %.
  - Niedrigdosiertes Cytosin-Arabinosid s.c.,
  - Etoposid p.o.,
  - 6-Thioguanin p.o.,
  - Melphalan p.o.

Zellbasierte Verfahren

▶ Allogene Stammzelltransplantation (einzige kurative Therapie):
  - Alle Patienten ohne offensichtliche Kontraindikationen sollten in einem Transplantationszentrum vorgestellt werden.
  - Berücksichtigung der Komorbiditäten mittels etablierten Score-Systemen (HCT-CI, EBMT).
  - Derzeitig 3-Jahres-Überlebensrate von etwa 30 %.
  - Bei Niedrigrisiko-CMML deshalb zeitliches Aufschieben der Transplantation möglich.
▶ Autologe Stammzelltransplantation ohne Stellenwert.

Nachsorge

▶ Lebenslängliche Überwachung notwendig.
▶ Bei Einleitung einer zytoreduktiven Therapie kurzfristige (wöchentliche) Blutbildkontrollen.
▶ Untersuchungen des Knochenmarks:
  - Keine routinemäßigen Verlaufskontrollen, indiziert bei Verschlechterung des Blutbildes zur Erkennung einer Krankheitsprogression (kombiniert mit Zytogenetik und Molekulargenetik).
  - Bei demethylierender Therapie nach jeweils 2–4 Zyklen Knochenmarkzytologie.

▶ Beurteilung des Ansprechens: Neben den Ansprechkriterien wie bei MDS ist auch die Bewertung des Ansprechens der Organmanifestationen wichtig.

Verlauf und Prognose

▶ Mediane Überlebenszeit ohne Therapie 30 Monate.
▶ Je nach Prognosefaktoren und Score-System werden 4 Risikogruppen mit medianen Überlebenszeiten zwischen 5 und 72 Monaten unterschieden (s. Abschnitt: Klassifikation und Risikostratifizierung (S. 444)))
▶ 3-Jahresüberleben etwa 30 % nach allogener Stammzelltransplantation bei Hochrisiko-CMML.
▶ 2-Jahres-Überleben etwa 50 % mit demethylierender Therapie bei Hochrisiko-CMML.

Besonderheiten bei Schwangeren

▶ CMML kommt bei Schwangeren nicht vor.

Besonderheiten bei Kindern

▶ CMML kommt bei Kindern nicht vor.

Besonderheiten bei alten Menschen

▶ CMML ist eine Erkrankung der alten Menschen. Therapieauswahl richtet sich nach Grad der Komorbiditäten. Da die allogene Stammzelltransplantation die einzige kurative Therapie ist, sollten auch ältere Patienten möglichst einem Transplantationszentrum vorgestellt werden.

5.9 Sonstige MDS/MPN: aCML, MDS/MPN-T-*SF3B1*, MDS/MPN-RS-T, NOS, MDS/MPN, NOS, MDS/MPN mit i(17q)

Arnold Ganser

Aktuelles

▶ Die ICC-Klassifikation von 2022 enthält in der Gruppe der MDS/MPN neben der CMML
  • die atypische CML (aCML),
  • das MDS/MPN mit *SF3B1*-Mutation und Thrombozytose (MDS/MPN-T-*SF3B1*)
  • das MDS/MPN mit Ringsideroblasten und Thrombozytose (MDS/MPN-RS-T, NOS) sowie
  • das unklassifizierte MDS/MPN (MDS/MPN, NOS).
  • provisorische Subentität: MDS/MPN mit Isochromosom (17q) (MDS/MPN mit i (17q))
▶ Die abweichende WHO-Klassifikation von 2022 enthält neben der CMML folgende Entitäten:
  • MDS/MPN mit Neutrophilie
  • MDS/MPN mit *SF3B1*-Mutation und Thrombozytose (MDS/MPN-T-*SF3B1*)
  • MDS/MPN mit Ringsideroblasten und Thrombozytose (MDS/MPN-RS-T) sowie
  • das nicht anders klassifizierbare MDS/MPN (MDS/MPN, NOS)
▶ Klinische Präsentation, diagnostische Kriterien und Therapie sind sehr verschieden.
▶ Die juvenile myelomonozytäre Leukämie (JMML) wird nicht mehr zu den MDS/MPN gezählt, sondern zu den kindlichen MPN.

Definition

▶ Die ICC-Klassifikation von 2022 enthält in der Gruppe der MDS/MPN neben der CMML
  • die atypische CML (aCML),

- das MDS/MPN mit *SF3B1*-Mutation und Thrombozytose (MDS/MPN-T-*SF3B1*)
- das MDS/MPN mit Ringsideroblasten und Thrombozytose (MDS/MPN-RS-T, NOS) sowie das unklassifizierte MDS/MPN (MDS/MPN, NOS)
- provisorische Subentität: MDS/MPN mit Isochromosom (17q) (MDS/MPN mit i (17q))

► Die abweichende WHO-Klassifikation von 2022 enthält neben der CMML folgende Entitäten:
- MDS/MPN mit Neutrophilie
- MDS/MPN mit *SF3B1*-Mutation und Thrombozytose (MDS/MPN-T-*SF3B1*)
- MDS/MPN mit Ringsideroblasten und Thrombozytose (MDS/MPN-RS-T) sowie
- das nicht anders klassifizierbare MDS/MPN (MDS/MPN, NOS)

► Den Erkrankungen liegt eine irreversible klonale Veränderung der hämatopoetischen Stammzelle zugrunde.

Epidemiologie

► **Atypische chronisch-myeloische Leukämie (aCML):**
- Selten,
- medianes Alter bei Diagnose 72 Jahre,
- Männer doppelt so häufig wie Frauen betroffen (Männer:Frauen 2:1).

► **MDS/MPN mit *SF3B1*-Mutation und Thrombozytose (MDS/MPN-T-*SF3B1*), MDS/MPN mit Ringsideroblasten und Thrombozytose (MDS/MPN-RS-T, NOS):**
- Selten
- medianes Alter bei Diagnose 71–75 Jahre,
- Frauen etwas häufiger betroffen (Männer zu Frauen = 1:1,4).

► **MDS/MPN, nicht anders spezifiziert (MDS/MPN, NOS):**
- Selten,
- medianes Alter bei Diagnose 71 Jahre,
- Männer doppelt so häufig wie Frauen betroffen (Männer zu Frauen = 2:1).

► **MDS/MPN mit Isochromosom (17q) (MDS/MPN mit i(17q):**
- Selten
- medianes Alter bei Diagnose 67 Jahre,
- Männer und Frauen etwa gleich häufig betroffen.

Häufigkeit

► Selten

Altersgipfel

► Medianes Alter bei Diagnose > 70 Jahre, bei MDS/MPN mit i(17q) etwas niedriger

Geschlechtsverteilung

► Außer bei MDS/MPN-T-*SF3B1*, MDS/MPN-RS-T, NOS und MPN/MDS mit i(17q) sind männliche Personen häufiger betroffen.

Prädisponierende Faktoren

► Keine Angaben möglich

Ätiologie und Pathogenese

► **Atypische chronisch-myeloische Leukämie (aCML):**
- Irreversible klonale Erkrankung der hämatopoetischen Stammzelle, charakterisiert durch Erwerb somatischer Mutationen.
- Häufig normaler Karyotyp, keine charakteristischen Chromosomenaberrationen; in 18 % Trisomie 8.
- In 35 % Mutationen in *NRAS/KRAS*, selten in *JAK2, FLT 3, CEBPA*.
- *BCR::ABL* ist ein Ausschlusskriterium.

▶ **MDS/MPN mit *SF3B1*-Mutation und Thrombozytose (MDS-T-*SF3B1*):**
- Irreversible klonale Erkrankung der hämatopoetischen Stammzelle, charakterisiert durch Erwerb somatischer Mutationen.
- Häufig (80 %) normaler Karyotyp, keine charakteristischen Chromosomenaberrationen; in 18 % Trisomie 8.
- In > 50 % Komutation in *JAK2V617F*.
- Die Diagnose eines MDS/MPN-T-*SF3B1* ist hochwahrscheinlich bei Mutation von *SF3B1* in Kombination mit einer Mutation von *JAK2 V617F*, *CALR* oder *MPL*.
- Außerdem Mutationen in anderen Spliceosom-Genen, in epigenetischen Regulatorgenen (*ASXL-1* 15 %, *TET2* 25 %, *DNMT3A* 15 %, u. a.)
- Nur selten Mutationen in *CALR* und *MPL*.
- *BCR::ABL* ist ein Ausschlusskriterium.

▶ **MDS/MPN mit Ringsideroblasten und Thrombozytose (MDS/MPN-RS-T, NOS):**
- Irreversible klonale Erkrankung der hämatopoetischen Stammzelle, charakterisiert durch Erwerb somatischer Mutationen.
- Meist JAK2-Mutationen.
- Nur selten Mutationen in *CALR* und *MPL*.
- *BCR::ABL* ist ein Ausschlusskriterium.

▶ **MDS/MPN, nicht anders spezifiziert (MDS/MPN, NOS):**
- Irreversible klonale Erkrankung der hämatopoetischen Stammzelle, charakterisiert durch Erwerb somatischer Mutationen.
- Häufig normaler Karyotyp, keine charakteristischen Chromosomenaberrationen; in 18 % Trisomie 8.
- In 14 % Mutationen in *NRAS/KRAS*, selten in *JAK2*, *FLT3*, *CEBPA*
- *BCR::ABL* ist ein Ausschlusskriterium.

▶ **MDS/MPN mit Isochromosom (17q) (MDS/MPN mit i(17q)):**
- Irreversible klonale Erkrankung der hämatopoetischen Stammzelle, charakterisiert durch Erwerb somatischer Mutationen.
- Definitionsgemäß immer i(17q) und kein -7/del(7q), andere Chromosomenaberrationen möglich
- In > 50 % Mutationen in *ASXL-1*, *SETBP1*, *SRSF2*
- *BCR::ABL* und Mutationen in *JAK2*, *CALR*, und *MPL* sind Ausschlusskriterien.

Klassifikation und Risikostratifizierung

Klassifikation

▶ **Atypische chronisch-myeloische Leukämie, (aCML)** (ICC-Diagnosekriterien 2022):
- Im Blut Leukozytose ≥ 13.000/µl infolge einer erhöhten Zahl von neutrophilen Granulozyten und ihrer Vorstufen (Promyelozyten, Myelozyten, Metamyelozyten) ≥ 10 % der Leukozyten,
- Zytopenie (Grenzwerte wie bei MDS),
- < 20 % Blasten im Blut und im Knochenmark,
- Dysgranulopoese einschließlich Pseudo-Pelger-Anomalie ± Chromatinverklumpung,
- keine oder minimale absolute Monozytose; Monozyten < 10 % der Leukozyten,
- keine Eosinophilie; Eosinophile < 10 % der Leukozyten,
- hyperzelluläres Knochenmark mit Proliferation der Granulopoese sowie Dysgranulopoese mit oder ohne Dysplasie der erythrozytären und megakaryozytären Zelllinien,
- kein Nachweis eines BCR::ABL1-Fusionsgens oder genetischer Veränderungen, die für myeloische/lymphatische Neoplasie mit Eosinophilie typisch sind, keine Tyrosinkinasegenfusionen. Das Fehlen von MPN-assoziierten Treibermutationen und der Nachweis einer *SETBP1*-Mutation in Assoziation mit einer *ASXL1*-Mutation unterstützt die Diagnose der aCML.
- keine PMF, PV oder ET.

► **MDS/MPN mit *SF3B1*-Mutation und Thrombozytose (MDS/MPN-T-*SF3B1*)** (ICC-Diagnosekriterien 2022):
  • persistierende Thrombozytose ≥ 450 000/µl,
  • Anämie (Grenzwerte wie bei MDS),
  • < 1 % Blasten im Blut und < 5 % Blasten im Knochenmark,
  • Nachweis einer *SF3B1*-Mutation (VAF > 10 %), entweder isoliert oder assoziiert mit Chromosomenaberrationen oder Mutationen, die mit myeloischen Neoplasien assoziiert sind,
  • keine vorangegangene zytotoxische Therapie bzw. Gabe von hämopoetischen Wachstumsfaktoren, die die myelodysplastischen/myeloproliferativen Veränderungen erklären könnte.
  • Kein Nachweis eines *BCR::ABL1*-Fusionsgens. Kein genetischen Veränderungen, die mit myeloischen/lymphatische Neoplasien mit Eosinophilie assoziiert sind (z. B. PDGFRA, PDGFRB oder FGFR1, oder *PCM1::JAK2*; kein t(3;3)(q21;q26.2), inv (3)(q21q26.2) oder del(5q),
  • anamnestisch kein MPN oder MDS oder anderes MDS/MPN.

► **MDS/MPN mit Ringsideroblasten und Thrombozytose (MDS/MPN-RS-T)** (ICC-Diagnosekriterien 2022):
  • persistierende Thrombozytose ≥ 450 000/µl,
  • Anämie mit erythroider Dysplasie mit oder ohne multilineärer Dysplasie, ≥ 15 % Ringsideroblasten,
  • < 1 % Blasten im Blut und < 5 % Blasten im Knochenmark,
  • Nachweis einer Klonalität: entweder Nachweis einer klonalen zytogenetische Aberration und oder somatischer Mutationen. Bei fehlendem Klonalitätsnachweis keine vorangegangene zytotoxische Therapie bzw. Gabe von hämopoetischen Wachstumsfaktoren, die die myelodysplastischen/myeloproliferativen Veränderungen erklären könnte
  • Fehlen einer *SF3B1*-Mutation; kein Nachweis eines *BCR::ABL1*-Fusionsgens. Kein genetischen Veränderungen, die mit myeloischen/lymphatische Neoplasien mit Eosinophilie assoziiert sind (z. B. PDGFRA, PDGFRB oder FGFR1, oder *PCM1::JAK2)*; kein t(3;3)(q21;q26.2), inv(3)(q21q26.2) oder del(5q),
  • anamnestisch kein MPN oder MDS (außer MDS-RS) oder anderes MDS/MPN.

► **MDS/MPN, nicht anders spezifiziert (MDS/MPN, NOS)** (ICC-Diagnosekriterien 2022):
  • Myeloische Neoplasie mit gemischt myeloproliferativen und myelodysplastischen Veränderungen, die nicht als MDS/MPN, MDS, MPN diagnostiziert werden können (Abgrenzung gegen akzelerierte Phasen anderer MPN kann schwierig sein).
  • Zytopenie (Grenzwerte wie bei MDS)
  • Blasten < 20 % im Blut und Knochenmark
  • Thrombozytose ≥ 450 000/µl und/oder Leukozyten ≥ 13 000/µl
  • Nachweis einer Klonalität: entweder Nachweis einer klonalen zytogenetische Aberration und oder somatischer Mutationen. Bei fehlendem Klonalitätsnachweis keine vorangegangene zytotoxische Therapie bzw. Gabe von hämopoetischen Wachstumsfaktoren und auch keine anderen Ursachen, die die myelodysplastischen/myeloproliferativen Veränderungen erklären könnten.
  • Kein Nachweis eines *BCR::ABL1*-Fusionsgens. Kein genetischen Veränderungen, die mit myeloischen/lymphatische Neoplasien mit Eosinophilie assoziiert sind (z. B. PDGFRA, PDGFRB oder FGFR1, oder *PCM1::JAK2)*; kein t(3;3)(q21;q26.2), inv (3)(q21q26.2) oder del(5q)

► **MDS/MPN mit Isochromosom (17q) (MDS/MPN mit i(17q)** (ICC Diagnosekriterien 2022):
  • Leukozyten ≥ 13 000/µl
  • Zytopenie (Grenzwerte wie bei MDS)
  • Blasten < 20 % im Blut und Knochenmark
  • Dysgranulopoese mit nichtsegmentierten Neutrophilen oder Pseudo-Pelger-Hüet-Anomalie

- i(17q), entweder isoliert oder mit anderen Chromosomenaberrationen (außer -7/del(7q))
- Kein Nachweis eines *BCR::ABL 1*-Fusionsgens. Kein genetischen Veränderungen, die mit myeloischen/lymphatische Neoplasien mit Eosinophilie assoziiert sind (z. B. PDGFRA, PDGFRB oder FGFR1, oder *PCM1::JAK2*); kein t(3;3)(q21;q26.2), inv (3)(q21q26.2) oder del(5q)
- Fehlen von MPN-assoziierten Mutationen (*JAK2, CALR, MPL*)
- keine vorangegangene zytotoxische Therapie bzw. Gabe von hämopoetischen Wachstumsfaktoren, die die myelodysplastischen/myeloproliferativen Veränderungen erklären könnte.

Risikostratifizierung

▶ **MDS/MPN mit Ringsideroblasten und Thrombozytose (MDS/MPN-RS-T):**
- Erfolgt entsprechend der Risikostratifizierung bei ET: Erhöhtes Risiko für arterielle Thrombosen bei
  - Alter > 60 Jahre (Tab. 5.11),
  - Thrombosen in der Anamnese,
  - kardiovaskuläre Risikofaktoren (Rauchen, Diabetes mellitus, Hypertonie),
  - Leukozyten > 11 000/µl,
  - *JAK2V617F*-Mutation.

Tab. 5.11 • Risikostratifizierung des MDS/MPN-RS-T.

Risiko	Kriterien
Niedrig	Alter < 60 Jahre, keine Thromboembolien
Hoch	Alter ≥ 60 Jahre und/oder vorangegangene Thromboembolie

Symptomatik

▶ **Atypische chronisch-myeloische Leukämie (aCML):**
- Vorherrschend sind Symptome von Anämie und Thrombozytopenie,
- Organomegalie (Leber, Milz) in 34 %.

▶ **MDS/MPN mit SF3B1-Mutation und Thrombozytose (MDS/MPN-T-*SF3B1*), MDS/MPN mit Ringsideroblasten und Thrombozytose (MDS/MPN-RS-T, NOS):**
- Vorherrschend sind anämiebedingte Symptome in Kombination mit möglichen Komplikationen der Thrombozytose (Thromboembolien, Mikrozirkulationsstörungen mit Kopfschmerzen, Palpitationen, stenokardische Beschwerden, Erythromelalgie).
- Bei extremer Thrombozytose (> 1 Mio/µl) u. U. erworbenes von Willebrand-Syndrom mit mukokutanen Spontanblutungen.

▶ **MDS/MPN, nicht anders spezifiziert (MDS/MPN, NOS):**
- Im Frühstadium unspezifisch und Folge der Zytopenien bzw. der Zytosen,
- konstitutionelle Symptome (Fieber, Nachtschweiß, Gesichtsverlust) möglich,
- Splenomegalie und Hepatomegalie bei 23 % der Patienten, selten massiv; Lymphadenopathie.

▶ **MDS/MPN mit Isochromosom (17q) (MDS/MPN mit i(17q):**
- Vorherrschend sind die anämiebedingten Symptome; Thrombozytose in 25 %
- Splenomegalie in 69 %

Diagnostik

Diagnostisches Vorgehen

▶ **Atypische chronisch-myeloische Leukämie (aCML):**
- Wie bei CMML (s. Kap. Chronische myelomonozytäre Leukämie (S. 373)).

► **MDS/MPN mit *SF3B1*-Mutation und Thrombozytose (MDS/MPN-T-*SF3B1*), MDS/MPN mit Ringsideroblasten und Thrombozytose (MDS/MPN-RS-T, NOS):**
  • Das diagnostische Vorgehen entsprechend demjenigen bei MDS und MPN bzw. CMML,
  • speziell: Ristocetin-Kofaktor-Aktivität, vWF-Aktivität, Multimeranalyse.

► **MDS/MPN, nicht anders spezifiziert (MDS/MPN, NOS):**
  • Wie bei CMML
  • Blutbild: Paralleles Auftreten von Zytose (Leukozytose in 90 %, Thrombozytose in 32 %) und Zytopenie (Anämie in 90 %, Thrombozytopenie in 35 %, selten Neutropenie) bei allen Patienten
  • MPNs, insbesondere solche in akzelerierter Phase und/oder mit Post-PV- bzw. Post-ET-Myelofibrose können mit MDS/MPN, NOS, verwechselt werden. Eine Vorgeschichte mit MPN und/oder das Vorliegen von Mutationen in *JAK2*, *CALR* oder *MPL*, insbesondere bei hoher VAF, schließen die Diagnose eines MPN/MDS, NOS, eher aus. Bei gleichzeitiger Hypereosinophilie liegt eher eine chronische Eosinophilenleukämie (CEL, NOS) vor.

► **MDS/MPN mit Isochromosom (17q) (MDS/MPN mit i(17q)):**
  • Wie bei CMML.

► Zum diagnostischen Vorgehen s. auch Kap. Chronische myeloische Leukämie (S. 373).

Anamnese

► meist uncharakteristisch
► konstitutionelle Symptome
► Exposition gegenüber mutagenen Substanzen/Strahlen
► Transfusionsbedarf
► Infektionen

Körperliche Untersuchung

► Karnofsky- bzw. ECOG-Status
► Leber- und Milzgröße
► Hautinfiltrate, Ulzera
► Hinweise auf Ergüsse (Pleura, Perikard) und Aszites

Labor

► Blutbild und Differenzialblutbild
► PT, PTT
► CRP
► Kreatinin, Harnsäure
► Laktatdehydrogenase
► HLA-Typisierung bei geplanter allogener Stammzelltransplantation.

Bildgebende Diagnostik

Sonografie
► Sonografie des Abdomens obligat zur Beurteilung von Milz- und Lebergröße

Histologie, Zytologie und klinische Pathologie

► **Atypische chronisch-myeloische Leukämie (aCML):**
  • Im Blut:
    – Paralleles Auftreten von Zytose (Leukozytose in 90 %, Thrombozytose in 5 %) und Zytopenie (Anämie in 90 %, Thrombozytopenie in 60 %, selten Neutropenie) bei allen Patienten.
    – Leukozytose infolge einer erhöhten Zahl von neutrophilen Granulozyten und ihrer Vorstufen (Promyelozyten, Myelozyten, Metamyelozyten ≥ 10 % der Leukozyten). Pseudo-Pelger-Hüet-Anomalie.
    – Keine oder nur minimale Basophilie und Monozytose,
    – Blasten < 20 %.

- Knochenmark:
  - Hyperzelluläres Knochenmark mit Proliferation der Granulopoese sowie Dysgranulopoese mit oder ohne Dysplasie der erythrozytären und megakaryozytären Zelllinien.
  - Blasten < 20 %,
  - signifikante Knochenmarkfibrose in 29 %.
- Molekulargenetik:
  - In 35 % Mutationen in *NRAS/KRAS*, selten in *JAK2, FLT 3, CEBPA*.
  - Kein *BCR::ABL*, keine Rearrangements von *PDGFRA, PDGFRB* oder *FGFR1*, oder *PCM1::JAK2*.

▶ **MDS/MPN mit *SF3B1*-Mutation und Thrombozytose (MDS/MPN-T-*SF3B1*), MDS/MPN mit Ringsideroblasten und Thrombozytose (MDS/MPN-RS-T, NOS):**
- Blut- und Knochenmarkdiagnostik inkl. Histologie mit Eisen- und Faserfärbung.
- Blut:
  - Nachweis einer persistierende Thrombozytose ≥ 450.000/µl,
  - Untersuchung auf Dysplasien der Granulopoese (Pseudo-Pelger-Anomalie) und Blasten (Blasten < 1 %).
- Knochenmark:
  - u. U. Nachweis von ≥ 15 % Ringsideroblasten und u. U. weiteren Dysplasien; Blasten < 5 %
- Molekulargenetik:
  - Mutationsanalyse von *SF3B1* und *JAK2*,
  - Kein *BCR::ABL 1*,
  - Ausschluss der Rearrangements von PDGFRA, PDGFRB oder FGFR1, oder PCM1-JAK2 (insbesondere bei Eosinophilie und Basophilie);
- Zytogenetik:
  - kein t(3;3)(q21;q26.2), inv(3)(q21q26.2) oder del(5q).

▶ **MDS/MPN, nicht anders spezifiziert (MDS/MPN, NOS):**
- Blut- und Knochenmarkdiagnostik inkl. Histologie mit Eisen- und Faserfärbung.
- Blasten < 20 % im Blut und im Knochenmark
- Knochenmark:
  - signifikante Fibrose in 25 %

▶ **MDS/MPN mit Isochromosom (17q) (MDS/MPN mit i(17q)):**
- Blut- und Knochenmarkdiagnostik inkl. Histologie mit Eisen- und Faserfärbung
- Blut:
  - Leukozytose, rundkernige Neutrophile und Pseudo-Pelger-Hüet-Anomalie, Blasten < 20 %
- Knochenmark:
  - Blasten < 20 %; signifikante Fibrose in 40 %
- Zytogenetik:
  - i(17q), häufig weitere Aberrationen; -7/del(7q) und t(9;22) sind Ausschlussgründe

Knochenmarkdiagnostik
▶ Obligat sind Aspirationszytologie und Knochenmarkhistologie mit Eisen- und Faserfärbung sowie die Zytogenetik.

Molekulargenetische Diagnostik
▶ Obligat Ausschluss des BCR::ABL-Rearrangement. Weitere molekulargenetische Diagnostik in Abhängigkeit von Erkrankung (siehe dort).

Differenzialdiagnosen

▶ **Atypische chronisch-myeloische Leukämie (aCML):**
- CML, CNL, CMML, MDS, MPN (insbesondere ET und PMF), MDS/MPN-RS-T, MDS/MPN-U. Reaktive Leukozytosen.
- Fälle von MPN, insbesondere in der akzelerierten oder post-PV/ET-Phase können bei Neutrophilie eine aCML imitieren.

- Ein MPN in der Anamnese, MPN-charakteristische Knochenmarkveränderungen und/oder MPN-assoziierte Mutationen (in *JAK2*, *CALR*, *MPL*) schließen eine aCML weitgehend aus.
- Andererseits unterstützen Mutationen in *SETBP1* und/oder *ETNK1* die Diagnose einer aCML.
- Eine *CSF3R*-Mutation ist untypisch für aCML und spricht für die Diagnose einer CNL oder einer anderen myeloischen Neoplasie.

▶ **MDS/MPN mit *SF3B1*-Mutation und Thrombozytose (MDS/MPN-T-*SF3B1*), MDS/MPN mit Ringsideroblasten und Thrombozytose (MDS/MPN-RS-T, NOS):**
- aCML, CML, CMML, MDS, MPN (insbesondere ET und PMF), MDS/MPN-U,
- reaktive Thrombozytosen.

▶ **MDS/MPN, nicht anders spezifiziert (MDS/MPN, NOS), MDS/MPN mit Isochromosom (17q) (MDS/MPN mit i(17q)) :**
- Die anderen MDS/MPN, CML, MDS, MPN, insbesondere in akzelerierter Phase und/oder mit Post-PV- bzw. Post-ET-Myelofibrose,
- Ein MPN in der Anamnese, MPN-charakteristische Knochenmarkveränderungen und/oder MPN-assoziierte Mutationen (in JAK2, CALR, MPL, insbesondere bei hoher VAF) schließen eine aCML weitgehend aus. Bei Hypereosinophilie liegt meist eine chronische Eosinophilenleukämie (CEL, NOS) vor.
- reaktive Thrombozytosen,
- chronische Infektionen/Entzündungen.

Therapie

▶ **Atypische chronisch-myeloische Leukämie (aCML):**
- Einzig kurative Therapie ist die allogene Stammzelltransplantation.
- Abhängig vom Ausmaß der Zytose/Zytopenie Gabe von HU bzw. demethylierenden Substanzen (Azazytidin, Decitabin) wie bei CMML.
- Intensive Induktionschemotherapie nur bei geplanter allogener Stammzelltransplantation und erhöhtem Blastenanteil im Knochenmark.

▶ **MDS/MPN mit *SF3B1*-Mutation und Thrombozytose (MDS/MPN-T-SF3B1), MDS/MPN mit Ringsideroblasten und Thrombozytose (MDS/MPN-RS-T, NOS):**
- Prinzip: Die Behandlung richtet sich sowohl an der Therapie für MDS-RS wie auch für ET aus und ist individualisiert.
- Bei Anämie Transfusionen, Eisenchelattherapie und Einsatz von ESA entsprechend den Kriterien für das MDS.
- Behandlung der Thrombozytose risikoadaptiert wie bei ET, üblicherweise Thromboseprophylaxe mit ASS 100 mg/Tag.
- Allerdings ist die zytoreduktive Therapie mit HU wegen der Anämie meist nicht möglich.
- Bei extremer Thrombozytose (> 1 Mio/µl) und mukokutanen Blutungen mit Nachweis eines von-Willebrand-Syndroms sollte zytoreduktive Therapie wie bei ET erwogen werden, anschließend ASS 100 mg/Tag.
- Bei ASS-Resistenz/-Hypersenitivität oder Notwendigkeit einer dualen Therapie Einsatz von Clopidogrel, Prasugel oder Ticagrelor.
- Allogene Stammzelltransplantation als einzig kurative Therapie wegen der assoziierten Risiken nur bei Patienten mit schweren refraktären Zytopenien oder Progression der Erkrankung zur AML.

▶ **MDS/MPN, nicht anders spezifiziert (MDS/MPN, NOS), MDS/MPN mit Isochromosom (17q) (MDS/MPN mit i(17q)):**
- Wie bei CMML.
- Einzig kurative Therapie ist die allogene Stammzelltransplantation.
- Abhängig vom Ausmaß der Zytose/Zytopenie Gabe von HU bzw. demethylierenden Substanzen (Azazytidin, Decitabin).
- Induktionschemotherapie nur bei geplanter allogener Stammzelltransplantation und erhöhtem Blastenanteil im Knochenmark.

Nachsorge

▶ Die Nachsorge entspricht grundsätzlich der bei anderen MDS/MPN.
▶ Lebenslängliche Überwachung notwendig.
▶ Bei Einleitung einer zytoreduktiven Therapie kurzfristige (wöchentliche) Blutbild-kontrollen.
▶ Untersuchungen des Knochenmarks:
  • keine routinemäßigen Verlaufskontrollen,
  • indiziert bei Verschlechterung des Blutbildes zur Erkennung einer Krankheitspro-gression (kombiniert mit Zytogenetik und Molekulargenetik).
  • Bei demethylierender Therapie nach jeweils 2–4 Zyklen Knochenmarkzytologie, sowie vor allogener Stammzelltransplantation.
▶ Beurteilung des Ansprechens:
  • Neben den Ansprechkriterien wie bei MDS bzw. ET ist auch die Bewertung des Ansprechens der Organmanifestationen wichtig.

Verlauf und Prognose

▶ **Atypische chronisch-myeloische Leukämie (aCML):**
  • Mediane Überlebenszeit nach Diagnose 12–13 Monate.
  • Progressionsrate zur AML: 40 %.
  • Ungünstige Prognosefaktoren sind:
    – Leukozytose > 40.000/µl,
    – hoher prozentualer Anteil der unreifen myeloischen Vorläufer im Blut,
    – Dysgranulopoese,
    – Blastenanteil im Knochenmark ≥ 5 %,
    – erhöhte LDH und
    – Thrombozyten < 450.000/µl.
▶ **MDS/MPN mit *SF3B1*-Mutation und Thrombozytose (MDS/MPN-T-*SF3B1*), MDS/MPN mit Ringsideroblasten und Thrombozytose (MDS/MPN-RS-T, NOS):**
  • Medianes Überleben: 76 Monate.
  • Transformation zur AML: 1,8/100 Patientenjahre,
  • thromboembolische Ereignisse: 3,6/100 Patientenjahre (wie bei ET).
▶ **MDS/MPN, nicht anders spezifiziert (MDS/MPN, NOS):**
  • Mediane Überlebenszeit nach Diagnose 28 Monate,
  • Progressionsrate zur AML: 15 %.
  • Ungünstige Prognosefaktoren sind:
    – Splenomegalie,
    – hoher prozentualer Anteil der unreifen myeloischen Vorläufer im Blut,
    – Blastenanteil im Knochenmark ≥ 5 %.
▶ **MDS/MPN mit Isochromosom (17q) (MDS/MPN mit i(17q)):**
  • Mediane Überlebenszeit nach Diagnose 11 Monate
  • Progressionsrate zur AML: 80 %.

Prävention

▶ Keine Angaben möglich

Besonderheiten bei Schwangeren

▶ Diese Erkrankungen kommen bei Schwangeren praktisch nicht vor. Bei Leukozyto-se/Thrombozytose möglichst Therapie mit Peginterferon-alfa.

Besonderheiten bei Kindern

▶ Diese Erkrankungen kommen nicht im Kindesalter vor.

Besonderheiten bei alten Menschen

▶ Behandlung unter Berücksichtigung der Komorbiditäten und der geriatrischen Beurteilung.

5.10 Myelodysplastische Syndrome (niedriges Risiko)

Ulrich Germing

Aktuelles

▶ Neue Klassifikation durch die WHO Arbeitsgruppe vorgeschlagen (WHO 2022).
▶ Prognostizierung durch den IPSS-R.
▶ Neuer Prognosescore IPSS-molekular.
▶ Neue Leitlinien der Deutschen MDS-Studiengruppe und des European Leukemia net.
▶ 2020 Zulassung von Luspatercept für Patienten mit low risk MDS (IPSSR very low, low, intermed.) mit Ringsideroblastischem Phänotyp (MDS RS SLD und MDS RS MLD), die transfusionsbedürftig sind und nicht (mehr) auf EPO ansprechen oder für EPO nicht in Frage kommen.

Definition

▶ Klonale Erkrankung der hämatopoetischen Stammzelle,
▶ unterschiedlich ausgeprägte Dysplasiezeichen der Hämatopoese,
▶ unterschiedlich ausgeprägte Vermehrung unreifer myeloischen Progenitorzellen (Blasten) bis 19 %,
▶ Risiko der Entwicklung einer akuten Leukämie ca. 25 %,
▶ > 90 % chromosomale und/oder molekulare Aberrationen der Stammzellen,
▶ palliative Therapie mit Ausnahme der allogenen Stammzelltransplantion.

Epidemiologie

Häufigkeit

▶ Häufigkeit: Inzidenz ca. 4/100 000/Jahre,
▶ Inzidenz bei > 80-Jährigen ca. 30–80/100.000/Jahr,
▶ Prävalenz aller MDS ca. 7,
▶ Niedrigrisiko-MDS (MDS SLD, MDS MLD, MDS RS SLD, MDS RS MLD) machen etwa 65 % der MDS aus.

Altersgipfel

▶ Altersgipfel: Durchschnittliches Alter bei Erstdiagnose ca. 70–75 Jahre

Geschlechtsverteilung

▶ Geschlechtsverteilung in etwa ausgeglichen

Prädisponierende Faktoren

▶ Keimbahnmutationen spielen bei Patienten mit MDS unter 40 Jahren eine Rolle.

Ätiologie und Pathogenese

▶ In 90 % unklar, in 10 % MDS nach Radiatio und/oder Chemotherapie oder langfristiger Benzolexposition,
▶ chromosomale und/oder molekulare Aberrationen,
▶ gesteigerte Apoptose ausreifender Zellen im Knochenmark,
▶ hämatopoetische Insuffizienz durch mangelnde Ausreifung,
▶ mangelhafte Unterstützung der Hämatopoese durch alterierte Stromazellen,
▶ klonale Expansion von myeloischen Vorläuferzellen.

Klassifikation und Risikostratifizierung

Risikostratifizierung

▶ Prognose der Patienten ist abhängig von patientenbezogenen Parametern (Alter und Komorbiditäten) und krankheitsbezogenen Parametern.
▶ International Prognostic Scoring-System:
  • Im klinischen Alltag kommt in erster Linie das International Prognostic Scoring-System (IPSS) (Tab. 5.12, Tab. 5.13) in seiner ursprünglichen und – mehr und mehr – in seiner revidierten Form (Tab. 5.14, Tab. 5.15, Tab. 5.16, Tab. 5.17) zur Anwendung.
  • Diese Scores beinhalten den medullären Blastenanteil, chromosomalen Befund und das Ausmaß der Zytopenien zur Bildung von 4 bzw. 5 Risikogruppen, deren Prognose in Bezug auf Überlebenswahrscheinlichkeit und dem Risiko eines Progress zur AML unterschiedlich ist.

Tab. 5.12 • Definition des International Prognostic Scoring System (IPSS) (Auswertung Tab. 5.13).

Parameter	Score 0	Score 0,5	Score 1	Score 1,5	Score 2,0
Medullärer Blastenanteil (%)	0–4	5–10	–	11–20	21–29
Anzahl Zytopenien[1]	0–1	2–3	–	–	–
Zytogenetische Risikogruppe[2]	Niedrig	Intermediär	Hoch	–	–

[1] Thrombozyten < 100 000/µl, Hämoglobin < 10 g/dl, Neutrophile < 1800/µl
[2] Niedrigrisiko = normaler Karyotyp, 5q-, 20q-, -Y; Hochrisiko = komplex Karyotyp (≥ 3 Anomalien), Chromosom-7-Anomalien; Intermediäres Risiko = alle anderen Aberrationen

Tab. 5.13 • Beurteilung des Scores (nach IPSS).

Risikogruppe	Score
Niedrigrisiko	0
Intermediäres Risiko I	0,5–1
Intermediäres Risiko II	1,5–2
Hochrisiko	≥ 2,5

Tab. 5.14 • Definition des IPSS-R.

Parameter	Score 0	Score 0,5	Score 1	Score 1,5	Score 2	Score 3	Score 4
Zytogenetik	very good	–	good	–	intermediate	poor	very poor
KM-Blasten	< 2 %	–	> 2 bis < 5 %	–	5–10 %	> 10 %	–
Hämoglobin g/dl	> 10	–	8–< 10	< 8	–	–	–
Thrombozyten g/l	> 100	50 bis < 100	< 50	–	–	–	–
ANC × 1000/µl	> 0,8	< 0,8	–	–	–	–	–

ANC: absolute Neutrophilenzahl; IPSS-R: revidierte Version des IPSS

Tab. 5.15 • **Zytogenetische Risikogruppen (IPSS-R).**

Bewertung	Zytogenetik
Very good	del(11q), -Y
Good	Normal, del(20q), del(5q), einzeln und doppelt, del(12p)
Intermediate	+ 8, del(7q), i(17q), + 19, + 21, jede andere einzelne und doppelte Anomalie, unabhängige Klone
Poor	-7, inv(3)/t(3q)/del(3q), doppelte Anomalie inkl. -7/del(7q), Komplex: 3 Anomalien
Very poor	Komplex > 3 Anomalien

Tab. 5.16 • **IPSS-M: Benötigt werden: alle Parameter, die im IPSS-R genutzt werden und molekulare Befunde.**

6 Risiko Kategorien	Sehr niedrig (14 %)	Niedrig (32 %)	Mäßig niedrig (11 %)	Mäßig hoch (11 %)	Hoch (14 %)	Sehr hoch (18 %)
Medianes Leukämie-freies Überleben (in Jahren)	9.7	6.0	4.1	2.3	1.7	0.75

Basierend auf:
– *Bernard E et al: Molecular International Prognostic Scoring System for Myelodysplastic Syndromes. NEJM, 2022, in press.*
– *IPSS-M Risk Calculator. IPSS-M Risk Calculator (mds-risk-model.com)*

Tab. 5.17 • **Molekularzytogenetische Befunde, die zur Berechnung des IPSS-M erforderlich sind.**

Molekularzytogenetische Befunde zur Berechnung des IPSS-M

Obligat: Anzahl der TP53 Mutationen   (0 vs. 1 vs. 2 oder mehr + allele frequency) variant

Zusätzlich wichtig (aber nicht obligat) mit individueller Bewertung:

MLL PTD	(mutiert, vs. nicht mutiert vs. unbekannt)
FLT 3 (ITD oder TKD)	(mutiert, vs. nicht mutiert vs. unbekannt)
ASXL 1	(mutiert, vs. nicht mutiert vs. unbekannt)
CBL	(mutiert, vs. nicht mutiert vs. unbekannt)
DNMT 3A	(mutiert, vs. nicht mutiert vs. unbekannt)
ETV6	(mutiert, vs. nicht mutiert vs. unbekannt)
EZH2	(mutiert, vs. nicht mutiert vs. unbekannt)
IDH2	(mutiert, vs. nicht mutiert vs. unbekannt)
KRAS	(mutiert, vs. nicht mutiert vs. unbekannt)
NPM1	(mutiert, vs. nicht mutiert vs. unbekannt)
NRAS	(mutiert, vs. nicht mutiert vs. unbekannt)
RUNX1	(mutiert, vs. nicht mutiert vs. unbekannt)

Tab. 5.17 • Fortsetzung

Molekularzytogenetische Befunde zur Berechnung des IPSS-M

SF3B1	(mutiert, vs. nicht mutiert vs. unbekannt)
SRSF2	(mutiert, vs. nicht mutiert vs. unbekannt)
U2AF1	(mutiert, vs. nicht mutiert vs. unbekannt)
+ 17 weitere Gene (wünschenswert, aber nachrangig)	

Klassifikation

▶ Klassifikation nach Vorschlägen der WHO (Tab. 5.18).
▶ Klassifikationskriterien sind:
  • peripherer und medullärer Blastenanteil,
  • Ausmaß der Dysplasien in Blut und Knochenmark (Dysplasien nur einer versus mehrerer myeloischer Zellreihen),
  • Zellzahlen im Blut und Vorhandensein bzw. Art chromosomaler und molekularer Aberrationen.
▶ Die in früheren WHO Klassifikationen verwendeten Termini sind mit dem Ziel der genaueren Beschreibung der MDS-Typen abgelöst worden (Tab. 5.18):
  • Refraktäre Zytopenie mit unilineärer Dysplasie (RCUD) heißt jetzt MDS SLD (single lineage dysplasia),
  • Refraktäre Zytopenie mit mulitlineären Dysplasies (RCMD) heißt jetzt MDS MLD (multilineage dysplasia).
▶ Zur Abgrenzung der MDS von AML gilt ein Blastenanteil im Blut und Knochenmark bis 19 % bei MDS, ab 20 % liegt eine AML vor.
▶ Die verwandten chronischen myelomonozytären Leukämien (CMML) werden durch die Anzahl der Monozyten im Blut von den MDS abgegrenzt: Werden > 1000 Monozyten/µl Blut nachgewiesen und machen die Monozyten > 10 % der Leukozyten im Blut aus, liegt eine CMML vor.
▶ Für die Anwendung der WHO-Klassifikation bedarf es v. a. einer möglichst exakten Ermittlung des peripheren und medullären Blastenanteils.

Tab. 5.18 • WHO-Klassifikation 2022 der myelodysplastischen Syndrome (Niedriges Risiko).

WHO 2022	Dysplastische Linien, besondere morphologische Merkmale	BM und PM Blasten	Zytogenetik	Mutationen
MDS mit niedriger Blastenzahl und SF3B1-Mutation	≥ 1, ≥ 5 % RS, oder ≥ 15 % RS ohne SF3B1-Mutation	< 5 % BM < 2 % PB	Alle, außer isolierte del(5p), -7/del(7q) oder komplexe	SF3B1, kein Multi-Hit TP53
MDS mit del (5q) - mit TP53-Mutation - mit SF2B1-Munation	≥ 1	< 5 % BM < 2 % PB	Del(5q) mit bis zu 1 zusätzlichen Aberration, außer -7/del(7q)	Alle, außer Multi-Hit TP53
MDS mit biallelischer TP53-Alteration		< 20 % BM < 20 % PB	Alle	Multi-Hit TP53-Veränderung

Tab. 5.18 • **Fortsetzung**

WHO 2022	Dysplastische Linien, besondere morphologische Merkmale	BM und PM Blasten	Zytogenetik	Mutationen
MDS, NOS mit single lineage Dysplasie	1	<5 % BM <2 % PB	Alle, außer wenn die Kriterien für MDS-del(5q) nicht erfüllt sind	Alle, außer Multi-Hit TP53; erfüllt nicht die Kriterien für MDS-SF3B1
MDS, NOS mit multilineage Dysplasie	≥ 2	<5 % BM <2 % PB	Alle, außer wenn die Kriterien für MDS-del(5q) nicht erfüllt sind	Alle, außer Multi-Hit TP53; erfüllt nicht die Kriterien für MDS-SF3B1
Hypoplastisches MDS	≥ 1, ≥ 25 % Zellularität, alters-angepasst	<5 % BM <2 % PB	Alle, außer wenn die Kriterien für MDS-del(5q) nicht erfüllt sind	Alle, außer Multi-Hit TP53; erfüllt nicht die Kriterien für MDS-SF3B1
MDS IB1	≥ 1	5-9 % BM 2-4 % PB	Alle	Alle, außer Multi-Hit TP53
MDS IB2	≥ 1, Auerstäbchen möglich	10-19 % BM 5-19 % PB	Alle	Alle, außer Multi-Hit TP53
MDS mit Fibrose	≥ 1, Markfibrose Grad 2/3	5-19 % BM <19 % PB	Alle	Alle, außer Multi-Hit TP53

Zytopenie von mindestens einer Zelllinie im Blut ist eine Voraussetzung für alle MDS-Typen.
MDS: Myelodysplastisches Syndrom; BM: Bone Marrow (Knochenmark); del: Deletion; NOS: not otherwise specified; RS: Ringsideroblasten

Basierend auf:
Khoury J, et al: The 5th edition of the World Health Organization Classification of Haemato-lymphoid Tumours: Myeloid and Histiocytic/Dendritic Neoplasms. Leukemia 2022 Jul;36(7):1703-1719.

Symptomatik

▸ Klinische Symptome als Folge hämatopoetischer Insuffizienz.
▸ Etwa 80 % der Patienten haben bei Erstdiagnose unterschiedlich stark ausgeprägte Anämiesymptome.
▸ 10–15 % der Patienten mit Niedrigrisiko-MDS haben Zeichen der hämorrhagischen Diathese oder gehäufte Infektionen.

Diagnostik

Diagnostisches Vorgehen

▸ Zur Diagnose der verschiedenen Formen eines MDS führen (Abb. 5.17):
  • Differenzialblutbild, Blutbild sowie die Bestimmung von LDH, Ferritin, Erythropoetin, Folsäure und Vitamin B12 im Blut sowie
  • eine zytologische und histologische Knochenmarkuntersuchung und
  • genetische Diagnostik aus Blut oder Knochenmark.

Anamnese

▸ Vorgeschichte des Patienten: Chemotherapie oder/und eine Bestrahlung oder Radiojodtherapie,

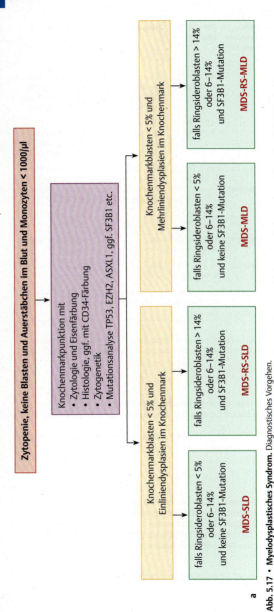

Abb. 5.17 • Myelodysplastisches Syndrom. Diagnostisches Vorgehen.

a Diagnostik der MDS SLD und MLD: Falls Blasten im Blut und/oder Knochenmark > 4 % sind oder Auerstäbchen vorliegen, liegt eine MDS EB I oder II vor.

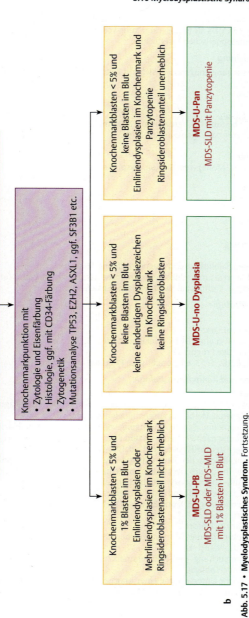

Abb. 5.17 • Myelodysplastisches Syndrom. Fortsetzung.

b Falls 1% Blasten im Blut oder keine Dysplasiezeichen im Knochenmark zu finden sind, liegt ein MDS-U vor; falls sich eine MDS SLD mit Panzytopenie ergibt, liegt ein MDS-U mit Panzytopenie vor.

- Exposition mit organischen Lösungsmitteln wie Benzol, da bei einigen Patienten eine Anerkennung des MDS als Berufserkrankung vorliegen kann,
- Symptome der hämatopoetischen Insuffizienz.

Körperliche Untersuchung

- Körperliche Untersuchung konzentriert sich auf Zeichen der hämatopoetischen Insuffizienz,
- Lymphknotenstatus.

Labor

- Diagnostische Aufarbeitung bei Verdacht auf MDS mit u.g. Laborparametern, nach Ausschluss von Differenzialdiagnosen (Tab. 5.19).
- Peripheres Blut:
  - Blutbild (Zellzahlen),
  - Differenzialblutbild (Monozyten, Blasten, Dysplasiezeichen),
  - Retikulozyten,
  - LDH,
  - Ferritin,
  - Erythropoetin,
  - Folsäure,
  - Vitamin B12,
  - ggf. HLA-Typisierung,
  - Blutgruppe.
- Blutbild und Differenzialblutbild sind diagnostisch unerlässlich.
- Ein erhöhter LDH-Wert ist mit schlechterer Prognose assoziiert und Werte für EPO und Ferritin haben ggf. Einfluss auf therapeutische Entscheidungen.

Mikrobiologie und Virologie

Molekularbiologie

- Aus Blut oder Knochenmark:
  - ggf. BCR-ABL, PDGFR-α und PDGFR-β (diagnostisch),
  - JAK-2, SF3B1 (günstige Prognose),
  - ASXL1, RUNX1, EZH2, TP53, etc. (ungünstige Prognose).

Histologie, Zytologie und klinische Pathologie

Knochenmarkdiagnostik

- Knochenmarkpunktion obligat, wenn die wesentlichen Differenzialdiagnosen (Tab. 5.19) mit geeigneten Methoden ausgeschlossen wurden.
- Knochenmarkdiagnostik umfasst die Anfertigung von in guter Qualität präparierten Ausstrichen zur Färbung nach Pappenheim und Eisenfärbung, idealerweise ergänzt durch MPO-Färbung, Esterase-Färbung und ggf. PAS-Färbung.
- Anhand der zytomorphologischen Beurteilung der Ausstriche müssen der medulläre Blastenanteil, die Anzahl des Dysplastischen Zellreihen, der Anteil der RIngsideroblasten und der Anteil der monozytopoetischen Zellen ermittelt werden.
- Zu untersuchende Parameter anhand des Knochenmarks sind:
  - Zytologie mit Eisenfärbung, POX und Esterase (WHO-Klassifikation),
  - Zytogenetik, ggf. mit FISH,
  - Histologie (Zellularität, Fibrose),
  - ggf. Immunphänotypisierung (Dysplasiezeichen, Blasten),
  - ggf. JAK-2, BCR-ABL, PDGFR-α/β,
- Zytogenetische Untersuchung der Knochenmarkzellen aus diagnostischen und prognostischen Gründen obligat.
- Ergänzend histologische Untersuchung einer Knochenstanze (Knochenmarkzellularität, Vorhandensein und ggf. Ausmaß von Knochenmarkfibrose?)

Molekulargenetische Diagnostik

▶ Zahlreiche somatische Mutationen in Knochenmark- und Blutzellen kommen auch bei anderen myeloischen Neoplasien vor.

▶ In der Regel ist der Nachweis solcher Mutationen nicht diagnostisch relevant, kann aber in Fällen, bei denen es keine klaren Dysplasiezeichen in Blut und Knochenmark gibt, hilfreich zum Nachweis einer klonalen Hämatopoese sein.

▶ Fast alle Mutationen sind mit einer schlechteren Prognose assoziiert (mit der Ausnahme von Mutationen von *SF3B1* und *TET2*); die Mutationen können daher ggf. zur genaueren Abschätzung der Prognose herangezogen werden, v. a. bei der Frage, ob eine allogene Transplantation angestrebt werden soll.

▶ Die häufigsten Mutationen treten in den Gene *SF3B1, TET2, ASXL1, RUNX1, TP53* und *EZH2* auf.

▶ Daneben gibt es eine Vielzahl von selteneren Mutationen, deren genaue Bedeutung noch unklar ist.

Differenzialdiagnosen

▶ Keines der Dysplasiezeichen, keine der chromosomalen Aberrationen und somatischen Mutationen ist pathognomonisch für ein MDS.

▶ Tab. 5.19 zeigt die wichtigsten Differenzialdiagnosen, die mit jeweils geeigneten Methoden ausgeschlossen werden müssen, bevor die Diagnose eines MDS gestellt werden kann.

▶ Am häufigsten muss eine sekundäre Anämie, oftmals eine Eisenverwertungsstörung von den MDS abgegrenzt werden.

Tab. 5.19 • **Differenzialdiagnosen der MDS.**

Differenzialdiagnose	Diagnostisches Verfahren
Aplastische Anämie, Pure-Red-Cell-Aplasia (PRCA)	Histologie, Zytologie, Virologie
Toxischer KM-Schaden (Alkohol, Blei, NSAR, etc.)	Anamnese
Reaktive KM-Veränderungen (Sepsis, HIV, chronische Infekte, Tbc, Autoimmunerkrankungen, etc.)	Zytologie, Anamnese, Labor
Monozytose anderer Genese	Anamnese, Labor, Molekulargenetik
Paroxysmale nächtliche Hämoglobinurie (PNH)	Immunphänotypisierung
Immunthrombozytopenie	Anamnese, Verlauf
Megaloblastäre Anämien	Vitamin B12-/Folsäurespiegel
Hyperspleniesyndrom	Anamnese/Klinik (Splenomegalie)
Akute Leukämien (speziell Erythroleukämie, FAB-M6)	Zytologie, Genetik und Molekulargenetik
Myeloproliferative Erkrankungen (speziell aCML, OMF)	Histologie, Zytogenetik, Molekulargenetik
Haarzell-Leukämie, LGL	Zytologie, Immunphänotypisierung
Kongenitale dyserythropoetische Anämien (selten)	Molekulargenetik

Therapie

Therapeutisches Vorgehen

▶ Grundsätzlich werden Patienten mit MDS SLD (RCUD), MDS SLD RS (RARS), MDS MLD und MDS MLD RS (RCMD) mit der Intention behandelt, die Zytopenien und deren klinische Folgen zu verbessern (Abb. 5.18).

▶ Im Mittelpunkt stehen Transfusionen von Erythrozytenkonzentraten, die je nach klinischer Symptomatik bei Hämoglobinwerten < 9 g/dl im Abstand von 2–8 Wochen verabreicht werden.

❗ *Merke*

Es empfiehlt sich für alle Patienten eine Impfung gegen Pneumokokken und im Fall von schweren Infektionen der frühzeitige Einsatz von Antibiotika.

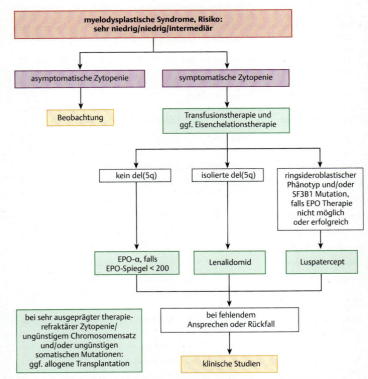

Abb. 5.18 • Myelodysplastische Syndrome. Therapeutisches Vorgehen bei Patienten mit sehr niedrigem, niedrigem und intermediärem Risiko. Grün hinterlegt: zugelassene Therapie, gelb: Empfohlen, aber nicht zugelassen.

Pharmakotherapie

Pharmakologische Supportivtherapie

▶ **Erythropoetin**:
- Mit dem Ziel der Verbesserung der Anämie können, sofern der endogene Erythropoetinspiegel < 200 ng/ml liegt, Erythropoetine eingesetzt werden.
- Es bieten sich Erythropoetin-alpha in Dosierungen von 40.000 IE/Woche an
- Luspatercept

  Mit dem Ziel der Verbesserung der Anämie kann, sofern der endogene Erythropoetinspiegel > 200 ng/ml liegt, oder das Ansprechen auf Erythropoetine ausbleibt oder aufhört Luspatercept s. c. eingesetzt werden. Alle 3 Wochen erfolgt die Gabe von zunächst 1 mg/kgKG. Bei ausbleibendem Ansprechen kann nach 2-3 Injektionen die Dosis auf 1,33 mg/kgKG und später auf 1,75 mg/kg KG gesteigert werden. Sollte das Ansprechen nach 9 Injektionen ausbleiben sollte die Theapie beendet werden. Erythropoetin nach 12 Wochen: Dann kann zusätzlich niedrig dosiertes GCSF für einige Wochen hinzugegeben werden, da es hierunter zu einem Ansprechen der Hämoglobinwerte kommen kann.
  – Sollte es danach auch kein Ansprechen geben, muss die Therapie abgebrochen werden.
  – Bei ca. zwei Drittel der Patienten kommt es zu einem Anstieg der Hämoglobinwerte auf > 10 g/dl, die z. T. unter laufender Therapie Jahre anhalten.

▶ **Transfusionen/Eisenüberladung**:
- Kommt es dauerhaft zu Transfusionsbedürftigkeit, tritt nach ca. 25–50 Transfusionen eine sich langsam entwickelnde transfusionsassoziierte Eisenüberladung ein.
- Die Eisenüberladung kann die Entwicklung einer Kardiomyopathie begünstigen und die auch einen ungünstigen Einfluss auf die Blutbildung haben.

▶ **Eisenchelation**:
- Haben die Patienten vonseiten des MDS und etwaiger Begleiterkrankungen eine günstige Prognose und liegt der Ferritinspiegel > 1000/μl, kann der orale Eisenchelator Deferasirox in einer Startdosis von 20 mg/kgKG gegeben werden.
- Wesentliche Nebenwirkungen können gastrointestinale Beschwerden bis hin zu profusen Durchfällen sein und eine meist vorübergehende Niereninsuffizienz.

▶ **Infektionen bei Neutropenie**:
- Patienten mit ausgeprägter Neutropenie, bei denen es zu gehäuften Infektionen kommt, können im Infektionsfall mit GCSF s. c. behandelt werden.

▶ **Thrombozytopenie**:
- Patienten mit Thrombozytenzahlen < 20.000/μl und klinischen Zeichen einer hämorrhagischen Diathese können bei gravierenden Blutungen mit Thrombozytenkonzentraten behandelt werden.
- Eine prophylaktische Transfusionstherapie mit Thrombozyten kann nicht empfohlen werden.

✓ *Praxistipp*
Leider wird trotz der geschilderten Therapien ein sehr großer Teil der Patienten dauerhaft transfusionsbedürftig. Diesen Patienten sollte möglichst die Teilnahme an einer klinischen Studie ermöglicht werden, mit dem Ziel, die Blutbildung zu verbessern und den Transfusionsbedarf zu reduzieren. Patienten, bei denen keine Standardtherapie wirksam ist, werden idealerweise in klinischen Studien (www.MDS-register.de (Stand 22.10.2024)) behandelt.

Zellbasierte Verfahren

▶ Allogene Stammzelltransplantion in kurativer Intention bei Niedrigrisiko-MDS nur bei Vorliegen von ungünstigen Parametern, die einen raschen Progress zur Hochrisiko-MDS anzeigen (komplex aberranter Karyotyp, ungünstige molekulare Marker, etc), oder die eine extreme Zytopenie aufweisen.

Nachsorge

- ▶ Je nach Ausmaß der Zytopenie mehr oder weniger engmaschige Beobachtung,
- ▶ in der Regel monatliche Blutbildkontrolle und Differenzialblutbild,
- ▶ Wiederholung der Knochenmarkdiagnostik bei Verschlechterung der Zellwerte bzw. Ausweitung der Zytopenie auf weitere myeloische Zellreihen oder wenn Blasten im Blut auftreten.

Verlauf und Prognose

- ▶ Die zu erwartenden Überlebenswahrscheinlichkeit hängt ganz wesentlich von krankheitsassoziierten Prognoseparametern und auch von patientenbezogenen Parametern ab, v. a. Alter und Komorbiditäten.
- ▶ Etablierte Instrumente zur Abschätzung der Prognose sind der IPSS und IPSS-R (Tab. 5.12, Tab. 5.13, Tab. 5.14, Tab. 5.15).

Prävention

- ▶ Präventionsmaßnahmen für MDS gibt es nicht, abgesehen vom Meiden ionisierender Strahlung.

5.11 Myelodysplastische Syndrome (hohes Risiko)
Ulrich Germing

Aktuelles

- ▶ Neue Klassifikation durch die WHO-Arbeitsgruppe vorgeschlagen (WHO 2022),
- ▶ Prognostizierung durch den IPSS-R,
- ▶ neue Leitlinien der Deutschen MDS-Studiengruppe und des European Leukemia Net.
- ▶ Therapie mit 5-Azazytidine kann mit dem BCL 2-Inhibitor Venetoclax kombiniert werden, weil damit die Ansprechwahrscheinlichkein erhöht wird. Die Kombination ist nicht zugelassen, wird aber von den Kassen auf Antrag bezahlt.

Definition

- ▶ Klonale Erkrankung der hämatopoetischen Stammzelle,
- ▶ unterschiedlich ausgeprägte Dysplasiezeichen der Hämatopoese,
- ▶ unterschiedlich ausgeprägte Vermehrung unreifer myeloischer Progenitorzellen (Blasten) bis 19 %,
- ▶ Risiko der Entwicklung einer akuten Leukämie ca. 25 %,
- ▶ > 90 % chromosomale und/oder molekulare Aberrationen der Stammzellen,
- ▶ palliative Therapie mit Ausnahme der allogenen Stammzelltransplantion.

Epidemiologie

Häufigkeit

- ▶ Inzidenz ca. 4/100.000/Jahr
- ▶ Inzidenz bei > 80-Jährigen ca. 30–80/100.000/Jahr
- ▶ Prävalenz aller MDS ca. 7, Hoch-Risiko-MDS (MDS IB1 und MDS IB2) machen etwa 35 % der MDS aus

Altersgipfel

- ▶ Durchschnittliches Alter bei Erstdiagnose ca. 70–75 Jahre

Geschlechtsverteilung

▶ Geschlechtsverteilung fast ausgeglichen

Prädisponierende Faktoren

▶ Bei Patienten mit MDS im Alter < 40 Jahren spielen Keimbahnmutationen eine Rolle.
▶ CHIP (Nachweis klonaler Hämatopoiese) erhöht das Risiko im Verlauf ein MDS zu entwickeln.

Ätiologie und Pathogenese

▶ Ätiologie in 90 % unklar, in 10 % MDS nach Radiatio und/oder Chemotherapie oder langfristiger Benzolexposition,
▶ chromosomale und/oder molekulare Aberrationen,
▶ gesteigerte Apoptose ausreifender Zellen im Knochenmark,
▶ hämatopoetische Insuffizienz durch mangelnde Ausreifung,
▶ mangelhafte Unterstützung der Hämatopoese durch alterierte Stromazellen,
▶ klonale Expansion von myeloischen Vorläuferzellen mit Entwicklung einer AML.

Klassifikation und Risikostratifizierung

▶ Hochrisiko-MDS werden nach den Vorschlägen der WHO klassifiziert:
  • Wesentliche Klassifikationskriterien sind peripherer und medullärer Blastenanteil (MDS IB1 und MDS IB2 (Tab. 5.20), früher RAEB I und II).
  • Zur Abgrenzung der MDS von AML gilt ein Blastenanteil im Blut und Knochenmark bis 19 % bei MDS, ab 20 % liegt eine AML vor.
▶ Für die Anwendung der WHO-Klassifikation bedarf es einer möglichst exakten Ermittlung des peripheren und medullären Blastenanteils.
▶ Prognose der Patienten ist abhängig von patientenbezogenen Parametern (Alter und Komorbiditäten) und krankheitsbezogenen Parametern.
▶ International Prognostic Scoring System:
  • Im klinischen Alltag kommt in erster Linie der International Prognostic Scoring System (IPSS) (Tab. 5.21, Tab. 5.22) in seiner ursprünglichen und – mehr und mehr – in seiner revidierten Form (Tab. 5.23, Tab. 5.24) zur Anwendung.
  • Diese Scores aus medullärem Blastenanteil, chromosomalem Befund und Ausmaß der Zytopenien führen zur Bildung von 4 bzw. 5 Risikogruppen, deren Prognose in Bezug auf Überlebenswahrscheinlichkeit und dem Risiko eines Progresses zur AML unterschiedlich ist (Tab. 5.25).

Tab. 5.20 • **WHO-Klassifikation 2022 der myelodysplastischen Syndrome (Hochrisiko-MDS).**

WHO 2022	Dysplastische Linien, besondere morphologische Merkmale	BM und PM Blasten	Zytogenetik	Mutationen
MDS mit niedriger Blastenzahl und SF3B1-Mutation	≥ 1, ≥ 5 % RS, oder ≥ 15 % RS ohne SF3B1-Mutation	< 5 % BM < 2 % PB	Alle, außer isolierte del(5p), -7/del(7q) oder komplexe	SF3B1, kein Multi-Hit TP53
MDS mit del (5q) - mit TP53-Mutation - mit SF2B1-Munation	≥ 1	< 5 % BM < 2 % PB	Del(5q) mit bis zu 1 zusätzlichen Aberration, außer -7/del(7q)	Alle, außer Multi-Hit TP53

Tab. 5.20 • **Fortsetzung**

WHO 2022	Dysplastische Linien, besondere morphologische Merkmale	BM und PM Blasten	Zytogenetik	Mutationen
MDS mit biallelischer TP53-Alteration		< 20 % BM < 20 % PB	Alle	Multi-Hit TP53-Veränderung
MDS, NOS mit single lineage Dysplasie	1	< 5 % BM < 2 % PB	Alle, außer wenn die Kriterien für MDS-del(5q) nicht erfüllt sind	Alle, außer Multi-Hit TP53; erfüllt nicht die Kriterien für MDS-SF3B1
MDS, NOS mit multilineage Dysplasie	≥ 2	< 5 % BM < 2 % PB	Alle, außer wenn die Kriterien für MDS-del(5q) nicht erfüllt sind	Alle, außer Multi-Hit TP53; erfüllt nicht die Kriterien für MDS-SF3B1
Hypoplastisches MDS	≥ 1, ≥ 25 % Zellularität, alters-angepasst	< 5 % BM < 2 % PB	Alle, außer wenn die Kriterien für MDS-del(5q) nicht erfüllt sind	Alle, außer Multi-Hit TP53; erfüllt nicht die Kriterien für MDS-SF3B1
MDS IB1	≥ 1	5-9 % BM 2-4 % PB	Alle	Alle, außer Multi-Hit TP53
MDS IB2	≥ 1, Auerstäbchen möglich	10-19 % BM 5-19 % PB	Alle	Alle, außer Multi-Hit TP53
MDS mit Fibrose	≥ 1, Markfibrose Grad 2/3	5-19 % BM < 19 % PB	Alle	Alle, außer Multi-Hit TP53

Zytopenie von mindestens einer Zelllinie im Blut ist eine Voraussetzung für alle MDS-Typen. MDS: Myelodysplastisches Syndrom; BM: Bone Marrow (Knochenmark); del: Deletion; NOS: not otherwise specified; RS: Ringsideroblasten

Basierend auf:
Khoury J et al: The 5th edition of the World Health Organization Classification of Haematolymphoid Tumours: Myeloid and Histiocytic/Dendritic Neoplasms. Leukemia 2022 Jul;36(7):1703-1719.

Tab. 5.21 • **Definition des International Prognostic Scoring System (IPSS) (Beurteilung Tab. 5.22).**

Parameter	Score 0	Score 0,5	Score 1	Score 1,5	Score 2
Medullärer Blastenanteil (%)	0–4	5–10	–	11–20	21–29
Anzahl Zytopenien[1]	0–1	2–3	–	–	–
Zytogenetische Risikogruppe[2]	Niedrig	Intermediär	Hoch	–	–

[1] *Thrombozyten < 100 000/μl, Hämoglobin < 10 g/dl, Neutrophile < 1800/μl;*
[2] *Niedrigrisiko = normaler Karyotyp, 5q-, 20q-, -Y; Hochrisiko Risiko = komplex Karyotyp (≥ 3 Anomalien), Chromosom-7-Anomalien; Intermediäres Risiko = alle anderen Aberrationen*

Tab. 5.22 • Beurteilung des Scores (nach IPSS).

Risikogruppe	Score
Niedrigrisiko	0
Intermediäres Risiko I	0,5–1
Intermediäres Risiko II	1,5–2
Hochrisiko	≥ 2,5

Tab. 5.23 • Definition des IPSS-R (revidierter IPSS).

Parameter	Score 0	Score 0,5	Score 1	Score 1,5	Score 2	Score 3	Score 4
Zytogenetik	Very good	–	Good	–	Inter-mediate	Poor	Very poor
KM-Blasten	≥ 2 %	–	> 2 bis < 5 %	–	5–10 %	> 10 %	–
Hämoglobin	≥ 10	–	8 bis < 10	< 8	–	–	–
Thrombo-zyten	≥ 100	50 bis < 100	< 50	–	–	–	–
ANC	≥ 0,8	< 0,8	–	–	–	–	–

ANC: absolute Neutrophilenzahl

Tab. 5.24 • Zytogenetische Risikogruppen (IPSS-R).

Bewertung	Zytogenetik
Very good	del(11q), -Y
Good	Normal, del(20q), del(5q), einzeln und doppelt, del(12p)
Intermediate	+ 8, del(7q), i(17q), + 19, + 21, jede andere einzelne und doppelte Anomalie, unabhängige Klone
Poor	-7, inv(3)/t(3q)/del(3q), doppelte Anomalie inklusive -7/del(7q), Komplex: 3 Anomalien
Very poor	Komplex > 3 Anomalien

Tab. 5.25 • Prognostische Risikogruppen je nach Score: Überlebenszeit und AML 25 % (Zeit, bis 25 % der Patienten eine akute Leukämie entwickelt haben).

Prognostische Risikogruppen	Score	Überlebenszeit*	AML 25 %*
Very good	≤ 1,5	8,8	NR
Good	> 1,5–3	5,3	10,8
Intermediate	> 3–4,5	3,0	3,2
Poor	> 4,5–6	1,6	1,4
Very poor	> 6	0,8	0,73

Median, Jahre

Tab. 5.26 • **IPSS-M: Benötigt werden: alle Parameter, die im IPSS-R genutzt werden und molekulare Befunde.**

6 Risiko Kategorien	Sehr niedrig (14%)	Niedrig (32%)	Mäßig niedrig (11%)	Mäßig hoch (11%)	Hoch (14%)	Sehr hoch (18%)
Medianes Leukämie-freies Überleben (in Jahren)	9.7	6.0	4.1	2.3	1.7	0.75

Basierend auf:
- *Bernard E, et al: Molecular International Prognostic Scoring System for Myelodysplastic Syndromes. NEJM, 2022, in press.*
- *IPSS-M Risk Calculator. IPSS-M Risk Calculator (mds-risk-model.com)*

Tab. 5.27 • **Molekularzytogenetische Befunde, die zur Berechnung des IPSS-M erforderlich sind.**

Molekularzytogenetische Befunde, die zur Berechnung des IPSS-M

Obligat: Anzahl der TP53 Mutationen (0 vs. 1 vs. 2 oder mehr + variant allele frequency)

Zusätzlich wichtig (aber nicht obligat) mit individueller Bewertung:

MLL PTD	(mutiert, vs. nicht mutiert vs. unbekannt)
FLT 3 (ITD oder TKD)	(mutiert, vs. nicht mutiert vs. unbekannt)
ASXL 1	(mutiert, vs. nicht mutiert vs. unbekannt)
CBL	(mutiert, vs. nicht mutiert vs. unbekannt)
DNMT 3A	(mutiert, vs. nicht mutiert vs. unbekannt)
ETV6	(mutiert, vs. nicht mutiert vs. unbekannt)
EZH2	(mutiert, vs. nicht mutiert vs. unbekannt)
IDH2	(mutiert, vs. nicht mutiert vs. unbekannt)
KRAS	(mutiert, vs. nicht mutiert vs. unbekannt)
NPM1	(mutiert, vs. nicht mutiert vs. unbekannt)
NRAS	(mutiert, vs. nicht mutiert vs. unbekannt)
RUNX1	(mutiert, vs. nicht mutiert vs. unbekannt)
SF3B1	(mutiert, vs. nicht mutiert vs. unbekannt)
SRSF2	(mutiert, vs. nicht mutiert vs. unbekannt)
U2AF1	(mutiert, vs. nicht mutiert vs. unbekannt)

+ 17 weitere Gene (wünschenswert, aber nachrangig)

Symptomatik

▸ Klinische Symptome als Folge hämatopoetischer Insuffizienz,
▸ etwa 80% der Patienten haben bei Erstdiagnose unterschiedlich stark ausgeprägte Anämiesymptome,
▸ etwa 20% der Hochrisikopatienten haben Zeichen der hämorrhagischen Diathese und oder gehäufte Infektionen.

Diagnostik

Diagnostisches Vorgehen

▶ Zur Diagnose der verschiedenen Formen eines MDS führen:
  • Differenzialblutbild, Blutbild sowie die Bestimmung von LDH, Ferritin, Erythropoetin, Folsäure und Vitamin B12 im Blut sowie
  • eine zytologische und histologische Knochenmarkuntersuchung und
  • genetische Diagnostik aus Blut oder Knochenmark.

Anamnese

▶ Vorgeschichte des Patienten: Chemotherapie oder/und eine Bestrahlung oder Radioiodtherapie,
▶ Exposition mit organischen Lösungsmitteln wie Benzol, da bei einigen Patienten eine Anerkennung des MDS als Berufserkrankung vorliegen kann,
▶ Symptome der hämatopoetischen Insuffizienz.

Körperliche Untersuchung

▶ Körperliche Untersuchung konzentriert sich auf Zeichen der hämatopoetischen Insuffizienz,
▶ Lymphknotenstatus.

Labor

▶ Diagnostische Aufarbeitung bei Verdacht auf MDS mit u.g. Laborparametern, nach Ausschluss von Differenzialdiagnosen (Tab. 5.28).
▶ Peripheres Blut:
  • Blutbild (Zellzahlen),
  • Differenzialblutbild (Monozyten, Blasten, Dysplasiezeichen),
  • Retikulozyten,
  • LDH,
  • Ferritin,
  • Erythropoetin,
  • Folsäure,
  • Vitamin B12,
  • ggf. HLA-Typisierung,
  • Blutgruppe.
▶ Aus Blut oder Knochenmark:
  • ggf. BCR-ABL, PDGFR-α, -β (diagnostisch),
  • JAK-2, SF3B1 (günstige Prognose),
  • ASXL 1, RUNX 1, EZH2, TP53, etc. (ungünstige Prognose).
▶ Blutbild und Differenzialblutbild sind diagnostisch unerlässlich.
▶ Ein erhöhter LDH-Wert ist mit schlechterer Prognose assoziiert.
▶ Werte für EPO und Ferritin haben ggf. Einfluss auf therapeutische Entscheidungen.

Bildgebende Diagnostik

Sonografie
▶ Bei ca.15 % der Patienten findet sich eine meist leichte Splenomegalie, die sonografisch ausgemessen werden kann.

Histologie, Zytologie und klinische Pathologie

Knochenmarkdiagnostik
▶ Eine Knochenmarkpunktion ist obligat, wenn die wesentlichen Differenzialdiagnosen (Tab. 5.28) mit geeigneten Methoden ausgeschlossen wurden.
▶ Die Knochenmarkdiagnostik umfasst die Anfertigung von in guter Qualität präparierten Ausstrichen zur Färbung nach Pappenheim und Eisenfärbung, idealerweise ergänzt durch MPO-Färbung, Esterase-Färbung und ggf. PAS-Färbung.

▶ Anhand der zytomorphologischen Beurteilung der Ausstriche muss der medulläre Blastenanteil, die Anzahl des dysplastischen Zellreihen, der Anteil der Ringsideroblasten und der Anteil der monozytopoietischen Zellen ermittelt werden.

▶ Zu untersuchende Parameter anhand des Knochenmarks sind:
- Zytologie mit Eisenfärbung, POX und Esterase (WHO-Klassifikation),
- Zytogenetik, ggf. mit FISH,
- Histologie (Zellularität, Fibrose),
- ggf. Immunphänotypisierung (Dysplasiezeichen, Blasten),
- ggf. JAK-2, BCR-ABL, PDGFR-α/β.

▶ Aus Blut oder Knochenmark:
- ggf. BCR-ABL, PDGFR-α, -β (diagnostisch),
- JAK-2, SF3B1 (günstige Prognose),
- ASXL1, RUNX1, EZH2, TP53, etc. (ungünstige Prognose).

▶ Zytogenetische Untersuchung der Knochenmarkzellen ist aus diagnostischen und prognostischen Gründen obligat.

▶ Ergänzend histologische Untersuchung einer Knochenstanze (Knochenmarkzellularität, Vorhandensein und ggf. Ausmaß von Knochenmarkfibrose?)

▶ Eine Immunphänotypisierung kann ggf. hilfreich sein zur Identifikation von Dysplasiezeichen und der Ermittlung des Blastenanteils.

Molekulargenetische Diagnostik

▶ Zahlreiche somatische Mutationen in Knochenmark- und Blutzellen kommen auch bei anderen myeloischen Neoplasien vor.

▶ In der Regel ist der Nachweis solcher Mutationen nicht diagnostisch relevant, kann aber in Fällen, bei denen es keine klaren Dysplasiezeichen in Blut und Knochenmark gibt, hilfreich zum Nachweis einer klonalen Hämatopoese sein.

▶ Fast alle Mutationen sind mit einer schlechteren Prognose assoziiert (Ausnahme: Mutationen von *SF3B1* und *TET2*); sie können daher ggf. zur genaueren Abschätzung der Prognose herangezogen werden, v. a. bei der Frage, ob eine allogene Transplantation angestrebt werden soll.

▶ Die häufigsten Mutationen treten in den Genen *SF3B1*, *TET2*, *ASXL1*, *RUNX1*, *TP53* und *EZH2* auf.

▶ Daneben gibt es eine Vielzahl von selteneren Mutationen, deren genaue Bedeutung noch unklar ist.

Differenzialdiagnosen

▶ Keines der Dysplasiezeichen, keine chromosomale Aberration und keine somatische Mutation ist pathognomonisch für ein MDS.

▶ Tab. 5.28 zeigt die wichtigsten Differenzialdiagnosen, die mit jeweils geeigneten Methoden ausgeschlossen werden müssen, bevor die Diagnose eines MDS gestellt werden kann.

▶ Am häufigsten muss eine sekundäre Anämie, oftmals eine Eisenverwertungsstörung von den MDS abgegrenzt werden.

Tab. 5.28 • Differenzialdiagnosen der MDS.

Differenzialdiagnose	Diagnostisches Verfahren
Aplastische Anämie, Pure-Red-Cell-Aplasia (PRCA)	Histologie, Zytologie, Virologie
Toxischer KM-Schaden (Alkohol, Blei, NSAR etc.)	Anamnese
Reaktive KM-Veränderungen (Sepsis, HIV, chronische Infekte, Tbc, Autoimmunerkrankungen etc.)	Zytologie, Anamnese, Labor
Monozytose anderer Genese	Anamnese, Labor, Molekulargenetik
Paroxysmale nächtliche Hämoglobinurie (PNH)	Immunphänotypisierung

Tab. 5.28 • Fortsetzung

Differenzialdiagnose	Diagnostisches Verfahren
Immunthrombozytopenie	Anamnese, Verlauf
Megaloblastäre Anämien	Vitamin B12-/Folsäurespiegel
Hyperspleniesyndrom	Anamnese/Klinik (Splenomegalie)
Akute Leukämien (speziell Erythroleukämie, FAB-M6)	Zytologie, Genetik und Molekulargenetik
Myeloproliferative Erkrankungen (speziell aCML, OMF)	Histologie, Zytogenetik, Molekulargenetik
Haarzell-Leukämie, LGL	Zytologie, Immunphänotypisierung
Kongenitale dyserythropoetische Anämien (selten)	Molekulargenetik

Therapie

Therapeutisches Vorgehen

► Grundsätzlich muss bei Patienten mit MDS IB1 und MDS IB2 ohne wesentliche Komorbiditäten immer eine allogene Stammzelltransplantation in Erwägung gezogen werden.
► Alternativ bietet sich eine palliative Therapie mit 5-Azazytidin an, die auf eine moderate Lebenszeitverlängerung abzielt, jedoch nur bei ca. 50 % der Patienten wirksam ist.
► Therapiealgorithmus für Patienten mit intermediärem, hohem und sehr hohem Risiko (Abb. 5.19, grün hinterlegt: zugelassene Therapie).

Pharmakotherapie

Pharmakologische Supportivtherapie
► Neben supportiven Therapiemaßnahmen (dargestellt im Kap. Myelodysplastische Syndrom (niedriges Risiko) (S. 459)) steht bei Hochrisiko-MDS grundsätzlich die Frage im Mittelpunkt, ob eine allogene Stammzelltransplantation möglich ist. Für die meisten Patienten kommt wegen des hohes Lebensalters und/oder Komorbiditäten eine Transplantation nicht infrage.
► 5-Azazytidine:
  • Der Wirkstoff ist für die Behandlung von Patienten mit Hochrisiko-MDS zugelassen.
  • Etwa 50 % der Patienten spricht auf die Therapie an, was unterschiedlich lange anhält; aber es kommt nie zu dauerhaften Remissionen.
  • 5-Azazytidine kann mit dem bcl2-Inhibitor kombiniert werden.

Zellbasierte Verfahren

Stammzelltransplantation
► Hochrisiko-Patienten in Alter von < 65–70 Jahren und gutem Allgemeinzustand sollten rasch in einem Transplantationszentrum vorgestellt werden, damit geprüft werden kann, ob eine allogene Blutstammzelltransplantation sinnvoll und möglich ist.
► Dieses Verfahren ist das einzige, das in kurativer Intention durchgeführt wird, es ist aber mit einem relativ hohem Mortalitäts- und Morbiditätsrisiko behaftet.
► Dazu muss zudem ein HLA-identischer Geschwister- oder Fremdspender identifiziert werden, der bei der europäischen Bevölkerung für ca. 85 % der Patienten über Fremdspenderregister gefunden wird.

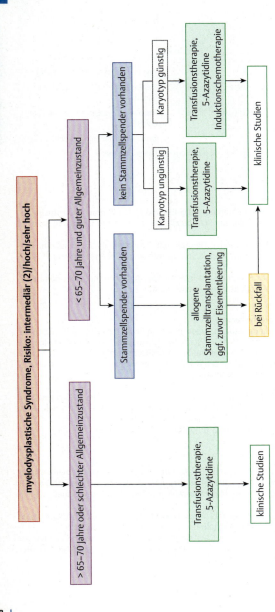

Abb. 5.19 • Myelodysplastisches Syndrom. Therapeutisches Vorgehen.

Nachsorge

▶ Je nach Ausmaß der Zytopenie mehr oder weniger engmaschige Beobachtung,
▶ in der Regel monatliche Blutbildkontrolle und Differenzialblutbild,
▶ Wiederholung der Knochenmarkdiagnostik bei Verschlechterung der Zellwerte bzw. Ausweitung der Zytopenie auf weitere myeloische Zellreihen oder wenn Blasten im Blut auftreten,
▶ Nach Durchführung einer allogenen Transplantation oder einer Therapie mit 5-Azazytidin sollte möglichst ein Follow up eines „minimal residual disease"-Markers erfolgen, um ggf. ein molekulares Rezidiv zu erkennen und ggf. die Therapie zu steuern.

Verlauf und Prognose

▶ Die zu erwartende Überlebenswahrscheinlichkeit von Hochrisiko-Patienten liegt ohne Therapie bei 1–2 Jahren und hängt ganz wesentlich ab von krankheitsassoziierten Prognoseparametern und auch von patientenbezogenen Parametern ab, v. a. Alter und Komorbiditäten.
▶ Etablierte Instrumente zur Abschätzung der Prognose sind der IPSS und IPSS-R und IPSS-mol (Tab. 5.21, Tab. 5.23).

Prävention

▶ Präventionsmaßnahmen für MDS gibt es nicht; Ausnahme: Meiden ionisierender Strahlung.

5.12 Myelodysplasie mit isolierter del(5q)

Judith Strapatsas

Aktuelles

▶ 2022 erfolgte die Überarbeitung der WHO-Klassifikation von 2016.
▶ MDS del(5q) wurde in MDS mit niedrigen Blasten und isolierter 5q Deletion (MDS-5q) umbenannt.
▶ Die diagnostischen Kriterien haben sich nicht geändert.
▶ In der WHO-Klassifikation von 2016 ist MDS-5q um die Patienten erweitert worden, die neben der del(5q) eine einzige, weitere chromosomale Aberration aufweisen, nur Patienten mit einer Zusatzanomalie an Chromosom 7 werden weiterhin nicht in dieser Gruppe geführt.
▶ Zulassung von Lenalidomid für die Therapie der MDS-5q in Deutschland seit 2013.

Definition

▶ MDS mit Vorliegen einer isolierten del(5q) oder einer del(5q) mit einer weiteren chromosomalen Veränderung außer Monosomie 7,
▶ Anämie mit oder ohne weitere Zytopenie und/oder Thrombozytose,
▶ Fehlen einer signifikanten Dysplasie der granulozytären Zellreihe,
▶ Medullärer Blastenanteil < 5 %, Blasten im peripheren Blut < 2 %.

Epidemiologie

Häufigkeit

▶ Inzidenz aller MDS 4/100.000/Jahr
▶ Ca. 25 % der MDS-Patienten weisen Veränderungen am Chromosom 5 auf, wobei das klassische MDS del(5q) eine geringere Inzidenz von ca. 10 % aufweist.

Altersgipfel

▶ medianes Erkrankungsalter von 67 Jahren

Geschlechtsverteilung

▶ im Gegensatz zu den anderen Subtypen gehäuft bei Frauen

Prädisponierende Faktoren

▶ zumeist primäre MDS ohne erkennbare zugrunde liegende Ursache
▶ bei ca. 10 % der Fälle sekundär nach Chemotherapie, Bestrahlung, Benzolexposition

Ätiologie und Pathogenese

▶ Durch die Deletion am Chromosom 5 kommt es zu einem Verlust von Tumorsuppressorgenen.
▶ Dem morphologischen Phänotyp liegt eine Haploinsuffizienz des RPS 14 – Genes zugrunde. Dabei handelt es sich um Gene, die für eine Komponente der 40S-Untereinheit der Ribosomen kodieren.
▶ Durch die Haploinsuffizienz kommt es zu einer Aktivierung des p53-Signalweges und damit zu der charakteristischen hypoplastischen Anämie.

Klassifikation und Risikostratifizierung

▶ Die Einteilung myelodysplastischer Syndrome erfolgt nach der WHO-Klassifikation, die 2022 neu überarbeitet wurde.
▶ Das MDS-5q stellt einen eigenen Subtyp dar, der zu den Niedrig-Risiko MDS gezählt wird.
▶ Die Risikostratifizierung der MDS erfolgt anhand des IPSS (International Prognostic Scoring System), wobei 2012 eine überarbeitet Version, der revised IPSS (IPSS-R) publiziert wurde.
  • Berücksichtigt werden die Anzahl an Zytopenien, zytogenetische Veränderungen und der medulläre Blastenanteil.
  • Die Deletion 5q fällt in die prognostische gute zytogenetische Risikogruppe, so dass Patienten mit del(5q) in der Regel in die sehr gute oder gute Risikogruppe fallen.

Symptomatik

▶ Klinische Symptome als Folge der hämatopoetischen Insuffizienz,
▶ führend in der Symptomatik finden sich bei den meisten Patienten Anämiesymptome,
▶ seltener Zeichen einer hämorrhagischen Diathese und Infektionen.

Diagnostik

Diagnostisches Vorgehen

▶ Grundsätzlich gilt es, sofern der Verdacht auf ein MDS besteht und sich der Patient aufgrund seines Allgemeinzustandes für eine weitere Therapie eignet, den Subtyp zu sichern, da sich daraus insbesondere beim Vorliegen eines MDS-5q besondere therapeutische Implikationen ergeben (Abb. 5.20).

Anamnese

▶ Erfragung klinischer Symptome, die auf Anämie, Thrombopenie oder Infektneigung hindeuten.
▶ Frage nach Tumorerkrankungen, die mit Chemo- und/oder Strahlentherapie behandelt wurden zum Ausschluss eines sekundären MDS, das in 5–10 % der Fälle vorliegen kann.

Körperliche Untersuchung

▶ Anämiezeichen,
▶ Hinweise auf eine hämorrhagische Diathese einschließlich Ausschluss von Teerstuhl,
▶ Leber-/Milzgröße, tastbare Lymphknoten.

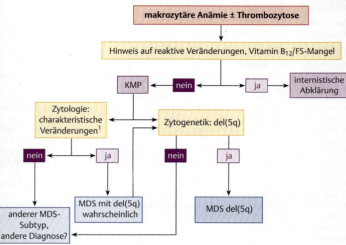

Abb. 5.20 • Myelodysplastisches Syndrom mit del(5q). Diagnostisches Vorgehen. (KMP: Knochenmarkpunktion; [1]Hyper- oder normozelluläres Mark mit Hypoplasie der Erythropoese, vermehrten, mononukleären Megakaryozyten, kaum Dysplasien der Granulopoese).

Labor

▶ Die empfohlenen diagnostischen Untersuchungen sind in Tab. 5.29 dargestellt.

Tab. 5.29 • Diagnostische Untersuchungen bei Verdacht auf Myelodysplasie mit isolierter del(5q).

Peripheres Blut	Knochenmark
Blutbild (Zellzahlen)	Zytologie mit Eisenfärbung, POX und Esterase (WHO Klassifikation)
Differenzialblutbild (Monozyten, Blasten, Dysplasiezeichen)	Zytogenetik, ggf. mit FISH
Retikulozyten	Histologie (Zellularität, Fibrose)
LDH	ggf. Immunphänotypisierung (Dysplasiezeichen, Blasten)
Ferritin	ggf. JAK-2, BCR-ABL, PDGFR-alpha/beta
Erythropoetin	Aus Blut oder Knochenmark *SF3B1* (günstige Prognose); *ASXL 1, RUNX 1, EZH2, TP53*, etc. (ungünstige Prognose)
Folsäure/Vitamin B12	
ggf. HLA-Typisierung	

Bildgebende Diagnostik

Sonografie
► Sonografie des Abdomens, da ein Teil der Patienten eine Splenomegalie aufweist.

Histologie, Zytologie und klinische Pathologie

Knochenmarkdiagnostik
► Zytologisch findet sich meist ein hyper- oder normozelluläres Mark mit Hypoplasie der Erythropoese.
► Die Megakaryozyten sind oft vermehrt und weisen typische Dysplasiezeichen in Form von mononukleären Megakaryozyten oder Megakaryozyten mit hypolobulierten Kernen auf.
► Meist nur geringe Dysplasiezeichen der Erythropoese, eine relevante (> 10 %) dysplastische Granulopoese fehlt.
► Dysplasien der Granulopoese bei MDS mit del(5q) finden sich meist nur, wenn noch zusätzliche chromosomale Anomalien vorliegen, was mit einer schlechteren Prognose assoziiert ist.
► Die Anzahl an Knochenmarkblasten liegt < 5 % und die Blastenanzahl im peripheren Blut liegt < 2 %. Ringsideroblasten können vorliegen.
► Die histologische Untersuchung einer Knochenmarkstanze sollte zur Beurteilung der Knochenmarkzellularität und des Vorhandenseins und ggf. Ausmaß einer Knochenmarkfibrose erfolgen.

Molekulargenetische Diagnostik
► Mutationen des TP53 finden sich bei ca. 12-19 % der Patienten mit MDS-5q,
► Das Vorhandensein dieser Mutation ist mit einer höheren Rate an AML-Übergängen und einer schlechteren Prognose assoziiert,
► Zudem gibt es Hinweise auf ein schlechteres Ansprechen auf eine Therapie mit Lenalidomid,
► Diese Patienten fallen daher von ihrer Prognose her unter die Hoch-Risiko Patienten, sodass eine molekulargenetische Untersuchung auf das Vorliegen dieser Mutation durchgeführt werden sollte.

Zytogenetik
► Um letztendlich die Diagnose eines MDS del(5q) zu sichern, ist eine zytogenetische Untersuchung notwendig.
► Neben der klassischen Bänderungszytogenetik erfolgt in der Regel eine FISH-Untersuchung, um die entsprechende Deletion des Chromosoms 5 nachzuweisen.
► Zusätzlich erfolgt derzeit die Etablierung neuer Verfahren, um neben der Diagnostik auch ein Monitoring im Verlauf aus peripherem Blut durchzuführen, insbesondere ist hier die CD34-FISH-Analyse aus dem peripheren Blut zu nennen.

Differenzialdiagnosen

► Die zu berücksichtigenden Differenzialdiagnosen sind in Tab. 5.30 dargestellt.

Tab. 5.30 • **Differenzialdiagnosen bei Verdacht auf Myelodysplasie mit isolierter del (5q).**

Differenzialdiagnose	Diagnostisches Verfahren
Aplastische Anämie, Pure-Red-Cell-Aplasia (PRCA)	Histologie, Zytologie, Virologie
Toxischer Knochenmarkschaden (Alkohol, Blei, NSAR, etc.)	Anamnese
Reaktive KM-Veränderungen (Sepsis, HIV, chronische Infekte, Tuberkulose, Autoimmunerkrankungen, etc.)	Zytologie, Anamnese, Labor
Paroxysmale nächtliche Hämoglobinurie (PNH)	Immunphänotypisierung

Tab. 5.30 • **Fortsetzung**

Differenzialdiagnose	Diagnostisches Verfahren
Immunthrombozytopenie	Anamnese, Verlauf
Megaloblastäre Anämien	Vitamin B12-/Folsäurespiegel
Hyperspleniesyndrom	Anamnese/Klinik
Akute Leukämien	Zytologie, Genetik und Molekulargenetik
Myeloproliferative Erkrankungen	Histologie, Zytogenetik, Molekulargenetik
Haarzell-Leukämie, LGL-Leukämie (large granular lymphocytes)	Zytologie, Immunphänotypisierung
Kongenitale dyserythropoetische Anämien (selten)	Molekulargenetik

Therapie

Therapeutisches Vorgehen

▶ Der empfohlene therapeutische Algorithmus bei Patienten mit MDS mit del(5q) ist in Abb. 5.21 dargestellt.

Allgemeine Maßnahmen

▶ Bei symptomatischer Anämie und nach Versagen medikamentöser Therapieversuche steht an erster Stelle die Transfusion von Erythrozytenkonzentraten, wobei der angestrebte Hämoglobinwert individuell abhängig von Komorbiditäten und klinischen Symptomen ist.
▶ Falls eine Thrombozytopenie auftritt, ist die Transfusion von Thrombozytenkonzentraten nur unter 10.000/µl oder bei Auftreten von Blutungen empfohlen.

Pharmakotherapie

Lenalidomid
▶ Lenalidomid ist seit 2013 für die Therapie von transfusionsabhängigen MDS del(5q) zugelassen.
▶ Die Weiterentwicklung des Thalidomids führte zu den sog. immunmodulatorischen Substanzen (iMIDs), deren Wirkweise bislang nicht vollständig geklärt werden konnte.
▶ Im Gegensatz zu Thalidomid weist Lenalidomid ein größeres therapeutisches Fenster mit verbesserter Wirksamkeit und einem günstigeren Nebenwirkungsspektrum auf. Insbesondere die Rate an Polyneuropathien ist geringer.
▶ Die Dosis beträgt bei MDS Patienten mit del(5q) 10 mg/Tag an den Tagen 1-21 eines 28-tägigen Zyklus.
▶ Dadurch kann bei ca. 60 % der Patienten ein Ansprechen im Sinne einer Transfusionsfreiheit erreicht werden. Bei einem Teil der Patienten lässt sich sogar eine zytogenetische Remission erreichen.

Eisenchelation
▶ Bei transfusionsbedürftigen Niedrig-Risiko MDS Patienten besteht die Gefahr einer Eisenüberladung und aufgrund dessen einer Kardiomyopathie und Hepatopathie.
▶ Daher Empfehlung einer Eisenchelation bei MDS-Patienten mit einer Lebenserwartung von mindestens 2 Jahren, die 20 EKs erhalten haben oder einen Serumferritinwert > 1000 µg/l aufweisen.
▶ Verschiedene klinische Studien konnten eine Verbesserung des Gesamtüberlebens bei konsequent chelierten Patienten zeigen, wobei Ergebnisse von prospektiven, randomisierten Studien nicht vorliegen.

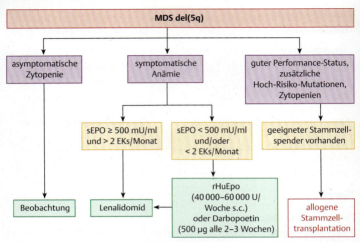

Abb. 5.21 • Therapie der Myelodysplasie mit isolierter del(5q). Therapeutisches Vorgehen bei Patienten mit MDS mit del(5q) in Anlehnung an die aktuellen Empfehlungen der Onkopedia-Leitlinie. (sEPO: serum erythropoietin, rHuEpo: recombinant human erythropoietin, EK: Erythrozytenkonzentrat).

▸ Derzeit stehen 2 Präparate zur Verfügung:
  • Deferasirox ist oral verfügbar; Startdosierung von 20 mg/kg KG einmal täglich.
  • Deferoxamin wird abhängig vom Ferritinwert subkutan als Dauerinfusion in einer Dosis von 20–60 mg/kg KG täglich verabreicht.

Wachstumsfaktoren
▸ Zur Verbesserung der Anämie kann eine Therapie mit Erythropoiese stimulierenden Faktoren (ESA) in Erwägung gezogen werden.
▸ Indikationsstellung anhand des Nordic Scores, der den endogenen Erythropoietinspiegel und die Transfusionsfrequenz berücksichtigt.
▸ Erythropoietin s.c. in einer Dosis von 40.000 IE/Woche, verteilt auf drei Einzelgaben, wobei die Dosis auf bis zu 60.000 IE gesteigert werden kann. Alternativ langwirksames Erythropoietin in einer Dosis von 300 µg wöchentlich oder 500 µg zweiwöchentlich s.c.
▸ Der zusätzliche Einsatz von niedrig dosierten G-CSF (100 µg 2-3x pro Woche s.c.) kann die Wirkung des Erythropoietins verbessern.
▸ Zur Anhebung der Neutrophilen kann in Einzelfällen eine Therapie mit G-CSF erwogen werden, wobei dies nur für Patienten mit ausgeprägter Neutropenie und rezidivierenden Infekten empfohlen wird.

Zellbasierte Verfahren

Stammzelltransplantation
▸ Entsprechend des therapeutischen Algorithmus gehört die allogene Stammzelltransplantation nicht zur Standardtherapie des MDS-5q. Dennoch sollte aber bei den Patienten, bei denen eine TP53-Mutation nachgewiesen wurde und die somit als Hoch-Risiko Patienten gelten, eine allogene Stammzelltransplantation erwogen werden.
▸ Auch Patienten mit einem Alter unter 65 Jahren sollten frühzeitig in einem Transplantationszentrum vorgestellt werden, da man für den Fall einer Krankheitsprogression eine allogene Stammzelltransplantation erwägen sollte.

Nachsorge

▶ Regelmäßige hämatologische Verlaufskontrolle mit Kontrollen des Blutbildes.
▶ Keine Empfehlung einer regelmäßigen Knochenmarkuntersuchung, wobei die Nachsorge nach allogener Stammzelltransplantation gesondert betrachtet werden muss.
▶ Molekulares Monitoring (FISH zum Nachweis der del(5q) aus Knochenmark oder peripherem Blut) zur Therapiesteuerung.

Verlauf und Prognose

▶ Insgesamt günstige Prognose mit einem medianen Überleben von 66–145 Monaten mit geringer Rate an AML-Übergängen von < 10 %.
▶ Liegen zusätzlich eine Monosomie 7 oder zwei oder mehr zusätzliche chromosomale Anomalien vor, ist der Blastenanteil erhöht oder finden sich Dysplasiezeichen der Granulopoese, ist die Prognose deutlich schlechter und die Patienten fallen nicht unter die Diagnose des MDS mit del(5q).

Prävention

▶ Nur ein geringer Anteil der MDS (ca. 10 %) tritt in Folge einer Chemo- und /oder Strahlentherapie auf.
▶ Auch der Anteil der Patienten, bei denen eine Benzolexposition vorgelegen hat, ist sehr gering, so dass es keine expliziten präventiven Maßnahmen gibt.

5.13 Akute myeloische Leukämie

Karsten Spiekermann, Utz Krug

Aktuelles

▶ Diagnostik und Therapie gemäß der WHO-Klassifikation (2023) und ELN-Klassifikation (2022). Parallel zur Aktualisierung der WHO-Klassifikation wurde eine marginal abweichende *International Consensus Classification* veröffentlicht. Ob diese in der Klinik eine entscheidende Rolle spielen wird, muss zum Stand der Aktualisierung abgewartet werden.

Definition

▶ Myeloische Neoplasie mit Vermehrung unreifer Vorstufen im Knochenmark/Blut und Suppression der regulären Hämatopoese.

Epidemiologie

Häufigkeit

▶ Häufigkeit ca. 4/100.000 Einwohner pro Jahr, mit dem Alter stark ansteigend.

Altersgipfel

▶ Altersmedian 72 Jahre

Geschlechtsverteilung

▶ m:w ca. 1,5:1

Prädisponierende Faktoren

► ionisierende Strahlen
► zytotoxische Substanzen (inkl. PARP-Inhibitoren, exkl. Methotrexat)
► genetische Disposition (Trisomie 21, familiäre Keimbahnprädispositionen)
► Vorerkrankungen/Vorbedingungen: Myelodysplastische Neoplasien (MDS), myeloproliferative Neoplasien (MPN), klonale Hämatopoese unklarer Prognose (*clonal hematopoiesis of indeterminate prognosis*, CHIP), klonale Zytopenien unklarer Signifikanz (CCUS)
► Rauchen

Ätiologie und Pathogenese

► Transformation hämatopoetischer Stammzellen durch akute myeloische Leukämie (AML) - spezifische zytogenetische und molekulargenetische Aberrationen.
► Ätiologie:
  • ca. 80 % de novo AML ohne erkennbare äußere Ursachen,
  • ca. 20 % sekundäre und therapieassoziierte AML.
  • Selten familiäre Formen, z. B. durch Mutationen in den Genen *RUNX1*, *CEBPA*, *GATA2* oder *DDX41*.
  • Eine klonale Hämatopoese (CHIP) führt zu einer erhöhten Wahrscheinlichkeit, eine myeloische Neoplasie zu entwickeln.

Klassifikation und Risikostratifizierung

Klassifikation

► In der anstehenden 5. WHO-Klassifikation der Tumore ist eine gründliche Überarbeitung des Kapitels "myeloische und histiozytäre Neoplasien" angekündigt. In einer Vorabveröffentlichung sind die entscheidenden Neuerungen bereits gelistet.
Myeloische Neoplasien nach zytotoxischer Therapie (MN-pCT)
AML mit definierenden genetischen Veränderungen
► Akute Promyelozytenleukämie mit *PML::RARA* Genfusion[a]
► AML mit *RUNX1::RUNX1T1* Genfusion[a]
► AML mit *CBFB::MYH11* Genfusion[a]
► AML mit *DEK::NUP214* Genfusion[a]
► AML mit *RBM15::MRTFA* Genfusion[a]
► AML mit *BCR::ABL1* Genfusion[b]
► AML mit *KMT2A Umlagerung*[a]
► AML mit *MECOM* Umlagerung[a]
► AML mit *NUP98* Umlagerung[a]
► AML mit *NPM1* Mutation[a]
► AML mit *CEBPA* Mutation[b]
► AML, Myelodysplasie-verwandt (myelodysplasia related, AML-MR):
  • Anamnese einer MDS oder MDS/MPN
  • definierende zytogenetische Veränderungen:
    – del(5q)/del(5q) bei unbalancierter t(5q)
    – -7/del(7q)/del(7q) bei unbalancierter t(7q)
    – del(11q)
    – del(12p)/del(12p) bei unbalancierter t(12p)
    – -13/del(13q)
    – del(17p)/del(17p) bei unbalancierter t(17p)
    – i(17q)
    – idic(X)(q13)

- definierende somatische Mutationen:
  - *ASXL 1*
  - *BCOR*
  - *EZH2*
  - *SF3B1*
  - *SRSF2*
  - *STAG2*
  - *U2AF1*
  - *ZRSR2*
► AML mit sonstigen definierten genetischen Veränderungen
  • AML mit *RUNX1T 3::GLIS 2* Umlagerung
  • AML mit *KAT 6A::CREBBP* Umlagerung
  • AML mit *FUS::ERG* Umlagerung
  • AML mit *MNX1::ETV6* Umlagerung
  • AML mit *NPM1::MLF1* Umlagerung

Durch den Differenzierungsgrad definierte AML[b,c]

► AML mit minimaler Differenzierung
► AML mit ohne Ausreifung
► AML mit mit Ausreifung
► Akute Basophilen-Leukämie
► Akute myelomonozytäre Leukämie
► Akute monozytäre Leukämie
► Akute Erythroleukämie
► Akute Megakaryoblastenleukämie
► Myelosarkom (extramedullär)

Myeloische Neoplasie mit Keimbahnprädisposition

Myeloische / lymphatische Neoplasien mit Eosinophilie und Tyrosinkinasen-Genfusionen

Akute Leukämien mit unklarer Linienzugehörigkeit

Neoplasien dendritischer Zellen und histiozytären Ursprungs

[a] Bei Nachweis der entsprechenden Mutation unabhängig von der Blastenzahl.

[b] In Kombination mit einer Blastenzahl von ≥ 20 %.

[c] Diese Einteilung kommt nur bei nicht vorhandenen definierenden genetischen Veränderungen zur Anwendung. Ausnahme: Die akute Erythroleukämie "schlägt" die AML-MR.

[d] Jede AML in einem Patienten mit einer Vorgeschichte einer zytotoxischen Therapie fällt in diese Untergruppe, unabhängig vom Vorhandensein definierender genetischer Veränderungen und dem Differenzierungsgrad. Zytotoxische Therapie ist definiert als Therapie mit ionisierender Strahlung oder zytotoxischen Medikamenten (inklusive PARP-Inhibitoren, exklusive Methotrexat) für eine nicht mit der aktuellen myeloischen Neolasie assoziierte Erkrankung.

► Neben der WHO-Klassifikation wurde 2022 eine konkurrierende *International Consensus Classification* veröffentlicht, welche sich in Einzelheiten von der vorab veröffentlichten WHO-Klassifikation unterscheidet. In wieweit diese Klassifikation Einzug in den klinischen Alltag findet oder Aspekte hieraus in die endgültige 5. Version der WHO-Klassifikation übernommen werden, kann zum gegenwärtigen Zeitpunkt noch nicht gesagt werden.

Risikostratifizierung

► Das European Leukemia Net (ELN) unterschiedet in seiner aktuellen Klassifikation aus 2022 aufgrund von Zytogenetik und Molekulargenetik drei prognostische Gruppen für die AML:
  • favourable (günstig), intermediate (intermediär) und adverse (ungünstig) (Tab. 5.31).

Tab. 5.31 • **ELN 2022 European LeukemiaNet: Genetische Risikostratifikation.**

Risiko-Kategorie[a]	Genetische Veränderung
Günstig	t(8;21)(q22;q22.1); *RUNX1::RUNX1T1*[a] inv(16)(p13.1q22) oder t(16;16)(p13.1;q22); *CBFB::MYH11*[a] *NPM1*-Mutation ohne *FLT3*-ITD[b] *CEBPA in frame*-Mutation der bZIP-Domäne
Intermediär	*NPM1*-Mutation und *FLT3*-ITD[b] Wildtyp *NPM1* mit *FLT3*-ITD (ohne Hochrisiko-Veränderungen) t(9;11)(p21.3;q23.3); *MLLT3::KMT2A*[c] Zytogenetische Veränderungen, die nicht als günstig oder ungünstig klassifiziert sind
Ungünstig	t(6;9)(p23;q34.1); *DEK-NUP214* t(v;11q23.3); andere *KMT2A*-Umlagerungen mit Ausnahme der *MLLT3-KMT2A* Genfusion und der *KMT2A* partiellen Tandemduplikation[c] t(9;22)(q34.1;q11.2); *BCR::ABL1* t(8;16)(p11.2;p13.3)/*KAT6A::CREBBP* inv(3)(q21.3q26.2) oder t(3;3)(q21.3;q26.2); *GATA2, MECOM (EVI1)* t(3q26.2;v); MECOM(EVI1)-Umlagerungen −5 oder del(5q); −7; −17 oder abn(17p) Komplexer Karyotyp[d], monosomaler Karyotyp[e] Mutationen in: ASXL1, BCOR, EZH2, RUNX1, SF3B1, SRSF2, STAG2, U2AF1, ZRSR2[f] *TP53*-Mutation[g]

[a] unabhängig von zusätzlichen Hochrisiko-Aberrationen.
[b] bei Vorhandensein von zytogenetischen Hochrisikomerkmalen liegt eine Hochrisikosituation vor.
[c] t(9;11)(p21.3;q23.3) liegt häufiger vor als seltene Translokationen unter Beteiligung von KMT2A, die mit einem hohen Risiko einhergehen.
[d] ≥3 nicht in Zusammenhang stehenden Chromosomenveränderungen ohne Vorliegen einer von der WHO als rekurrierende Translokation oder Inversion definierte Veränderung, d. h. t(8;21), inv (16) or t(16;16), t(9;11), t(v;11)(v;q23.3), t(6;9), inv(3) or t(3;3); AML mit BCR::ABL1.
[e] Definiert als Vorliegen einer einzelnen Monosomie (außer Verlust von X oder Y) in Verbindung mit zumindest einer zusätzlichen Monosomie oder strukturellen Chromosomenveränderung (außer core-binding factor AML).
[f] Diese Marker sollten nicht im Sinne von ungünstigen Prognosemarkern angesehen werden, wenn sie zusammen mit AML-Subtypen mit einem günstigen Risikoprofil auftreten.
[g] TP53-Mutationen mit einer Allel-Last von mindestens 10%. TP53-Mutationen sind signifikant mit einer AML mit einem komplexen und / oder monosomalen Karyotyp assoziiert.
Basierend auf:
Döhner H, Wei AH, Appelbaum FR et al. Diagnosis and management of AML in adults: 2022 recommendations from an international expert panel on behalf of the ELN. Blood 2022; 140(12): 1345-1377.

Symptomatik

▶ Klinische Symptome sind Folgen der peripheren Zytopenien (Infektionen, Blutungen, Anämiesymptome) oder direkte Organmanifestationen (z. B. Chlorome, Meningeosis leucaemica).
▶ Aufgrund der häufig hochproliferativen Erkrankung können Symptome wie Leukostase, Tumorlyse und Gerinnungsstörungen (insbesondere bei der akuten Promyelozytenleukämie [APL]) auftreten.

Diagnostik

Diagnostisches Vorgehen

▶ Diagnosekriterien nach WHO 2023:
  • ≥ 20 % Blasten im Blut oder Knochenmark, die der myeloischen Reihe zugeordnet werden können (> 3 % positive Blasten in der POX-Färbung und/oder Auer-Stäbchen und/oder FACS) oder extramedulläre Blasteninfiltrate (Myelosarkom = Chlorom).
  • Die Diagnose einer AML wird auch gestellt bei einem KM-Blastenanteil von < 20 % und Nachweis der entsprechenden unter Abschnitt: Klassifikation (S. 486) aufgelisteten, mit "a" markierten definierenden genetischen Veränderungen.
▶ Jeder Verdacht auf eine akute Leukämie aufgrund von Laborwerten oder der klinischen Symptomatik muss eine dringliche Diagnostik auslösen, bei Verdacht auf APL ist dies ein medizinischer Notfall.
▶ Somit zielt die Diagnostik auf eine schnelle Diagnosestellung ab, die in der Regel in einem hämatologischen Zentrum erfolgt.
▶ Für die Diagnose wegweisend sind die zytomorphologische Beurteilung von Blut und Knochenmark ergänzt um die zytochemischen Analysen (Abb. 5.22).
▶ Die Immunphänotypisierung ist zur sicheren Abgrenzung zur akuten lymphatischen Leukämie / Leukämie unklarer Linienzugehörigkeit und zur Auswahl der initialen Therapie (CD33) essenziell.
▶ Nach Diagnosestellung werden Zytogenetik/FISH und Molekulargenetik zur Risikostratifikation nach ELN und gemeinsam mit der Immunphänotypisierung zur Auswahl der initialen Therapie (s. u.) sowie zur Definition von Verlaufsmarkern zur MRD-gesteuerten Therapie herangezogen. Wenn die klinische Situation das zulässt, empfiehlt es sich, die Therapieeinleitung erst nach Erhalt der Diagnostik/des ELN 2022 Risikoprofils zu starten. Röllig et al. konnten zeigen, dass eine Verzögerung bis zum Erhalt der Zytogenetik/Molekulargenetik nicht mit einer Prognoseverschlechterung assoziiert war. Ggf. kann erwogen werden, zur Beschleunigung der Risikoeinteilung diese anhand eines FISH-Panels statt der endgültigen Karyotypisierung durchzuführen.

Anamnese

▶ Für die Klassifikation nach WHO 2022 sind neben früheren Therapien mit genotoxischen Substanzen (z. B. Chemo/Strahlentherapie/Immunsuppressive) frühere hämatologische Neoplasien und die Familienanamnese entscheidend.

Körperliche Untersuchung

▶ Klinische Hinweise für eine extramedulläre Manifestation müssen im Hinblick auf eine weitere Diagnostik (z. B. Bildgebung) beachtet werden.
▶ Eine ausgeprägte Blutungsneigung oder neurologische Symptome können auf eine APL oder eine Meningeosis leucaemica hinweisen.

Labor

▶ Das Basislabor sollte umfassen:
  • Blutbild, Differenzial-Blutbild, peripherer Ausstrich,
  • Serumchemie (inkl. Kreatinin, Harnstoff, Harnsäure, Kalzium, Phosphat, LDH, Bilirubin, Transaminasen, bei Hyperleukozytose: Laktat, Troponin),
  • Gerinnung (Quick, PTT, Fibrinogen, D-Dimer und Antithrombin bei Verdacht auf Verbrauchskoagulopathie),
  • GFR-Bestimmung (24-Stunden-Sammelurin oder z. B. berechnet nach Cockroft Gault),
  • Blutgruppendiagnostik, ggf. HLA-Typisierung.
▶ Spezielle hämatologische Diagnostik (nach WHO 2022, ELN 2022): Zytomorphologie, Zytogenetik, Molekulargenetik, FACS.

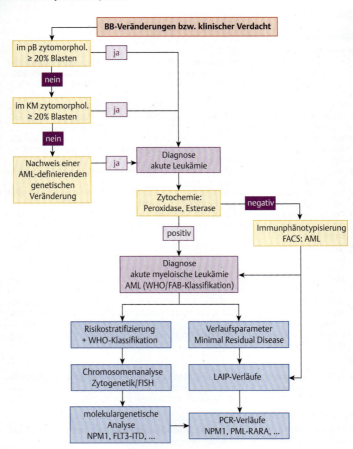

Abb. 5.22 • Akute myeloische Leukämie. Diagnostisches Vorgehen.
FACS = Fluorescence activated cell sorting; FAB = French American British Klassification;
FISH = Fluorescence in-situ hybridization; LAIP = Leukernia associated immonophenotype. (Quelle:
Braess J. Akute myeloische Leukämie. Dtsch Med Wochenschr 2016; 141: 1748–1751)

Mikrobiologie und Virologie

Kulturen
▶ Blut- und Urinkulturen bei Fieber in therapiebedingter Neutropenie.

Serologie
▶ HIV-Test zur Bestimmung des HIV-Status vor erster Transfusionsgabe,
▶ bei Erwägung einer allogenen Blutstammzelltransplantation: CMV-Serostatus.

Bildgebende Diagnostik

Sonografie
▶ Abdomensonografie (Ausschluss Hepato/Splenomegalie, hepatolieneale Candidose).

Echokardiografie
▶ Als Ausgangsbefund vor Chemotherapie vor geplanter Antrazyklinbehandlung.

Röntgen
▶ Radiologische Diagnostik nach klinischer Notwendigkeit.

CT
▶ HR-CT bei persistierendem neutropenem Fieber oder begründetem klinischem Verdacht auf eine invasive pulmonale Mykose,
▶ bei klinischem Verdacht: Röntgen NNH/ Zahnpanorama.

PET/PET-CT
▶ Bei extramedullären Manifestationen bei Erstdiagnose und zur Verlaufsbeurteilung.

Sonstiges
▶ Voruntersuchungen vor allogener Blutstammzelltransplantation nach Massgabe des KMT-Zentrums.

Instrumentelle Diagnostik

EKG
▶ Als Ausgangsbefund vor Chemotherapie.

Histologie, Zytologie und klinische Pathologie

Knochenmarkdiagnostik
▶ Obligate Diagnostik bei jeder akuten Leukämie mit Zytologie, Durchflußzytometrie, Zytogenetik und Molekulargenetik (s. o.).

Molekulargenetische Diagnostik
▶ Bei Erstdiagnose: Analyse der definierenden genetischen Veränderungen nach WHO 2022 sowie der für die Risikoeinteilung nach ELN 2022 erforderlichen genetischen Veränderungen sowie ggf. therapeutisch angehbarer genetischer Veränderungen (zum Zeitpunkt der Erstellung: IDH1).
▶ Bei nicht aussagekräftiger Zytogenetik (oder morphologischen Hinweis auf AML M3 ohne Nachweis in der Zytogenetik): *RUNX1::RUNX1T1*, *PML::RARA*, *CBFB::MYH11*, *MLLT3::KMT2A*, *BCR::ABL1* (nach ELN Empfehlungen).

Liquordiagnostik
▶ Bei klinischem Verdacht auf Meningeosis leucaemica oder zerebrale Manifestationen.

Differenzialdiagnosen
. . . .
▶ Akute lymphatische Leukämie
▶ CML Blastenkrise

Therapie
. . . .

Therapeutisches Vorgehen

▶ Abb. 5.23

Intensiv behandelbare Patienten
▶ **Induktionstherapie**:
  • Für eine intensive Therapie geeignete AML-Patienten werden gemäß der Onkopedia-Leitlinie überwiegend mit Modifikationen der Standard-Induktions- und Konsolidationstherapie "7 + 3" behandelt:
    – 3 Tage i. v. Anthracyclin, z. B. Daunorubicin 60 mg/m², Idarubicin 12 mg/m²; oder Mitoxantron 12 mg/m², und 7 Tagen einer kontinuierlichen Infusion Cytarabin (100–200 mg/m²). Bei gutem Ansprechen des ersten Induktionskurses erfolgt ein zweiter identischer Induktionskurs möglichst an Tag 22.

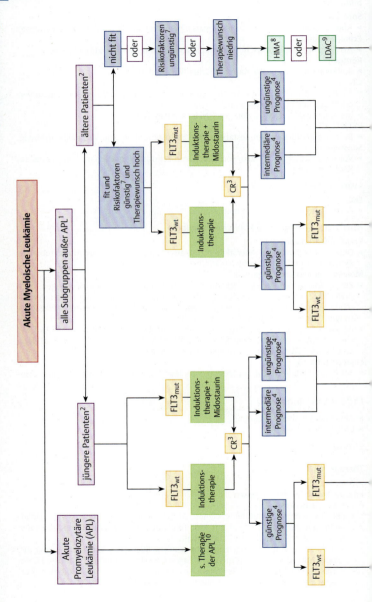

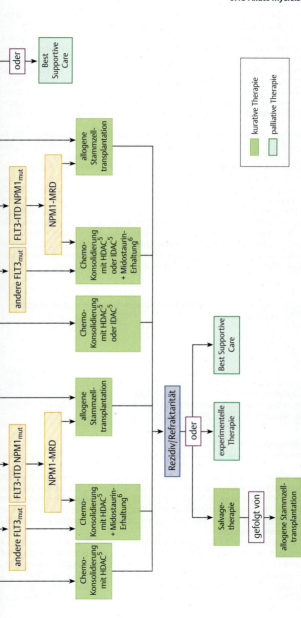

Abb. 5.23 • Akute myeloische Leukämie. Therapeutisches Vorgehen. Therapie der AML bei intensiv und nicht intensiv behandelbaren Patienten (¹ APL – Akute Promyelozytäre Leukämie; ² jüngere Patienten – biologisches Alter ≤ 65 Jahre; ³ CR – komplette Remission; ⁴ Prognose – nach den Kriterien des European Leukemia Network (ELN); ⁵ HDAC – hochdosiertes Ara-C; IDAC – intermediär dosiertes Ara-C; ⁶ prognostisch relevante Risikofaktoren und AML Score; ⁷ nach Midostaurin und AML Score; ⁸ nach Midostaurin – Induktion ⁸ HMA – hypomethylierende Substanzen; ⁹ LDAC – niedrigdosiertes Ara-C; ¹⁰ Therapie der APL).

- Die Modifikationen der Induktionstherapie erfolgen abhängig von der WHO-Klassifikation der AML folgendermaßen s. Abb. 5.23:
  - Patienten mit einer CD33-positiven AML mit niedrigem oder intermediärem Risikoprofil nach ELN 2022 erhalten zusätzlich zum "7 + 3" das Anti-CD33-Antikörperkonjugat Gemtuzumab Ozogamicin (3 mg/m², abhängig von der initialen Leukozytenzahl an den Tagen 1, 4 und 7 [bei Leukozyten < 30.000/µl] bzw. an den Tagen 3, 6 und 9 [bei Leukozyten ≥ 30.000/µl] des 1. Induktionskurses).
  - Patienten mit einer AML mit Nachweis einer FLT 3-Mutation (an der Tyrosinkinase-Domäne (FLT 3-TKD)) erhalten zusätzlich zu "7 + 3" den Multikinasehemmer Midostaurin 2 × 50 mg p. o. ab Tag 8 bis 2 Tage vor dem nächsten Therapiekurs.
  - Für Patienten mit einer AML mit einer internen Tandem-Duplikation des FLT 3-Gens (FLT 3-ITD) steht neben dem Midostaurin in dem o. g. Schema auch Quizartinib in der Dosierung 2 × 17,7 mg p. o. Tage 8-22 zur Verfügung.
  - Patienten mit einer AML nach zytotoxischer Therapie (AML-pCT) oder einer AML mit myelodysplasie-assoziierten Veränderungen (AML-MRC in der Zulassungsstudie, nach der neuen WHO-Klassifikation der AML-MR entsprechend) nach WHO-Klassifikation erhalten statt der Induktionstherapie mit "7 + 3" eine Induktionstherapie mit der fixen liposomalen Kombination von Cytarabin und Daunorubicin CPX-351 (Kurs 1: 44/100 mg/m² an den Tagen 1,3 und 5, im Falle einer PR Erwägung eines Kurses 2 mit 44/100 mg/m² an den Tagen 1 und 3).
  - Alle anderen Patienten erhalten unmodifiziertes "7 + 3" nach o. g. Schema. Für diese Patienten kann nach Daten der AMLCG bzw. des MRC auch eine alternative Induktionstherapie wie S-HAM oder FlAG-Ida erwogen werden.

> ⚠ **Vorsicht**
> Zulassung von Gemtuzumab Ozogamicin sowie Midostaurin nur in Kombination mit Cytarabin und Daunorubicin.

> ⚠ **Vorsicht**
> Bei gleichzeitiger Einnahme von einem Azolderivat empfiehlt sich eine initiale Dosisreduktion auf 2 × 25 mg p. o. sowie ein therapeutisches drug monitoring des Midostaurinspiegels. Dieses kann zum Zeitpunkt der Erstellung im Zentrum für Pharmakologie der Universitätsklinik Köln angefordert werden (https://pharmakologie.uk-koeln.de/ (Stand 22.10.2024)).

▶ **Postremissionstherapie**:
- Die Cytarabin-Dosierung in der Konsolidierungs-Therapie wird kontrovers diskutiert.
- Patienten mit einem günstigen genetischen Risikoprofil können gemäß den ELN 2022-Empfehlungen konsolidierend 2–4 Zyklen intermediär dosiertes Cytarabin (IDAC) (2 × 1 g/m² i. v. über 3h Tag 1–3 oder Tag 1,3,5) erhalten. Alternativ kann bei Patienten < 60 Jahren Hochdosis-AraC (HDAC) nach den US-amerikanischen NCCN Richtlinien in einer Dosis von 3 g/m² analog dem klassischen CALGB-Schema verwendet werden.
  - Patienten mit einer CD33-positiven AML und günstigem genetischem Risiko können statt der Konsolidationstherapie mit Cytarabin alternativ analog der ALFA-0701-Studie eine Konsolidationstherapie mit zwei Zyklen intermediär dosiertem Cytarabin (2 × 1 g/m² Tag 1-4) / Daunorubicin (60 mg/m² Tag 1 + 2) / Gemtuzumab Ozogamicin (3 mg/m² Tag 1) erhalten. Ein Vorteil dieser Konsolidationstherapie gegenüber einer reinen Cytarabin Konsolidierung ist bei mutmasslich höherer Toxizität allerdings nicht belegt.

- – Patienten mit einer FLT 3-positiven AML, welche in der Induktionstherapie mit Midostaurin oder Quizartinib behandelt wurden und welche sich nicht für eine allogene Stammzelltransplantation qualifizieren (z. B. niedrige NPM1-MRD-Last nach Induktionstherapie bei gleichzeitigem Vorliegen einer NPM1-Mutation, kein verfügbarer Spender, Komorbiditäten im Sinne eines hohen HCT-CI-Scores) können eine Erhaltungstherapie mit dem in der Induktionstherapie eingesetzten FLT 3-Inhibitor für eine Gesamtdauer von bis zu einem (Midostaurin) bzw. bis zu drei Jahren (Quizartinib) erhalten.
- Bei Intermediär/Hochrisikopatienten sollte bei jungen Patienten sowie bei älteren Patienten mit einem niedrigem HCT-CI eine allogene SZT erwogen werden. Eine absolute Altersgrenze besteht nicht, die Entscheidung wird nach dem biologischen Alter getroffen und die Grenze verschiebt sich laufend. Es wird daher empfohlen, bei Patienten mit einer AML in Remission nach einer Induktionstherapie frühzeitig Kontakt mit einem Transplantationszentrum aufzunehmen.
- Die Entscheidung zur allogenen Transplantation hängt von der Risiko-Nutzen-Abwägung zwischen Nicht-Rezidiv-Mortalität (NRM) bzw. Morbidität versus Reduktion des Rezidivrisikos ab.
- Diese Entscheidung basiert auf dem prätherapeutischen biologischen Krankheitsprofil, z. B. bei der AML nach ELN 2022 sowie weiteren Empfängerfaktoren (z. B. biologisches Alter, Komorbiditäten, Organfunktionen, geriatrisches Assessment), Spenderfaktoren (z. B. Verfügbarkeit, HLA-Identität) und Transplantationsfaktoren (z. B. Konditionierung).
- Die allogene SZT wird bei der AML üblicherweise bei einem Rezidivrisiko > 35–40 % durchgeführt.
- Patienten in kompletter Remission nach einer Induktionstherapie, mit oder ohne nachfolgender Konsolidationstherapie, welche sich nicht für eine allogene Transplantation qualifizieren oder diese nicht wünschen, kann eine Erhaltungstherapie mit oralem Azacitidin angeboten werden (300 mg p. o. Tage 1-14, Wdh. Tag 29). Patienten mit einer AML mit günstiger Zytogenetik, d. h. mit Vorliegen einer *RUNX1::RUNX1T 1*- oder einer *CBFB::MYH11*-Genfusion, waren in der Zulassungsstudie allerdings ausgeschlossen, sodass der Effekt einer solchen Therapie bei diesen Patienten unbekannt ist, insbesondere bei Vorliegen einer molekularen Remission.
- Ob Patienten mit einer FLT 3-mutierten AML in der Erhaltungstherapie eher von der Fortführung des FLT 3-Inhibitors oder von einer Erhaltungstherapie mit oralem Azacitidin profitieren, ist nicht bekannt. Für eine Kombinationstherapie liegen zum Zeitpunkt der Druckledgung allerdings weder Daten noch eine Zulassung vor.
- **Intermediäres Risiko**:
  - – Die einzige randomisierte Studie, die eine AlloSZT gegen eine konventionelle Konsolidierung bei Patienten mit intermediärem Risikoprofil untersucht hat, wurde mangels Rekrutierung vorzeitig beendet. In der Auswertung konnte kein Vorteil einer Transplantation in 1. CR versus einer Transplantation erst nach einem Rezidiv gezeigt werden.
  - – Eine umfangreiche Metaanalyse aus dem Jahr 2009, die über 6000 Patienten einschloss, zeigte einen Vorteil im Gesamtüberleben für die allogene SZT. Allerdings sind die Daten nicht konsistent.
  - – Eine von der AMLCG publizierte prospektive Matched-Pair-Analyse konnte einen deutlichen Vorteil der allogenen SZT in Bezug auf das rezidivfreie Überleben, jedoch nicht das Gesamtüberleben in der Gruppe der Patienten mit intermediärem Karyotyp zeigen.
  - – Diese Patienten sollten, sofern möglich, in prospektive Studien eingebracht werden.

- **Hochrisiko**:
  - Patienten mit Hochrisiko-AML nach ELN 2022, z. B. komplexem Karyotyp, haben eine deutlich niedrigere CR-Rate (40–50 %) und ein hohes Rezidivrisiko von > 80 %.
  - Durch die mit dem komplexen Karyotyp assoziierten Deletionen/Mutationen im *TP53*-Gen weisen diese Patienten häufig eine primäre Zytostatikaresistenz auf und profitieren nur bedingt von einer intensiven Chemotherapie.
  - Innerhalb der Patienten mit Hochrisiko-AML wurde eine Subgruppe mit monosomalem Karyotyp identifiziert, die eine noch ungünstigere Prognose hat.
  - Aufgrund der extrem ungünstigen Prognose unter konventioneller Chemotherapie sollten diese Patienten (so früh wie möglich) allogen transplantiert werden, da dies die einzig kurative Option ist.
  - Die Überlegenheit der allogenen SZT ist in zahlreichen Arbeiten belegt.
  - Auch für Patienten mit einem monosomalen Karyotyp ist eine Prognoseverbesserung durch die allogene SZT nachgewiesen, obwohl dieser Genotyp auch nach Transplantation die Prognose bestimmt.

Nicht intensiv behandelbare Patienten

▶ **Geriatrische Patienten**:

- Bei älteren Patienten sollten neben der biologischen Krankheitsklassifikation auch die patientenspezifischen Risikofaktoren erfasst werden: Lebensqualität (QoL), Performance Status (PS), Komorbiditäten sowie ein geriatrisches Assessment (GA).
- Die Bedeutung des GA konnte in einer Metaanalyse von 18 Publikationen aus 15 Studien in hämatologischen Neoplasien gezeigt werden.
- Ein potenzieller Algorithmus zur Inkorporation eines geriatrischen Assessments in die Therapieentscheidung findet sich bei Rao AV. Fitness in the elderly. ASH Education Program Book 2016: 339–347.
- Validierte Instrumente zur Erfassung von Komorbiditäten stellen zum einen der Charlson Komorbiditätsindex (CCI) und der Hematopoietic Cell Transplantation-Comorbidity Index (HCT-CI) dar.
- Die AMLCG/SAL-Studiengruppe (www.aml-score.org (Stand 22.10.2024)) hat einen Score entwickelt, der anhand klinischer und laborchemischer Parameter wie Körpertemperatur, Thrombozytenzahl, Hämoglobin, LDH eine Prädiktion von CR und ED-Rate erlaubt.
- Ähnliche Scores wurden auch von der SWOG/MDACC entwickelt.
- Weitere etablierte Risikofaktoren für ältere Patienten umfassen neben dem Alter den PS (ECOG > 1) und Komorbiditäten (z. B. CCI > 1).
- In Bezug auf das Geriatrische Assessment wurden ein SBBP (-Score < 9) und 3MS-Score < 77 vorgeschlagen.

▶ **Medikamentöse Therapie älterer, nicht intensiv behandelbarer Patienten**:

- Die Kombination aus Venetoclax (aufdosierend 100 mg Tag 1, 200 mg Tag 2, 400 mg ab Tag 3 p. o.) in Kombination mit Azacitidin (75 mg/m² über 7 Tage s. c., Wiederholung Tag 29) zeigte in der zulassungsrelevanten randomisierten Studie eine Wahrscheinlichkeit für das Erreichen einer kompletten (CR) oder inkompletten (CRi) Remission von 66,4 % sowie ein medianes Überleben von vorher nicht erreichten 14,7 Monaten, sodass die Kombination von Venetoclax und einer hypomethylierenden Substanz (Azacitidin in obiger Dosierung oder Decitabin 20 mg/m² über 5 Tage i. v., Wiederholung Tag 29) als Standard in der Behandlung älterer, nicht intensiv behandelbarer Patienten mit AML angesehen werden kann. Auch hier ist in der Phase der Remissionsinduktion eine Infektprophylaxe inklusive einer Azolprophylaxe bis zur Regeneration der Neutrolphilen empfohlen. Unter einer parallelen Gabe von Azolderivaten wird die Dosisreduktion des Azacitidins auf 50 mg tgl. empfohlen. Die Haupttoxizität sind hier z. T. langdauernde Zytopenien. Bei schwer neutropenen Patienten wird daher in den ersten Therapiekurs eine Knochenmarkpunktion an Tag 22 empfohlen und ein Pausieren des Venetoclax bis zum nächsten Zyklus im Falle des Erreichens einer blastenfreien Aplasie.

- Zur Prophylaxe schwerer Zytopenien empfiehlt es sich, die Dauer der Venetoclax-Gaben ab Erreichen der peripheren CR-Kriterien abhängig vom Ausmaß der Zytopenien z. B. auf einen Zeitraum von 7–21 Tage pro Zyklus zu verkürzen.
- Für Patienten mit einer IDH1-mutierten AML zeigte die Kombination aus Azacitidin (75 mg/m2 über 7 Tage s. c., Wiederholung Tag 29) und dem IDH1-Inhibitor Ivosidenib (500 mg p. o. tgl), nach der AGILE-Studie, gegenüber Azacitidin plus Placebo eine beeindruckende Verlängerung des Gesamtüberlebens auf 24 Monate gegenüber 8 Monaten im Kontrollarm. Andererseits haben auch gerade Patienten mit IDH-Mutationen besonders von der Kombination Azacitidin/Venetoclax profitiert. Welche initiale nichtintensive azacitidinhaltige Kombinationstherapie bei Patienten mit IDH1-Mutationen überlegen ist, ist zum gegenwärtigen Zeitpunkt noch nicht geklärt.
- Als weitere zugelassene Therapie steht die Kombination aus Glasdegib (täglich 100 mg p. o.) mit niedrigdosiertem Cytarabin (2 × 20 mg s. c. über 10 Tage, Wiederholung Tag 29) zur Verfügung. Diese Kombination zeigte in einem deutlich älteren Kollektiv ein medianes Überleben von 8,8 Monaten bei einem relativen Sterberisiko von 51 % verglichen mit niedrigdosiertem Cytarabin + Placebo.
- Als Monotherapie sind auch die hypomethylierenden Substanzen Azacitidin und Decitabin oder niedrigdosiertes Cytarabin nach den o. g. Therapieschemata möglich. Allerdings sollte bei jedem nicht intensiv behandelbaren Patienten mit AML die Möglichkeit einer Kombinationstherapie geprüft werden.

Innovative Therapiekonzepte und Minimale Resterkrankung

Merke

Die Bestimmung der **minimalen Resterkrankung** (MRD) mittels Durchflusszytometrie und Molekulargenetik ist eine sensitive Methode, um die Qualität des Therapieansprechens zu beurteilen und ein molekulares Rezidiv frühzeitig zu erkennen. Die Heterogenität der AML und die fehlende Standardisierung der MRD-Diagnostik erschweren zum jetzigen Zeitpunkt die Implementierung in die Praxis. Die ELN 2022 empfiehlt die Berücksichtigung der MRD-Befunde zur Auswahl der geeigneten Postremissionstherapie.

Rezidivtherapie

▶ **Allogene KMT**:
- Rezidivierte intensiv behandelbare Patienten sollten einer allogenen Stammzelltransplantation zugeführt werden, da diese die höchste kurative Option bietet.
- Hierbei sollten etablierte Risikofaktoren wie der validierte EPI-Score berücksichtigt werden, der 4 klinisch relevante Parameter umfasst:
  - rezidivfreies Intervall nach 1. CR,
  - Zytogenetik bei Diagnose,
  - Alter und
  - frühere KMT.

▶ **Bridging-Therapie**:
- In Abhängigkeit von der Proliferationskinetik und dem Risikoprofil ist eine Bridging-Therapie bis zur Transplantation notwendig.
- Diese kann entweder eine intensive Therapie (z. B. FLAG-IDA) mit dem Ziel einer CR-Induktion oder eine niedrig dosierte Therapie (z. B. low dose AraC) sein. Welche Strategie Vorteile bietet, ist aktuell nicht bekannt und wird in der randomisierten ETAL-3-Studie in Deutschland aktuell geprüft.
- Eine Ausnahme stellt die rezidivierte AML mit einer aktivierenden FLT 3-Mutation (FLT 3-ITD oder -TKD) dar. Hier hat eine Behandlung mit dem FLT 3-Inhibitor Gilteritinib (120 mg tgl. p. o.) auch gegenüber einer intensiven Salvage-Therapie einen Überlebensvorteil gezeigt.

- Patienten mit einer rezidivierten/refraktären AML, welche sich nicht für eine intensive Therapie/Stammzelltransplantation qualifizieren, sollten bei Vorliegen einer FLT 3-Mutation ebenfalls mit Gilteritinib behandelt werden. Für Patienten mit Vorliegen einer IDH1- oder IDH2-Mutation sind die jeweiligen oral zu applizierenden IDH-Inhibitoren Enasidenib und Ivosidenib aktuell in den USA zugelassen. Die Möglichkeit einer Therapie mi Rahmen eines off-label-Einsatzes sollte bei Patienten mit einer IDH-mutierten AML geprüft werden.
- Für nicht intensiv behandelbare Patienten mit einer rezidivierten AML ohne die oben genannten FLT 3- oder IDH-Mutationen steht keine etablierte Therapie zur Verfügung. Hier wird dringend empfohlen, diese Patienten in Studien einzubringen. Sollte keine Studienteilnahme möglich oder gewünscht sein, kann auch ohne die Option einer allogenen Transplantation die Möglichkeit einer intensiven Reinduktionstherapie geprüft werden. In nicht randomisierten Phase II-Studien wurden eine Vielzahl unterschiedlicher Protokolle in unterschiedlichsten Dosierungen geprüft (z. B. HAM, S-HAM, FLAG-Ida, FLAG-Mito, mittelhochdosiertes oder hochdosiertes Cytarabin). Eine Empfehlung für oder gegen ein Protokoll kann mangels Datenlage nicht ausgesprochen werden. Sollten intensive Reinduktionsprotokolle nicht in Frage kommen, können niedrigdosierte Protokolle wie hypomethylierende Substanzen oder niedrigdosiertes Cytarabin alternativ zu einer besten Supportivtherapie unter Berücksichtigung des initialen Remissionsdauer und der applizierten Primärtherapie erwogen werden. Daten zu einem Vorteil einer leukämiespezifischen Therapie gegenüber einer besten Supportivtherapie liegen in dieser Situation nicht vor.

> **❗ Merke**
>
> Das Vorliegen einer FLT 3-Mutation muss im Rezidiv neu evaluiert werden, da die klonale Evolution der AML sowohl zu einer neuen Aquise als auch zu einem Verlust einer FLT 3-Mutation führen kann.

Therapie der APL

▶ Die Therapie erfordert den möglichst schnellen genetischen Nachweis des *PML:: RARA*-Rearrangements mittels FISH oder PCR.

▶ Bei typischer Zytomorphologie und dringlicher klinischer Indikation (z. B. Gerinnungsstörung oder Hyperleukozytose) muss die Therapie auch ohne Vorliegen der Genetik begonnen werden und stellt eine Notfallsituation dar, die nur in Zentren mit entsprechender Erfahrung behandelt werden sollte.

▶ Eine Therapieempfehlung der deutschen AML-Studiengruppen „German Intergroup recommendations on the diagnostic and therapeutic management of acute promyelocytic leukemia" ist im Kompetenznetz Leukämie verfügbar. Hier sind auch Empfehlungen zur Supportivtherapie bei Gerinnungsstörungen sowie zur Diagnostik/ Therapie des APL-Differenzierungssyndroms verfügbar.

> **✓ Praxistipp**
>
> Risikostratifizierung: Die Kombination aus Leukozyten- und Thrombozytenzahl bei Erstdiagnose ist der wichtigste Risikofaktor für ein Rezidiv (Sanz-Score). Für die Therapieentscheidung ist die Abgrenzung der Non-high-risk- (WBC ≤ 10 G/l) von der High-risk-Gruppe (WBC > 10 G/l) entscheidend.

▶ **Therapie der Non-high-risk-APL**:
- Die APL 0406-Studie zeigte eine Überlegenheit der Kombination ATRA/ATO im Vergleich zum AIDA-Regime in Bezug auf das Überleben bei geringerer Hämatotoxizität.
- Die Daten wurden in der AML 17-Studie der MRC bestätigt.

- Aufgrund dieser Daten stellt die Therapie mit ATO/ATRA bei Erstdiagnose einen neuen Standard dar und ist seit 2022 auch durch die EMA zugelassen.

Cave
Zu beachten ist, dass während der Induktionstherapie zur Vermeidung eines APL-Differenzierungssyndroms eine Steroidtherapie, ggf. plus Hydroxyurea erfolgen sollte.

► **Therapie der High-risk-APL:**
- Die APOLLO-Studie zeigt auch bei Hochrisiko-APL einen Vorteil der ATO / ATRA-Kombinationstherapie gegenüber dem klassischen AIDA-Protokoll. Zum Zeitpunkt der Drucklegung liegt die Studie allerdings erst als Kongressbeitrag und noch nicht vollpubliziert vor.

Therapie der BPDCN
► Bis 2017 der AML zugeordnet, wird die sehr seltene blastische plasmoblastische dendritische Zell-Neoplasie (*blastic plasmoblastic dendritic cell neoplasm*, BPDCN) seit der WHO-Klassifikation 2017 als eigene Entität aufgeführt. Diese Erkrankung, gekennzeichnet durch eine Oberflächenexpression der Blasten für CD4, CD56, CD123 sowie häufig auch CD7 und CD33, ist durch ein Auftreten bei älteren Patienten, einen initial indolenten Verlauf, häufig vorhandene Hautmanifestationen und eine schlechte Prognose nach einer Behandlung mit einer zytotoxischen Chemotherapie gekennzeichnet. Für die Behandlung der BPDCN steht seit kurzem mit Tagraxofusp, einem Fusionsprotein zwischen Diphterie-Toxin und dem humanen Interleukin 3, eine effektive Therapie zur Verfügung.
► Patienten mit dieser schwer zu behandelnden Erkrankung zeigten in dieser Studie eine Rate an kompletten Remissionen von 72 % und ein 2-Jahresüberleben von 52 %. Die Dosierung beträgt 12 µg/kg KG i. v. an den Tagen 1-5, Wiederholung Tag 22, bis zur Erkrankungsprogression oder einer inakzeptablen Toxizität. Bei transplantablen Patienten sollte eine allogene Stammzelltransplantation möglichst frühzeitig nach Erreichen einer kompletten Remission avisiert werden. Da es sich um eine einarmige Studie handelte, kann bisher keine Aussage darüber getroffen werden, ob Tagraxofusp gegenüber Polychmotherapieprotokollen, z. B. einer AML- oder einer ALL-Induktionstherapie, einen Vorteil bietet.

Therapiekonzepte deutscher AML-Studiengruppen
► In Deutschland sind mehrerer AML-Studiengruppen aktiv, welche im Rahmen des Kompetenznetzes Leukämien sowie der AML-Intergroup kooperieren.
► Die Therapiekonzepte finden sich auf der Website des Kompetenznetzwerks Leukämie.

Praxistipp
AML-Register: Neben dem Erkenntnisgewinn durch klinische Studien ist das Interesse an den Krankheitsverläufen von Patienten außerhalb von Studien gewachsen. Solche Verläufe können im Rahmen klinischer Register erfasst werden. Neben Fragen der externen Validität (Generalisierbarkeit) von Therapieergebnissen hat auch die zunehmende Bedeutung der Versorgungsforschung die Notwendigkeit eines AML-Registers deutlich werden lassen. Darüber hinaus werden erstmalig auch AML-Patientengruppen erfasst, die aufgrund von Ein- und Ausschlusskriterien nicht in klinischen Studien behandelt und dokumentiert werden können. Patienten, die nicht in Studien eingeschlossen werden können, sollten dementsprechend in ein Register aufgenommen und der Verlauf dokumentiert werden. Hierfür stehen zum einen das gemeinsame AMLCG/SAL-Register und das AMLSG-Register zur Verfügung. Weitergehende Informationen finden sich auf den Websites der Studiengruppen und des Kompetenznetzwerks Leukämie (s. o.).

Nachsorge

▶ Es wird empfohlen, eine Nachsorge in den ersten 2 Jahren nach Therapie mit Knochenmarkpunktionen alle 3 Monate durchzuführen inkl. Bestimmung der MRD-Last (Chromosomenaberrationen bei Erstdiagnose: entsprechende FISH, bei Vorliegen einer NPM1-Mutation einer CBF-Leukämie oder einer APL Bestimmung der entsprechenden molekulargenetischen Marker (*NPM1, RUNX1-RUNX1 T, CBFB-MYH11, PML-RARA*), bei WT 1-Überexpression Bestimmung der WT 1-Expression, bei initialer Identifikation eines leukämiespezifischen aberranten Phänotyps LAIP in der Durchflußzytometrie die entsprechende Quantifizierung per FACS) sowie im Fall einer allogenen Transplantation die Bestimmung des Spender / Empfänger-Chimärismus.

▶ Es ist nicht gut untersucht, ob im Fall von molekularen MRD-Markern analog der CML auf die Knochenmarkpunktion verzichtet werden kann bei Bestimmung der MRD-Last im peripheren Blut.

▶ Darüber hinaus werden Bestimmungen des Differential-Blutbildes alle 1-3 Monate empfohlen.

▶ Der Effekt einer Nachsorge über diesen Zeitpunkt hinaus ist nicht validiert. In der aktuellen Onkopedia-Leitlinie (s. o., aufgeführt unter "intensiv behandelbare Patienten"/"Induktionstherapie") wird eine Nachsorge bis Jahr 5 mit Blutbildkontrollen alle 3-6 Monate emfpohlen.

Verlauf und Prognose

▶ Die Prognose der AML wird vor allem durch das initiale Risiko nach ELN-Klassifikation (Tab. 5.31), das Alter des Patienten und die Therapie beeinflussende Komorbiditäten bestimmt und ist sehr heterogen.

▶ Die Spannbreite beträgt von einem 5-Jahresüberleben von > 98 % bei der Niedrigrisiko-APL bis zu einem Gesamtüberleben von < 10 % nach 5 Jahren bei Vorliegen von Höchstrisikofaktoren wie einem monosomalen Karyotyp oder dem Vorliegen einer TP53-Mutation.

5.14 Akute lymphatische Leukämie (B-ALL, T-ALL)

Christian Reinhardt

Definition

▶ Die ALL stellt eine akut auftretende Form der Leukämie dar, bei der lymphatische Vorläuferzellen eine maligne Transformation durchlaufen und klonal proliferieren.

▶ Die entstehenden malignen Zellen werden als lymphatische Blasten bezeichnet.

▶ Definition je nach Knochenmarkbefall:
  • Knochenmarkbefall > 25 %: ALL,
  • Infiltrationsgrad < 25 %: lymphoblastisches Lymphom.

Epidemiologie

Häufigkeit

▶ Die ALL hat einen Anteil von 20 % aller akuten Leukämien des Erwachsenenalters und macht 80 % der akuten Leukämien des Kindesalters aus.

▶ Inzidenz zeigt zwei Häufigkeitsgipfel:
  • Im Kindesalter liegt die Inzidenz bei 7/100.000, fällt im Erwachsenenalter ab (0,5/100.000 zwischen dem 30. und 40. Lebensjahr) und
  • zeigt einen erneuten Inzidenzanstieg bei älteren Menschen (2/100.000 bei Patienten > 80 Jahre).

▶ Gesamtinzidenz liegt bei 1,28/100.000 in Europa.

▶ In Deutschland werden pro Jahr ca. 700 neue Fälle diagnostiziert.

Altersgipfel

► Inzidenz zeigt zwei Häufigkeitsgipfel:
  • Im Kindesalter liegt die Inzidenz bei 7/100.000, fällt im Erwachsenenalter ab (0,5/100.000 zwischen dem 30. und 40. Lebensjahr) und
  • zeigt einen erneuten Inzidenzanstieg bei älteren Menschen (2/100.000 bei Patienten > 80 Jahre).

Geschlechtsverteilung

► Männer sind etwas häufiger betroffen (1,3:1,0).

Prädisponierende Faktoren

► Keine Angaben möglich

Ätiologie und Pathogenese

► Die ALL ist eine genetische Erkrankung, die durch verschiedene strukturelle chromosomale Veränderungen, Translokationen, fokale Amplifikationen und Deletionen sowie Punktmutationen entsteht.
► Ätiologie der ALL ist weitestgehend unklar.
► Mit einer erhöhten Inzidenz der ALL geht die Exposition mit verschiedenen Noxen einher:
  • Chemische Noxen (Benzol),
  • zytostatische Substanzen (Melphalan, Busulphan, Cyclophosphamid),
  • physikalische Noxen (ionisierende Strahlung),
  • retrovirale Erreger (HTLV-1, hauptsächlich in Japan, adulte T-ALL).
► Einige seltene hereditäre Erkrankungen sind mit einer erhöhten ALL-Inzidenz assoziiert:
  • Trisomie 21/Down-Syndrom,
  • Ataxia teleangiectasia,
  • Bloom-Syndrom.
► Genetische Auffälligkeiten:
  • SNPs (single nucleotide polymorphism) in *IZKF1*, *ARID5B*, *CEBPE* und *CDKN2A* gehen mit einem erhöhten ALL-Risiko einher.
  • Die SNPs verhalten sich additiv: Patienten, die Varianten in allen 4 Genen homozygot tragen, weisen ein ca. 10-fach gesteigertes Risiko der Entwicklung einer ALL auf.

Klassifikation und Risikostratifizierung

Klassifikation

► Man unterscheidet mehrere immunphänotypisch definierte Subtypen der ALL: Tab. 5.32.

Tab. 5.32 • **Immunphänotypische Subtypen der ALL.**

Subtyp	Marker	Relative Häufigkeit
B-ALL	CD19*, CD79A*, CD22*, TdT, HLA-DR	74%
Pro-B-ALL	CD10^{neg}	11
Common-ALL	CD10^{pos}	50
Prä-B-ALL	CD10$^{pos/neg}$, cIgM^{pos}	9
Reife B-ALL	CD10$^{pos/neg}$, sIgM^{pos}	4
T-ALL	c/sCD3^{pos}, CD7^{pos}	26%
Early-T-ALL	CD2^{neg}, sCD3^{neg}, CD1A^{neg}	6%

Tab. 5.32 • **Fortsetzung**

Subtyp	Marker	Relative Häufigkeit
Thymische T-ALL	CD2^{pos}, CD5^{pos}, sCD3$^{pos/neg}$, CD1A^{pos}	13 %
Reife T-ALL	CD2^{pos}, CD5^{pos}, sCD3^{pos}, CD1A^{neg}	7 %

* mindestens 2 Marker müssen nachgewiesen werden; s = surface; c = cytoplasmic
Basierend auf:
Bene MC, Nebe T, Bettelheim P et al. Immunophenotyping of acute leukemia and lymphopro-
liferative disorders: a consensus proposal of the European LeukemiaNet Work Package 10.
Leukemia 2011, 25: 567–574

▶ Neben den immunphänotypischen Subgruppen können auch zytogenetische Subgruppen definiert werden, deren prognostische Relevanz jedoch weniger gut geklärt ist. Die wesentlichen sind:
  • t(9;22), führt zum *BCR-ABL*-Fusionstranskript, ist bei Erwachsenen in ca. 25 % der Fälle detektierbar.
  • Das *MLL*-Gen betreffende Aberrationen (11q23): Bisher sind mehr als 50 verschiedene Translokationspartner beschrieben. Die häufigste Translokation findet mit dem *AF4*-Gen auf Chromosom 4 statt.
  • t(12;21), führt zum *TEL-AML 1*-Fusionstranskript,
  • t(1;19), führt zum *E2A-PBX1*-Fusionstranskript,
  • Hypodiploidie,
  • Hyperdiploidie.
▶ WHO-Klassifikation von 2022 unterscheidet verschiedene Entitäten: Tab. 5.33.

Tab. 5.33 • **Einteilung nach WHO-Klassifikation von 2022.**

Hauptgruppe	Erkrankung
B-cell lymphoblastic leukaemias/lymphomas	• B lymphoblastic leukaemia/lymphoma, NOS (not otherwise specified) • B lymphoblastic leukaemia/lymphoma with high hyperdiploidy • B-lymphoblastic leukaemia/lymphoma with hypodiploidy • B-lymphoblastic leukaemia/lymphoma with iAMP21 • B-lymphoblastic leukaemia/lymphoma with *BCR::ABL 1*-like features • B-lymphoblastic leukaemia/lymphoma with *KMT 2A* rearrangement • B-lymphoblastic leukaemia/lymphoma with *ETV6::RUNX1* fusion • B-lymphoblastic leukaemia/lymphoma with *ETV6::RUNX1*-like features • B-lymphoblastic leukaemia/lymphoma with *TCF3::PBX1* fusion • B-lymphoblastic leukaemia/lymphoma with *IGH::IL 3* fusion • B-lymphoblastic leukaemia/lymphoma with *TCF3::HLF* fusion • B-lymphoblastic leukaemia/lymphoma with other defined genetic abnormalities
Mature B-cell neoplasms	• Burkitt lymphoma
T-lymphoblastic leukemia/lymphoma	• T-lymphoblastic leukaemia / lymphoma, NOS • Early T-precursor lymphoblastic leukaemia / lymphoma
Mature T-cell and NK-cell leukaemias	• Adult T-cell leukaemia/lymphoma • Aggressive NK-cell leukaemia

Basierend auf:
Alaggio R, Amador C, Anagnostopoulos I. The 5th edition of the World Health Organization
Classification of Haematolymphoid Tumours: Lymphoid Neoplasms. Leukemia 2022; 36: 1720-
1748

Risikostratifizierung

▶ Unterschieden werden patientenspezifische, erkrankungsassoziierte und Response-assoziierte Risikofaktoren bei der ALL des Erwachsenen.

▶ Zusammengenommen erlauben diese Risikofaktoren die Unterteilung in 3 Risikogruppen: Standardrisiko, Hochrisiko und Höchstrisiko (Tab. 5.34).

▶ Patientenspezifische Risikofaktoren sind:
  - Alter > 55–65 Jahre,
  - ECOG-Performance-Status > 1.

▶ Erkrankungsassoziierte Risikofaktoren sind:
  - Leukozytenzahl > 30 000/μl (B-ALL) oder > 100 000 (T-ALL),
  - Immunphänotyp,
  - Zytogenetik,
  - Genetik.

▶ Response-assoziierte Risikofaktoren sind:
  - Steroidsensitivität,
  - frühe Blasten-Response,
  - Zeit bis zur kompletten Remission (CR),
  - Dynamik der minimalen Resterkrankung (MRD).

Tab. 5.34 • **Risikogruppen je nach verschiedenen Risikofaktoren.**

Risikogruppe	ALL-Typ	Spezielle Parameter
Standardrisiko	B-Vorläufer-ALL	Zytologische CR nach erster Induktion **und** Leukozytenzahl < 30.000/μl Keine pro-B-ALL Keine t(4;11)/MLL1-AF4 oder t(9;22)/BCR-ABL
	Thymische T-All	
Hochrisiko	B-Vorläufer-ALL	Keine zytologische CR nach erster Induktion **oder** Leukozytenzahl > 30 000/μl **oder** pro-B-ALL **oder** t(4;11)/MLL1-AF4 Keine t(9;22)/BCR-ABL
	Early T-ALL oder reife T-ALL	
Höchstrisiko	t(9;22)/BCR-ABL-positive ALL	

Symptomatik

▶ Die Symptome der ALL sind durch die Biologie der Erkrankung getrieben. Im Wesentlichen treten die hier genannten auf.

▶ Verdrängung der normalen Hämatopoese:
  - Symptome der Anämie (allgemeine Schwäche, Leistungsknick, Müdigkeit, Dyspnoe, Tachykardie, Blässe),
  - Symptome der Thrombopenie (allgemeine Blutungsneigung [meist Petechien], verstärkte Menorrhagie, retinale Einblutungen),
  - Symptome der Neutropenie (Fieber bei bakteriellen, viralen und mykotischen Infektionen).

▶ Extramedulläre Befälle:
  - allgemeine Lymphadenopathie,
  - Splenomegalie,
  - Hepatomegalie,
  - mediastinaler Befall mit Symptomen bis hin zur oberen Einflussstauung,

- ZNS-Befall (mit Symptomen wie allgemeiner Kopfschmerz, Übelkeit, Erbrechen, Vigilanzminderung, Meningismus, Hirnnervenausfälle),
- Befall weiterer Organe, wie Lunge, Niere, Hoden, Ovar, Auge, Haut, usw. sind möglich mit entsprechender Symptomatik,
- Leukostase (insbesondere bei Leukozytenzahlen > 100.000/μl),
- Vigilanzminderung, Dyspnoe, Tachykardie.

Diagnostik

Diagnostisches Vorgehen

▶ Ein umfassender diagnostischer Ansatz ist erforderlich mit (Abb. 5.24):
- morphologischer Untersuchung der malignen Zellen,
- Immunphänotypisierung,
- molekulargenetischer und zytogenetischer Diagnostik.

▶ Außerdem notwendig sind vor Beginn einer Chemotherapie:
- Untersuchung der Nieren-, Leber- und Herzfunktion,
- virologische Untersuchung (v. a. Hepatitis B/C, sowie HIV).

Anamnese

▶ Gezielte Anamnese; wichtig zu erfragen sind Symptome, die auf folgende Befunde hinweisen:
- Verdrängung der normalen Hämatopoese:
  – Erschöpfung, Leistungsknick,
  – Dyspnoe,
  – rezidivierende Infektionen,
  – Blutungsstigmata.

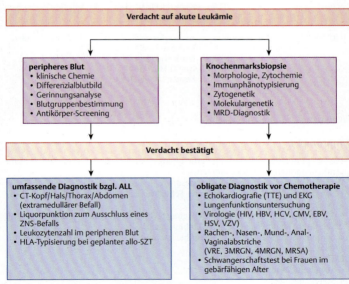

Abb. 5.24 • Akute lymphatische Leukämie. Diagnostisches Vorgehen (MRD: minimal residual disease, ZNS: zentrales Nervensystem, allo-SZT: allogene Stammzelltransplantation, TTE: transthorakale Echokardiografie).

- Extramedullärer Befall:
  – Lymphknotenschwellungen,
  – Zeichen der oberen Einflussstauung.
- ZNS-Beteiligung:
  – Schwindel,
  – Synkopen,
  – Parästhesien,
  – Hirnnervenausfälle.
▶ Überdies ist nach weiteren Erkrankungen/Komorbiditäten zu fragen, v. a. solchen, die mit einer eingeschränkten Chemotherapiefähigkeit einhergehen: KHK, Herzinsuffizienz, COPD, strukturelle Lungengerüstveränderungen, Polyneuropathie, Diabetes mellitus, Niereninsuffizienz, Lebererkrankungen, chronische Infektionen.
▶ Gezielte Medikamenten-/Familien- und Sozialanamnese.

Körperliche Untersuchung

▶ Lymphknotenstatus,
▶ Leber-/Milzpalpation,
▶ Blutungszeichen, insbesondere Petechien,
▶ Zeichen der Anämie,
▶ Inspektion der oralen Schleimhäute (Herpes-typische Veränderungen, Soor),
▶ orientierende neurologische Untersuchung,
▶ Herzauskultation, peripherer Pulsstatus,
▶ Lungenauskultation/Perkussion,
▶ Größe, Gewicht, Körperoberfläche und BMI,
▶ ECOG-Performance-Status.

Labor

▶ Allgemeines Labor: Elektrolyte, Blutzucker, Kreatinin, Harnsäure, LDH, GOT, GPT, γGT, Bilirubin, CRP, BSG, Gesamteiweiß, Albumin, Elektrophorese, Immunglobuline quantitativ,
▶ Differenzialblutbild,
▶ Gerinnungsanalyse: Quick, PTT, Fibrinogen, AT III,
▶ Blutgruppenbestimmung sowie Antikörper-Screening mit Coombs-Test und Bestimmung antithrombozytärer Antikörper,
▶ HLA-Typisierung (A, B, C, DRB1, DQB1) des Patienten und möglicher Geschwister, wenn Patient potenziell Kandidat für eine allogene Stammzelltransplantation ist,
▶ Urinstatus: Urinchemie, Sediment, Urinkultur,
▶ Schwangerschaftstest bei Frauen im gebärfähigen Alter.

Mikrobiologie und Virologie

Serologie
▶ Virologie (HIV, HBV, HCV, CMV, EBV, HSV, VZV).
Molekularbiologie
▶ Virologische Untersuchung aus dem KM-Aspirationspräparat: Parvo-B-19, CMV, EBV.
Abstriche
▶ Rachen-, Nasen-, Mund-, Anal-, Vaginalabstriche (insbesondere zur Identifikation einer Besiedlung mit Risikokeimen, wie VRE, 3MRGN, 4MRGN, MRSA).

Bildgebende Diagnostik

Sonografie
▶ Sonografie von Abdomen und Thorax zum Ausschluss freier Flüssigkeit vor Chemotherapie sowie zur Organbeurteilung von Leber, Milz und Nieren.
Echokardiografie
▶ Transthorakale Echokardiografie zur Bestimmung der Pumpfunktion vor Chemotherapie.

Röntgen
▶ Röntgenbild des Thorax und der Nasennebenhöhlen zum Ausschluss von Infektionen.

CT
▶ CT von Hals, Thorax und Abdomen zur Erfassung einer möglichen Lymphadenopathie, Spleno- und/oder Hepatomegalie.
▶ Kraniales CT insbesondere bei neurologischer Symptomatik, sowie zum Ausschluss von erhöhtem Hirndruck vor Liquorpunktion.

Instrumentelle Diagnostik

EKG
▶ Ein EKG sollte zur Statuserhebung vor Therapiebeginn dokumentiert werden.

Spirometrie
▶ Eine Lungenfunktionsuntersuchung ist vor Therapiebeginn obligat, um die Chemotherapiefähigkeit abschätzen zu können.

Histologie, Zytologie und klinische Pathologie

Knochenmarkdiagnostik
▶ Eine Knochenmarkuntersuchung ist bei der ALL obligat:
  • Zur Diagnosestellung muss der Nachweis von ≥ 20 % lymphatischer Blasten im Knochenmark geführt werden.
  • Am Knochenmarkaspirationspräparat erfolgt zunächst eine morphologische Untersuchung nach Pappenheim-Färbung.
  • Hierbei sollte insbesondere eine L 3-Morphologie ausgeschlossen werden, die mit einer reifzelligen ALL assoziiert ist und entsprechend der reifzelligen ALL behandelt wird.
  • Überdies erfolgt eine zytochemische Untersuchung zum Ausschluss einer akuten myeloischen Leukämie. ALL-Zellen stellen sich Myeloperoxidase (MPO)-, Sudan-Schwarz-B-, Chloracetat- und α-Naphthyl-Acetat-Esterase-negativ dar.
▶ **Immunphänotypisierung** aus dem KM-Aspirationspräparat:
  • Die Immunphänotypisierung ist eine entscheidende Untersuchung zur Diagnosestellung und Risikostratifizierung.
  • Durch die Immunphänotypisierung erfolgt die Abgrenzung zur akuten myeloischen Leukämie, die Einordnung in B- oder T-ALL, sowie die Eingruppierung in eine immunologische Subgruppe der ALL.
  • Hierzu werden folgende Marker untersucht:
    – Marker der B-Zell-Differenzierung (CD19, CD79A, cCD22 [mindestens 2 dieser Marker müssen positiv sein], sowie TdT, CD10, CD20, CD24, cIgM, sIg [kappa oder lambda]),
    – Marker der T-Zell-Differenzierung (cCD3, sowie TdT, CD1A, CD2, CD4, CD5, CD7, CD8, TCR α/β oder γ/δ),
    – Stammzell- und myeloische Marker (CD34, CD13, CD33, CD117).
▶ **Zytogenetische Untersuchung** aus dem KM-Aspirationspräparat:
  • Dokumentation v. a. therapie- oder prognoserelevanter zytogenetischer Aberrationen:
    – t(9;22) (*BCR-ABL*, Ph⁺ ALL),
    – t(4;11) (*MLL 1-AF4*),
    – t(1;19) (*E2A-PBX1*) sowie
    – komplex aberrante Karyotypen.
  • Insgesamt finden sich zytogenetische Aberrationen bei ca. 85 % aller Patienten.
  • Bei Erwachsenen finden sich am häufigsten t(9;22) (25 %) und t(4;11) (6 %).
  • Dabei ist die t(4;11) bei 70 % aller Patienten mit pro-B-ALL nachweisbar.
▶ **Molekulargenetische Untersuchung** aus KM-Aspirationspräparat:
  • Hiermit wird der Nachweis von *BCR-ABL*- und *MLL 1-AF4*-Fusionstranskripten bestätigt und es können MRD-Marker definiert werden.

▶ **MRD-Marker-Analyse** Aus dem KM-Aspirationspräparat:
- Insbesondere muss das individuelle klonale TCR/IgH Rearrangement dokumentiert werden.

▶ **Virologische Untersuchung** aus dem KM-Aspirationspräparat: Parvo-B-19, CMV, EBV.

▶ Neben dem Aspirationspräparat sollte insbesondere bei Punctio sicca ein Knochenmarkstanzpräparat gewonnen werden, an dem in der pathologischen Untersuchung eine Blasteninfiltration gesichert werden kann.

Molekulargenetische Diagnostik

▶ Molekulargenetische Untersuchung aus KM-Aspirationspräparat:
- Hiermit wird der Nachweis von *BCR-ABL*- und *MLL 1-AF4*-Fusionstranskripten bestätigt und es können MRD-Marker definiert werden.

Liquordiagnostik

▶ Eine Liquorpunktion (LP) ist bei der ALL obligat zum Ausschluss eines zerebralen Befalls.

▶ Eine LP sollte erst nach Ausschluss von erhöhtem Hirndruck (cCT oder cMRT) erfolgen.

▶ Überdies sollten die Thrombozytenzahlen auf ≥ 50.000/µl angehoben werden.

Differenzialdiagnosen

▶ Die Diagnosestellung bereitet bei der ALL nur in seltenen Fällen Schwierigkeiten, insbesondere, wenn alle unter „Knochenmarkdiagnostik" aufgelisteten Untersuchungen aus dem Knochenmark durchgeführt wurden.

▶ Die Immunphänotypisierung sowie die morphologische und zytochemische Untersuchung erlauben die Abgrenzung von
- der akuten myeloischen Leukämie,
- dem myelodysplastischen Syndrom,
- der Blastenkrise bei der chronisch myeloischen Leukämie,
- von indolenten Lymphomen, wie der chronisch lymphatischen Leukämie,
- von reaktiven Lymphozytosen, z. B. bei EBV- oder HIV-Infektionen.

▶ Der Blastenanteil lässt sich mittels Morphologie, sowie Durchflusszytometrie aus dem Knochenmarkaspirat bestimmen und erlaubt die Abgrenzung von B- oder T-Non-Hodgkin-Lymphomen.

▶ Myeloische Marker auf den ALL-Blasten, z. B. CD13 oder CD33, finden sich bei einigen Patienten (25–30 %) in der Immunphänotypisierung. Dies findet sich besonders häufig bei der pro-B-ALL, der ALL mit t(9;22) (*BCR-ABL*, Ph$^+$ ALL) sowie der early T-ALL. In solchen Fällen ist der Nachweis von ALL-Phänotypen für die Therapieentscheidung dominant, sodass die Patienten entsprechend den ALL-Empfehlungen behandelt werden.

Therapie

Therapeutisches Vorgehen

▶ Die Therapie der ALL unterscheidet sich grundlegend zwischen der reifzelligen ALL auf der einen Seite und den B-Vorläufer- und T-ALLs auf der anderen Seite.

▶ Eine sehr genaue Diagnostik ist zur sicheren Unterscheidung beider Gruppen essenziell.

▶ Im Folgenden wird im Wesentlichen auf die Therapie der B-Vorläufer- und T-ALLs eingegangen.

▶ **Reifzellige B-ALL**:
- Die konventionelle ALL-Therapie ist bei der reifzelligen B-ALL nur unzureichend wirksam.
- Daher wird diese Form der ALL mit kurzen, intensiven Chemotherapiezyklen behandelt, um der typischerweise hohen Tumorlast und der raschen Progredienz Rechnung zu tragen.

- Keine Erhaltungstherapie.
- Die wesentlichen Therapieelemente in diesen Protokollen sind.
  - Hochdosis-Methotrexat,
  - Hochdosis Ara-C,
  - Cyclophosphamid und Ifosfamid sowie
  - Rituximab.
- In Deutschland sollten reifzellige B-ALLs analog des ALL-GMALL-B-ALL/NHL-2002-Protokolls der GMALL (German Multicenter ALL Study Group) behandelt werden.

▶ **Nicht-reifzellige ALL**:

- In Deutschland sollten nicht-reifzellige B- und T-ALLs, sowie LBLs innerhalb der GMALL 08/2013 Studie behandelt werden. Für ältere oder gebrechliche Patienten stehen ebenfalls Therapieempfehlungen der GMALL Studiengruppe zur Verfügung. Einen vereinfachten therapeutischen Algorithmus zeigt Abb. 5.25.

Allgemeine Maßnahmen

▶ Die ALL ist mit ca. 700 neuen Fällen pro Jahr eine ausgesprochen seltene Erkrankung. Daher sollten alle Patienten im Rahmen von prospektiven Studien behandelt werden, um die Therapieregime für diese Erkrankung kontrolliert weiter zu verbessern.

▶ Vor Therapiebeginn sollten Patienten über fertilitätserhaltende Maßnahmen aufgeklärt und diese sollten bei Patientenwunsch rasch eingeleitet werden (Kryokonservierung).

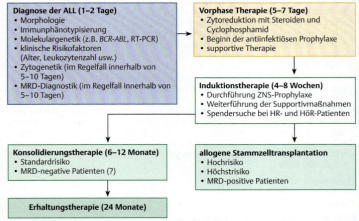

Abb. 5.25 • Nichtreifzellige ALL. Die Grafik zeigt einen vereinfachten therapeutischen Algorithmus für die Behandlung der nicht-reifzelligen ALL. Nach Diagnosestellung mittels morphologischer und immunpänotypischer Untersuchung wird umgehend mit einer Vorphasetherapie begonnen. Während der laufenden Vorphase erfolgt die Komplettierung der Diagnostik (Zytogenetik, Molekulargenetik, MRD-Diagnostik), bevor die Induktionstherapie eingeleitet wird. Je nach Risikoprofil erfolgt dann eine konsolidierende allogene Stammzelltransplantation oder eine konsolidierende Chemotherapie gefolgt von einer Erhaltungstherapie. (Basierend auf: Hoelzer D, Bassan R, Dombret H et al. Acute lymphoblastic leukaemia in adult patients: ESMO Clinical Practice Guidelines for diagnosis, treatment and follow-up. Ann Oncol 2016; 27(5): v69-v82, Inaba H, Greaves M, Mullighan CG. Acute lymphoblastic leukaemia. Lancet 2013; 381: 1943–1955)

Pharmakotherapie

▶ Die systemische Therapie der ALL wird typischerweise in 4 Phasen unterteilt: Vorphase, Induktionsphase, Konsolidierungsphase und die Erhaltung.

Vorphase

▶ Beginn der Therapie gleich nach Stellung der Diagnose ohne Zeitverzögerung.
▶ Therapie sollte in einem Zentrum erfolgen, welches mit der Behandlung von ALL-Patienten vertraut ist.
▶ Die Patienten sollten mit einem zentralen Venenkatheter versorgt werden, um das Infusions- und Transfusionsmanagement zu erleichtern.
▶ Eine Vorphase-Therapie besteht typischerweise aus Steroiden (z. B. Prednison 20–60 mg/Tag oder Dexamethason 6–16 mg/Tag entweder p. o. oder i. v., Tag 1–5).
▶ Die Steroide können mit zytotoxischen Chemotherapeutika (z. B. Cyclophosphamid [$200\,mg/m^2$, i. v., Tag 1–5]) kombiniert werden.
▶ Ergänzende Maßnahmen:
  • Ausreichende Hydrierung der Pateinten während dieser zytoreduktiven Vorphase-Therapie, um ein mögliches Tumorlysesyndrom zu verhindern.
  • Großzügiger Einsatz von Rasburicase, um einem Tumorlyse-Syndrom vorzubeugen.
  • Leukapherese in Ausnahmefällen zur raschen Zytoreduktion notwendig.
  • Einsatz von Supportivmaßnahmen, wie Infektionsprophylaxe, Substitution von Thrombozyten und Erythrozyten sowie eine Stimulation der Myelopoese mittels GCSF sollen frühzeitig erfolgen, auch schon während der Vorphase.

Praxistipp

Die Zeit der Vorphase muss unbedingt genutzt werden, um wesentliche diagnostische Schritte zu komplettieren. Hierzu zählen insbesondere die Zytogenetik und die Molekulargenetik, die typischerweise mehrere Tage beanspruchen, aber für die weitere Risikostratifizierung und Therapieplanung von essenzieller Bedeutung sind.

Induktionstherapie

▶ Ziel der Induktionstherapie ist das Erreichen einer hämatologischen CR oder besser einer molekularen CR bzw. guten molekularen Response.
▶ Wesentliche Elemente der Induktionstherapie sind:
  • Dexamethason,
  • Vincristin,
  • Anthrazykline (Daunorubicin, Doxorubicin, Rubidazon oder Idarubicin),
  • Cyclophosphamid,
  • Ara-C,
  • Mercaptopurin sowie
  • Asparaginase.
▶ Mit den aktuell verwendeten Regimen gelingt eine CR-Induktion in ca. 80–90 % der Fälle (Standardrisiko-Patienten > 90 %, Hochrisiko-Patienten ca. 75 %).
▶ Durchführung:
  • In Europa wird üblicherweise mit einer Doppelinduktion gearbeitet, gefolgt von Konsolidierungszyklen und intermittierenden Reinduktionen.
  • Alternative Protokolle bestehen aus zwei verschiedenen, abwechselnd verabreichten intensiven Chemotherapiezyklen, die sich für die Induktion und Konsolidierung nicht unterscheiden.
  • Insgesamt werden 8 dieser Zyklen verabreicht.
  • Ein Beispiel ist das sog. Hyper-DVAD-Protokoll (Cyclophosphamid, Vincristin, Doxorubicin, Dexamethason), welches vornehmlich in den USA zu Einsatz kommt.
  • Die Komplexität dieser Regime macht eine detaillierte Darstellung hier unmöglich. Es sei auf die aktuellen Protokolle der GMALL verwiesen.

▶ Die Gabe von GCSF sollte parallel zur Chemotherapie begonnen werden, um eine höhere Dosisintensität zu ermöglichen und die Rate an infektassoziierter Mortalität zu reduzieren.

▶ In der aktuellen Studie der GMALL wird bei Ph⁺-ALL eine Reduktion der Chemotherapieintensität im Rahmen der Induktion überprüft. In diesem Arm besteht die Therapie lediglich aus einer ZNS-Prophylaxe mit Methotrexat, sowie Imatinib, Dexamethason, Vincristin, PEG-Asparaginase und Rituximab (wenn CD20⁺ > 20 % bei Erstdiagnose).

Konsolidierung

▶ Ziel der Konsolidierung ist eine weitere Reduktion der Leukämielast sowie eine Eradikation von malignen Zellen in geschützten Nischen (z. B. ZNS), mit dem Ziel eines verbesserten Gesamtüberlebens.

▶ Durchführung:
  • Die GMALL-Protokolle sehen insgesamt 6 Zyklen Konsolidierungstherapie vor.
  • Wesentliche Elemente sind
    – Hochdosis-Methothrexat und Hochdosis-Ara-C,
    – Etoposid,
    – Vindesin sowie
    – Asparaginase.
  • Die Gabe dieser Medikamente, welche in der Induktion noch nicht verabreicht wurden, kann zur Vermeidung von Resistenzen beitragen.

▶ In der aktuellen Studie der GMALL wird weiterhin der Stellenwert von Nelarabin für die Konsolidierung von T-ALLs überprüft. Die Komplexität dieser Regime macht eine detaillierte Darstellung hier unmöglich. Es sei auf die aktuellen Protokolle der GMALL verwiesen.

▶ Ein wesentliches Element der Konsolidierung ist die allogene Stammzelltransplantation bei Hoch- und Höchstrisiko-Patienten (s. unten).

Erhaltungstherapie

▶ Ziel der Erhaltungstherapie ist die Verhinderung von Spätrezidiven sowie eine weitere Verbesserung des Gesamtüberlebens.

▶ Insbesondere für die Vorläufer-B-ALL, sowie, weniger stark, die T-ALL ist gezeigt worden, dass eine Erhaltungstherapie das Gesamtüberleben verbessert.

▶ Bei der reifzelligen B-ALL ist eine Erhaltungstherapie nicht notwendig.

▶ Wesentliche Elemente der Erhaltungstherapie sind Mercaptopurin, Methotrexat, die bis zu einer Gesamttherapiedauer von 2,5 Jahren verabreicht werden.

▶ Weitere Elemente der Erhaltungstherapie können Vincristin, Dexamethason, Asparaginase und Rituximab sein.

▶ Die Komplexität dieser Regime macht eine detaillierte Darstellung hier unmöglich. Es sei auf die aktuellen Protokolle der GMALL verwiesen.

ZNS-Prophylaxe

▶ Eine effektive ZNS-Prophylaxe zur Verhinderung zerebraler Rezidive ist ein essenzieller Bestandteil der ALL-Therapie.

▶ Wesentliche Elemente der ZNS-Prophylaxe sind:
  • die Ganzhirnbestrahlung (üblicherweise 24 Gy),
  • intrathekale Methotrexat-Gabe (15 mg absolut als Monotherapie, oder Triple-Therapie in Kombination mit 4 mg Dexamethason und 40 mg Ara-C) sowie
  • die systemische Hochdosis-Therapie mit Methotrexat und/oder Ara-C.

▶ Mit Kombinationen dieser Elemente ist es in aktuellen Studienprotokollen gelungen, die ZNS-Rezidivrate von 10 % auf aktuell < 5 % zu senken.

▶ Die Komplexität dieser Regime macht eine detaillierte Darstellung hier unmöglich. Es sei auf die aktuellen Protokolle der GMALL verwiesen.

Zellbasierte Verfahren

Stammzelltransplantation

▶ Indikationsstellung zur allogenen Stammzelltransplantation bei Erwachsenen ALL-Patienten ist nicht zufriedenstellend gelöst, obwohl zahlreiche Studien und Meta-analysen bezüglich des Vergleichs von Chemotherapie und allogener Stammzell-transplantation existieren.

▶ Gründe dafür sind eine ständige Verbesserung der konventionellen und zielgerichteten Chemotherapie auf der einen Seite und Verbesserungen im Bereich der Stammzelltransplantation auf der anderen Seite.

▶ Die allogene Stammzelltransplantation von einem Familien- oder Fremdspender ist ein jedoch wesentliches Prinzip der Konsolidierung von Hoch- und Höchstrisiko-Patienten und ist der auf der Chemotherapie basierten Konsolidierung im Hinblick auf das Gesamtüberleben dieser Patienten überlegen.

▶ Empfehlungen:
  • Die allogene Stammzelltransplantation sollte frühzeitig, d. h. in erster CR durch-geführt werden.
  • Der Stellenwert der allogenen Transplantation bei SR-Patienten ist hingegen we-niger gut belegt.
  • Es herrscht Übereinstimmung darüber, dass die allogene Stammzelltransplantati-on die beste Option für Patienten in zweiter CR ist.
  • In den aktuellen GMALL-Protokollen wird die Transplantation nach der Konsoli-dierung I empfohlen.

Sonstige

▶ Für Patienten < 25 Jahre ist in der Rezidivsituation (Philadelphia-Chromosom nega-tive B-Vorläufer-ALL) eine Therapie mit CD19-gerichteten CAR-T Zellen zugelassen.

Rezidivtherapie

▶ Rezidive ereignen sich meist innerhalb der ersten 2 Jahre nach Therapie, können aber auch später auftreten.

▶ Etwa 20 % der Rezidive entstehen in extramedullären Nischen, z. B. dem ZNS oder anderen Organen.

▶ Prognostisch wichtig ist die Zeit seit der ersten CR: Liegt diese < 18 Monaten, so ist dies mit einer schlechteren Prognose hinsichtlich des Erreichens einer zweiten CR assoziiert.

▶ FLAG-Ida-Protokoll:
  • In Europa wird zur erneuten Induktion typischerweise das FLAG-Ida-Protokoll verwendet.
  • Dieses Protokoll kann sowohl für Vorläufer B-ALLs, als auch für T-ALLs verwendet werden.
  • Für CD19-positive ALLs ist in der Rezidivsituation der BiTE Blinatumomab zuge-lassen.
  • Für CD22-positive ALLs ist in der Rezidivsituation Inotuzumab-Ozogamicin zuge-lassen.

▶ Darüber hinaus stehen für die T-ALL auch Nelarabin und Cladribin zur Verfügung.

▶ Höchstrisiko:
  • Höchstrisiko-Situationen stellen eine kurze CR sowie eine initial refraktäre Er-krankung dar;
  • hier sollte die Behandlung in Studien oder mit neuen Agenzien, die möglicher-weise nicht mit einer Kreuzresistenz gegen Chemotherapie assoziiert sind, erwo-gen werden
  • Bei Ph + ALL sollte die ABL-Kinasedomäne auf Mutationen untersucht werden, um ggf. die TKI-Therapie zu adaptieren.

> **!** **Merke**
>
> Generell gilt, dass bei transplantierbaren Patienten eine Spendersuche rasch eingeleitet werden sollte, um in dann zweiter CR eine allogene Stammzelltransplantation durchführen zu können.

Nachsorge

► In den ersten 3 Jahren nach Abschluss der Chemotherapie sollten regelmäßige Nachsorgeuntersuchungen in 3-monatigen Intervallen stattfinden, da die Mehrzahl der Rezidive innerhalb der ersten 2 Jahre auftritt.
► Im 4. und 5. Jahr können die Intervalle auf 6 Monate erweitert werden.
► Zum Nachsorgeprogramm gehören ein Differenzialblutbild, eine klinische Chemie, die MRD-Bestimmung sowie eine klinische Untersuchung.

Verlauf und Prognose

► Unbehandelt verläuft die ALL innerhalb von Wochen bis Monaten tödlich.
► Durch die Entwicklung effektiver Chemotherapie-Protokolle ist es in den letzten Jahren gelungen, die Prognose von ALL-Patienten deutlich zu verbessern.
■ Insgesamt liegt das Gesamtüberleben bei pädiatrischen ALL Patienten aktuell bei ca. 80 % und bei Erwachsenen Patienten zwischen 40 und 50 %.
► Diese Zahlen variieren in Anhängigkeit vom Subtyp und der Therapie.

5.15 Akute Leukämien unklarer Linienzugehörigkeit

Utz Krug

Definition

► Akute Leukämie gemäß WHO-Klassifikation, d. h. mindestens 20 % Blasten im Knochenmark.
► EGIL-Definition: Die Immunphänotypisierung lässt keine eindeutige Zuordnung zu einer Differenzierungslinie (myeloisch, B-, T- oder NK-Zell-lymphatisch) zu (s. Abschnitt: Klassifikation und Risikostratifizierung (S. 513)).
► WHO-Definition: Die ALAL kann unter Verwendung der folgenden Kriterien **nicht** einer bestimmten Differenzierungslinie zugeordnet werden:
  • Klinische Kriterien:
    – vorangegangenes myelodysplastisches Syndrom (MDS) → AML mit myelodysplasie-assoziierten Veränderungen;
    – vorangegangene myeloproliferative Neoplasie (MPN) → Blastenkrise des zugrunde liegenden MPN;
  • morphologische Kriterien:
    – Dysplasiezeichen der ausreifenden Hämatopoese → AML mit myelodysplasie-assoziierten Veränderungen,
  • immunphänotypische Kriterien (s. Abschnitt: Klassifikation und Risikostratifizierung (S. 513)),
  • zytogenetische Kriterien:
    – z. B. rekurrente, AML- oder MDS-assoziierte zytogenetische Aberration;
  • molekulargenetische Kriterien.

Epidemiologie

► Epidemiologische Daten zur Inzidenz liegen aufgrund der Seltenheit der Erkrankung nicht vor.

Häufigkeit

▶ Relative Häufigkeiten werden je nach verwendeter Definition (EGIL oder WHO) mit 1–5 % aller akuten Leukämien angegeben.

Altersgipfel

▶ Keine Angaben möglich

Geschlechtsverteilung

▶ Keine Angaben möglich

Prädisponierende Faktoren

▶ Keine Angaben möglich

Ätiologie und Pathogenese

▶ Irreversible Erkrankung der hämatopoetischen Stammzelle
▶ Aufgrund der Seltenheit liegen keine gesicherten Daten zur Ätiologie vor.
▶ Es wird angenommen, dass die Ätiologie ähnlich der anderer akuter Leukämien auf der Aquisition von Treiber-Mutationen beruht, welche eine ungebremste Proliferation, Apoptosehemmung sowie einen Differenzierungsblock auf Ebene der hämatopoetischen Stammzelle vermitteln.
▶ Eine BCR-ABL-Translokation ist relativ häufig (bis 30 %), ebenso wie eine reziproke Translokation unter Beteiligung des *MLL*-Gens auf Chromosom 11q23 in ca. 10 %. Beide Veränderungen sind allerdings nicht für eine ALAL spezifisch, sondern können sowohl bei einer ALL als auch bei einer AML auftreten.
▶ Darüber hinaus treten zusätzliche zytogenetische Veränderungen in der Mehrzahl der Fälle einer ALAL auf. Diese betreffen ganz überwiegend Aberrationen, welche ebenfalls bei ALL und/oder AML vorkommen.

Klassifikation und Risikostratifizierung

▶ Es existieren verschiedene klinische und immunphänotypische Klassifizierungssysteme.
▶ Klinisch gebräuchlich ist die Einteilung in
  • die akute undifferenzierte Leukämie (AUL), bei denen über Progenitorantigene hinaus keine ausreichenden linienspezifischen Antigene nachweisbar sind,
  • die akute biphänotypische Leukämie mit der Expression von Antigenen zweier (in Einzelfällen: akute triphänotypische Leukämie mit der Expression dreier) Linienzugehörigkeiten auf derselben Zelle sowie
  • die akute bilineäre bzw. biklonale Leukämie mit zwei Zellpopulationen jeweils einer Linienzugehörigkeit.
▶ Gemäß der WHO-Klassifikation der myeloischen Neoplasien und akuten Leukämien erfolgt die Einteilung als eigene Entität „acute leukemias of ambiguous lineage".
▶ In der WHO-Klassifikation wird die Unterteilung zwischen akuter biphänotypischer und bilineärer Leukämie aufgegeben, beide werden unter der akute Leukämie mit gemischtem Phänotyp (mixed phenotype acute leukemia, MPAL) zusammengefasst (s. u.).
▶ Als immunphänotypische Klassifikation sind die Klassifikationen der EGIL (Tab. 5.35) sowie der WHO (Tab. 5.36) gebräuchlich:
  • Die Klassifikation der EGIL zieht lediglich diese immunphänotypischen Charakteristika zur Einteilung heran,
  • Die WHO-Klassifikation nutzt neben wesentlich stringenteren immunphänotypischen Markern auch zytologische, zytochemische, molekular- und zytogenetische Charakteristika zum Ausschluss des Vorliegens einer ALAL.
▶ Nach der WHO-Klassifikation werden die Kriterien zum Vorliegen einer ALAL wesentlich seltener erfüllt als nach den EGIL-Kriterien.

WHO-Klassifikation der akuten Leukämien unklarer Linienzugehörigkeit:

Akute Leukämie unklarer Linienzugehörigkeit mit definierender genetischer Veränderung

▸ Leukämie mit gemischtem Phänotyp und einer BCR::ABL Genfusion
▸ Leukämie mit gemischtem Phänotyp und einer KMT 2A Umlagerung
▸ Akute Leukämie unklarer Linienzugehörigkeit mit anderen definierenden genetischen Veränderungen
  • Leukämie mit gemischtem Phänotyp und einer ZNF384 Umlagerung
  • Akute Leukämie unklarer Linienzugehörigkeit mit einer BCL 11B Umlagerung

Immunphänotypisch definierte akute Leukämie unklarer Linienzugehörigkeit

▸ Akute Leukämie mit gemischtem Phänotyp, B-myeloisch
▸ Akute Leukämie mit gemischtem Phänotyp, T-myeloisch
▸ Akute Leukämie mit gemischtem Phänotyp, seltene Sorten

Tab. 5.35 • **EGIL-Klassifikation der akuten Leukämien.**

Punkte	Myeloisch	B-Linie	T-Linie
2	anti-MPO anti-Lysozym	CD79a cyt IgM cyt CD22	CD3, cyt CD3 anti-TCR α/β anti-TCR γ/δ
1	CD13 CD33 CDw65 CD117	CD10 CD19 CD20	CD2 CD5 CD8 CD10
0,5	CD14 CD15 CD64	TdT CD24	TdT CD7 CD1a

Die Zugehörigkeit zu einer Linie erfordert eine anhand des Expressionsmusters ermittelte Punktzahl von > 2. Werden in zwei Linien > 2 Punkte erreicht, liegt eine biphänotypische akute Leukämie vor.

Tab. 5.36 • **WHO-Kriterien der durchflusszytometrischen Diagnose einer akuten Leukämie mit unklarer Linienzugehörigkeit.**

Linie	Marker
Myeloisch	MPO **oder** ≥ 2 der folgenden monozytären Marker: unspezifische Esterase, CD11c, CD14, CD64, Lysozym
B-Linie	Starke Expression von CD19 und ≥ 1 der folgenden Marker stark exprimiert: CD79a, zytoplasmatisches CD22, CD10 **oder** schwache Expression von CD19 und ≥ 2 der folgenden Marker stark exprimiert: CD79a, zytoplasmatisches CD22, CD10
T-Linie	Expression von CD3, zytoplasmatisch oder membrangebunden

Für die Diagnose einer AUL dürfen keine der Kriterien einer Linienzugehörigkeit erfüllt sein, für eine MPAL müssen mindestens zwei Linienzugehörigkeiten vorliegen. Darüber hinaus dürfen keine klinischen, morphologischen, zytogenetischen oder molekulargenetischen Kriterien einer Linienzugehörigkeit (z. B. vorbestehendes MPN/MDS, Dysplasiezeichen, AML-typische rekurrente genetische Aberrationen) erfüllt sein.

Symptomatik

▶ Zeichen der Knochenmarkinsuffizienz ähnlich denen andere akuter Leukämien (s. Kap. Akute Myeloische Leukämie (S. 485) und Kap. Akute lymphatische Leukämie (B-ALL, T-ALL) (S. 500)): Infektneigung, Anämiesymptome, Blutungszeichen.

▶ Im Fall einer extramedullären Manifestation (z. B. Splenomegalie): lokale Verdrängungssymptomatik.

▶ Tumorlysesyndrom bestehend aus metabolischer Azidose, Nierenversagen und LDH-Anstieg, v. a. im Fall einer Hyperleukozytose (Leukozyten > 100 000/µl) und bei Therapieeinleitung möglich.

▶ ggf. Verbrauchskoagulopathie (disseminierte intravasale Gerinnung, DIC) als Komplikation mit diffusen Kapillareinblutungen und Organversagen, insbesondere bei Hyperleukozytose.

Diagnostik

Diagnostisches Vorgehen

▶ Zur Diagnosestellung einer akuten Leukämie obligat sind
  • periphere Blutausstriche sowie
  • eine Knochenmarkpunktion mit Entnahme von Material für eine zytologische/zytochemische Untersuchung, Immunphänotypisierung und zyto- und molekulargenetische Untersuchung.

▶ Bei Zweifeln an der eindeutigen Linienzugehörigkeit empfiehlt sich der diagnostische Algorithmus in Abb. 5.26.

Anamnese

▶ Gezielte Anamnese:
  • Entwicklung der körperlichen Leistungsfähigkeit/des Allgemeinzustandes in den letzten Wochen und Monaten,
  • durchgemachte Infekte,
  • Anämiesymptomatik (Herzrasen, Palpitationen, Cephalgien, Tinnitus, Belastungsdyspnoe),
  • Blutungszeichen, insbesondere Petechien,
  • B-Symptomatik (Fieber > 38 °C, Nachtschweiß, Gewichtsabnahme > 10 % in den letzten 6 Monaten).

Körperliche Untersuchung

▶ Haut- und Schleimhaut inkl. Konjunktiven: Blässe? Petechien? Hämatome nach Bagatelltraumen?

▶ Nasennebenhöhlen und Felsenbein: Druck-/Klopfschmerz als Hinweis auf Otitis media/Sinusitis?

▶ Herz-Kreislauf-System: Pulsfrequenz, Herzgeräusche, Schwirren, klinische Zeichen der Herzinsuffizienz vor Anthrazyklingabe?

▶ Lunge: Raschelgeräusche? Bronchialatmen? Klopfschalldämpfung?

▶ Abdomen: Hepatosplenomegalie? Leberkapselschmerz?

Labor

▶ Blutbild inkl. mikroskopischem! Differenzialblutbild und Bestimmung der Retikulozyten,

▶ Natrium, Kalium,

▶ LDH, Bilirubin, Transaminasen (AST, ALT, γGT),

▶ Kreatinin, Harnstoff, Harnsäure,

▶ Blutzucker,

▶ Blut-pH-Wert mittels peripher-venöser oder kapillärer Blutgasanalyse,

▶ TSH,

▶ Blutgruppe,

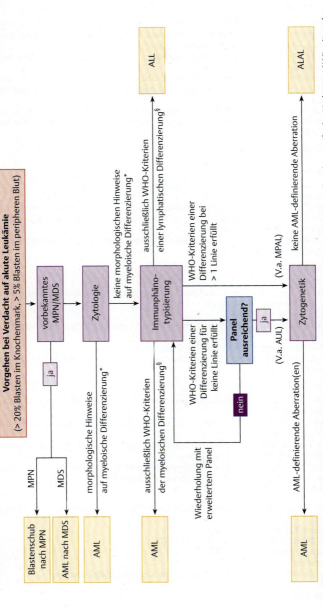

Abb. 5.26 • Akute Leukämien unklarer Linienzugehörigkeit. Diagnostisches Vorgehen (*: Auerstäbchen, Dysplasiezeichen der ausreifenden Myelopoese (AML mit myelo-dysplasie-assoziierten Veränderungen), morphologisch AML mit Ausreifung, Promyelozyten-Leukämie, (myelo)monozytäre Leukämie, Erythroleukämie, megakaryoblastäre Leu-kämie; § s. Tab. 5.25).

▶ Quick, PTT, Fibrinogen, AT III,
▶ Fakultativ: HLA-Typisierung (ggf. Wangenschleimhautabstrich bei tiefer Leukopenie).

Bildgebende Diagnostik

Sonografie
▶ Obligat: Hepatosplenomegalie? Hepatolienale Candidiasis?
▶ ggf. zur gezielten Diagnostik im Verlauf, z. B. bei persistierendem Fieber unklarer Genese und negativem CT Thorax.

Echokardiografie
▶ Abschätzung der linksventrikulären Funktion bei klinischen Zeichen der Herzinsuffizienz vor geplanter Anthrazyklingabe.

CT
▶ Zur gezielten Diagnostik, z. B.
  • CT NNH bei Verdacht auf Sinusitis,
  • CT Thorax bei neutropenem Fieber > 96 h zum Ausschluss einer pulmonalen Mykose.

Histologie, Zytologie und klinische Pathologie

Knochenmarkdiagnostik
▶ Obligat bei Verdacht auf akute Leukämie:
  • Zytologie und Zytochemie,
  • Immunphänotypisierung,
  • Zytogenetik,
  • Molekulargenetik
▶ Fakultativ: Histologie mit Abrollpräparaten bei Punctio sicca.

Differenzialdiagnosen

▶ Akute Leukämien definierter Linienzugehörigkeit:
  • akute myeloische Leukämie,
  • akute lymphatische Leukämie.

Cave
Ein zu enges „Screening-Panel" in der Immunphänotypisierung kann eine akute undifferenzierte Leukämie (AUL) vortäuschen.

▶ Blastenschub einer chronisch myeloischen Leukämie (MPAL mit Philadelphia-Chromosom bzw. *BCR-ABL*-Fusionstranskript).
▶ Blastische plasmozytoide dendritische Zell-Neoplasie (BPDCN). Hier werden wie bei der AUL ebenfalls keine linienspezifischen Marker exprimiert, diese zeichnet sich jedoch durch eine Ko-Expression von CD4 und CD56 aus.

Therapie

Therapeutisches Vorgehen

▶ Die Therapiegrundsätze gleichen denen der akuten Leukämien mit Liniendetermination.
▶ Wenn möglich, sollten diese Patienten eine intensive Induktionstherapie erhalten, gefolgt von einer intensiven Postremissionstherapie im Falle des Erreichens einer kompletten Remission.
▶ Kann weder mittels der WHO- noch mit der EGIL-Klassifikation eine Zuordnung zu einer Liniendifferenzierung erfolgen, empfiehlt sich die Applikation eines für die ALL-Behandlung geeigneten Therapieprotokolls, z. B. die Therapieempfehlung der German Multicenter ALL-Studiengruppe (GMALL) (vgl. Akute lymphatische Leukämie (B-ALL, T-ALL)).

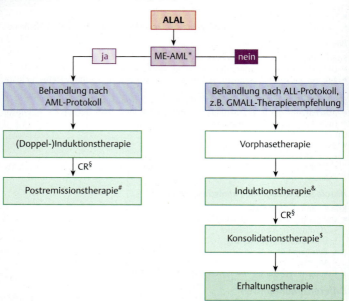

Abb. 5.27 • Akute Leukämien unklarer Linienzugehörigkeit. Therapeutisches Vorgehen (* myeloperoxidase-negative AML. Die Empfehlung zur AML-spezifischen Therapie ist in diesem Fall empirisch; § Vorgehen bei Nichterreichen einer CR siehe entsprechende Kapitel „AML" und „ALL"; # protokollspezifisch Konsolidationstherapie/Erhaltungstherapie. Bei ALAL unabhängig vom Vorliegen weiterer Hochrisikomerkmale (komplex-aberranter Karyotyp, t(9;11)(v;q23) mit Ausnahme der t(9;11)(p21;q23)): allogene Stammzelltransplantation in erster kompletter Remission erwägen!; & bei t(9;22)(q34;q11) bzw. BCR/ABL unter Einschluss von Imatinib 600 mg tgl.; $ insbesondere bei Vorliegen von Hoch- (Translokationen t(4;11)(q21;q23), Leukozyten > 30.000/µl) oder Höchstrisikomerkmalen (t(9;22)(q34;q11) bzw. BCR/ABL): allogene Stammzelltransplantation nach Konsolidation I erwägen).

Pharmakotherapie

Kausale Pharmakotherapie

▶ Die intensive spezifische Therapie orientiert sich an den Therapieprotokollen der akuten lymphatischen oder der akuten myeloischen Leukämie.
▶ Für Einzelheiten s. Kap. Akute lymphatische Leukämie (B-ALL, T-ALL) (S. 500) sowie auf aktuelle Therapieprotokolle des Deutschen Leukämie-Studienregisters des Kompetenznetz akute und chronische Leukämien (https://www.kompetenznetz-leukaemie.de/content/home/ (Stand 22.10.2024).
▶ Bei Vorhandensein eines Philadelphia-Chromosoms/eines *BCR-ABL*-Fusionsgens wird die Therapie gemäß den aktuellen Therapieempfehlungen der GMALL parallel mit einem gegen BCR-ABL wirksamen Tyrosinkinasehemmer (z. B. Imatinib 600 mg tgl.) kombiniert.

Pharmakologische Supportivtherapie

▶ Infektionsprophylaxe gemäß den aktuellen Leitlinien der DGHO:
  • Prophylaxe einer bakteriellen Infektion mit z. B. Ciprofloxacin 2-mal 500 mg für die Dauer der kritischen Neutropenie (Neutrophile < 500/µl).

- Prophylaxe der Pneumocystis-jirovecii-Pneumonie v. a. bei Applikation eines ALL-spezifischen Therapieschemas mit Cotrimoxazol (https://www.onkopedia.com/de/onkopedia/guidelines/bakterielle-infektionen-und-pneumocystis-jirove-ci-pneumonie-prophylaxe/@@guideline/html/index.html (Stand 22.10.2024)).
- Antimykotische Prophylaxe mit Posakonazol Im Fall der Verwendung einer intensiven AML-typischen Induktionstherapie.

▶ Diagnostik und Therapie bei neutropenem Fieber gemäß den Empfehlungen der Arbeitsgemeinschaft Infektionen in der Hämatologie und Onkologie (AIGHO) (https://www.onkopedia.com/de/onkopedia/guidelines/fieber-unbekannter-genese-fuo-bei-neutropenischen-patienten/@@guideline/html/index.html (Stand 22.10.2024)).

▶ Prophylaxe/Therapie eines Tumorlysesyndroms: siehe Onkodin-Therapieempfehlung (https://archiv.onkodin.de/e6/e94340/e94341/index.html (Stand 22.10.2024)).

▶ Vorgehen bei Hyperleukozytose (Leukozyten > 100.000/µl und/oder Zeichen der Leukostase):
- rasche Einleitung einer Zytoreduktion, z. B. Prednison 60 mg/m² tgl., Hydroxyurea 40 mg/kg KG tgl., ggf. zusätzlich Leukapheresetherapie, wenn lokal verfügbar.

Zellbasierte Verfahren

Stammzelltransplantation

▶ Belastbare Daten zu den Erfolgsaussichten einer allogenen Stammzelltransplantation als Konsolidierung fehlen aufgrund der Seltenheit der Erkrankung, insbesondere im Vergleich zu einer konventionellen Postremissionstherapie.

▶ Retrospektiv erhobene Daten aus Fallserien legen allerdings einen positiven Effekt einer allogenen Stammzelltransplantation in erster kompletter Remission nahe.

Nachsorge

▶ Die Nachsorge richtet sich nach dem Vorgehen bei Patienten mit liniendeterminierten akuten Leukämien.

▶ Auch wenn evidenzbasierte Daten zu einer strukturierten Nachsorge fehlen, empfiehlt sich insbesondere bei Vorliegen eines Markers, für den ein Monitoring möglich ist (z. B. BCR-ABL, Chimärismus), eine regelmäßige (z. B. 3-monatlich) quantitative Bestimmung des Markers aus einer Knochenmarkaspiration in den ersten 3 Jahren nach Therapieeinleitung.

Verlauf und Prognose

▶ Aufgrund der Seltenheit dieser Diagnose können keine belastbaren Aussagen zur Prognose gemacht werden.

▶ Retrospektive Daten legen eine im Vergleich zu anderen akuten Leukämien schlechtere Prognose und eine höhere Effektivität einer ALL-typischen verglichen mit einer AML-typischen Therapie sowie einer konsolidierenden Stammzelltransplantation in erster kompletter Remission verglichen mit einer konventionellen Postremissionstherapie nahe.

5.16 Chronische lymphatische Leukämie und kleinzelliges lymphozytisches Lymphom

Paula Cramer, Léa Mazot, vormals beteiligt: Christian P. Pallasch*

Aktuelles

▶ Die Behandlung von CLL und SLL hat sich in den vergangenen Jahren dramatisch verändert, da mehrere zielgerichtete Substanzen zugelassen wurden, die die Chemo(immun)therapie ersetzt haben.

▶ Die wichtigsten Therapieoptionen sind:
- Acalabrutinib, Zanubrutinib oder Ibrutinib (ggf. kombiniert mit einem CD20-Antikörper) als Dauertherapie bis zum Krankheitsprogress,

- Venetoclax mit einem CD20-Antikörper als zeitlich-limitierte Behandlung, in der Erstlinie über 12 Monate bei Kombination mit Obinutuzumab und in der Rezidivtherapie über 24 Monate und kombiniert mit Rituximab, sowie
- Ibrutinib mit Venetoclax als zeitlich limitierte Behandlung in der Erstlinie.
▶ Aktuelle Studien zielen auf eine langfristige Krankheitskontrolle, ggf. sogar funktionelle Heilung ab durch eine Kombination von zwei und mehr neuen Substanzen.

Definition

▶ **CLL:** Leukämisch verlaufendes indolentes B-NHL mit Lymphozytose ($\geq 5\,000/\mu l$ B-Lymphozyten im peripheren Blut), Lymphadenopathie, Hepato- und/oder Splenomegalie, Zeichen der Knochenmarkinsuffizienz mit Zytopenien und evtl. Autoimmunzytopenien, sowie B-Symptome und Infektneigung.
▶ **SLL:** Im Gegensatz zur CLL aleukämisch verlaufendes B-NHL ($< 5\,000/\mu l$ B-Lymphozyten im peripheren Blut) mit klinisch führender Lymphadenopathie.

Merke

Das SLL unterscheidet sich von der CLL nur durch die nicht vorhandene Lymphozytose.

Epidemiologie

Häufigkeit

▶ Altersadjustierte Inzidenz von 4,6/100.000 Einwohnern in westlichen Ländern und ca. 5 500 Neuerkrankungen in Deutschland pro Jahr.
▶ Das SLL als nicht-leukämische Verlaufsform macht etwa 10 % davon aus; die CLL stellt die häufigste Leukämieform des Erwachsenen dar.
▶ Das mediane Alter bei Erstdiagnose beträgt 67–72 Jahre; aufgrund der altersabhängig steigenden Inzidenz und des demografischen Wandels ist von einer steigenden Prävalenz auszugehen.

Altersgipfel

▶ mit dem Lebensalter steigende Prävalenz und Inzidenz.

Geschlechtsverteilung

▶ Männer sind häufiger betroffen als Frauen (Geschlechterverhältnis Männer/Frauen: ca. 1,9:1).

Prädisponierende Faktoren

▶ Monoklonale B-Zell Lymphozytose (MBL); das Progressionsrisiko ist abhängig von der Anzahl der monoklonalen B-Lymphozyten (s. Kap. Monoklonale B-Zell-Lymphozytose (S. 285)).

Ätiologie und Pathogenese

▶ Gesicherte Risikofaktoren sind nicht bekannt; es wird ein Zusammenhang mit organischen Lösungsmitteln (z. B. Benzol) sowie ionisierender Strahlung diskutiert.
▶ Aufgrund von einer selten zu beobachtenden familiären Häufung (z. B. Erkrankung mehrerer Geschwister oder mehrerer Generationen) scheint eine genetische Disposition eine gewisse Rolle zu spielen. Verwandte ersten Grades von CLL Patienten haben ein etwa 8,5-fach erhöhtes Erkrankungsrisiko.
▶ Trotz des wachsenden Verständnisses der molekularen Pathogenese ist die Ätiologie noch nicht geklärt.

▶ Die CLL entsteht aus **reifen, antigenexponierten B-Zellen mit charakteristischem Immunphänotyp**; dabei kann die normale B-Zell-Differenzierung vor oder nach der somatischen Hypermutation des Genkomplexes der Immunglobulin-Schwerketten unterbrochen werden. So entstehen zwei unterschiedliche Subgruppen von CLL/SLL
- *IGHV* mutiert und mit der B-Gedächtniszelle verwandt, oder
- *IGHV* unmutiert, einer naiven B-Zelle ähnelnd und eine ungünstigere Prognose aufweisend.

▶ Durch eine **dysregulierte, vermehrte Proliferation und gehemmte Apoptose** kommt es zu einer Akkumulation der CLL-Zellen in Blut, Knochenmark und lymphatischem Gewebe.

❗ Merke

Die zugrunde liegende vermehrte Aktivierung des Signalwegs des B-Zellrezeptors und der Bcl-2-abhängige Apoptosedefekt können inzwischen therapeutisch genutzt werden, z. B. durch Blockade der Bruton-Thyrosinkinase (BTK) bzw. der Phosphatidylinositol-3-Kinase (PI3K) im B-Zellrezeptor-Signalweg bzw. mit dem Bcl-2-Antagonisten Venetoclax.

▶ Der B-Zellrezeptor-Signalweg (BCR-Signalweg) scheint durch eine (Auto)antigen-abhängige Stimulation ein onkogener Treiber zu sein.
▶ Insbesondere unter der Behandlung kann es zu einer klonalen Evolution der Erkrankung mit Selektion behandlungsrefraktärer Subklone kommen, die durch spezifische Mutationen (*P53, SF3B1* aber auch in *Bcl-2* und *BTK* etc.) charakterisiert sind.
▶ Aktuell rückt die Rolle des Mikromilieus der CLL, also der übrigen Zellen insbesondere im Lymphknoten, vermehrt in den Fokus der Forschung und wird Ziel neuerer Therapien.

Klassifikation und Risikostratifizierung

Klassifikation der CLL

▶ Die Stadieneinteilung der CLL erfolgt in Europa nach Binet (Tab. 5.37) und in den USA vorrangig nach Rai (Tab. 5.38).
▶ Beide Stagingsysteme beruhen allein auf einem Blutbild und der klinischen Untersuchung (die Ergebnisse bildgebender Untersuchungen werden nicht berücksichtigt).
▶ Palpabel vergrößerte Lymphknoten ≥ 1 cm werden als pathologisch bewertet.
▶ Eine Anämie und/oder Thrombopenie aufgrund von Autoimmunphänomenen (AIHA bzw. ITP) wird für die Stadieneinteilung nicht berücksichtigt.

Tab. 5.37 • **Stadieneinteilung der CLL nach Binet.**

Stadium	Klinisch tastbar vergrößerte Lymphknotenregionen*	Hämoglobin	Thrombozyten
A	< 3	≥ 10 g/dl	≥ 100.000/μl
B	≥ 3	≥ 10 g/dl	≥ 100.000/μl
C	Irrelevant	< 10 g/dl	< 100.000/μl

*zervikal (inkl. der submandibulären, supra-/infraklavikulären, okzipitalen, prä-/retroaurikulären oder oropharyngealen LK), axillär, inguinal, Leber oder Milz

Tab. 5.38 • Stadieneinteilung der CLL nach Rai.

Stadium	Klinisch tastbar vergrößerte Lymphknoten*	Klinisch tastbare Hepato-/Spleno-megalie	Hämoglobin	Thrombozyten
0	Keine	Keine	≥ 11 g/dl	≥ 100.000/µl
I	≥ 1	Keine	≥ 11 g/dl	≥ 100.000/µl
II	Irrelevant	≥ 1	≥ 11 g/dl	≥ 100.000/µl
III	Irrelevant	Irrelevant	< 11 g/dl	≥ 100.000/µl
IV	Irrelevant	Irrelevant	Irrelevant	< 100.000/µl

*) **zervikal** *(inkl. der submandibulären, supra-/infraklavikulären, okzipitalen, prä-/retroaurikulären oder oropharyngealen LK)*, **axillär oder inguinal**

Klassifikation des SLL

▶ Die Klassifikation des SLL erfolgt primär aufgrund des nodalen Befalls, entsprechend wird hier die Lugano-Klassifikation angewendet (Tab. 5.39).

Tab. 5.39 • Lugano-Klassifikation.

Stadium	Beteiligung	Extranodaler (E) Status
Früh		
I	Ein Lymphknoten oder in einer Gruppe zusammenhängender Lymphknoten	Einzelne extranodale Läsion
II	≥ 2 Lymphknoten bzw. in einer Gruppe zusammenhängender Lymphknoten auf derselben Seite des Zwerchfells	Stadium I oder II gemäß nodaler Beteiligung mit geringer extranodaler Beteiligung
II bulky	Wie II mit „bulk"	
Fortgeschritten		
III	Beteiligung auf beiden Seiten des Zwerchfells	Nicht anwendbar
IV	Extralymphatische Beteiligung (nicht kontinuierlich)	Nicht anwendbar

Risikostratifizierung

▶ Es wurden unzählige Prognosefaktoren vorgeschlagen; allerdings hat deren Bestimmung größtenteils (noch) keine klinisch relevante Konsequenz.

! Merke

Die Untersuchung auf Vorliegen einer Deletion 17p und/oder *TP53*-Mutation, sowie des komplexen Karyotyps ist vor Einleitung einer Therapie notwendig, da dies bei der Therapieauswahl berücksichtigt werden sollte. Aufgrund der Möglichkeit einer klonalen Evolution mit Auftreten neuer genetischer Veränderungen im Krankheitsverlauf muss die Untersuchung nicht nur vor der Erstlinientherapie erfolgen, sondern vor jeder Rezidivtherapie wiederholt werden.
Darüber hinaus sollte auch eine Analyse des IGHV-Mutationsstatus, also der Hypermutation der Gene der sogenannten variablen Region der Immunglobulin-Schwerkette (engl. Immunoglobulin heavy chain variable region - IGHV), erfolgen, da diese ebenfalls neben der prognostischen Information auch für die Therapieentscheidung relevant ist; allerdings verändert sich der IGHV-Status nicht und es genügt eine einmalige Analyse im Krankheitsverlauf.

▶ Die in der Klinik und insbesondere in Studien häufig bestimmten Prognosefaktoren sind in Tab. 5.40 aufgeführt.

Tab. 5.40 • Prognosefaktoren bei der CLL.

Prognosefaktoren		Günstig	Ungünstig
Serumparameter	Beta-2-Mikroglobulin	≤ 3,5 mg/dl	> 3,5 mg/dl
	Thymidinkinase*	≤ 10 U/l	> 10 U/l
Oberflächenmerkmale	ZAP-70*	< 30 %	≥ 30 %
	CD38*	< 20 %	≥ 20 %
Zytogenetik (FISH)		del(13q)	del(17p)
		Trisomie 12	del(11q)
Karyotypisierung		Normaler diploider Karyotyp	Komplexer Karyotyp (≥ 3 Veränderungen)
Molekulargenetik	*IGHV*	Mutiert	Unmutiert
	TP53	Unmutiert	Mutiert

*teilweise abweichende Angaben zum Referenzbereich

▶ Prognostischer Index CLL-IPI (Tab. 5.41):
• Entwickelt durch einen Zusammenschluss internationaler Forschergruppen basierend auf einer Metaanalyse von 3 472 therapienaiven Patienten.
• Der Index trennt Gruppen mit sehr unterschiedlichem Gesamtüberleben und könnte künftig das Management der CLL beeinflussen (z. B. frühzeitige Behandlung von Patienten mit sehr hohem Risiko).

Tab. 5.41 • International Prognostic Index (CLL-IPI).

Kriterien	Punkte
Deletion 17p und/oder *TP53*-Mutation	4
IGHV-Status unmutiert	2
Beta-2-Mikroglobulin > 3,5 mg/dl	2
Krankheitsstadium Binet B/C bzw. Rai I–IV	1
Patientenalter > 65 Jahre	1

Prognosegruppen:
0–1 Punkte: niedriges Risiko (Gesamtüberleben nach 5 Jahren: 93,2 %)
2–3 Punkte: intermediäres Risiko (Gesamtüberleben nach 5 Jahren: 79,3 %)
4–6 Punkte: hohes Risiko (Gesamtüberleben nach 5 Jahren: 63,3 %)
7–10 Punkte: sehr hohes Risiko (Gesamtüberleben nach 5 Jahren: 23,3 %)
Basierend auf:
• International CLL-IPI working group: An international prognostic index for patients with chronic lymphocytic leukemia (CLL-IPI): a meta-analysis of individual patient data. Lancet Oncol 2016; 17(6): 779–790

Symptomatik

▶ Meist erfolgt die Diagnosestellung der CLL im frühen, asymptomatischen Stadium Binet A im Rahmen der Abklärung einer Leukozytose bzw. relativen oder absoluten Lymphozytose. Zu diesem Zeitpunkt finden sich meist keine oder nur kleine Lymphome.
▶ Das SLL hingegen weist per definitionem keine Lymphozytose auf und wird meist aufgrund einer langsam progredienten Lymphadenopathie diagnostiziert.
▶ Bei fortgeschrittenerer Erkrankung kann es zu folgenden Befunden (in abnehmender Häufigkeit) kommen:
  • Schmerzlose, prall-elastische Lymphadenopathie aller Regionen,
  • Hepato- und/oder Splenomegalie, ggf. mit abdominalem Druck-/Völlegefühl bei ausgeprägter Splenomegalie (auch bei großen abdominalen Lymphomen),
  • Zytopenien (durch Knochenmarkinfiltration oder Autoimmunphänomene), ggf. mit Müdigkeit/Belastungsdyspnoe bei Anämie bzw. Neigung zu Hämatomen und petechialen Blutungen bei Thrombopenie,
  • klassische B-Symptome (Fieber, Nachtschweiß und Gewichtsverlust),
  • Infektneigung (z. B. Infekte der oberen Atemwege, Herpes-zoster-Reaktivierungen),
  • Verschlechterung des Allgemeinzustandes und der Leistungsfähigkeit,
  • ausgeprägte Schwellung/Rötung bei Insektenstichen.
  • Selten kommt es auch zu atypischen, extranodalen Manifestationen, wie einem zerebralem Befall, Aszites, Pleuraerguss und Organbefall, sowie kutanen Manifestationen.

Diagnostik

Diagnostisches Vorgehen

Sicherung der CLL
▶ Eine weitere Abklärung bezüglich des Vorliegens einer CLL sollte erfolgen bei
  • einer ätiologisch nicht anderweitig erklärbaren persistierenden Lymphozytose (> 50 % der Leukozyten oder > 5 000/µl).
  • ggf. zusätzlich einer Lymphadenopathie und/oder Hepato-/Splenomegalie und/oder (Autoimmun-)zytopenie, sowie
  • ggf. nicht anderweitig zu erklärende Infektneigung und B-Symptomatik.

▶ In der Regel erfolgt die Diagnosesicherung der CLL allein aus peripherem Blut mit einem Blutausstrich und einer Immunphänotypisierung.

▶ In Einzelfällen müssen zur Abgrenzung zu anderen Lymphomen zusätzlich erfolgen:
- eine Knochenmarkzytologie und/oder -histologie zur Abklärung einer Zytopenie,
- Lymphknotenhistologie und/oder
- zytogenetische Untersuchung auf die Chromosomenveränderung t(11;14), die für das Mantelzell-Lymphom typisch wäre (Abb. 5.28).

▶ **Diagnosekriterien** der International Working Group on CLL (IWCLL):
- ≥ 5 000/µl B-Lymphozyten im peripheren Blut über drei Monate,
- Blutausstrich:
  – Vorherrschen kleiner, morphologisch reifer Lymphozyten mit einem schmalen Zytoplasmasaum und dichten Kern,
  – < 55 % Prolymphozyten,
  – Gumprecht-Kernschatten,
- Immunphänotypisierung:
  – Koexpression des T-Zell-Antigens CD5 und der B-Zell-Antigene CD19, CD20 und CD23,
  – geringere Expression von CD20, CD79b und FMC
  – Expression von entweder Kappa- oder Lambda-Immunglobulin-Leichtketten.

Sicherung des SLL

▶ Aufgrund der per definitionem fehlenden peripheren Lymphozytose ist zur diagnostischen Sicherung eines SLL immer eine histologische Sicherung (meist aus Lymphknoten und/oder Knochenmark) erforderlich.

Merke

Die Diagnostik des SLL erfordert die histologische Sicherung durch eine Lymphknoten- und Knochenmarkbiopsie; bei der CLL genügt in der Regel eine Immunphänotypisierung aus peripherem Blut.

Anamnese

▶ Es sollten folgende typische Symptome gezielt erfragt werden:
- Vorliegen von B-Symptomen,
- Fatigue,
- rezidivierende Infekte,
- ausgeprägte Hautreaktion bei Insektenstichen.

▶ Bei der Erstdiagnose/Erstvorstellung zusätzlich:
- Erkrankung weiterer Familienmitglieder an einer CLL oder anderen Lymphomen,
- Exposition gegenüber Chemikalien (Benzolverbindungen) oder ionisierender Strahlung,
- zurückliegende weitere Malignomerkrankungen,
- Impfstatus (ggf. frühzeitige Komplettierung und Auffrischung aufgrund des im Krankheitsverlauf eher zunehmenden Immundefektes).

Körperliche Untersuchung

▶ Untersuchung folgender Lokalisationen auf klinisch tastbar vergrößerte Lymphknoten und Dokumentation der jeweils größten Lymphknoten beidseits:
- Zervikal, inkl. der submandibulären, supra-/infraklavikulären, okzipitalen, prä-/retroaurikulären und oropharyngealen Lymphknoten,
- axillär und
- inguinal.

▶ Dabei werden Lymphknoten ab einer Größe von ≥ 1 cm als pathologisch vergrößert bewertet (während und nach Therapie hingegen ≥ 1,5 cm).

▶ Milz- und Lebergröße unterhalb des Rippenbogens.

Neoplastische Erkrankungen

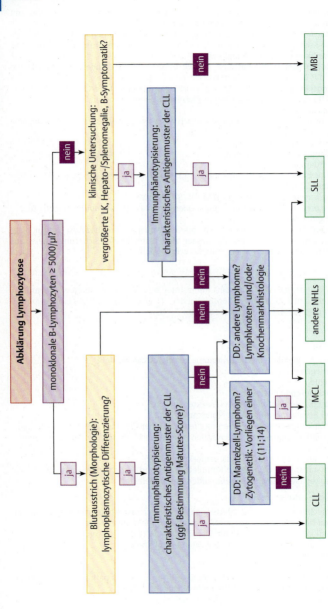

Abb. 5.28 • Chronisch lymphatische Leukämie. Diagnostisches Vorgehen (CLL: chronisch lymphatische Leukämie, MCL: Mantelzell-lymphom, NHL: Non-Hodgkin-lymphom, SLL: small lymphocytic lymphoma; MBL: Monoklonale B-Zell-Lymphozytose).

Labor

▶ Blutbild mit
  • Leukozytenzahl und -differenzierung (maschinelle, bzw. mikroskopische Auszählung von Neutrophilen und Lymphozyten),
  • Hämoglobin,
  • Thrombozytenzahl.
▶ Klinische Chemie zwecks Feststellung CLL-assoziierter Phänomene, wie Autoimmunhämolyse oder Antikörpermangel, sowie Überprüfung der Organfunktionen (spätestens vor Einleitung einer Therapie):
  • Serumkreatinin, ggf. Berechnung der Kreatinin-Clearance oder Bestimmung aus 24-h-Sammelurin,
  • Glutamat-Oxalacetat-Transaminase (GOT), Glutamat-Pyruvat-Transaminase (GPT), Gamma-Glutamyltransferase (γGT), Bilirubin,
  • Laktatdehydrogenase (LDH),
  • Harnsäure,
  • Haptoglobin,
  • Serum-Immunglobuline (IgG, IgM, IgA quantitativ),
  • Retikulozyten und direkter Antiglobulin-Test (direkter Coombs-Test).
▶ Virusserologie (spätestens vor Einleitung einer Therapie) auf HBV, HCV und HIV, sowie CMV und VZV.
▶ ggf. Prognosefaktoren (Tab. 5.40).

Bildgebende Diagnostik

▶ Bei der CLL ist eine bildgebende Diagnostik vor Einleitung einer Therapie zu empfehlen, um
  • große intraabdominale oder intrathorakale Lymphommanifestationen festzustellen (z. B. um daraus ggf. Risikovorkehrungen bezüglich Tumorlyse-Syndrom abzuleiten), sowie
  • um einen objektivierbaren Ausgangsbefund zur späteren Beurteilung des Ansprechens zu haben.
▶ Die Bestimmung des Binet-/Rai-Stadiums basiert allein auf der klinischen Untersuchung, dabei gilt:
  • Lymphknoten > 1 cm werden als vergrößert gewertet; während und nach einer Behandlung hingegen nur Lymphknoten > 1,5 cm.
  • Leber-/Milzgröße: für die Größe von Leber und Milz existiert kein etablierter Grenzwert, da die Körpergröße und evtl. Begleiterkrankungen des Patienten zu berücksichtigen sind.
▶ Beim SLL ist hingegen eine Bildgebung notwendig, um die Stadieneinteilung vornehmen zu können.

Sonografie

▶ Die Sonografie ist einfach verfügbar und strahlenfrei, allerdings sind die Untersuchungsergebnisse untersucherabhängig und eingeschränkt reproduzierbar; sie wird eingesetzt zur:
  • Feststellung intraabdominaler Lymphome sowie Messung der intraabdominalen und peripheren Lymphknoten (Längs- und Querachse),
  • Messung der Milzgröße (Längs- und Querdurchmesser, d. h. von einem Pol zum anderen und am Hilus),
  • Messung der Leber (Querdurchmesser in der Medioklavikularlinie).

CT

▶ CT von Hals, Thorax, Abdomen und Leistenregion bei Verdacht auf relevante, aber in der klinischen Untersuchung und Sonografie nicht ausreichend darstellbare Lymphommanifestationen.
▶ Bestimmung des Tumorlyse-Risikos vor Venetoclax-haltiger Therapie.

MRT
- Beispielsweise bei Kontraindikationen gegen Kontrastmittel oder zur Reduktion der Strahlenexposition kann eine MRT erfolgen.

PET/PET-CT
- Bei der CLL und dem SLL hat die PET-Untersuchung keinen Stellenwert.
- Allerdings kann das FDG-PET bei Verdacht auf eine Richter-Transformation (Transformation in ein hochmalignes Lymphom) hilfreich sein zur Identifikation der Lymphknotenregion mit der höchsten Stoffwechselaktivität zur Entnahme einer Probe für die histologische Sicherung.

Instrumentelle Diagnostik

EKG
- Durchführung eines Ruhe-EKGs vor Einleitung einer Therapie mit BTK-Inhibitoren.

Histologie, Zytologie und klinische Pathologie

Knochenmarkdiagnostik
- Beim SLL wird eine Knochenmarkspunktion und/oder Lymphknotenbiopsie/-entnahme zur Diagnosestellung benötigt.
- Bei der CLL hingegen ist eine histologische und/oder zytologische Beurteilung von Knochenmark ist bei der CLL nur in Einzelfällen für spezifische Fragestellungen notwendig, z. B.
  - bei Diagnosestellung zur Abgrenzung anderer Lymphome,
  - bei Verdacht auf Transformation in ein hochmalignes NHL,
  - zur Abklärung bei unklarer Zytopenie (Infiltration DD: Autoimmunphänomene).

Lymphknotendiagnostik
- Beim SLL ist eine histologische Sicherung mittels Lymphknotenbiopsie/-entnahme und/oder Knochenmarkpunktion notwendig.
- Bei der CLL ist eine Untersuchung von Lymphknotenmaterial nur in Einzelfällen für spezifische Fragestellungen notwendig, z. B.
  - bei Diagnosestellung zur Abgrenzung anderer Lymphome,
  - bei Verdacht auf Transformation in ein hochmalignes NHL.

Ergussdiagnostik
- Eine Untersuchung von Flüssigmaterial ist bei CLL und SLL nur in Einzelfällen für spezifische Fragestellungen notwendig, z. B. bei Verdacht auf malignen Pleuraerguss oder Aszites, sowie Organbefall durch die CLL.

Molekulargenetische Diagnostik
- Bestimmung des IGHV- und TP53-Mutationsstatus vor Therapieeinleitung.

Liquordiagnostik
- Eine Untersuchung von Liquor (Zytospin, Zytomorphologie und ggf. Immunphänotypisierung) ist bei der CLL und beim SLL nur in Einzelfällen für spezifische Fragestellungen notwendig, z. B. bei Verdacht auf zerebralen Befall durch die CLL.

Blutausstrich
- In der Mikroskopie des peripheren Blutausstrichs finden sich bei der CLL:
  - kleine lymphatische Zellen mit schmalem Zytoplasmasaum und kompaktem, schlöligem Kern, meist ohne Nukleolus,
  - Gumprecht-Kernschatten: beim Ausstreichen zerquetschte Lymphozyten (typisch, aber nicht spezifisch für die CLL),
  - Prolymphozytenanteil < 55 %.

Immunphänotypisierung
- Die Diagnosestellung der CLL erfolgt in der Regel aus dem peripheren Blut mittels Immunphänotypisierung (Abb. 5.28).
- Diese zeigt typischerweise folgendes Expressionsmuster:
  - CD5 +, CD19 +, CD20-/dim, CD23 +, CD79b-/dim, FMC 7-/dim und sIgM-/dim („-/dim" bedeutet eine fehlende oder schwache Fluoreszenzintensität).

▶ Bei nicht eindeutigen Fällen ist die Bestimmung des **Scores nach Matutes** hilfreich; bei diesem wird für die folgenden Kriterien jeweils 1 Punkt vergeben:
- CD5 +,
- CD23 +,
- CD22 oder CD79b schwach/dim,
- sIgM schwach/dim),
- FMC 7 schwach/dim oder FMC 7-.

▶ Auswertung des Scores nach Matutes:
- 92 % der CLL-Fälle weisen einen Punktwert von 4 oder 5 auf, nur 6 % der CLL-Fälle einen Wert von 3.
- Bei einem Punktwert von 0–2 ist die Diagnose einer CLL sehr unwahrscheinlich und es sollte eine weitere Abklärung bezüglich des Vorliegens anderer Lymphome erfolgen.

▶ **Bestimmung der minimalen Resterkrankung** (MRD):
- Das Therapieansprechen im submikroskopischen Bereich kann bei der CLL immunphänotypisch oder molekulargenetisch durch Messung der minimalen Resterkrankung (minimal residual disease, MRD) bestimmt werden.
- Die MRD-Messung mittels Immunphänotypisierung hat aktuell eine Sensitivität von mindestens 10^{-4}, also Detektion von einer CLL-Zelle unter 10.000 Leukozyten.
- Ein MRD-Niveau < 10^{-4} wurde als nicht-detektierbare MRD (undetectable MRD, uMRD) definiert.
- Die molekulargenetische MRD-Diagnostik ist der Immunphänotypisierung mindestens gleichwertig, methodisch jedoch aufwendiger.
- Aktuell hat die Bestimmung der MRD außerhalb klinischer Studien noch keinen Stellenwert, kann aber künftig zur Steuerung der Therapiedauer oder zur Indikationsstellung für eine Erhaltungstherapie eingesetzt werden.

Differenzialdiagnosen

▶ **Monoklonale B-Zell-Lymphozytose (MBL)**:
- s. Kap. Monoklonale B-Zell-Lymphozytose (S. 586)

▶ **Mantelzell-Lymphom (MCL)**:
- s. Kap. Mantelzell-Lymphom (S. 586)

▶ **Prolymphozyten-Leukämie (PLL)**:
- s. Kap. B-Prolymphozyten-Leukämie (S. 536)

▶ **T-Prolymphozyten-Leukämie (T-PLL)**:
- s. Kap. T-Prolymphozyten-Leukämie (S. 647)

▶ **Haarzell-Leukämie (HCL)**:
- s. Kap. Haarzell-Leukämie (S. 548)

▶ **Follikuläres Lymphom (FL)**:
- s. Kap. Follikuläres Lymphom (S. 579)

▶ **Lymphoplasmazytisches Lymphom (LPL)**:
- s. Kap. Morbus Waldenström (S. 557)

▶ **Richter-Transformation** :
- Transformation in ein hochmalignes Lymphom, am häufigsten in Form eines DLBCL,
- schnell zunehmende Lymphadenopathie oder starke B-Symptomatik, sowie Erhöhung der LDH können diagnostisch hinweisend sein,
- große transformierte B-Zellen mit prominenten Nucleoli und basophilem Zytoplasmasaum,
- hohe Wachstumsfraktion (> 40 % KI-67 positiv),
- Verlust der CD5 und/oder CD23-Expression.

Therapie

Therapeutisches Vorgehen

▶ Abgesehen von der allogenen Stammzelltransplantation, die nur in Einzelfällen bei jüngeren fitten Patienten mit mehrfach rezidivter/refraktärer CLL erfolgt, existieren aktuell keine kurativen Therapieoptionen für die CLL und das SLL.

▶ Bislang konnte für eine frühzeitige Behandlung im Binet-Stadium A mit konventionellen Therapien und auch mit dem BTK-Inhibitor Ibrutinib kein Effekt auf das Gesamtüberleben gezeigt werden.

▶ Da die CLL bei den meisten Patienten im frühen asymptomatischen Stadium diagnostiziert wird, erfolgt meist über eine lange Zeit zunächst eine Beobachtung mit beispielsweise 3- bis 6-monatlichen Kontrolluntersuchungen („watch and wait").

▶ Eine **Behandlung ist indiziert** bei (Abb. 5.29):
  • Zunehmender Knochenmarkinsuffizienz mit einer Anämie und/oder Thrombozytopenie (Binet Stadium C),
  • therapierefraktären Autoimmunzytopenien,
  • ausgeprägter (> 10 cm), progredienter oder symptomatischer Lymphadenopathie,
  • ausgeprägter (> 6 cm unter dem Rippenbogen), progredienter oder symptomatischer Splenomegalie,
  • einem der folgenden konstitutionellen Symptome:
    – unbeabsichtigter Gewichtsverlust von ≥ 10 % binnen 6 Monaten,
    – starker Nachtschweiß ≥ 1 Monat,
    – Fieber ≥ 38,0 °C ≥ 2 Wochen ohne Hinweis auf eine Infektion oder
    – schwerwiegende Fatigue.
  • Lymphozytenverdopplungszeit von < Monaten oder 50 % Anstieg in 2 Monaten, ausgehend von einem Basiswert von mindestens 30.000 Lymphozyten/ µl.

▶ Parameter für die **Auswahl der Therapieoption** bei Eintreten einer Therapiebedürftigkeit:
  • Vorliegen der genetischen Veränderung Deletion 17p und/oder *TP53*-Mutation,
  • Vorliegen eines komplexen Karyotypes (≥ 3 Aberrationen),
  • IGHV-Mutationsstatus (Hypermutation der variablen Region der Immunglobulin-Schwerkette),
  • körperliche Fitness des Patienten, basierend auf
    – Begleiterkrankungen (in klinischen Studien erhoben mittels Cumulative Illness Rating Scale (CIRS), bei der die Begleiterkrankungen in 14 Organkategorien mit einem Schweregrad von 0–4 Punkten bewertet werden),
    – Nieren- und Leberfunktion,
    – ECOG oder Karnofsky Performance Status,
  • Begleitmedikation,
  • sowie bei Rezidivtherapien zusätzlich auch die Vortherapien (insbesondere Qualität und Dauer des Ansprechens und Verträglichkeit).

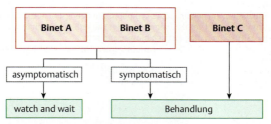

Abb. 5.29 • Chronisch lymphatische Leukämie. Therapieindikation in Abhängigkeit vom Krankheitsstadium.

- Die zuvor gebräuchliche Differenzierung von jüngeren, fitten und intensiver behandelbaren Patienten (sog. „go go"-Patienten) und älteren, komorbiden Patienten, die mit dosisreduzierten oder weniger intensiven Regimen behandelt werden sollten („slow go") wurde aufgrund der meist guten Verträglichkeit der zielgerichteten Therapien zunehmend verlassen.

Allgemeine Maßnahmen

▶ Frühzeitige Komplettierung/Auffrischung von Impfungen, jährliche Impfung gegen Influenza und COVID-19, sowie gegen Pneumokokken, RSV und Herpes zoster.

▶ Gabe intravenöser Immunglobuline: bei rezidivierenden Infekten und Antikörpermangel.

▶ Antibakterielle, antivirale und antifungale Infektionsprophylaxe (insbesondere gegen Pneumocystis jirovecii) unter Therapie, insbesondere bei länger andauernder Neutropenie und während der Einnahme von Idelalisib.

▶ Autoimmunologische Phänomene, wie AIHA und ITP:
  - Therapie mit Steroiden, Immunglobulinen, Immunsuppressiva und Rituximab,
  - bei schlechtem Ansprechen kann auch eine gegen die CLL gerichtete Therapie nötig werden.

Pharmakotherapie

Erstlinientherapie

▶ Die aktuellen Therapieoptionen für die Erstlinientherapie der CLL (Abb. 5.30) sind:
  - **Venetoclax/Obinutuzumab (Ven/Obi)** mit ca. 12 Monaten Behandlungsdauer
    - Dosierung Obinutuzumab: 1000 mg i. v. an Tag 1/2 (meist aufgeteilt auf 2 Tage), Tag 8 und Tag 15 in Zyklus 1 und Tag 1 in Zyklus 2–6 (erste 6 Monate).
    - Dosierung Venetoclax: Therapiebeginn der täglichen Venetoclax-Gabe an Tag 22 des ersten Zyklus oder Tag 1 des 2. Zyklus mit einer langsamen Dosissteigerung mit folgenden Schritten 20 mg, 50 mg, 100 mg, 200 mg und 400 mg (Zieldosis) über 5 Wochen mit Risikovorkehrungen bezüglich Tumorlyse-Risiko (Flüssigkeitsgabe, Senkung der Harnsäure, Blutabnahmen zum Monitoring der Elektrolyte, Harnsäure und Kreatinins, ggf. auch stationäre Aufnahme, siehe Fachinformation).
  - **BTK-Inhibitor Ibrutinib, Acalabrutinib oder Zanubrutinib (Ibrutini und Acalabrutinib ggf. kombiniert mit einem CD20-Antikörper)** als Dauertherapie bis zum Therapieversagen (Toxizität oder Therapieversagen)
    - Dosierung Ibrutinib: 420 mg p. o. 1-mal täglich
    - Dosierung Acalabrutinib 100 mg p. o. 2-mal täglich
    - Dosierung Zanubrutinib 320 mg p. o. 1-mal täglich oder 160 mg p. o. 2-mal täglich
    - Zu beachten sind insbesondere kardiale Nebenwirkungen (Vorhofflimmern, Hypertonie) und Blutungsereignisse, die allerdings bei Acalabrutinib und Zanubrutinib durch die höhere Selektivität und geringere Off-target Inhibition anderer Kinasen seltener auftreten als bei Ibrutinib.
    - Die BTK-Inhibitoren Ibrutinib und Acalabrutinib können mit einem CD20-Antikörper (Rituximab oder Obinutuzumab, jeweils für 6 Monate mit der etablierten Dosierung) kombiniert werden. Dabei ist allerdings zu beachten, dass zwar schnellere und tiefere Remissionen mit der Kombination erreicht werden, aber nur mit Acalabrutinib/Obinutuzumab eine Verbesserung des progressions-freien Überlebens gegenüber einer Monotherapie mit Acalabrutinib erreicht und ansonsten kein Effekt auf die Prognose gezeigt wurde.
  - **Venetoclax/Ibrutinib (I + V)** mit 14 Monaten Behandlungsdauer
    - Dosierung Ibrutinib: 420 mg p. o. 1-mal täglich
    - Dosierung Venetoclax: Therapiebeginn der täglichen Venetoclax-Gabe an Tag 1 des vierten Zyklus mit einer langsamen Dosissteigerung mit folgenden Schritten 20 mg, 50 mg, 100 mg, 200 mg und 400 mg (Zieldosis) über 5 Wochen mit Risikovorkehrungen bezüglich Tumorlyse-Risiko (Flüssigkeitsgabe, Senkung der Harnsäure, Blutabnahmen zum Monitoring der Elektrolyte, Harnsäure und Kreatinins)

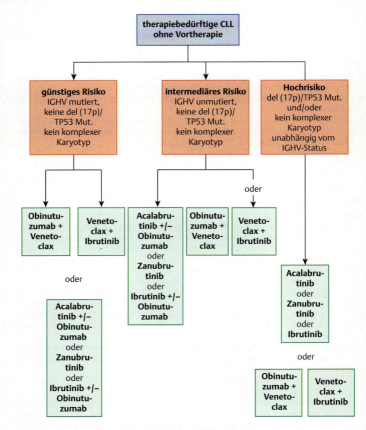

Abb. 5.30 • Erstlinientherapie der CLL. (Basierend auf: Onkopedia Leitlinie. Chronische Lymphatische Leukämie (CLL). Stand Februar 2025. https://www.onkopedia.com/de/onkopedia/guidelines/chronische-lymphatische-leukaemie-cll/@@guideline/html/index.html)

▶ Bei der Abwägung zwischen diesen drei unterschiedlichen Strategien sollte mit dem Patienten abgewogen werden zwischen einer intensiveren, aber zeitlich limitierten Behandlung und einer Dauertherapie.
▶ Patienten mit Hochrisikomerkmalen (Deletion 17p/TP53 Mutation und komplex aberranter Karyotyp) wird unabhängig vom Allgemeinzustand unter Abwägung von Wirksamkeit und Nebenwirkungen präferenziell der kontinuierliche Einsatz von BTKI empfohlen. Bei Patienten mit günstigem Risikoprofil (IGHV mutiert und keine TP53 Mut/del(17p)) wird vorzugsweise eine zeitlich limitierte Venetoclax-basierte Behandlung eingesetzt.

▶ Wenn eine Dauertherapie mit einem BTK-I gewählt wird, sollten ältere und kardial vorerkrankte Patienten aufgrund der günstigeren Toxizitätsprofile mit einem der Zweitgenerations-BTK-Inhibitoren (Acalabrutinib, Zanubrutinib) behandelt werden.

▶ Es ist zu erwarten, dass im weiteren Verlauf auch die Kombination von Venetoclax mit Acalabrutinib als BTK-I mit potentiell günstigerem Nebenwirkungsprofil ebenfalls zugelassen wird.

Rezidivtherapie

▶ Im Rezidiv gelten dieselben Therapieindikationen wie bei der Erstlinientherapie, d. h. ein asymptomatisches Rezidiv wird zunächst beobachtet.

▶ Bei der Wahl der Rezidivtherapie sind neben den Risikofaktoren (IGHV Status, Deletion 17p/TP53 Mutation und komplexer Karyotyp) sowie der körperlichen Fitness und den Begleiterkrankungen auch die vorherige(n) Therapie(n) und insbesondere die Dauer des Ansprechens zu berücksichtigen. Auch hier ist eine Abwägung zwischen einer intravenösen und damit aufwendigeren, aber zeitlich begrenzten Therapie gegen eine orale, aber dauerhafte Therapie notwendig.

▶ Folgende Optionen kommen in Frage (siehe Abb. 5.31):
- **Venetoclax/Rituximab (Ven-R)** mit 24 Monaten Behandlungsdauer, alternativ Venetoclax als kontinuierliche Monotherapie
  - Rituximab: 375 mg/m2 i. v. an Tag 0 von Zyklus 1; 500 mg/m2 an Tag 1 von Zyklus 2–6.
  - Venetoclax: Dosierung und Sicherheitsmaßnahmen wie oben unter Venetoclax/Obinutuzumab, allerdings über 24 Monate
- **Ibrutinib, Acalabrutinib oder Zanubrutinib als Monotherapie** bis zum Therapieversagen (Toxizität oder Therapieversagen)
  - s. o., bei Ibrutinib/Acalabrutinib/Zanubrutinib
- **Idelalisib/Rituximab** aufgrund des Nebenwirkungsprofils nur in Einzelfällen, z. B. nach Versagen von den vorgenannten Optionen:
  - Dosierung Idelalisib: 150 mg p. o. 2-mal täglich
  - Dosierung Rituximab: 375 mg/m^2 an Tag 0, 500 mg/m^2 7-mal in Woche 2–20
- Sollte ein Patient eine Chemoimmuntherapie als Primärtherapie erhalten haben, wird im Rezidiv, selbst bei langer Remissionsdauer > 24 Monate keine Wiederholung einer Chemoimmuntherapie empfohlen, sondern eine Therapie mit neuen Substanzen, also Venetoclax/Rituximab oder BTK-Inhibitoren favorisiert.
- Bei Patienten nach Vorbehandlung mit Venetoclax/Obinutzumab und Ibrutinib + Venetoclax ist eine Re-Therapie mit Venetoclax (+ Rituximab) oder ein Wechsel auf einen BTK-I möglich.
- Bei Patienten nach BTKI-Vorbehandlung stellt die Kombination Venetoclax/Rituximab oder Venetoclax-Monotherapie den präferierten Therapiestandard dar.
- Wenn eine Dauertherapie mit einem BTKI gewählt wird, sollten ältere und kardial vorerkrankte Patienten analog zur Erstlinientherapie aufgrund der günstigeren Toxizitätsprofile mit einem der Zweitgenerations-BTK-Inhibitoren (Acalabrutinib, Zanubrutinib) behandelt werden.
- Die allogene Stammzelltransplantation stellt weiterhin die einzige kurative Option dar, aufgrund der hoch wirksamen, vielfältigen Therapieoptionen ist sie allerdings zunehmend in den Hintergrund gerückt. Bei körperlich fitten Patienten mit Hochrisikomerkmalen und Refraktärität gegenüber Signalweginhibitoren kann sie weiterhin in Betracht gezogen werden (s. unten).
- **Pirtobrutinib** ist ein nicht-kovalenter BTK-I, der auch bei einer Refraktärität auf die 3 o.a. kovalenten BTK-I und/oder nachgewiesene Resistenzmutation wirkt und hohe Ansprechraten erzielt. Pirtobrutinib ist bereits durch die FDA bei CLL zugelassen, in Europa allerdings bislang nur für das Mantelzell-Lymphom.

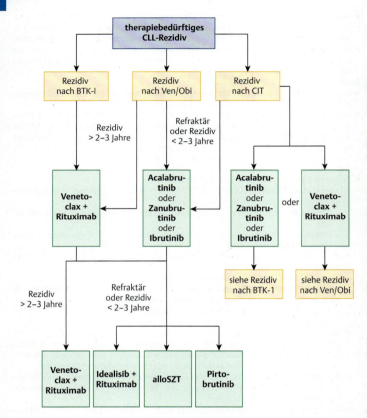

Abb. 5.31 • Rezidivtherapie CLL. alloSZT = allogene Stammzelltransplantation, BTK-I = BTK-Inhibitor, CIT = Chemoimmuntherapie, PD = Progression, SD = stable disease, Ven/Obi = Venetoclax/Obinutuzumab. (Basierend auf: Onkopedia Leitlinie. Chronische Lymphatische Leukämie (CLL). Stand Februar 2025. https://www.onkopedia.com/de/onkopedia/guidelines/chronische-lymphatische-leukaemie-cll/@@guideline/html/index.html)

 Cave

In 3 Phase-III-Studien zur Erstlinientherapie der CLL und des follikulären Lymphoms traten unter der Kombination von Idelalisib mit Chemoimmuntherapie vermehrt Todesfälle aufgrund von opportunistischen Infektionen auf. Daher ist unter Einnahme von Idelalisib eine Prophylaxe gegen Pneumocystis jirovecii, sowie eine regelmäßige Überprüfung bezüglich Infektzeichen, möglichst inklusive CMV-Monitoring erforderlich.

> **!** *Cave*
>
> Aufgrund des Risikos für schwere, auch tödliche Tumorlyse-Syndrome ist bei allen Patienten eine schrittweise Eindosierung von Venetoclax erforderlich (20 mg, 50 mg, 100 mg, 200 mg bis 400 mg bei Dosissteigerung alle 7 Tage). Zusätzlich zur ausreichenden Flüssigkeitsgabe (ggf. auch intravenös) und Senkung der Harnsäure ist bei jeder Dosisstufe ein Labormonitoring vor der Einnahme sowie 6–8 h und 24 h nach Einnahme notwendig. Bei hohem Risiko, z. B. aufgrund einer eingeschränkten Kreatininclearance oder hoher Lymphomlast, ist eine Hospitalisierung und häufigere Kontrolle empfehlenswert.

Therapiealgorithmen *Zellbasierte Verfahren*

▶ Eine CAR-T-Zelltherapie ist in den USA zugelassen, in Deutschland ist dies zum jetzigen Zeitpunkt nicht absehbar.

Stammzelltransplantation

▶ Die Autologe Stammzelltransplantation hat keinen Stellenwert.
▶ Allogene Stammzelltransplantation:
  • Sollte als kurative Therapieoption erwogen werden bei jüngeren, körperlich fitten Patienten mit Hochrisiko-CLL, z. B. mit del(17p)/*TP53*-Mutation, bei frühem Rezidiv (s. oben) und Versagen/Resistenz auf ein bis zwei der neueren zielgerichteten Behandlungen.
  • Dabei sollten die CLL-assoziierten Risiken (z. B. Zytogenetik, Zeitpunkt des Rezidivs) den Risiken der Transplantation (Alter und Begleiterkrankungen des Patienten, Spenderverfügbarkeit/HLA-Match) gegenübergestellt werden.
  • Auch Erwartungen und Wünsche des Patienten sind selbstverständlich zu berücksichtigen.

Operative Therapie

▶ Splenektomie: in Einzelfällen zur symptomatischen Therapie oder bei steroidrefraktären autoimmunologischen Komplikationen indiziert.

Nachsorge

▶ Während der Behandlung der CLL müssen abhängig von der Art der Behandlung häufigere Blutbildkontrollen erfolgen.
▶ Nach einer Behandlung kann nach Abklingen der Akuttoxizitäten wieder auf längerfristige Kontrollen im beispielsweise 3- bis 6-monatlichen Abstand übergegangen werden (ähnlich wie in der initialen „Watch and wait"-Phase).
▶ Radiologische Untersuchungen mit CT/MRT sind in der Nachsorge von Patienten in Remission in der Regel nicht erforderlich.
▶ Besonderes Augenmerk sollte auf mögliche Zweitmalignome gesetzt werden. Am häufigsten werden Basalzellkarzinome sowie Plattenepithelkarzinome der Haut beobachtet.

Verlauf und Prognose

▶ Der Verlauf ist sehr heterogen; während einige Patienten keine oder nur minimale Symptome zeigen und mehrere Jahre keiner Therapie bedürfen, weisen andere Patienten einen schnellen Krankheitsfortschritt auf.
▶ Die 5-Jahresrate des relativen Überlebens beträgt 88,5 %.
▶ Aufgrund des langsamen Verlaufes in frühen Erkrankungsstadien, ist die Lebenserwartung vergleichbar oder nur unwesentlich geringer als die der altersadjustierten Bevölkerung. Aufgrund des hohen Alters versterben viele Patienten nicht an der CLL, sondern an ihren Begleiterkrankungen.
▶ Eine grobe Abschätzung ist mittels Bestimmung der Prognosefaktoren möglich (Tab. 5.40).

Prävention

▶ Gesicherte Risikofaktoren sind nicht bekannt, somit ist eine primäre Prävention nicht möglich.
▶ Die Diagnosestellung der CLL erfolgt meist im frühen, asymptomatischen Stadium aufgrund einer bei einer Routineuntersuchung festgestellten Lymphozytose. Wegen der meist fehlenden therapeutischen Konsequenz ist ein Blutbild-Screening zwecks Früherkennung (sekundäre Prävention) aktuell nicht indiziert.

Besonderheiten bei alten Menschen

▶ Bei der CLL handelt es sich um eine Erkrankung des fortgeschrittenen Lebensalters, s. Abschnitt: Altersgipfel (S. 520). Auch wenn in den vergangenen Jahren einige Phase-III-Studien explizit bei den älteren, unfitten Patienten durchgeführt wurden, haben diese dennoch nicht das mediane Erkrankungsalter und den typischen CLL-Patient abgebildet.
▶ Aufgrund teils sehr langer Verläufe ohne Therapiebedürftigkeit und der inzwischen sehr guten Behandlungsoptionen versterben viele ältere Patienten mit und nicht an der CLL, häufig auch ohne jemals behandlungsbedürftig gewesen zu sein.

5.17 B-Prolymphozyten-Leukämie

Robert Möhle

Aktuelles

▶ Definition: In der vormaligen WHO-Klassifikation der Tumoren des hämatopoetischen und lymphatischen Systems (2016) ist die B-PLL als eigene Entität aufgeführt. Die neue 5. Auflage (2022) kennt eine eigene B-PLL nicht mehr, sondern nur die „Prolymphocyte Progression" einer CLL, definiert mit > 15 % Prolymphozyten.
▶ Therapie: Die neueren „zielgerichteten" Therapieformen für die CLL, d. h. Acalabrutinib, Ibrutinib, Idelalisib und Venetoclax, werden auch für die B-PLL als mögliche therapeutische Alternative angesehen.

Definition

▶ Leukämische, reife B-Zell-Neoplasie (das Knochenmark und die Milz sind ebenfalls stets befallen, andere Gewebe/Organe/Lymphknoten fakultativ),
▶ Klassische Definition: Anteil der Prolymphozyten im peripheren Blut > 55 %, keine transformierte CLL,
▶ keine CLL/PL (klassische Definition: CLL mit erhöhtem Prolymphozytenanteil, d. h. 11–55 %),
▶ keine Translokation t(11;14),
▶ in der neuen WHO Klassifikation (5. Auflage, 2022) wird die B-PLL nicht gesondert aufgeführt, sondern bei > 15 % Prolymphozyten eine „prolymphozytische Progression" einer CLL definiert.

> **Merke**
> Entscheidende Kriterien für das Vorliegen einer B-PLL sind ein überwiegender Anteil von Prolymphozyten im Blut (d. h. > 55 %) und die Zugehörigkeit zur B-Zellreihe. In der aktuellen WHO-Klassifikation (5. Auflage, 2022) wird allerdings nur die „Prolymphocyte Progression" einer CLL definiert (> 15 % Prolymphozyten), sodass die B-PLL in Zukunft möglicherweise keine eigene Entität bleiben wird.

Epidemiologie

▶ Sehr seltene Erkrankung (1 % aller lymphozytischen/lymphatischen Leukämien),
▶ Erkrankungsalter typischerweise > 60 Jahre (Median 65–69 Jahre),
▶ keine Geschlechterpräferenz.

Häufigkeit

▶ Sehr selten, weniger als 1 % der leukämischen B-Zellneoplasien

Altersgipfel

▶ 65-70 Jahre

Geschlechtsverteilung

▶ Etwa gleich verteilt

Prädisponierende Faktoren

▶ Unbekannt

Ätiologie und Pathogenese

▶ Maligne Transformation einer reifen B-Zelle.
▶ Das nichtmaligne Gegenstück zu den B-Prolymphozyten ist nicht bekannt.

Klassifikation und Risikostratifizierung

▶ Die Diagnose erfolgt anhand des Anteils der Prolymphozyten im peripheren Blut, wie unter Abschnitt: Definition (S. 536) angegeben.
▶ Es werden von der Klinik und vom Verlauf her unterschieden:
  • indolente, CLL-ähnliche Fälle gegenüber
  • aggressiven, für die eigentliche B-PLL typischen Fällen.

Symptomatik

▶ Meist schnell progredienter Verlauf,
▶ oft ausgeprägte B-Symptomatik.
▶ Typisch sind eine massive Splenomegalie und hohe Leukozytenzahl (oft > 100.000 /µl).
▶ Ausgeprägte Lymphknotenvergrößerungen sind nicht charakteristisch.

Diagnostik

Diagnostisches Vorgehen

▶ Entscheidend ist das periphere Blutbild mit einer Dominanz der Prolymphozyten (Abb. 5.32, Abb. 5.33).
▶ Die Abgrenzung gegenüber der T-PLL erfolgt mit Immunphänotypisierung, zusätzlich molekulare Diagnostik zum Ausschluss eines Mantelzell-Lymphoms.
▶ Knochenmarkpunktion bzw. Histologiegewinnung liefern wie bei der CLL zwar keine obligate Kriterien für die Diagnosestellung, werden aber empfohlen.

Anamnese

▶ Abgeschlagenheit, B-Symptomatik und Symptome durch die Splenomegalie sind für die B-PLL charakteristisch.
▶ Typischerweise entwickeln sich diese Beschwerden rasch.
▶ Auch Symptome einer Leukostase kommen vor, wie Dyspnoe, Zyanose, Somnolenz und weitere neurologische Symptome.
▶ Die indolenten Fälle mit CLL-artigem Verlauf sind seltener.

Körperliche Untersuchung

▶ Bei der Untersuchung fällt in typischen Fällen die ausgeprägte Splenomegalie auf, während die Lymphadenopathie weniger prominent ist.

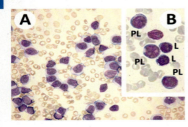

Abb. 5.32 • B-Prolymphozyten-Leukämie. Blutausstrich (May-Grünwald-Giemsa-Färbung). In einem typischen Fall weisen fast alle Leukozyten im peripheren Blut die Morphologie von Prolymphozyten auf (A). In Fällen, die im Grenzbereich zu einer CLL mit erhöhtem Prolymphozytenanteil (CLL/PL) liegen, kann die Abgrenzung von Lymphozyten und Prolymphozyten etwas schwieriger sein (B). Neben eindeutigen Prolymphozyten (PL), die im Vergleich zu (A) allerdings etwas weniger Zytoplasma aufweisen, wird man in diesem Fall die kleineren Zellen mit stärker kondensiertem Chromatin und ohne prominenten Nukleolus als Lymphozyten (L) einordnen. (Quelle: Abb. erstellt unter Mithilfe von U. Janssen, Universitätsklinikum Tübingen, Innere Medizin II.)

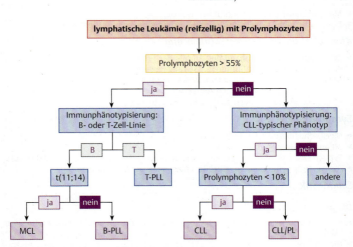

Abb. 5.33 • B-Prolymphozyten-Leukämie. Diagnostisches Vorgehen. Für die Diagnostik ist das Vorhandensein von Prolymphozyten in der Zytologie entscheidend. Gemäß WHO-Klassifikation kann allerdings ein Mantelzell-Lymphom vorliegen, selbst wenn die morphologischen Kriterien einer PLL erfüllt sind, aber zyto- oder molekulargenetisch eine Translokation t(11;14) nachweisbar ist.

Labor

▶ Krankheitsspezifisch: Blutbild, maschinelles und handgezähltes Differenzialblutbild, LDH.
▶ Ergänzend erforderlich: Kreatinin, Harnsäure, Elektrolyte (K, Na, Cl, Ca), Transaminasen, AP, GGT, Gerinnungsparameter (Quick/INR, PTT), CRP, Urinstatus.
▶ Optional: Haptoglobin, Coombs-Test, Serum-Elektrophorese, Immunfixation.

Bildgebende Diagnostik

Sonografie

► Abdomensonografie obligat zur Erfassung von
  • Leber/Milzgröße,
  • abdominellen bzw. retroperitonealen Lymphomen,
  • extranodalen Manifestationen.

Röntgen

► Röntgen-Thorax:
  • Zum Ausschluss von größeren Lymphommanifestationen im Thoraxbereich,
  • bei Leukostase-Symptomatik oder zusätzlichen Infektionskomplikationen sind evtl. Infiltrate sichtbar.

CT

► Computertomografie (Hals/Thorax/Abdomen/Becken, mit Kontrastmittel) bei Diagnosestellung sinnvoll, aber wie bei der CLL nicht obligat.

Histologie, Zytologie und klinische Pathologie

Knochenmarkdiagnostik

► Obligat, einschließlich Histologie, zum sicheren Ausschluss anderer leukämisch verlaufender Lymphome (s. Abschnitt: Differenzialdiagnosen (S. 539)).

Molekulargenetische Diagnostik

► Alternativ zur Zytogenetik lassen sich del17p (*TP53*-Mutationen) und t(11;14) molekulargenetisch diagnostizieren.
► Zusätzlich werden Veränderungen von C-MYC gefunden (Rearrangements, erhöhte Kopienzahl), verbunden mit MYC-Überexpression.

Zytologie

► Im mikroskopisch gezählten Differenzialblutbild müssen > 55 % der ausgezählten Zellen Prolymphozyten sein:
  • Sie stellen (wie man vom Namen her fälschlicherweise meinen könnte) keine unreifen lymphatischen Vorläuferzellen dar, sondern entsprechen aktivierten, reifen B-Zellen.
  • Sie sind etwa doppelt so groß wie normale Lymphozyten, besitzen deutlich mehr leicht basophiles Zytoplasma ohne Granula, mäßig kondensiertes Kernchromatin und einen charakteristischen, sehr auffälligen, einzelnen Nukleolus (Abb. 5.32).
  • In typischen Fällen sind fast alle Leukozyten Prolymphozyten.

Immunphänotypisierung

► Als B-Zell-Neoplasie ist der Pan-B-Zellmarker CD19 positiv, ebenso CD79a.
► Der Immunphänotyp der typischen B-PLL weicht von der CLL ab:
  • CD20, Oberflächen-Immunglobuline bzw. die Kappa- oder Lambda-Leichtkette, CD22 und FMC 7 werden stark exprimiert,
  • CD5 und CD23 sind meist negativ.
► Allerdings ist der Immunphänotyp nicht entscheidend für die Diagnose einer B-PLL, CD5 ist in etwa 25 % der Fälle positiv und CD23 in etwa 15 %.
► Weitere Oberflächenmarker zur Abgrenzung gegen andere leukämische NHLs sind bei den Differenzialdiagnosen angegeben.

Zytogenetik

► Obligat zum Ausschluss einer Translokation t(11;14)(q13;q32).
► Eine Deletion 17p ist in etwa der Hälfte zu finden und mit Mutationen im *TP53*-Gen verbunden. Nicht selten liegt ein komplexer Karyotyp vor.

Differenzialdiagnosen

► T-Prolymphozyten-Leukämie (T-PLL):
  • Zytologisch evtl. ein identisches Bild, entscheidend ist die Immunphänotypisierung.

▶ Chronische lymphatische Leukämie (CLL):
  • Ein Prolymphozytenanteil von maximal 10 % und der Phänotyp (CD5$^+$ CD20$_{low}$, CD22$_{low}$, CD23$^+$, niedrige Expression von Oberflächenimmunglobulinen bzw. der Kappa- oder Lambda-Leichtkette) charakterisiert die CLL.
  • Bei 11–55 % Prolymphozyten spricht man von einer CLL mit erhöhtem Prolymphozytenanteil (CLL/PL).

▶ Mantelzell-Lymphom (MCL):
  • Bei allein morphologisch/immunphänotypisch diagnostizierter B-PLL würde in 20 % eine Translokation t(11;14) vorliegen.
  • Diese Fälle werden nach WHO-Klassifikation als MCL eingeordnet, sind üblicherweise CD5$^+$ und exprimieren immunhistologisch Cyclin D 1.

▶ Follikuläres Lymphom (FL):
  • Morphologisch weisen Zellen eines FL einen gekerbten oder unregelmäßigen Kern auf, zusätzlich wird CD10 exprimiert.
  • Auch histologisch (KM, Lymphknoten) hat das FL eine typische Morphologie.

▶ Lymphoplasmozytisches Lymphom/Morbus Waldenström:
  • Leukämische Fälle haben typischerweise eine lymphoplasmozytische Morphologie. Immunphänotypisch ist eine Unterscheidung nicht möglich, jedoch laborchemisch (monoklonales IgM).

▶ Haarzell-Leukämie (HCL):
  • Die klassische HCL unterscheidet morphologisch und immunphänotypisch (CD25$^+$ CD103$^+$), jedoch kann die HCL-Variante im Ausstrich einer B-PLL ähnlicher sehen.
  • Die Expression von CD11c, DBA-44 und Cylin D 1 in Fällen ohne eindeutige CD103-Expression spricht dabei für eine HCL-Variante.

▶ Splenisches Marginalzonen-Lymphom (SMZL):
  • Wie bei der B-PLL ist eine ausgeprägte Splenomegalie führend, morphologisch findet man oft typische villöse Lymphozyten.
  • Der klinische Verlauf ist beim SMZL indolent und die Leukozytose selten sehr hoch.
  • Immunphänotypisch ist eine Unterscheidung nicht möglich, daher ist ggf. eine Histologiegewinnung sinnvoll.

> **!** **Merke**
> Wichtigste Differenzialdiagnose zur B-PLL ist das leukämische Mantelzell-Lymphom. Selbst wenn morphologisch eine Prolymphozyten-Leukämie vorzuliegen scheint, sind Fälle mit t(11;14)-Translokation als Mantelzell-Lymphom einzuordnen (histologisch Expression von Cyclin D 1).

Therapie

Therapeutisches Vorgehen

▶ Grundsätzlich muss unterschieden werden zwischen indolenten B-PLL-Fällen und solchen mit aggressivem, progredienten Verlauf (häufiger) (Abb. 5.34).
▶ Ähnlich wie bei der CLL sollten Fälle mit del(17p)/*TP53*-Veränderungen primär nicht mit Immunchemotherapien wie FCR oder BR behandeln werden.
▶ Allerdings ist bei der B-PLL auch ohne *TP53*-Mutation ein schlechtes Therapieansprechen gegeben.

Allgemeine Maßnahmen

▶ „Watch and wait": Bei indolent verlaufenden Fällen.

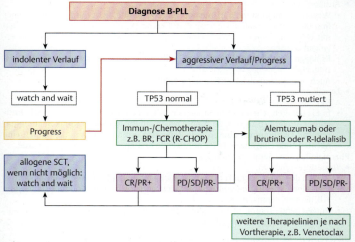

Abb. 5.34 • B-Prolymphozyten-Leukämie. Therapeutisches Vorgehen. Die Therapie der B-PLL erfolgt größtenteils in Anlehnung an die Behandlung der CLL, wobei bei der Immunchemotherapie häufiger auch Anthrazykline oder R-CHOP eingesetzt werden. Eine allogene Stammzelltransplantation sollte bei Spenderverfügbarkeit stets im Behandlungskonzept einen festen Platz haben.

Pharmakotherapie

Kausale Pharmakotherapie

▶ Grundsätzliches: Es gibt es keine Chemotherapeutika, Antikörper oder zielgerichtete Medikamente, die explizit für die Therapie der B-PLL zugelassen wären. Es ist besteht jedoch ein Konsens, dass die für die CLL zugelassenen Therapeutika Anwendung finden sollen.
▶ Immunchemotherapie:
  • Bei Fällen ohne *TP53*-Mutation wird primär meist FCR (Fludarabin/Cycophospha-mid/Rituximab) oder BR (Bendamustin/Rituximab) eingesetzt.
  • Ob die gelegentlich propagierte Hinzunahme eines Anthrazyklins das Therapie-ergebnis verbessert, ist umstritten.
  • Auch R-CHOP wird bei der B-PLL manchmal verwendet.
  • Eine Monotherapie mit Chlorambucil ist inadäquat.
▶ Zielgerichtete Therapie:
  • Bei Nachweis von der Deletion 17p bzw. *TP53*-Mutationen wurde früher wie bei der CLL für die Erstlinientherapie der CD52-Antikörper Alemtuzumab verwendet, der aber nach Zurückziehen der Zulassung durch den Hersteller nur noch eingeschränkt verfügbar ist ("compassionate use").
  • Aktuell spielen in diesen Fällen die Tyrosinkinase-Inhibitoren Acalabrutinib und Ibrutinib (hemmen die Bruton-Tyrosinkinase) sowie der bcl2-Inhibitor Venetoclax eine wichtige Rolle in der Primärtherapie.
  • Idelalisib (hemmt die PI3-Kinase) ist als weitere Therapieoption etwas in den Hintergrund getreten (u. a. wegen Virusreaktivierungen unter Therapie).
  • Der Stellenwert der zielgerichteten Therapeutika kann derzeit aber noch nicht abschließend beurteilt werden.

► Antikörper:
  • Wegen der meist starken Expression von CD20 sollte nicht nur im Rahmen einer Immunchemotherapie Rituximab zum Einsatz kommen, sondern auch in Fällen mit *TP53*-Mutation der Einsatz eines CD20-Antikörpers in der Primärtherapie erwogen werden.
  • Es liegen Berichte über die erfolgreiche Kombination von Ofatumumab mit Ibrutinib vor.
  • Auch Obinutuzumab ist eine Therapieoption.
► Lenalidomid:
  • Der Stellenwert ist ungeklärt.
  • In Einzelfällen scheint die Kombination mit anderen Therapeutika wie z. B. Antikörper erfolgreich zu sein: So konnte bei einem Fall in unserer Klinik in Kombination mit Ofatumumab eine so gute Remission erreicht werden, dass durch eine nachfolgende allogene SCT eine anhaltende Krankheitsfreiheit erreicht wurde.

Pharmakologische Supportivtherapie

► Tumorlyse-Syndrom:
  • Wegen der meist hohen Leukozytenzahlen besteht bei Therapieeinleitung die Gefahr eines Tumorlyse-Syndroms mit den entsprechenden Komplikationen wie z. B. akutes Nierenversagen.
  • Ausreichende Hydrierung und die Gabe von Rasburicase (besser als Allopurinol) sind die wichtigsten Maßnahmen.

Interventionelle Therapie

► Leukapherese:
  • Bei exzessiver Hyperleukozytose mit Leukostasesymptomatik wurde, wie in einzelnen Fallberichten dokumentiert, auch eine Leukapherese erfolgreich insbesondere zur initialen Reduktion der Leukozytenzahl eingesetzt.

Strahlentherapie

► Milzbestrahlung kann als Palliation bei Splenomegalie mit ausgeprägten Beschwerden und nach Ausschöpfung systemischer Therapieoptionen erwogen werden, nach (älteren) Fallberichten evtl. sogar mit systemischem Ansprechen.

Zellbasierte Verfahren

Stammzelltransplantation

► Wegen der schlechten Prognose wird man bereits bei Diagnosestellung eine HLA-Typisierung durchführen und mögliche Familien- oder auch Fremdspender identifizieren.
► Immer wenn eine komplette oder gute partielle Remission erreicht worden ist, sollte eine allogene Stammzelltransplantation als Konsolidierung in Erwägung gezogen werden.

Operative Therapie

► Splenektomie: Eher ein historisches Therapieverfahren aus der Ära vor den Purinanaloga, nur in Einzelfällen zu diskutieren.

Nachsorge

► Ausreichend häufige Kontrolle von Blutbild und der klinischem Befund wegen der Möglichkeit einer schnellen Progression.
► Die Nachsorgeintervalle sollten daher nicht länger als 3 Monate betragen.

Verlauf und Prognose

► Die Prognose der B-PLL bleibt bisher trotz der Fortschritte in der Therapie ungünstig mit einer Überlebenszeit von wenigen (3–5) Jahren.
► Um wie viel kürzer die Überlebenszeit ohne Therapie wäre, kann nicht sicher abgeschätzt werden.

▶ Es ist ebenfalls nicht ausreichend belegt, ob die neuen zielgerichteten Therapiemöglichkeiten oder die allogene Stammzelltransplantation die Prognose wesentlich ändern und in welchem Ausmaß durch letztere auch Heilungen erreicht werden.

5.18 Nodales Marginalzonen-Lymphom

Jürgen Finke

Definition

▶ Primär nodales B-Zell-Lymphom.
▶ Klonale Lymphomproliferation von post-Keimzentrums B-Lymphozyten der Marginalzone sekundärer Lymphfollikel.
▶ Phänotyp: CD20, CD22, sIgG oder sIgM oder (IgD) und negativ für CD5, CD10, CD23.

Epidemiologie

Häufigkeit

▶ Seltenes Lymphom (ca. 1–2 % aller NHL-Erkrankungen). Regionale Häufungen interantional möglich: in Thailand MZL 2. häufigste Lymphomerkrankung (ASH 2022)

Altersgipfel

▶ Altersgipfel 6.–7. Lebensdekade

Geschlechtsverteilung

▶ Männer:Frauen = 1:1

Prädisponierende Faktoren

▶ chronische Antigenstimulation: Infekte, (u. a. HCV); Autoimmunkrankheiten

Ätiologie und Pathogenese

▶ Wie bei den extranodalen MZL wird eine chronische Antigenstimulation als kausal gesehen, ohne dass Korrelationen zu spezifischen Erregern gezeigt werden konnten.
▶ Sequenzierungen zeigten anteilig Mutationen u. a. in NOTCH2, KMT2D, BRAFV600E.

Klassifikation und Risikostratifizierung

▶ Pathohistologische Diagnose nach WHO-Klassifikation.
▶ Keine NMZL-spezifische Risikogruppen: Risikostratifizierung analog zu anderen indolenten L (FL).

Symptomatik

▶ In den meisten Fällen asymptomatisch,
▶ Bild einer indolenten häufig generalisierten Lymphadenopathie ± KM-Befall.

Diagnostik

Diagnostisches Vorgehen

▶ Primär pathohistologische Abklärung mittels Lymphknotenexstirpation und ggf. Knochenmarkpunktion (Abb. 5.35).

Anamnese

▶ Gezielte Fragen nach Infekten, B-Symptomen, Haustieren, Kontakten, Reisen, Medikamenten.

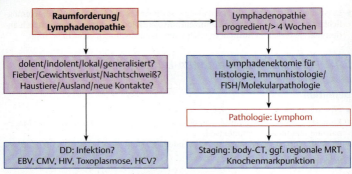

Abb. 5.35 • Nodales Marginalzonen-Lymphom. Diagnostisches Vorgehen.

Körperliche Untersuchung

► Lymphknoten-, Milzstatus, Racheninspektion.

Labor

► Blutbild, Differenzialblutbild,
► Routinelabor mit Elektrolyten, Leber-/Nierenfunktion, LDH, β2-Mikroglobulin, Gesamteiweiß, Eiweißelektrophorese, Albumin, CRP,
► ggf. Immunelektrophorese, Immunglobuline quantitativ (IgG, IgM),
► bei Anämie: Eisen, Ferritin, Vitamin B12, Folsäure,
► optional: Immunphänotypisierung des PB: Frage nach zirkulierenden Lymphomzellen; Immunstatus (CD4, 8, 19),
► Virusdiagnostik: HBV (**Cave:** Reaktivierung einer früheren auch ausgeheilten Infektion möglich nach v. a.. Therapie mit Anti-B-Zell-AK (Rituximab)); HCV, HIV, CMV, EBV, u. a.

Mikrobiologie und Virologie

Serologie
► Virusdiagnostik: HBV, HCV, HIV, CMV, EBV u. a.,
► ggf. Toxoplasmose.

 Cave
Reaktivierung einer früheren auch ausgeheilten Hepatitis-B-Infektion möglich, v. a. nach Therapie mit Anti-B-Zell-AK (Rituximab).

Molekularbiologie
► Lymphom-DNA-Sequenzierungen zeigten in verschiedenen Serien Mutationen u. a. in NOTCH2, KMT 2D, BRAFV600E in unterschiedlicher Häufigkeit.
► Neuere Techniken wie singel cell RNA sequencing könnten spezifische Gen-Interaktionsmuster ergeben.

Bildgebende Diagnostik

Sonografie
► Abdomensonografie: Abklärung Leber, Milz, Lymphadenopathie.
Echokardiografie
► ggf. vor geplanter Therapie mit potenziell kardiotoxischen Substanzen.

Röntgen
▶ Thorax als niederschwellige Diagnostik von mediastinalen/intrapulmonalen Manifestationen/pulmonalen Infekten.

CT
▶ Gängiges Staging zur Erfassung von Lymphadenopathien, Organmanifestationen.

MRT
▶ Alternativ zu CT zur Vermeidung einer Strahlenbelastung und Erfassung von Manifestationen an Weichteilen, ZNS, Wirbelsäule, Gesichtsschädel.

PET/PET-CT
▶ Ein gesteigerter Glukosemetabolismus zeigt lokalisierte Manifestationen, während Knochenmarkbefall eher nicht detektiert wird. Die PET kann sinnvoll sein bei Verdacht auf eine Transformation in ein aggressives Lymphom, z. B. bei klinisch raschem Wachstum in Einzelfällen.

Histologie, Zytologie und klinische Pathologie

Knochenmarkdiagnostik
▶ KM-Zytologie und Immunzytologie sowie Histologie sind üblicherweise Teil des initialen Staging.
▶ Hierauf kann ggf. verzichtet werden v. a. bei fehlenden Hinweisen auf einen KM-Befall oder höherem Alter.

Lymphknotendiagnostik
▶ Kernstück der Diagnostik,
▶ Pathohistologie inkl. Immunhistologie,
▶ ggf. DD erweitert um molekulardiagnostischer (FISH, PCR) Marker zur Abgrenzung von anderen, v. a. indolente (FL) Lymphomerkrankungen.

Ergussdiagnostik
▶ Bei klinischen Hinweisen mittels Zytospin und Immun-(FACS) Zytologie.

Liquordiagnostik
▶ Nur bei klinischem Verdacht auf ZNS-Manifestation.

Differenzialdiagnosen

▶ Infektionen,
▶ andere Lymphomerkrankungen, v. a. Follikuläres Lymphom, CLL, MCL.
▶ bei Nachweis eines IgM-Paraproteins: Immunozytom (Morbus Waldenström).

Therapie

Therapeutisches Vorgehen
▶ Abb. 5.36

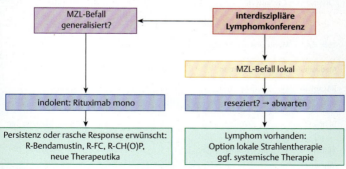

Abb. 5.36 • Nodales Marginalzonen-Lymphom. Therapeutisches Vorgehen.

Allgemeine Maßnahmen
► Die Therapie ist symptomorientiert.

Pharmakotherapie

Kausale Pharmakotherapie
► **Rituximab**:
  • Die Therapie mit dem gegen das B-Zellepitop CD20 gerichteten monoklonalen AK Rituximab stellt die wichtigste zytostatikafreie Systemtherapie dar und ist der früher üblichen Chlorambucil-Monotherapie überlegen.
  • Rituximab kann primär als Monotherapie gegeben werden oder in Kombination mit Alkylanzien (Tab. 5.42).
► **Bendamustin**:
  • Bei den Alkylanzien ist v. a. Bendamustin zu nennen, da es aufgrund seiner Molekülstruktur neben den für Alkylanzien typischen noch Purinanaloga-ähnliche Wirkungen aufweist (RB-Protokoll).
  • Als Monotherapie ist Bendamustin ebenfalls wirksam und kann, v. a. bei älteren Patienten in reduzierter Dosis (nur Tag 1) bereits wirken; dabei werden protrahierte schwere Zytopenien vermieden.
  • Bendamustin verursacht in der Regel keinen Haarausfall.
► **Purin-Analoga:** wie Fludarabin, 2-CDA, auch in Kombinationen (RFC Protokoll) sind prinzipiell wirksam, können allerdings (v. a. bei älteren Patienten) zu schweren Zytopenien mit dem Risiko oportunistischer Infektionen führen.
► **Bruton-Tyrosin-Kinase-(BTK-)Inhibitoren:** zugelassen in der 2. Linie nach vorheriger Therapie mit a-CD20 Ak: Zanubrutinib (Brukinsa), Ibrutinib (Zulassung CLL, MCL; USA: auch MZL 2nd line nach aCD20 Ak Therapie).
► **Weitere Therapeutika**:
  • neue monoklonale Anti-B-Zell-Antikörper: Obinutuzomab (Zulassung CLL, FL); Ofatumomab (Zulassung CLL),
  • bispezifische (CD20x3) Antikörper: Mosunetuzumab (Zulassung: r/r FL)
  • Immunmodulatoren: Lenalidomide (Zulassung MM, MCL, FL, MDS)
  • Phosphoinositid-3-Kinase Inhibitor Idelalisib (Zulassung CLL, FL), **Cave:** opportunistische Infekte (u. a. PjP, CMV), Pneumonitis, Diarrhoe.
  • Inhibitor des Apoptose-Blockers BCL-2: Venetoclax (Zulassung CLL, in den USA: auch AML); auch in Kombination mit Rituximab, oder in Kombination mit Velcade (off label)
  • Tafasitamab (aCD19 MoAb) + Lenalidomid (Zulassung r/r DLBCL)

! *Cave*
Risiko einer Reaktivierung von HBV bei Anti-B-Zell-Antikörpertherapie.

Tab. 5.42 • **Medikamente bei Marginalzonen-Lymphom.**

Medikament	Dosierung	Applikation	Protokoll
Rituximab	375 mg/m²/Tag	i. v.	Tag 1, 8, 15, 22, dann Restaging, ggf. Wiederholung
Bendamustin	90 mg/m²/Tag	i. v.	Tag 1 (+ 2), Wiederholung Tag 30 4–6 Zyklen
±Rituximab	375 mg/m²/Tag	i. v.	Tag 0, Wiederholung Tag 29
Rituximab	375 mg/m²/Tag	i. v.	Tag 1

Tab. 5.42 • Fortsetzung

Medikament	Dosierung	Applikation	Protokoll
Fludarabin	25 mg/m²/Tag	i. v.	Tag 1–3
Cyclophosphamid	250 mg/m²/Tag	i. v.	Tag 1–3

Pharmakologische Supportivtherapie

Cave

Risiko opportunistischer Infektionen bzw. Reaktivierung von HBV.

▶ PjP-Prophylaxe mit Cotrimoxazol forte 3 × 1 Tablette/Woche, alternativ Dapson 50 mg/Tag + Daraprim 50 mg/Tag an 2 Tagen / Woche
▶ HSV-, VZV-Reaktivierungsprophylaxe mit Aciclovir/Valacyclovir,
▶ bei Zustand nach HBV-Infektion (anti HBc⁺): Prophylaxe: Lamivudin, Tenofovir oder Entecavir,
▶ MZL und koinzidente HCV-Hepatitis: die antivirale Therapie allein kann zur CR des Lymphoms führen
▶ bei intensiver Therapie an das Risiko einer CMV-, EBV-Reaktivierung denken: ggf. Kontrolle mit Erregernachweis (PCR) im Blut.
▶ Auf das Risiko von Pilzinfektionen achten (Mundsoor, Aspergillus, Mucor); ggf. Prophylaxen.

Strahlentherapie

▶ Die Strahlentherapie kann bei lokalisierten raumfordernden Manifestationen sinnvoll sein und ist im Stadium I in kurativer Intention.
▶ Interdisziplinäre Indikationsstellung (Lymphom board).

Zellbasierte Verfahren

▶ In Zukunft könnte eine CART Behandlung für aggressive Verlaufsformen indiziert werden.

Stammzelltransplantation

▶ Sporadische berichte mit autologer SZT bei aggressiven Verläufen.

Operative Therapie

▶ Wenn im Rahmen der diagnostischen Abklärung ein solitärer Lymphknoten entfernt wurde, der aufgrund der nachfolgenden Untersuchungen die einzige Manifestation der Lymphomerkrankung war, bedarf es keiner weiteren Therapie (auch keine lokale Nachbestrahlung).

Nachsorge

▶ Entsprechend den Leitlinien zur Nachsorge von indolenten Lymphomen:
  • Die ersten 2 Jahre nach Therapieabschluss ca. 3-monatlich klinische Kontrolle und ggf. kleiner Laborstatus.
  • Im weiteren Verlauf 6- bis 12-monatige Abstände.
  • Bildgebung nur gezielt bei klinischem Verdacht.
▶ An allgemeine Maßnahmen denken wie Impfungen (empfohlener Abstand nach letzter Antikörpergabe (Rituximab) mindestens 6 Monate: Pneumokokkenimpfung (alle 10 Jahre; 23valenter Impfstoff, Pneumovax), jährliche Grippeschutzimpfung.

Verlauf und Prognose

▶ Die Prognose gilt als günstig v. a. bei asymptomatischer Manifestation.
▶ Als Orientierung kann der Prognose-Index des Follikulären Lymphoms – FLIPI – helfen (Tab. 5.48).

▶ Rezidive sprechen in der Regel gut an. Frühe Rezidive (innerhalb von 24 Monaten) bedeuten eine schlechtere Prognose.
▶ Frühere Angaben mit medianen Überlebenszeiten von ca. 10 Jahren; diese dürften mit dem Einsatz monoklonaler Antikörper, (Rituximab) inzwischen länger sein.

5.19 Haarzell-Leukämie

Korinna Jöhrens, vormals beteiligt: Michael Steurer*

Aktuelles

▶ Entdeckung der *BRAF-V600E*-Mutation bei praktisch allen Patienten mit klassischer Haarzell-Leukämie führte zur Untersuchung der Wirksamkeit von BRAF-Inhibitoren bei Haarzell-Leukämie.
▶ Vemurafenib:
  • Vorläufige Daten zeigen Ansprechraten bei rezidivierter/refraktärer Erkrankung von > 95 %.
  • Vemurafenib wurde trotz fehlender Zulassung bereits in Therapieleitlinien für die Behandlung von chemotherapieresistenter Erkrankung oder bei Kontraindikationen gegen Purinanaloga und Anti-CD20-Antikörpern aufgenommen (z. B. www.onkopedia.com (Stand 22.10.2024)).
▶ Immunkonjugate:
  • z. B. Moxetumumab Pasudotox: Anti-CD22-Antikörper + P.-aeruginosa-Exotoxin-Fragment,
  • z. B. LMB-2: Anti-CD25-Antikörper mit P.-aeruginosa-Exotoxin-Fragment).
  • Die Substanzen zeigen in kleinen Phase-II-Studien eine gute Wirksamkeit bei rezidivierter/refraktärer Erkrankung.
  • Die Substanzen stehen jedoch außerhalb von Studien noch nicht zur Verfügung.
▶ Inhibitoren des B-Zellrezeptor-Signalwegs:
  • Zu Ibrutinib, Idelalisib, etc. bei Haarzell-Leukämie (-Variante) gibt es derzeit nur sehr vorläufige Daten.

Definition

▶ Seltene, chronische klonale B-Zellerkrankung, gehört zur Gruppe der indolenten Lymphome.
▶ Charakteristische Zytomorphologie der malignen B-Zellen mit Haar-ähnlichen Zytoplasmaausläufern.

Epidemiologie

▶ Prävalenz: 3 % aller Leukämieformen bzw. 1 % aller lymphoproliferativen Erkrankungen,
▶ Inzidenz: 3:1 Mio. Personen,
▶ mittleres Erkrankungsalter: 55 Jahre, wobei hier die Altersspanne sehr weit ist,
▶ Geschlechterverteilung: Männer sind etwa 4-mal häufiger betroffen sind als Frauen.

Häufigkeit

▶ siehe Abschnitt: Epidemiologie (S. 548)

Altersgipfel

▶ Männer: ca. 62 Jahre, Frauen: ca. 65 Jahre

Geschlechtsverteilung

▶ siehe Abschnitt: Epidemiologie (S. 548)

Prädisponierende Faktoren

▶ Bisher gibt es keine sicheren prädisponierenden Faktoren.

Ätiologie und Pathogenese

▶ Risikofaktoren: Ursache der Haarzell-Leukämie ist unbekannt, diskutiert werden
  - ionisierende Strahlen,
  - Epstein-Barr Virus,
  - organische Chemikalien (Herbizide, Pestizide),
  - Beruf in der Landwirtschaft.
▶ Die exakte Pathogenese der Haarzell-Leukämie ist nach wie vor unklar.

> **Merke**
>
> In praktisch allen Fällen der Haarzell-Leukämie ist eine *BRAF-V600E*-Mutation nachweisbar. (Bei Vorliegen eines *IGHV4–34*-Rearrangements und bei der Haarzell-Leukämie-Variante liegt keine *BRAF-V600E*-Mutation vor!).

▶ *BRAF V600E* kann als krankheitsdefinierende, onkogene Treibermutation angesehen werden. Die resultierende Überaktivierung des RAS-RAF-MAPK-Signalwegs verstärkt Proliferation und Überleben von Haarzellen.
▶ Inhibition des BRAF-Signalwegs führt bei Haarzellen zur Downregulation des BRAF-MEK-ERK-Signaltransduktionswegs und schlussendlich zur Apoptose.
▶ Die Haarzell-Leukämie entsteht vermutlich aus späten, aktivierten B-Gedächtniszellen (klonale Immunglobulin Schwer- und Leichtketten-Rearrangements, monoklonale Immunglobulinexpression an der Zelloberfläche, Expression von pan B-Zell-Markern CD19, CD20, CD22, sowie des frühen Plasmazellmarkers PCA-1).
▶ Klonale zytogenetische Aberrationen finden sich bei ca. zwei Dritteln der Patienten, v. a. mit Beteiligung des Chromosom 5 (40 %).
▶ Haarzellen interagieren mit dem Knochenmarkstroma über Adhäsionsmoleküle und produzieren fibrogene (bFGF, F-beta) sowie Zytopenie induzierende (TNF-α) Zytokine, was zur Ausbildung einer begleitenden Knochenmarkfibrose mit Knochenmarksuppression und folglich zur Panzytopenie führt.

Klassifikation und Risikostratifizierung

▶ Die WHO-Klassifikation hämatologischer Neoplasien führt seit 2008 die klassische Haarzell-Leukämie und die Haarzell-Leukämie-Variante als zwei distinkte Entitäten. In der aktuellen WHO Klassifikation 2022 5. Auflage wird die Haarzell-Leukämie-Variante als als splenisches B-Zell-Lymphom/Leukämie mit prominenten Nucleoli geführt. Die ICC nimmt sie als provisorische Entität: Haarzell-Leukämie-Variante auf.
▶ Beide Krankheitsbilder unterscheiden sich erheblich bzgl. Therapieansprechen und Prognose; deshalb ist eine exakte Abgrenzung unabdingbar (Tab. 5.43).

Tab. 5.43 • Unterscheidung klassische Haarzell-Leukämie und Haarzell-Leukämie-Variante.

Parameter	Klassische Haarzell–Leukämie	Haarzell-Leukämie-Variante
Relative Häufigkeit	90–95 %	5–10 %
Alter (Median, Jahre)	50–55	> 70
Differenzialblutbild	80 % Panzytopenie, in ca. 10 % Lymphozytose	> 90 % Lymphozytose, meist keine Anämie oder Thrombopenie
Zellmorphologie	Meist typische Haarzellen	Oft intermediär zwischen Haarzellen und Prolymphozyten
Immunphänotyp	CD19, CD20, CD22, CD11c⁺, CD103⁺, CD25⁺	CD19, CD20, CD22, CD11c⁺, CD103⁺/⁻, CD25⁻

Tab. 5.43 • Fortsetzung

Parameter	Klassische Haarzell–Leukämie	Haarzell-Leukämie-Variante
Immunhistochemie	DBA.44$^+$ Cyclin D 1$^+$ Annexin A1$^+$ TBET $^+$	DBA.44$^+$ Cyclin D 1$^+$ Annexin A1$^-$ TBET + /–
Zytogenetik	In ca. 65 % klonale Aberrationen, zu ca. 40 % das Chromosom 5 betreffend	häufig komplexer Karyotyp, in ca. 30 % auch del(17p)
Genotyp	*BRAF-V600E*-Mutation	BRAF-Wildtyp

Symptomatik

▶ Die meisten Patienten präsentieren sich mit Beschwerden, die auf die Splenomegalie und/oder Panzytopenie (Anämie, Thrombozytopenie, Neutropenie, Monozytopenie) zurückzuführen sind.

▶ Etwa 25 % der Patienten schildern ein (links-) abdominelles Druck- oder Völlegefühl infolge der Splenomegalie. Spontane Milzrupturen sind bei der Haarzell-Leukämie sehr selten, stellen jedoch einen akuten medizinischen Notfall dar.

▶ Weitere 25 % der Patienten haben konstitutionelle Symptome wie Fatigue, Leistungsknick, schnelle Ermüdbarkeit oder Gewichtsverlust.

▶ Etwa weitere 25 % der Patienten weisen eine Blutungsneigung infolge einer schweren Thrombopenie (zumeist mit Schleimhautblutungen, aber auch Ekchymosen) und/oder eine Infektneigung aufgrund einer schweren Granulo-/Monozytopenie auf. Diese Infektionen können lebensbedrohlich sein und auch ein atypisches Erregerspektrum umfassen.

▶ Selten können Autoimmunphänomene auftreten, z. B. Polyarteritis nodosa oder kutane leukozytoklastische Vaskulitis.

▶ Klassische Nachtschweiß-Symptomatik oder Fieber sind **nicht** typisch für die Haarzell-Leukämie.

❗ Merke
Eine Lymphadenopathie ist – wie auch eine ossäre Beteiligung – nicht typisch für die Haarzell-Leukämie.

Diagnostik

Diagnostisches Vorgehen

▶ Abb. 5.37

Anamnese

▶ Gezielte Anamnese:
  • Allgemeine Schwäche, Fatigue, Leistungsknick, Gewichtsverlust, Nachtschweiß,
  • Fieber, vermehrte Infektionen,
  • Druckgefühl im linken Oberbauch, Völlegefühl,
  • Epistaxis, Gingivablutungen, Menorrhagie, Exanthem,
  • Schmerzen.

Körperliche Untersuchung

▶ Palpation der Milz: in > 80 % palpable Splenomegalie,
▶ Palpation der Leber: nur in ca. 20 % vergrößert,

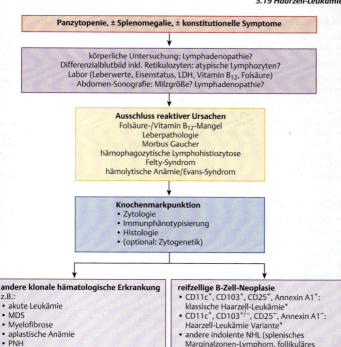

Abb. 5.37 • **Haarzell-Leukämie.** Diagnostisches Vorgehen bei Verdacht auf Vorliegen einer Haarzell-Leukämie (CLL: chronische lymphatische Leukämie; LDH: Laktatdehydrogenase; MDS: Myelodysplastisches Syndrom; PNH: paroxysmale nächtliche Hämoglobinurie; *In schwierigen Fällen kann die Molekulargenetik hilfreich sein: klassische Haarzell-Leukämie *BRAF-V600E* mutiert; Haarzell-Leukämie-Variante *BRAF*-Wildtyp).

▶ Palpation der Lymphknotenstationen: nur in ca. 10 % pathologischer Lymphknotenstatus,
▶ Inspektion der Haut und Mundschleimhaut: Vaskulitiszeichen? Petechien? Hämatome?

Labor

▶ Differenzialblutbild (manuell!) inkl. Retikulozyten,
▶ Leberwerte: GOT, GPT, alkalische Phosphatase,
▶ LDH,
▶ C-reaktives Protein,
▶ Vitamin B12,
▶ Folsäure,
▶ Eisenstatus: Ferritin, Transferrin, Transferrinsättigung.

Bildgebende Diagnostik

Sonografie
► Abdomensonografie: Milzgröße?

Histologie, Zytologie und klinische Pathologie

Knochenmarkdiagnostik
► Knochenmarkzytologie,
► Knochenmarkhistologie inkl. Immunhistochemie und Faserfärbung,
► Immunphänotypisierung: peripheres Blut oder Knochenmark.

Molekulargenetische Diagnostik
► *BRAF-V600E*-Mutationsdiagnostik aus dem peripheren Blut oder Knochenmark nur bei bestimmten Fragestellungen, z. B. bei Verdacht auf Haarzell-Leukämie-Variante, morphologisch unklarem Bild oder vor einer geplanten BRAF-Inhibitor-Therapie.

Zytogenetik
► Konventionelle Knochenmarkzytogenetik aus dem Knochenmarkaspirat zum Nachweis evtl. zusätzlicher klonaler Marker.

Differenzialdiagnosen

► Haarzell-Leukämie-Variante (Tab. 5.43),
► Chronische lymphatische Leukämie (CLL),
► Prolymphozyten-Leukämie (PLL),
► Mantelzell-Lymphom,
► Aplastische Anämie,
► Myelodysplastisches Syndrom,
► Primäre Myelofibrose,
► Paroxysmale nächtliche Hämoglobinurie (PNH),
► reaktive Veränderungen bei: Vitamin-B12-/Folsäure-Mangel, Leberinsuffizienz, hämophagozytische Histiozytose, Morbus Gaucher.

> *Praxistipp*
> Splenisches Marginalzonen-Lymphom: Klinische Präsentation und Zellmorphologie (insbesondere bei splenischen Marginalzonen-Lymphomen mit villösen Lymphozyten) können der klassischen Haarzell-Leukämie sehr ähnlich sein. Marginalzonen-Lymphome sind jedoch CD103⁻, CD11c und CD25 sind meist ebenfalls negativ. *BRAF-V600E*-Mutationen sind bei Marginalzonen-Lymphomen sehr selten, dafür finden sich häufig *NOTCH2*-Mutationen.

Therapie

Therapeutisches Vorgehen

► Viele Patienten mit Haarzell-Leukämie sind asymptomatisch, weisen ein akzeptables Blutbild auf und können oft über Monate oder gar Jahre hinweg beobachtet werden.
► Kein klinisch relevanter Vorteil eines vorzeitigen Therapiebeginns → Therapie nur bei Vorliegen einer klinischen Symptomatik bzw. bei Entwicklung einer kritischen Zytopenie, z. B.:
  • Neutrophile < 1000/µl (± Infektneigung),
  • Hämoglobin < 11,0 g/dl und
  • Thrombozyten < 100.000/µl.
► Therapiebeginn sollte jedoch auch nicht zu lange hinausgezögert werden (Abb. 5.38), da die Zytopenie durch eine Behandlung mit Purinanaloga vorerst weiter aggraviert wird und Hämoglobin-Werte < 10,0 g/dl und Thrombozyten < 100.000/µl mit einem kürzeren progressionsfreien Überleben assoziiert sind.

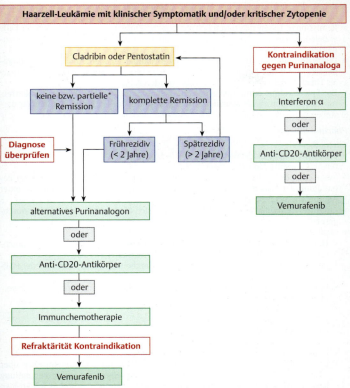

Abb. 5.38 • Haarzell-Leukämie. Therapeutisches Vorgehen (*Das Erreichen einer kompletten Remission ist mit einem längeren progressionsfreien Überleben assoziiert, das Gesamtüberleben bleibt jedoch unbeeinflusst).

▶ Das minimale Therapieziel ist die Linderung einer etwaigen klinischen Symptomatik sowie die Normalisierung des Blutbilds.
▶ Das Erreichen einer kompletten Remission (Normalisierung des Blutbilds, Rückbildung der Splenomegalie, kein Nachweis von Haarzellen in peripherem Blut und Knochenmark) ist mit einer längeren Dauer des Ansprechens assoziiert, das Gesamtüberleben wird jedoch nicht beeinflusst.
▶ Der klinische Benefit der Eradikation von minimaler Resterkrankung ist unklar.

Therapie der Haarzell-Leukämie-Variante
▶ Die Haarzell-Leukämie-Variante ist eine sehr seltene Erkrankung, die als eine von der klassischen Haarzell-Leukämie distinkte provisorische Entität bei der ICC klassifiziert wird. Die WHO Klassifikation nimmt sie in die Gruppe der splenischen Lymphome/Leukämien mit prominenten Nukleoli auf.
▶ Der klinische Verlauf ist aggressiver mit schlechterem Ansprechen auf konventionelle Protokolle zur Behandlung der Haarzell-Leukämie und kürzerem Gesamtüberleben.

► Keine allgemein anerkannte Standardtherapie, das Ansprechen auf Alkylanzien oder Interferon-α ist unbefriedigend.

► Remissionen lassen sich durch Behandlung mit Purinanaloga in etwa 50 % der Fälle erzielen, wobei diese im Median ca. 15 Monate anhalten und nur selten einer kompletten Remission entsprechen.

► Durch Kombination von Purinanaloga mit Rituximab (s. oben, Andere Chemotherapeutika) kann das Ansprechen deutlich verbessert werden, sodass diese Strategie als Therapie der ersten Wahl betrachtet werden kann.

► Die Splenektomie kann eine wirksame Behandlungsform bei therapierefraktären, mir der Splenomegalie assoziierten Beschwerden oder kritischen Zytopenien darstellen.

Pharmakotherapie

Chemotherapie

► Die Purinanaloga Cladribin (2-CdA) und Pentostatin (2'-Deoxyformicin, 2'-DCF) gelten als Chemotherapie der ersten Wahl.

► Keine prospektive Studie zum direkten Vergleich der beiden Substanzen bei der Behandlung der Haarzell-Leukämie, im indirekten Vergleich kann jedoch von einer Äquipotenz ausgegangen werden.

► Aufgrund der einfacheren Verabreichung hat sich Cladribin (2-CdA) stärker durchgesetzt.

► **Cladribin** (2-CdA):

• Hocheffektive Substanz für die Behandlung der Haarzell-Leukämie mit Ansprechraten > 95 %, davon der Großteil komplette Remissionen (> 75 %).

• Remissionen in der Regel lang anhaltend, Krankheitsprogress jedoch bei der Hälfte der Patienten innerhalb von 10–15 Jahren.

• In der Regel wird nur ein Zyklus verabreicht; verschiedene Protokolle mit vergleichbaren Ansprechraten zur Auswahl:

  – s. c. täglich über 5 Tage (0,14 mg/kg),
  – i. v. täglich über 5 Tage (0,14 mg/kg),
  – i. v. täglich über 7 Tage (0,1 mg/kg),
  – i. v. wöchentlich über 6 Wochen (0,12 mg/kg).

• Infusionsdauer für Cladribin beträgt üblicherweise 2 h.

• Die ursprünglich verwendete Verabreichung als kontinuierliche Infusion über 24 h wird daher im Allgemeinen nicht mehr empfohlen (stationäre Behandlung bzw. Verwendung einer Infusionspumpe sind erforderlich, erhöhtes Infektrisiko [Thrombophlebitis in bis zu 19 %]).

• Bei unzureichendem Ansprechen kann nach 4–6 Monaten die Verabreichung eines 2. Zyklus, der Wechsel auf Pentostatin bzw. die kombinierte Gabe mit einem Anti-CD20-Antikörper erwogen werden.

• Bei therapiebedürftigem Rezidiv nach längerem Remissionsintervall (> 3 Jahre) wird eine erneute Cladribin-Therapie empfohlen, wobei mit jeder Therapielinie mit einer Abnahme von Qualität und Dauer der Response gerechnet werden muss.

• Unerwünschte Wirkungen:

  – Cladribin wird hauptsächlich renal eliminiert → Dosisadaptation bei Vorliegen einer Nierenfunktionseinschränkung.

  – Etwa 40 % der Patienten entwickeln akut Fieber, was in der Regel einem Zytokinfreisetzungs-Syndrom und keiner Infektion entspricht.

  – Haupttoxizität: oft protrahierte Neutropenie bzw. Panzytopenie, sowie einer lang andauernden Lymphopenie (B- und T-Zellen).

  – Risiko für eine Infektion im Rahmen der Neutropenie bzw. Immunsuppression beträgt etwa 30 %.

▶ **Pentostatin** (2'-Deoxyformicin, 2'-DCF):
- Wirksamkeit und Nebenwirkungsspektrum mit Cladribin vergleichbar, evtl. längere Dauer der Immunsuppression.
- Im randomisierten Vergleich Interferon-α deutlich überlegen (Rate an kompletten Remissionen: 76 % versus 11 %).
- Üblicherweise werden 4 g/m^2 i. v. alle 2–3 Wochen bis zum Erreichen einer maximalen Response verabreicht (in der Regel 8–9 Zyklen).
- Pentostatin wird hauptsächlich renal eliminiert → Dosisadaptation bei Vorliegen einer Nierenfunktionseinschränkung.
- Bei unzureichendem Ansprechen kann der Wechsel auf Cladribin bzw. die kombinierte Gabe mit einem Anti-CD20-Antikörper erwogen werden.
- Bei therapiebedürftigem Rezidiv nach längerem Remissionsintervall (> 3 Jahre) wird eine erneute Pentostatin-Therapie empfohlen, wobei auch hier mit jeder Therapielinie von einer Abnahme der Qualität und Dauer der Response ausgegangen werden muss.

▶ **Andere Chemotherapeutika**:
- Bendamustin (70–90 mg/m^2 i. v.) oder Fludarabin (40 mg/m^2 p. o. über 5 Tage) über 4–6 Zyklen jeweils in Kombination mit Rituximab (375 mg/m^2) als mögliche Salvage-Option bei refraktärer Erkrankung bei allerdings nur dürftiger Datenlage (n = 12 bzw. n = 15 Patienten).

Immuntherapie

▶ **Interferon-α**:
- Erste zugelassene medikamentöse Therapie für Haarzell-Leukämie,
- übliche Dosierung: 2–3 Mio Einheiten s. c. 3-mal/Woche über 18–24 Monate, insbesondere bei niedrigerer Dosierung auch längere Behandlungsdauer möglich.
- Häufigste Nebenwirkungen: Grippe-ähnliche Symptome, Fatigue, Appetitlosigkeit, depressive Verstimmung, Neurotoxizität.
- Aufgrund deutlich geringerer Ansprechraten als Purinanaloga (Gesamtansprechen ca. 75 %, komplette Remissionen < 20 %) heutzutage nicht mehr erste Wahl.
- Möglicher Einsatz bei Haarzell-Leukämie: Kontraindikation gegen Purinanaloga wie beispielsweise Schwangerschaft, floride (atypische) Infektionen, ausgeprägte Komorbidität.

▶ **Rituximab**:
- Übliche Dosierung bei Haarzell-Leukämie: 4–8 Applikationen zu 375 mg/m^2 i. v. in wöchentlichem Abstand,
- gute Verträglichkeit mit bekanntem Nebenwirkungsprofil wie bei anderen indolenten Non-Hodgkin-Lymphomen,
- uneinheitliche Datenlage durch meist sehr kleine Studien und unterschiedliche Studiendesigns bzw. Patientenpopulationen,
- Ansprechraten unter Monotherapie bei rezidivierter/refraktärer Erkrankung bis zu 80 %, davon bis zu 50 % komplette Remissionen,
- Anwendung als Immunchemotherapie bei rezidivierter/refraktärer Erkrankung auch in Kombination mit Purinanaloga (sequenziell oder gleichzeitig) möglich, wobei hier die Rate an kompletten Remissionen deutlich höher ist als bei Monotherapie (> 90 %),
- Der Stellenwert einer Immunchemotherapie bei Erstlinientherapie, insbesondere zur Eradikation einer minimalen Resterkrankung, ist unklar und wird daher nicht empfohlen.

▶ **Moxetumomab Pasudotox**:
- Immunkonjugat aus Anti-CD22-Antikörper und Pseudomonas Exotoxin.
- Derzeit Testung in klinischen Studien bei rezidivierter/refraktärer Erkrankung mit Ansprechrate > 70 %, davon 47 % komplette Remissionen,
- außerhalb von klinischen Studien noch nicht verfügbar.

BRAF-Inhibitoren
▶ Die Haarzell-Leukämie-Zellen weisen in > 98 % der Fälle die aktivierende *BRAF-V600E*-Mutation auf, was neue Möglichkeiten zur zielgerichteten Therapie eröffnet: Inhibition des BRAF/MEK/ERK-Signaltransduktionswegs

> **❗ Merke**
> *IGHV4–34*-mutierte Haarzell-Leukämie und Haarzell-Leukämie-Variante weisen keine *BRAF*-Mutation auf, sodass vor einer evtl. BRAF-Inhibitor-Therapie das Vorliegen einer *BRAF-V600E*-Mutation verifiziert werden sollte.

▶ Laufende Studien sollen klären, ob wie beim Melanom die zusätzliche Gabe eines MEK-Inhibitors (z. B. Trametinib, Cometinib) die Wirksamkeit von BRAF-Inhibitoren bei der Haarzell-Leukämie erhöhen und die Rate an kutanen Zweitneoplasien reduzieren kann.
▶ **Vemurafenib:**
  • Wirksamkeit demonstriert in zwei prospektiven klinischen Studien mit 28 und 26 Patienten, sowie einer retrospektiven Analyse von 21 Patienten mit rezidivierter/refraktärer Erkrankung (Ansprechrate > 95 %, davon bis zu ca. 40 % komplette Remissionen).
  • Im indirekten Vergleich mit Purinanaloga, Anti-CD20-Antikörpern oder Interferon-α kommt es durch Vemurafenib zu einer rascheren Besserung der kritischen Zytopenie (meist bereits nach wenigen Tagen).
  • Verwendet wurden Dosierungen zwischen 1-mal 240 mg und 2-mal 960 mg/Tag; optimale Dosierung bei Haarzell-Leukämie ist unklar.
  • Therapiedauer meist über 3–4 Monate, Berichte zur erfolgreichen Langzeitanwendung > 2 Jahre; optimale Therapiedauer unklar.
  • Unerwünschte Wirkungen:
    – In Melanomstudien mit Vemurafenib bei bis zu 30 % der Patienten kutane Zweitneoplasien (Plattenepithelkarzinome, Keratoakanthome).
    – Hinweise darauf, dass BRAF-Inhibitoren über eine paradoxe ERK-Aktivierung die Progression RAS-mutierter Neoplasien begünstigen können. Ob dadurch die evtl. erhöhte Malignomrate bei Haarzell-Leukämie Patienten weiter gesteigert wird, ist unklar.
    – Häufigste Nebenwirkungen von Vemurafenib sind Exanthem, gesteigerte Photosensitivität der Haut, Arthralgien, Fieber und Erhöhung der Transaminasen.

> **✓ Praxistipp**
> Trotz eindrücklicher Wirksamkeit sollte bei unklarer Datenlage bezüglich Dosierung/Dauer und potenziell erhöhtem Malignomrisiko (kutane und andere Neoplasien) die Anwendung von Vemurafenib bei der Haarzell-Leukämie nur nach sorgfältiger Nutzen-Risiko-Abwägung erfolgen. Außerdem sollten bis zum Vorliegen präziserer Daten Dosis und Behandlungsdauer möglichst gering gehalten werden.

Pharmakologische Supportivtherapie
▶ Die T-Helferzellen können über mehrere Monate auf Werte < 200/µl abfallen und erreichen im Median erst nach über 3 Jahren wieder Normalwerte. Daher wird eine Pneumocystis-Prophylaxe mit Trimethoprim/Sulfametrol (z. B. 800/160 mg 3-mal/Woche) empfohlen.
▶ Empfehlenswert ist eine Herpes-simplex-Virus-Prophylaxe mit z. B. Valacyclovir (2-mal 500 mg/Tag).
▶ Nach durchgemachter Hepatitis-B-Infektion → HBV-DNA-Monitoring und ggf. prophylaktische Gabe eines Virostatikums (z. B. Entecavir, Tenofovir).

▶ Bei hohem individuellem Risiko (z. B. parallel erforderliche Steroidtherapie, hohes Expositionsrisiko, etc.) ist auch die Gabe einer antibiotischen und/oder antimykotischen Prophylaxe zu diskutieren.

▶ Der Nutzen einer prophylaktischen G-CSF-Gabe ist nicht gesichert, kann aber im Einzelfall sinnvoll sein.

Operative Therapie

▶ Die Splenektomie stellte die erste effektive Therapieoption für die Haarzell-Leukämie dar. Sie führt in bis zu 70 % der Fälle zu einer Normalisierung des Blutbilds.

▶ Durch die mittlerweile verfügbaren, hocheffektiven systemischen Behandlungsoptionen ist die Splenektomie obsolet geworden, kann jedoch in ausgewählten Indikationen erwogen werden:

• bei Vorliegen einer dringenden Therapieindikation bei Schwangeren,

• bei akuten, mit der Splenomegalie assoziierten Beschwerden (Milzruptur, -infarkt, etc.),

• bei Persistieren einer signifikanten Panzytopenie trotz systemischer Therapie.

Nachsorge

▶ Die Haarzell-Leukämie ist eine chronische Erkrankung, die einer dauerhaften Kontrolle bzw. Nachsorge bedarf.

▶ Kein internationaler Standard, sondern individualisiertes, risikoadaptiertes Vorgehen mit verschiedenen Kontrollintervallen (inkl. Anamnese, klinische Untersuchung, Differenzialblutbild) zwischen

• monatlich (z. B. unmittelbar nach Abschluss einer Therapie, bei beginnender klinischer Symptomatik oder progredienter Zytopenie) und

• 3- bis 6-monatlich (z. B. bei stabilen hämatologischen Befunden).

▶ Regelmäßige abdominelle Sonografien zur Verlaufskontrolle der Milzgröße (z. B. alle 6–12 Monate).

▶ Teilnahme der Patienten an allgemein anerkannten onkologischen Vorsorge- und Früherkennungsprogrammen, weil Haarzell-Leukämie-Patienten möglicherweise ein im Vergleich zur Normalbevölkerung erhöhtes Malignomrisiko haben.

Verlauf und Prognose

▶ Durch die Verbesserung der Behandlungsmodalitäten konnte die Prognose von Patienten mit Haarzell-Leukämie in den letzten Jahren deutlich verbessert werden.

▶ Bei adäquater Behandlung kann für den Großteil der Patienten, insbesondere für jene, die eine komplette Remission erreichen, eine normale Lebenserwartung angenommen werden.

▶ Ohne Behandlung versterben ca. 50 % der Patienten innerhalb von 5 Jahren.

5.20 Morbus Waldenström

Christian Buske

Definition

▶ Der Morbus Waldenström ist definiert durch den Nachweis eines lymphoplasmozytischen Lymphoms im Knochenmark und eines monoklonalen IgM im Serum.

Epidemiologie

Häufigkeit

▶ In Europa beträgt die Inzidenz des Morbus Waldenström geschätzt 4,2 (Frauen) bzw. 7,3 (Männer) pro 1 Mio Einwohner.

Altersgipfel

▶ Im Median sind die Patienten bei Diagnosestellung 68 Jahre alt.

Geschlechtsverteilung

▶ Männer sind deutlich häufiger als Frauen betroffen.

Prädisponierende Faktoren

▶ Bei ca. 20 % der Patienten findet sich eine familiäre Häufung für eine B-Zell-Neoplasie.
▶ Dem Morbus Waldenström kann eine monoklonale IgM-Gammopathie unbestimmter Signifikanz (MGUS) vorausgehen.

Ätiologie und Pathogenese

▶ Der Morbus Waldenström ist eine klinisch und genetisch heterogene Erkrankung:
  • Das *MYD88*-Gen ist bei > 90 % der Patienten mutiert.
  • Bei bis zu 40 % der Patienten ist das *CXCR4*-Gen mutiert.
▶ Die *MYD88-L 265P*-Mutation bei Morbus Waldenström bewirkt auf zellulärer Ebene in den Tumorzellen eine Aktivierung des Bruton-Tyrosinkinase-Wegs und führt zu einer Aktivierung der NFkB-Aktivität. Diese Mutation ist keine für Morbus Waldenström spezifische Mutation, sondern kommt auch bei anderen B-Zell-Lmphomen vor, allerdings nicht in der Häufigkeit.
▶ Auch die *CXCR4*-Mutation ist eine aktivierende Mutation, die zu einer konstitutiven Aktivierung des Rezeptors führt und die bei Patienten mit einer höhergradigen Knochenmarkinfiltration einhergeht.
▶ Bislang wurden auf Basis dieser Mutation 3 Genotypen beschrieben, die durch den Mutationsstatus der beiden beschriebenen Gene definiert werden:
  • MYD88 mutiert/CXCR4 Wildtyp (Genotyp 1),
  • MYD88 mutiert/CXCR4 mutiert (Genotyp 2),
  • MYD88 Wildtyp/CXCR4 Wildtyp (Genotyp 3).
▶ Studiendaten legen nahe, dass die Unterteilung in Genotypen klinische Implikationen haben könnte, da Patienten mit rezidiviertem Morbus Waldenström mit Genotyp 1 sehr gut, mit Genotyp 2 intermediär und mit Genotyp 3 schlechter auf eine Ibrutinib-Therapie ansprachen.

Klassifikation und Risikostratifizierung

▶ Der Morbus Waldenström ist den indolenten Lymphomen zugeordnet.
▶ Die Prognose der Erkrankung zeigt eine große Bandbreite, daher hat die Bestimmung von Risikofaktoren eine hohe Bedeutung.
▶ Das „International Scoring System for Waldenström's macroglobulinemia" (ISSWM) ermöglicht die prognostische Klassifizierung neu diagnostizierter Patienten.
▶ Entscheidende Faktoren sind
  • Alter,
  • Höhe des Beta-2-Mikroglobulins,
  • Zytopenien und
  • Höhe der Gammopathie.
▶ Der prognostische Index unterscheidet 3 Risikogruppen (Tab. 5.45, Tab. 5.44).

Tab. 5.44 • Internationaler Prognostischer Index Morbus Waldenström (ISSWM): Risikofaktoren.

Risikofaktoren	Score-Punkte
Alter	Tab. 5.45
Hb-Wert ≤ 11,5 g/dl	1
Thrombozyten ≤ 100 × 10⁹/l	1
β2-Mikroglobulin > 3 mg/l	1
Monoklonales IgM > 7 g/dl	1

Tab. 5.45 • Internationaler Prognostischer Index Morbus Waldenström (ISSWM): Überleben je nach Risikogruppe.

Risikogruppe*	5-Jahres-Gesamtüberleben
Niedrig ≤ 65 Jahre und ≤ 1 Punkt	87 %
Intermediär > 65 Jahre/ ≤ 65 Jahre und 2 Punkte	68 %
Hoch ≥ 3 Punkte (altersunabhängig)	36 %

*Tab. 5.44

Symptomatik

▶ Die Klinik des Morbus Waldenström lässt sich einteilen in:
- Symptome, die durch den Lymphombefall im Knochenmark oder in der Milz hervorgerufen werden,
- Symptome, die auf die IgM-Gammopathie zurückzuführen sind.
▶ Die Infiltration des Knochenmarks mit Lymphomzellen schränkt die physiologische Hämatopoese ein. Typische Folgen sind:
- Anämie (70 %),
- Leukopenie (10 %),
- Thrombopenie (30 %).
▶ Neben einer B-Symptomatik mit Gewichtsverlust, Nachtschweiß und Fieber häufig Müdigkeit und Erschöpfung (85 %).
▶ Weitere Charakteristika: erhöhtes Infektionsrisiko und eine erhöhte Blutungsneigung.
▶ Infiltration der verschiedenen Organe führt in ca. 40 % der Fälle zu einer Lymphadenopathie und bei etwa 30 % der Patienten zu einer Hepatosplenomegalie. Die Splenomegalie kann im fortgeschrittenen Stadium Ursache für abdominale Beschwerden sein.
▶ Die hohe IgM-Konzentration bei Morbus Waldenström führt möglicherweise zu einem Hyperviskositäts-Syndrom:
- Zirkulierende große IgM-Moleküle bilden Aggregate, binden vermehrt Wasser und erhöhen den osmotischen Druck.
- Dies beeinträchtigt die Fließeigenschaften und die Mikrozirkulation: Etwa 5 % der Patienten weisen eine Raynaud-Symptomatik auf.
▶ Durch Anlagerung von IgM ist eine Schädigung peripherer Nerven möglich: Etwa 20 % der Patienten klagen über neurologische Einschränkungen wie Sehstörungen,

Schwindel, Bewusstseinsstörungen, Gangstörungen und/oder ein periphere Neuropathie.
▶ Selten sind hingegen Leichtketten-Amyloidosen, Kryoglobulinämien oder durch IgM-Kälteagglutinine ausgelöste Symptome.

Diagnostik

Diagnostisches Vorgehen

▶ Der Morbus Waldenström ist häufig ein Zufallsbefund bei älteren Menschen:
  • Beim Routine-Laborcheck fällt ein M-Gradient vor oder innerhalb der Gamma-Fraktion der Serum-Eiweiß-Elektrophorese auf, dessen Ursache weiter verfolgt wird.
▶ In einigen Fällen führt die Abklärung einer Lymphknotenvergrößerung oder einer peripheren Neuropathie zur Diagnose.

Anamnese

▶ Frage nach B-Symptomatik, Erschöpfung, Infektneigung, abdominalen Beschwerden, neurologischen Störungen, Lymphomerkrankungen in der Verwandtschaft.

Körperliche Untersuchung

▶ Untersuchung auf Lymphadenopathie, Hepatosplenomegalie, periphere Neuropathie, bei Verdacht auf Hyperviskosität Augenhintergrundspiegelung.

Labor

▶ Die Bestimmung der monoklonalen IgM-Serumkonzentration hat v. a. eine Bedeutung für die Therapiesteuerung und für die Beurteilung der Remission. Für die Diagnose reicht der alleinige Nachweis einer monoklonalen IgM-Gammopathie nicht aus, da diese Veränderung auch bei einigen anderen B-Zell-Lymphomen und bei MGUS auftreten kann.
▶ Die Lymphomzellen sind durch folgenden Immunphänotyp charakterisiert: Die Expression der Oberflächenmarker ist
  • positiv für CD19, CD20, CD22, CD25, CD27, CD38, FMC 7,
  • negativ für CD103 und
  • variabel für CD5, 10, 23 und CD138.
▶ Dieses Muster hilft bei der differenzialdiagnostischen Abgrenzung zu anderen Non-Hodgkin-Lymphomen und zum IgM-Myelom (s. Abschnitt: Differenzialdiagnosen (S. 560)).

Histologie, Zytologie und klinische Pathologie

Knochenmarkdiagnostik
▶ Für die Diagnosestellung ist der histologische Nachweis eines Morbus Waldenström im Knochenmark (Knochenmarkbiopsie) mit gleichzeitigem Nachweis eines monoklonalen IgM-Proteins (Immunfixation) obligat.

Differenzialdiagnosen

▶ Hinter einer IgM-Gammopathie kann sich eine Reihe von Erkrankungen verbergen. Mögliche Differenzialdiagnosen bei Morbus Waldenström sind:
  • Monoklonale Gammopathie unklarer Signifikanz (MGUS; am häufigsten),
  • IgM-Myelom,
  • Marginalzonen-Lymphom,
  • Mantelzell-Lymphom,
  • Chronisch lymphatische Leukämie (CLL),
  • Follikuläres Lymphom,
  • IgM-assoziierte Erkrankungen, z. B. Kryoglobulinämie, kälteagglutinininduzierte hämolytische Anämie und periphere Neuropathien.

Therapie

Therapeutisches Vorgehen

▸ Bei asymptomatischem Morbus Waldenström „Watch and wait"-Strategie.
▸ Bei Auftreten von lymphom- und IgM-bedingten Symptomen ist eine Therapie indiziert, die sich nach dem Allgemeinzustand und den Komorbiditäten des Patienten richtet.
▸ Kriterien dafür, auch bei Beschwerdefreiheit eine Therapie in Erwägung zu ziehen:
  • Vorliegen einer lymphombedingten Zytopenie/Anämie.
  • Ein hohes IgM bei Beschwerdefreiheit ist per se keine Behandlungsindikation, allerdings sollte bei IgM-Werten > 5 g/dl oder bei einer raschen Zunahme des IgM im Verlauf der Beginn einer Therapie diskutiert werden.
▸ Ein Algorithmus zum therapeutischen Vorgehen in der Erstlinientherapie ist in Abb. 5.39; das Vorgehen im Rezidiv zeigt Abb. 5.40.

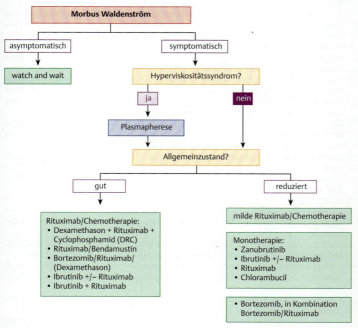

Abb. 5.39 • Morbus Waldenström, Erstlinientherapie. Therapeutisches Vorgehen bei Morbus Waldenström: Therapieempfehlungen in der Erstlinientherapie. (Basierend auf: Buske C, Leblond V. How to manage Waldenstrom's macroglobulinemia. Leukemia 2013; 27(4): 762–772, Buske C, Leblond V et al. Waldenstrom's macroglobulinaemia: ESMO Clinical Practice Guidelines for diagnosis, treatment and follow-up. Annals of oncology: official journal of the European Society for Medical Oncology/ESMO 2013; 24(6): vi155–159)

Pharmakotherapie

Kausale Pharmakotherapie

Erstlinientherapie

► Erstlinientherapie bei Morbus Waldenström: **Rituximab/Chemotherapie** weiterhin als Standard (Abb. 5.39).

► Empfohlen wird hierbei eine Kombination aus dem monoklonalen CD20-Antikörper Rituximab (bei Unverträglichkeit alternativ Ofatumumab) mit Bendamustin (BR) oder mit Cyclophosphamid und Dexamethason (DRC):

• Die Daten zu BR beruhen auf eine Subgruppenanalye einer randomisierten Phase-III-Studie, in der bei insgesamt 40 Morbus Waldenström-Patienten Rituximab/ Bendamustin eine hohe Effektivität zeigte.

• Das DRC-Regime hat den Vorteil, dass es nicht intravenös verabreicht werden muss, da Dexamethason und Cyclophosphamid oral, Rituximab ab dem zweiten Zyklus bei guter Verträglichkeit subkutan verabreicht werden können. Es induziert Ansprechen um 80 % und zeigt kaum Grad-3/4-hämatopoetische Toxizität.

► **Ibrutinib** oder **Zanubrutinib** ist bei insbesondere älteren Patienten, die nicht für eine Rituximab/Chemotherapie geeignet sind, eine weitere beim Morbus Waldenström zugelassene Therapieoption. Ibrutinib in Kombination mit Rituximab ist insbesondere bei Patienten mit CXCR4 Mutation und MYD88 Wildtyp zu empfehlen.

► **Fludarabinhaltige Schemata** wie R-FC sind hocheffektiv, allerdings z. T. sehr nebenwirkungsreich mit oft ausgeprägter und langanhaltender Myelotoxizität. Deswegen werden fludarabinhaltige Therapien nicht empfohlen.

► Eine weitere Therapieoption ist die Kombination des Proteasom-Inhibitors **Bortezomib mit Rituximab**. Diese Kombination zeigte in mehreren Phase-II-Studien hohe Gesamtansprechraten von fast 90 %. Eine unter Bortezomib auftretende Neuropathie lässt sich durch eine einmalige wöchentliche subkutane Gabe reduzieren.

► Bei einzelnen Patienten mit Komorbitäten und schlechtem Allgemeinzustand ist die **Rituximab-Monotherapie** eine sehr gute Therapiemöglichkeit. Die Gefahr eines IgM-Flares, eines krisenhaften Anstiegs des IgM, sollte allerdings beachtet werden.

► Eine **Rituximab-Erhaltungstherapie** nach initialer Induktion mit R-Bendamustin ist beim Morbus Waldenström in einer prospektiven randomisierten Studie nicht mit einem verlängerten PFS assoziiert und wird deshalb außerhalb von klinischen Studien nicht empfohlen.

Rezidivtherapie

► Rezidivtherapie – Bedeutung chemotherapiefreier Ansätze.

► Auch im Rezidiv wird der Morbus Waldenström nur bei Therapiebedürftigkeit behandelt.

► Zunächst stellt auch in der Rezidivtherapie die **Rituximab-Chemotherapie** sowie **Zanubrutinib** oder **Ibrutinib** mit oder ohne Rituximab die Therapie der Wahl dar:

• Liegt Remissionsdauer bei > 24 Monaten, kann die Erstlinientherapie wiederholt werden, oder als Alternative ein Wechsel zu einer nicht-kreuzresistenten Rituximab-Chemotherapie versucht werden.

• Liegt die Remissionsdauer < 24 Monaten, sollte ein Wechsel der Rituximab-Chemotherapie in Betracht gezogen werden. Insbesondere bei jüngeren Patienten sollte in diesem Fall auf stammzelltoxische Substanzen verzichtet werden, besonders wenn noch keine Stammzellapherese erfolgt ist.

► **Bortezomib/Rituximab-Kombination** ist im Rezidiv eine wertvolle Alternative nach initialer Rituximab/Chemotherapie, insbesondere bei hohen IgM-Werten.

► Mit **Ibrutinib** bzw. **Zanubrutinib** steht eine für den Morbus Waldenström im Rezidiv zugelassene orale Medikation zur Verfügung, die sehr gut verträglich ist:

• In Phase-II-Studie beim rezidivierten und refraktären Morbus Waldenström hohe Effektivität von Ibrutinib gezeigt (Dosis 420 mg/Tag).

• Höhergradige Hämatotoxizität oder ein IgM-Flare, wie er für Rituximab beschrieben wird, trat unter der Therapie nicht auf.

- Gesamtansprechrate lag bei 90,5 % bei hohen „Major Response"-Raten von 70 % und einem Ansprechen meist innerhalb der ersten 8 Wochen.
- Ibrutinib ist damit auch eine attraktive innovative Therapieoption in der Rezidivsituation, insbesondere bei Patienten, bei denen es nach R-Chemotherapie rasch zu einem Rezidiv kommt, die bereits multiple R-Chemotherapien erhalten haben oder aufgrund von Komorbiditäten keine Chemotherapie tolerieren.
- Ibrutinib mit Rituximab kombiniert zeigte in einer Phase III Studie eine genotypunabhängige Effektivität und ist für Patienten mit CXCR4 Mutation oder MYD88 Wildtyp zu empfehlen.
- In einer prospektiv randomisierten Phase III Studie konnte Zanubrutinib im direkten Vergleich zu Ibrutinib in einem höheren Prozentsatz der Patienten tiefe Remission erzielen bei vergleichbarem PFS und OS. Dabei war die Verträglichkeit von Zanubrutinib besser als Ibrutinib, insbesondere hinsichtlich kardialer Toxizität.
- Auch bei Patienten mit nicht-mutierten MYD88 konnte Zanubrutinib sehr gute Ansprechraten in einer Beobachtungsstudie erzielen.
▶ Bei Patienten mit klinisch aggressivem Verlauf ist eine Hochdosistherapie, gefolgt von einer **autologen Stammzelltransplantation** eine wichtige Therapieoption. Die allogene Stammzelltransplantation sollte aufgrund der hohen transplantationsassoziierten Morbidität und Mortalität nur innerhalb von Studien erwogen werden (Abb. 5.40).

Therapie von IgM-assoziierten Krankheitsbildern
Hyperviskosität
▶ Bei symptomatischem Hyperviskositätssyndrom muss standardmäßig eine Plasmapherese erfolgen.
▶ Es existiert kein allgemein anerkannter Serum-IgM-Wert, ab dessen Überschreitung eine Plasmapherese auch bei asymptomatischen Patienten zu erfolgen hat.

Neuropathie
▶ Behandlung hängt von der Stärke der Neuropathie ab sowie davon, ob eine schnelle Zunahme der Neuropathie zu verzeichnen ist:
- Keine oder geringe, nicht beeinträchtigende Symptome: zunächst „Watch and wait"-Strategie,
- leichte oder nur langsam zunehmende Neuropathie: Versuch einer Monotherapie mit Rituximab. Zu beachten ist, dass Verbesserungen nach Beginn der Rituximabtherapie länger als ein halbes Jahr dauern können.
- Schwere Symptome oder sich rasch entwickelnde Neuropathie: Rituximab/Chemotherapie, z. B. DRC oder Ibrutinib bzw. Zanubrutinib.

Kälteagglutininkrankheit
▶ Die normalerweise extravaskuläre Hämolyse spricht nur unzureichend auf Kortikosteroide oder Splenektomie an.
▶ Empfehlung: Monotherapie mit Rituximab oder eine Rituximab/Chemotherapie.

Nachsorge
▶ Außerhalb von Studien umfassen die Verlaufskontrollen und Nachsorge bei Morbus Waldenström Anamnese, körperliche Untersuchung, Blutbild, klinische Chemie und Quantifizierung von IgM:
- alle 3–6 Monate über 2 Jahre,
- danach alle 6 Monate über weitere 3 Jahre,
- anschließend jährlich.
▶ Radiologische oder Ultraschalluntersuchungen werden alle 6 Monate über 2 Jahre nur bei initial pathologischen Befunden empfohlen, danach jährlich.

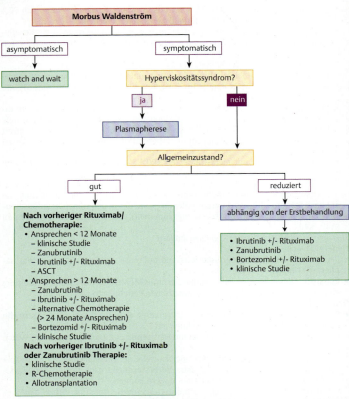

Abb. 5.40 • Morbus Waldenström, Rezidivtherapie. Therapieempfehlungen bei Morbus Waldenström im Rezidiv. (Basierend auf: Buske C, Leblond V. How to manage Waldenstrom's macroglobulinemia. Leukemia 2013; 27(4): 762–772, Buske C, Leblond V et al. Waldenstrom's macroglobulinaemia: ESMO Clinical Practice Guidelines for diagnosis, treatment and follow-up. Annals of oncology: official journal of the European Society for Medical Oncology/ESMO 2013; 24(6): vi155–159)

 Merke

Besondere Aufmerksamkeit gilt dem Erkennen von Rezidiven und Sekundärneoplasien, einschließlich sekundärer Leukämie.

Verlauf und Prognose

▶ Die Risikostratifizierung erfolgt nach dem International Scoring System for Waldenström's macroglobulinemia (= ISSWM) (s. Abschnitt: Klassifikation und Risikostratifizierung (S. 558)).

▶ In einer retrospektiven Analyse betrug das 5-Jahres-Gesamtüberleben für Patienten mit Morbus Waldenström 87 % und das 10-Jahres-Gesamtüberleben 69 %. Dabei muss berücksichtigt werden, dass in das Gesamtüberleben auch Todesfälle eingehen, die nicht auf Morbus Waldenström zurückzuführen sind.

5.21 Plasmazellneoplasie

Hartmut Goldschmidt

Definition

▶ Das MM ist eine maligne lymphoproliferative B-Zell-Erkrankung.
▶ Durch die Akkumulation und Proliferation von malignen, monoklonalen Plasmazellen im Knochenmark gekennzeichnet.
▶ Das symptomatische MM manifestiert sich durch
  • eine Insuffizienz der Hämatopoese,
  • Hyperkalzämie,
  • Nierenschäden sowie
  • Knochendestruktionen (Osteolysen und/oder Osteopenie).
▶ Biomarker wurden zur Therapieeinleitung definiert:
  • Anteil klonaler Plasmazellen im KM ≥ 60 % in der Zytologie o. Histologie,
  • FLC-Ratio ≥ 100 und Konzentration der betroffenen FLC ≥ 100 mg/l,
  • mehr als eine fokale Läsion im MRT ≥ 5 mm.
▶ Das symptomatische MM und die Therapieindikation durch die Biomarker führte zum Begriff therapiepflichtiges MM.

Epidemiologie

Häufigkeit

▶ Mit einer Inzidenz von ca. 6 Erkrankungen pro 100.000 Einwohner/Jahr gehört das MM zu den seltenen malignen Erkrankungen in Europa.
▶ Inzidenz In Deutschland: ca. 6500 Patienten/Jahr

Altersgipfel

▶ medianes Alter zum Zeitpunkt der Diagnose ca. 70 Jahre

Geschlechtsverteilung

▶ Männer sind etwas häufiger betroffen als Frauen.

Prädisponierende Faktoren

▶ Es wird eine familiäre Häufung beschrieben, die Rolle von radioaktiver Strahlung und Chemikalien wird diskutiert.

Ätiologie und Pathogenese

▶ Ätiologie der Erkrankung ist unbekannt.
▶ Ionisierende Strahlen konnten in einzelnen Fällen als Auslöser identifiziert werden.
▶ Chromosomale Veränderungen in den Tumorzellen sind zum Zeitpunkt der Diagnosestellung bei fast allen Patienten nachweisbar, Einteilung in hyperdiploide und durch Translokation oder Deletion gekennzeichnete genetische Gruppen mit prognostischer Relevanz möglich.

Klassifikation und Risikostratifizierung

Klassifikation

▶ Die Definition für die MGUS, das SMM und das MM sowie die Abgrenzung der 3 Entitäten wurden von der International Myeloma Working Group (IMWG) erstmals 2003 publiziert.

▶ 2014 wurde durch die IMWG ein Hochrisiko-Smoldering-Myeloma neu definiert.
▶ Neu ist die Festlegung von Biomarkern, welche eine Therapiepflichtigkeit definieren (Tab. 5.46).
▶ Kriterien für die Definition des therapiepflichtigen MM sind:
  • Prozentualer Anteil der klonalen Plasmazellen im Knochenmark ≥ 10 % oder durch Biopsie nachgewiesenes Knochen- oder extramedulläres Plasmozytom **und**
  • eine Endorganschädigung (CRAB-Kriterium) oder ein Biomarker (SLIM-Kriterium) (Tab. 5.46).

Tab. 5.46 • **Aktualisierte Diagnosekriterien (2014) für das symptomatische Multiple Myelom der International Myeloma Working Group: Einteilung der Endorganschäden und Biomarker.**

Kriterium	Symbol	Beschreibung
Endorganschäden (mindestens eins der genannten vier) – CRAB	C (= Calcium elevation)	Hyperkalzämie (Konzentration im Serum > 11 mg/dl oder 0,25 mmol/l über dem Normwert)
	R (= Renal impairment)	Niereninsuffizienz (Kreatinin > 2 mg/dl oder Kreatinin-Clearance < 40 ml/min)
	A (= Anemia)	Anämie (Hämoglobinkonzentration < 10 g/dl oder > 2 g/dl unter dem Normwert)
	B (= bone disease)	Knochenerkrankung (eine oder mehrere Osteolysen nachgewiesen durch Projektionsradiografie, CT oder PET-CT)
Biomarker (mindestens ein Biomarker nachweisbar) – SLIM	S (= 60 % bone marrow plasma cells)	Anteil der klonalen Plasmazellen im Knochenmark ≥ 60 %
	Li (= Light chain ratio)	Verhältnis von beteiligten zu unbeteiligten freien Leichtketten im Serum ≥ 100 (Werte basieren auf dem Serum Freelite Assay von Binding Site)
	M (= Magnetic resonance imaging)	Mehr als eine fokale Läsion im MRT ≥ 5 mm

Basierend auf:
Rajkumar SV. Multiple Myeloma: 2022 Update on Diagnosis, Risk Stratification, and Management. Am J Hematol. 2022; 97: 1086-1107

Risikostratifizierung

▶ Es werden durch die Bestimmung der Konzentration des Albumins und des β2-Mikroglobulins im Serum 3 ISS-Stadien definiert. Diese 3 Stadien korrelieren mit der Prognose (Tab. 5.47).
▶ Zytogenetische Risikofaktoren sind ebenfalls beschrieben. Hierbei korrelieren die Amplifikation von 1q, 17p-Deletion, t(14;16) sowie t(4;14)-Translokation mit einer schlechten Prognose.
▶ Die alleinige Deletion von 13q gilt nicht mehr als unabhängiger Risikofaktor.
▶ Durch die Kombination von Zytogenetik und ISS ist eine sehr gute Prognosevorhersage möglich.
▶ Eine weitere Risikoklassifikation beruht auf den Parametern ISS, Zytogenetik und LDH.

Tab. 5.47 • International Staging System (ISS) zur Prognoseabschätzung des Multiplen Myeloms.

Risikoklassifikation der IMF zur Prognoseabschätzung		Mediane Überlebenszeit (in Monaten)
I	β2-Mikroglobulin < 3,5 mg/l und Albumin ≥ 35 g/l	62
II	β2-Mikroglobulin < 3,5 mg/l und Albumin < 35 g/l **oder** β2-Mikroglobulin 3,5 bis < 5,5 mg/l	44
III	β2-Mikroglobulin ≥ 5,5 mg/l	29

Basierend auf:
Hillengass J, Delorme S. Multiple Myeloma: Current Recommendations for Imaging. Radiol. 2012; 52: 360–365

Symptomatik

▶ Mehrzahl der Patienten mit Multiplem Myelom (70–80 %) wird im fortgeschrittenen, behandlungspflichtigen Stadium diagnostiziert.
▶ Häufige Symptome sind:
  • Knochenschmerzen,
  • Anämie,
  • Leistungsinsuffizienz,
  • Nierenfunktionsverschlechterung,
  • Hyperkalzämie,
  • vermehrte Infektionen.

Diagnostik

Diagnostisches Vorgehen

▶ Durch die frühzeitige Diagnosestellung können irreversible Organschäden verhindert werden.
▶ Moderne Diagnostik gewährleistet eine schnelle Diagnosesicherung des MM.
▶ Die Diagnostik unterscheidet sich in die Anamnese, klinischer Symptome, laborchemische Untersuchungen, Knochenmarkdiagnostik, die Bildgebung sowie immunphänotypische, molekularbiologische und zytogenetische Untersuchungen (Abb. 5.41).

Anamnese

▶ Bei der Anamnese ist besonders zu achten auf:
  • Knochenschmerzen,
  • Infektneigung,
  • Anämie-Symptome (z. B. Fatigue),
  • schäumenden Urin,
  • Polyneuropathie-Symptome,
  • Symptome der Hyperkalzämie.

Körperliche Untersuchung

▶ Die körperliche Untersuchung sollte beinhalten:
  • Zeichen der Anämie,
  • Schmerzen der Wirbelsäule (Abklärung durch z. B. Klopfen),
  • Blutungszeichen (Petechien, Hämatome),
  • Polyneuropathiezeichen, z. B. Schmerzen oder Empfindungsstörungen,
  • Ödeme,
  • Infektionsausschluss der Haut, z. B. Herpes zoster.

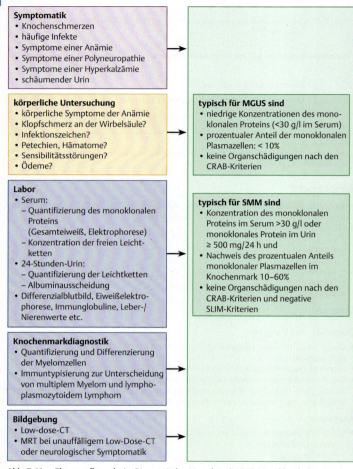

Symptomatik
- Knochenschmerzen
- häufige Infekte
- Symptome einer Anämie
- Symptome einer Polyneuropathie
- Symptome einer Hyperkalzämie
- schäumender Urin

körperliche Untersuchung
- körperliche Symptome der Anämie
- Klopfschmerz an der Wirbelsäule?
- Infektionszeichen?
- Petechien, Hämatome?
- Sensibilitätsstörungen?
- Ödeme?

typisch für MGUS sind
- niedrige Konzentrationen des monoklonalen Proteins (<30 g/l im Serum)
- prozentualer Anteil der monoklonalen Plasmazellen: < 10%
- keine Organschädigungen nach den CRAB-Kriterien

Labor
- Serum:
  - Quantifizierung des monoklonalen Proteins (Gesamteiweiß, Elektrophorese)
  - Konzentration der freien Leichtketten
- 24-Stunden-Urin:
  - Quantifizierung der Leichtketten
  - Albuminausscheidung
- Differenzialblutbild, Eiweißelektrophorese, Immunglobuline, Leber-/Nierenwerte etc.

typisch für SMM sind
- Konzentration des monoklonalen Proteins im Serum >30 g/l oder monoklonales Protein im Urin ≥ 500 mg/24 h und
- Nachweis des prozentualen Anteils monoklonaler Plasmazellen im Knochenmark 10–60%
- keine Organschädigungen nach den CRAB-Kriterien und negative SLIM-Kriterien

Knochenmarkdiagnostik
- Quantifizierung und Differenzierung der Myelomzellen
- Immuntypisierung zur Unterscheidung von multiplem Myelom und lymphoplasmozytoidem Lymphom

Bildgebung
- Low-dose-CT
- MRT bei unauffälligem Low-Dose-CT oder neurologischer Symptomatik

Abb. 5.41 • Plasmazellneoplasie. Diagnostisches Vorgehen. (MGUS: Monoklonale Gammopathie unbekannter Signifikanz; SMM: Smoldering Multiple Myeloma).

Labor

▶ Besonders zu achten ist auf die Quantifizierung des monoklonalen Proteins (Gesamteiweiß, Elektrophorese) und die Konzentration der freien Leichtketten im Serum.
▶ Die Urinuntersuchung ist essenziell, um die Leichtketten zu quantifizieren und die Albuminausscheidung zu analysieren.
▶ Eine hohe Albuminausscheidung im Urin zum Zeitpunkt der Diagnose muss zur differenzialdiagnostischen Abwägung einer AL-Amyloidose führen.
▶ Folgende Laborparameter werden empfohlen:
  • Blutbild einschließlich Differenzialblutbild,
  • plasmatische Gerinnung,

- Elektrolyte (Natrium, Kalium, Kalzium),
- Nierenretentionsparameter (Kreatinin inkl. berechneter GFR, Harnstoff),
- Gesamteiweiß und Albumin im Serum,
- Serumprotein-Elektrophorese (SPE) mit Bestimmung des M-Gradienten,
- Immunfixations-Elektrophorese im Serum und Urin,
- Immunglobuline (IgG, IgA, IgM) im Serum, quantitativ,
- freie Kappa- und Lambda-Leichtketten im Serum quantitativ inkl. Berechnung des Quotienten,
- Patienten mit asekretorischem Myelom, d. h. ohne M-Protein in der Elektrophorese des Serums, haben zu 50 % einen pathologischen FLC-Test (FLC: free light chain, freie Leichtketten),
- 24-h-Sammelurin zur Quantifizierung der Eiweißausscheidung und zur Quantifizierung der Leichtkettenausscheidung,
- LDH, GPT,
- β2-Mikroglobulin im Serum.

Bildgebende Diagnostik

CT
▶ Bildgebung erfolgte in der Vergangenheit über die Projektionsradiografie nach dem Pariser Schema.
▶ Diese wurde in Deutschland weitgehend durch die Low-dose-CT abgelöst.

MRT
▶ Für Frühformen der plasmazellulären Erkrankung eignet sich die MRT, um zeitig die Entwicklung eines symptomatischen Multiplen Myeloms vorherzusehen.
▶ Läsionen innerhalb des MRTs beim Smoldering Multiple Myeloma korrelieren mit einer erhöhten Progressionswahrscheinlichkeit und können eine Therapieindikation darstellen (siehe SLIM-Kriterien).

Histologie, Zytologie und klinische Pathologie

Knochenmarkdiagnostik
▶ Bestimmung der prozentualen Anzahl der Myelomzellen in der Zytologie und/oder Histologie.
▶ Zusätzlich Differenzierung der Myelomzellen hinsichtlich des Ausreifungsgrades (plasmoblastisch versus plasmozytisch).
▶ Die Immuntypisierung wird zunehmend angewandt. Hierbei kann eine differenzialdiagnostische Trennung zwischen Multiplem Myelom und Lymphoplasmozytoidem Lymphom erfolgen.

Praxistipp
Wichtig ist die Kenntnis der initialen Oberflächenantigenverteilung auf den Myelomzellen für die Bestimmung der minimal residual disease (MRD) im Laufe einer intensiven Therapie.

Differenzialdiagnosen

▶ Typisch für die **Monoklonale Gammopathie unbekannter Signifikanz** (MGUS) sind
- niedrige Konzentrationen des monoklonalen Proteins (< 30 g/l im Serum),
- prozentualer Anteil der monoklonalen Plasmazellen: < 10 %,
- keine Organschädigungen nach den CRAB-Kriterien.
- Eine MGUS wird bei ca. 1 % der > 50-Jährigen diagnostiziert.
▶ Für das **Smoldering Multiple Myeloma** (SMM) werden folgende Diagnosekriterien beschrieben:
- Konzentration des monoklonalen Proteins im Serum > 30 g/l oder monoklonales Protein im Urin ≥ 500 mg/24 h und

- Nachweis des prozentualen Anteils monoklonaler Plasmazellen im Knochenmark 10–60 %.
- Keine Organschädigungen nach den CRAB-Kriterien.

▶ Die MGUS oder das SMM gehen dem symptomatischen MM immer voraus:
  - Charakteristisch für diese beiden klonalen Plasmazellvermehrungen ist die Symptomfreiheit der Patienten.
  - Auch symptomfreie Patienten können therapiert werden, wenn mit einer Wahrscheinlichkeit von > 80 % in den nächsten 2 Jahren Endorganschädigungen zu erwarten sind.
  - Hierzu wurden Biomarker definiert (SLIM Kriterien in Tab. 5.46).
  - Diese asymptomatischen Patienten sollten möglichst in Studien behandelt werden.

▶ Zudem sollte die Abklärung von entzündlichen Erkrankungen, Osteoporose, malignen Lymphomen und Lupus erythematodes (hoher polyklonaler Plasmazellgehalt im Knochenmark) erfolgen.

Therapie

Therapeutisches Vorgehen

▶ Die Festlegung der initialen Therapie des MM erfolgt unter Berücksichtigung des Alters sowie des allgemeinen Gesundheitszustands der Patienten (Abb. 5.42).

▶ **Ältere Patienten**:
  - Ziel: Reduktion der Tumormasse durch eine den Komorbiditäten angepasste Therapie.
  - Aufgrund des Zulassungsstatus erfolgt die Behandlung meist mit einer Lenalidomid/Dexamethason- oder mit einer Melphalan/Prednison/Bortezomib-Therapie.
  - Die Addition eines CD-38 Antikörpers erhöht die Effektivität dieser Therapien und hat sich als neuer Standard etabliert.

▶ **Jüngere Patienten** (70–75 Jahre):
  - Ziel: Komplette Remission durch eine intensive Therapie; Erhöhung der Rate der langzeitüberlebenden Patienten.

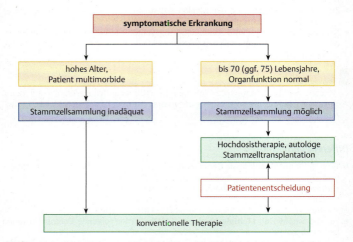

Abb. 5.42 • Multiples Myelom. Therapeutisches Vorgehen/Wahl des Therapieziels. (HDT = Hochdosistherapie, ABSZT = autologe Stammzelltransplantation).

- Durch eine primäre Hochdosistherapie wird die Prognose von Myelompatienten verbessert.
- Durch Intensivierung der Therapie vor und nach Hochdosistherapie erfolgt eine weitere Prognoseverbesserung. So erfolgt in Studien eine Behandlung vor Hochdosistherapie bereits als Dreierkombination in Verbindung mit einem CD-38 Antikörper.
- Bei der Konsolidierung nach Hochdosistherapie wird in Studien Dexamethason in der Regel mit einem Proteasomeninhibitor und einer immunmodulierenden Substanz kombiniert. Bei der Erhaltungstherapie hat sich Lenalidomid etabliert.

> **Merke**
> Die Therapie-Algorithmen, Dosierungen und Behandlungsdauer bei Erstdiagnose wandeln sich gegenwärtig schnell, weil zunehmend neue, hochwirksame Substanzen zur Verfügung stehen. Die Therapie des Multiplen Myeloms soll möglichst in Studien erfolgen.

Nachsorge

▶ Trotz zahlreicher neuer Behandlungsoptionen kommt es bei den meisten Patienten zu einem Rezidiv der Erkrankung.

▶ Das frühzeitige Erkennen durch regelmäßige Laborkontrollen und bildgebende Diagnostik ermöglicht eine schnelle erneute Therapie unter Berücksichtigung der Erstlinientherapie, der Dauer der Plateauphase sowie des allgemeinen Gesundheitszustandes des Patienten.

▶ Grundsätzlich sollte immer geprüft werden, ob die Rezidivtherapie im Rahmen von Studien erfolgen kann.

Verlauf und Prognose

▶ Durch intensive Therapie sowie die Einführung neuer Medikamente und Therapiekombinationen konnte die Lebenserwartung auf 6– 10 Jahre signifikant gesteigert werden.

▶ Die Heilung einzelner Subgruppen wird Ziel der Forschung in den nächsten Jahren sein.

5.22 Extranodale Marginalzonen-Lymphome

Jürgen Finke

Definition

▶ Gruppe von indolenten Lymphomerkrankungen, deren zellulärer Ursprung von B-Zellen der Marginalzone sekundärer Lymphfollikel ausgeht mit extralymphatischer Manifestation.

▶ Häufigste Form ist das Mucosa-assoziierte Lymphom des Magens (MALT).

▶ Infiltrationen der Marginalzone reaktiver Lymphfollikel reichen bis in die interfollikuläre Region.

▶ In Epithelien werden typische lymphoepitheliale Läsionen gebildet.

Epidemiologie

Häufigkeit

▶ Etwa 5 % aller NHL, ca. 50 % der Magenlymphome, ca. 90 % der Lymphome der Orbita

Altersgipfel

▶ Mittleres Erkrankungsalter 61 Jahre

Geschlechtsverteilung

▶ Das Geschlechterverhältnis liegt bei M:W = 1:1,2

Prädisponierende Faktoren

▶ Regionale Häufungen von Magen-MALT sind beschrieben

Ätiologie und Pathogenese

▶ Als kausal werden chronische Immunstimulation durch Infektionen (*Helicobacter pylori* bei MALT des Magens) bzw. Autoimmungeschehen (Sjögren-Syndrom [EBV-assoziiert], Hashimoto-Thyreoiditis) angesehen.
▶ Rekurrente Translokationen sind beschrieben:
  • t(11;18)(q21;q21), apoptosis inhibitor 2 AIP2-MALT 1,
  • t(14;18)(q23;q21), IGH-MALT 1,
  • t(1;14)(p22;q32) BCL 10-IGH,
  • t(3;14)(p13;32), FOXP1-IGH.
▶ Diese Translokationen resultieren in einem Überlebensvorteil der transformierten B-Zelle, u. a. durch Aktivierung von NFκB.
▶ Die immunhistologisch nachweisbare nukleäre Überexpression von BCL 10 oder NFκB ist mit einem Nichtansprechen auf eine Antibiotikatherapie bei MALT des Magens assoziiert.
▶ FOXP1-Translokationen sind mit einem erhöhten Risiko einer Transformation in DLBCL (diffuse large B-cell lymphoma) assoziiert.
▶ Prototypisch ist die Pathogenese der häufigsten Manifestation der EMZL, das **MALT des Magens** aufgeführt:
  • Die durch *Helicobacter pylori* (H.p.) induzierte chronische Gastritis induziert eine CD4-T-Zell- und B-Zell-Infiltration der Lamina propria der Magenschleimhaut.
  • Im Frühstadium sind diese Proliferationen abhängig von der chronischen Antigenstimulation.
  • Eine Antibiotikatherapie kann diesen Prozess unterbrechen, während im Verlauf zusätzlich entstehende chromosomale Aberrationen autonomes Wachstum der B-Zellen ermöglichen, die einer antibiotischen Intervention nicht mehr zugänglich sind.
▶ Die Korrelation anderer Manifestationsorte mit infektiösen Erregern ist weniger valide bzw. kontrovers:
  • solitäre Hautmanifestationen von EMZL und *Borrelia afzelii*,
  • EMZL der okulären Adnexe und *Chlamydia psittaci*,
  • EMZL des Dünndarms (immunoproliferative small intestine disease [IPSID], Mediterranes Fieber, α-Ketten-Krankheit) und *Campylobacter pylori*.
▶ Autoimmunkrankheiten sind assoziiert mit EMZL:
  • Sjögren-Syndrom und EMZL der Speicheldrüsen,
  • Hashimoto-Thyreoiditis und EMZL-Manifestation der Schilddrüse.
▶ SMZL kann assoziiert sein mit einer Hepatitis-C-Infektion (und Kryglobulinämie).

Symptomatik

▶ Abhängig von der Lokalisation,
▶ oft asymptomatisch,
▶ möglich sind bei Magenlymphomen unspezifische Magen-/Oberbauchbeschwerden,
▶ Diarrhoe, Maldigestion bei intestinalen Manifestationen,
▶ Sehstörungen und Druckgefühl bei Manifestationen im Bereich der okulären Adnexe,
▶ Husten bei Lungenmanifestationen (bronchus associated lymphoid tissue; BALT),
▶ Knoten in der Mamma, Organomegalie, Sicca-Syndrom im Kontext von Autoimmunkrankheiten (Sjögren-Syndrom),
▶ selten B-Symptomatik
▶ SMZL: ggf. Druck-/Völlegefühl im Oberbauch bei Splenomegaie, Anämiezeichen.

Diagnostik

Diagnostisches Vorgehen
▶ Abb. 5.43

Anamnese
▶ Gezielte Fragen nach Autoimmunkrankheiten, Infekten, B-Symptomen, Haustieren, Kontakten, Reisen, Medikamenten, Appetitlosigkeit, Übelkeit, Erbrechen, Stuhlgang.

Körperliche Untersuchung
▶ Lymphknoten-, Milzstatus,
▶ Racheninspektion.

Labor
▶ Blutbild, Differenzialblutbild, Routinelabor mit Elektrolyten, Leber-/Nierenfunktion, LDH, β2-Mikroglobulin, Gesamteiweiß, Eiweißelektrophorese, Albumin, CRP,
▶ ggf. Immunelektrophorese, Immunglobuline quantitativ,
▶ bei Anämie: Eisen, Ferritin, Vitamin B12, Folsäure.
▶ Optional: Immunphänotypisierung des PB: ? zirkulierende Lymphomzellen; Immunstatus (CD4, 8, 19).
▶ Virusdiagnostik: HBV, HCV, HIV, CMV, EBV, u. a.

Mikrobiologie und Virologie
Kulturen
▶ Nachweisverfahren für *Helicobacter pylori*,
▶ okuläre Manifestationen: ggf. Kultur/PCR für Chlamydien,
▶ Haut: Borrelien-Serologie.
Serologie
▶ Virusdiagnostik: HBV, HCV, HIV, CMV, EBV, u. a.

Cave
Reaktivierung einer früheren auch ausgeheilten HBV-Infektion möglich nach v. a. Anti-B-Zell-AK-Therapie (Rituximab).

Bildgebende Diagnostik
Sonografie
▶ Abdomensonografie: Abklärung Leber, Milz, Lymphadenopathie.
Echokardiografie
▶ ggf. vor geplanter Therapie mit potenziell kardiotoxischen Substanzen.
Röntgen
▶ Röntgenbild des Thorax als niederschwellige Diagnostik von mediastinalen/intrapulmonalen Manifestationen oder pulmonalen Infekten.
CT
▶ Gängiges Staging-Verfahren zur Erfassung von Lymphadenopathien, Organmanifestationen.
MRT
▶ Alternativ zu CT zur Vermeidung einer Strahlenbelastung und Erfassung von Manifestationen in Weichteilen, ZNS, Wirbelsäule, Orbita und/oder Gesichtsschädel.
PET/PET-CT
▶ Ein gesteigerter Glukosemetabolismus zeigt lokalisierte Manifestationen, während Knochenmarkbefall eher nicht detektiert wird. Die PET kann sinnvoll sein bei Verdacht auf eine Transformation in ein aggressives Lymphom, z. B. bei klinisch raschem Wachstum in Einzelfällen.

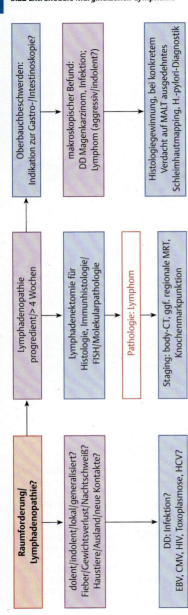

Abb. 5.43 • Extranodale Marginalzonen-Lymphome. Diagnostisches Vorgehen.

Instrumentelle Diagnostik

Endosonografie
► Ergänzend zur Intestinoskopie bei MALT des Magens, Dünndarms,
► Festlegung der Infiltrationstiefe der Magenwand,
► Lymphadenopathie regionaler Lymphknoten.

Ösophago-Gastro-Jejunoskopie
► Essenziell zur Abklärung der MALT des Magens und Dünndarms,
► endoskopische Histologiegewinnung (Ösophago-Gastro-Duodenoskopie) mit multiplen Biopsien aus befallenen und unauffälligen Arealen („mapping") mit Untersuchung auf *H. pylori* (Nachweis nur in intaktem Epithel möglich).
► „Gastric-mapping": jeweils eine Biopsie aus Antrum und Korpus für Urease-Schnelltest.

Cave

Kein Kontakt der Biopsie-Zange mit Formalin (zur Vermeidung falsch negativer Ergebnisse).

Zu entnehmen sind 10 Biopsien aus makroskopisch auffälligen Arealen, je 4 Biopsien aus makroskopisch unauffälligen Arealen des Antrums und Korpus und 2 Biopsien aus dem Fundus.

Histologie, Zytologie und klinische Pathologie

Knochenmarkdiagnostik
► KM-Zytologie und Immunzytologie sowie Histologie sind üblicherweise Teil des initialen Staging.
► Hierauf kann ggf. verzichtet werden, v. a. bei fehlenden Hinweisen auf einen Knochenmarkbefall oder bei höherem Alter des Patienten.

Lymphknotendiagnostik
► Positiv für B-Zell-Antigene CD19, 20, 22 und Oberflächen-Immunglobuline (meist IgM, seltener IgG oder IgA),
► negativ für CD5, CD10, 23, bcl-1/Cyclin D 1.
► Es finden sich auch reaktive CD3-positive-T-Zellen.
► Typischerweise infiltrieren die Lymphomzellen das Epithelium („lymphoepitheliale Läsionen", DD zu Gastritis).
► Pathohistologie inkl. Immunhistologie, ggf. differenzialdiagnostisch erweitert um molekulardiagnostische (FISH, PCR) Marker zur Abgrenzung von anderen Lymphomerkrankungen, v. a. indolente (follikuläres Lymphom, FL) oder aggressive (DLBCL) Lymphome.

Ergussdiagnostik
► Bei klinischen Hinweisen mittels Zytospin und Immun-(FACS)Zytologie.

Liquordiagnostik
► Nur bei klinischem Verdacht auf ZNS-Manifestation.

Differenzialdiagnosen
....
► Infektionen, andere Lymphomerkrankungen., v. a. Follikuläres Lymphom, DLBCL;
► bei Nachweis eines IgM-Paraproteins: Immunozytom (Morbus Waldenström).

Therapie
....

Therapeutisches Vorgehen
► Abb. 5.44

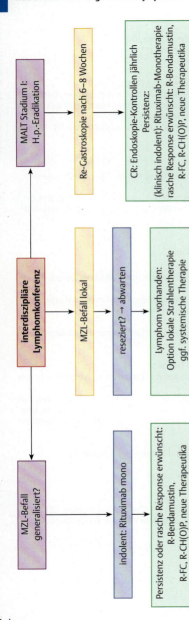

Abb. 5.44 • Extranodale Marginalzonen-Lymphome. Therapeutisches Vorgehen.

interdisziplinäre Lymphomkonferenz

MALT Stadium I: H.p.-Eradikation

Re-Gastroskopie nach 6–8 Wochen

CR: Endoskopie-Kontrollen jährlich
Persistenz:
(klinisch indolent): Rituximab-Monotherapie
rasche Response erwünscht: R-Bendamustin,
R-FC, R-CH(O)P, neue Therapeutika

MZL-Befall lokal

reseziert? → abwarten

Lymphom vorhanden:
Option lokale Strahlentherapie
ggf. systemische Therapie

MZL-Befall generalisiert?

indolent: Rituximab mono

Persistenz oder rasche Response erwünscht:
R-Bendamustin,
R-FC, R-CH(O)P, neue Therapeutika

Pharmakotherapie

Kausale Pharmakotherapie

MALT des Magens

▶ **Stadium I** *Helicobacter-pylori-***positives MZL:**
- Indikation zur Eradikation des Erregers:
  - Entweder die Kombination aus einem Protoneninhibitor und 2 Antibiotika, z. B. Amoxicillin, Clarithromycin oder Metronidazol oder
  - Viererkombination: PPI, Wismut, Metronidazol und Tetrazyklin.
- Der Erfolg der H.-p.-Eradikation ist ca. 4–6 Wochen nach Beginn der Behandlung zu prüfen.
- Ggf. ist der Einsatz eines antibiotischen Alternativschemas zu prüfen.
- Ein Ansprechen des EMZL nach erfolgreicher H.-p.-Eradikation ist nicht vor dem Ablauf von 3 Monaten zu erwarten.
- Die Zeit bis zum Erreichen einer kompletten Remission kann mehr als 12 Monate betragen.
- Bei endoskopischer CR und histologischer Persistenz kann zunächst die nächste Kontrolle nach ca. 3 Monaten abgewartet werden, da eine Remission durchaus verzögert eintreten kann.

▶ **Stadium I** *Helicobacter-pylori-***negatives MZL, Stadium II:**
- Bestrahlung (s. unten) oder Systemtherapie, initial mit Rituximab-Monotherapie gerechtfertigt.

BALT der Lunge

▶ **Lokalisierte Stadien:**
- Bei fehlenden Vergleichsstudien kann eine Überlegenheit einer der 3 Therapiemöglichkeiten Chirurgie, Strahlentherapie oder Systemtherapie nicht definiert werden.
- In Abhängigkeit vom Befund und Patientenstatus sollte interdisziplinär entschieden werden:
  - Kleine (periphere) gut erreichbare Lymphome können durchaus operiert werden in Abwägung der zu erwartenden Nebenwirkungen (oftmals bereits im Rahmen der diagnostischen Abklärung bereits erfolgt, dann keine weitere Nachbehandlung notwendig);
  - die Indikation zur Bestrahlung muss die möglichen Schäden von normalem Lungengewebe mitberücksichtigen im Vergleich zu möglichen Auswirkungen einer Systemtherapie.
  - Eine Rituximab-Monotherapie stellt eine sinnvolle Alternative zu weiter eingreifenden Maßnahmen dar.

▶ **Fortgeschrittene Stadien:** Therapie entspricht anderen indolenten Lymphomen:
- Die Therapie mit dem gegen das B-Zellepitop CD 20 gerichteten monoklonalen Antikörper **Rituximab** stellt die wichtigste zytostatikafreie Systemtherapie dar und ist der früher üblichen Chlorambucil-Monotherapie überlegen.
- Rituximab kann primär als Monotherapie gegeben werden oder in Kombination mit Alkylanzien.
- Hier kommt v. a. **Bendamustin** infrage, welches aufgrund seiner Molekülstruktur neben den alkylanzientypischen noch den Purin-Analoga ähnliche Wirkungen aufweist (**RB-Protokoll**).
- Als Monotherapie ist Bendamustin ebenfalls wirksam und kann, v. a. bei älteren Patienten in reduzierter Dosis (nur Tag 1 Gabe) bereits wirken (bei Vermeidung protrahierter schwerer Zytopenien).
- **Purin-Analoga** wie Fludarabin, 2-CDA, auch in Kombinationen (**RFC-Protokoll**) sind prinzipiell wirksam, können allerdings – v. a. bei älteren Patienten – zu schweren Zytopenien mit dem Risiko opportunistischer Infektionen führen.
- **Bruton-Tyrosin-Kinase-(BTK-)Inhibitoren:** zugelassen in der 2. Linie nach vorheriger Therapie mit a-CD20 Ak: Zanubrutinib (Brukinsa), Ibrutinib (Zulassung CLL, MCL; USA: auch MZL 2nd line nach aCD20 Ak Therapie)

Neue Therapeutika mit wahrscheinlich guter Wirksamkeit

▸ Folgende Wirkstoffe sind derzeit verfügbar und noch außerhalb der Zulassung für MZL:

   • Neue monoklonale Anti-B-Zell-Antikörper: Obinutuzomab (Zulassung CLL, FL); Ofatumomab (Zulassung CLL),
   • Immunmodulatoren: Lenalidomide: (Zulassung MM, MCL, FL, MDS),
   • Phosphoinositid-3-Kinase-Inhibitor Idelalisib (Zulassung CLL, FL),
   • Inhibitor des Apoptose-Blockers BCL-2: Venetoclax (Zulassung CLL, in den USA: auch AML).

Cave
Unter Idelalisib kann es zu opportunistischen Infekten kommen (u. a. PJP, CMV), Pneumonitis und Diarrhoe.

Pharmakologische Supportivtherapie

Cave
Risiko opportunistischer Infektionen bzw. Reaktivierung von HBV.

▸ PjP-Prophylaxe mit Cotrimoxazol forte 3 × 1 Tablette/Woche, alternativ Dapson 50 mg/Tag + Daraprim 50 mg/Tag an 2 Tagen/Woche
▸ HSV-, VZV-Reaktivierungsprophylaxe mit Aciclovir/Valaciclovir.
▸ Bei Zustand nach HBV-Infektion (anti HBc pos.): Prophylaxe: Lamivudin, Tenofovir oder Entecavir.
▸ Bei intensiver Therapie an das Risiko einer CMV-, EBV-Reaktivierung denken: ggf. Kontrolle mit Erregernachweis (PCR) im Blut.
▸ Auf das Risiko von Pilzinfektionen achten (Mundsoor, Aspergillus, Mucor); ggf. Prophylaxen.
▸ **Spezielle Situation** bei Nachweis einer HCV-Infektion: nach HCV-Behandlung mit Interferon-α und Ribavirin wurden Remissionen des SMZL beschrieben.

Strahlentherapie

▸ Die Strahlentherapie ist bei lokalisierten raumfordernden Manifestationen sinnvoll und kurativ (z. B. MALT Orbita, Magen). Interdisziplinäre Indikationsstellung (Lymphom board).
▸ MALT des Magens H.-p.-negativ, limitierte Stadien I/II oder nach Versagen einer H.-p.-Eradikationstherapie: 24–30 Gy involved field; (früher auch 30 Gy extended field + 10 Gy involved).

Operative Therapie

▸ Prinzipiell können lokalisierte Manifestationen (z. B. Lunge, Magen) durch Operation kuriert werden.
▸ Bei Erwägen einer Operation sind immer patientenadaptierte interdisziplinäre Diskussion und Abwägung der Therapieoptionen im Vergleich zu medikamentöser Therapie wichtig.
▸ SMZL: Auch wenn das splenische Marginalzonen-Lymphom als Systemerkrankung anzusehen ist (häufig zirkulieren B-Lymphomzellen, Knochenmarkbefall), kann eine Splenektomie sinnvoll sein, nicht zuletzt in speziellen Fällen zur Diagnosestellung sowie zur Symptomkontrolle oder Vermeidung/Reduktion von Systemtherapien.

Nachsorge

▶ MALT des Magens/Intestinaltrakts:
- Die erste Kontrolle des Therapieerfolgs (Restaging) sollte 4–8 Wochen nach Abschluss der Behandlung mittels Endoskopie und Mapping-Biopsien sowie Kontrolle der vorbekannten Manifestationen erfolgen.
- Weitere Endoskopien 6-monatlich in den ersten 2 Jahren, dann jährlich bzw. patientenorientiert.

▶ Ansonsten erfolgt die Nachsorge entsprechend den Leitlinien zur Nachsorge von indolenten Lymphomen:
- Die ersten 2 Jahre nach Therapieabschluss ca. 3-monatlich klinische Kontrollen und ggf. kleiner Laborstatus.
- Im weiteren Verlauf 6- bis 12-monatliche Kontrollen.
- Bildgebung nur gezielt bei klinischem Verdacht.

▶ An allgemeine Maßnahmen denken wie Impfungen (empfohlener Abstand nach letzter Antikörpergabe [Rituximab] mindestens 6 Monate):
- Pneumokkenimpfung (alle 10 Jahre; 23valenter Impfstoff, Pneumovax),
- jährliche Grippeschutzimpfung.

Verlauf und Prognose

▶ Die Therapien erfolgt symptomorientiert und die Prognose gilt als günstig auch im Vergleich zu anderen indolenten Lymphomen.

▶ Unterschiede zwischen den verschiedenen Formen sind anzunehmen:
- Frühe Stadien der MALT können kurativ behandelt werden mit Rezidivraten von 5–15 %, üblicherweise in den ersten 2 Jahren nach Therapieende;
- das SMZL in fortgeschrittenen Stadien geht mit ungünstigerer Prognose einher.

5.23 Follikuläres Lymphom

Michael Herold

Aktuelles

▶ Therapie:
- Für die behandlungsbedürftigen Patienten mit FL ist eine Immunchemotherapie der Standard, damit die Kombination Rituximab oder Obinutuzumab plus Chemotherapie.
- Aktuelle Studiendaten zeigen zumindest hinsichtlich des progressionsfreien Überlebens (PFS) eine Überlegenheit des Typ-II-Anti-CD20-Antikörpers Obinutuzumab.

Definition

▶ Das follikuläre Lymphom ist eine reifzellige B-Zell-Neoplasie.
▶ Charakteristisch, jedoch nicht spezifisch, ist die t(14;18) mit BCL 2-Überexpression.
▶ Klinisch ist es ein indolentes Lymphom.

Epidemiologie

Häufigkeit

▶ Häufige Lymphomentität mit einer Inzidenz von ca. 4/100.000 Einwohner pro Jahr.
▶ Neuerkrankungsrate in Deutschland ca. 3.100 pro Jahr.

Altersgipfel

▶ Medianes Erkrankungsalter 60–65 Jahre.

Geschlechtsverteilung

▶ Frauen etwas häufiger als Männer betroffen.

Prädisponierende Faktoren

▶ Belastung mit Benzol; die berufliche Belastung ist in Deutschland als Berufskrankheit anerkennungsfähig (BK 1318),
▶ berufliche Belastung mit Pestiziden,
▶ Rauchen, auch Passivrauchen.

Ätiologie und Pathogenese

▶ Das FL entwickelt sich in den B-Zellen der Keimzentren des Lymphknotens.
▶ Die Translokation t(14;18) ist typisch, jedoch nicht krankheitsspezifisch; sie wird auch bei Gesunden gefunden.
▶ Die BCL 2-Überexpression führt zu einer Hemmung der Apoptose.

Klassifikation und Risikostratifizierung

▶ Laut WHO-Klassifikation der lymphatischen Neoplasien (2022) werden unterschieden:
  • klassisches follikuläres Lymphom (cFL), ca. 85 %,
  • follikuläres großzelliges Lymphom (FLBL) und follikuläres Lymphom mit ungewöhnlichen Merkmalen (uFL),
  • die Graduierung (FL Grad 1 - 3a, 3b) wird nicht mehr empfohlen,
    Risikostratifizierung:
    – erfolgt nach FLIP-Index (Tab. 5.48),
    – unterschieden werden Niedrig-, Intermediär- und Hochrisiko;
    – diese Risikoabschätzung hat jedoch aktuell noch keine therapeutische Konsequenz.
▶ Neuere auf molekulargenetischen Daten basierende Risikobewertungen (m7-FLIPI) könnten perspektivisch einen Einfluss auf die Therapiestrategie haben.
▶ Prognostisch ungünstig ist ein Erkrankungsprogress in den ersten 2 Jahren nach Therapiebeginn (POD 24).

Tab. 5.48 • Follicular Lymphoma International Prognostic Index (FLIPI).

Zahl der Risikofaktoren	Risiko-Score	10-Jahres-Überlebenswahrscheinlichkeit
0–1	Niedrig	Ca. 70 %
2	Intermediär	Ca. 50 %
3–5	Hoch	Ca. 35 %

Risikofaktoren: Alter > 60 Jahre, > 4 befallene Lymphknotenregionen, Stadium III oder IV, Hämoglobin < 12 g/dl, LDH erhöht

▶ Die Stadieneinteilung erfolgt nach der Ann-Arbor-Klassifikation (Tab. 5.49).

Tab. 5.49 • Ann-Arbor-Klassifikation.

Stadium	Kriterium
I	Befall einer Lymphknotenregion oder einer lymphatischen Struktur oder ein extranodaler Herd
II	Zwei oder mehr Lymphknotenregionen auf einer Seite des Zwerchfells (II 1 benachbart, II 2 nicht benachbart)
III	Befall beidseits des Zwerchfells (III 1 bis in Höhe des Truncus coeliacus, III 2 darunter)
IV	Disseminierter Organbefall

Symptome: A keine; B Fieber, Nachtschweiß, Gewichtsverlust

Symptomatik

- Indolente Lymphadenopathie,
- Allgemeinsymptome (sog. B-Symptome),
- bei beeinträchtigter Hämatopoese: Anämiesymptome, Blutungs- und Infektneigung.

> **!** *Cave*
> FL können über lange Zeit asymptomatisch bleiben.

Diagnostik

Diagnostisches Vorgehen

- Grundlage der Diagnostik sind nach histologischer Sicherung eines FL eine sorgfältige Anamneseerhebung, die klinische Untersuchung und bildgebende Diagnostik (Abb. 5.45).
- Laboruntersuchungen sollten gezielt erfolgen.
- Die Knochenmarkdiagnostik ist obligat.

Anamnese

- Schmerzlose Lymphknotenschwellungen,
- Oberbauchbeschwerden,
- sog. B-Symptome,
- Leistungsknick,
- Anämiesymptome,
- Blutungsneigung,
- Infektneigung,
- Zweiterkrankungen.

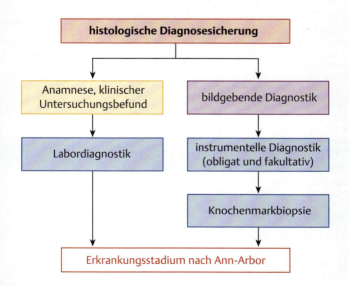

Abb. 5.45 • Follikuläres Lymphom. Diagnostisches Vorgehen.

Körperliche Untersuchung

▶ Vollständige körperliche Untersuchung,
▶ Abtasten aller Lymphknotenstationen,
▶ Beurteilung von Leber- und Milzgröße,
▶ Hinweise auf Zweiterkrankungen.

Labor

▶ Obligat: vollständiges Blutbild (Differenzialblutbild, Retikulozyten), Kreatinin, Harnsäure, ALAT, ASAT, AP, LDH, GGT, Bilirubin, K, Ca, Elektrophorese, ß2 Mikroglobulin, Quick-Wert (INR), PTT,
▶ Immunfixation bei Verdacht auf monoklonales Immunglobulin,
▶ FACS-Analyse bei Verdacht auf leukämischen Verlauf.

Bildgebende Diagnostik

Sonografie
▶ Halssonografie und Oberbauchsonografie, insbesondere zur Verlaufskontrolle geeignet.

Echokardiografie
▶ Echokardiografie nur gezielt und bei geplanter Anthrazyklinbehandlung.

Röntgen
▶ Nur gezielt bei bestimmten Fragestellungen.

CT
▶ CT von Hals, Thorax, Abdomen ist obligat.

MRT
▶ Ein MRT kann ersatzweise statt eines CT erfolgen.

PET/PET-CT
▶ Grundsätzlich ist das FL ein FDG-avides Lymphom; der Einsatz kann in lokalisierten Stadien diskutiert werden, ist zur Festlegung der Bestrahlungsvolumina sinnvoll, hat in fortgeschrittenen Stadien keinerlei therapeutische Konsequenzen. Das PET-CT kann darüber hinaus Hinweise auf eine maligne Transformation in ein aggressives Lymphom im Falle eines Erkrankungsrezidivs geben (Festlegung der Re-Biopsie).
▶ Eine PET/PET-CT ist nicht Gegenstand des Leistungskatalogs der gesetzlichen Krankenversicherungen, damit die Kostenübernahme nicht gesichert.

Endoskopie
▶ Bei klinischem Verdacht endoskopische Untersuchungen (Magen-Darm-Trakt, HNO-Bereich, Urologie).

Instrumentelle Diagnostik

EKG
▶ Obligat

Spirometrie
▶ Bei klinischer Indikation

Histologie, Zytologie und klinische Pathologie

Knochenmarkdiagnostik
▶ Zytologie einschließlich FACS-Analyse, Histologie einschließlich Immunhistochemie.

Lymphknotendiagnostik
▶ Obligat ist die Exstirpation eines vollständigen Lymphknotens, bei schwer zugänglichen Befunden kann eine Biopsie oder CT-gestützte Stanzbiopsie erfolgen.

Cave
Eine Feinnadel-Aspirationszytologie ist nicht ausreichend.

Molekulargenetische Diagnostik
▶ PCR oder FISH im Lymphknoten und/oder Knochenmark zum Nachweis der t (14;18)-Translokation.

Liquordiagnostik
▶ Nur bei Verdacht auf das Vorliegen eine Meningeosis (selten).

Differenzialdiagnosen
. . . .
▶ Entzündlich bedingte (dann meist dolente) Lymphknotenvergrößerungen (Lymphadenitis, Virusinfektionen [besonders Herpes-Viren], Tuberkulose, Toxoplasmose, HIV),
▶ Sarkoidose,
▪ alle anderen Lymphomentitäten,
▶ Lymphknotenmetastasen solider Tumoren.

Therapie
. . . .

Therapeutisches Vorgehen
▶ Patienten mit follikulären Lymphomen sollten, wenn irgend möglich, in klinischen Studien behandelt werden.
▶ Die Therapie wird stadienabhängig durchgeführt und ist in Abb. 5.46 dargestellt.
▶ Eine kurative Therapieoption besteht nur in den Stadien I und II (Anteil ca. 20 %) mit dem Einsatz der Strahlentherapie $\pm$ Rituximab.
▶ In fortgeschrittenen Stadien besteht lediglich ein palliativer Therapieanspruch, deshalb werden asymptomatische Patienten ohne Progress beobachtet („Watch and wait"-Strategie) und nur symptomatische Patienten behandelt.

Allgemeine Maßnahmen
▶ Unter laufender Therapie sind regelmäßige klinische Untersuchungen und Kontrollen relevanter Laborparameter (Blutbild mindestens 1-mal wöchentlich, Kreatinin) obligat.

Pharmakotherapie

Immunchemotherapie
▶ Behandlungsbedürftige Patienten in den fortgeschrittenen Stadien III und IV erhalten 6 Zyklen einer Induktionsimmunchemotherapie (Rituximab oder Obinutuzumab plus Chemotherapie).
▶ Behandlungsbedürftigkeit ist gegeben bei:
  ▪ hämatopoetischer Insuffizienz (Hämoglobin < 10 g/dl, Thrombozyten < 100 Gpt/l),
  ▪ B-Symptomen,
  ▪ raschem Lymphomwachstum,
  ▪ Kompression vitaler Organe.
▶ **Induktionstherapie:**
  ▪ Keines der Chemotherapieprotokolle konnte bisher eine Überlegenheit als Kombinationspartner zu Rituximab oder Obinutuzumab zeigen, sie werden deshalb als gleichwertig betrachtet. Eingesetzt werden:
    – R/O – Bendamustin: Rituximab 375 mg/m² Tag 1 oder Obinutuzumab 1000 mg Tag 1, 8, 15 im ersten Zyklus und Tag 1 ab zweitem Zyklus, Bendamustin 90 mg/m² Tag 1 + 2 (oder 2 + 3) alle 4 Wochen,
    – R/O – CHOP: Rituximab 375 mg/m² Tag 1 oder Obinutuzumab 1000 mg Tag 1, 8, 15 im ersten Zyklus und Tag 1 ab zweitem Zyklus, Doxorubicin 50 mg/m², Cyclophosphamid 750 mg/m², Vincristin 1,4 mg/m² (max. 2 mg) Tag 1 (oder 2), Prednisolon 100 mg p. o. Tag 1–5 alle 3 Wochen,
    – R/O – CVP: Rituximab 375 mg/m² Tag 1 oder Obinutuzumab 1000 mg Tag 1, 8, 15 im ersten Zyklus und Tag 1 ab zweitem Zyklus, Cyclophosphamid 750 mg/ m², Vincristin 1,4 mg/m² (max. 2 mg) Tag 1 (oder 2), Prednisolon 100 mg p. o. Tag 1–5 alle 3 Wochen.
    – Weitere Kombinationspartner zu Rituximab/Obinutuzumab sind möglich.

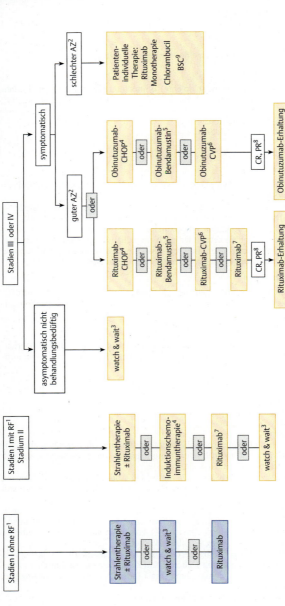

Abb. 5.46 • Follikuläres Lymphom. blau: kurative Therapieintention; gelb: palliative Therapieintention; [1] RF – Risikofaktoren; [2] AZ – Allgemeinzustand; [3] watch & wait – abwartendes Verhalten unter regelmäßiger Beobachtung; [4] Induktionschemotherapie: siehe Induktionschemotherapien Stadium III/IV; [5] **Cave:** erhöhtes Risiko opportunistischer Infektionen; [6] CVP – Cyclophosphamid / Vincristin / Prednison; [7] Die Rituximab-Monotherapie ist eine therapeutische Alternative für Patienten, die eine geringe Tumorlast aufweisen oder eine Immunchemotherapie nicht tolerieren. [8] CR – komplette Remission, PR – partielle Remission; [9] BSC – Best Supportive Care. (Quelle: Deutsche Gesellschaft für Hämatologie und Medizinische Onkologie e.V. Buske C, Dreyling M, Herfarth K, et al. Follikuläres Lymphom -Onkopedia (2023).)

▶ **Vorgehen bei Nichtansprechen**:
- Bei unzureichendem Ansprechen auf die Induktionstherapie (NR, PD) muss von einer Antikörperresistenz ausgegangen werden und es erfolgt eine alleinige Chemotherapie mit einem der bis dahin nicht eingesetzten Therapieschemata; Obinutuzumab kann in Kombination mit Bendamustin bei Nichtansprechen auf Rituximab eingesetzt werden.

▶ **Erhaltungstherapie:**
- Patienten mit kompletter oder partieller Remission nach Induktionstherapie können eine Rituximab-Erhaltungstherapie über 2 Jahre (375 mg/m² alle 2 Monate) erhalten; nach Einsatz von Obinutuzumab in der Induktionstherapie kann dieses auch in der Erhaltungstherapie eingesetzt werden (1000 mg alle 2 Monate).

▶ **Rezidivtherapie:**
- Auch im Rezidiv/Progress gelten die gleichen Regeln zur Behandlungsbedürftigkeit.

Cave

Zum Ausschluss einer sekundären Transformation in ein aggressives Lymphom ist eine erneute Histologiegewinnung anzustreben.

▶ Bei einem Rezidiv nach mehr als 2 Jahren kann die initial eingesetzte Therapie wiederholt werden.
▶ Bei einem Rezidiv > 6 Monate sollte in Abhängigkeit von der Primärtherapie eine andere Alternative gewählt werden.
▶ Bei einem Rezidiv < 6 Monate ist von einer Antikörperresistenz auszugehen, es erfolgt eine alleinige Chemotherapie.
▶ Eine Radioimmuntherapie (Yttrium-90-Ibritumomab-Tiutexan) kann bei einer Knochenmarkinfiltration < 20 % im Rezidiv eingesetzt werden.
▶ Obinutuzumab (in Kombination mit Bendamustin) kann bei Resistenz gegenüber Rituximab eingesetzt werden. Daten zu Rituximab bei Obinutuzumabresistenz liegen bislang nicht vor.
▶ Die Kombination Lenalidomid/Rituximab ist im Rezidiv eine wirksame und zugelassene Alternative zur Immunchemotherapie.
▶ In der 3. Therapielinie ist der Kinase-Inhibitor Idelalisib als Monotherapie (2-mal 150 mg/Tag) zugelassen.

Pharmakologische Supportivtherapie
▶ Der Einsatz von hämatopoetischen Wachstumsfaktoren ist nicht obligat, kann im Sinne der Sekundärprophylaxe jedoch erforderlich werden.

Strahlentherapie

▶ In den lokalisierten Stadien I und II hat bei geringer Tumorlast die Strahlentherapie mit einer Dosis von 30 (–40) Gy (extendiertes Feld/total nodale Bestrahlung) kuratives Potenzial.
▶ In klinischen Studien konnte gezeigt werden, dass die Kombination einer Strahlentherapie im involvierten Feld in Kombination mit Rituximab vergleichbar gute Resultate ergibt (Off-label-use von Rituximab!).
▶ Bei Lymphknoten > 5-7 cm sollte auch in den Stadien I und II vor einer Strahlentherapie (involviertes Feld/30 (–40) Gy) eine Immunchemotherapie durchgeführt werden.
▶ Die Strahlentherapie kann als additive Maßnahme zur Immunchemotherapie eingesetzt werden (lokale Tumorprobleme).

Zellbasierte Verfahren

▶ Die CAR-T-Zell Therapie zeigt in ersten Studien beim rezidivierten und refraktären FL vielversprechende Ergebnisse (ZUMA 5 - Studie, ELARA - Studie).

Stammzelltransplantation

▶ Die autologe Blutstammzelltransplantation nach Hochdosischemotherapie ist eine Therapieoption als Konsolidierung nach erfolgreicher Rezidivtherapie, insbesondere bei jüngeren Patienten mit frühen Rezidiven.

▶ Eine allogene Blutstammzelltransplantation kann in Einzelfällen erwogen werden (junge Patienten in gutem Allgemeinzustand, chemotherapiesensibel); vorzugsweise in klinischen Studien.

Nachsorge

▶ 4–8 Wochen nach Ende der Induktionstherapie erfolgt das Restaging; hier werden alle initial pathologischen Befunde kontrolliert, um den Remissionsgrad zu bestimmen.

▶ Nach Therapieabschluss erfolgen Verlaufskontrollen in den ersten beiden Jahren in 3-monatigem Abstand, dann halbjährlich und ab dem 5. Jahr jährlich.

Cave

Dabei geht es nicht nur um die Remissionsüberwachung, sondern auch um das Erkennen von Langzeittoxizitäten.

▶ Die Kontrollen umfassen:
  • Anamnese,
  • klinische Untersuchung,
  • Laborwerte (Blutbild, LDH, Leber- und Nierenfunktion),
  • CT nur bei klinischem Verdacht auf Rezidiv/Progress (Ausnahme: persistierende retroperitoneale Lymphome),
  • ggf. Sonografie.

Verlauf und Prognose

▶ Der klinische Verlauf beim follikulären Lymphom ist meist nur langsam progredient und über lange Zeit asymptomatisch; auch ohne Therapie können die Patienten Jahre überleben, ein Plateau erreicht die krankheitsspezifische Überlebenskurve jedoch nicht.

▶ Durch die moderne Immunchemotherapie werden zu ca. 90 % Remissionen erzielt, die mediane progressionsfreie Zeit liegt bei ca. 8 Jahren, das mediane Überleben bei ca. 15 (10–20) Jahren.

▶ Ein Anteil von ca. 20 % der Patienten hat eine schlechte Prognose mit frühem Rezidiv und kurzem Überleben; hier müssen Krankheitscharakteristika (molekulare Marker) definiert werden, die ein frühes Erkennen dieser Population erlauben.

5.24 Mantelzell-Lymphom

Georg Heß

Aktuelles

▶ Die Kombination einer intensiven Primärbehandlung mit einem BTK-Inhibitor hat zu einer signifikanten Verbesserung der Resultate geführt. Die bisher vorliegenden Informationen bei begrenzter Nachbeobachtung lassen hoffen, auf die Hochdosistherapie verzichten zu können und damit das Verfahren auch gleichzeitig für ältere Patienten verfügbar zu machen.

▶ Die guten Ergebnisse der CAR-T-Zell-Therapie haben das Verfahren zu einer Standardtherapie im Rezidiv nach einer BTK-Inhibitor-Therapie werden lassen, und erlauben Studien in früheren Therapiesituationen bei Patienten mit erhöhtem Risiko.

▶ Gleichzeitig kann für Patienten mit niedrigem Risiko ggf. eine De-eskalation unter Einsatz chemotherapiefreier Kombinationen möglich werden.

▶ Therapeutische Weiterentwicklungen werden im Rahmen internationaler Kooperationen evaluiert, aktuelle Therapiestudien finden sich unter: www.european-mcl.net/ (Stand 22.10.2024). In diesen Studien kommen auch Zweitgernations-BTK-Inhibitoren zum Einsatz.

Definition

▶ Selteneres malignes B-Zell-Lymphom,
▶ **morphologisch** charakterisiert durch kleinzellige Lymphozyten mit typischerweise gekerbten Kern, die den Zellen der Mantelzone des Lymphknotens ähneln,
▶ **genetisch** gekennzeichnet durch die fast immer vorhandene reziproke Translokation t(11;14)(q13;q32), oder in seltenen Fällen Alterationen von Cyclin D 2 und D 3,
▶ **klinisch** geprägt durch mehrheitlich generalisierten Befall, Splenomegalie, extranodale Manifestationen und häufig einen leukämischen Verlauf.

Epidemiologie

Häufigkeit

▶ Seltenes B-Zell-Lymphom; ca. 6-8 % aller B-Zell-Lymphome; ca. 800-1200 Fälle in Deutschland/Jahr

Altersgipfel

▶ Medianes Erkrankungsalter zwischen 60 und 70 Jahren, aber auch in seltenen Fällen bereits in der 4. Dekade

Geschlechtsverteilung

▶ Männer deutlich häufiger (ca. 3:1) betroffen

Prädisponierende Faktoren

▶ Keine eindeutig prädisponierende Faktoren bekannt

Ätiologie und Pathogenese

▶ Die Ätiologie der Erkrankung ist nicht geklärt, keine bekannten Risikofaktoren oder prädefinierte Gendefekte, keine familiären Häufung.
▶ Pathogenetisch wird heute ein Prozess mit mehreren Schritten angenommen.
   • Initiales genetisches Ereignis ist die t(11;14), hierdurch Translokation des *CCND1*-Gens verbunden mit konstitutiver Überexpression von *Cyclin D 1* mit subsequenter Zellzyklusderegulation. Seltene Ausnahmen involvieren *Cyclin D 2* oder *D 3*.
   • Der volle Krankheitsphänotyp wird durch sekundäre genetische Veränderungen bestimmt, die auch im Verlauf der Erkrankung akkumulieren. Wesentliche betroffene Signalwege involvieren u. a. mit *RB* und *P53* wichtige Tumorsuppressorgene, was in der Konsequenz zu einem aggressiveren Phänotyp führt.
   • In der jüngeren Vergangenheit konnten zudem zwei genetische Varianten des MCL definiert werden, die sich anhand der Expression von *SOX11* ergeben. Hierbei ist die eine MCL-Variante mit fehlender Expression durch einen häufig indolenten Verlauf charakterisiert, beide Varianten sind in der WHO-Klassifikation abgebildet.
   • Komplexere genetische Analysen zeigen ein distinktes Genexpressionsprofil des MCL:
     – Es ergeben sich Assoziationen von genetischen Veränderungen und Krankheitsverlauf bzw. therapeutischem Ansprechen (z. B. p53).
     – Universell prognostisch zeigt sich der Marker KI-67, der auch Einzug in aktuelle Prognosesysteme gefunden hat.

> **!** **Merke**
> Detaillierte Analysen könnten zukünftig verstärkt für die therapeutische Entscheidungsfindung herangezogen werden, da Assoziationen zwischen einzelnen Mutationen und der Wirksamkeit einzelner B-Zell-Signalweg-Inhibitoren zu bestehen scheinen.

Klassifikation und Risikostratifizierung

▶ Die **WHO-Klassifikation** von 2022 unterscheidet:
  • das *in situ* Mantelzelllymphom (Zufallsbefund),
  • das (klassische) Mantelzelllymphom,
  • das leukämische / nicht-nodale Mantelzelllymphom (SOX11 negativ).
▶ **Risikoscores**
▶ **MIPI** (Mantle Cell Lymphoma International Prognostic Index) ist ein eigenständiges Prognosesystem mit weltweiter Akzeptanz:
  • In den Score gehen Alter, Leukozytenzahl, LDH und Allgemeinzustand ein,
  • es werden drei verschiedene Risikogruppen (niedrig, intermediär, hoch) unterschieden.
  • Für die Berechnung der MIPI-Scores sind geeignete Online-Instrumente verfügbar: https://www.european-mcl.net/home/scores-mipi-mipi-c-19.html (Stand 22.10.2024).
▶ **MIPI-c:**
  • Entstanden durch Weiterentwicklung des MIPI durch die Kombination mit KI-67,
  • Unterscheidung von 4 Risikogruppen: niedrig, intermediär-niedrig, intermediär-hoch, hoch.
▶ **Besondere Konstellationen**
  • **TP53 / Blastoide Morphologie**
    – TP53-Mutationen und das Vorliegen einer blastoiden Morphologie stellen vom MIPI-unabhängigen Risikofaktoren dar.
  • **Indolentes MCL:** Der MIPI-c ist besonders geeignet, um Patienten zu identifizieren, die ggf. keiner sofortigen Therapie bedürfen (indolentes MCL). Diese Patienten werden ansonsten anhand klinischer Parameter identifiziert:
    – langsame Krankheitsprogredienz,
    – leukämischer Verlauf,
    – keine LK-Vergrößerungen,
    – fortgeschrittenes Alter,
    – keine TP53 Alteration.

> **!** **Merke**
> Der MIPI ist weiterhin ein primär prognostischer Index, wobei der MIPI-c zunehmend auch in der Abschätzung der Notwendigkeit und perspektivisch bei der Auswahl von Therapieverfahren eine Rolle spielen kann.

Symptomatik

▶ Kein einheitliches Beschwerdebild.
▶ Häufig:
  • Lymphadenopathie (generalisiert),
  • Splenomegalie mit Oberbauchbeschwerden,
  • periphere Ausschwemmung der B-Lymphozyten mit Zeichen der hämatopoetischen Insuffizienz wie Schwäche und Infektneigung, seltener Blutungszeichen.
▶ B-Symptome: nicht obligat.

► Besonderheiten:
  • häufig extranodaler Befall, v. a. GI-Trakt mitbetroffen (Schmerz, Ileus, Blutabgang),
  • aber auch andere Manifestation wie Glandula lacrimalis oder parotis,
  • selten ZNS-Mitbeteiligung.

Diagnostik

Diagnostisches Vorgehen

► Bei entsprechendem Verdacht ist die Diagnose des MCL entweder aus einer Lymphknotenbiopsie oder durch eine durchflusszytometrische Bestimmung bei leukämischem Verlauf zu treffen (Abb. 5.47).
► Der Immunphänotyp ist: positiv CD19, CD20, CD22, CD43, CD79a, CD5, negativ CD10, CD23, BCL 6, wechselnd CD38.
► Obligat Bestimmung der t(11;14) mittels FISH oder PCR oder immunhistochemischer Nachweis von *Cyclin D 1*.
► Standard ist zudem die Bestimmung von Ki-67, ggf. ist eine referenzpathologische Begutachtung zu empfehlen. Eine SOX11-Bestimmung kann nützlich sein, insbesondere bei *Cyclin D 1*-negativen Fällen oder zur Eingrenzung indolenter Verlaufsformen.
► Die Bestimmung des TP53-Status wird heute obligat gefordert. Insbesondere die häufig mit einer Mutation einhergehende Chemotherapie-Refraktärität macht diese Information bei der Entscheidungsfindung hilfreich.
► Weitere Diagnostik, insbesondere MRD-Analytik, erfolgt zurzeit in der Regel nur in Studien.

Anamnese

► Die Anamnese ist häufig unspezifisch.
► Gezielte Anamnese: Zeichen für einen extranodalen Befall und oder B-Symptome.
► Allgemeininternistisch ist auf mögliche Organdysfunktion zu achten, um bei Vorschäden eine entsprechende Therapieanpassung vorzunehmen.

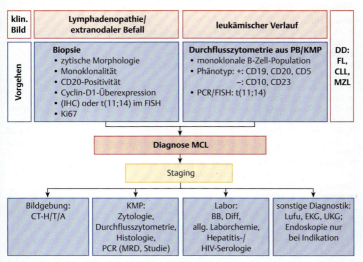

Abb. 5.47 • Mantelzell-Lymphom. Diagnostisches Vorgehen (PB: peripheres Blut, KMP: Knochenmarkpunktion, Lufu: Lungenfunktion, UKG: Echokardiografie).

▶ Diese betrifft insbesondere die Leberfunktion, Nierenfunktion, Herzfunktion und mögliche Infektionen (HIV, Hepatitis), Endokrinium (DM).

▶ Ergänzend ggf. Audiometrie, Beratung bei Kinderwunsch.

Körperliche Untersuchung

▶ Sorgfältige Palpation aller LK-Prädilektionsstellen, Bestimmung von Lebergröße und Milzpalpation.

▶ Inspektion: Waldeyer-Rachenring und Speicheldrüsen sowie der Haut (selten Hautmanifestationen).

▶ Orientierende Lungen-, Herz- und neurologische Untersuchung – ggf. dann weiterführende Funktionsdiagnostik.

Labor

▶ Blutbild mit Differenzialblutbild.

▶ Klinische Chemie:
  • Leber: gGT, ASAT, ALAT, AP;
  • Niere: Kreatinin, Harnstoff, Harnsäure, Kreatinin-Clearance (berechnet oder mit SU),
  • Elektrolyte, Glukose, LDH, β2-Mikroglobulin;
  • ggf. Vitamin-B12, Folsäure, Ferritin, Vitamin D;
  • Elektrophorese, Immunfixation i. S. und i.U,
  • Gerinnung - Globalste.

Mikrobiologie und Virologie

Kulturen

▶ Keine

Serologie

▶ HIV-, Hepatitis-Serologie,

▶ CMV-, EBV-Serologie.

Molekularbiologie

▶ Obligat: TP53-Mutationsanalytik (IHC - PCR, NGS).

Bildgebende Diagnostik

Sonografie

▶ Abdomensonografie sinnvoll für die Verlaufskontrolle insbesondere der Leber- und Milzgröße. Nicht ausreichend für initiales Staging.

Echokardiografie

▶ Zur Abklärung Organfunktion initial empfohlen.

CT

▶ Standard in der Staginguntersuchung bei Diagnose und zur Therapiekontrolle.

▶ Es sollte eine CT von Hals, Thorax und Abdomen/Becken durchgeführt werden.

▶ Für sonstige Manifestationen ist in der Regel eine MRT oder eine Endoskopie überlegen (z. B. bei GI-Befall).

▶ Zur Verlaufsbeobachtung ist außerhalb kontrollierter Studien die regelhafte Durchführung einer CT nicht notwendig und sollte nur bei klinischer Indikation erfolgen.

MRT

▶ Für extranodale Manifestationen vor Therapie und zur Therapiekontrolle.

▶ Ggf. MRT-Schädel bei Verdacht auf Mitbeteiligung des ZNS.

Szintigrafie

▶ Keine

Angiografie

▶ Keine

PET/PET-CT

▶ Das MCL ist eine PET-avide Erkrankung, ein Ansprechen im PET korreliert nachgewiesen mit der progressionsfreien Zeit.

▶ Zurzeit ist das PET keine Standardleistung und erfordert eine Beantragung oder eine entsprechende Indikationsstellung z. B. über einen Tumorboard-Beschluss.

Endoskopische Diagnostik

▶ Routinemäßige Durchführung einer endoskopischen Diagnostik ist nicht empfohlen, sondern sollte nur bei symptomatischen Patienten (Abb. 5.48) und ggf. zur Bestimmung des therapeutischen Ansprechens durchgeführt werden:

• Zwar finden sich bei sorgfältiger Untersuchung bei einem substanziellen Anteil der MCL-Patienten intestinale Manifestationen, aber bei asymptomatischen Patienten kommt es weder regelhaft zu einem Up-Staging noch ändert sich bei diesen die Therapiestrategie.

▶ Eine regelmäßige Diagnostik im therapiefreien Intervall kann ebenfalls nicht empfohlen werden.

Instrumentelle Diagnostik

EKG
▶ Obligat vor Therapie

EEG
▶ Keine Indikation

EMG
▶ Keine Indikation

Spirometrie
▶ Ggf. sinnvoll vor Einsatz BTK-Inhibitoren als Basisbefund für eine ggf. notwendige Verlaufsuntersuchung. Für den seltenen Fall einer mTOR-Inhibitortherapie sollten Lungenfunktionsuntersuchungen regelhaft durchgeführt werden.

Spiroergometrie
▶ Nur bei klinischer Symptomatik.

Ösophago-Gastro-Duodenoskopie (ÖGD)
▶ Routinemäßige Durchführung einer endoskopischen Diagnostik ist nicht zu empfehlen, sondern sollte nur bei symptomatischen Patienten (Abb. 5.48) und ggf. zur Bestimmung des therapeutischen Ansprechens durchgeführt werden:

▶ Zwar finden sich bei sorgfältiger Untersuchung bei einem substanziellen Anteil der MCL-Patienten intestinale Manifestationen, aber bei asymptomatischen Patienten kommt es weder regelhaft zu einem Up-Staging noch ändert sich bei diesen die Therapiestrategie.

▶ Eine regelmäßige Diagnostik im therapiefreien Intervall kann ebenfalls nicht empfohlen werden.

24-Stunden-Blutdruckmessung
▶ Nur bei klinischer Indikation.

Herzkatheter
▶ Nur aus kardiologischer Indikation.

Koloskopie
▶ Routinemäßige Durchführung einer endoskopischen Diagnostik ist nicht zu empfehlen, sondern sollte nur bei symptomatischen Patienten (Abb. 5.48) und ggf. zur Bestimmung des therapeutischen Ansprechens durchgeführt werden:

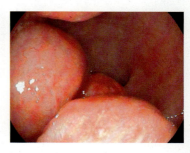

Abb. 5.48 • Mantelzell-Lymphom. Extranodalbefall: Koloskopie mit großen tischtennisballartigen Tumorformationen, bioptisch MCL, Klinisch: Obstipationssymptomatik.

- Zwar finden sich bei sorgfältiger Untersuchung bei einem substanziellen Anteil der MCL-Patienten intestinale Manifestationen, aber bei asymptomatischen Patienten kommt es weder regelhaft zu einem Up-Staging noch ändert sich bei diesen die Therapiestrategie.
- Eine regelmäßige Diagnostik im therapiefreien Intervall kann ebenfalls nicht empfohlen werden.

Histologie, Zytologie und klinische Pathologie

Knochenmarkdiagnostik

► Durchführung während des Stagings, bei leukämischem Verlauf ist der Stellenwert unklar.
► Bestimmung des therapeutischen Ansprechens, zur Bestätigung einer kompletten Remission.
► Der Stellenwert einer KM-Diagnostik bei Durchführung einer PET-Diagnostik ist nicht klar.
► Keine regelhafte Durchführung zur Remissionskontrolle im therapiefreien Intervall.
► Durchführung initial mit Aspirationszytologie, Histologie (Abb. 5.49) und Durchflusszytometrie (s. oben) und zytogenetischer Untersuchung falls benötigt. Ggf. Materialasservierung für die MRD-Diagnostik (nur im Rahmen von Studien).

Lymphknotendiagnostik

► In der Regel diagnostischer Standard.
► Keine Aspirationszytologien, sondern möglichst Totalextirpation eines geeigneten Lymphknoten,
► Ggf. referenzpathologische Begutachtung,
► Bestimmung von CD20, Cyclin D 1, Ki-67, (SOX11), TP53 (IHC, NGS),

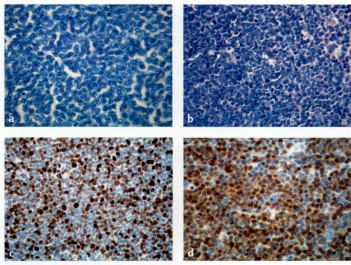

Abb. 5.49 • Mantelzell-Lymphom. Histologie.
a Klassisches Mantelzell-Lymphom.
b Blastoides Mantelzell-Lymphom.
c Ki-67-Färbung.
d Cyclin-D 1-Färbung.
(Quelle: PD Dr. A. Kreft, Mainz)

► Biobanking wenn möglich.

Ergussdiagnostik

► Wenn diagnostisch zielführend.

Molekulargenetische Diagnostik

► Empfohlen: p53-Mutationsanalytik (PCR, NGS - alternativ IHC) - zur Risikoabschätzung, nicht zur Therapieentscheidung in der Primärtherapie. Relevant im Rezidiv.

Liquordiagnostik

► Nur bei klinischer Indikation (Neurologie).

Differenzialdiagnosen

► Hauptdifferenzialdiagnose: andere B-Zell-Lymphome, insbesondere CLL, MZL, FL, DLBCL (bei blastoider Variante),
► Selten gutartige Ursachen: Lymphadenitis, Virusinfektionen, z. B. HIV-Primärinfektion.

Therapie

Therapeutisches Vorgehen

► Therapeutisch wurden zunehmend eigenständige Therapiestrategien für das MCL entwickelt (Abb. 5.50).

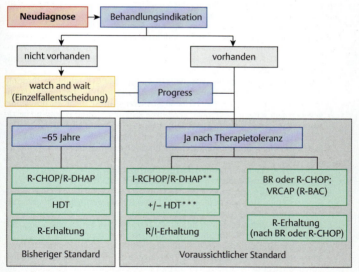

* Ergebnisse der TRIANGLE Studie, noch keine Zulassung 2/23, Einzelantrag
** Bei Verzicht auf HDT: Altersgrenze unklar
*** Stellenwert unklar, ggf. bei HR-Patienten, Auswertungen ausstehend

Abb. 5.50 • Mantelzell-Lymphom. Therapeutisches Vorgehen bei Erstdiagnose (R-CHOP: Rituximab, Doxorubicin, Cyclophosphamid, Vincristin, Prednison; R-DHAP: Rituximab, Dexamethason, Cytarabinosid, Cisplatin; BR: Bendamustin, Rituximab; R-BAC: Rituximab, Bendamustin, Cytarabinosid; VRCAP: Bortezomib, Rituximab, Cyclophosphamid, Doxorubicin, Prednison; HDT: Hochdosistherapie [verschiedene Regime]).

▶ Relevante Entwicklungen der letzten Jahre umfassten:
- den konsequenten Einsatz von Cytarabinosid in der Therapie jüngerer Patienten, die Konsolidierung mit einer Hochdosistherapie (HDT) mit Stammzelltransplantation in der Primärtherapie für jüngere Patienten und die Erhaltungstherapie nach Primärtherapie, die durch die Hinzunahme eines BTK-Inhibitors noch weiter verbessert werden können bzw. ggf. wieder verzichtbar erscheinen (HDT).
- der frühzeitige Einsatz nicht klassischer Therapeutika wie BTK-Inhibitoren im Rezidiv und in Kombination in der Primärtherapie.
- die Etablierung der CAR-T-Zell-Therapie im Krankheitsrückfall nach Versagen eines BTK-Inhibitors.
- Therapieeinleitung: in der Regel ergibt sich mit der Diagnosestellung eine Therapieindikation. Jedoch weisen 10-15% der Patienten einen zunächst indolenten Verlauf auf, der eine „Watch and wait"-Strategie erlaubt.

▶ **Primärtherapie**:
- Diese orientiert sich primär am Alter und Allgemeinzustand des Patienten, (noch) nicht jedoch am MIPI(-c).
- Wenn eine „Watch and wait"-Strategie angewandt wird, sollten regelmäßige Kontrollen erfolgen.
- Aufgrund des praktisch bei allen Patienten generalisierten Krankheitsbildes ist die Therapie immer systemisch, bei ganz seltenem echtem Stadium I kann eine Radiotherapie erwogen werden.
- **Jüngere Patienten** in gutem Allgemeinzustand (traditionelle Altersgrenze 65 Jahre; zunehmend relevant Therapiefitness):
  – Intensive Behandlung, die auf eine optimale Tumoreradikation abzielt.
  – Es erfolgte eine kreuzalternierende Induktionstherapie unter Hinzunahme von Cytarabinosid, gefolgt von einer konsolidierenden Hochdosistherapie. (Induktion: 3 × R-CHOP / 3 × R-DHAP; Konsolidierung BEAM / TBI-Cy; oder vergleichbare Strategien: z. B. Nordic-Regime).
  – Aktuelle Ergebnisse zeigen, dass die Hinzunahme des BTK-Inhibitors Ibrutinib die Ergebnisse der Induktionstherapie verbessert und bei begrenzter Nachbeobachtung der Einsatz einer Hochdosistherapie nicht mehr als notwendig gegeben sein scheint. Sollten die Ergebnisse sich im längeren Follow-up bestätigen, kann darauf verzichtet werden - heute sollte (wenn eine BTK-Inhibitor-Kombination durchgeführt werden kann) eine individuelle Beratung erfolgen.
  – Die Patienten profitieren von einer anschließenden Erhaltungstherapie mit Rituximab (3 Jahre, alle 2 Monate), wenn möglich sollte eine Kombination mit einem BTK-Inhibitor (Ibrutinib) durchgeführt werden.
- **Ältere Patienten oder Patienten mit Komorbiditäten** erhalten:
  – eine Chemoimmuntherapie (BR, R-CHOP, VR-CAP) gefolgt von einer Erhaltungstherapie, auch wenn prospektive Daten für alle verfügbaren Kombinationstherapien bezüglich einer Erhaltungstherapie mit Rituximab vorliegen, zeigen einzelne Untersuchungen und große retrospektive Serien einen überzeugenden Vorteil hierfür und sollte den Patienten empfohlen werden.
  – die Kombination mit einem BTK-Inhibitor erbrachte - bei erhöhter Toxizität keine Vorteil im Gesamtüberleben. Zudem kann für einen Teil dieser Patienten durch Verzicht der Hochdosistherapie das oben beschriebene Therapieverfahren attraktiv sein (s. jüngere Patienten).

▶ **Rezidivtherapie**:
- Die Rezidivtherapie gestaltet sich gegenüber der Primärtherapie uneinheitlicher (Abb. 5.51).
- Zu berücksichtigende Parameter sind:
  – Risikofaktoren der Erkrankung: TP53-Status, Ki-67-Expression in Rezidivbiopsie, Entwicklung einer blastoiden Morphologie,
  – körperliche Verfassung,
  – Remissionsqualität auf die Primärtherapie bzw. vorausgegangene Behandlung,

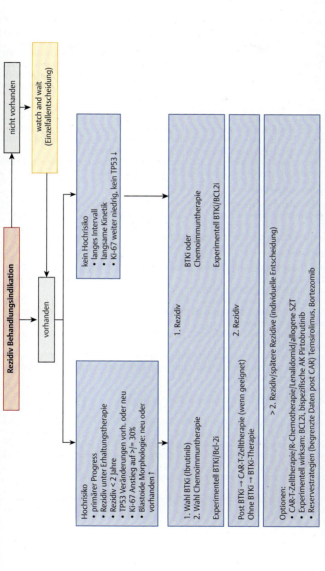

Abb. 5.51 • Mantelzell-Lymphom. Therapeutisches Vorgehen im Rezidiv (R-DHAP, BR, R-BAC wie Abb. 5.50; R-DHOx: Rituximab, Dexamethason, Oxaliplatin; SZT: Stammzelltransplantation; BERT: Bendamustin, Rituximab, Temsirolimus).

Within the figure:

Rezidiv Behandlungsindikation

- nicht vorhanden → watch and wait (Einzelfallentscheidung)
- vorhanden

Hochrisiko
- primärer Progress
- Rezidiv unter Erhaltungstherapie
- Rezidiv < 2 Jahre
- TP53 Veränderungen vorh. oder neu
- Ki-67 Anstieg auf >/= 30%
- Blastoide Morphologie: neu oder vorhanden ↑

kein Hochrisiko
- langes Intervall
- langsame Kinetik
- Ki-67 weiter niedrig, kein TP53 ↓

1. Rezidiv

1. Wahl BTKi (Ibrutinib)
2. Wahl Chemoimmuntherapie

Experimentell BTKi/Bcl-2i

BTKi oder Chemoimmuntherapie

Experimentell BTKi/BCL2i

2. Rezidiv

Post BTKi → CAR-T-Zelltherapie (wenn geeignet)
Ohne BTKi → BTKi-Therapie

> 2. Rezidiv/spätere Rezidive (individuelle Entscheidung)

Optionen:
- CAR-T-Zelltherapie/R-Chemotherapie/Lenalidomid/allogene SZT
- Experimentell wirksam: BCL2i; bispezifische AK Pirtobrutinib
- Reservestrategien (begrenzte Daten post CAR) Temsirolimus, Bortezomib

– Remissionsdauer, auch beim MCL gibt ein Rezidiv innerhalb von 2 Jahren als Hochrisiko ("POD-24"),
– Anzahl der Vortherapien,
– Begleiterkrankungen.
- Von daher erfolgt **meist eine individuelle Anpassung** vorhandener Therapiestrategien. Wesentliche Ansätze hierbei sind:
  – für den überwiegenden Teil der Patienten ist die Gabe eines BTK-Inhibitors als Dauertherapie heute die präferierte Therapieoption, dies gilt insbesondere für Patienten mit einem Therapieversagen oder einem frühen Rezidiv. Ausnahmen sind der Einsatz einer erneuten Chemoimmuntherapie bei langen Remissionen nach einer initialen Chemoimmuntherapie.
  – Der Stellenwert einer BTK-Inhibitortherapie bei Patienten mit einer initialen, zeitlich befristeten BTK-Inhibitortherapie ist zurzeit nicht geklärt.
  – Nach Versagen nach einer zweiten Therapielinie, wobei eine davon eine Hochdosistherapie und eine einen BTK-Inhibitor enthalten hat, stellt die CAR-T-Zell-Therapie für geeignete Patienten heute die Standardtherapie dar.
  – Der Einsatz einer allogenen Stammzelltransplantation stellt heute ein Reserveverfahren nach Versagen der o.s. Therapieoptionen dar.

Allgemeine Maßnahmen

▶ Impfprophylaxe: Influenza (jährlich), Sars-CoV-2, VZV, ggf. Pneumokokken, wichtig: Auffrischung nach HDT, ggf. Immunglobulinsubstitution (nach Spiegel und Klinik).
▶ Körperliches Training sollte aufrechterhalten werden.

Pharmakotherapie

Etablierte Chemotherapeutika/Kombinationstherapien
▶ Bendamustin:
  • Synthetisches Alkylans mit sehr guter Verträglichkeit.
  • In Kombination mit Rituximab vergleichbare bis überlegene Ergebnisse gegenüber R-CHOP, sodass Bendamustin für ältere Patienten heute häufig als Standardtherapie eingesetzt wird.
▶ Kombinationstherapie aus Rituximab und Cyclophosphamid, Doxorubicin, Vincristin und Prednison (R-CHOP):
  • Lange etablierte Chemotherapiekombination mit etablierter Wirksamkeit.
  • R-CHOP ist weiterhin eine Standardtherapie für das MCL, wobei der Stellenwert der Anthrazykline unklar ist.
▶ Chlorambucil:
  • Alkylans; Einsatz nur im Rahmen palliativer Therapie.
▶ Cytarabinosid:
  • Nukleosid-Analogon; führt in Kombinatiosntherapien zu einer Verbesserung der Remissionstiefe.
  • Heute wird Cytarabinosid in Kombinationstherapien wie DHAP (Dexamethason, Cytarabinosid und Cisplatin) oder vergleichbare Schemata für jüngere Patienten mit MCL eingesetzt.
  • Auch bei Älteren gibt es vielversprechende Kombinationsdaten mit BR (R-BAC).
▶ Weitere Substanzen:
  • Fludarabin (nur noch Reservesubstanz, Zytotoxität, Einschränkung der KM-Funktion),
  • Cisplatin – in Kombinationstherapien,
  • Oxaliplatin – bei Intoleranz gegenüber Cisplatin,
  • Gemcitabin – im Rahmen palliativer Therapien.
  • Steroide sind Teil von Kombinationstherapie oder palliativ eingesetzte Substanzen.

Monoklonale Antikörper

▶ Rituximab, ein monoklonaler Anti-CD20-Antikörper, ist heute Standardkombinationspartner für alle gängigen Zytostatikakombinationen.

▶ Auch eine Verstärkung zielgerichteter Therapeutika ist nachzuweisen.

▶ Neben der Kombinationstherapie ist der Einsatz als Erhaltungstherapie gesichert.

Zielgerichtete Substanzen

▶ **BTK-Inhibitoren:**

  • **Ibrutinib:**

    – Bruton-Tyrosinkinase(BTK)-Inhibitor,

    – greift selektiv in den B-Zell-Rezeptor-Signalweg ein.

    – Bei rezidivierten Patienten findet sich in der Monotherapie ein vergleichsweise hoher Ansprechrate und -dauer.

    – Die Substanz wird oral verabreicht und ist in Regel gut verträglich.

    – Wesentliche NW sind Herzrhythmusstörungen, Blutungsneigung und Infektionen.

    – Zugelassen (II/2023).

  • nicht zugelassen für MCL, unter Evaluation, aber grundsätzlich verfügbar.

  • **Acalabrutinib:**

    – Bruton-Tyrosinkinase(BTK)-Inhibitor (noch nicht zugelassen).

    – greift selektiv in den B-Zell-Rezeptor-Signalweg ein.

    – Bei rezidivierten Patienten findet sich in der Monotherapie ein vergleichsweise hoher Ansprechrate und -dauer.

    – Die Substanz wird oral verabreicht und ist in Regel gut verträglich.

    – Wesentliche NW sind Kopfschmerzen, gastrointestinale Toxizität und Infektionen.

  • **Zanabrutinib:**

    – Bruton-Tyrosinkinase(BTK)-Inhibitor (noch nicht zugelassen).

    – greift selektiv in den B-Zell-Rezeptor-Signalweg ein.

    – Bei rezidivierten Patienten findet sich in der Monotherapie ein vergleichsweise hoher Ansprechrate und -dauer. Die Substanz wird oral verabreicht und ist in Regel gut verträglich.

    – Die Substanz hat eine geringere Rate an kardiovaskulären NW.

  • nur experimentell.

  • **Pirtobrutinib:**

    – nicht kovalenter-Bruton-Tyrosinkinase(BTK)-Inhibitor (noch nicht zugelassen).

    – greift selektiv in den B-Zell-Rezeptor-Signalweg ein.

    – Insbesondere nach Versagen eines anderen BTK-Inhibitors findet sich eine gute Wirksamkeit. Aktuelle Untersuchungen vergleichen die Substanz im Rezidiv gegen die o. g. Inhibitoren.

    – Die Substanz ist insgesamt sehr gut verträglich.

▶ **Bortezomib:**

  • Proteasom-Inhibitor,

  • zeigte im frühen Rezidiv ein Ansprechen bei ca. 30 % der Patienten.

  • Zulassung in Deutschland besteht in der Kombination in einer CHOP-artigen Therapie in der Primärbehandlung.

  • Zu beachten ist die hohe Rate an neuropathischen Nebenwirkungen, ggf. geringer bei s. c. Applikation.

▶ **Lenalidomid:**

  • gehört zu den immunmodulatorischen Substanzen,

  • zeigte als Monotherapie aber insbesondere in Kombination mit Rituximab eine gute Wirksamkeit beim MCL.

  • Zulassung besteht als Monotherapie im Rezidiv.

  • Lenalidomid kommt als therapeutische Alternative nach Versagen oder Unverträglich von Ibrutinib oder andern zielgerichteten Substanzen zum Einsatz.

  • Zytopenien und Thromboseneigung sind zu beachten.

▶ **Temsirolimus:**
- nur noch Reservesubstanz: mTOR-Inhibitor, greift in den Zellzyklus ein.
- Die intravenös applizierte Substanz zeigte sich im fortgeschrittenen Rezidiv einer Mono-Chemotherapie überlegen, allerdings zeigte eine randomisierte Studie gegen Ibrutinib eine unterlegene Ansprechrate und Ansprechdauer.
- Es gibt nur unzureichende Daten über die Wirksamkeit nach Einsatz eines BTK-Inhibitors.
- NW sind Infekte, Zytopenien und Pneumonitiden.

▶ **Venetoclax:**
- noch nicht zugelassen.
- Bcl-2-Inhibitor.
- orale Substanz mit Wirksamkeit auch beim Einsatz nach BTK-Versagen. Insbesondere vielversprechend in Kombination mit Ibrutinib.
- Zulassungsstudie rekrutiert, ggf. Therapieoption in Kombination nach initialer BTK-I-haltiger Primärtherapie.
- NW sind insbesondere Zytopenien (Neutropenie).

Strahlentherapie

▶ Strahlentherapeutische Verfahren können für die Behandlung von Problemlokalisationen erwogen werden.
▶ Keine Indikation zur routinemäßigen Nachbestrahlung.
▶ Im Rahmen der Hochdosistherapie scheint eine Konditionierung mit einem eine Ganzkörperbestrahlung beinhaltendem Regime insbesondere für Patienten mit einer fehlenden kompletten Remission nach Induktionstherapie günstig, Stellenwert wird zunehmend als gering angesehen - auch wegen veränderter Therapielandschaft und pot. Langzeittoxizität.
▶ Radiatio in palliativer Indikation bei großen Tumormanifestationen möglich.

Zellbasierte Verfahren

Stammzelltransplantation
▶ Zum Einsatz kommt die allogene SZT als Reservetherapieverfahren bei Versagen der Chemoimmuntherapie, einer BTK-I-Therapie und einer CAR-T-Therapie (oder bei KI hiergegen).

Sonstige
▶ Die CAR-T-Zell-Therapie ist heute ein wesentlicher Therapiestand in der 3. Therapielinie (post HDT, post BTK-I).

Nachsorge

▶ Nach Abschluss der Therapie regelmäßige ambulante Kontrollen.
▶ Im ersten Jahr alle 3–4 Monate, anschließend können die Intervalle auf 6 Monate ausgedehnt werden, in Einzelfällen darüber hinaus.
▶ Zur Verlaufsbeobachtung:
- Erhebung der allgemeinen und krankheitsspezifischen Anamnese,
- körperliche Untersuchung und Laborkontrolle von BB, Differenzialblutbild und LDH.
- Weitere Laborparameter individuell.
- Eine regelhafte bildgebende Diagnostik ohne Symptome – insbesondere mittels CT – ist nicht indiziert.
- Eine Abdomen-Sonografie kann zur Bestimmung der Leber/Milzgröße und der intraabdominellen LK eingesetzt werden.
- Eine PET-Diagnostik sollte nicht als Screeningverfahren im Rahmen der Nachsorge eingesetzt werden.
▶ Im Rahmen klinischer Studien wird die Verlaufsbeobachtung durch Nutzung der Bestimmung der minimalen Resterkrankung eingesetzt, die eine frühzeitige Detek-

tion eines Rezidivs ermöglicht. Zukünftige Strategien prüfen, ob eine Therapie bereits zu diesem Zeitpunkt eine Verbesserung der Krankheitsprognose ermöglicht.

Verlauf und Prognose

▶ Das MCL vereint die Inkurabilität der indolenten Lymphome mit dem raschen Verlauf der aggressiven Lymphome.
▶ Typischerweise spricht die Erkrankung gut bis sehr gut auf die Primärtherapie an und ein Großteil der Patienten hat auch eine substanzielle Remissionsdauer.
▶ Viele Patienten erleiden ein Rezidiv, das molekularbiologisch durch sekundäre genetische Veränderungen geprägt ist und oft nur noch kurz auf Standardtherapien anspricht.
▶ Zielgerichtete Substanzen führen insgesamt zu einer Verbesserung der Therapieoptionen, wie auch der Einsatz der CAR-T-Zelltherapie.
▶ **Überlebensraten:**
  • Im Rahmen klinischer Studienkohorten zeigt sich ein medianes Überleben von 4–5 Jahren für die Gesamtkohorte, bei jüngeren Patienten unter Einsatz einer intensiven Therapie auch z. T. deutlich darüber hinaus. Auch nach 15 Jahren haben 25-30 % keinen Krankheitsrückfall.
  • Hierbei findet sich jedoch eine erhebliche Varianz, wenn man den MIPI für eine prognostische Unterteilung einsetzt.
  • Das Überleben bei Hochrisikopatienten beträgt 2,5 Jahre, gegenüber 4–5 Jahren bei intermediärem Risiko und deutlich darüber hinaus bei niedrigem Risiko.
  • In epidemiologischen Untersuchungen ist das Gesamtüberleben schlechter.
  • Distinkte Verläufe finden sich insbesondere für Patienten mit der oben beschriebenen indolenten Variante mit günstigem Verlauf und für Patienten mit blastoider Variante, die eine extrem schlechte Prognose haben.

Prävention

▶ Es besteht keine etablierte Präventionsstrategie.

5.25 Diffuses großzelliges Non-Hodgkin-Lymphom (DLBCL) und Hochmalignes B-Zell-Lymphom (HGBL) mit Myc- und Bcl2-Rearrangement

Lorenz Trümper

Aktuelles

▶ Volldosiertes R-CHOP (in 14- oder 21-tägigen Abständen) ohne Erhaltungstherapie, aber mit konsolidierender Bestrahlung bei PET positivem Restbefall ist 2021 auf Basis großer randomisierter Phase-III-Studien Standard für alle Risiko- und Altersgruppen des DLBCL und HGBL; nur in frühen Stadien jüngerer Patienten ist eine Reduktion auf 4 Kurse indiziert.
▶ Der Ersatz von Vincristin durch das ADC Polatuzumab Vedotin führt zu einer Verbesserung des progressionsfreien, jedoch nicht des Gesamtüberlebens.
▶ Die Aktualisierung der WHO-Klassifikation (2016) führt neben dem DLBCL (NOS) die Subentität des Hochmalignen B-Zell-Lymphoms mit Rearrangements von MYC, BCL-2 und BLC-6 ein und fordert die Angabe der Cell-of-Origin-Klassifikation (ABC und GCB); therapeutische Konsequenzen ergeben sich daraus derzeit nicht.
▶ In der Revision der WHO Klassifikation (WHO5) werden die Lymphome der immunprivilegierten Befallsorte (Testis, Retina, CNS) sowie seltene Triple-Hit Lymphome aus den DLBCL (NOS) herausgelöst. Therapeutischen Konsequenzen ergeben sich derzeit nicht.
▶ Behandlung des Follikulären Lymphoms Grad 3 erfolgt wie die der DLBCL.

Definition

▶ Klonale Erkrankung durch Transformation reifer Keimzentrums-B-Zellen (germinal center derived lymphoma) mit Immunglobulin-Rearrangement.
▶ Molekulare Kennzeichen sind u. a.
  • Deregulation des *bcl-6*-Onkogens,
  • Aktivierung des *Myc*-Onkogens (Translokation mit oder ohne Immunglobulin-partner; schlechter prognostischer Faktor),
  • Deregulation des NFK-b-Signalwegs (beim sog. ABC-Subtyp [aktivierte B-Zelle]) sowie bcl-2-Aktivierung beim GCB-Typ (Keimzentrums-B-Zell-Typ).
  • Beim EBV$^+$-DLBCL Assoziation mit Epstein-Barr-Virus-Infektion.
▶ Häufiger als Follikuläre Lymphome in frühen Stadien diagnostiziert, als System-erkrankung aber immer systemische Therapie mit voller Zykluszahl indiziert.
▶ Hohe Heilungsrate aufgrund hoher zellulärer Proliferation und Rituximab-Sensitivi-tät.

Epidemiologie

Häufigkeit

▶ Etwa 30 % aller Non-Hodgkin-Lymphome in Europa, Inzidenz ca. 8/100.000/Jahr

Altersgipfel

▶ Medianes Alter bei Diagnose ca. 65 Jahre

Geschlechtsverteilung

▶ Ca. 55 % Männer

Prädisponierende Faktoren

▶ Keine Angaben möglich

Ätiologie und Pathogenese

▶ Ätiologie unbekannt; Risikofaktoren u. a. Exposition gegenüber Chemikalien (Pesti-zide, Herbizide, Haarfärbemittel)

Klassifikation und Risikostratifizierung

Pathologische Klassifikation

▶ Die Revision 2016 zählt bei den reifen B-Zell-Lymphomen folgende hier behandelte Subentitäten zu den aggressiven B-Zell-Lymphomen:
  • Diffus großzelliges B-Zell-Lymphom (DLBCL), NOS:
    – GCB (Keimzentrums B-Zell-Typ),
    – ABC (Aktivierter B-Zell-Typ).
  • Primär kutanes DLBCL, Leg Type.
  • EBV-positives DLBCL, NOS
    – umfasst die EBV$^+$-DLBCL jüngerer und älterer Patienten.
  • Hochmalignes B-Zell-Lymphom, NOS
    – umfasst alle „double und triple hit" DLBCL.

Klinisches Staging

▶ Erfolgt klinisch nach der Einteilung von Ann Arbor, die folgende Stadien unterschei-det:
  • Stadium I: Befall einer einzigen Lymphknotenregion (I/N) oder Vorliegen eines einzigen lokalisierten extranodalen Herds (I/E).
  • Stadium II: Befall von zwei oder mehreren Lymphknotenregionen auf einer Seite des Zwerchfells (II/N) oder einer oder mehrerer Lymphknotenregionen und ein lokalisierter extranodaler Herd auf einer Seite des Zwerchfells (II/E).

- Stadium III: Befall von zwei oder mehr Lymphknotenregionen auf beiden Seiten des Zwerchfells (III/N) oder Befall von lokalisierten extranodalen Herden und Lymphknotenbefall, sodass ein Befall auf beiden Seiten des Zwerchfells vorliegt (III/E).
- Stadium IV: Disseminierter oder diffuser Befall eines oder mehrerer extralymphatischer Organe mit oder ohne Befall von Lymphknoten.

► Zum lymphatischen Gewebe gehören: Lymphknoten, Milz, Thymus, Waldeyer-Rachenring, Appendix.
► Die Stadien erhalten den Zusatz „A" bei Fehlen, „B" bei Vorliegen von
  - nicht erklärbarem Fieber > 38 °C,
  - nicht erklärbarem Nachtschweiß (mit nächtlichem Wäschewechsel),
  - nicht anderweitig erklärbarem Gewichtsverlust (> 10 % des Körpergewichts innerhalb von 6 Monaten).

Klinische Risikoklassifikation

► Der nach wie vor zuverlässigste Prognoseprädiktor ist der sog. IPI (Internationale Prognostische Index).
► Der IPI hat seinen Stellenwert auch in der Rituximab-Ära behalten.
► Der IPI errechnet sich aus folgenden Parametern:
  - Alter > 60 Jahre,
  - Stadien III und IV nach Ann Arbor,
  - > 1 extralymphatischer Befall (Definition s. oben)
  - schlechter Allgemeinzustand (ECOG ≥ 2),
  - über Normalwert erhöhte LDH.
► Anhand der Punktzahl können 4 Gruppen mit signifikant unterschiedlicher Prognose ermittelt werden.
► Bei Patienten < 60 Jahre wird der sog. „age-adjusted IPI (aaIPI)" angewendet, der nur aus den Faktoren Stadium, Performance Status und LDH besteht; bereits ein RF ist beim aaPI prognostisch relevant.
► Das Vorhandensein von sog. Bulky disease ist in klinischen Studien als prognostisch relevant gezeigt (> 5/7,5/10 cm, je nach Studie) und hat therapeutische Konsequenz (konsolidierende Bestrahlung).

Molekulare Risikoklassifikation

► Der Cell-of-Origin-Status (COO-Status) „ABC" (aktivierte B-Zelle) wird als prognostisch ungünstig angegeben, was sich in prospektiven Evaluationen der britischen und deutschen Gruppen nicht bestätigen ließ. ABC-Status hat keine klinischen Konsequenzen (s. unten);
► GCB (Keimzentrumstyp) als prognostisch günstig, außer es finden sich
  - Expression der Onkogene MYC, BCL 2/6 (sog. Double Expressor Status) und
  - Translokation (FISH) Nachweis (sog. double oder triple hit) der o. g. Onkogene (insbesondere IgH-Myc Translokationen).
► Diese Merkmale sind prognostisch hochsignifikant, in der neuen WHO-Klassifikation diagnostisch obligatorisch (mittels Immunhistochemie).
► Komplexe molekulare Klassifikatoren auf der Basis von next generation sequencing ermöglichen biologisch präzisere Risikoeinteilungen.
► Derzeit haben diese noch keine therapeutischen Konsequenzen ausserhalb von klinischen Studien.

Symptomatik

► Derbe, schmerzlose Lymphknotenvergrößerungen, am häufigsten zervikal,
► häufig mit Splenomegalie,
► häufig (ca. 20 %) extranodaler Befall, auch mit atypischen Organinfiltrationen, am häufigsten in Leber, Lunge, Knochen,
► selten (ca. 5 %) ZNS-Beteiligung (meningeal, selten parenchymatös),

- häufig (ca. 25 %) sog. B-Symptomatik (s. unten), selten Zeichen der hämatopoetischen Insuffizienz durch KM-Befall,
- rasches Wachstum („aggressives Lymphom") mit Beeinträchtigung des Allgemeinbefindens.

Diagnostik

Diagnostisches Vorgehen

- Ziel des diagnostischen Vorgehens beim DLBCL ist es, nach histologischer Sicherung (Lymphknotenexzision) Ausbreitung und Risikokonstellation der individuellen Erkrankung zu ermitteln (Abb. 5.52), um eine risikoadaptierte Therapie einzuleiten.
- Bei sehr raschem Wachstum und klinischem Handlungsbedarf kann nach Lymphknotenentnahme zeitnah eine sog. Vorphasetherapie (in der Regel Vincristin + Kortikosteroide, selten additiv Cyclophosphamid wie bei der ALL) eingeleitet werden.

Anamnese

- Vollständige Anamnese einschl. therapierelevanter Vorerkrankungen (kardial, neurologisch, pulmonal), B-Symptomatik (s. unten), Infektionsanamnese.

Körperliche Untersuchung

- Vollständige körperliche Untersuchung einschl. neurologischem Status und Dokumentation aller Lymphknotenstationen.

Labor

- Differenzialblutbild, Retikulozyten,
- BSG, Elektrophorese, Gesamteiweiß,
- GOT, GPT, AP, γ-GT, Bilirubin, Kreatinin, Harnsäure, Blutzucker, Kreatinin-Clearance,
- LDH (vor Vorphase; auf Hämolyse achten),
- Vitamin-D-Spiegel (vor Antikörpertherapie),
- Ferritin,
- quantitative Immunglobuline, freie Leichtketten, Immunfixation,
- Quick-Wert, PTT,
- bei (sehr seltenem) leukämischem Verlauf: Oberflächenmarker durch FACS-Analyse.

Mikrobiologie und Virologie

Serologie

- Obligat (Therapieplanung, Reaktivierungsrisiko) sind Hepatitis (A, B, C), HIV, CMV, EBV-Serologie, ggf. Viruslastbestimmung mit PCR sowie SARS-Cov2 Diagnostik.

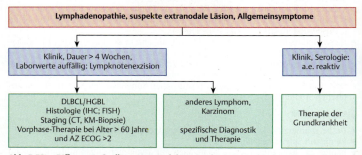

Abb. 5.52 • Diffuses großzelliges Non-Hodgkin-Lymphom (DLBCL) und Hochmalignes B-Zell-Lymphom (HGBL). Diagnostisches Vorgehen (a.e.).

Bildgebende Diagnostik

Sonografie
▶ Lymphknoten- und Abdominalsonografie sind in den Händen erfahrener Untersucher zur Initial- und Verlaufsdiagnostik in Ergänzung zum CT sehr gut geeignet.

Röntgen
▶ Bei Einsatz der Computertomografie des Thorax ist ein Röntgen-Thorax nur noch evtl. zur Verlaufskontrolle unter Therapie bei mediastinalem Bulk sowie zur Lagekontrolle zentralvenöser Katheter notwendig.

CT
▶ Ein Computertomogramm mit ausreichender Schnittdichte und Einsatz von Kontrastmittel ist der Goldstandard für Stadien- und Therapiekontrolluntersuchungen beim DLBCL.
▶ Obligat sind Staging CT, Interimstaging (z. B. nach 3 Zyklen Chemotherapie) und Abschluss-Staging.
▶ Im Abschluss-Staging in klinischen Studien als PET-CT (s. unten).
▶ Weitere Kontroll-CT im Verlauf (Nachsorge-CT) sind nur bei klinischem Verdacht auf Lymphomaktivität oder speziellen Fragestellungen obligat.

PET/PET-CT
▶ Zellen des DLBCL sind FDG-avide.
▶ Die metabolische Aktivität befallener nodaler und extranodaler Areale kann somit prinzipiell im PET-CT evaluiert werden und sollte auf der 5-Punkte-Deauville-Skala graduiert werden. Alternativ kann die Metabolische Tumoraktivität und ihr Abfall unter Therapie (Delta-SUV) angegeben werden.

> **Merke**
> Eine Zulassung durch den GemBA ist nur für das Primärstaging, jedoch nicht für das Interim- und Abschlußstaging erfolgt, sodass außerhalb klinischer Studien das PET-CT in diesen Situationen nicht mit Erstattung durch die GKV werden kann.

▶ Drei Indikationen sind klinisch relevant, nur zum Teil in klinischen Studien gesichert:
  • Bei PET-Negativität im Staging kann ggf. auf eine Knochenmarkbiopsie verzichtet werden (Staging: Verzicht auf KM-Biopsie).
  • Der NPV (negative prädiktive Wert) des PET im Re-Staging nach Therapieabschluss beträgt 80–100 % (Re-Staging am Ende der Therapie).
▶ Der PPV (positive prädiktive Wert) für ein positives PET sowohl im Interims- wie im Abschluss-Staging beträgt nur 50 %, sodass ohne Biopsie aus einem positiven PET im Staging keine klinischen Konsequenzen gezogen werden können.
▶ Klinische Bedeutung hat das PET-CT am Ende der Therapie (EoT-PET) zur Evaluation einer möglichen konsolidierenden Strahlentherapie.
▶ Das Interim-PET-CT nach 2 oder 3 Kursen hat prognostische Bedeutung und wird in Studien evaluiert, mit dem Ziel einer frühen Änderung der Primärtherapie bei hoher Wahrscheinlichkeit für Rezidiv oder Progress.

Echokardiografie oder MUGA-Scan
▶ Aufgrund des obligaten Einsatzes von Anthrazyklinen in der Behandlung ist eine prä- und posttherapeutische Untersuchung der kardialen Pumpfunktion obligat.
▶ Das Risiko für eine Kardiomyopathie ist mit ca. 4 % angegeben.

Instrumentelle Diagnostik

EKG
▶ Vor Beginn der Chemotherapie obligat.

Spirometrie
▶ Spirometrie und Diffusionskapazitätsbestimmung vor Beginn der Chemotherapie obligat.

Histologie, Zytologie und klinische Pathologie

Knochenmarkdiagnostik

▶ Yamshidi-Biopsie und Knochenmarkblutaspiration zur morphologischen, immunologischen und ggf. molekularen Untersuchung sind obligat.
▶ Im Re-Staging nur bei initialem Befall zu wiederholen.

Lymphknotendiagnostik

▶ Die exzisionale Biopsie mit pathologischer und ggf. referenzpathologischer Untersuchung ist Goldstandard.
▶ Die Lymphknotenzytologie ist zur Diagnose nie ausreichend.
▶ Stanzbiopsate sind bei schwer zugänglichen Lymphomen anstelle von Exzisionsbiopsaten in Einzelfällen akzeptabel.
▶ In der 5. Edition (2022) der WHO-Klassifikation der Hematolymphoid Tumours, Part B wird gefordert:
  • Immunhistologie mit Bestimmung des Cell-of-Origin Status (COO) nach Hans, wünschenswert: COO Bestimmung mit Genexpression
  • Nachweis von MYC- und BCL 2/6 Expression (DE) und Translokation (mittels FISH)
  • Weitere genetische Testung, wenn für klinische Entscheidungsfindung relevant

Liquordiagnostik

▶ Das Risiko für einen (primären) Liquorbefall oder einen Progress (Rezidiv) mit klinisch sekundärem meningealem Befall wird nach dem sog. CNS-IPI bestimmt.
▶ Bei hohem Risiko sowie Hodenbefall durch Lymphom sind Liquordiagnostik (einschl. FACS, ggf. MRT-Schädel) und bei fehlendem Nachweis prophylaktische Therapie mit Methotrexat (i. v.) empfohlen, bis jetzt kontroverse Studienlage. Bitte aktuelle Empfehlungen berücksichtigen.

Differenzialdiagnosen

▶ Prinzipiell alle Ursachen einer Lymphadenopathie, d. h.
  • unspezifische Lymphadenitis,
  • andere Subentitäten maligner Lymphome,
  • Metastasen solider Tumoren,
  • systemischer Lupus erythematodes,
  • Sarkoidose,
  • Tuberkulose, Toxoplasmose, HIV-, EBV-, CMV-Infektion.

Therapie

Therapeutisches Vorgehen

▶ Therapie erfolgt immer in kurativer Intention, sofern Allgemeinzustand und/oder Begleiterkrankungen dies zulassen.
▶ Die Therapieintensität richtet sich nach dem IPI-Risiko; intensivierte oder risikoadaptierte Therapie aufgrund des COO-Subtyps oder für DH/TH-Lymphome sind nicht etabliert, nur in klinischen Studien (Abb. 5.53).
▶ Beurteilung der „Therapiefähigkeit" erst nach Durchführung einer Vorphasetherapie (s. u.), da häufig durch systemischen Lymphomprogress beim DLBCL AZ stark beeinträchtigt.
▶ Systemische Therapieindikation ohne Zeitverzögerung besteht in allen Stadien und Risikogruppen.
▶ Die Therapie beinhaltet immer ein Anthrazyklin, deswegen ist die Evaluation der kardialen Funktion vor Therapiebeginn obligat.

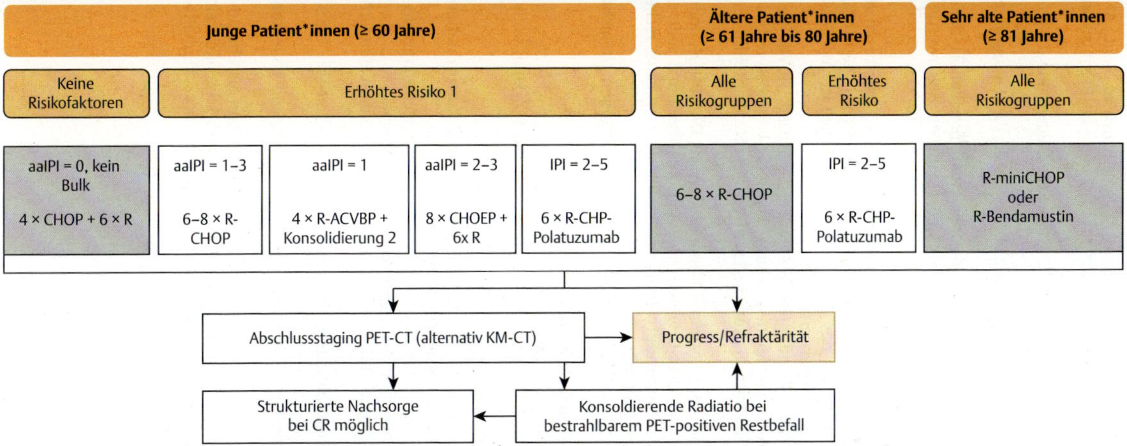

Abb. 5.53 • Diffuses großzelliges Non-Hodgkin-Lymphom (DLBCL) und Hochmalignes B-Zell-Lymphom (HGBL). Risiko- und altersadaptierte leitliniengerechte Therapie. (Quelle: Leitlinienprogramm Onkologie (Deutsche Krebsgesellschaft, Deutsche Krebshilfe, AWMF): Diagnostik, Therapie und Nachsorge für erwachsene Patient*innen mit einem diffusen großzelligen B-Zell-Lymphom und verwandten Entitäten, Langversion 1.0, 2022, AWMF-Registernummer: 018/038OL)

[1] Die unterschiedlichen Regime für junge Patient*innen mit erhöhtem Risiko wurden bisher nicht untereinander verglichen.
[2] Die Konsolidierung in der LNH03-2B Studie bestand aus 2 Gaben Methotrexat, 4 Zyklen Rituximab/Ifosfamid/Etoposid und abschließend 2 Zyklen Cytarabin [Récher et al. 2011].

aaIPI = altersadjustierter „Internationaler Prognostischer Index"; CR = Komplette Remission („complete remission"); IPI = „Internationaler Prognostischer Index";
KM-CT = Kontrastmittel-Computertomographie; PET-CT = Positronenemissionstomographie/Computertomographie; R-ACVBP = Rituximab, Doxorubicin, Cyclophosphamid, Vindesin, Bleomycin, Prednison; R-Bendamustin = Rituximab, Bendamustin; (R)-CHOP = (Rituximab), Cyclophosphamid, Doxorubicin, Vincristin, Prednison; R-CHP-Polatuzumab = Rituximab, Cyclophosphamid, Doxorubicin, Prednison, Polatuzumab vedotin; R-miniCHOP = niedrig dosiertes R-CHOP-Regime

Pharmakotherapie

Kausale Pharmakotherapie

▶ Bei Patienten mit hoher Tumorlast, schlechtem Allgemeinzustand und Alter > 60 Jahre ist eine Vorphasetherapie mit Vincristin (1–2 mg) und Prednisolon (1–1,5 mg/kg KG) empfohlen.

▶ Eine Chemotherapie mit CHOP, 6 Zyklen (Tab. 5.50) ist in allen Stadien und Risikogruppen Standard.

▶ Die zusätzliche Gabe von Rituximab (8 Kurse; Tab. 5.50) verbessert die Heilungsrate um 15–20 % bei allen Patienten.

▶ Die Applikation von CHOP in dosisintensivierten 14- oder konventionellen 21-tägigen Abständen ist für das progressionsfreie und Gesamt-Überleben gleichwertig; Infektionsrate, Kardiotoxizität und kürzere Therapiedauer lassen CHOP-14 vorteilhafter erscheinen.

▶ Der Ersatz von Vincristin durch das Antibody-Drug-Conjugat (ADC) Polatuzumab Vedotin führt v. a. bei hohem IPI (2-5) zu einer Verbesserung des PFS um knapp 6 %, allerdings nicht zu einer Verbesserung des Gesamtüberlebens. Polivy ist von EMA für die Primärtherapie des DLBCL zugelassen.

▶ Intensivierte CHOP-Regime (z. B. Hinzufügung von Etoposid = CHOEP; ACVBP-Regime der französischen GELA-Gruppe können in Subgruppen die Prognose verbessern, ein formaler Nachweis in Phase-III-Studien gegenüber dem Standard fehlt für CHOEP.

▶ Alternative Regime (z. B. Nadir-Adaptation mit Dauerinfusion als DA-EPOCH, oder B-ALL-Protokoll der GM-ALL) sind dem CHOP-Regime nicht überlegen und sollten aufgrund der Toxizität, die die Therapiedurchführung kompromittieren kann, **nicht** in der Primärtherapie eingesetzt werden.

▶ Eine verbesserte Wirksamkeit alternativer Regime bei DH/TH-Regimen ist **nicht** nachgewiesen.

▶ Risiko- und altersabhängig gelten folgende Besonderheiten:
  • Jüngere Niedrigrisikopatienten (IPI 0, kein Bulk)
    – 4 Zyklen R-CHOP sind gleich wirksam und weniger toxisch als 6 Zyklen, somit Standard
  • Jüngere Hochrisikopatienten (aaIPI 2, 3):
    – Die Überlegenheit der Konsolidierung mit autologer Stammzelltransplantation konnte in 4 randomisierten Studien nicht belegt werden.
    – CHOEP-14 erzielte das beste bisher in prospektiven Studien erzielte Ergebnis, auch wenn der randomisierte Nachweis gegenüber CHOP aussteht.
    – R- Pola-CHP ist bei IPI 2-5 hinsichtlich des PFS, aber nicht des OS dem Standard R-CHOP überlegen.
  • Ältere Patienten mit Komorbiditäten, Patienten > 80 Jahre (non-fit; CIRS-Score > 6):
    – Mit dem dosisreduzierten Mini-CHOP wurden auch bei sehr alten Patienten Heilungen erzielt.
    – Bei Verzicht auf Anthrazykline und Einsatz von z. B. Bendamustin als Chemotherapie in Kombination mit Rituximab ist die Heilungswahrscheinlichkeit sehr gering. Deswegen, wenn immer möglich, Versuch einer anthrazyklinhaltigen Induktion.

Tab. 5.50 • Therapieschemata in der Induktionstherapie des DLBCL.

Stadium	Wirkstoff	Dosierung	Applikation	Protokoll
1	CHOP-21, Wdh Tag 22			
	Cyclophosphamid	750 mg/m^2	i. v.	Tag 1
	Doxorubicin	50 mg/m^2	i. v.	Tag 1
	Vincristin*	1,4 mg/m^2	i. v.	Tag 1
	Prednison	100 mg/m^2	p. o.	Tag 1–5
2	CHOP-14, Wdh Tag 15			
	Dosierung wie CHOP-21, plus G-CSF oder PEG-Filgrastim			Tag 4–13 bzw. Tag 4
1a/2a	R-CHOP, Wdh Tag 22/Tag 15			
	Rituximab, gefolgt von CHOP	375 mg/m^2	i. v.	Tag 1, Tag 2
3	CHOEP-21, Wdh Tag 22			
	CHOP plus Etoposid	100 mg/m^2	Infusion (60 min)	Tag 1–3
4	CHOEP-14, Wdh Tag 15			
	Dosierung wie CHOEP-21, plus G-CSF oder PEG-Filgrastim			Tag 4–13 bzw. Tag 4

*max. Einzeldosis (capping) 2 mg (bei Patienten > 70 Jahre 1 mg)

Pharmakologische Supportivtherapie

► Gabe von G-CSF prinzipiell gemäß ASCO/ESMO-Guidelines, bei verkürztem Zyklusabstand (CHOP-14), Patienten > 60 Jahren und zur Stammzellasservation bei Rezidivtherapie obligat.
► Antiinfektive Prophylaxe mit Antibiotika (Chinolon, Cotrimoxazol), Virustatika (Aciclovir) bei älteren Patienten obligat, dadurch Senkung der therapieassoziierten Mortalität um > 50 % nachgewiesen.
► Antiemetische Therapie, Flüssigkeitssupport gemäß lokaler Leitlinien.
► Substitution von Vitamin D bei Vitamin-D-Mangel empfohlen (verbesserte Wirksamkeit von Rituximab).

Strahlentherapie

► DLBCL sind strahlensensibel, aufgrund der hohen Wirksamkeit der systemischen Chemo-Immuntherapie jedoch nur als konsolidierende Therapie indiziert in folgenden Situationen:
  • Nach Therapieabschluss bei Patienten mit Bulky disease (initial > 7,5 cm),
  • Bestrahlung des kontralateralen Hodens bei primärem Hodenbefall,
  • Konsolidierende Bestrahlung von Knochenbefall empfohlen.
► In frühen Stadien sind verkürzte Chemotherapien (3 Zyklen) gefolgt von konsolidierender Bestrahlung aufgrund der höheren systemischen Rezidivrate der volldosierten Systemtherapie unterlegen; nur noch bei Kontraindikation gegen volldosierte Therapie empfohlen.
► Bei PET-Negativität bei initialer Bulky disease kann auf konsolidierende Strahlentherapie mit hoher Wahrscheinlichkeit verzichtet werden kann, derzeit noch Gegenstand klinischer Studien.

Zellbasierte Verfahren

Stammzelltransplantation
- Autologe und allogene Transplantation sind in der Induktionstherapie nicht indiziert, die Überlegenheit der autologen PBSCT in der Primärtherapie wurde in randomisierten Studien nicht nachgewiesen.
- Im chemotherapiesensitiven Rezidiv nach initialer Remission von mindestens 12 Monaten Dauer ist die autologe Transplantation nach R-DHAP oder R-ICE-Rezidivtherapie und BEAM-Hochdosistherapie indiziert mit ca. 20- bis 40 %iger längerfristiger Remissionsrate in Abhängigkeit von Risiko und Vortherapie.
- Im Frühprogress oder Frührezidiv (< 12 Monate) und/oder geringer Chemotherapiesensitivität kann die allogene Fremd- oder Familientransplantation längerfristige Remissionen erzielen. Allerdings ist in randomisierten Studien die Überlegenheit der CAR-T Zelltherapie mit zwei Präparaten (Axi-Cel, Liso-Cel) gegenüber der Standardtherapie (autologe HCT) nachgewiesen, so dass diese Therapie im frühen ersten Rezidiv eines DLBCL Standardtherapie ist. Patienten sollten sofort nach Rezidiv/ Progress-Diagnose in einem zelltherapeutischen Zentrum vorgestellt werden. Im Rezidiv nach CAR-T Zelltherapie kann die allogene Stammzelltransplantation indiziert sein.

CAR-T-Zells
- Aktivierte autologe T-Zellen mit chimären Rezeptoren gegen das CD19-Antigen führen auch bei refraktären rezidivierten DLBCL zu einer Remission erzeugen; ca 40 % der Patienten, je nach Studie und Zellprodukt, erreichen längerfristige Remissionen. Frühzeitige Vorstellung der Patienten (Bridging-Therapie, Apherese) empfohlen. Einsatz von Bendamustin vor CAR-T Zelltherapie vermeiden.
- Die Vorgehensweise im ersten Rezidiv hängt zum einen von der Dauer der ersten Remission (12 Monate) und zum anderen von der klinischen Einschätzung ab, ob ein/e Patient*in prinzipiell stammzelltransplantiert werden kann (Abb. 5.54).

Operative Therapie
- Außer exzisionaler Lymphknotenbiopsie und ggf. Implantation eines Port-a-Cath-Katheters nicht indiziert.
- Debulking-Operationen (wie gelegentlich in der Pädiatrie) nicht indiziert, verzögern Therapieeinleitung.

Nachsorge
- Aufgrund potenziell kurativer Optionen im Rezidiv in den ersten 5 Jahren engmaschige Nachsorge.
- In den ersten beiden Jahren nach Therapieende vierteljährlich, danach halbjährlich und ab dem 6. Jahr einmal jährlich.
- Beinhaltet Anamnese, klinische Untersuchung und laborchemische Untersuchungen.
- Bildgebung nur noch bei klinischem Verdacht auf ein Rezidiv erforderlich!

Verlauf und Prognose
- Die Rezidivwahrscheinlichkeit hängt entscheidend vom initialen IPI ab; 90 % der Rezidive treten in den ersten 5 Jahren auf.
- Die Rezidivwahrscheinlichkeit liegt in der Gruppe mit niedrigem Risiko bei 10 %, Hochrisikogruppe bei bis zu 50 %.
- Das Gesamtüberleben nach 3 Jahren liegt bei > 90 % bei einem IPI von 0 und ca. 55 % bei einem IPI von 4–5.
- Einschätzung des Rezidivrisikos mittels PET-CT **nach** Abschluss der Therapie aufgrund des hohen negativen prädiktiven Werts (NPV) einsetzbar (s. oben).

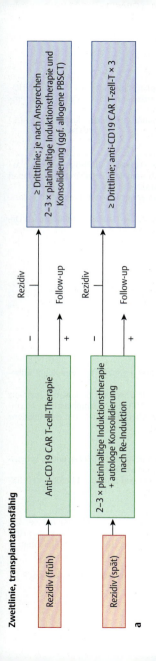

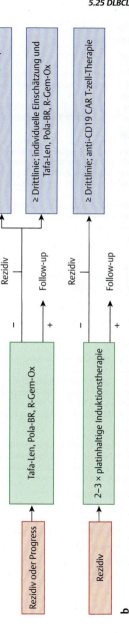

Abb. 5.54 • Rezidiv nach Erstlinientherapie eines DLBCL. Therapeutische Optionen (Basierend auf: Leitlinienprogramm Onkologie (Deutsche Krebsgesellschaft, Deutsche Krebshilfe, AWMF): Diagnostik, Therapie und Nachsorge für erwachsene Patient**Innen mit einem diffusen großzelligen B-Zell-Lymphom und verwandten Entitäten, Langversion 1.0, 2022, AWMF-Registernummer: 018/038OL https://www.leitlinienprogramm-onkologie.de/leitlinien/diffuses-grosszelligen-b-zell-lymphom-dlbcl (Stand 22.10.2025).)

5.26 Plasmoblastisches Lymphom

Andreas Hüttmann

Aktuelles

▸ In der 5. Ausgabe der WHO-Klassifikation lymphatischer Neoplasien 2023 (WHO-HAEM5) wird das PBL unverändert bei den großzelligen B-Zell-Lymphomen eingruppiert.
▸ Die neu eingeführte, konkurrierende *International Consensus Classification* (ICC) führt die Krankheitsentität ebenfalls als PBL.

Definition

▸ Reifzellige B-Zell-Neoplasie mit schwacher oder fehlender CD20-Expression, plasmoblastischer Morphologie und vorwiegend extranodalem Befallsmuster. Ein Befall der Mundhöhle, aber auch des Gastrointestinaltrakts, ist typisch.
▸ Regelmäßig, aber nicht ausschließlich mit einem erworbenen Immundefekt assoziiert.
▸ Neben der HIV-Erkrankung ist eine immunsuppressive Dauerbehandlung nach Organtransplantation häufigste Ursache des begleitend vorliegenden Immundefekts.
▸ Selten entsteht das plasmoblastische Lymphom als Transformation aus einer indolenten Lymphomerkrankung.

> **!** **Wichtig**
> Die Diagnose eines plasmoblastischen Lymphoms sollte immer eine Untersuchung des Immunstatus und des HIV-Status nach sich ziehen.

Epidemiologie

Häufigkeit

▸ Es handelt sich um eine seltene Erkrankung, deren genaue Epidemiologie unbekannt ist.
▸ In der Ära der HAART (hochaktive antiretrovirale Therapie) beträgt die Inzidenz HIV-assoziierter Lymphome in den USA 33/100.000. Ein plasmoblastisches Lymphom soll in 2–17 % dieser Fälle vorliegen, sodass bei HIV-Infizierten eine Inzidenz von ca. 5/100.000 oder weniger anzunehmen ist.

Altersgipfel

▸ HIV-assoziierte Erkrankungen manifestieren sich bevorzugt in der 4. und 5. Lebensdekade und damit ca. 10 Jahre früher als HIV-negative Fälle.
▸ Vereinzelte pädiatrische Fälle wurden beschrieben und fast ausschließlich bei HIV-infizierten Kindern beobachtet.

Geschlechtsverteilung

▸ Männer sind in 75–90 % der Fälle betroffen, was auch, aber nicht nur mit der Geschlechterverteilung der HIV-Erkrankung erklärt wird. Der Männeranteil bei HIV-negativen Patienten ist mit ca. 65 % etwas kleiner als bei HIV-positiven Patienten.

Prädisponierende Faktoren

▸ Immundefizienz, z. B. im Kontext einer HIV-Erkrankung oder pharmakologisch induziert nach einer Organtransplantation.

Ätiologie und Pathogenese

▶ Erkrankung einer post-germinalen, aktivierten B-Zelle mit morphologischen Eigenschaften eines Immunoblasten. Die Lymphomzellen weisen den Immunphänotyp von Plasmazellen auf und zeigen ein plasmazelluläres Genexpressionsmuster.
▶ Eine Assoziation mit EBV wird häufiger bei HIV-positiven als bei HIV-negativen Fällen beobachtet und für Apoptosedefekte verantwortlich gemacht.

Klassifikation und Risikostratifizierung

▶ Die 5. Ausgabe der WHO-Klassifikation lymphatischer Neoplasien von 2023 wird angewendet (WHO-HAEM5). Das PBL ist ein reifzelliges B-Zell-Lymphom und wird als Variante des diffusen großzelligen B-Zell-Lymphoms aufgefasst.
▶ Abzugrenzen ist die plasmoblastische Transformation eines Multiplen Myeloms, die kein primäres PBL darstellt.
▶ Der Nachweis des CD30-Antigens gelingt beim PBL bei bis zu 30 % der Patienten und ist möglicherweise von therapeutischer, aber nicht von prognostischer Relevanz.
▶ MYC-Onkogen involvierende Translokationen oder eine MYC-Überexpression unklarer prognostischer Bedeutung werden in bis zu 50 % der Fälle beobachtet, wobei eine Assoziation mit BCL-2 oder BCL-6 Überexpression im Sinne eines „Double hit"- oder „Double expressor"-Lymphoms die Ausnahme ist.

Symptomatik

▶ Die Mehrzahl der Patienten präsentiert sich in einem fortgeschrittenen Stadium.
▶ Beschwerden bei der Nahrungsaufnahme durch die typische Mundhöhlenraumforderung.
▶ Übelkeit, Erbrechen und unspezifische abdominelle Beschwerden auch durch die häufige Beteiligung weiter distal gelegene Abschnitte des Gastrointestinaltrakts.
▶ Knochenschmerzen durch Befall des Skelettsystems und als störend empfundene Hauttumoren kommen häufig vor.
▶ Bei HIV-positiven Patienten bestehen oft B-Symptome:
  • unerklärtes Fieber > 38 °C,
  • Nachtschweiß mit Wäschewechsel,
  • unerklärter Gewichtsverlust von > 10 % des Ausgangsgewichts in den vergangenen 6 Monaten.
▶ B-Symptome sind bei immunsupprimierten HIV-negativen Patienten und immunkompetenten Patienten deutlich seltener anzutreffen.
▶ Ein Nodalbefall ist in der Regel asymptomatisch. Allerdings können große Raumforderungen funktionell als störend empfunden werden und bei ungünstiger Lokalisation zu Organkomplikationen mit entsprechenden Beschwerden führen (Harnaufstau, Cholestase).

Diagnostik

Diagnostisches Vorgehen

▶ Das diagnostische Vorgehen beim plasmoblastischen Lymphom unterscheidet sich nicht grundlegend vom Vorgehen bei anderen Lymphomen (Abb. 5.55).

Anamnese

▶ Gezielt zu erfragen sind alle Faktoren, die auf eine Immunsuppression hinweisen könnten.
  • HIV-Erkrankung,
  • dauerhafte Einnahme von Immunsuppressiva (Steroide, Calcineurinantagonisten, Mycophenolatmofetil, mTOR-Inhibitoren, Antikörper zur Behandlung der Psoriasis, Multipler Sklerose, chronisch entzündlicher Darmerkrankungen und rheumatischer Erkrankungen, Methotrexat, Interferone).

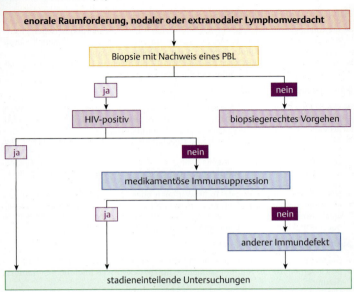

Abb. 5.55 • Plasmoblastisches Lymphom. Diagnostisches Vorgehen bei enoraler Raumforderung und Lymphomverdacht (PBL: Plasmoblastisches Lymphom, HIV: Humanes Immundefizienz Virus).

Körperliche Untersuchung

► Inspektion der Schleimhäute, um Mundhöhlenraumforderung, Lichen oder begleitende Candidainfektion erkennen zu können,
► Inspektion der Genital- und Analregion auf Anzeichen einer sexuell übertragbaren Erkrankung,
► Untersuchung/Abtasten der Lymphknoten sowie des Bauchraums.

Labor

► **Obligat**: Blutbild mit Leukozytendifferenzierung, Retikulozyten, Erythrozytensedimentation, Bilirubin, ASAT, ALAT, alkalische Phosphatase, γ-GT, Lactatdehydrogenase, Kreatinin, Harnsäure, Thromboplastinzeit, aktivierte partielle Thromboplastinzeit, zelluläres Immunogramm.
► **Empfohlen**: Coombs-Test, Gesamteiweiß, Eiweißelektrophorese, Immunglobuline.

Mikrobiologie und Virologie

Serologie
► HIV-Serologie und bei positivem Ausfall HIV-Viruslast, Hepatitis B, Hepatitis C.
► Bei entsprechendem klinischem Verdacht Untersuchung auf Treponema pallidum.

Sonstiges
► Bei Verdacht auf eine latente oder aktive Tuberkulose bei immunkompromitierten Patienten kann der Nachweis einer Infektion mit Mycobacterium-tuberculosis complex im Interferon-γ-Freisetzungsassay dem Tuberkulin-Test überlegen sein.
► Der Nachweis von HHV-8-DNA kann zur Abgrenzung einer Castleman-Erkrankung diagnostisch hilfreich sein.

Bildgebende Diagnostik

Sonografie
▶ Die Abdomensonografie dient als Referenzbefund für die Nachsorgeuntersuchungen.

Echokardiografie
▶ Eine Echokardiografie zur Erfassung der Pumpleistung des Herzens sollte prätherapeutisch durchgeführt werden.

Röntgen
▶ Ein Röntgenbild des Thorax dient als Referenzbefund für die Nachsorgeuntersuchungen.

CT
▶ Die Anfertigung kontrastmittelverstärkter Computertomografien der Gesichtsschädel- und Hals-, Thorax- und Abdominalregion sollte in einem Untersuchungsgang mit einer Positronen-Emissionstomografie erfolgen.

MRT
▶ Die MRT des Schädels ist bei klinischen Verdacht auf eine cerebrale Lymphom-Manifestation komplementär zur PET/CT.

PET/PET-CT
▶ Eine hochauflösende und kontrastmittelverstärkte Ganzkörper-CT in Kombination mit einer 18-Fluordesoxyglukose (FDG) Positronen-Emissionstomografie ("full-dose" PET/CT) ist Standard in der Stadieneinteilung FDG-avider Lymphome.
▶ Diese kombinierte Untersuchung erlaubt akkurat die Bestimmung der Krankheitsausbreitung und ersetzt sowohl die alleinige CT-Untersuchung als auch die Knochenmarkbiopsie.
▶ Die FDG-PET/CT zum initialen Staging bei aggressiven Non-Hodgkin-Lymphomen ist eine Leistung der gesetzlichen Krankenkassen (BAnz AT 20.03.2020 B5).

Histologie, Zytologie und klinische Pathologie

Knochenmarkdiagnostik
▶ Bei Durchführung einer "full-dose" PET/CT sind die unilaterale Knochenmarkaspiration sowie die Entnahme einer mindestens 2 cm langen Stanzbiopsie für die histologische Untersuchung entbehrlich.

Lymphknotendiagnostik
▶ Die Lymphomdiagnose lässt sich präzise an einer ausreichend großen Lymphknotenprobe sichern.
▶ Gängige Verfahren sind die chirurgische Exstirpation oder die perkutane Schneide- oder Stanzbiopsie mit einer 14-G- oder 16-G-Nadel.

 Wichtig
Jede Körperregion kann Ort der Probenentnahme sein. Eine Feinnadelaspiration ist für die pathologische Diagnosestellung nicht ausreichend.

Differenzialdiagnosen

▶ Je nach klinischem Bild Ausschluss einer Infektionskrankheit wie Tuberkulose, Syphilis, Leishmaniose, Toxoplasmose, Yersiniose, Bartonellose und andere.
▶ Infektionsassoziierte Lymphome wie das Primäre Effusionslymphom, das EBV-positive Lymphom des älteren Menschen, das großzellige Lymphom bei HHV-8-assoziierter multizentrischer Castleman-Erkrankung und das diffuse großzellige Lymphom assoziiert mit einer chronischen Entzündung müssen abgegrenzt werden.
▶ Das ALK-positive B-Zell-Lymphom und die plasmoblastische Variante eines multiplen Myeloms sind aufgrund der CD20-Negativität/CD20-Expression gelegentlich schwierig abzugrenzen.

Therapie

Therapeutisches Vorgehen

▶ Das Therapieziel ist kurativ angelegt (Abb. 5.56).

Pharmakotherapie

Kausale Pharmakotherapie

Chemotherapie

▶ **CHOP-Protokoll**:
  • Cyclophosphamid 750 mg/m² Tag 1, Doxorubicin 50 mg/m² Tag 1, Vincristin 1,4 mg/m² Tag 1 (max. 2 mg), Prednison 100 mg Tag 1 bis Tag 5.
  • Es können 6 Zyklen im Abstand von 14 Tagen oder 8 Zyklen im Abstand von 21 Tagen verabreicht werden.
  • Bei gutem Allgemeinzustand des Patienten ist die 14-tägige Gabe der 21-tägigen Gabe aufgrund der kürzeren Behandlungsdauer vorzuziehen.

▶ Gabe von **Rituximab**:
  • Die Fälle mit Nachweis des CD20-Antigens erhalten Rituximab zu jeden Zyklus CHOP (375 mg/m² Tag 1).
  • Patienten, die alle 14 Tage behandelt werden, erhalten zusätzliche Gaben Rituximab 14 und 28 Tage nach dem letzten CHOP.

Pharmakologische Supportivtherapie

▶ Obligat: G-CSF bei Gabe im 14-tägigen Rhythmus (Pegfilgrastim 6 mg oder Lipegfilgrastim 6 mg s.c an Tag 4, alternativ tägliche Injektionen von Lenograstim 34 Mio. IE oder Filgrastim gewichtsadaptiert ca. Tag 4–10). Bei 21-tägigem Zyklus kann auf G-CSF verzichtet werden.

▶ HIV-positive Patienten und immunkompromittierte HIV-negative Patienten erhalten eine antiinfektive Prophylaxe mit Aciclovir 400 mg p. o. 1- bis 2-mal tgl. und Cotrimoxazol 480 mg 1-mal tgl. während des Behandlungszeitraums.

▶ Bei HIV-positiven Patienten ist eine ART einzuleiten oder konsequent fortzuführen.

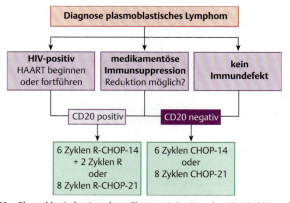

Abb. 5.56 • Plasmoblastisches Lymphom. Therapeutisches Vorgehen. Das CHOP-Protokoll alle 14 oder 21 Tage ist das Rückgrat der Therapie. Bei CD20-Expression wird auch mit Rituximab behandelt. Einige Arbeitsgruppen setzen in bestimmten Situationen, z. B. HIV-Positivität oder ab einem alters-adjustierter Internationaler Prognostischer Index ≥ 2 auch Etoposid-haltige Protokolle ein (CHOEP, EPOCH). Bei immunsupprimierten Patienten sollte überprüft werden, ob eine Verbesserung des Immunstatus durch eine konsequente HAART oder eine weniger intensive medikamentöse Immunsuppression möglich ist.

Praxistipp

Bei immunkompromittierten Patienten ist die antiinfektive Prophylaxe zur Senkung der therapieassoziierten Morbidität und Mortalität essenziell.

Nachsorge

▶ Nachsorge alle 3 Monate für 2 Jahre, danach alle 6 Monate für weitere 3 Jahre und danach 1-mal jährlich lebenslang.
▶ Neben der Erhebung von Anamnese, klinischem Befund und Laborparametern wird eine Abdomensonografie bei jeder Nachsorge durchgeführt.
▶ Ein Röntgenbild des Thorax erfolgt bei jeder zweiten Nachsorge bis zum Ende des 5. Nachsorgejahres.

Wichtig

CT-Untersuchungen in der Nachsorge sind nur zur Abklärung unklarer Symptome oder bei Rezidivverdacht indiziert.

Verlauf und Prognose

▶ Unbehandelt führt das plasmoblastische Lymphom rasch zum Tod.
▶ Das mediane Gesamtüberleben 3 Jahren wird mit 25-65 % nach 3 Jahren sehr uneinheitlich angegeben.
▶ Das Vorhandensein von B-Symptomen und einem fortgeschrittenen Stadium sind prognostisch ungünstig.
▶ Ein EBV-Nachweis, der häufiger bei HIV-positiven Patienten beobachtet wird, scheint hingegen prognostisch günstig zu sein.

Prävention

▶ Bei HIV-Infizierten hat der konsequente Einsatz der HAART die Inzidenz HIV-assoziierter Lymphome und damit auch des PBL senken können.

5.27 Burkitt-Lymphom

Ron Jachimowicz, Moritz Reese, vormals beteiligt: Fabian Frontzek*, Georg Lenz*

Definition

▶ Aggressives, reifzelliges B-Zell Non-Hodgkin-Lymphom.

Epidemiologie

▶ Unterschieden werden 3 Formen, die zwar die gleiche Histologie aufweisen, sich aber epidemiologisch, klinisch und auch genetisch unterscheiden:
  • Endemische Form in Malariagebieten (v. a. Äquatorialafrika und Papua Neu Guinea)
  • Sporadische Form
  • Immundefizienz-assoziierte Form

Merke

Unterschieden werden endemische, sporadische und Immundefizienz-assoziierte Burkitt-Lymphome.

Häufigkeit

▶ Endemische Form:
  • ca. 3–6 Fälle pro 100.000 Kindern pro Jahr in Äquatorialafrika
  • macht 30–50 % aller pädiatrischen Tumoren in Äquatorialafrika aus
▶ Sporadische Form:
  • ca. 2 Fälle pro 1 000 000 Kindern und Erwachsenen pro Jahr
  • sporadische Burkitt-Lymphome machen etwa 1–2 % aller Lymphome bei Erwachsenen und bis zu 50 % der Lymphome bei Kindern aus
▶ Immundefizienz-assoziierte Form:
  • Burkitt Lymphome machen ca. 25 % aller HIV-assoziierten Non-Hodgkin-Lymphome aus

Altersgipfel

▶ Die endemische Form findet sich am häufigsten bei Kindern im Alter von 4–7 Jahren.
▶ Bei der sporadischen Form liegt der Altersgipfel bei Kindern bei 11 Jahren, erwachsene Patienten sind im Median circa 50 Jahre alt.

Geschlechtsverteilung

▶ Bei der endemischen Form sind Jungen im Verhältnis von ca. 2:1 häufiger betroffen.
▶ Bei der sporadischen Form überwiegt das männliche Geschlecht im Verhältnis 3:1.

Prädisponierende Faktoren

▶ Die endemische Form scheint durch eine Infektion mit Plasmodium falciparum begünstigt zu werden. Nahezu alle endemischen Formen, aber auch ein relevanter Anteil der sporadischen und Immundefizienz-assoziierten Burkitt-Lymphome weisen eine Ko-Infektion mit dem Epstein-Barr-Virus auf.
▶ Die Immundefizienz-assoziierte Form findet sich vor allem bei Patienten mit HIV-Infektion, typischerweise bei noch relativ hoher Anzahl an CD4-positiven T-Helferzellen.

Ätiologie und Pathogenese

▶ Reifzelliges B-Zell-Lymphom
▶ Überexpression des Transkriptionsfaktors MYC, in der Regel hervorgerufen durch eine chromosomale Translokationen des *MYC*-Gens an einen von drei Immunglobulin-Genloci:
  • Immunglobulin Schwerkettenlokus (IgH) auf Chromosom 14, t(8;14) (80 %)
  • Immunglobulin Kappa Lokus (IgK) auf Chromosom 2, t(2;8) (15 %)
  • Immunglobulin Lambda Lokus (IgL) auf Chromosom 22, t(8;22) (5 %)
▶ EBV-Positivität ist bei praktisch allen endemischen sowie bei ca. 20 % der sporadischen und ca. 30–40 % der immundefizienten Burkitt-Lymphom-Fälle nachweisbar.
▶ Unter anderem spielen *ID3*-, *TCF3*-, *CCND3*- und *TP53*-Mutationen eine Rolle bei der molekularen Pathogenese.
▶ Burkitt-Lymphome weisen eine charakteristische Genexpressionssignatur auf, durch die sie von anderen aggressiven Lymphomen differenziert werden können.

> **❗ Merke**
>
> Burkitt-Lymphome sind durch eine Translokation und daraus resultierende konstitutive Überexpression des onkogenen Transkriptionsfaktors MYC charakterisiert.

Klassifikation und Risikostratifizierung

► WHO-Klassifikation (5. Edition, 2022)
► ICC Klassifikation

Symptomatik

► Befall des Kiefers bzw. anderer Gesichtsknochen insbesondere bei endemischen Burkitt-Lymphomen
► Extranodalbefall im Bereich des Abdomens mit Schmerzen, palpablen Tumor, Aszites, Übelkeit, Erbrechen und Ileus
► Lymphknotenschwellungen durch Lymphknotenbefall
► Schluckstörungen und Schmerzen bei Tonsillenbefall
► Knochenmarkinfiltration mit Leukozytopenie, Anämie und Thrombozytopenie
► ZNS-Befall mit neurologischer Symptomatik
► B-Symptomatik
► Allgemeinsymptome wie Leistungsminderung, Schwäche, Müdigkeit
► Insgesamt ist ein extrem schnelles Tumorwachstum mit großer Gefahr eines Tumorlysesyndroms typisch!

Diagnostik

Diagnostisches Vorgehen

► Die Diagnose eines Burkitt-Lymphoms muss histologisch durch Exstirpation eines Lymphknotens oder durch eine Stanzbiopsie eines Lymphknotens oder einer extranodalen Manifestation gestellt werden (Abb. 5.57). Eine Feinnadelbiopsie ist regelhaft nicht ausreichend.

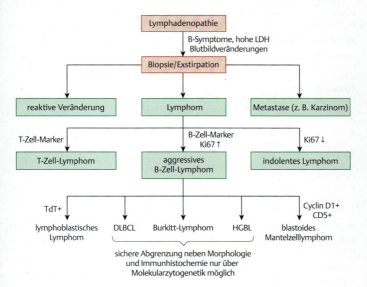

Abb. 5.57 • Burkitt-Lymphom. Diagnostisches Vorgehen: DLBCL, diffus-großzelliges B-Zell-Lymphom; HGBL, hochmalignes B-Zell-Lymphom.

▶ Die Abgrenzung von anderen Lymphom-Subtypen erfolgt morphologisch, immunhistochemisch und molekularzytogenetisch.
▶ Die Diagnosestellung sollte durch einen Referenzpathologen bestätigt werden, insbesondere weil die Differenzierung von anderen aggressiven Lymphomen schwierig sein kann.
▶ Nachweis der *MYC*-Translokation mittels Fluoreszenz-*in situ*-Hybridisierung (FISH).

Anamnese

▶ B-Symptomatik
▶ Allgemeinsymptome
▶ Vorerkrankungen (Immunsuppression?)
▶ Kinetik des Tumorwachstums

Körperliche Untersuchung

▶ Lymphknotenstatus
▶ Kardiopulmonaler Status: Hinweis auf Pleuraergüsse?
▶ Abdomineller Status, Milz- und Lebergröße, Aszites?
▶ Neurologische Untersuchung: Hinweis auf ZNS-Befall?

Labor

▶ Obligat:
  • Blutbild- und Differenzialblutbild
  • Elektrolyte
  • Laktatdehydrogenase
  • Harnsäure, Kreatinin, Harnstoff
  • Leberwerte (alkalische Phosphatase, γ-GT, ASAT, ALAT)
  • Bestimmung der Gerinnungsparameter (Quick, PTT, Fibrinogen, Antithrombin III)
▶ HIV-Test zum Ausschluss einer HIV-Infektion
▶ Ausschluss einer Infektion mit Hepatitis B und C

Bildgebende Diagnostik

Sonografie
▶ Beurteilung der Milz- und Lebergröße, Nachweis von Aszites und Pleuraergüssen
▶ Bestimmung des Lymphknotenstatus
Echokardiografie
▶ Durchführung vor Beginn der Chemotherapie zur Bestimmung der kardialen Funktion, insbesondere vor Therapie mit Anthrazyklinen.
CT
▶ CT-Staging zervikal, thorakal, abdominell und pelvin zur Bestimmung des Befallsmusters und des Krankheitsstadiums.
MRT
▶ Nur bei besonderen Fragestellungen.
PET/PET-CT
▶ Durchführung zur Bestimmung des Krankheitsstadiums anstelle der CT-Untersuchung; der Einfluss der PET-CT Untersuchung auf die Therapie oder auf die Prognose ist nicht in prospektiven Studien untersucht.

Instrumentelle Diagnostik

EKG
▶ Durchführung vor Beginn der Chemotherapie.

Histologie, Zytologie und klinische Pathologie

▶ Histologie:
  • Burkitt-Lymphomzellen imponieren monomorph und mittelgros mit runden Zellkernen und zahlreichen dunklen Nukleoli. Das Zytoplasma ist tief basophil, häufig lassen sich Fettvakuolen nachweisen.

- Charakteristisch ist eine extrem hohe Proliferationsrate (Ki67-Index nahe 100 %) mit zahlreichen Mitosefiguren neben apoptotischen Zellen.
- Infiltration des Tumors (Himmel) durch Makrophagen (Sterne) zur Phagozytose apoptotischer Zellen und Zelldebris führt zum klassischen Bild eines "Sternen-himmels".

▶ Immunphänotyp:
- Der Immunphänotyp von Burkitt-Lymphomzellen entspricht dem reifer B-Zellen des Keimzentrumstyp:
  - Expression von B-Zell-Antigenen wie beispielsweise CD19, CD20, CD22, CD79
  - Expression von Keimzeimtrumsmarkern wie beispielsweise CD10 und BCL 6
  - Expression von Oberflächenimmunglobulinen vom IgM- oder Leichtketten-Typ mit Leichtkettenrestriktion
  - Typischerweise keine Expression unreifer Marker wie TdT oder CD34 (Abgrenzung von Vorläuferneoplasien)
  - Typischerweise keine Expression von BCL 2, CD5 oder CD23 (Abgrenzung von anderen B-Zell-Lymphomen)

Knochenmarkdiagnostik

▶ Knochenmarkpunktion mit anschließender zytologischer und durchflusszytometrischer Untersuchung des Knochenmarks sowie
▶ Knochenmarkbiopsie zur histologischen Untersuchung zum Ausschluss oder Nachweis einer Knochenmarkinfiltration.

Lymphknotendiagnostik

▶ Lymphknotenexstirpation oder -stanzbiopsie zur Diagnosesicherung
▶ histologische und immunhistologische Diagnose eines Burkitt-Lymphoms
▶ Fluoreszenz-in situ-Hybridisierung (FISH) zum Nachweis einer *MYC*-Translokation. Der zusätzliche Nachweis einer BCL 2- oder BCL 6-Translokation schließt die Diagnose eines Burkitt Lymphoms aus.

Ergussdiagnostik

▶ ggf. bei Vorliegen von Aszites und/oder Pleuraergüssen

Liquordiagnostik

▶ Liquordiagnostik zum Ausschluss einer Meningeosis lymphomatosa

Differenzialdiagnosen

▶ Insbesondere im Erwachsenenalter kann eine Abgrenzung zu anderen hochmalignen B-Zell-Lymphomen schwierig sein, hier ist neben der Morphologie das Hinzuziehen der Molekularzytogenetik wichtig (Abb. 5.58):
- Translation von MYC, BCL 2, BCL 6, Zugewinn/Verlust von 11q
▶ Andere intraabdominelle Tumoren, bei Kindern insbesondere Wilms-Tumoren und Neuroblastome
▶ Akute Leukämien und lymphoblastische Lymphome

Therapie

Therapeutisches Vorgehen

▶ Therapieziel: Kuration
▶ Die Behandlung sollte in Zentren mit Erfahrung in der Behandlung von Burkitt-Lymphom-Patienten erfolgen.
▶ Die Therapie sollte unverzüglich nach Diagnosestellung begonnen werden.

Allgemeine Maßnahmen

▶ Prophylaxe eines Tumorlyse-Syndroms mittels ausreichender Hydrierung und medikamentöser Prophylaxe, beispielsweise mit Allopurinol, Febuxostat und/oder rekombinanter Uratoxidase.
▶ Supportive Maßnahmen zur Mukositisprophylaxe.
▶ Konsequente antiemetische Prophylaxe und Therapie.

Neoplastische Erkrankungen

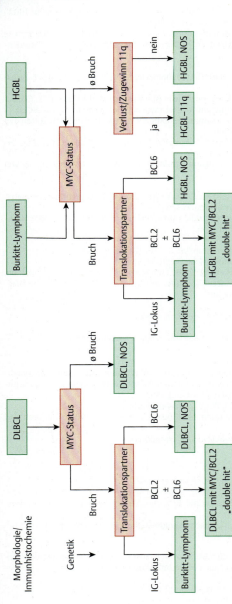

Abb. 5.58 • Aggressive B-Zell-Lymphome. Algorithmus zur Klassifizierung aggressiver B-Zell-Lymphome anhand der (Molekular-)zytogenetik: DLBCL, diffus-großzelliges B-Zell-Lymphom; HGBL, hochmalignes B-Zell-Lymphom; IG, Immunglobulin; NOS, nicht anderweitig spezifiziert. (Basierend auf: Alaggio, R., Amador, C., Anagnostopoulos, I. et al. The 5th edition of the World Health Organization Classification of Haematolymphoid Tumours: Lymphoid Neoplasms. Leukemia 2022. 36: 1720–1748)

▶ Antiinfektiöse Prophylaxe, beispielsweise vor Virusreaktivierungen und Pneumocystis jirovecii-Pneumonien.

> **Merke**
> Es sollte eine adäquate Prophylaxe vor Tumorlyse erfolgen.

Pharmakotherapie

Zytostatikatherapie

▶ Aufgrund des rasanten Tumorwachstums ist regelhaft eine notfallmäßige Therapieeinleitung notwendig.
▶ Zur Reduktion der Tumormasse ist eine Vorphasetherapie mit Kortikosteroiden und Cyclophosphamid sinnvoll, dies gewinnt außerdem Zeit, um die umfangreiche Diagnostik inklusive Genetik zu vervollständigen.
▶ Die Therapie erfolgt in der Regel mittels alternierender kurzer, intensiver Chemotherapieblöcke und wenn möglich im Rahmen klinischer Studien.
▶ Wichtige Therapieelemente stellen unter anderem Anthrazykline, Hochdosis-Methotrexat und fraktioniertes Cyclophosphamid dar.
▶ Eingesetzte Therapieprotokolle stellen die Protokolle der deutschen ALL Studiengruppe (GMALL), R-CODOX-M/R-IVAC, adaptierte LMB Protokolle, Hyper-CVAD und DA-EPOCH-R dar; ein randomisierter Vergleich der unterschiedlichen Therapieprotokolle existiert nicht.
▶ Weniger intensive Chemotherapieregime (z.B. R-CHOP) sollten nicht eingesetzt werden, da es nach diesen Regimen signifikant häufiger zu Rezidiven kommt.
▶ Der Anti-CD20-Antikörper Rituximab wird in der Regel als Kombinationspartner zur Chemotherapie eingesetzt.
▶ Eine ZNS-Prophylaxe mittels systemischer Chemotherapie in der Regel mit Hochdosis-Methotrexat und Hochdosis-Cytarabin sowie intrathekaler Chemotherapie ist von zentraler Bedeutung.
▶ Bei HIV-positiven Patienten sollte in der Regel parallel zur Chemotherapie eine hochaktive antiretrovirale Therapie (HAART) durchgeführt werden.

> **Merke**
> Die Therapie sollte unverzüglich nach Diagnosestellung mittels intensiver Chemotherapie und ZNS-Prophylaxe erfolgen.

Nachsorge

▶ Strukturierte Nachsorge (wie bei anderen Lymphomerkrankungen)
▶ Feste Leitlinien zur Durchführung der Nachsorge existieren nicht, ein positiver Einfluss von strukturierter Nachsorge auf das Überleben von Patienten ist nicht belegt.
▶ Ziel der Nachsorge ist einerseits ein Rezidiv der Erkrankung frühzeitig zu diagnostizieren und andererseits Spätfolgen der Erkrankung sowie der Behandlung zu erkennen bzw. zu verhindern.
▶ Intervalle:
  • Innerhalb der ersten beiden Jahre nach Beendigung der Therapie können engmaschige klinische sowie Labor- und bildgebende Kontrollen z.B. alle 3 Monate erfolgen.
  • 2 Jahre nach Beendigung der Therapie können die Intervalle der Nachsorgeuntersuchungen auf z.B. 6 Monate verlängert werden.

Verlauf und Prognose

▶ Bei Patienten, die im Rahmen der GMALL-B-ALL/NHL 2002 Studie behandelt wurden, lag das 5-Jahres-Gesamtüberleben für jüngere Patienten (≤ 55 Jahre) bei 86 % und für ältere Patienten (> 55 Jahre) bei 62 %.

▶ Zur Einschätzung der Prognose kann der Burkitt Lymphoma International Prognostic Index (BL IPI) herangezogen werden, in den die Risikofaktoren (I) Alter ≥ 40 Jahre, (II) ECOG ≥ 2, (III) LDH > 3-fach erhöht und (IV) ZNS-Beteiligung einfließen. Das 3-Jahres-Gesamtüberleben beträgt annähernd 100 % für Patienten ohne Risikofaktoren, ~80 % für Patienten mit 1 Risikofaktor und ~60 % für Patienten mit 2 oder mehr Risikofaktoren.

▶ Die meisten Rezidive ereignen sich innerhalb der ersten 1 bis 2 Jahre nach Abschluss der Therapie. Patienten mit rezidiverer oder refraktärer Erkrankung haben eine äußerst ungünstige Prognose.

Prävention

▶ Meta-Analysen haben gezeigt, dass sich die Inzidenz endemischer Burkitt-Lymphome durch wirkungsvolle Malariaprävention effektiv reduzieren lässt.

5.28 Primär zerebrale Lymphome

Gerald Illerhaus

Aktuelles

▶ Der Stellenwert der Immunchemotherapie konnte in der IELSG-32-Studie klar definiert werden.

▶ Die Hinzugabe von Rituximab und Thiotepa zur Standardtherapie (HD-MTX und HD-AraC) verbessert die Prognose der Patienten deutlich.

▶ Ebenso konnte die Hochdosischemotherapie als Konsolidierung nach Induktionstherapie eine deutliche Verbesserung der Prognose von Patienten mit primär zerebralen Lymphomen bewirken.

▶ Die Strahlentherapie rückt mehr und mehr in den Hintergrund.

Definition

▶ Lymphom auf das primär zerebrale Nervensystem beschränkt,

▶ kein Befall extrazerebraler Strukturen, kein Befall von Organen, Knochenmark oder peripheren Lymphknoten,

▶ biologische Ableitung von reifen B-Zellen des Keimzentrums (GC)-B-Zellen, Positivität für CD19, CD20, Pax5.

Epidemiologie

Häufigkeit

▶ Seltene Lymphomerkrankung mit einer Inzidenz von 0,1 pro 100.000 Einwohner pro Jahr

Altersgipfel

▶ Medianes Alter bei Diagnosestellung etwa 65 Jahre

Geschlechtsverteilung

▶ Keine Angaben möglich

Prädisponierende Faktoren

▶ Keine Angaben möglich

Ätiologie und Pathogenese

► Ein Klassenwechsel der Immunglobuline IgG findet nicht statt, dadurch Expression IgM und IgD.
► Expression von BCL 6 sowie somatische Hypermutation von BCL 2, MYC, PEM1, PAX5 und anderen.

Merke
Eine klare Zuordnung zu ABC- oder GCB-Lymphomen kann nicht getroffen werden.

Klassifikation und Risikostratifizierung

Risikofaktoren

► Bei immunkompetenten Patienten sind keine Risikofaktoren bekannt.
► Eine Immunsuppression erhöht das Risiko, ein PZNSL zu entwickeln.

Prognostische und prädiktive Faktoren

► Die Prognose bei Erstdiagnose kann mit 2 Risiko-Scores abgeschätzt werden.
► Der **Memorial Sloan Kettering-Score** (MSKCC-Score) berücksichtigt Alter ($\leq$/$>$ 50 Jahre) und Karnofsky Performance Status (KPS; $<$/$\geq$ 70 %)
  • Aufteilung in 3 Risikogruppen:
    – Alter $\leq$ 50 Jahre: good risk,
    – Alter $\geq$ 50 Jahre und KPS $\geq$ 70 %: intermediate risk,
    – Alter $\geq$ 50 Jahre und KPS $<$ 70 %: high risk.
► Differenzierter ist der **IELSG-Score**; für jeden Faktor jeweils 1 Punkt:
  • Alter $>$ 60 Jahre,
  • ECOG $>$ 1,
  • Serum-LDH erhöht,
  • Befall von tiefen (infratentoriellen) Strukturen,
  • erhöhtes Liquorprotein.
  • Auswertung:
    – good risk 0–1 Punkte,
    – intermediate risk 2–3 Punkte,
    – high risk 4–5 Punkte.

Symptomatik

► In der Regel kurze Krankengeschichte von nur wenigen Wochen,
► meist fokal neurologische Symptome und kognitive Defizite,
► selten Zeichen des erhöhten Hirndrucks sowie konvulsive Ereignisse,
► bei okulärem Befall (ca. 15–20 %) Sehstörungen, Verschwommensehen oder Visusverschlechterung.

Diagnostik

Diagnostisches Vorgehen

► Die Diagnose wird anhand der Bildgebung (MRT, CT), Liquorbefund und Histologie gestellt (Abb. 5.59).
► CT Hals bis Becken oder PET/CT zum Ausschluss einer systemischen Lymphommanifestation.
► Histologiegewinnung:
  • Goldstandard ist die stereotaktische Biopsie.
  • Auf die Gabe von Steroiden sollte vor der Biopsie unbedingt verzichtet werden, sofern klinisch vertretbar.

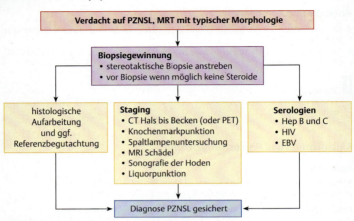

Abb. 5.59 • Primär zerebrales Lymphom. Diagnostisches Vorgehen.

▸ Liquoruntersuchung: Sofern kein Hirndruck besteht, sinnvoll. Ein Befall kann in ca. 15–20% der Fälle gezeigt werden.
▸ Überprüfung auf möglichen Lymphombefall mittels Zytologie und Durchflusszytometrie.
▸ Pathologische Diagnose:
  • Charakteristisch mit in aller Regel diffuser großzelliger B-Zell-Histologie,
  • immunhistochemisch Expression von PAX5, CD19, CD20, CD22, CD79a, IgM, IgD, kein IgG,
  • meistens noch positiv: BCL 6 und MUM1.

Anamnese

▸ Gezielte Fragen nach
  • Persönlichkeitsveränderungen (Fremdanamnese),
  • Leistungsknick,
  • B-Symptomatik,
  • neurokognitiven Defiziten.

Körperliche Untersuchung

▸ Kompletter Lymphknotenstatus,
▸ komplett neurologische Untersuchung,
▸ Milz- und Lebergröße.

Labor

▸ Obligat: Blutbild und Differenzialblutbild, LDH, Harnsäure, Leber- und Nierenwerte, HIV-Test.
▸ Empfohlen: Quick, PTT, CRP.
▸ Vorgabe vor Hochdosismethotrexat (HD-MTX):
  • Berechnung der Kreatinin-Clearance (mind. 50 ml/min),
  • Bilirubin (max. 2 mg/dl).

Mikrobiologie und Virologie

▸ Virusserologie:
  • Hepatitis B/C, EBV und HIV,

- Ausschluss von HIV-assoziiertem PCNSL als AIDS-definierende Erkrankung und Status vor Einleitung der Chemotherapie und ggf. Stammzellsammlung.

Bildgebende Diagnostik

Sonografie
▶ Hodensonografie: Ausschluss einer testikulären Lymphommanifestation.
▶ Vor jedem Therapiezyklus mit MTX: Ausschluss von drittem Raum (Pleuraergüsse, Aszites).

Echokardiografie
▶ Echokardiografie vor Therapieeinleitung.

CT
▶ CT von Hals bis Becken (alternativ PET-CT):
  • Ausschluss einer systemischen Lymphommanifestation,
  • Ausschluss eines peripheren Befalls durch das NHL.

MRT
▶ MRT-Schädel; Diagnosekriterien:
  • Ausgeprägtes KM-Enhancement der Raumforderung,
  • meist paraventrikuläre Lage und charakteristisches Ausbreitungsmuster,
  • Definition der Morphologie,
  • Anzahl der Läsionen bzw. betroffenen Hirnregionen supra- versus infratentoriell,
  • Befall der Meningen.

PET/PET-CT
▶ Alternativ zu CT Hals bis Becken.

Instrumentelle Diagnostik

EKG
▶ EKG vor Therapieeinleitung.

Spirometrie
▶ Zur Beurteilung der Lungenfunktion bzw. Organstatus vor Therapieeinleitung.

Histologie, Zytologie und klinische Pathologie

Knochenmarkdiagnostik
▶ Ausschluss eines KM-Befalls,
▶ bei negativem PET-CT oder CT sehr unwahrscheinlich,
▶ allerdings Detektion von niedrig malignem NHL möglich.

Liquordiagnostik
▶ Liquoruntersuchung sinnvoll, sofern kein Hirndruck besteht.
▶ Ein Befall kann in ca. 15–20 % der Fälle gezeigt werden.
▶ Überprüfung auf möglichen Lymphombefall mittels Zytologie und Durchflusszytometrie.

Differenzialdiagnosen

▶ Entzündliche ZNS-Erkrankungen: Enzephalitis, Abszess, Enzephalitis disseminata,
▶ hirneigene Tumoren: Glioblastom, Astrozytom sowie weitere hirneigene Tumoren.

Therapie

Therapeutisches Vorgehen

▶ Therapiealgorithmus: Abb. 5.60,
▶ Haupttherapieziel: kurativer Ansatz bei jüngeren Patienten, Symptomkontrolle und palliative Therapiekonzepte bei älteren Patienten,
▶ weitere Ziele: Kontrolle von Symptomen, die die Lebensqualität beeinträchtigen.

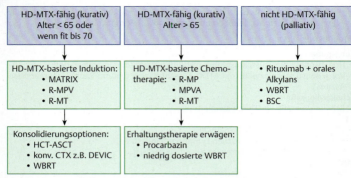

Abb. 5.60 • Primär zerebrales Lymphom. Therapeutisches Vorgehen (HD-MTX: hochdosiertes Methotrexat; MATRix: MTX, AraC, Thiotepa, Rituximab; R-MPV: Rituximab, MTX, Procarbacin, Vincristin; R-MT: Rituximab, MTX, Temozolomid; R-MP: Rituximab, MTX, Procarbacin; R-MPVA: Rituximab, MTX, Prednisolon, Vincristine, AraC; DeVIC: Dexamethason, Etoposid (VP-16), Ifosfamid, Carboplatin; CTX: Chemotherapie; WBRT: Ganzhirnbestrahlung; BSC: best supportive care).

Pharmakotherapie

Erstlinientherapie

▶ Therapieoptionen:
- Unterteilung der Therapie in Induktionstherapie und Konsolidierung:
  – Für die Induktionstherapie stehen HD MTX-basierte Protokolle zur Verfügung,
  – die Konsolidierungstherapie kann mit Hochdosischemotherapie und anschließender autologer Stammzelltransplantation (HDC-ASZT) durchgeführt werden.
- Weitere Möglichkeiten bestehen in nicht myeloablativen intensiven Chemotherapien oder Ganzhirnbestrahlung.
- Eine Erhaltungstherapie wird derzeit in Studien geprüft.

▶ Induktionschemotherapie mit CHOP ist aufgrund unzureichender Liquorgängigkeit nicht effektiv.

▶ **HD-MTX** ist zentraler Bestandteil aller gängigen Induktionsprotokolle. Die Dosierung muss > 1,5 g/m² bis zu 8 g/m² bei einer Infusionszeit von maximal 4 h liegen.

▶ **HD-MTX- und HD-AraC-basierte Protokolle**:
- Gegenüber der alleinigen Therapie mit HD MTX konnte die Kombination von HD MTX (3,5 g/m²) mit HD AraC (2-mal 2 g/m²) zu einer Verbesserung von 40 % auf 69 % führen.
- In einer dreiarmigen Studie wurde zur Standardchemotherapie mit hochdosiertem MTX und hochdosiertem AraC die Hinzugabe von Rituximab sowie Rituximab und Thiotepa getestet:
  – Die Hinzugabe von Rituximab erbrachte bereits eine Verbesserung der Ansprechraten (74 % versus 53 %) sowie Verbesserung des progressionsfreien Überlebens (PFS) und Gesamtüberlebens (OS).
  – Die Hinzugabe von Thiotepa führte zu einer weiteren Verbesserung der Ergebnisse.
  – Dieses sog. MATRix-Protokoll ist derzeit das effektivste Protokoll zur Induktion.

▶ **HD-MTX-basierte Protokolle mit oralen Alkylanzien**:
- Weitere Möglichkeit besteht in der Kombination mit hochdosiertem MTX sowie Rituximab mit Procarbazin oder Temozolomid.
- Diese Protokolle sollten bei Patienten durchgeführt werden, bei denen eine Hochdosistherapie nicht möglich ist.

- Die kompletten und partiellen Remissionsraten sind deutlich niedriger, ebenso auch die Wahrscheinlichkeit für gesamt- und progressionsfreies Überleben.
► Zusammenfassung:
  - Für die Induktion sollte mindestens die Gabe von hochdosiertem HD-MTX, hochdosiertem AraC und Rituximab, bei gutem Allgemeinzustand in Kombination mit Thiotepa (MATRix) erfolgen.

!
Cave
Die Toxizität ist durchaus vergleichbar mit Induktion von Leukämien, daher Behandlung in erfahrenen Zentren und strenge Überwachung der Patienten!

► **Konsolidierung:**
  - Trotz sehr guter Ansprechraten kommt es häufig zu Rezidiven.
  - Früher galt die Ganzhirnbestrahlung als erste Empfehlung. Sie ist jedoch mit einer erheblichen Neurotoxizität behaftet: Eine späte Leukenzephalopathie kann die Lebensqualität sowie die Kognition erheblich verschlechtern.

Hochdosischemotherapie und autologe Stammzelltransplantation
► Seit ca. 20 Jahren hat sich die Hochdosischemotherapie und autologe Stammzelltransplantation als die Standard-Konsolidierungstherapie für fitte Patienten etabliert.
► Eine kürzlich publizierte Studie zeigte:
  - 79 Patienten ≤ 65 Jahren wurden zunächst mit Rituximab, HD-MTX und Rituximab, HD-AraC und Thiotepa induziert, gefolgt von einer myeloablativen Hochdosischemotherapie mit Carmustin und Thiotepa,
  - 2-Jahres-Gesamtüberleben von 82 %.
  - In dieser Studie wurden lediglich Patienten in nicht kompletter Remission bestrahlt, diese war bei 10/79 Patienten notwendig.
► Weitere Hochdosis-Studien nach z. B. R-MPV-Induktion und Hochdosis-Therapie mit Thiotepa, Cyclophosphamid und Busulfan ergaben in der monozentrischen Studie ein PFS und OS von jeweils 79 % und 81 % nach 2 Jahren.

Therapie von älteren Patienten
► Die Mehrheit der Patienten ist bei Erstdiagnose > 60 Jahre.
► Je nach Allgemeinzustand kann eine intensive Therapie mit autologer Stammzelltransplantation unabhängig vom Alter erwogen werden.
► Altersangepasste Protokolle beinhalten HD-MTX in Kombination mit Procarbacin und Rituximab oder Hochdosis-Methotrexat plus Temozolomid. Hier kann ein Gesamtüberleben von knapp unter 50 % nach 2 Jahren erzielt werden.
► Grundsätzlich sollte die Ganzhirnbestrahlung bei älteren Patienten aufgrund der außerordentlich hohen Leukenzephalopathierate vermieden werden.

Rezidivtherapie
► Im Falle eines Rezidivs sollte bei initialem Ansprechen auf MTX eine erneute MTX-basierte Chemotherapie erfolgen.
► Je nach Alter und Performance-Status können eine Thiotepa-basierte Hochdosischemotherapie sowie autologe periphere Blutstammzelltransplantation erfolgen. Hierdurch können Überlebensraten von knapp 50 % erreicht werden.
► Alternativ kommen Rezidivtherapien mit Temozolomid, Pemetrexet oder Topotecan infrage.

Intrathekale Therapie
► Eine intrathekale Therapie kann Patienten mit Liquorbefall und dadurch bedingter klinischer Symptomatik (z. B. Hirnnervenausfälle) empfohlen werden.
► Sollte eine HD-MTX-basierte Induktionschemotherapie durchführbar sein, kann bei initialem Liquorbefall auf eine intrathekale Therapie verzichtet werden.

Nachsorge
► Nach Abschluss der Therapie 3-monatliche Kontrolle für 2 Jahre.

▶ Im Anschluss daran 6-monatliche Intervalle.
▶ Im Weiteren nach 5 Jahren jährliche Kontrollen mittels MRT sowie klinische Verlaufskontrollen.

> **!** **Cave**
>
> Im Langzeitverlauf Gefahr der Leukenzephalopathie sowie von sekundären Neoplasien.

▶ Lebenslange Anbindung an mit zerebralen Lymphomen erfahrene Hämato-Onkologen.

Verlauf und Prognose

▶ Medianes Überleben bei jüngeren Patienten und Hochdosiskonzept ca. 10 Jahre.
▶ Bei älteren Patienten ca. 2 Jahre.
▶ Ältere Patienten zeigen ein extrem hohes Leukenzephalopathie-Risiko nach Radiotherapie, daher auch möglichst Verzicht!

5.29 HIV-assoziierte Lymphome

Marcus Hentrich

Definition

▶ Aggressive B-Zell-Lymphome (NHL), die bei Patienten mit HIV-Infektion auftreten:
  • Die drei häufigsten Entitäten sind das diffus großzellige B-Zell-Lymphom (DLBCL), das Burkitt-Lymphom (BL) und das plasmoblastische Lymphom (PBL).
  • Zu den seltenen Entitäten zählen das primäre Erguss-Lymphom (PEL) oder das primäre ZNS-Lymphom (PCNSL).
▶ Hodgkin-Lymphom (HL) bei Patienten mit HIV-Infektion.

Epidemiologie

▶ Non-Hodgkin-Lymphom: Trotz Rückgangs der Inzidenz aggressiver B-Zell-Lymphome seit Einführung der cART weisen Patienten mit HIV ein gegenüber der HIV-negativen Bevölkerung ca. 10- bis 20-fach erhöhtes Risiko für die Entwicklung eines NHL auf.
▶ Hodgkin-Lymphom: Das Risiko für ein Hodgkin-Lymphom ist um den Faktor 10–15 erhöht und beträgt somit ca. 30–45/100.000 HIV-infizierte Personen.
▶ Bei Patienten mit über einen längeren Zeitraum stabiler Immunsituation und nicht nachweisbarer Viruslast ist die Prävalenz von NHL und HL ähnlich.

Häufigkeit

▶ Siehe Angaben bei den Abschnitten: Definition und Epidemiologie.

Altersgipfel

▶ Das mediane Alter bzw. der Altersgipfel von Patienten mit HIV-NHL und HIV-HL liegt bei 44 - 45 Jahren.

Geschlechtsverteilung

▶ In den meisten Studien sind wegen des Risikoprofils für HIV, nicht für Lymphome, > 80 % der Patienten mit HIV-Lymphomen männlich.

Prädisponierende Faktoren

▶ Niedrige CD4-Zellzahl sowie Tiefe des CD4-Zell-Nadirs prädisponieren für die Entstehung eines HL sowie NHL.
▶ Die kumulative Virämie (HIV-RNA) ist auch ein Risikofaktor für NHL.

Ätiologie und Pathogenese

▶ Das Risiko für ein NHL und HL steigt mit dem CD4-Zell-Nadir, insbesondere mit einer zuletzt gemessenen niedrigen CD4-Zellzahl.
▶ Mit zunehmender Dauer der eingeschränkten Immunfunktion nimmt das Risiko für ein NHL zu.
▶ Non-Hodgkin-Lymphom:
  • Bei den NHL führt die Infektion der T-Lymphozyten durch das HI-Virus über einen Verlust der Regulatorfunktion zu einer polyklonalen B-Zell-Aktivierung.
  • Neben einer chronischen Antigenstimulation und Zytokin-Dysregulation spielen virale Kofaktoren eine pathogenetische Rolle.
▶ Nachweis des Epstein-Barr-Virus (EBV)-Genoms:
  • in ca. 50 % aller HIV-assoziierten Lymphome,
  • in ca. 30 % bei Burkitt-Lymphom,
  • in 30–60 % bei diffus großzelligen B-Zell-Lymphom (immunoblastische Variante: 80–100 %),
  • in 90 % bei Hodgkin-Lymphom,
  • zu 100 % bei primären ZNS-Lymphom.
▶ Humanes Herpesvirus Typ 8 (HHV8):
  • 100 %ige Assoziation beim primären Erguss-Lymphom.

Merke
EBV-Nachweis bei 30–60 % der diffus großzelligen B-Zell-Lymphome und ca. 90 % der Hodgkin-Lymphome.

Klassifikation und Risikostratifizierung

Klassifikation

▶ Etwa 95 % der **Non-Hodgkin-Lymphome** sind aggressive B-Zell-Lymphome. Die WHO-Klassifikation unterscheidet 3 Gruppen von HIV-assoziierten NHL:
  • Lymphome, die auch bei Immunkompetenten auftreten:
    – diffus großzelliges B-Zell-Lymphom (zentro-, immunoblastisch),
    – Burkitt- und Burkitt-like-Lymphom,
    – extranodale Marginalzonen-B-Lymphome MALT (selten),
    – periphere T-Zell-Lymphome (selten),
  • Lymphome, die überwiegend bei HIV-positiven Patienten auftreten:
    – primäres Erguss-Lymphom,
    – plasmoblastisches Lymphom,
    – Lymphom in Assoziation mit HHV8+ Morbus Castleman,
  • Lymphome, die auch bei anderen Immundefizienzen auftreten:
    – pleomorphes B-Zell-Lymphom (PTLD-like).
▶ Ca. 20 % der HIV-assoziierten Lymphome sind **Hodgkin-Lymphome**. Anders als bei HIV-negativen Patienten ist der Mischtyp der häufigste Subtyp der HIV-HL.
▶ Die Stadieneinteilung der HIV-Lymphome erfolgt nach Ann Arbor.

Risikostratifizierung

▶ Prognostisch relevant ist der Internationale Prognose-Index (IPI) mit den Faktoren Alter, Lymphom-Stadium, Höhe der LDH, Extranodalbefall und Performance-Status.
▶ Niedrige CD4-Zellzahlen zum Zeitpunkt der NHL-Diagnose sowie CD20-negative Lymphome sind mit einer ungünstigeren Prognose verbunden.
▶ Patienten mit niedrigem IPI und günstigen HIV-Kriterien weisen eine weitgehend ähnliche Prognose auf wie HIV-negative Patienten mit aggressiven B-Zell-Lymphomen. Gleiches gilt für Patienten mit HIV-HL.

▶ Ein neuer Prognose-Index für AIDS-Lymphome (ARL-IPI) unterscheidet anhand der Faktoren altersadjustierter IPI, Zahl extranodaler Manifestationen und HIV-Score (mit den Faktoren CD4-Zellzahl, HI-Viruslast und vorherige AIDS-Diagnose) drei prognostische Gruppen, die sich im Gesamtüberleben signifikant unterscheiden (78 % versus 60 % versus 50 %).

Merke

Niedrige CD4-Zellen, ein hoher IPI und ein CD20-negatives Lymphom sind prognostisch ungünstig.

Symptomatik

▶ Häufig bestehen B-Symptome (ca. 70 %) und ein Extranodalbefall, z. T. an ungewöhnlichen Lokalisationen wie der Anorektalregion oder dem HNO-Trakt.
▶ PEL manifestieren sich in Form von Körperhöhlenergüssen (pleural, perikardial, peritoneal) mit Nachweis maligner immunoblastischer oder anaplastischer Zellen.
▶ PBL treten häufig im HNO-Bereich (Zahnfleisch, Kieferknochen) auf.
▶ Patienten mit HIV-HL können durch eine Knochenmarkinsuffizienz als Ausdruck eines alleinigen Knochenmarkbefalls symptomatisch werden.

Praxistipp

60–70 % der Patienten haben fortgeschrittene Stadien und B-Symptome.

Diagnostik

Diagnostisches Vorgehen

▶ Neben der bei malignen Lymphomen üblichen diagnostischen Vorgehensweise sind eine genaue HIV-Anamnese mit Bestimmung von Immunstatus, HIV-RNA und Hepatitis-B/C-Serologie unverzichtbar (Abb. 5.61).

Anamnese

▶ Nachtschweiß, Gewichtsverlust, Fieber. Leistungsminderung, Abgeschlagenheit, Diarrhoe, Blutungszeichen. Schwellungen, Schmerzen,
▶ opportunistische Infektionen und andere HIV-assoziierte Erkrankungen,
▶ Hepatitis/Ikterus,
▶ antiretrovirale Therapie (welche, seit wann, frühere?).

Körperliche Untersuchung

▶ Lymphknotenstatus,
▶ Leber-und Milzgröße,
▶ Inspektion des Rachens (Waldeyer-Rachenring, Hinweis auf Soor),
▶ Inspektion der Haut (Kaposi-Sarkom, Petechien),
▶ Kardiopulmonaler Status.

Labor

▶ Obligat:
  • Blutbild und Differenzialblutbild,
  • Laktatdeydrogenase,
  • Albumin,
  • Harnsäure,
  • Natrium,
  • Kalium,
  • Leberwerte,

- Nierenwerte,
- BKS,
- CRP,
- peripherer Immunstatus (CD4/CD8-Zellen),
- HIV-RNA,
- Hepatitis-B- und -C-Serologie,
- Quick, PTT.
▶ Empfohlen:
  - Kalzium,
  - IgG, IgA, IgM,
  - β2-Mikroglobulin,
  - Quick, PTT, Fibrinogen,
  - Lues-Serologie,
  - Gesamteiweiß.

Mikrobiologie und Virologie

Serologie
▶ Hepatitis B und C,
▶ Lues,
▶ Toxoplasmose,
▶ CMV, HSV, VZV, EBV.

Molekularbiologie
▶ HIV-RNA.

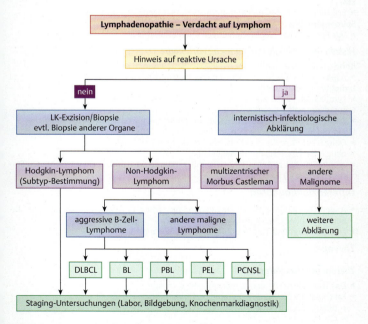

Abb. 5.61 • HIV-assoziierte Lymphome. Diagnostisches Vorgehen.

Bildgebende Diagnostik

Sonografie
▶ Insbesondere zur Beurteilung des Lymphknotenstatus und der Leber- und Milzgröße.

Echokardiografie
▶ Erforderlich vor Beginn einer anthrazyklinhaltigen Chemotherapie.

Röntgen
▶ Sinnvoll zur Größenbestimmung eines Mediastinaltumors.

CT
▶ CT-Hals/Thorax/Abdomen obligat.

MRT
▶ Nur bei besonderen Fragestellungen, z. B. ZNS-Befall.

Szintigrafie
▶ Nur bei besonderen Fragestellungen, z. B. Skelett-Befall.

PET/PET-CT
▶ Bei Therapieende zur Bestimmung des FDG-Uptakes bei Restlymphomen.

Cave

Falsch-positive Befunde *im PET/PET-CT* bei Patienten mit HIV.

Instrumentelle Diagnostik

EKG
▶ Erforderlich vor Beginn einer anthrazyklinhaltigen Chemotherapie.

Spiroergometrie
▶ Vor Beginn einer bleomycinhaltigen Chemotherapie.

Histologie, Zytologie und klinische Pathologie

Knochenmarkdiagnostik
▶ Aspirationszytologie und Knochenmarkhistologie.

Lymphknotendiagnostik
▶ Lymphknotenexzision- oder Biopsie zur Diagnosesicherung.

Ergussdiagnostik
▶ Bei PEL ist die Diagnosestellung über Ergusszytologie oder -histologie möglich.

Liquordiagnostik
▶ Obligat bei BL sowie bei klinischem Verdacht auf ZNS-Befall,
▶ obligat bei HIV-NHL mit Hodenbefall,
▶ empfohlen bei anderen HIV-NHL mit erhöhter LDH und ECOG-Performance-Status > 1 sowie > 1 Extranodalbefall.

Differenzialdiagnosen

▶ Andere Ursachen einer Lymphadenopathie, wie z. B. HIV-Lymphadenopathie, Tuberkulose oder CMV-Infektion,
▶ andere Malignome mit Lymphknotenvergrößerungen.

Therapie

Therapeutisches Vorgehen

▶ Das Therapieziel ist in den meisten Fällen kurativ.
▶ Faktoren, die die Art der Therapie bestimmen, sind:
  • die Lymphomentität,
  • das Lymphomstadium,
  • der Allgemeinzustand des Patienten,
  • die HIV-bedingte Komorbidität.
▶ Therapiealgorithmus s. Abb. 5.62

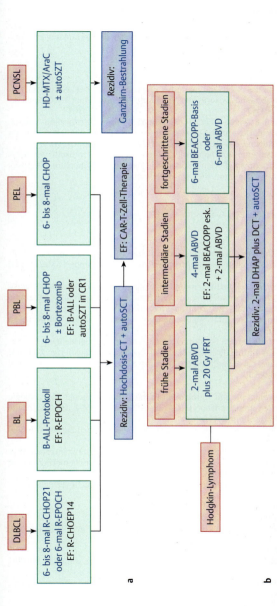

Abb. 5.62 • HIV-assoziiertes Lymphom. a HIV-assoziiertes B-Zell-Lymphom. Therapeutisches Vorgehen (EF: Einzelfallentscheidung; CR1: erste komplette Remission; DLBCL: diffus großzelliges B-Zell-Lymphom; BL: Burkitt-Lymphom; PBL: plasmoblastisches Lymphom; PEL: primäres Erguss-Lymphom; PCNSL: primäres ZNS-Lymphom; autoSZT: autologe Stammzelltransplantation). **b** HIV-assoziiertes Hodgkin-Lymphom

Allgemeine Maßnahmen

▶ Bei jungen Patienten mit Kinderwunsch an fertilitätserhaltende Maßnahmen vor Beginn der Chemotherapie denken, sofern es die Dynamik der Erkrankung erlaubt.

Pharmakotherapie

Primäre Chemotherapie

DLBCL

▶ Standardtherapie sind 6–8 Zyklen Chemotherapie nach dem R-CHOP-Protokoll (Rituximab, Cyclophosphamid, Doxorubicin, Vincristin, Prednisolon) in 3-wöchigen Intervallen.

▶ Alternativ können 6–8 Zyklen R-EPOCH (Rituximab, Etoposid, Prednisolon, Vincristin, Cyclophosphamid, Doxorubicin) eingesetzt werden. Hierbei handelt es sich um ein intensiviertes Regime, das als Dauerinfusion über 96 h verabreicht wird.

▶ Insbesondere bei Patienten mit hohem IPI sollten intensivere Protokolle wie 8 Zyklen R-CHOEP (Rituximab, Cyclophosphamid, Doxorubicin, Vincristin, Etoposid, Prednisolon) in 14-tägigen Intervallen erwogen werden.

> **Merke**
> Standardtherapie für DLBCL: 6–8 Zyklen R-CHOP.

Burkitt-Lymphom

▶ Bei Patienten in stabilem Allgemeinzustand kommen intensive Regime wie das B-ALL-Protokoll der Deutschen multizentrischen ALL-Studiengruppe (GMALL) zum Einsatz.

▶ Da mit einer hohen gastrointestinalen- und Myelotoxizität gerechnet werden muss, sind eine engmaschige Überwachung der Patienten, eine breite Supportivtherapie und eine Betreuung in erfahrenen Zentren erforderlich.

▶ Die lymphombedingte Mortalität zeigt keine Unterschiede zwischen HIV-positiven und HIV-negativen Patienten.

▶ Für Patienten mit reduziertem Performance-Status oder bei anderweitigen Kontraindikationen für das GMALL-Protokoll sind 6–8 Zyklen dosisadjustiertes R-EPOCH eine gute Alternative. **Cave:** ungünstigere Ergebnisse bei Patienten mit Liquor- und/oder Knochenmarkbefall.

PBL

▶ Sehr aggressive Lymphome mit immunoblastisch/plasmoblastischer Morphologie und einem speziellen Immunphänotyp (CD138, CD38 und MUM-1 positiv), für die keine Standardtherapie definiert ist.

▶ In der Regel werden 6–8 Zyklen CHOP verabreicht. Wenn möglich Zugabe von Bortezomib (**Cave:** off-label). Alternativ EPOCH ± Bortezomib.

▶ Wegen der ungünstigen Prognose können als Einzelfallentscheidung intensive Therapieregime (B-ALL-Protokoll oder konsolidierende Hochdosischemotherapie in erster Remission) erwogen werden.

▶ Prospektive Studien zum Vergleich verschiedener Regime sind nicht verfügbar.

Primäres Erguss-Lymphom

▶ Seltene Lymphom-Entität mit ungünstiger Prognose.

▶ Eine Standardtherapie ist nicht etabliert.

▶ In der Regel werden 6–8 Zyklen CHOP oder EPOCH verabreicht, gegebenenfalls unter Einbezug von Bortezomib.

Primäres ZNS-Lymphom

▶ Hohe Inzidenz bei CD-Zellen < 50/µl; durch den breiten Einsatz von cART mittlerweile sehr selten.

▶ Traditionell wurde wegen des meist sehr schlechten klinischen und immunologischen Zustands der Patienten eine Ganzhirnbestrahlung verabreicht. Hierunter jedoch ungünstige Therapie-Ergebnisse.

▶ Analog zum Vorgehen bei HIV-negativen Patienten sollte eine Hochdosis-Methotrexat/AraC-basierte Chemotherapie mit oder ohne konsolidierende Hochdosischemotherapie zum Einsatz kommen.
▶ Obligate cART parallel zur Chemotherapie.

Hodgkin-Lymphom
▶ Frühe Stadien (Stadium IA/B oder IIA/B ohne Risikofaktoren [großer Mediastinaltumor, Extranodalbefall, ≥ 3 betroffene LK-Areale]):
  • 2 Zyklen ABVD (Doxorubcin, Bleomycin, Vinblastin, Dacarbazin) gefolgt von 20 Gy Involved-field-Strahlentherapie (IF-RT).
▶ Intermediäre Stadien (Stadium IA/B oder IIA/B mit mindestens 1 Risikofaktor):
  • 4 Zyklen ABVD plus 30 Gy IF-RT,
  • Einzelfallentscheidung: 2 Zyklen BEACOPP eskaliert (Bleomycin, Etoposid, Doxorubicin, Cyclophosphamid, Vincristin, Procarbazin, Prednisolon) + 2 Zyklen ABVD plus 20 Gy IF-RT.
▶ Fortgeschrittene Stadien (Stadium III/IV):
  • 6 Zyklen ABVD oder 6 Zyklen BEACOPP basis,
  • konsolidierende IF-RT (30 Gy) bei PET-positiven Residualtumoren > 2,5 cm.
  • Studie zu BEACOPP eskaliert in Planung.

Merke
Beim Hodgkin-Lymphom lassen sich hohe Heilungsraten durch eine stadienadaptierte Chemotherapie erreichen.

Rezidiv-Chemotherapie
▶ Eingesetzt werden Salvage-Therapien wie bei HIV-negativen Patienten (z. B. DHAP, ICE).
▶ Frühzeitige Planung einer Hochdosis-Chemotherapie mit autologer Stammzelltransplantation, deren Ergebnisse sich nicht signifikant von denen bei HIV-negativen Patienten unterscheiden.
▶ Die Stammzellmobilisierung ist problemlos möglich.
▶ Bei Frührezidiven Option einer CAR-T-Zell-Therapie prüfen.

Pharmakologische Supportivtherapie
▶ Antiretrovirale Therapie (ART):
  • Fortführung der bzw. leitliniengerechter Start einer ART parallel zur Chemotherapie unter Beachtung möglicher Arzneimittel-Interaktionen.
  • Vermeidung von Enzyminduktoren wie Ritonavir-geboosterten Protease-Inhibitoren oder Cobicistat. Bevorzugt Integrase-Inhibitoren wie Raltegravir oder Dolutegravir. Immer Rücksprache mit dem HIV-Therapeuten.
  • Unter Chemotherapie Abfall der CD4-Zellen. Wiederanstieg auf das Ausgangsniveau ca. 6–9 Monate nach Ende der Chemotherapie.

Merke
Antiretrovirale Therapie parallel zur Chemotherapie. **Cave:** mögliche Arzneimittel-Interaktionen!

▶ Antiinfektive Prophylaxe:
  • PCP-Prophylaxe vorzugsweise mit Cotrimoxazol bei CD4-Zellzahlen < 200/µl.
  • Chinolon-Prophylaxe bei Patienten mit langanhaltender (> 8 Tage) und schwerer (< 500/µl) Neutropenie.
  • Fungale Primärprophylaxe bei CD4-Zellzahlen < 100/µl optional. Vorzugsweise Fluconazol 100 mg tgl. p. o.
  • Prophylaxe gegen Herpes-simplex- oder Varizella-Zoster-Virus bei entsprechender Anamnese.

! *Merke*
PjP-Prophylaxe mit Cotrimoxazol bei CD4-Zellen < 200/µl.

Strahlentherapie
▶ HL: Konsolidierende Strahlentherapie wie oben beschrieben,
▶ DLBCL: Konsolidierende Strahlentherapie (39.6 Gy) bei Patienten mit niedrigem oder niedrig-intermediärem IPI und initialem Bulk (≥ 7,5 cm),
▶ PCNSL: Primäre Strahlentherapie bei Kontraindikationen gegen eine systemische Chemotherapie.

Zellbasierte Verfahren
Stammzelltransplantation
▶ Autologe Stammzelltransplantation ist die Standardtherapie im ersten Rezidiv (s. oben, Rezidiv-Chemotherapie), zudem eine Option für höhere Rezidive.
▶ Allogene Stammzelltransplantation nur bei jungen Patienten mit rezidiviertem/refraktärem Lymphom nach autologer SZT. Voraussetzungen: junges Alter, guter Allgemeinzustand, verfügbarer Spender.

Nachsorge
▶ Die Nachsorge richtet sich nach Empfehlungen für maligne Lymphome bei HIV-negativen Patienten.
▶ Wegen der HIV-Infektion lebenslange Betreuung.

Verlauf und Prognose
▶ Die Prognose wird durch folgende Faktoren bestimmt:
  • Lymphom-Entität:
    – Günstige Prognose von Patienten mit fortgeschrittenen Stadien eines HL (2-Jahres-Überleben ca. 87 %), BL (4-Jahres-Überleben ca. 70 %) oder DLBCL (2-Jahres-Überleben ca. 60 %).
    – Ungünstige Prognose von Patienten mit PEL (medianes Überleben ca. 6 Monate) oder PBL (2-Jahres-Überleben ca. 40 %, medianes Überleben 5–17 Monate).
  • Prognostische Indizes:
    – Internationale Prognose Score (IPS) für fortgeschrittene HL (hat sich nicht in allen HIV-HL Studien als prädiktiv erwiesen).
    – Internationale Prognose-Index (IPI) bzw. Internationale Prognose-Index für AIDS-Lymphome (ARL-IPI) mit 5-Jahres-Überlebensraten zwischen 40 % und ca. 80 %.
  • HIV-bedingte Komorbidität.

Prävention
▶ Die einzige sinnvolle präventive Maßnahme ist die Wiederherstellung bzw. Erhaltung einer stabilen CD4-Zellzahl bzw. einer stabilen Immunsituation.
▶ Ansonsten keine Prävention möglich.

5.30 Posttransplantationslymphome
Jan-Michel Heger, vormals beteiligt: Ralf Ulrich Trappe*

Aktuelles
▶ Klassifikation: Die WHO-Klassifikation von 2022 führt PTLD unter Immundefizienz-assoziierten lymphoiden Proliferationen und Lymphomen auf. In dieser Kategorie werden die histologische Diagnose, eine mögliche Assoziation zu onkogenen Viren sowie die Art bzw. der Umstand der Immunsuppression unterschieden.

▶ Therapie: Durch die PTLD-1-Studie zur risikostratifizierten sequenziellen Therapie der CD20-positiven B-Zell-PTLD mit Rituximab gefolgt von R-CHOP oder fortgesetzter Rituximab-Monotherapie wird die exzellente Prognose der CD20-positiven PTLD mit sequenzieller Therapie bestätigt; zudem werden hier erstmals erfolgreich Patienten identifiziert, die auch langfristig keiner Chemotherapie bedürfen. Versuche der Integration zielgerichteter Substanzen in die Erstlinien-Therapie der CD20-positiven B-Zell-PTLD haben bislang keinen Erfolg gebracht.

Definition

▶ Polyklonale Lymphoproliferationen und monoklonale B- und T-Zell-Lymphome nach Organtransplantation.

Epidemiologie

Häufigkeit

▶ Risiko einer PTLD je nach Organ:
  • Nach Nieren-, Leber- und Herztransplantation bei Erwachsenen: ca. 0,5–1,5 %,
  • nach Lungentransplantation: bis zu 10 %.
▶ Risiko einer PTLD je nach Zeitpunkt:
  • Die Verteilung ist bimodal mit einem hohen Erkrankungsrisiko in den ersten 2 Jahren nach Transplantation und einem zweiten Erkrankungsgipfel 5–15 Jahre nach Transplantation.
  • EBV-assoziierte PTLD treten häufiger früh, nicht EBV-assoziierte PTLD häufiger spät auf.

Altersgipfel

▶ Die Inzidenzgipfel der Erkrankung liegen in den ersten 2 Jahren und etwa 8-12 Jahre nach Transplation.

Geschlechtsverteilung

▶ Die Geschlechtsverteilung der PTLD ist zugunsten des männlichen Geschlechts verschoben und beträgt etwa 3:1.

Prädisponierende Faktoren

▶ Nach Organtransplantation etwa 12-fach erhöhtes Risiko an einem Lymphom zu erkranken.
▶ Inzidenz der PTLD ist abhängig vom transplantierten Organ, der Intensität der Immunsuppression und dem Zeitpunkt der Transplantation.

Ätiologie und Pathogenese

▶ Pathogenese der PTLD ist eng mit dem Epstein-Barr-Virus verbunden.
▶ Mehr als 95 % der erwachsenen Bevölkerung ist weltweit mit EBV infiziert.
▶ Verlauf der EBV-Infektion:
  • Die primäre Infektion führt in der Regel zu einer massiven Expansion virusspezifischer und unspezifischer T-Zellen.
  • Weitgehende Eliminierung der EBV-infizierten B-Zellen, aber auch regelhafte Persistenz einzelner latent infizierter B-Lymphozyten.
  • Latent infizierte Lymphozyten können dabei bis zu 9 EBV-Proteine und eine Vielzahl EBV-spezifischer Micro-RNAs exprimieren (Latenzmuster III).
  • Eine kleine Gruppe EBV-infizierter B-Zellen entzieht sich der gegen virale Proteine gerichteten Immunantwort, indem nur noch ein einzelnes virales Protein exprimiert wird (Latenzmuster 0).
  • Virale Proteine wie das „EBV latent membrane protein 1" (LMP1) und EBV-spezifische Micro-RNAs bewirken in latent infizierten B-Zellen einen kontinuierlichen Proliferationsreiz und induzieren so eine Hyperproliferation.
▶ Bedeutung der Immunkompetenz des Erkrankten:

- Bei immunkompetenten Individuen ständige Balance zwischen EBV-infizierten B-Zellen und zellulärer Immunkontrolle,
- bei Immunsupprimierten gesteigerte Virusreplikation und höhere Zahl an latent EBV-infizierten B-Lymphozyten im peripheren Blut.

▶ Diese unvollständig kontrollierte, EBV-getriebene B-Zell-Proliferation ist häufig Ausgangspunkt der PTLD, die daher in der Regel aus B-Zellen des Empfängers entsteht.

▶ Nicht alle Patienten entwickeln nach ähnlich intensiver Immunsuppression eine PTLD; also wird vermutet, dass neben der T-Zell-Dysfunktion weitere Mechanismen an der Proliferation von – im Wesentlichen – B-Zellen beteiligt sind.

▶ Histologische Subgruppen:
- Subgruppe der sog. „Frühen Läsionen" (ca. 5 % der PTLD beim Erwachsenen): fast alle Zellen sind EBV-infiziert und die Läsionen bestehen aus einer Vielzahl unterschiedlicher B-Zell-Klone,
- Subgruppe der fortgeschritteneren poly- und monomorphen PTLD (ca. 15–20 % bzw. > 60 % der PTLD beim Erwachsenen): sowohl EBV-positive als auch EBV-negative B-Zell-Neoplasien.

▶ Polymorphe PTLD versus monomorphe PTLD:
- Polymorphe PTLD sind überwiegend poly- oder oligoklonal und in 90 % der Fälle EBV-assoziiert.
- Monomorphe PTLD sind regelhaft monoklonal und nur in etwa 50 % der Fälle EBV-assoziiert.

▶ Weitere Modelle der Pathogenese:
- Die Möglichkeit einer alternativen, von EBV unabhängigen Pathogenese EBV-negativer PTLD wird diskutiert.
- Es wird vermutet, dass das Mutationsspektrum der PTLD geringer ist als das analoger Lymphome außerhalb des Transplantationskontexts.
- Bei EBV-naiven Transplantatempfängern kommt es häufig durch die Organtransplantation zu einer symptomatischen EBV-Infektion, der Frühform einer manifesten PTLD. Die Unfähigkeit unter immunsuppressiver Therapie eine ausreichende EBV-Immunität auszubilden, scheint hierfür der Grund zu sein.

Klassifikation und Risikostratifizierung

Klassifikation

▶ Die Klassifikation der PTLD erfolgt entsprechend der WHO-Klassifikation von 2016 bzw. 2022:
- Frühe Läsionen:
  - Plasmazellhyperplasie,
  - Floride follikuläre Hyperplasie,
  - Infektiöse Mononukleose-ähnliche PTLD,
- Polymorphe PTLD,
- Monomorphe B-Zell-PTLD:
  - Diffus großzelliges B-Zell Lymphom (DLBCL),
  - Burkitt-/Burkitt-ähnliches Lymphom,
  - Plasmazell-Myelom/Plasmozytom-ähnliche Läsion,
  - Plasmablastisches Lymphom.
- Monomorphe T- und NK-Zell-PTLD:
  - Peripheres T-Zell-Lymphom, nicht weiter spezifiziert,
  - andere Typen.
- Klassische Hodgkin-Lymphom-PTLD.

▶ Die Stadieneinteilung der PTLD erfolgt analog der Ann-Arbor-Klassifikation für Non-Hodgkin-Lymphome.

Risikostratifizierung

▶ Prognosefaktoren bei PTLD abhängig von:
- Therapiestrategie,
- histologischem Subtyp,
- Stadium der Erkrankung.

▶ T-Zell-PTLD haben eine deutlich schlechtere Prognose als B-Zell-PTLD.

▶ Lungentransplantierte Patienten zeigen unabhängig von der Therapiestrategie ein schlechteres Gesamtüberleben.

▶ Primär zerebrale PTLD und systemische PTLD mit ZNS-Beteiligung haben unabhängig vom histologischen Subtyp mit einem Langzeitüberleben von 30–40 % eine schlechtere Prognose.

▶ Early-lesion-PTLD sprechen häufig bereits gut auf eine Reduktion der Immunsuppression an und haben eine sehr günstige Prognose.

▶ Die Hodgkin-PTLD hat eine exzellente Prognose unter Therapie mit ABVD (Adriamycin, Bleomycin, Vinblastin und Dacarbazin).

▶ Innerhalb der Gruppe der polymorphen und monomorphen B-Zell-PTLD besteht kein Unterschied in der Prognose, wenn diese mit einer bei B-Zell-PTLD regelhaft anzustrebenden sequenziellen Immunochemotherapie mit Rituximab gefolgt von CHOP oder R-CHOP behandelt werden.

▶ Wichtigste Prognosefaktoren im Rahmen der sequenziellen Therapie:
- International prognostic index (IPI) und
- Ansprechen auf die Rituximab-Monotherapie.

▶ Ansprechen auf Rituximab kann erfolgreich für eine Therapiestratifikation genutzt werden: 20 % der Patienten kann so eine Chemotherapie erspart werden.

▶ EBV-Assoziation hat unter sequenzieller Therapie mit Rituximab und CHOP keine prognostische Bedeutung.

Symptomatik

▶ Die PTLD präsentieren sich vielgestaltig.

▶ EBV-naive Organempfänger – v. a. Kinder – mit primärer EBV-Infektion zeigen häufig systemisches Mononukleose-ähnliches Bild mit B-Symptomatik und Lymphadenopathie v. a. des Waldeyer-Rachenrings und der zervikalen Lymphknoten.

▶ Bei erwachsenen Transplantatempfängern sind extranodale Manifestationen charakteristisch:
- Beteiligung des Gastrointestinaltrakts bei etwa 20–25 %,
- Lungenbeteiligung bei 15–20 %,
- Leberbeteiligung bei 30–35 %,
- Nierenbeteiligung bei 10–20 %,
- ZNS-Manifestationen bei ca. 10 %,
- Beteiligung des Transplantats bei etwa 15–20 %,
- Hautbeteiligung in Einzelfällen beschrieben.

▶ Bei Diagnosestellung ist die überwiegende Zahl der Patienten in einem fortgeschrittenen Erkrankungsstadium (Ann Arbor Stadium III/IV).

▶ Möglich sind auch fulminante Verläufe mit Multiorganversagen und „septischem" Verlauf (s. Abschnitt: Differenzialdiagnose (S. 642))

▶ Bei sonst symptomfreien Patienten können Zufallsbefunde bei Routineuntersuchungen auf eine PTLD hinweisen, z. B. singulärer Rundherd im Röntgenbild des Thorax.

Diagnostik

Diagnostisches Vorgehen

▶ Wichtige anamnestische bzw. apparativ und/oder laborchemisch zu erhebende Daten sind (Abb. 5.63):
- Art und Zahl zurückliegender Rejektionskrisen,
- durchgemachte Infektionen,
- Komplikationen nach Transplantation,
- aktuelle Intensität der Immunsuppression,
- aktuelle Transplantatfunktion,
- Leber- und Nierenfunktion.

▶ Basis- und Ausbreitungsdiagnostik der PTLD umfasst zusätzlich zu den von anderen Lymphomen bekannten Untersuchungen regelhaft
- PET/CT-Schnittbildgebung,
- histopathologische Spezialfärbungen,
- den direkten Nachweis von EBV-DNA in Blut und Liquor.

Anamnese

▶ Aktuelle Immunsuppression und Anzahl der bisherigen Rejektionsbehandlungen,
▶ Infektionen unter immunsuppressiver Therapie,
▶ Transplantatfunktion.

Körperliche Untersuchung

▶ Lymphknoten- und/oder Tonsillenvergrößerung,
▶ Leber- und Milzgröße,
▶ Hautbefall.

Verdacht auf PTLD:
- bei EBV-naiven Kindern nach Organtransplantation z.B. mononukleoseähnliches Bild bei EBV-Infektion mit Lymphadenopathie im Rachenraum
- bei erwachsenen Patienten nach Organtransplantation eher extranodale Manifestation mit entsprechender Symptomatik (GI, ZNS, Leber, Niere etc.)

- gezielte Anamnese: Infektionen, Transplantatfunktion, -komplikationen, Grad der Immunsuppression, Zahl der Rejektionsbehandlungen etc.
- körperliche Untersuchung: Lymphknoten, Leber- und Milzgröße, Hautbefall
- Sonografie, Röntgen, CT, Histologie (Blut und KM: Nachweis von EBV mittels PCR, Lymphomparameter), MRT, Endoskopie, Liquordiagnostik
- Lymphknoten-/Organbiopsie obligat zur Diagnosesicherung

DD therapierefraktäre Rejektionskrise oder bakterielle Sepsis: Wichtig: an Möglichkeit einer fulminanten PTLD denken!

DD Multiples Myelom:
- plasmozytomähnliche PTLD: kaum osteolytische Herde und regelhaft keinen Knochenmarkbefall
- plasmozytomähnliche PTLD: Paraprotein und eine monoklonale Leichtkettenproduktion nur gering ausgeprägt
- andere B-Zell-PTLD: regelhaft geringgradige Erhöhung beider freier Leichtketten

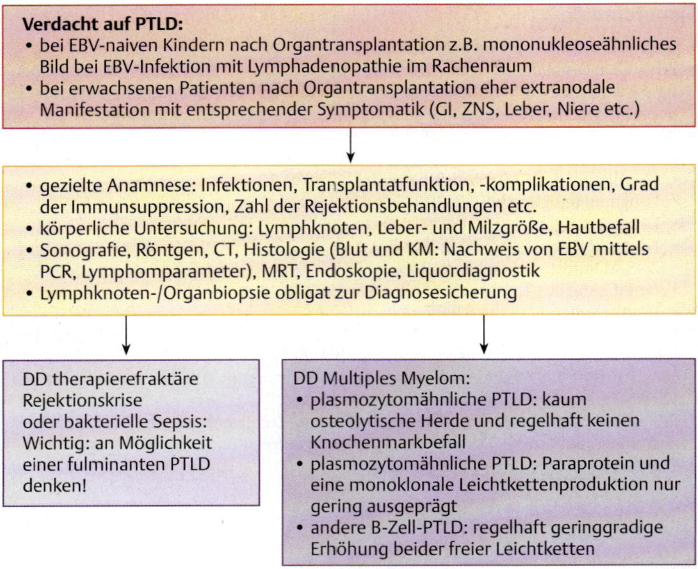

Abb. 5.63 • Transplantationsassoziierte lymphoproliferative Erkrankung (PTLD). Diagnostisches Vorgehen und wichtige Differenzialdiagnosen bei Verdacht auf PTLD.

Labor

▶ Lymphomspezifische Parameter:
- Manuelles Differenzialblutbild (obligat),
- LDH (obligat),
- Serumelektrophorese (obligat),
- Immunfixation (obligat),
- freie Leichtketten (empfohlen),
- Durchflusszytometrie (obligat).

▶ Obligat zu bestimmende Organfunktionsparameter:
- Leberfunktionsparameter: AST, ALT, AP, γGT, Bilirubin,
- Nierenfunktionsparameter: Kreatinin, Harnstoff,
- Zellulärer Immunstatus: CD3-, CD4-, CD8-, CD19-Zellzahl.

▶ Virusassoziation:
- EBV-Last im Blut (qPCR, empfohlen),
- HBV- und HCV-Last im peripheren Blut (qPCR, obligat zum Ausschluss einer aktiven Hepatitis B oder C).

Cave

Hepatitisserologie unter Immunsuppression ist zum Ausschluss einer aktiven Hepatitis B oder C nicht ausreichend sensitiv.

Bildgebende Diagnostik

Sonografie

▶ Lymphknoten- und abdominelle Sonografie obligat zur Erfassung eines Lymphknoten- oder Organbefalls sowie zur Beurteilung der Milzgröße.

Echokardiografie

▶ Echokardiografie zur Bestimmung der Organfunktion vor Einleitung einer systemischen Therapie obligat.

CT

▶ Kontrastmittel-gestützte CT Hals, Thorax und Abdomen zur Festlegung des Stadiums sowie aufgrund des häufigen Extranodalbefalls obligat.

MRT

▶ cMRT zur Erfassung einer ZNS-Beteiligung sinnvoll.
▶ Bei klinischen Zeichen einer ZNS-Beteiligung ist ein cMRT obligat.

PET/PET-CT

▶ 18F-Fluordesoxyglucose-gestüze PET als Ergänzung zur Kontrastmittel-gestützten CT Hals, Thorax und Abdomen aufgrund der höheren Sensitivität insbesondere für die Verlaufsbeurteilung zu bevorzugen.

Endoskopie

▶ Aufgrund der häufigen Beteiligung des Gastrointestinaltrakts bei PTLD ist eine Ösophago-Gastro-Duodenoskopie und bei entsprechender Symptomatik auch eine Koloskopie, ggf. mit bioptischer Probenentnahme, grundsätzlich anzustreben.
▶ Schwierigkeiten in der Ausbreitungsdiagnostik macht der Dünndarmbefall.
▶ Aufgrund des zunehmenden Einsatzes der PET Durchführung einer Endoskopie überwiegend nur noch bei auffälligem Befund der PET.

Instrumentelle Diagnostik

EKG

▶ EKG zur Bestimmung der Organfunktion vor Einleitung einer systemischen Therapie obligat.

Spirometrie

▶ Spirometrie zur Bestimmung der Organfunktion vor Einleitung einer systemischen Therapie obligat.

Histologie, Zytologie und klinische Pathologie

Knochenmarkdiagnostik

▶ Knochenmarkdiagnostik obligat im Rahmen der Ausbreitungsdiagnostik.
▶ Zunehmende Ablösung der Knochenmarkpunktion durch PET. Knochenmarkpunktion bei auffälligem Befund und/oder Blutbildveränderungen als Ausganswert für die Verlaufsbeurteilung zu empfehlen.

Lymphknotendiagnostik

▶ Lymphknoten- oder Organbiopsie obligat zur histologischen Diagnosesicherung.
▶ Referenzpathologische Beurteilung (empfohlen, da Befundrevisionsrate > 20 %). Obligat zur Erfassung des EBV-Latenztyps: immunhistochemische Färbungen für LMP-1, EBNA-2 und ZEBRA; bei Negativität zum Ausschluss einer EBV-Assoziation: In-situ-Hybridisierung EBV-spezifischer Transkripte (EBER-ISH).

Ergussdiagnostik

▶ Im Fall eines vorliegenden Ergusses zwecks Ausbreitungsdiagnostik empfohlen.

Liquordiagnostik

▶ Liquorzytologie obligat bei klinischen oder MR-morphologischen Zeichen einer ZNS-Beteiligung (fakultativ: EBV-Last im Liquor mittels qPCR).

Differenzialdiagnosen

▶ Differenzialdiagnose therapierefraktäre Rejektionskrise oder bakterielle Sepsis:
  • Abgrenzung zur PTLD schwierig, wenn die PTLD als fulminante Erkrankung mit diffuser Organinfiltration, „septischem" Krankheitsverlauf und Multiorganversagen auftritt.
  • Ohne frühzeitige Einbeziehung der PTLD in die Differenzialdiagnose – gerade auch bei fulminanten Krankheitsbildern von Organtransplantierten – wird die Diagnose daher mitunter erst autoptisch gestellt.
▶ Differenzialdiagnose Multiples Myelom:
  • Im Gegensatz zum sehr seltenen Multiplen Myelom zeigt die Plasmozytom-ähnliche PTLD kaum osteolytische Herde und regelhaft auch keinen Knochenmarkbefall.
  • Ein Paraprotein und eine monoklonale Leichtkettenproduktion sind bei Plasmozytom-ähnlicher PTLD zumeist vorhanden, aber nur gering ausgeprägt.
  • Andere B-Zell-PTLD zeigen regelhaft eine geringgradige Erhöhung beider freier Leichtketten.

Therapie

Therapeutisches Vorgehen

▶ Therapiealgorithmus der CD20-positiven B-Zell-PTLD s. Abb. 5.64,
▶ Haupttherapieziel: komplette Remission.

Pharmakotherapie

Reduktion der Immunsuppression

▶ Eine Reduktion der Immunsuppression kann in Einzelfällen zum dauerhaften kompletten Verschwinden der Lymphoproliferation führen und gelingt v. a. bei Kindern mit Early-lesion-PTLD und polymorpher PTLD nach primärer EBV-Infektion.
▶ Durch Absetzen von Antimetaboliten und Reduktion von Calcineurin-Inhibitoren wie FK506 und/oder Cyclosporin A um 25–50 % werden bei erwachsenen Patienten Remissionsraten von < 10 % erzielt.
▶ Bei etwa 40 % der Patienten kommt es bei solch einer Reduktion der Immunsuppression bereits zu klinisch relevanten Abstoßungsreaktionen.

Anti-CD20-Antikörper

▶ Rituximab-Monotherapie:
  • Die gute Verträglichkeit und die hohen Ansprechraten machen den monoklonalen B-Zell-Antikörper Rituximab zum wesentlichen Baustein der PTLD-Therapie.

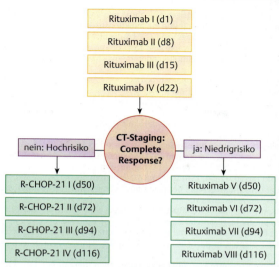

Abb. 5.64 • Transplantationsassoziierte lymphoproliferative Erkrankung (PTLD). Therapeutisches Vorgehen bei B-Zell-PTLD. Riskostratifizierte sequentielle Immunochemotherapie: Alle Patienten mit CD20-positiver B-Zell PTLD erhalten initial 4 Gaben Rituximab-Monotherapie (375 mg/m² IV) in wöchentlichem Abstand. Patienten, die im CT-Staging 4 Wochen nach der letzten Rituximab-Monotherapiegabe eine komplette Remission erreicht haben, erhalten eine konsolidierende Therapie mit 4 weiteren Gaben Rituximab (375 mg/m² IV) in 3-wöchentlichem Abstand. Alle anderen Patienten erhalten 4 Zyklen Immunochemotherapie nach dem R-CHOP-21-Protokoll (Rituximab 375 mg/m² IV Tag 1, Cyclophosphamide 750 mg/m² IV Tag 1, Doxorubicin 50 mg/m² IV Tag 1, Vincristine 1,4 mg/m2 (max. 2 mg) IV Tag 1 und Prednisone 50 mg/m² PO Tag 1–5). Patienten mit einer progredienten Erkrankung unter den ersten vier Gaben Rituximab oder während des 4-wöchigen therapiefreien Intervalls beginnen sofort mit der Immunochemotherapie nach dem R-CHOP-21-Protokoll.

- Die übliche Dosis beträgt 375 mg/m².
- Aktuell liegen drei multizentrische, prospektive Phase-II-Studien zur Erstlinientherapie der PTLD mit einer Rituximab-Monotherapie vor (Gesamtzahl der Patienten: 98).
- Mit 4 Gaben Rituximab im Abstand von jeweils 1 Woche wird eine Ansprechrate von 45–65 % erreicht.
- Das mediane progressionsfreie Überleben beträgt etwa 6 Monate. Das mediane Gesamtüberleben beträgt 2,4 Jahre.
▶ Bei späten Rezidiven nach Rituximab-Monotherapie kann auch eine erneute Rituximab-Monotherapie ein sinnvolles Vorgehen sein. Die Ansprechrate entspricht dann in etwa der in der Erstlinientherapie.

CHOP-basierte Chemotherapie
▶ Bei Progress unter oder nach einer Rituximab-Monotherapie ist eine Chemotherapie nach dem CHOP-21-Schema eine hocheffektive Therapieoption.
▶ Die bei aggressiven Lymphomen fest etablierten Chemotherapieschemata wie CHOP oder R-CHOP gehen bei Organtransplantierten mit einer deutlich erhöhten chemotherapieassoziierten Toxizität einher.

- Aufgrund der häufig langjährigen Einnahme von Calcineurin-Inhibitoren sind insbesondere die Hämatotoxizität und die Infektionstoxizität verstärkt.
- CHOP-14 ist trotz des Einsatzes von GCSF häufig nicht durchführbar.
- CHOP-21 in der Erstlinientherapie geht trotz des primärprophylaktischen Einsatzes von GCSF (Granulozyten stimulierender Faktor) häufig mit unerwünschten Wirkungen einher:
  - Rate von Grad-III/IV-Leukopenien: > 70 %,
  - Rate von Grad-III/IV-Infektionen: > 45 %,
  - Rate der therapieassoziierten Mortalität: bis zu 30 %.
- Die Ansprechrate CHOP-basierter Chemotherapieschemata bei CD20-positiver B-Zell-PTLD in der Erstlinientherapie liegt mit 70–80 % über der der Rituximab-Monotherapie.

Sequenzielle Therapie mit Rituximab und CHOP

- Die PTLD-1-Studie der Deutschen PTLD-Studiengruppe zur sequenziellen Therapie der PTLD mit 4 Gaben Rituximab (375 mg/m^2, Tag 1, 8, 15, 22) gefolgt von 4 Zyklen CHOP-21 (Tag 50, 72, 94, 116) stellt mit 70 Patienten die derzeit größte prospektive Studie in der Primärtherapie der CD20-positiven B-Zell-PTLD dar und gilt international als Therapiestandard.
- Die Ansprechrate nach Rituximab-Monotherapie wird durch die nachfolgende Chemotherapie auf insgesamt 90 % gesteigert.
- 68 % der Patienten erreichen mit der fixen Sequenz eine komplette Remission.
- 74 % der Patienten in partieller oder kompletter Remission sind auch noch nach 5 Jahren progressionsfrei.
- Die therapieassoziierte Mortalität der sequenziellen Therapie beträgt 13 %.
- Durch die Vorbehandlung mit Rituximab wird bei den 60 % der Patienten, die auf die Rituximab-Monotherapie ansprechen, die therapieassoziierte Mortalität von CHOP auf < 5 % reduziert.
- In der Gruppe der Patienten, die auf die Rituximab-Monotherapie nicht ansprachen, lag die therapieassoziierte Mortalität mit 25 % in einer Größenordnung wie sie von der CHOP-basierten Primärtherapie bekannt ist.
- Die sequenzielle Therapie mit Rituximab gefolgt von CHOP erreicht ein medianes Gesamtüberleben von 6,6 Jahren.
- Die sequenzielle Therapie ist damit eine gut durchführbare, gut verträgliche und hoch effektive Behandlungsoption bei CD20-positiver B-Zell-PTLD.

Risikostratifizierte sequenzielle Immunochemotherapie

- Unter sequenzieller Therapie der PTLD mit Rituximab gefolgt von CHOP-21 ist das Ansprechen auf die Rituximab-Induktion ein wichtiger prognostischer Parameter.
- Auf dieser Basis hat die Deutsche PTLD-Studiengruppe von 2006–2014 eine Studie zur risikostratifizierten sequenziellen Therapie durchgeführt (Abb. 5.64). Die Studie hat die Hypothese bestätigt, dass eine Rituximab-Konsolidierung eine ausreichend effektive Therapie bei Patienten in kompletter Remission nach Rituximab-Induktion ist.
- Therapieschema als neuer Standard für Patienten, die nach den ersten 4 Gaben einer Rituximab-Monotherapie eine komplette Remission erreicht haben:
  - 8 Gaben Rituximab: 4 Gaben mit 375 mg/m^2 in wöchentlichen Abstand gefolgt von 4 Gaben mit 375 mg/m^2 in 3-wöchentlichen Abstand).
- Insgesamt kann so 20 % der Patienten mit CD20-positiver B-Zell-PTLD eine Chemotherapie erspart werden.
- Das mediane Gesamtüberleben nach risikostratifizierter sequenzieller Therapie entspricht mit 6,6 Jahren dem nach sequenzieller Therapie mit Rituximab und CHOP.

Therapie bei primär zerebraler PTLD

- Primär zerebrale PTLD treten spät oder sehr spät nach Transplantation und gehäuft nach Nierentransplantation auf.
- Histologie: vorwiegend um monomorphe EBV-assoziierte, CD20-positive B-Zell-PTLD vom DLBCL-Typ.

► Es besteht eine enge Assoziation mit dem Immunsuppressivum Mycophenolat Mofetil (MMF).
► Befunde:
  • Etwa 2/3 der Patienten weisen einen isolierten zerebralen Herd auf, 1/3 mehr als einen.
  • Liquorbefall findet sich bei etwa 10 % der Patienten.
► Effekte der Therapie mit Rituximab in Kombination mit hochdosiertem MTX (± hochdosiertes Cytarabin) oder kombiniert mit primärer Ganzhirnbestrahlung:
  • Gesamtansprechraten von 60–70 %,
  • komplette Remissionsraten von 40–50 %,
  • medianes progressionsfreies Überleben nach Erstlinientherapie: etwa 8 Monate,
  • medianes Gesamtüberleben 17 Monate.
► Das Ansprechen auf die Erstlinientherapie ist ein starker prognostischer Marker.
► Das Risiko an der Erkrankung zu versterben, ist bei Patienten, die nicht auf die Erstlinientherapie ansprechen, 7- bis 10-fach erhöht.
► Patienten in kompletter oder partieller Remission nach Primärtherapie zeigen auch ohne konsolidierende Hochdosis-Chemotherapie ein progressionsfreies Überleben von > 60 % nach 2 Jahren.

Antivirale Therapie
► Eine antivirale Therapie kann in ausgesuchten Einzelfällen eine geeignete therapeutische Maßnahme sein, mit der eine komplette und anhaltende Remission der PTLD erreicht werden kann.
► Grundsätzlich muss vor dem Einsatz einer antiviralen medikamentösen Behandlung jedoch die EBV-Assoziation nachgewiesen werden.
► Die Indikation zur antiviralen Therapie sollte aufgrund der eingeschränkten Datenlage sehr zurückhaltend gestellt werden.

> **Wichtig**
> Eine erhöhte EBV-Last im peripheren Blut bedeutet nicht, dass eine histologische EBV-Assoziation vorliegt.

Immuntherapeutische Ansätze
► Ziel ist es, EBV-infizierte B-Lymphozyten zu reduzieren und zu beseitigen und die EBV-spezifische zelluläre Immunität zu steigern:
  • Reduktion der Zahl EBV-infizierter B-Zellen durch Interferon, Interleukin-6 und CD20-Antikörper.
  • Wiederherstellung der T-Zell-Kontrolle gegen EBV-infizierte B-Zellen durch allogene und autologe EBV-spezifische zytotoxische T-Lymphozyten.
► **Interferon-α** inhibiert die Replikation von EBV und steigert die zytotoxische T-Zell-Aktivität, indem die Anti-Tumor-Aktivität einer Untergruppe von NK-Zellen gesteigert wird. Frühere immuntherapeutische Ansätze mit Interferon-α werden wegen des hohen Risikos der akuten Transplantatabstoßung, unsicherer Wirksamkeit und hoher Toxizität nicht mehr empfohlen.
► **Interleukin 6** spielt eine wichtige Rolle in der Proliferation von EBV-infizierten Lymphozyten. Der erstmalige Einsatz von Interleukin 6 in einer Beobachtungsstudie mit 12 Patienten mit PTLD resultierte in 5 kompletten und 3 partiellen Remissionen, war jedoch auf Patienten mit polymorpher PTLD beschränkt.
► Zur Immuntherapie mit virusspezifischen T-Lymphozyten liegen prospektive Phase-II/III-Studien vor:
  • Der Therapieansatz versucht, die durch die Immunsuppression reduzierte EBV-spezifische Viruskontrolle durch Infusion spezifischer zytotoxischer T-Zellen (CTL) wieder herzustellen (adoptiver Immuntransfer).
  • Die Behandlung mit allogenen EBV-spezifischen zytotoxischen T-Zellen erreicht bei EBV-assoziierter PTLD-Ansprechraten von ca. 50 bis > 60 %.

- Limitierend sind die fehlende rasche Verfügbarkeit sowie der hohe technische Aufwand und potenzielle schwere Nebenwirkungen.

Zielgerichtete Substanzen

▶ Die Integration zielgerichteter Substanzen in die Erstlinien-Therapie CD20-positiver B-Zell-PTLD hat bislang keine Verbesserung erbracht.

Seltene Subtypen und Rezidivtherapie

▶ Für alle selteneren Subtypen und die rezidivierte/refraktäre Therapiesituation bleiben Fallberichte und kleine Patientenserien die einzige Quelle von Evidenz.

Strahlentherapie

▶ Involved-field-Bestrahlung kurativer Ansatz im Stadium I insbesondere bei polymorpher PTLD, Plasmozytom-ähnlicher PTLD und bei Hodgkin-PTLD.

▶ Radioimmuntherapie mit 90Y-Ibritumomab Tiuxetan (Zevalin) ist eine weitere Therapieoption für Patienten mit CD20-positiver PTLD, die auf eine CD20-Antikörpertherapie refraktär sind und die nicht für eine anthrazyklinhaltige Chemotherapie infrage kommen.

Nachsorge

▶ Die Verlaufskontrolle und Nachsorge entspricht der bei aggressiven Lymphomen bei Patienten ohne Organtransplantation.

Verlauf und Prognose

▶ Prognosefaktoren bei PTLD abhängig von:
- Therapiestrategie,
- histologischem Subtyp,
- Stadium der Erkrankung.

▶ T-Zell-PTLD haben eine deutlich schlechtere Prognose als B-Zell-PTLD.

▶ Lungentransplantierte Patienten zeigen unabhängig von der Therapiestrategie ein schlechteres Gesamtüberleben.

▶ Primär zerebrale PTLD und systemische PTLD mit ZNS-Beteiligung haben unabhängig vom histologischen Subtyp mit einem Langzeitüberleben von 30–40 % eine schlechtere Prognose.

▶ Early-lesion-PTLD sprechen häufig bereits gut auf eine Reduktion der Immunsuppression an und haben eine sehr günstige Prognose.

▶ **Ergebnisse der sequenziellen Therapie** (Standard):
- Wichtigste Prognosefaktoren im Rahmen der sequenziellen Therapie:
  - International Prognostic Index (IPI) und
  - Ansprechen auf die Rituximab-Monotherapie.
- 90 % der Patienten erreichen mit der fixen Sequenz aus Rituximab-Monotherapie gefolgt von CHOP eine komplette oder partielle Remission.
- 74 % der Patienten in Remission sind auch noch nach 5 Jahren progressionsfrei.
- Die therapieassoziierte Mortalität der sequenziellen Therapie ist mit 13 % deutlich geringer als die in retrospektiven Serien beschriebene therapieassoziierte Mortalität einer sofortigen CHOP-basierten Chemotherapie.
- Im Vergleich zur alleinigen Rituximab-Monotherapie führt die sequenzielle Therapie zu einem deutlich längeren medianen Überleben von 6,6 Jahren im Vergleich zu 1,2–3,5 Jahren in den 3 verschiedenen prospektiven Phase-II-Studien zur Rituximab-Monotherapie.

5.31 T-Prolymphozyten-Leukämie

Georg Hopfinger

Aktuelles

▶ Molekulares Profiling und Ex-vivo-Medikamentenscreening weisen auf ein mögliches therapeutisches Potenzial von bcl-2-Inhibitoren, BTK-Inhibitoren, Histoneacetylase-Inhibitoren oder JAK3-Inhibitoren hin.

Definition

▶ Klonale Vermehrung von T-Prolymphozyten mit post-thymischem Immunphänotyp:
  - TCRα/β⁺, CD2⁺, CD3⁺, CD5⁺, CD7⁺, CD52⁺, CD4⁺/CD8⁻ (65 %), CD4⁺/CD8⁺ (21 %) CD4⁻/CD8⁺ (13 %), CD52⁺,TdT⁻, CD25⁻, CD1a⁻.
▶ Spezifische Überexpression des Onkogens TCL-1 findet sich in > 70 % der Fälle.
▶ Zytomorphologisch variabel, in ca. 75 % mittelgroße prolymphozytär mit leicht aufgelockertem Kern

Epidemiologie

▶ Seltene Neoplasie, ca. 1-2 Neuerkrankungen/1 Million Einwohner, ca. 2 % aller T-Zell-Malignome

Häufigkeit

▶ Medianes Alter 65 Jahre

Altersgipfel

▶ Männer:Frauen = 2:1

Geschlechtsverteilung

▶ gehäuft bei Ataxia Teleangiectasia

Prädisponierende Faktoren

▶ Keine Angaben möglich

Ätiologie und Pathogenese

▶ Die Ätiologie der T-PLL ist unklar.
▶ Erhöhtes Risiko bei Patienten mit Ataxia teleangiectatica und Nijmegen-Breakage-Syndrom ist beschrieben.

Klassifikation und Risikostratifizierung

▶ Klassifikation nach WHO
▶ Einzelne Fallberichte mit primär indolentem, aber nach einer Latenz aggressivem Verlauf

Symptomatik

▶ Das klinische Bild der T-PLL ist durch eine ausgeprägte Leukozytose > 100.000/µl, eine Splenomegalie, sowie Lymphadenopathie gekennzeichnet.
▶ In ca. 20 % findet sich ein Hautbefall.
▶ Seltenere extranodale Manifestationen: Pleuraerguss, Aszites oder ZNS-Beteiligung.

Diagnostik

Diagnostisches Vorgehen

▶ Die Diagnose erfolgt gemäß der aktuellen WHO-Klassifikation 2022, 5th Edition.

▶ Entsprechend eines internationalen Konsensus kann die Diagnose einer T-PLL gestellt werden, wenn alle 3 Hauptkriterien erfüllt sind <u>oder</u> wenn die ersten 2 Hauptkriterium <u>und</u> 1 Nebenkriterium erfüllt sind:

▶ **Hauptkriterien:**
- monoklonale Lymphozytose des Blutes (> 5 × 10 3/μl) mit einem reifen T-Zell Immunphänotyp,
- Nachweis einer chromosomalen Aberration, welche die Loci 14q32.1 (TCL1A) oder Xq28 (MTCP1) involviert,
- Nachweis einer T-Zell spezifischen Expression von TCL1A oder MTCP1p13 Protein in der Durchflusszytometrie oder in der Immunhistochemie.

▶ **Nebenkriterien:**
- rasch (exponentiell) steigende Lymphozytenzahlen des Blutes mit Verdopplungszeiten unter 6 Monaten,
- zusätzlicher Nachweis von chromosomalen Aberrationen bei Ch5, Ch12, Ch13, Ch22, Ch8 (idic(8)(p11), t(8;8), Trisomie 8q), Ch11(del11q22) oder einem komplex aberrantem Karyotyp,
- Vorliegen einer (Hepato-) Splenomegalie oder von Ergüssen,
- prolymphozytäre Morphologie im Blutausstrich.

Anamnese

▶ Unspezifische Symptome wie Leistungsabfall oder B-Symptome

Körperliche Untersuchung

▶ Lymphknotenvergrößerungen
▶ Leber und Milzgröße
▶ Hautinfiltrat

Labor

▶ Obligat: Blutbild und Differenzialblutbild, Retikulozyten, Laktatdehydrogenase, Kreatinin, Harnsäure,
▶ Immunphänotypisierung
▶ Empfohlen: Coombs-Test, Leberwerte (alkalische Phosphatase, gamma-GT, ASAT, ALAT), Gerinnung (PTZ, aPTT), CRP.

Mikrobiologie und Virologie

Serologie
▶ HIV-1,2, HTLV-1,2, HBV, HCV, EBV, CMV.

Merke
Vor Beginn einer Therapie mit Alemtuzumab ist eine CMV-, HBV- und HCV-Serologie erforderlich.

Molekularbiologie
▶ Nachweis der Onkogene TCL-1, MTCP-1, ATM.
▶ Monoklonales TRB und/oder TRG Genarrangement

Bildgebende Diagnostik

Sonografie
▶ Abdomensonografie zur Beurteilung von Leber und Milzgröße,
▶ Sonografie der Lymphknotenregionen (Hals, Axilla und Leiste).

Röntgen
▶ Röntgenbild des Thorax zum Ausschluss eines Pleuraergusses.

CT
▶ CT-Aufnahmen von Thorax und Abdomen sind anzustreben.

MRT
▶ Nur bei besonderen Fragestellungen, z. B. ZNS-Beteiligung.

Histologie, Zytologie und klinische Pathologie

Knochenmarkdiagnostik
▶ Die Diagnose der T-PLL wird durch Durchflusszytometrie des Bluts sowie durch Knochenmarkbiopsie und Knochenmarkzytologie gestellt.
▶ Zytomorphologische Varianten:
  • Mittelgroßzellig (75 %) mäßig kondensiert Chromatin, Zytoplasma leicht basophil ohne Granulat,
  • Kleinzellig (20 %),
  • Cerebriform (5 %).

Lymphknotendiagnostik
▶ Eine primäre Lymphknotenbiopsie ist zur Diagnosesicherung nicht erforderlich.
▶ Wenn es zu neu auftretenden Lymphomen unter Therapie kommt, ist jedoch eine Biopsie zum Ausschluss eines Zweitmalignoms zu fordern, welches gelegentlich beobachtet wird.

Ergussdiagnostik
▶ Indiziert bei Pleuraerguss mit Zytologie und Durchflusszytometrie.

Molekulargenetische Diagnostik
▶ Zytogenetische Aberrationen betreffen typischerweise inv(14)(q11;q32) oder t(14;14)(q11;q32) mit dem TCL1-Onkogen oder t(X;14)(q28;q11, welches mit dem MTCP-1-Onkogen assoziiert ist.
▶ Außerdem findet man bei Patienten mit Ataxia teleangiectatica (AT), die eine erhöhte Prädisposition zu T-PLL haben, sowie bei T-PLL-Patienten ohne AT-Deletionen oder Missense-Mutationen am Ataxia teleangiectatica mutierten (ATM) Lokus 11q22–23, was auf eine zentrale Rolle von ATM bei der Entstehung einer T-PLL hinweist.
▶ Weitere Chromosomenanomalien betreffen idic (8p11), t(8; 8) und + 8q, del (12p13), Anomalien Ch6, Ch17 mit Verlust von TP53, bzw. Anomalien des Chromosoms 8, 12p und Deletionen des langen Arms der Chromosomen 5, 6, 11 und 13.
▶ Mit neueren Methoden wie genomischer Hybridisierung (CGH) oder Single-nucleotide-polymorphism-Arrays (SNP-Arrays) ist die Identifizierung weiterer spezifischer chromosomaler Loci möglich.

Liquordiagnostik
▶ Nur bei klinischem Verdacht auf Meningeose.

Sonstige
▶ Hautbiopsie zum histologischen Beweis bei Hautinfiltration.

Differenzialdiagnosen

▶ B-Zell-Prolymphozyten-Leukämie: Ähnliche klinische und morphologische Präsentation, Unterscheidung mittels Immunphänotyp (CD19$^+$,CD20$^+$, CD22$^+$, FMC 7$^+$, CD79a$^+$) und Histologie (vgl. B-Prolymphozyten-Leukämie.
▶ Mycosis fungoides/Sézary-Syndrom (MF/SZ): Morphologie („cerebriforme" Zellen), Unterscheidung mittels Immunphänotyp, Histologie, und Molekularbiologie (s. Kap. Mycosis fungoides (S.658)).
▶ T-Zell-large granular Lymphozyten-Leukämie (LGL): typische Morphologie, typische Azurgranula, ein reniformer oder runder Kern und typischer Immunphänotyp, Unterscheidung mit Immunophänotyp und Histologie (s. Kap. T- und NK-Leukämie mit großen granulären Lymphozyten (S.653)).

Therapie

Therapeutisches Vorgehen
▶ Vorbemerkung: Weder Chemotherapie noch Immuno-Chemotherapie sind kurativ (Abb. 5.65).

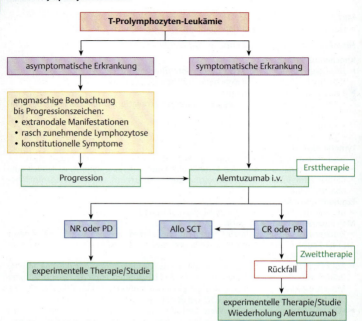

Abb. 5.65 • T-Prolymphoyzten-Leukämie. Therapeutischer Algorithmus bei T-PLL. (Allo SCT: allogene Stammzelltransplantation, CR: komplette Remission, PR: partielle Remission, NR: kein Ansprechen, PD: progrediente Erkrankung).

Pharmakotherapie

▶ Eine Therapieindikationen besteht bei Erfüllung folgende Kriterien [Onkopedia und Blood]

- konstitutionelle Symptome, klassische B-Symptome
- symptomatische Anämie (< 10 g/dL) und / oder Thrombozytopenie (< 100.000/µl) und / oder gehäufte / prolongierte Infekte
- symptomatische oder stark zunehmende (> 50 % in 2 Monaten oder Verdopplung des Durchmessers in < 6 Monaten) Lymphadenopathie oder klinisch bedeutsame Hepatosplenomegalie
- nachgewiesene extranodale Manifestationen z. B. Haut, Ergüsse, ZNS, Muskel, Darm
- rasch zunehmende Lymphozytose (z. B. wenn > 30.000/µl als > 50 % in 2 Monaten oder Verdopplung innerhalb von 6 Monaten); Lymphozyten > 50.000/µl als alleiniges Indikationskriterium zu rechtfertigen bei kurativ intendiertem Ansatz

Kausale Pharmakotherapie

▶ Monoklonaler Antikörper:

- Der gegen das CD52-Antigen gerichtete humanisierte monoklonale Antikörper **Alemtuzumab** i. v. gilt als die derzeit effektivste Behandlungsoption
- Bei vorbehandelten Patienten werden Ansprechraten von 50–76 % und Remissionsdauern von ca. 8 Monaten beobachtet.

- Mit Alemtuzumab als Ersttherapie werden Gesamtansprechraten von 91 % und bei 37 % ein Langzeitüberleben von mehr als 48 Monaten beobachtet:
  - Start mit Tag 1: 3 mg, Tag 2: 10 mg und Tag 3: 30 mg intravenös, danach 30 mg 3-mal pro Woche (Tag 1, 3, 5) bis zum besten Ansprechen (maximal 18 Wochen).
  - Hinweis: Alemtuzumab ist allerdings nur über Patienten-Programm erhältlich.

✓ *Praxistipp*

Alemtuzumab *intravenös* gilt derzeit als Standardtherapie bei T-PLL
Im Gegensatz zu anderen Entitäten führt eine subkutane Anwendung von Alemtuzumab zu einer deutlichen Verschlechterung des Ansprechens (33 %), weswegen Alemtuzumab bei T-PLL-Patienten immer intravenös angewendet werden soll.

▶ Immunchemotherapie:
  - Alemtuzumab 30 mg i. v. 3-mal wöchentlich für bis zu 3 Monate und Pentostatin 4 mg/m² intravenös wöchentlich für 4 Wochen, danach alle 2 Wochen für bis zu 6 Monate, worunter ein Gesamtansprechen von 54 % berichtet wurde.
▶ Konventionelle Chemotherapie:
  - Bei nur ca. 30 % der Patienten Ansprechen auf Chlorambucil oder CHOP, medianes Überleben von nur ca. 7 Monaten, deswegen nicht empfohlen.
  - Mit Pentostatin oder Bendamustin als Monotherapie kann ein Ansprechen in ca. 45–55 % erzielt werden.
    - Pentostatin: i. v. 4 mg/m²/Woche 1–4, dann alle 2 Wochen bis zu maximalem Ansprechen.
    - Bendamustin: i. v. 60–100 mg/m² Tag 1–2 alle 3 Wochen für 6 Zyklen.
▶ Sequenzielle FMC-Therapie plus Alemtuzumab:
  - Mit einer sequenziellen Debulking-Therapie mit Fludarabin, Cyclophosphamid und Mitoxantron (FMC) gefolgt von i. v. Alemtuzumab konnte bei einer gemischten Population (auch vorbehandelte Patienten) ein Ansprechen nach FMC von 68 % erreicht werden.
  - Eine anschließende intravenöse Gabe von Alemtuzumab verbesserte das Ansprechen auf 92 %.
  - Das progressionsfreie Überleben betrug 11,5 Monate, das mediane Überleben betrug 17,1 Monate.
  - FMC:
    - Fludarabin 25 mg/m² i. v. Tag 1–3.
    - Mitoxantron 8 mg/m² pro i. v. am Tag 1.
    - Cyclophosphamid 200 mg/m² i. v. Tag 1–3, Wiederholung am Tag 28, maximal 4 Zyklen.
    - Anschließend Alemtuzumab 30 mg 3-mal pro Woche i. v. maximal 12 Wochen.

✓ *Praxistipp*

Aufgrund der erschwerten Lieferbarkeit vom Alemtuzumab kann mit FMC begonnen und anschließend nach maximal 4 Zyklen mit Alemtuzumab begonnen werden. Nach einer erfolgreichen Vorbehandlung mit FMC ist Alemtuzumab bei fehlenden Krankheitszeichen in der Regel nicht länger als 4 Wochen erforderlich, um ein maximales Ansprechen zu erzielen; es sollte jedenfalls nicht länger als 12 Wochen gegeben werden.

> **!** *Cave*
> Während der Alemtuzumab-Therapie ist ein wöchentliches CMV-Monitoring obligat.

▶ Bei Wiederauftreten der Erkrankung, was auch nach Erreichen einer minimalen Resterkrankung (MRD) bis zur kompletten Remission leider häufig ist, kann Alemtuzumab auch in der Zweiten Linie gegeben werden. Allerdings sollte vor einer Re-Exposition mittels Durchflusszytometrie geprüft werden, ob CD52 noch exprimiert wird, da diese Eigenschaft nach Vorbehandlung mit Alemtuzumab verloren gehen kann.

Pharmakologische Supportivtherapie
▶ Während Alemtuzumab-Therapie HSV- und PJ-Prophylaxe,
▶ während Alemtuzumab-Therapie kann die Gabe von G-CSF erforderlich werden.

Strahlentherapie

▶ In einzelnen Fällen kann bei therapierefraktärer Splenomegalie eine lokale Strahlentherapie symptomatisch hilfreich sein.

Zellbasierte Verfahren

Stammzelltransplantation
▶ Allogene Stammzelltransplantation:
  • Eine allogene Stammzelltransplantation ist der einzige kurativer Therapieansatz und ist bereits in 1. CR als klinische Option zu erwägen; 2- und 5-Jahres-Überlebensraten von bis zu 60 % und 30 % sind zu erwarten.
  • Problematisch ist allerdings eine hohe behandlungsassoziierte Mortalität (TRM).
  • Eine Ganzkörperbestrahlung (TBI) als Teil der Induktion sowie eine frühe Transplantation (<1 Jahr) scheint mit einem verbessertem krankheitsfreiem Überleben assoziiert zu sein.
▶ Autologe Stammzelltransplantation:
  • Als Reserveoption bei fehlendem Spender erwägenswert, Vorteil ist eine niedrige TRM, Nachteil die höhere Rezidivrate verglichen mit der allogenen SCT.

Experimentelle Therapie

▶ Molekulares Profiling und Ex-vivo-Medikamentenscreening sowie erste klinische Daten weisen auf das therapeutische Potenzial des Bcl-2-Inhibitors Venetoclax, BTK-Inhibitor Ibrutinib und des JAK-Inhibitors Ruxolitinib hin.

Nachsorge

▶ Alle 3 Monate klinische Untersuchung von Lymphknoten, Leber und Milz sowie Blutbild mit Differenzialblutbild.
▶ Eine MRD-Diagnostik kann v. a. bei Patienten nach allogener Transplantation hilfreich sein.

Verlauf und Prognose

▶ Die Prognose ist bei den meisten Patienten schlecht und durch einen oft chemorefraktären Verlauf und ein Rezidiv innerhalb eines Jahres gekennzeichnet.

Prävention

▶ Es ist keine spezifische Prävention möglich,
▶ bei Patienten mit AT regelmäßige Blutbildkontrollen.

5.32 T- und NK-Leukämie mit großen granulären Lymphozyten

Georg Hopfinger

Aktuelles

▶ Anhand von Ergebnissen des Gene Expression Profiling könnten in Zukunft die Inhibition von JAK/STAT, Fas-ligand, Histondeacteylase oder DNA-Methyltransferase vielversprechende Therapieoptionen darstellen.

Definition

▶ Klonale Expansion von großen granulären Lymphozyten, wobei aus immunphänotypischer Sicht T- und NK-Zellen unterschieden werden.
▶ Immmunphänotyp:
- T-LGL: $CD3^+, CD4^-, CD5^{dim}, CD8^+, CD16^+, CD27^-, CD28^-, CD45R0^-, CD45RA^+, CD57^+, CD56^-, TCR\alpha/\beta^+, TIA^+$
- CLPD-NK: $CD2^+, CD3^-, CD4^-, CD8^+, CD16^+, CD56^+, CD57^{-/+}, CD94^+, CD97^+$

Epidemiologie

Häufigkeit

▶ Seltene Neoplasie, ca. 2–5 % aller reifzelligen lymphozytischen Leukämien in Europa und USA

Altersgipfel

▶ Medianes Alter 60 Jahre

Geschlechtsverteilung

▶ Männer:Frauen = 1:1

Prädisponierende Faktoren

▶ Einzelne Berichte mit Auftreten nach Organ Transplantation und nach allogener Stamm-Zell Transplantation

Ätiologie und Pathogenese

▶ Die Pathogenese ist unklar, eine Antigenaktivierung dürfte ebenso wie eine dysregulierte Apoptose zu Expansion von T-LGL-Zellen führen.
▶ Über Vermittlung zytotoxischer Eigenschaften kommt es zum Auftreten von Autoimmunphänomenen, Neutropenie oder *pure red-cell anemia* (PRCA).
▶ Etwa 90 % der Patienten mit LGL und > 80 % mit RA haben denselben HLA-DR4-Haplotyp.
▶ LGL typischerweise HTLV-1-negativ.
▶ Dysregulation verschiedener Pathways: MAPK, PIK3/AKT, NF-κB, JAK/STAT
▶ Somatische Aktivierung von STAT 3 führt zu Produktion von pro-Inflammatorischen Zytokinen wie z. B.: IFN-γ, IL-8, IL-10, IL-1β, IL-12p35, IL-15.

Klassifikation und Risikostratifizierung

▶ Klassifikation nach WHO.
▶ Es werden T-große granuläre lymphatische Leukämie und NK-große granuläre lymphatische Leukämie unterschieden.

Symptomatik

▶ In 30 % asymptomatisch bei Diagnosestellung
▶ B-Symptome in 20-30 %
▶ In 70 % erhöhtes β2 Microglobulin

▶ In 60 % Rheruma Faktor +, in 40 % antinukleäre Antikörper +
▶ T-große granuläre Lymphozyten-Leukämie (T-LGL):
- Persistierende (> 6 Monate) absolute T-LGL-Erhöhung 2-20 × 10⁹/l
- Ausgeprägte Neutropenie (84 %), Anämie (50 %), Thrombozytopenie (20 %) sowie Splenomegalie (50 %), Lymphknotenvergrößerung ist selten.
- Eine RA wird bis zu 30 % beobachtet und geht der Diagnose einer LGL oftmals voraus.
- Bei aggressivem Verlauf assoziiert mit STAT 5B Mutation
▶ Chronische lymphoproliferative Störung von NK-Zellen (CLPD-NK):
- Persistierende (> 6 Monate) absolute NK-Zell Erhöhung ≥ 2 × 10⁹/l
- Anämie, Neutropenie
- gelegentlich: Splenomegalie, Hepatomegalie oder Lymphadenopathie

Diagnostik

Diagnostisches Vorgehen

▶ An eine LGL ist zu denken, wenn eine absolute Lymphozytose sowie eine Agranulozytose, Anämie und Thrombozytopenie sowie Autoimmunphänomene wie RA vorliegen.
▶ Ein Blutausstrich zum Nachweis von LGL-Zellen sowie eine Immunphänotypisierung sind obligat (Abb. 5.66).

Anamnese

▶ Unspezifische Symptome wie Leistungsabfall oder B-Symptome (Fieber [> 38 °C], Nachtschweiß und ungewollter Gewichtsverlust).

Körperliche Untersuchung

▶ Lymphknotenvergrößerungen,
▶ Leber und Milzgröße.

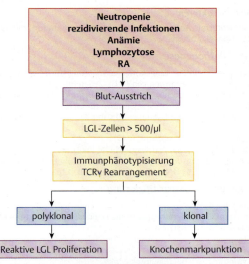

Abb. 5.66 • Leukämie mit großen granulären Lymphozyten. Diagnostisches Vorgehen. Die Kombination von Lymphozytose, Agranulozytose, Anämie, Thrombozytopenie und Autoimmunphänomene sollte an eine LGL (large granular leukemia) denken lassen.

Labor

- Obligat: Blutbild und Differenzialblutbild, Retikulozyten, Laktatdehydrogenase, Kreatinin, Harnsäure, Durchflusszytometrie
- Empfohlen: Coombstest, Leberwerte (alkalische Phosphatase, gamma-GT, ASAT, ALAT), Gerinnung (PTZ, aPTT), CRP
- Rheumaserologie, Antinukleäre Antikörper, zirkulierende Immmunkomplexe, antineutrophile Antikörper.

Mikrobiologie und Virologie

Serologie

- HIV-1,2, HTLV-1,2; HBV, HCV, EBV, CMV.

Molekularbiologie

- Mutationsanalyse: STAT 3 SH Domäme in ca. 30 %, selten STAT 5B SH Domäne
- nur vereinzelt numerische und strukturelle chromosamle Aberrationen
- TCR-Vbeta Immunphänotypisierung
- TCRγ Rearrangement mit PCR
- Killer Cell Immunoglobulin-likeRezeptoren (KIR) mit PCR

Bildgebende Diagnostik

Sonografie

- Abdomensonografie: zur Beurteilung von Leber und Milzgröße,
- Sonografie der Lymphknotenregionen (Hals, Axilla und Leiste).

Echokardiografie

- Nachweis eines erhöhten Pulmonalisdrucks durch Endothelschädigung, Herzschwäche.

Röntgen

- Lungenröntgen zum Ausschluss eines Pleuraergusses.

CT

- Nur bei besonderen Fragestellungen, z. B. entzündliches Infiltrat.

Histologie, Zytologie und klinische Pathologie

Knochenmarkdiagnostik

- Die Diagnose wird durch eine Punktion bestätigt und ist bei Fällen mit niedrigen LGL-Werten (< 500/µl) zur Bestätigung der Diagnose obligat.
- Zytologisch typische Azurgranula, ein reniformer oder runder Kern.

Lymphknotendiagnostik

- Ist zur Diagnostik nicht erforderlich.

Molekulargenetische Diagnostik

- STAT 3 SH Domäme in ca. 30 %, selten STAT 5B SH Domäne

Differenzialdiagnosen

- Reaktive LGL-Lymphozytose:
  - bei Virusinfekt (HIV, HBV, HCV, EBV oder CMV), keine Klonalität nachweisbar bei Hämophagozytischem Syndrom, Autoimmunthrombopenie, Non-Hodgkin-Lymphomen.
- Felty-Syndrom: chronische Arthritis, Splenomegalie, Agranulozytose.
- Haarzell-Leukämie: Panytopenie, aber typische Morphologie, Unterscheidung mit Immunophänotyp (CD19, CD20, CD22, CD11c, CD25, CD103) und Histologie.
- Indolente T-PLL: typische Morphologie, und Immunphänotyp, Unterscheidung mit Immunophänotyp und Histologie.
- CLL: Lymphozytose, Unterscheidung mittels Morphologie und Immunphänotyp.
- Aggressive NK-Zell-Leukämie: hohe Prävalenz in Asien,meist junge Patienten, leukämisches Blubild (> 80 % NK Zellen),CD2⁺, CD3⁻, CD3-ε⁺,CD5⁻,CD16⁺(in 75 %), CD56⁺, CD57⁻, FASL Expression, ausgeprägte B-Symptomatik, Hepatosplenomegalie, EBV⁺ in 80-100 %.

- Systemisches EBV⁺-T-Zell Lymphom im Kindesalter (Systemic EBV + -T-cell Lymphoma of childhood) provisorische Entität: aggressiver Verlauf, Hämophagozytose Syndrom, Hepatosplenomegalie, Immunphänotyp meist CD2⁺, CD3⁺, CD56⁻, TIA1⁺
- Extranodales NK/T-Zell-Lymphom (ENKL): Altersmedian 40–50 Jahre, in 80 % Befall des oberen Respirationstrakts, Ulzeration der Nasenhöhle, aggressiver Verlauf, meist EBV assoziiert, häufiger in Asien und Südamerika; Behandlung mit Strahlentherapie (Stadium I ohne Risikofaktoren) bzw. intensiver L-Asparaginase-haltiger Chemotherapie (Stadium I mit RF bzw. Stadium > II).
- Hepatosplenisches γδ-T-Zell-Lymphom: Milz, Leber und Knochenmarkbefall, meist jüngere Männer, Immunphänotyp, γδ-TCR.

Therapie

Therapeutisches Vorgehen

- Eine LGL ist nicht in jedem Fall therapiebedürftig; die Indikation richtet sich nach der Schwere der Panzytopenie bzw. dem Vorliegen behandlungsbedürftiger Autoimmunerkrankungen; Abb. 5.67.

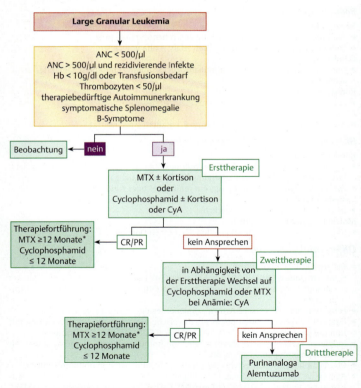

Abb. 5.67 • Leukämie mit großen granulären Lymphozyten. Therapeutisches Vorgehen bei LGL (*max. Dauer einer MTX-Therapie nicht definiert).

Pharmakotherapie

Kausale Pharmakotherapie

▶ Die Indikation zur Einleitung einer Therapie ist bei Vorliegen folgender Parameter gegeben:
  - Schwere Neutropenie (ANC < 500/µl),
  - moderate Neutropenie (ANC > 500/µl) und rezidivierende Infekte,
  - Hb < 10 g/dl oder transfusionsbedürftige Anämie,
  - Thrombozyten < 50/µl,
  - assoziierte Autoimmunerkrankungen, die einer Therapie bedürfen,
  - symptomatische Splenomegalie oder ausgeprägte B-Symptomatik.

▶ Definition des Ansprechens:
  - Komplette hämatologische Remission: Hb > 12 g/dl, ANC > 1,5/µl. Thrombozyten > 150/µl, Rückgang der Leukozytose > 4 000/µl, LGL < 500/µl.
  - Komplette molekulare Remssion: keine T-Zell Klonalität in PCR, FACS negativ.
  - Partielle Remission: Hb > 5 g/dl, ANC > 500/µl, Thrombozyten > 50/µl und Transfusionsunabhängigkeit.

▶ Methotrexat (MRX) 10 mg/m^2 p. o. oder i. v. wöchentlich ± Kortison, ein Therapieansprechen ist erst nach 4 Monaten zu beobachten, ein Ansprechen wird in ca. 55 % erzielt, Therapiestopp bei Nichtansprechen nach 4 Monaten, Therapiedauer nicht klar definiert.

▶ Cyclophosphamid 50–100 mg/m^2, ein Ansprechen wird in 55–66 % erzielt, Therapiedauer 6–12 Monate bei Respondern.

▶ Cyclosporin: Unterschiedliche Dosierungen (2–10 mg/kg/Tag), meist 3 mg/kg; ein Ansprechen wird in ca. 56 % erzielt, besonders gutes Ansprechen bei positivem Nachweis von HLA-DR4; meist rascher Rückfall nach Therapieende

▶ Purinanaloga: Bei kleinen Fallzahlen mit 2-CdA, Fludarabin oder Pentostatin Ansprechen bis 70 % berichtet, meist nach Therapieversagen von MTX oder Cyclophosphamid

▶ Alemtuzumab: Ansprechen bei vorbehandelten Patienten bis 60 %, aufgrund der Toxizität nur bei refraktären Patienten empfohlen, wöchentliches CMV-Monitoring ist angeraten.

▶ Prednisolon: 1 mg/kg/KG oral, hat als Monotherapie bis auf kurze Symptome-Kontrolle keinen Stellenwert, wird gelegentlich in Kombination zu MTX in einer Startdosis von 60 mg/Tag verabreicht und sollte bei laufender MTX-Therapie langsam ausgeschlichen werden.

▶ Experimentelle Therapie mit dem multi-Zytokin Inhibitor BNZ-1, der die Bindung von IL-15, Il-2 und IL-9 antagonisiert.

▶ Vielversprechende Daten für Tofacitinib, einem JAK1/3 Inhibitor und dem JAK1/2 Inhibitor Ruxolitinib.

Pharmakologische Supportivtherapie

▶ Hämatopoetische Wachstumsfaktoren.

▶ G-CSF: keine generelle Empfehlung als Monotherapie, kann in Einzelfällen zur laufenden Therapie (s. o.) erwogen werden.

▶ Erythropoietin: keine generelle Empfehlung als Monotherapie, nicht bei PRCA.

Zellbasierte Verfahren

Stammzelltransplantation

▶ Therapieoption nur in schweren Verlaufsformen, einzelne positive Fallberichte.

Operative Therapie

▶ Vereinzelte Berichte über Symptomverbesserung nach Splenektomie, keine allgemeine Empfehlung.

Nachsorge

▶ Aufgrund der Assoziation von Autoimmunerkrankungen und Tumoren, aber auch bei Verwendung von Cyclophosphamid ist eine erhöhte Leukämogenese zu beachten.

Verlauf und Prognose

▶ Etwa 30 % der Patienten mit LGL zeigen eine asymptomatische Zytopenie, etwa 20–30 % haben typische B-Symptome.
▶ Die Prognose ist meist günstig, Todesfälle sind meist durch neutropeniebedingte Infekte verursacht.

Prävention

▶ Eine Prävention ist nicht möglich.
▶ Bei Patienten mit Autoimmunerkrankungen, insbesondere rheumatoider Arthritis, Sjögren-Syndrom oder PRCA, sollte bei ANC > 500/µl an der Vorliegen einer LGL gedacht werden.

5.33 Mycosis fungoides

Rudolf Stadler

Aktuelles

▶ **Diagnostik**:
  • Die aktualisierte WHO-Klassifikation 5th edition 2022 unterscheidet primär kutane Lymphome innerhalb der Klassifikation nodaler und extranodaler Lymphome.
  • Bestimmte Zelltypen sind charakteristisch:
    – für die Mycosis fungoides: residente Gedächtniszellen, sog. resident memory cells (T_{RM}),
    – für leukämische Formen: zentrale Gedächtniszellen, sog. central memory T-cells (T_{CM}) bzw. migratorische Gedächtniszellen, sog. migratory memory T-cells (T_{MM}).
▶ **Therapie**:
  • Frühe Stadien:
    – Sog. hautgerichtete, nichtzytotoxische Therapieansätze in frühen Stadien.
    – Chlormethin Gel
    – Phototherapie mit Schmalband-UVB (UVB 311 nm) oder die PUVA-Therapie (Psoralen + UVA).
  • Bei fortschreitender Erkrankung:
    – Kombination mit nichtzytotoxischen Substanzen wie Interferon-α2a (peg. Interferon), Acitretin oder dem Retinoid-X-Rezeptor-Retinoid Bexaroten.
  • In Tumorstadien:
    – Strahlentherapie und/oder Monochemotherapien.
  • Systemtherapien, die sich gegen die Oberflächenmoleküle CD30 oder CCR4 richten, wie Brentuximab Vedotin (zugelassen) oder Mogamulizumab (zugelassen).

Definition

▶ Die Mycosis fungoides (MF) ist ein primär kutanes, niedrig malignes, peripheres T-Zell-Lymphom.
▶ Die Erkrankung verläuft chronisch und langsam progredient durch klinisch unterscheidbare Stadien mit potenziell letalem Ausgang.

Epidemiologie

Häufigkeit

▶ Seltene Erkrankung mit Inzidenz in Europa zwischen 0,5 und 1 % pro 100.000 Einwohner pro Jahr

Altersgipfel

▶ Medianes Alter bei Diagnosestellung etwa 60 Jahre

Geschlechtsverteilung

▶ Männer sind häufiger betroffen, 1.6-2.0:1.

Prädisponierende Faktoren

▶ Keine Angaben möglich

Ätiologie und Pathogenese

▶ Abstammung von CD4-positiven epidermotropen T-Zellen.
▶ Ätiologie noch weitgehend ungeklärt.
▶ Möglicherweise Mutation einer primären T-Zelle mit chronisch entzündlicher Begleitreaktion und neoplastischer Entartung im weiteren Krankheitsverlauf.
▶ Bisher keine Hinweise für virale Beteiligung.
▶ Derzeitige Hypothese zur Pathogenese:
  • Permanente Proliferationsanreize von residenten Lymphozyten durch persistierende virale oder bakterielle Auto- oder Superantigene,
  • Zellproliferation mit Akkumulation von Mutationen und Entstehung einer autochthon proliferierenden Neoplasie.
▶ Hinweise für die Richtigkeit der Hypothese:
  • Kontinuierliche Aktivierung des T-Zell-Rezeptor-Signalwegs mit Proliferation von T-Helfer-Typ-2-Zellen und entsprechender Zytokinproduktion von Interleukin 4 und 13 mit Resistenz gegenüber normalen Kontrollmechanismen, einschließlich FAS-mediierter Apoptose und Wachstumshemmung durch den transforming growth factor β bei MF-T-Zellen.
  • Neuere molekulare Studien mit Beleg für Mutationen in mindestens 17 Genen von T-Zellen kutaner T-Zell-Lymphome, die eine Rolle in der T-Zell-Aktivierung, Apoptose und dem NFκB-Signalweg spielen.
  • Dysregulation des Januskinase-Signalwegs (JAK) mit erhöhter Interleukin-2-Produktion → erhöhte zelluläre Proliferation sowie verstärkte Phosphorylierung von STAT 3 und 5.
  • In fortgeschrittenen Stadien wurden erhebliche chromosomale Aberrationen mit Deletionen und Amplifikationen nachgewiesen. Hierzu zählen:
    – der Verlust von Tumorsuppressorgenen, wie CDKN2a und CDKN2b, und
    – vermehrte Expression von NAV3, JUNB und C-MYC.
    – Darüber hinaus ist der Januskinase-Signalweg (JAK) dysreguliert mit erhöhter Interleukin-2-Produktion, gefolgt von einer erhöhten zellulären Proliferation wie auch einer verstärkten Phosphorylierung von STAT 3 und 5.
    – Hier wurden auch erstmalig Mutationen nachgewiesen, die möglicherweise therapeutisch zu adressieren sind.

Merke
Die Mycosis fungoides ist charakterisiert durch einen kontinuierlichen Shift von Th 1- zu Th 2-Zytokinen mit konstitutiver chromosomaler Instabilität, gefolgt von dem Verlust biologisch relevanter Zellkontrollmechanismen.

Klassifikation und Risikostratifizierung

▶ In der 5. WHO Klassifikation haematolymphoider Neoplasien wurde das primäre kutane akrale CD (positive lymphoproliferative Erkrankung) und das primäre kutane periphere T-Zell Lymphom NNOS aufgenommen.

Klassifikation

▶ Die Diagnosestellung kutaner T-Zell-Lymphome erfolgt nach der WHO-EORTC-Klassifikation 2016 und basiert auf einer klinisch pathologischen (bzw. immunhistologischen und molekularbiologischen) Korrelation.

▶ Von der klassischen Mycosis fungoides werden folgende Varianten abgegrenzt (Tab. 5.51):
  • follikulotrope MF,
  • pagetoide Retikulose und
  • granulomatous slack skin.

Tab. 5.51 • Kutane T-Zell- und NK-Zell-Lymphome. Diagnosestellung nach WHO-Klassifikation.

Kutane T-Zell-Lymphome	CD30 + lymphoproliferative Erkrankungen	Extranodales NK/T-Zell-Lymphom, nasaler Typ*
Mycosis fungoides (MF)	Primär kutanes anaplastisches großzelliges Lymphom (PCALCL)	Primäre kutanes periphere T-Zell-Lymphom, nicht weiter spezifiziert (NOS), und seltene Subtypen
MF-Subtypen und Varianten: – Follikulotrope MF – Pagetoide Retikulose – Granulomatous slack skin	Lymphomatoide Papulose (LyP)	Seltene NOS-Subtypen: – primär kutanes γ/δ-T-Zell-Lymphom – aggressives zytotoxisches epidermotropes CD8 + T-Zell-Lymphom** – primär kutanes CD4 + klein- bis mittelgroßzelliges T-Zell-Lymphoproliferation** – primär kutanes akrales CD8 + T-Zell-Lymphom**
Sézary-Syndrom (SS)*		
Adulte T-Zell-Leukämie/Lymphom (HTLV+)*		
Subkutanes Pannikulitis-artiges T-Zell-Lymphom (SPTCL)		

* Oft bereits bei Primärdiagnose disseminiert, können sich als primäre kutane Lymphome manifestieren.
** Provisorische Entitäten
Basierend auf:
Stadler R. Therapie kutaner T-Zell-Lymphome. In: Szeimies R-M, Hauschild A, Garbe C, Kaufmann R, Landthaler M, Hrsg. Tumoren der Haut: Grundlagen, Diagnostik und Therapie in der dermatologischen Onkologie. Georg Thieme Verlag Stuttgart New York 2010; 578–591

Stadieneinteilung

▶ Zur Stadieneinteilung der Mycosis fungoides wird die TNM-Klassifikation verwendet, die auch gewisse prognostische Bedeutung hat.

▶ Die TNM-Klassifikation wurde für die Mycosis fungoides 2007 überarbeitet und wird in zukünftigen Erhebungen und Stadien als überarbeitete Klassifikation Anwendung finden (Tab. 5.52, Tab. 5.53).

Tab. 5.52 • TNM-Klassifikation der Mycosis fungoides.

Kategorie	Definition
T Haut	
T 1	Makulae, Papeln und Plaques > 10 % der Hautoberfläche Makulae Plaque ± Makulae
T 2	Makulae, Papeln und Plaques > 10 % der Hautoberfläche Makulae Plaque ± Makulae
T 3	Ein oder mehrere Tumore (≥ 1 cm)
T 4	Erythrodermie (≥ 80 % Körperoberfläche)
N Lymphknoten	
N0	Klinisch keine Lymphknoten palpabel
N1	Palpable Lymphknoten; histologisch kein Anhalt für CTCL ($NCILN_{0-2}$) Klon negativ Klon positiv
N2	Klinisch palpable Lymphknoten; histologisch Infiltrate eines T-Zell-Lymphoms ($NCILN_3$) Klon negativ Klon positiv
N3	Palpable Lymphknoten; histologisch Infiltrate eines T-Zell-Lymphoms ($NCILN_4$), Klon positiv oder negativ
Nx	Klinisch abnormale Lymphkonten, keine histologische Bestätigung
B Peripheres Blut	
B0	Keine atypischen Lymphozyten im peripheren Blut (< 5 %) Klon negativ Klon positiv
B1	Atypische Lymphozyten im peripheren Blut > 250 µl < 1000 µl CD4/CD7-Zellen/µl oder CD4/CD26- Zellen Klon negativ Klon positiv
B2	Hohe Tumorlast (≥ 1000/µl Sézary-Zellen mit klonaler T-Zellrezeptor-Genumlagerung) B2 Kriterium, mehr als > 1000 CD4/CD7- Zellen/µl oder CD4/CD26- Zellen im Blut
M Viszerale Organe	
M0	Keine Beteiligung viszeraler Organe
M1	Histologisch gesicherte viszerale Beteiligung mit Organspezifizierung

Basierend auf:
Stadler R, Hain C. New insights into the pathogenesis and molecular understanding of cutaneous T-cell lymphoma Dermatologie (Heidelb). 2022 Oct;73(10):765-771. doi: 10.1007/s00 105-022-05 047-9. Epub 2022

Tab. 5.53 • Stadieneinteilung der Mycosis fungoides.

ISCL/EORTC 2007	T	N	M	B
IA	1	0	0	0,1
IB	2	0	0	0,1
IIA	1–2	1,2	0	0,1
IIB	3	0–2	0	0,1
IIIA	4	0–2	0	0
IIIB	4	0–2	0	1
IVA$_1$	1–4	0–2	0	2
IVA$_2$	1–4	3	0	0–2
IVB	1–4	0–3	1	0–2

Basierend auf:
Olsen E, Vonderheid E, Pimpinelli N, et al. Revisions to the staging and classification of mycosis fungoides and Sezary syndrome: a proposal of the International Society for Cutaneous Lymphomas (ISCL) and the cutaneous lymphoma task force of the European Organization of Research and Treatment of Cancer (EORTC). Blood 2007; 110: 1713–22

Symptomatik

Hautbefunde bei Mycosis fungoides

▶ Die Mycosis fungoides verläuft in drei charakteristischen klinischen Stadien:
  • Ekzemstadium (patch stage):
    – Ekzematöse, atrophisch wirkende, leicht schuppende, erythematöse Areale unterschiedlicher Größe und Form (serpinginös, nodulär oder polyzyklisch).
    – Die Hautoberfläche kann atroph gefältet, glänzend oder vergröbert sein.
    – Eine umschriebene Alopezie kann in MF-Herden, aber auch auf klinisch normaler Haut auftreten.
    – Bevorzugt betroffen sind UV-geschützte Areale wie Stamm (Flanken, Gesäß und Extremitäten [Innenseiten der Oberarme und Oberschenkel]).
  • Plaquestadium (plaque stage):
    – Gekennzeichnet durch eine zunehmende Infiltration und Schuppung vorbestehender ekzematöser Areal.
  • Tumorstadium:
    – Rötlich-livide Tumoren mit Ulzerationsneigung („fungoide" Tumoren) (Abb. 5.68).
▶ Die verschiedenen Stadien können nebeneinander vorkommen.
▶ Mit zunehmendem Hautbefall nimmt auch die Wahrscheinlichkeit histologisch befallener Lymphknoten zu.
▶ Das Endstadium besteht in einem disseminierten Lymphknoten- und Organbefall.

Varianten

▶ Follikulotrope Mycosis fungoides:
  • Die follikulotrope Form der Mycosis fungoides ist charakterisiert durch alopezisch gerötete Herde mit follikulär gebundenen Papeln, die zu Plaques konfluieren.
▶ Pagetoide Retikulose:
  • Lokalisierte Form der Mycosis fungoides (Typ Worringer-Kolopp), ein systemischer Befall wird nicht beobachtet, die Lebenserwartung ist nicht eingeschränkt.
  • Betroffen sind die distalen Extremitäten älterer Patienten mit scharf begrenzten, infiltrierten, erythematosquamösen, zum Teil hyperkeratotischen Plaques.
▶ Elastolytisches Lymphom (granulomatous slack skin):

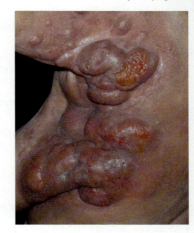

Abb. 5.68 • Mycosis fungoides. Ausgedehnter Befall in Form eines fungoiden Tumors in der linken Axilla.

- Der Begriff granulomatous slack skin disease wurde erstmalig 1978 Ackerman eingeführt,
- seltene Untergruppe der Mycosis fungoides mit granulomatösem Infiltrat klonaler T-Lymphozyten mit Ausbildung von Hautfalten, insbesondere axillär und inguinal.

Diagnostik

Diagnostisches Vorgehen

▶ Die Diagnose einer Mycosis fungoides basiert auf der Anamnese, der klinischen Untersuchung, der histologischen Zusatzuntersuchungen wie einer molekularbiologischen Klonalitätsanalyse (Abb. 5.69).

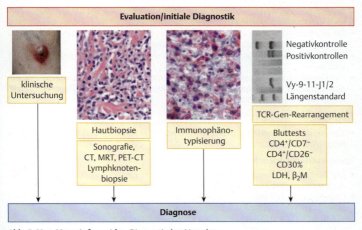

Abb. 5.69 • Mycosis fungoides. Diagnostisches Vorgehen.

Anamnese

▶ Zu erfragen sind v. a. Dauer, Art und Ausdehnung sowie zeitliche Entwicklung der Hautmanifestationen.

Körperliche Untersuchung

▶ Erfassung eines genauen Hautbefundes mit Erhebungsbogen und Fotodokumentation,
▶ Erhebung des Lymphknotenstatus,
▶ Palpation von Leber und Milz zum Erfassen einer B-Symptomatik.

Labor

▶ Obligat: Blutbild und Differenzialblutbild, Leberenzyme, Kreatinin, LDH, Elektrolyte.

Bildgebende Diagnostik

Sonografie
▶ Lymphknotensonografie obligat mit Beurteilung sämtlicher Lymphknotenstationen,
▶ abdominelle Sonografie.

Röntgen
▶ Bei frühen Formen ist ein Röntgen-Thorax als ausreichend anzusehen.

CT
▶ Ab Stadium IIB (Tumorstadium) Ganzkörper-CT, ggf. PET-CT.

MRT
▶ Nur bei besonderer Fragestellung, z. B. zerebraler Beteiligung indiziert.

Histologie, Zytologie und klinische Pathologie

▶ Routinehistologie,
▶ Immunhistologie mit den T-Zell-Markern CD3, CD4, CD5, CD7, CD8, einschließlich Klonalitätsnachweis nach BIOMED2-Protokoll,
▶ PCR für die T-Zell-Rezeptorkette (PCR-γ, Biomed-2).

Differenzialdiagnosen

▶ Die Mycosis fungoides kann in den frühen Entwicklungsstadien ein Chamäleon darstellen.
▶ Indentifiziert wurde eine Reihe von unterschiedlichsten klinischen Hautmanifestationen: bullöse, dyshidrosiforme, erythroderme, pustulöse bis hin zu purpuriformen Varianten der Mycosis fungoides.
▶ Die erythroderme Form der Mycosis fungoides ist abzugrenzen von Psoriasis vulgaris, Pityriasis rubra pilaris und Arzneimittelexanthemen.
▶ Bei der pagetoiden Retikulose kommt als DD in erster Linie eine Tinea superficialis infrage.
▶ Zur Einordnung insbesondere der frühen Formen der Mycosis fungoides wurde ein diagnostischer Kriterienalgorithmus entwickelt, bestehend aus Klinik, Histologie, Immunhistologie und Klonalitätsnachweis.

Therapie

▶ Rekombinantes Interferon α wurde vom Markt genommen und durch pegyliertes Interferon α ersetzt.

Therapeutisches Vorgehen

▶ Die Therapie kutaner Lymphome beruht auf dem Einsatz sog. hautgerichteter, als auch systemischer Therapien.
▶ Gemeinsames Ziel beider Therapieansätze ist, die T-Zell-Proliferation über unterschiedliche Wirkmechanismen zu beeinflussen:
  • z. B. durch Überführung der Zellen in eine Apoptose oder auch
  • Blockade von Signaltransduktionswegen zur Lymphozytenproliferation.

▶ Die heute zur Verfügung stehenden oder in Entwicklung befindlichen hautgerichteten und systemischen Therapien sind in Tab. 5.54 zusammengefasst.

▶ Mit ihrem Einsatz wurden in der Vergangenheit Erfahrungen gemacht, die zu folgenden **Leitsätzen der Therapie** führten:
  • Kurative Therapien stehen nicht zur Verfügung.
  • Frühe aggressive Therapie erhöht weder die Ansprechraten noch das Gesamtüberleben der Betroffenen.
  • Zytotoxische Therapien gegenüber normalen Lymphozyten sind zu minimieren.
  • Zum jetzigen Zeitpunkt ist eine stadienadaptierte Therapie zu empfehlen.

> **❗ Merke**
> Zytotoxische Therapie induziert aggressives biologisches Verhalten.

▶ Primäre Therapieziele sind:
  • Induktion einer kompletten Remission,
  • Verlängerung der Remissionsdauer und der Überlebenszeit sowie
  • Verbesserung der Lebensqualität.

▶ Stadienadaptierte Therapie (Abb. 5.70):
  • Diese wird nach evidenzbasierten und empirischen Erkenntnissen zum jetzigen Zeitpunkt empfohlen.
  • Mit diesem Therapieansatz soll bei Mycosis fungoides die Progression vom T 1-Stadium zum Tumorstadium blockiert bzw. in ein früheres Ausgangsstadium zurückgeführt werden.

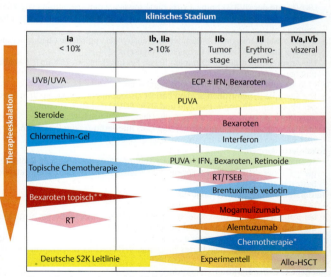

*Gemcitabin, liposomal Doxorubicin, Fludarabin, Cladibrin, Chlorambucil, Methotrexat
**nur in USA und Kanada zugelassen

Abb. 5.70 • Mycosis fungoides. Therapeutisches Vorgehen.

- Diese Strategie beruht auf epidemiologischen Daten, die zeigen, dass die Überlebensrate in frühen Stadien der kutanen T-Zell-Lymphome fast 100 % beträgt; demgegenüber das relative Überleben im Tumorstadium aber deutlich < 50 % liegt.

Allgemeine Maßnahmen

▶ Die T-Zellinfitration der Haut mit chronischer Entzündung führt zu einem Verlust der Integrität des Hautorgans mit zunehmender Exsikkation, Pruritus sowie erhöhter Infektanfälligkeit.

▶ Supportivtherapien sind bereits in frühen Stadien des kutanen T-Zell-Lymphoms notwendig.

▶ Bei nachgewiesener Superinfektion hat sich der Einsatz einer systemischen Antibiose bewährt (Staphylokokken-Antigene stimulieren Interleukin2).

▶ Die Basistherapie mit harnstoffhaltigen Salben wird ergänzt durch Klasse-3- und -4-Glukokortikosteroide.

▶ Bei massivem Pruritus kommen Systemtherapien mit Paroxetin, Naltrexon wie Neurokinin (NK-1-Rezeptor-Antagonisten) zum Einsatz.

Pharmakotherapie

▶ Die Therapieempfehlungen bei Mycosis fungoides und deren Sonderformen basieren auf Empfehlungen der interdisziplinären Leitliniengruppe der Arbeitsgemeinschaft Dermatologische Onkologie, der Deutschen Krebsgesellschaft und der Deutschen Dermatologischen Gesellschaft (Abb. 5.70, Tab. 5.54).

▶ **Frühe Stadien:**
- Die Behandlung der frühen Stadien der Mycosis fungoides beruht in Europa auf dem Einsatz der hautgerichteten Therapien wie der oralen Photochemotherapie (PUVA) und der UVB 311 nm Lichttherapie sowie auf der Anwendung von Klasse-3- und -4-Steroiden und dem Lymphom spezifischen Therapeutikum Chlormethin Gel.
- In angloamerikanischen Ländern werden auch lokal applizierte Chemotherapeutika wie Stickstoff-lost oder Carmustin eingesetzt.
- Die Ansprechraten dieser Therapien liegen bei ungefähr 50–75 % im T 1-Stadium und bei 25–50 % im T 2-Stadium.
- Chlormethin 0,02 % Gel ist in Europa zugelassen.
- Die Therapie in den frühen Stadien basiert als Erstlinientherapie auf dem Einsatz der Photochemotherapie, Psoralen und UVA (PUVA) und UVB 311 nm.

▶ **Ausgeprägte, disseminierte Stadien IB** mit Übergang in Patch/Plaque:
- Empfehlung von Kombinationstherapien aus Interferon-α oder Bexaroten.
- Hier wurden Ansprechraten von > 80 % beschrieben.

▶ **Lokalisierte Formen:**
- Strahlentherapie stellt eine wesentliche Therapiesäule dar, als lokale Radiotherapie oder bei disseminierten Formen als niedrig dosierte Ganzhautelektronenbestrahlung (12 Gy).

▶ **Tumorstadium der Mycosis fungoides:**
- In erster Linie Kombinationstherapien,
- bei isolierten Knoten die lokale Röntgentherapie, bei disseminierter Ausprägung die niedrig dosierte Ganzhautelektronenbestrahlung.
- Bei multiplen Tumoren kommen zur Krisenintervention Monochemotherapeutik wie Gemcitabin oder pegyliertes liposomal verkapseltes Doxorubicin zum Einsatz.

▶ **Allogene Knochenmarktransplantation:**
- Bei Patienten im mittleren Lebensalter im Stadium IV der Erkrankung ist der Einsatz der allogenen Knochenmarkstransplantation zu erwägen.
- In der jüngsten Auswertung der European Society for Blood and Marrow Transplantaion (EBMT) von 60 Patienten lag die 7-Jahres-Überlebensrate bei 44 %.

- Diese Daten deuten auf einen persistierenden Graft-versus-Host-Effekt hin.
▶ **Mycosis fungoides mit CD30-Expression oder großzellig transformierte Formen**:
  - Hier stellt das Fusionstoxin Brentuximab Vedotin, das den CD30-Rezeptor adressiert, eine sehr potente Alternative dar.
  - Die Ansprechraten liegen bei 70 %.
  - Das Medikament wurde im Januar 2018 zugelassen.
▶ **Erythrodermische Form der Mycosis fungoides:**
  - Therapie basiert auf dem Einsatz von PUVA in Kombination mit Interferon und Bexaroten,
  - alternativ auf der extrakorporalen Photopherese.
  - Mogamulizumab (Anti-CCR4-Antikörper) ist indiziert zur Behandlung von erwachsenen Patienten mit einer Mykosis fungoides, die mindestens eine vorherige systemische Therapie erhalten haben. (Zulassung 6/2020)
  - Die Gabe von niedrig dosiertem Alemtuzumab, einem rekombinanten humanisierten monoklonalen Immunglobulin G1-Antikörper gegen CD52, kann im Stadium der Erythrodermie als Drittlinientherapie erwogen werden.
  - Erst in weit fortgeschrittenen Stadien kommen Polychemotherapieverfahren, wie experimentelle Therapieansätze zum Einsatz.

Tab. 5.54 • **Behandlungsoptionen kutaner T-Zell-Lymphome 2021.**

Art der Therapie		Einzelne Wirkstoffe/Verfahren
Topische/hautgerichtete Therapie		Chlormethin Gel Topische Steroide Topisches Retinoid (Bexaroten) Phototherapie (UVB/PUVA) PDT Strahlentherapie Imiquimod
Systemische Therapie	Biologika, zielgerichtete Antikörper Therapie	Photopherese pegyliertes Interferon Retinoid (Bexaroten) Brentuximab-vedotin Mogamulizumab Fusionsprotein/-toxin (Denileukin diftirox*) Alemtuzumab**
	HDAC-Inhibitoren	Vorinostat* Romidepsin*
	Chemotherapeutika	MTX Liposomal verkapseltes Doxorubicin Gemcitabin Etoposid Pentostatin Kombinationen Pralatrexat (zugelassen für PTCL*)
Kombinationstherapien		Topisch und Phototherapie Topisch und systemisch Systemisch und systemisch
Investigative Therapien		Monoklonale Antikörper (Lacutamab) HDAC-Inhibitoren JAK-Inhibitoren TLRA (z. B. CpG, Resiquimod) Verbesserte Chemotherapeutika, misc.

Art der Therapie	Einzelne Wirkstoffe/Verfahren
	Kinase-Inhibitoren
	Vakzinationsstrategien
	Allo-Transplantation

* FDA zugelassen; ** vom Markt genommen

Nachsorge

▶ Das fortgeschrittene kutane T-Zell-Lymphom bedarf einer ständigen Nachsorge bzw. einer ständigen Erhaltungstherapie.
▶ Leider existieren hierzu keine kontrollierten Studiendaten.
▶ Es wird eine Erhaltungstherapie mit nichtzytotoxischen Therapieansätzen empfohlen.
▶ Verlaufskontrolle und Nachsorge.
▶ Lebenslängliche Überwachung notwendig.
▶ Die Patienten mit einer Mycosis fungoides bedürfen einer stadiengerechten, engmaschigen Kontrolle und bei Nichterreichen einer kompletten Remission einer Dauertherapie.
▶ Die Empfehlungen der Nachsorgeintervalle beschränken sich auf Patienten in kompletter Remission.

❗ Merke

Der Patient mit Mycosis fungoides bedarf einer kontinuierlichen Therapie und im Fall der kompletten Remission einer lebenslangen Nachsorge.

Verlauf und Prognose

▶ Die Prognose der Mycosis fungoides ist in frühen Stadien exzellent und entspricht hier der durchschnittlichen Lebenserwartung der Bevölkerung, sinkt aber dramatisch im Tumorstadium auf < 5 Jahre.
▶ Es wurden hierzu prognostische Kriterien entwickelt und ein Risiko-Score aufgestellt.
▶ **Risikofaktoren**:
  • Die internationale Lymphomgruppe hat weltweit größte Anstrengungen unternommen Risikofaktoren für die fortgeschrittene Mycosis fungoides zu identifizieren.
  • Es wurden Klassifikationsdaten von 1275 Patienten ausgewertet; 4 Kriterien sind unabhängige prognostische Faktoren für das Gesamtüberleben:
    – Stadium IV,
    – Alter > 60 Jahre,
    – großzellige Transformation,
    – erhöhte Laktatdehydrogenase.
  • Hieraus wurde ein prognostisches Modell entwickelt und 3 Risikogruppen mit niedrigem, intermediärem und hohem Risiko definiert.
  • Bei Auftreten von einem Risikofaktor liegt die 5-Jahres-Überlebenswahrscheinlichkeit bei 68 %, bei 2 Risikofaktoren bei 44 % und bei 4 Risikofaktoren bei 28 %.

❗ Merke

Alter, großzellige Transformation, LDH-Erhöhung und Stadium IV sind prognostisch ungünstige Faktoren.

5.34 Sézary-Syndrom

Rudolf Stadler

Aktuelles

▶ In der WHO-Klassifikation 2016 wird das Sézary-Syndrom als eigenständige Entität aufgeführt.

▶ Die **Diagnose** basiert auf Klinik, histologischen und immunhistologischen Kriterien, d. h.

- Sézary-Zellen ≥ 1000/µl,
- CD4/CD8-Ratio ≥ 10 sowie Anteil CD4/CD7-negative > 1000 Zellen/µl und CD4/CD26- > 1000 Zellen/µl,
- erhöhte Lymphozytenzahl im peripheren Blut,
- Nachweis eines T-Zell-Klons mittels Southern-Blot oder Polymerasekettenreaktion (PCR-Technik),
- Nachweis chromosomaler Aberrationen des T-Zell-Klons.

▶ **Therapie**:

- Extrakorporale Photopherese, ggf. in Kombination mit Interferon α (wurde vom Markt genommen, Alternativ, pegyliertes Interferon Alpha) und/oder Bexaroten, wie die Kombination der Photochemotherapie (PUVA) mit Interferon α und/oder Bexaroten.
- Seit 2019 steht zudem der monoklonale anti-CCR4-Antikörper Mogamulizumab als systemische Zweitlinientherapie (nach mindestens einer vorangegangenen systemischen Therapie) des Sézary-Syndroms mit insgesamt guter Verträglichkeit zur Verfügung.
- Als Drittlinientherapie kann bei alleiniger Blutbeteiligung Alemtuzumab, CD 52 Antikörper, eingesetzt werden.

Definition

▶ Das Sézary-Syndrom repräsentiert eine seltene Lymphomform (Form mit leukämischer Ausschwemmung atypischer morphologisch charakteristischer T-Zellen).

▶ Trias aus Erythrodermie, Lymphadenopathie und Nachweis atypischer Lymphozyten im peripheren Blut.

Epidemiologie

▶ Sehr seltene Erkrankung,

▶ etwa 4 % der kutanen T-Zell-Lymphome werden durch das Sézary-Syndrom repräsentiert,

▶ betroffen sind ältere Menschen in der 6. und 7. Lebensdekade.

Häufigkeit

▶ 1:1 000 000

Altersgipfel

▶ 60–70 Jahre

Geschlechtsverteilung

▶ 1.6–2.0 :1 Männer/Frauen

Prädisponierende Faktoren

▶ Keine

Ätiologie und Pathogenese

▶ Erstbeschreibung des Sézary-Syndroms 1938 durch Sézary und Bouvrain.

▶ Die Haut als Immunorgan enthält mehr als 20 Billionen Gedächtnis-T-Zellen, eine Kombination residenter und rezirkulierender T-Zellen.

► Unterscheidung distinkter Populationen von **Gedächtnis-T-Zellen**:
  • Residente Memory-T-Zellen (T_{RM}), sog. Effektor-Gedächtniszellen, sind an das Hautgewebe gebundene residente Gedächtniszellen.
  • Central memory cell (T_{CM}), sog. zentrale Gedächtniszellen, exprimieren TCR7-L-Selektin und behalten als zirkulierende Zellen die Fähigkeit in das periphere Blut und die Lymphknoten zu wandern.
  • Migrierende Gedächtniszellen (T_{MM}) sind TCR7-positive, L-Selektin-negative Zellen.
  • Die central memory cell (T_{CM}) als rezirkulierende Zelle repräsentiert die Sézary-Zelle.

► Anhand der Oberflächenmarker und der genetischen Signatur können Mycosis-fungoides-Zellen von Sézary-Zellen unterschieden werden:
  • Moderne Sequenzierungstechniken ermöglichen die Darstellung der genomischen Landkarte der kutanen T-Zell-Lymphome, einschließlich der leukämischen Variante.
  • Es wurden Genexpressionsmuster gefunden mit wesentlichen Funktionen in der Regulation von Signaltransduktionswegen, wie
    – dem JAK-Kinase-Signalweg, NFκB, dem STAT-Signalweg wie auch
    – anderen Genen, z. B. GATA3, die in der Th 2-Differenzierung und der TGFβ-mediierten Wachstumssuppression von Bedeutung sind.

► **Immunsuppressive Wirkung:**
  • Th 2-Zellen sind häufig assoziiert mit dendritischen Zellen, die Zytokine wie Interleukin 10 sezernieren und die immunsuppressive Entwicklung induzieren.
  • Steigerung der immunologischen Inkompetenz durch folgenden Mechanismus:
    – Lymphomassoziierte dendritische Zellen exprimieren inhibitorische Liganden B7-H1 (PDL 1, CD274), die direkt die Proliferation von tumorspezifischen T-Zellen inhibieren und die Antitumor-Immunitätsschwächen durch suppressive regulatorische T-Zellen induzieren.

► **Rolle der Signaltransduktions- und Aktivierungsfaktoren der Transkription (STATs):**
  • In der Lymphompathogenese werden die STATs (Familie von 6 Transkriptionsfaktoren) durch die rezeptorassoziierte Januskinase (JAK) phophorylisiert und damit aktiviert.
  • STAT 3 nimmt hierbei eine Schlüsselfunktion ein, die in verschiedenen In-vitro-als auch In-vivo-Untersuchungen dargestellt wurde.
  • STAT 3 selbst reguliert eine Vielzahl von Zielgenen bei kutanen T-Zell-Lymphomen, wie die Regulation der Apoptose, z. B. Bcl2, BAX-Zytokine wie Interleukin 5 und 13.
  • Über STAT 3 wird auch die Expression von DNA-Methyltransferase 1 (DNMT 1) beeinflusst (Epigenetik).
  • Auch weitere Signalwege werden hochgeschaltet, wie der RAS-RAF-MEK-Signalweg, ebenso wie die Regulation von Mikro-RNAs.

► Am Ende der Malignitätsentwicklung des Sézary-Syndroms stehen profunde, chromosomale Aberrationen.

► Zusammengefasst stellt sich das molekulare Konzert mit möglichen therapeutischen Zielstrukturen wie in Abb. 5.71 gezeigt dar.

> **❚ Merke**
>
> Merkmale des Sézary-Syndroms: Vermehrung der T-Helfer-Zellen, CD4 positiv im peripheren Blut mit einem pathologisch erhöhten CD4/CD8-Quotienten > 10 mit Nachweis eine T-Zell-Klons im peripheren Blut.

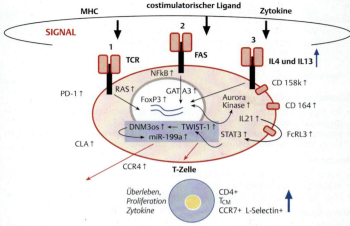

Abb. 5.71 • Sézary-Syndrom. Molekularbiologische Mechanismen der Pathogenese des Sézary-Syndroms.

Klassifikation und Risikostratifizierung

Klassifikation

▶ Die Diagnosestellung erfolgt nach WHO-Klassifikation.
▶ WHO-Kriterien zur Diagnose des Sézary-Syndroms:
  • Sézary-Zellzahl > 1000 Zellen/µl im peripheren Blut,
  • klonales T-Zell-Rezeptor-Rearrangement,
  • erhöhte CD4/CD8-Ratio ≥ 10,
  • Verlust von CD7 und/oder CD26. BO: CD4 + /CD7-; CD4 + /CD26- < 250 µl < 15 %; B1: CD4 + /CD7-; CD4 + /CD26- > 250/µl- < 100/µl; B2: CD4 + /CD7-; CD4 + /CD26- ≥ 1000 µl; ≥ 40 %, ≥ 30 %
  • Als zusätzliche diagnostische Markerproteine können herangezogen werden CD158K, auch bekannt als KIR3DL2, ein Mitglied der natürlichen Killerzell-Ig-like-Rezeptorfamilie.

Symptomatik

▶ Tpyischerweise manifestiert sich das Sézary-Syndrom mit
  • generalisierten, ekzematösen oder psoriasiformen Herden bis zur Erythrodermie,
  • gefolgt von einer peripheren Lymphadenopathie und
  • dem Nachweis atypischer Lymphozyten in der Haut, den Lymphknoten und dem peripheren Blut.
▶ Zusätzlich treten palmoplantaren Hyperkeratosen, Alopezie und Onychodystrophie auf.
▶ Auch das primäre Auftreten des Sézary-Syndroms ohne Erythrodermie mit Lymphadenopathie und typischen, zerebriformen Lymphozyten im peripheren Blut wurde beschrieben.
▶ Im weiteren Verlauf kann die klinische Symptomatik von unstillbarem Juckreiz begleitet sein.

> **!** **Merke**
> Patienten mit Sézary-Syndrom haben ein weites Spektrum an klinischen Symptomen, die die Lebensqualität z. T. deutlich einschränken können.

Diagnostik

Diagnostisches Vorgehen

► Die Diagnostik basiert auf dem klinischen Bild, der Immunhistologie, molekularen Diagnostik und Diagnostik des peripheren Bluts (Abb. 5.72).
► Wegweisend sind Anamnese, Verlaufswerte des peripheren Bluts und die einzelnen klinischen Symptome über einen längeren Zeitraum.

Anamnese

► Bestandsdauer der generalisierten Rötung,
► Abgleich der Arzneimittelanamnese,
► Frage nach spezifischen Hauterkrankungen wie Psoriasis oder Atopische Dermatitis.

Körperliche Untersuchung

► Erfassung des Lymphknotenzustandes,
► Erfassen der Hautsymptome: Alopezie, Erythrodermie, Hyperkeratosen, Pigmentverschiebungen (Melanoerythrodermie).

Labor

► Obligat: Blutbild und Differenzialblutbild, CD4/CD8-Ratio, Bestimmung der CD4-positiven, CD7-negativen Zellen und/oder der CD4-positiven, CD26-negativen Zellen.
► Empfohlen: Leberwerte, LDH, CRP.

Bildgebende Diagnostik

Sonografie
► Lymphknotensonografie: Dokumentation sämtlicher Lymphknotenstationen.

CT
► CT zur Ausgangsdiagnostik empfohlen, ggf. PET-CT, wobei die Überlegenheit eines PET-CTs gegenüber herkömmlichen bildgebenden Untersuchungen nur unzureichend dokumentiert ist.

MRT
► Nur bei besonderen Fragestellungen nach zerebraler Beteiligung.

Histologie, Zytologie und klinische Pathologie

Knochenmarkdiagnostik
► Knochenmarkbiopsien sind zur Diagnosestellung nicht indiziert.

Histologie und Immunpathologie
► Histologisch zeigen sich ein Epidermotropismus und charakteristische atypische Lymphozyten mit zerebriformen Kernen sowie die Ausbildung von Pautrier-Mikroabszessen.
► Immunpathologisch zeigt sich ein T-Helfer-Phänotyp (CD3-positiv, CD4-positiv, CD8-negativ, eine Expression von PD1 und TOX bei gleichzeitigem Verlust der CD7-Expression): Mehr als die Hälfte der Lymphozyten stellen eine typische Konstellation beim Sézary-Syndrom dar.

Molekularbiologie
► Klonalitätsanalyse im Blut durch PCR (BIOMED2-Protokoll).

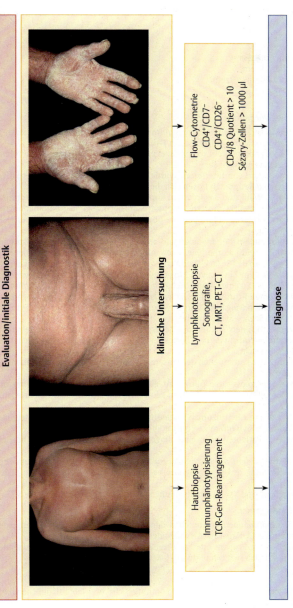

Evaluation/initiale Diagnostik

klinische Untersuchung

Hautbiopsie
Immunphänotypisierung
TCR-Gen-Rearrangement

Lymphknotenbiopsie
Sonografie,
CT, MRT, PET-CT

Flow-Cytometrie
CD4+/CD7-
CD4+/CD26-
CD4/8 Quotient > 10
Sézary-Zellen > 1000 µl

Diagnose

Abb. 5.72 • Sézary-Syndrom. Diagnostisches Vorgehen. B2 Status CD4/CD7- > 1000/µl und/oder CD4/CD26- > 1000 µl.

Differenzialdiagnosen

► Generalisiertes Arzneimittelexanthem,
► Psoriasis vulgaris,
► atopisches Ekzem,
► Pityriasis rubra pilaris,
► seborrhoisches Ekzem,
► generalisiertes Kontaktekzem.

Therapie

Therapeutisches Vorgehen

► Das therapeutische Ziel beim Sézary-Syndrom ist die Reduktion der peripheren T-Zell-Proliferation bzw. der Aufregulation T-regulatorischer T-Zellen.
► Für das Sézary-Syndrom stellt die extrakorporale Photochemotherapie (Photopherese) die Therapie der Wahl dar.
► Mit der Kombination von Interferon (wurde vom Markt genommen!) Alternative: peg Interferon und Retinoiden lassen sich die Ansprechraten weiter steigern.
► Therapien der **2. Wahl** sind Bexaroten in Kombination mit PUVA und extrakorporaler Photopherese, niedrig dosiertes Methotrexat, bevorzugt in Kombination mit PUVA und extrakorporaler Photopherese oder eine niedrig dosierte Ganzhautelektronenbestrahlung.
► Seit 2019 steht zudem der monoklonale anti-CCR4-Antikörper Mogamulizumab, als systemische Zweitlinientherapie (nach mindestens einer vorangegangenen systemischen Therapie) des Sézary-Syndroms, mit insgesamt guter Verträglichkeit, zur Verfügung. Unter dem Einsatz von Mogamulizumab kommt es innerhalb von einmonatiger Therapie zu einer dramatischen bis zu 70%igen Reduktion der Tumorzellen. Der begleitende Pruritus bildet sich dramatisch zurück. Nach 4 Monaten kann es zum sogenannten Mogamulizumab assoziiertem Rash kommen. Diese Symptomatik muss vom Sézary-Syndrom abgegrenzt werden.
► Nur in fortgeschrittenen Stadien des Sézary-Syndroms kommen zum Debulking Monochemotherapeutika wie pegyliertes liposomal-verkapseltes Doxorubicin oder Gemcitabin in Betracht.
► Bei CD30 Positivität kommt auch der Einsatz des Fusionstoxins Brentuximab Vedotin in Betracht.
► Aggressivere Therapieansätze führen zu einer weiteren Immunsuppression mit septischen Komplikationen und besitzen keine sicheren Effekte auf die Überlebenszeit.
► Als Alternative kann Alemtuzumab in niedriger Dosierung eingesetzt werden, insbesondere wenn es sich um reine Erythrodermien handelt.
► Für ausgewählte Patienten kann eine allogene Stammzelltransplantation indiziert sein.
► Außerhalb Europas sind die Histondeacetylase-Inhibitoren (Vorinostat, Romidepsin,) zur Behandlung des Sézary-Syndroms zugelassen. Die Ansprechraten liegen bei 30–40%.
► Zusammengefasst sind Therapieempfehlungen zum Sézary-Syndrom in Abb. 5.73.

Allgemeine Maßnahmen

► Die Allgemeinmaßnahmen entsprechen denen, wie sie für die Mycosis fungoides dargestellt wurden (s. Kap. Mycosis fungoides (S. 658)).
► Insbesondere ist der Pruritus ein die Lebensqualität nachhaltig beeinträchtigendes Symptom; hier haben sich Neurokinase-1-Rezeptor-Antagonisten bewährt.

Nachsorge

► Bei Sézary-Syndrom-Patienten ist eine kontinuierliche und lebenslängliche Überwachung erforderlich.

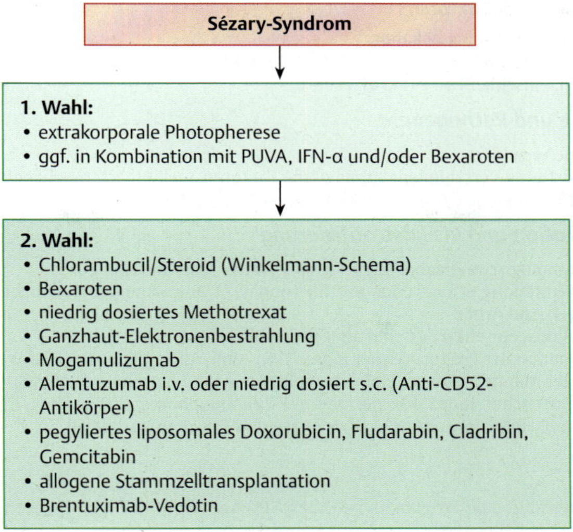

Abb. 5.73 • **Sézary-Syndrom.** Therapeutisches Vorgehen.

Verlauf und Prognose

▶ Die mediane Überlebenszeit liegt trotz unterschiedlichster Therapieansätze bei 4 Jahren.
▶ Die Todesursachen liegen im Versagen des Immunsystems mit septischen Verläufen.

5.35 Peripheres T-Zell-Lymphom, not otherwise specified

Peter Reimer

Definition

▶ Klonale Erkrankung peripherer (reifer) T-Lymphozyten.
▶ Keine weitere Zuordnung zu einer anderen Gruppe der peripheren T-Zell-Lymphome möglich.

Epidemiologie

Häufigkeit

▶ seltene Erkrankung,
▶ in westlichen Ländern ungefähr 30 % aller peripheren T-Zell-Lymphom, diese haben hier eine Inzidenz von < 1:100 000 Menschen,
▶ mit zunehmenden Alter steigende Inzidenz.

Altersgipfel

▶ medianes Alter, 7. Lebensdekade

Geschlechtsverteilung

▶ Geschlechterverhältnis männlich:weiblich = 2:1

Prädisponierende Faktoren

▶ insgesamt sehr wenig bekannt,
▶ anhaltende Immunsuppression ist mit erhöhtem Auftreten von Non-Hodgkin-Lymphomen, einschließlich PTCL, assoziiert.

Ätiologie und Pathogenese

▶ Ätiologie ungeklärt.
▶ Evtl. existieren verschiedene ätiologische Faktoren, weil es sich möglicherweise bei der Entität um eine Gruppe unterschiedlicher Erkrankungen handelt.

Klassifikation und Risikostratifizierung

▶ Histopathologische Diagnosestellung nach WHO-Klassifikation 2022.
▶ Stadieneinteilung erfolgt nach der für (nodale) Lymphome gebräuchlichen Einteilung nach Ann Arbor.
▶ Zur Prognoseeinschätzung sind am gebräuchlichsten:
  • Internationaler Prognostischer Index (IPI): Alter, Allgemeinzustand, Anzahl extranodaler Manifestationen, Höhe der Laktatdehydrogenase und Stadium),
  • Prognostischer Index für periphere T-Zell-Lymphome (PIT): Alter, Allgemeinzustand, Höhe der Laktatdehydrogenase und Knochenmarkbefall.

> **Merke**
> Der Internationale Prognostische Index (IPI) hat auch für die peripheren T-Zell-Lymphome Gültigkeit.

Symptomatik

▶ Lokalisierte oder generalisierte, schmerzlose Lymphknotenschwellungen; sämtliche Lymphknotenstationen können befallen sein.
▶ Bei generalisiertem Lymphknotenbefall findet sich häufig auch eine Knochenmarkinfiltration.
▶ Extranodale Manifestationen sind möglich, am häufigsten Haut und Gastrointestinaltrakt.
▶ B-Symptomatik (Fieber, Nachtschweiß, Gewichtsverlust) findet sich häufig.

Diagnostik

Diagnostisches Vorgehen

▶ Am Anfang der Diagnostik stehen gründliche Anamnese und körperliche Untersuchung (Abb. 5.74).
▶ Die Diagnose peripheres T-Zell-Lymphom, NOS setzt die histopathologische Begutachtung durch einen in der Lymphomdiagnostik erfahrenen Pathologen voraus.
▶ Für die pathologische Diagnosestellung entscheidend sind die Morphologie, ein aberranter T-Zell-Phänotyp sowie ein klonal rearrangierter T-Zell-Rezeptor.
▶ Nach der Diagnose PTZL, NOS erfolgt die Ausbreitungsdiagnostik inkl. Schnittbildgebung der Lymphknotenstationen.
▶ Knochenmarkpunktion inkl. Knochenmarkhistologie ist erforderlich.
▶ Weitere diagnostische Maßnahmen richten sich nach dem (extranodalen) Befallsmuster.

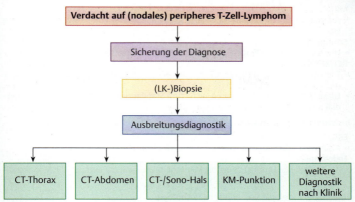

Abb. 5.74 • Peripheres T-Zell-Lymphom, NOS. Diagnostisches Vorgehen (CT: Computertomografie, KM: Knochenmark, LK: Lymphknoten).

Anamnese

► Die gründliche Anamnese sollte insbesondere Fragen nach neu aufgetretenen peripheren Lymphknotenschwellungen und einer möglichen B-Symptomatik umfassen:
  • Fieber > 38 °C,
  • Nachtschweiß mit Wäschewechsel,
  • ungewollter Gewichtsverlust von > 10 % des Körpergewichts in den letzten 6 Monaten.

Körperliche Untersuchung

► Hinweise auf periphere Lymphknotenvergrößerungen (v. a. zervikal, axillär, inguinal),
► Milz- und Lebergröße.

Labor

► Blut- und Differenzialblutbild
► Laktatdehydrogenase
► Harnsäure
► Retentionsparameter
► Transaminasen
► Gamma-GT
► Serumelektrophorese
► Gerinnung (INR, PTT)
► Hepatitisserologie

Bildgebende Diagnostik

Sonografie
► Optional für periphere Lymphknotenstationen.
► Sonografie der Halsregion kann CT-Hals ersetzen.

Echokardiografie
► Zur Abschätzung der kardialen Funktion als Ausgangsbefund sinnvoll.
► Vor potenziell kardiotoxischer anthrazyklinbasierter Chemotherapie notwendig.

CT
► Obligate Standarduntersuchung zur Beurteilung des Lymphombefalls als Ausgangsuntersuchung und zur Remissionsbeurteilung.

MRT

► Alternative zur CT-Diagnostik, sofern Strahlenbelastung von relevanter Bedeutung ist.

Szintigrafie

► Nur bei besonderen Fragestellungen, z. B. Skelettszintigrafie bei ossärem Befall.

PET/PET-CT

► Die Bedeutung des PET/PET-CT für die peripheren T-Zell-Lymphome ist bislang nicht abschließend geklärt.
► Diese Untersuchung zählt somit nicht zum Standardverfahren in der Ausbreitungsdiagnostik bzw. der Remissionsbeurteilung.

Instrumentelle Diagnostik

EKG

► Als Ausgangsbefund und sofern klinisch erforderlich im Verlauf sinnvoll.

Endoskopie

► Als ergänzende Untersuchung bei klinischem Verdacht auf extranodale Manifestation.

Histologie, Zytologie und klinische Pathologie

Knochenmarkdiagnostik

► Obligate Untersuchung im Rahmen der Ausbreitungsdiagnostik zur Festlegung des Stadiums der Erkrankung.
► Zudem relevant für die Einschätzung des Prognose-Scores PIT (s. oben).
► Knochenmarkzytologie und -histologie sollten erfolgen.

Lymphknotendiagnostik

► Meist erfolgt die Sicherung der Diagnose über eine Lymphknotenhistologie.
► Für die exakte Diagnose ist die Beurteilung einer ausreichend großen Lymphknotenbiopsie durch einen in der Lymphomdiagnostik erfahrenen Pathologen entscheidend.
► Pathologie:
  • Aberranter Phänotyp: $CD4^+ > CD8^+$, $CD5^-$, $CD7^-$, $CD30^{+/-}$, $CD56^{+/-}$,
  • T-Zell-Rezeptor-Rearrangement: meist αβ- (selten γδ-) Kette,
  • Ursprungszelle: variabel, meist T-Helfer-Zelle.

> **!**
>
> *Cave*
>
> Zur Diagnosestellung ist die Beurteilung einer ausreichend großen Lymphknotenbiopsie durch einen erfahrenen Pathologen entscheidend. Eine Feinnadel-Punktionszytologie reicht nicht aus.

Ergussdiagnostik

► Optionale Untersuchung bei Verdacht auf malignen Erguss, sofern sich therapeutische Konsequenzen ergeben.

Liquordiagnostik

► Optionale Untersuchung bei klinischem Verdacht auf Beteiligung des ZNS.

Differenzialdiagnosen

► Die Abgrenzung des PTZL, NOS gegenüber anderen nodalen peripheren T-Zell-Lymphomen erfolgt in erster Linie durch die histopathologische Diagnostik.
► Gelegentlich kann eine Abgrenzung zu folgenden Lymphomen schwierig sein:
  • nodale T-follikuläre Helfer- (nTFH) Zell-Lymphome, insbesondere das nTFHL vom angioimmunoblastischen Typ.
  • anaplastisches großzelliges ALK-negatives T-Zell-Lymphom.
► Bei der Abgrenzung sekundär nodal verlaufender primär kutaner peripherer T-Zell-Lymphome sind klinischer Verlauf/Anamnese entscheidend.

Therapie

Therapeutisches Vorgehen

▶ Da bislang keine randomisierten Studien für die Primär- oder Rezidivtherapie des PTZL, NOS vorliegen, beziehen sich die Therapieempfehlungen auf Ergebnisse von Phase-II-Studien, Konsensusempfehlungen und Analogieschlüsse aus der Behandlung aggressiver B-Zell-Lymphome.
▶ Therapiealgorithmus s. Abb. 5.75, Abb. 5.76
▶ Primär kurative Therapieintention.
▶ Überprüfung der Eignung des Patienten für eine Hochdosistherapie.

Pharmakotherapie

Primärtherapie

▶ Standardtherapie ist für das PTZL, NOS aufgrund fehlender randomisierter Studien nicht definiert.
▶ In der Regel wird in der Primärbehandlung analog der Therapie aggressiver B-Zell-Lymphome das CHOP- oder CHOEP-Protokoll eingesetzt:
- CHOP-Protokoll: Cyclophosphamid 750 mg/m^2 i. v. Tag 1, Hydroxydaunorubicin 50 mg/m^2 i. v. Tag 1, Vincristin 1,4 mg/m^2 (maximal 2 mg) i. v. Tag 1 und Prednison 100 mg p. o. Tag 1–5.
- CHOEP-Protokoll: zusätzlich Etoposid 100 mg/m^2 i. v. Tag 1–3.
▶ Trotz des prinzipiell kurativen Ansatzes werden nur bei einem Teil der Patienten langfristige Remissionen erreicht.
▶ Hochdosischemotherapie mit autologer Blutstammzelltransplantation (AutoSZT) sollte als Konsolidierung bei Patienten mit gutem Ansprechen auf eine initiale anthrazyklinbasierte (CHOP-like) Chemotherapie erwogen werden. Prospektive Studien zeigen 5-Jahres-Überleben von bis zu 50 %.

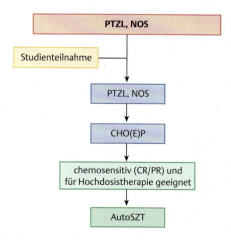

Abb. 5.75 • Primärtherapie beim peripheren T-Zell-Lymphom, NOS. (PTZL, NOS: Peripheres T-Zell-Lymphom, not otherwise specified, AutoSZT: Autologe Stammzelltransplantation, CHO(E)P: Cyclophosphamid, Hydroxydaunorubicin, Vincristin, Etoposid, Prednison, CR: Komplette Remission, PR: Partielle Remission).

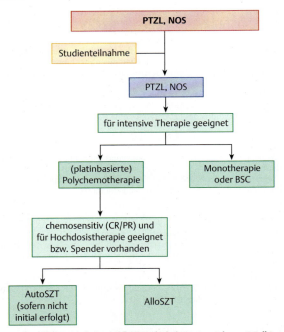

Abb. 5.76 • Sekundärtherapie beim rezidivierten/refraktären peripheren T-Zell-Lymphom, NOS. (PTZL, NOS: Peripheres T-Zell-Lymphom, not otherwise specified, AlloSZT: Allogene Stammzelltransplantation, AutoSZT: Autologe Stammzelltransplantation, BSC: best supportive care, CR: Komplette Remission, PR: Partielle Remission).

> ! **Merke**
> In Ermangelung randomisierter Studien wird eine CHO(E)P-Chemotherapie in der Primärtherapie empfohlen.

Rezidivtherapie
▶ Obwohl die meisten Patienten auf die Primärtherapie ansprechen und komplette Remissionen erreichen, kommt es häufig zum Rezidiv der Erkrankung.
▶ Sofern nicht initial erfolgt, sollte eine Hochdosistherapie mit AutoSZT oder bei geeigneten Patienten und Vorhandensein eines Fremd- oder Familienspenders eine AlloSZT angestrebt werden.
▶ Entscheidend für das Therapieergebnis ist das Erreichen einer erneuten Remission.
▶ Eine alleinige konventionelle Chemotherapie ist wenig wirksam: die Langzeitremissionen scheinen denen einer alleinigen supportiv-palliativen Therapie nicht überlegen zu sein.

Strahlentherapie
▶ Die Strahlentherapie wird nur in Einzelfällen eingesetzt.
▶ Die Bestrahlung ist zur Konsolidierung bei initial ausgedehnter (insbesondere extranodaler) Bulk-Manifestation sinnvoll, sofern nach einer Chemotherapie noch relevante Restbefunde vorliegen.

▶ Ein lokalisiertes (symptomatisches) Rezidiv kann bestrahlt werden, wenn ein intensiviertes Chemotherapiekonzept nicht durchführbar ist.

Stammzelltransplantation

Autologe Stammzelltransplantation

▶ Die Hochdosistherapie gilt in vielen Zentren als Therapie der Wahl in der Primärtherapie und sollte als Konsolidierungstherapie bei gutem Ansprechen auf die Induktionstherapie erwogen werden (s. o.). Für dieses Vorgehen sprechen Daten aus zahlreichen prospektiven Phase-II-Studien.
▶ Im Rezidiv kann, sofern nicht initial erfolgt, eine AutoSZT durchgeführt werden.

Merke

Bei Erreichen einer Remission sollte eine konsolidierende Hochdosistherapie mit autologer Blutstammzelltransplantation erwogen werden.

Allogene Stammzelltransplantation

▶ Die AlloSZT gilt als Therapie der Wahl bei rezidivierten PTZL, NOS insbesondere nach vorausgegangener AutoSZT für geeignete Patienten.
▶ Komorbiditäten, Chemosensitivität, Spendervorhandensein müssen berücksichtigt werden.
▶ Auch primär refraktäre Patienten können von der AlloSZT profitieren, da ein Graft-versus-Lymphoma-Effekt nachgewiesen werden konnte.
▶ Zur Reduktion der mit der Therapie assoziierten Mortalität/Morbidität werden meist dosisreduzierte Konditionierungsprotokolle eingesetzt.

Merke

Die AlloSZT ist eine gute Option für rezidivierte/refraktäre Patienten.

Nachsorge

▶ Klinische Kontrollen vierteljährlich im ersten Jahr, alle 6 Monate im 2. Jahr, danach jährlich.
▶ Die bildgebende Diagnostik mittel CT sollte nur bei symptomatischen Patienten oder unklaren Befunden erfolgen.

Verlauf und Prognose

▶ In der Regel aggressiv verlaufendes Lymphom mit relativ schlechter Prognose.
▶ 5-Jahres-Gesamtüberleben in Abhängigkeit von prognostische Parametern und Therapie ca. 20–60 %.
▶ Abschätzung der Prognose unter Zuhilfenahme der oben aufgeführten Prognose-Scores (IPI, PIT) möglich.
▶ Unbehandelt tödlicher Verlauf meist innerhalb von Wochen bis Monaten.

5.36 Angioimmunoblastisches T-Zell-Lymphom

Peter Reimer

Definition

▶ Klonale Erkrankung peripherer (reifer) T-Lymphozyten.
▶ Keine weitere Zuordnung zu einer anderen Gruppe der peripheren T-Zell-Lymphome möglich.

Epidemiologie

Häufigkeit

▶ Seltene Erkrankung.
▶ In westlichen Ländern ungefähr 15–20 % aller peripheren T-Zell-Lymphome, diese haben hier eine Inzidenz von < 1:100.000 Menschen.

Altersgipfel

▶ Medianes Alter 7. Lebensdekade

Geschlechtsverteilung

▶ Geschlechterverhältnis männlich:weiblich = 1:1

Prädisponierende Faktoren

▶ Insgesamt sehr wenig bekannt
▶ Anhaltende Immunsuppression ist mit erhöhtem Auftreten von Non-Hodgkin-Lymphomen, einschließlich PTCL, assoziiert

Ätiologie und Pathogenese

▶ Ätiologie ungeklärt.
▶ Die starke Assoziation mit dem Epstein-Barr-Virus (EBV) lässt eine Bedeutung dieses Virus in der Pathogenese vermuten.
▶ Die neoplastischen T-Zellen sind EBV-negativ.

Klassifikation und Risikostratifizierung

▶ Histopathologische Diagnosestellung nach WHO-Klassifikation 2022.
▶ Stadieneinteilung erfolgt nach der für (nodale) Lymphome gebräuchlichen Einteilung nach Ann Arbor.
▶ Zur Prognoseeinschätzung sind am gebräuchlichsten:
  • Internationaler Prognostischer Index (IPI): Alter, Allgemeinzustand, Anzahl extranodaler Manifestationen, Höhe der Laktatdehydrogenase und das Stadium,
  • Prognostischer Index für periphere T-Zell-Lymphome (PIT): Alter, Allgemeinzustand, Höhe der Laktatdehydrogenase und Knochenmarkbefall.

> **Merke**
> Der Internationale Prognostische Index (IPI) hat auch für die peripheren T-Zell-Lymphome Gültigkeit.

Symptomatik

▶ Meist generalisierte, schmerzlose Lymphknotenschwellungen; sämtliche Lymphknotenstationen können befallen sein.
▶ Bei generalisiertem Lymphknotenbefall findet sich oft auch eine Knochenmarkinfiltration.
▶ Typischerweise liegt eine Hepatosplenomegalie vor.
▶ Häufig finden sich „rheumatologisch-immunologische" Symptome wie Arthritis, Pleura-/Perikarderguss, Aszites.
▶ B-Symptomatik (Fieber, Nachtschweiß, Gewichtsverlust) und Pruritus sind typisch.
▶ Infektanfälligkeit lässt primären/sekundären Immundefekt vermuten.

Diagnostik

Diagnostisches Vorgehen

- Am Anfang der Diagnostik stehen gründliche Anamnese und körperliche Untersuchung.
- Die Diagnose nTFHL-AI setzt die histopathologische Begutachtung durch einen in der Lymphomdiagnostik erfahrenen Pathologen voraus.
- Für die pathologische Diagnosestellung entscheidend sind die Morphologie, ein aberranter T-Zell-Phänotyp sowie ein klonal rearrangierter T-Zell-Rezeptor.
- Nach der Diagnose nTFHL-AI erfolgt die Ausbreitungsdiagnostik, die eine Schnittbildgebung der Lymphknotenstation beinhaltet.
- Eine Knochenmarkpunktion inkl. einer Knochenmarkhistologie ist erforderlich.
- Weitere diagnostische Maßnahmen richten sich nach dem (extranodalen) Befallsmuster.
- Diagnostischer Algorithmus s. Abb. 5.77

Anamnese

- Die gründliche Anamnese sollte insbesondere Fragen nach neu aufgetretenen peripheren Lymphknotenschwellungen und einer möglichen B-Symptomatik umfassen:
  - Fieber > 38 °C,
  - Nachtschweiß mit Wäschewechsel,
  - ungewollter Gewichtsverlust von > 10 % des Körpergewichts in den letzten 6 Monaten.

Körperliche Untersuchung

- Hinweise auf periphere Lymphknotenvergrößerungen (v. a. zervikal, axillär, inguinal).
- Milz- und Lebergröße.

Labor

- Blut- und Differenzialblutbild
- Laktatdehydrogenase
- Harnsäure

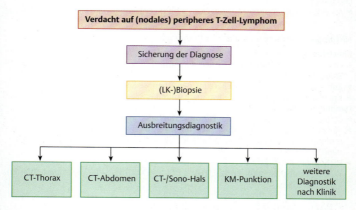

Abb. 5.77 • nTFHL vom angioimmunoblastischen Typ. Diagnostisches Vorgehen (nTFHL: nodales T-follikuläres Helfer-Zell-Lymphom, CT: Computertomografie, KM: Knochenmark, LK: Lymphknoten).

- Retentionsparameter
- Transaminasen
- Gamma-GT
- Serumelektrophorese
- Gerinnung (INR, PTT)
- Hepatitisserologie
- Häufig lassen sich eine polyklonale Hypergammopathie, Autoantikörper, ein positiver Rheumafaktor oder Kälteagglutinine mit Hämolyse nachweisen.

Bildgebende Diagnostik

Sonografie
- Optional für periphere Lymphknotenstationen.
- Sonografie der Halsregion kann CT-Hals ersetzen.

Echokardiografie
- Zur Abschätzung der kardialen Funktion als Ausgangsbefund sinnvoll.
- Vor potenziell kardiotoxischer anthrazyklinbasierter Chemotherapie notwendig.

CT
- Obligate Standarduntersuchung zur Beurteilung des Lymphombefalls als Ausgangsuntersuchung und zur Remissionsbeurteilung.

MRT
- Alternative zur CT-Diagnostik, sofern Strahlenbelastung von relevanter Bedeutung ist.

Szintigrafie
- Nur bei besonderen Fragestellungen, z. B. Skelettszintigrafie bei ossärem Befall.

PET/PET-CT
- Die Bedeutung des PET/PET-CT für die peripheren T-Zell-Lymphome ist bislang nicht abschließend geklärt.
- Diese Untersuchung zählt somit nicht zum Standardverfahren in der Ausbreitungsdiagnostik bzw. der Remissionsbeurteilung.

Instrumentelle Diagnostik

EKG
- Als Ausgangsbefund und sofern klinisch erforderlich im Verlauf sinnvoll.

Endoskopie
- Als ergänzende Untersuchung bei klinischem Verdacht auf extranodale Manifestation.

Histologie, Zytologie und klinische Pathologie

Knochenmarkdiagnostik
- Obligate Untersuchung im Rahmen der Ausbreitungsdiagnostik zur Festlegung des Stadiums der Erkrankung.
- Zudem relevant für die Einschätzung des Prognose-Scores PIT (s. oben).
- Knochenmarkzytologie und -histologie sollten erfolgen.

Lymphknotendiagnostik
- Meist erfolgt die Sicherung der Diagnose über eine Lymphknotenhistologie.
- Für die exakte Diagnose ist die Beurteilung einer ausreichend großen Lymphknotenbiopsie durch einen in der Lymphomdiagnostik erfahrenen Pathologen entscheidend.
- Pathologie:
  - Aberranter Phänotyp: CD4$^+$, CD10$^{+/-}$, BCL$^{+/-}$, CXCL 13$^{+/-}$, PD1$^+$, B-Immunoblasten, Plasmazellen,
  - T-Zell-Rezeptor-Rearrangement: αβ-Kette,
  - Ursprungszelle: follikuläre T-Helfer-Zelle.

Cave

Zur Diagnosestellung ist die Beurteilung einer ausreichend großen Lymphknotenbiopsie durch einen erfahrenen Pathologen entscheidend. Eine Feinnadel-Punktionszytologie reicht nicht aus.

Ergussdiagnostik
▶ Optionale Untersuchung bei Verdacht auf malignen Erguss, sofern sich therapeutische Konsequenzen ergeben.

Liquordiagnostik
▶ Optionale Untersuchung bei klinischem Verdacht auf Beteiligung des ZNS.

Differenzialdiagnosen

▶ Die Abgrenzung des nTFHL-AI gegenüber anderen nodalen peripheren T-Zell-Lymphomen erfolgt in erster Linie durch die histopathologische Diagnostik.
▶ Gelegentlich kann eine Abgrenzung zu folgenden Lymphomen schwierig sein:
  • PTZL, NOS,
  • anaplastisches großzelliges ALK-negatives T-Zell-Lymphom,
  • aggressives B-NHL,
  • Hodgkin-Lymphom.

Therapie

Therapeutisches Vorgehen

▶ Da bislang keine randomisierten Studien für die Primär- oder Rezidivtherapie des nTFHL-AI vorliegen, beziehen sich die Therapieempfehlungen auf Ergebnisse von Phase-II-Studien, Konsensusempfehlungen und Analogieschlüsse aus der Behandlung aggressiver B-Zell-Lymphome.
▶ Therapiealgorithmus s. Abb. 5.78, Abb. 5.79
▶ Primär kurative Therapieintention.
▶ Überprüfung der Eignung des Patienten für eine Hochdosistherapie.

Pharmakotherapie

Primärtherapie
▶ Eine Standardtherapie ist für das nTFHL-AI aufgrund fehlender randomisierter Studien nicht definiert.
▶ In der Regel wird in der Primärbehandlung analog der Therapie aggressiver B-Zell-Lymphome das CHOP- oder das CHOEP-Protokoll eingesetzt:
  • CHOP-Protokoll: Cyclophosphamid 750 mg/m^2 i. v. Tag 1, Hydroxydaunorubicin 50 mg/m^2 i. v. Tag 1, Vincristin 1,4 mg/m^2 (maximal 2 mg) i. v. Tag 1 und Prednison 100 mg p. o. Tag 1–5,
  • CHOEP-Protokoll: zusätzlich Etoposid 100 mg/m^2 i. v. Tag 1–3.
▶ Trotz des prinzipiell kurativen Ansatzes werden jedoch nur bei einem Teil der Patienten langfristige Remissionen erreicht.
▶ Daher sollte eine Hochdosischemotherapie mit autologer Blutstammzelltransplantation (AutoSZT) als Konsolidierung bei Patienten mit gutem Ansprechen auf eine initiale anthrazyklinbasierte (CHOP-like) Chemotherapie erwogen werden. Prospektive Studien zeigen 5-Jahres-Überleben von bis zu 50 %.

Merke

In Ermangelung randomisierter Studien wird eine CHO(E)P-Chemotherapie in der Primärtherapie empfohlen.

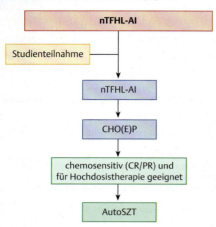

Abb. 5.78 • Primärtherapie beim nodalen T-follikulären Helfer-Zell-Lymphom vom angioimmunoblastischen Typ. (nTFHL-AI: nodales T-follikuläres Helfer-Zell-Lymphom vom angioimmunoblastischen Typ, AutoSZT: Autologe Stammzelltransplantatiom, CHO(E)P: Cyclophosphamid, Hydroxydaunorubicin, Vincristin, Etoposid, Prednison, CR: Komplette Remission, PR: Partielle Remission).

Rezidivtherapie

▶ Obwohl die meisten Patienten auf die Primärtherapie ansprechen und komplette Remissionen erreichen, kommt es häufig zum Rezidiv der Erkrankung.
▶ Sofern nicht initial erfolgt, sollte eine Hochdosistherapie mit AutoSZT oder bei geeigneten Patienten und Vorhandensein eines Fremd- oder Familienspenders eine AlloSZT angestrebt werden.
▶ Entscheidend für das Therapieergebnis ist das Erreichen einer erneuten Remission.
▶ Eine alleinige konventionelle Chemotherapie ist wenig wirksam: die Langzeitremissionen scheinen denen einer alleinigen supportiv-palliativen Therapie nicht überlegen zu sein.

Strahlentherapie

▶ Die Strahlentherapie wird nur in Einzelfällen eingesetzt.
▶ Die Bestrahlung ist zur Konsolidierung bei initial ausgedehnter (insbesondere extranodaler) Bulk-Manifestation sinnvoll, sofern nach einer Chemotherapie noch relevante Restbefunde vorliegen.
▶ Ein lokalisiertes (symptomatisches) Rezidiv kann bestrahlt werden, wenn ein intensiviertes Chemotherapiekonzept nicht durchführbar ist.

Stammzelltransplantation

Autologe Stammzelltransplantation

▶ Die Hochdosistherapie gilt in vielen Zentren als Therapie der Wahl in der Primärtherapie als Konsolidierungstherapie bei gutem Ansprechen auf die Induktionstherapie erwogen werden (s. oben). Für dieses Vorgehen sprechen Daten aus zahlreichen prospektiven Phase-II-Studien.
▶ Im Rezidiv kann, sofern nicht initial erfolgt, eine AutoSZT durchgeführt werden.

 Merke
Bei Erreichen einer Remission sollte eine konsolidierende Hochdosistherapie mit autologer Blutstammzelltransplantation erwogen werden.

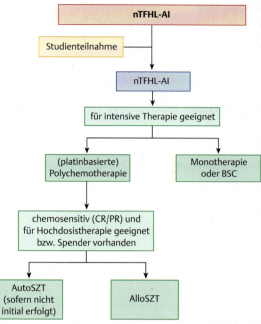

Abb. 5.79 • Sekundärtherapie beim rezidivierten/refraktären nodalen T-follikulären Helfer-Zell-Lymphom vom angioimmunoblastischen Typ. (nTFHL-AI: nodales T-follikuläres Helfer-Zell-Lymphom vom angioimmunoblastischen Typ, AlloSZT: Allogene Stammzelltransplantation, AutoSZT: Autologe Stammzelltransplantation, BSC: best supportive care, CR: Komplette Remission, PR: Partielle Remission).

Allogene Stammzelltransplantation

▶ Die AlloSZT gilt als Therapie der Wahl bei rezidivierten AITL insbesondere nach vorausgegangener AutoSZT für geeignete Patienten.
▶ Komorbiditäten, Chemosensitivität, Spendervorhandensein müssen berücksichtigt werden.
▶ Auch primär refraktäre Patienten können von der AlloSZT profitieren, da ein Graft-versus-Lymphoma-Effekt nachgewiesen werden konnte.
▶ Zur Reduktion der mit der Therapie assoziierten Mortalität/Morbidität werden meist dosisreduzierte Konditionierungsprotokolle eingesetzt.

 Merke

Die AlloSZT ist eine gute Option für rezidivierte/refraktäre Patienten.

Nachsorge

▶ In der Nachsorge werden klinische Kontrollen vierteljährlich im ersten Jahr, alle 6 Monate im 2. Jahr, danach jährlich empfohlen.
▶ Die bildgebende Diagnostik mittel CT sollte nur bei symptomatischen Patienten oder unklaren Befunden erfolgen.

Verlauf und Prognose

▶ In der Regel aggressiv verlaufendes Lymphom mit relativ schlechter Prognose.
▶ 5-Jahres-Gesamtüberleben in Abhängigkeit von prognostische Parametern und Therapie ca. 20–60 %.
▶ Abschätzung der Prognose unter Zuhilfenahme der oben aufgeführten Prognose-Scores (IPI, PIT) möglich.
▶ Unbehandelt tödlicher Verlauf meist innerhalb von Wochen bis Monaten.

5.37 Anaplastisches großzelliges T-Zell-Lymphom

Peter Reimer

Definition

▶ Klonale Erkrankung peripherer (reifer) T-Lymphozyten.
▶ Keine weitere Zuordnung zu einer anderen Gruppe der peripheren T-Zell-Lymphome möglich.
▶ In der aktuellen 5. WHO-Klassifikation (2022) werden das ALK⁺-ALCL und das ALK⁻-ALCL als eigenständige Entitäten aufgeführt.

Epidemiologie

Häufigkeit

▶ seltene Erkrankung,
▶ in westlichen Ländern ungefähr 15 % aller peripheren T-Zell-Lymphome, diese haben hier eine Inzidenz von < 1 in 100 000 Menschen pro Jahr.

Altersgipfel

▶ medianes Alter: ALK- ALCL 40 – 65 Jahre; ALK + ALCL 1. – 3. Lebensjahrzehnt

Geschlechtsverteilung

▶ Geschlechterverhältnis männlich : weiblich 1,5 : 1

Prädisponierende Faktoren

▶ Keine bekannt

Ätiologie und Pathogenese

▶ Ätiologie ungeklärt.
▶ Beim ALK⁺-ALCL kann in der Regel eine Translokation t(2;5) nachgewiesen werden. Dabei wird das *ALK*-Gen auf Chromosom 2 mit dem Nukleophosmin-Gen (*NPM*-Gen) auf Chromosom 5 fusioniert. Das entstehende Fusionsprodukt NPM-ALK resultiert in einer ALK-Expression, die für die Proliferation und das Überleben des ALK⁺-ALCL essenziell ist.

Klassifikation und Risikostratifizierung

▶ Histopathologische Diagnosestellung nach WHO-Klassifikation 2022: Unterscheidung in die beiden Entitäten ALK⁺ und ALK⁻-ALCL.
▶ Stadieneinteilung erfolgt nach der für (nodale) Lymphome gebräuchlichen Einteilung nach Ann Arbor.
▶ Zur Prognoseeinschätzung sind am gebräuchlichsten:
  • Internationaler Prognostischer Index (IPI): Alter, Allgemeinzustand, Anzahl extranodaler Manifestationen, Höhe der Laktatdehydrogenase und das Stadium),
  • Prognostischer Index für periphere T-Zell-Lymphome (PIT): Alter, Allgemeinzustand, Höhe der Laktatdehydrogenase und Knochenmarkbefall.

Symptomatik

- ► Lokalisierte oder generalisierte, schmerzlose Lymphknotenschwellungen; sämtliche Lymphknotenstationen können befallen sein.
- ► Bei generalisiertem Lymphknotenbefall ist insbesondere beim ALK⁺-ALCL häufig das Knochenmark befallen.
- ► Extranodale Manifestationen sind möglich und beim ALK⁺-ALCL häufiger als beim ALK⁻-ALCL.
- ► B-Symptomatik (Fieber, Nachtschweiß, Gewichtsverlust) findet sich häufig.

Diagnostik

Diagnostisches Vorgehen

- ► Am Anfang der Diagnostik stehen gründliche Anamnese und körperliche Untersuchung (Abb. 5.80).
- ► Die Diagnose anaplastisch-großzelliges T-Zell-Lymphom setzt die histopathologische Begutachtung durch einen in der Lymphomdiagnostik erfahrenen Pathologen voraus.
- ► Für pathologische Diagnosestellung entscheidend sind die Morphologie, ein aberranter T-Zell-Phänotyp sowie ein klonal rearrangierter T-Zell-Rezeptor.
- ► Für Prognose und therapeutisches Procedere ist die Bestimmung des ALK-Status zwingend erforderlich.
- ► Nach der Diagnose ALCL erfolgt die Ausbreitungsdiagnostik, die eine Schnittbildgebung der Lymphknotenstation beinhaltet.
- ► Eine Knochenmarkpunktion inkl. einer Knochenmarkhistologie ist erforderlich.
- ► Weitere diagnostische Maßnahmen richten sich nach dem (extranodalen) Befallsmuster.

Anamnese

- ► Die gründliche Anamnese sollte insbesondere Fragen nach neu aufgetretenen peripheren Lymphknotenschwellungen und einer möglichen B-Symptomatik umfassen:
  - • Fieber > 38 °C,
  - • Nachtschweiß mit Wäschewechsel,

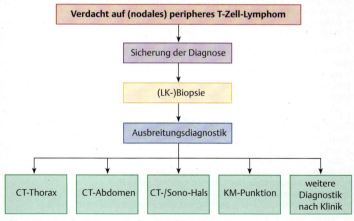

Abb. 5.80 • Anaplastisches großzelliges T-Zell-Lymphom. Diagnostisches Vorgehen (CT: Computertomografie, KM: Knochenmark, LK: Lymphknoten).

- ungewollter Gewichtsverlust von > 10 % des Körpergewichts in den letzten 6 Monaten.

Körperliche Untersuchung

▶ Hinweise auf periphere Lymphknotenvergrößerungen (v. a. zervikal, axillär, inguinal),
▶ Milz- und Lebergröße.

Labor

▶ Blut- und Differenzialblutbild
▶ Laktatdehydrogenase
▶ Harnsäure
▶ Retentionsparameter
▶ Transaminasen
▶ Gamma-GT
▶ Serumelektrophorese
▶ Gerinnung (INR, PTT)
▶ Hepatitisserologie

Bildgebende Diagnostik

Sonografie
▶ Optional für periphere Lymphknotenstationen.
▶ Sonografie der Halsregion kann CT-Hals ersetzen.

Echokardiografie
▶ Zur Abschätzung der kardialen Funktion als Ausgangsbefund sinnvoll.
▶ Vor potenziell kardiotoxischer anthrazyklinbasierter Chemotherapie notwendig.

CT
▶ Obligate Standarduntersuchung zur Beurteilung des Lymphombefalls als Ausgangsuntersuchung und zur Remissionsbeurteilung.

MRT
▶ Alternative zur CT-Diagnostik, sofern Strahlenbelastung von relevanter Bedeutung ist.

Szintigrafie
▶ Nur bei besonderen Fragestellungen, z. B. Skelettszintigrafie bei ossärem Befall.

PET/PET-CT
▶ Die Bedeutung des PET/PET-CT für die peripheren T-Zell-Lymphome ist bislang nicht abschließend geklärt.
▶ Diese Untersuchung zählt somit nicht zum Standardverfahren in der Ausbreitungsdiagnostik bzw. der Remissionsbeurteilung.

Instrumentelle Diagnostik

EKG
▶ Als Ausgangsbefund und sofern klinisch erforderlich im Verlauf sinnvoll.

Endoskopie
▶ Als ergänzende Untersuchung bei klinischem Verdacht auf extranodale Manifestation.

Histologie, Zytologie und klinische Pathologie

Knochenmarkdiagnostik
▶ Obligate Untersuchung im Rahmen der Ausbreitungsdiagnostik zur Festlegung des Stadiums der Erkrankung.
▶ Zudem relevant für die Einschätzung des Prognose-Scores PIT (s. oben).
▶ Knochenmarkzytologie und -histologie sollten erfolgen.

Lymphknotendiagnostik
▶ Meist erfolgt die Sicherung der Diagnose über eine Lymphknotenhistologie.

▶ Für die exakte Diagnose ist die Beurteilung einer ausreichend großen Lymphknotenbiopsie durch einen in der Lymphomdiagnostik erfahrenen Pathologen entscheidend.
▶ Pathologie:
- Aberranter Phänotyp: CD30$^+$, ALK$^{+/-}$, EMA$^+$, zytotoxische Granula$^{+/-}$, CD25$^+$, CD4$^{+/-}$, CD3$^{-/+}$, CD43$^+$,
- T-Zell-Rezeptor-Rearrangement: αβ-Kette,
- Ursprungszelle: zytotoxische T-Zelle.

> **❗ Cave**
> Zur Diagnosestellung ist die Beurteilung einer ausreichend großen Lymphknotenbiopsie durch einen erfahrenen Pathologen entscheidend. Eine Feinnadel-Punktionszytologie reicht nicht aus.

Ergussdiagnostik
▶ Optionale Untersuchung bei Verdacht auf einen malignen Erguss, sofern sich therapeutische Konsequenzen ergeben.

Liquordiagnostik
▶ Optionale Untersuchung bei klinischem Verdacht auf Beteiligung des ZNS.

Differenzialdiagnosen

▶ Die Abgrenzung des (ALK-) ALCL gegenüber anderen nodalen peripheren T-Zell-Lymphomen erfolgt in erster Linie durch die histopathologische Diagnostik.
▶ Gelegentlich kann eine Abgrenzung zu folgenden Lymphomen schwierig sein:
- peripheres T-Zell-Lymphom, NOS,
- immunoblastisch/plasmoblastisch differenziertes diffuses großzelliges B-Zell-Lymphom,
- klassisches Hodgkin-Lymphom.
▶ Abzugrenzen sind auch sekundär nodal verlaufende, primär kutane CD30$^+$-T-Zell-Lymphome, besonders das primär kutane ALCL.

Therapie

Therapeutisches Vorgehen

▶ Da bislang keine randomisierten Studien für die Primär- oder Rezidivtherapie des ALCL vorliegen, beziehen sich die Therapieempfehlungen auf Ergebnisse von Phase-II-Studien, Konsensusempfehlungen und Analogieschlüsse aus der Behandlung aggressiver B-Zell-Lymphome.
▶ Therapiealgorithmus s. Abb. 5.81, Abb. 5.82
▶ Primär kurative Therapieintention.
▶ Überprüfung der Eignung des Patienten für eine Hochdosistherapie.

Pharmakotherapie

Primärtherapie
▶ Eine Standardtherapie ist für das ALCL aufgrund fehlender randomisierter Studien nicht definiert.
▶ Auch wenn die Bedeutung der Anthrazykline bislang nicht zweifelsfrei belegt werden konnte, werden in der Regel in der Primärbehandlung analog der Therapie aggressiver B-Zell-Lymphome das CHOP- oder CHOEP-Protokoll eingesetzt:
- CHOP-Protokoll: Cyclophosphamid 750 mg/m^2 i. v. Tag 1, Hydroxydaunorubicin 50 mg/m^2 i. v. Tag 1, Vincristin 1,4 mg/m^2 (maximal 2 mg) i. v. Tag 1 und Prednison 100 mg p. o. Tag 1–5.
- CHOEP-Protokoll: zusätzlich Etoposid 100 mg/m^2 i. v. Tag 1–3).

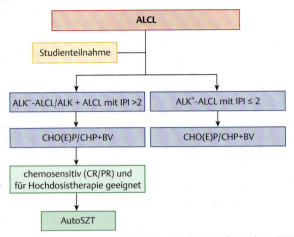

Abb. 5.81 • Primärtherapie beim anaplastischen großzelligen T-Zell-Lymphom. (ALCL: anaplastic large cell lymphoma, AutoSZT: Autologe Stammzelltransplantation, CHO(E)P: Cyclophosphamid, Hydroxydaunorubicin, Vincristin, Etoposid, Prednison, CR: Komplette Remission, PR: Partielle Remission, BV: Brentuximab Vedotin).

- In der kürzlich publizierten ECHELON2-Studie konnte erstmals im randomisierten Vergleich eine Verbesserung des Gesamtüberlebens zu dem international als Standard akzeptierten CHOP-Protokoll erreicht werden. In dieser Phase-III-Studie wurde die Kombination von Brentuximab vedotin mit dem um Vincristin reduzierten CHOP-21(A-CHP)-Regime gegen das klassische CHOP-21-Protokoll verglichen. Siebzig Prozent der Patienten litten unter einem ALK-negativen/positiven ALCL. Nach drei Jahren war nicht nur der primäre Endpunkt der Studie (progressionsfreies Überleben), sondern auch das Gesamtüberleben im A-CHP-Arm signifikant verbessert. Brentuximab ist mittlerweile für die Primärtherapie der ALK +/- ALCL in Kombination mit CHP für die Primärtherapie der ALCL zugelassen.
▶ Anthrazyklinfreie Zytostatika-Regime zeigen enttäuschende Resultate und werden daher beim ALCL in der Primärtherapie nicht empfohlen.
▶ **ALK⁺-ALCL:**
- Beim ALK⁺-ALCL konnte bei Patienten < 60 Jahren durch die Hinzunahme von Etoposid eine signifikante Verbesserung des ereignisfreien Überlebens erzielt werden, ohne dass dabei das Gesamtüberleben verlängert werden konnte.
- Mit diesen anthrazyklinbasierten Protokollen werden beim ALK⁺-ALCL Langzeitemissionsraten von 60–80 % erreicht.
- Hier wird in der Primärtherapie aufgrund der günstigeren Prognose keine konsolidierende AutoSZT empfohlen.
- Beim ALK + ALCL und hohem IPI > 2 mit wiederum schlechter Prognose, die sich vermutlich nicht wesentlich von der des ALK-negativen ALCL unterscheidet, kann eine ebenfalls konsolidierende autoSCT durchgeführt werden.
▶ **ALK⁻-ALCL:**
- Das ALK⁻-ALCL dagegen hat mit einer alleinigen anthrazyklinbasierten Polychemotherapie ähnlich den übrigen nodalen peripheren T-Zell-Lymphomen eine schlechte Prognose.

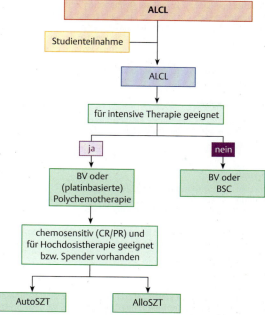

Abb. 5.82 • Sekundärtherapie beim rezidivierten/refraktären anaplastischen großzelligen T-Zell-Lymphom. (ALCL: anaplastic large cell lymphoma; AlloSZT: Allogene Stammzelltransplantation, AutoSZT: Autologe Stammzelltransplantation, BSC: best supportive care, BV: Brentuximab Vedotin; CR: Komplette Remission, PR: Partielle Remission). (Basierend auf: Pro B, Advani R, Brice P et al. Brentuximab vedotin (SGN-35) in patients with relapsed or refractory systemic anaplastic large-cell lymphoma: results of a phase II study. J Clin Oncol 2012; 30: 2190–2196)

- Es werden trotz des prinzipiell kurativen Ansatzes nur bei einem Teil der Patienten langfristige Remissionen erreicht.
- Daher sollte eine Hochdosischemotherapie mit autologer Blutstammzelltransplantation (AutoSZT) als Konsolidierung bei Patienten mit gutem Ansprechen auf eine initiale anthrazyklinbasierte (CHOP-like) Chemotherapie erwogen werden. Prospektive Studien zeigen 5-Jahres-Überleben von bis zu 50 %.

Rezidivtherapie

▶ Obwohl die meisten Patienten auf die Primärtherapie ansprechen und komplette Remissionen erreichen, kommt es, insbesondere beim ALK⁻-ALCL, häufig zum Rezidiv der Erkrankung.
▶ Sofern nicht initial erfolgt, kann eine Hochdosistherapie mit AutoSZT durchgeführt werden.
▶ Als gesicherte kurative Option ist bei geeigneten Patienten und Vorhandensein eines Fremd- oder Familienspenders eine AlloSZT anzustreben.
▶ Entscheidend für das Therapieergebnis ist das Erreichen einer erneuten Remission.
▶ Brentuximab Vedotin:
   - Mit dem Fusions-Antikörper Brentuximab Vedotin steht eine zielgerichtete Substanz zur Verfügung, die gegen das bei ALCL exprimierte Oberflächenmolekül CD30 gerichtet ist.

- Als Monotherapie können komplette Remissionen bei knapp 60 % der Patienten erreicht werden, sodass die Substanz auch zur erneuten Induktion vor möglichen Transplantationskonzepten eingesetzt werden kann.
- Kombinationsprotokolle mit Chemotherapie werden derzeit in Studien evaluiert.
- Die wichtigste Nebenwirkung von Brentuximab Vedotin ist eine Neurotoxizität.
▶ Eine alleinige konventionelle Chemotherapie beim Rezidiv des ALCL ist wenig wirksam, mit Langzeitremissionen, die einer alleinigen supportiv-palliativen Therapie nicht überlegen scheinen.

Praxistipp

Brentuximab Vedotin ist die einzige bei peripheren T-Zell-Lymphomen zugelassene Substanz und wird in der Primärtherapie und beim rezidivierten ALCL eingesetzt.

Strahlentherapie

▶ Die Strahlentherapie wird nur in Einzelfällen eingesetzt.
▶ Die Bestrahlung ist zur Konsolidierung bei initial ausgedehnter (insbesondere extranodaler) Bulk-Manifestation sinnvoll, sofern nach einer Chemotherapie noch relevante Restbefunde vorliegen.
▶ Ein lokalisiertes (symptomatisches) Rezidiv kann bestrahlt werden, wenn ein intensiviertes Chemotherapiekonzept nicht durchführbar ist.

Zellbasierte Verfahren

Stammzelltransplantation

Autologe Stammzelltransplantation

▶ Die Hochdosistherapie gilt in vielen Zentren als Therapie der Wahl in der Primärtherapie des ALK⁻-ALCL als Konsolidierungstherapie bei gutem Ansprechen auf die Induktionstherapie erwogen werden (s. oben).
▶ Für dieses Vorgehen sprechen Daten aus zahlreichen prospektiven Phase-II-Studien.
▶ Im Rezidiv kann, sofern nicht initial erfolgt, eine AutoSZT durchgeführt werden.

Allogene Stammzelltransplantation

▶ Die AlloSZT gilt als Therapie der Wahl mit kurativer Intention beim rezidivierten ALCL, insbesondere nach vorausgegangener AutoSZT für geeignete Patienten.
▶ Komorbiditäten, Chemosensitivität, Spendervorhandensein müssen berücksichtigt werden.
▶ Auch primär refraktäre Patienten können von der AlloSZT profitieren, da ein Graft-versus-Lymphoma-Effekt nachgewiesen werden konnte.
▶ Zur Reduktion der mit der Therapie assoziierten Mortalität/Morbidität werden meist dosisreduzierte Konditionierungsprotokolle eingesetzt.

Merke

Die AlloSZT ist eine gute Option für rezidivierte/refraktäre Patienten. Zudem ist bei den ALK⁺-ALCL, die eine deutlich bessere Prognose als die übrigen PTZL aufweisen und bei denen initial keine Hochdosistherapie empfohlen wird, in der Rezidivsituation auch eine Hochdosistherapie mit AutoSZT möglich.

Nachsorge

▶ In der Nachsorge werden klinische Kontrollen vierteljährlich im ersten Jahr, alle 6 Monate im 2. Jahr, danach jährlich empfohlen.
▶ Die bildgebende Diagnostik mittel CT sollte nur bei symptomatischen Patienten oder unklaren Befunden erfolgen.

Verlauf und Prognose

► In der Regel aggressiv verlaufendes Lymphom.
► Die Prognose des ALK$^+$-ALCL nach konventioneller Chemotherapie ist relativ günstig, das ALK$^-$-ALCL hat dagegen eine schlechte Prognose.
► 5-Jahres-Gesamtüberleben in Abhängigkeit des ALK-Status, von prognostische Parametern und Therapie:
  • ALK$^+$-ALCL ca. 60–80 %,
  • ALK$^-$-ALCL ca. 20–50 %.
► Möglicherweise ist die günstigere Prognose des ALK$^+$-ALCL im Vergleich zum ALK$^-$-ALCL nicht allein auf den ALK-Status, sondern teilweise auch auf das jüngere Alter und den günstigeren IPI bei einem Großteil der Patienten mit ALK$^+$-ALCL zurückzuführen.

Merke
Entscheidende Bedeutung für Prognose und Therapie beim ALCL hat der ALK-Status.

► Abschätzung der Prognose unter Zuhilfenahme der oben aufgeführten Prognose-Scores (IPI, PIT) möglich.
► Unbehandelt tödlicher Verlauf meist innerhalb von Wochen bis Monaten.

5.38 Hodgkin-Lymphom

Michael Fuchs

Aktuelles

► Zulassung neuer Wirkstoffe zur Therapie in den letzten Jahren, z. B. Anti-Drug-Antibodies (ADA) oder Antikörper gegen Programmed-Death-Rezeptor 1 (PD-1).
► Diese werden derzeit auf ihren Stellenwert in frühen Therapielinien untersucht.

Definition

► Maligne Erkrankung des lymphatischen Systems,
► in den meisten Fällen von B-Lymphozyten abzuleiten,
► charakteristisch sind Hodgkin-Reed-Sternbergzellen (HRS-Zellen).

Epidemiologie

Häufigkeit

► Seltene Erkrankung mit 2–3 Neuerkrankungen pro 100 000 Einwohner und Jahr,
► ca. 15 % aller Lymphome sind Hodgkin-Lymphome,

Altersgipfel

► Erkrankungsgipfel im 3. Lebensjahrzehnt

Geschlechtsverteilung

► m:w 3:2

Prädisponierende Faktoren

► Familiäre Häufung:
  • In manchen Familien treten Hodgkin-Lymphome überproportional häufig auf, allerdings sind entsprechende genetische Veränderungen bisher nicht beschrieben worden.Ob hierfür genetische Ursachen oder auch Lebensumstände mit verantwortlich sind, ist derzeit nicht bekannt.

Ätiologie und Pathogenese

▶ Faktoren, die die Entstehung eines Hodgkin-Lymphoms begünstigen, sind:
  • Virale Erkrankungen (z. B. Epstein-Barr-Virus),
  • HIV-positive Patienten.

Merke

Auch ohne Vorliegen dieser Risikofaktoren treten Hodgkin-Lymphome auf.

Klassifikation und Risikostratifizierung

▶ Histologische Einteilung in
  • klassisches Hodgkin-Lymphom und
  • Noduläres Lymphozytenprädominantes Hodgkin-Lymphom (NLPHL).
▶ 4 histologische Subtypen des klassischen Hodgkin-Lymphoms, die aktuell keine therapeutischen Konsequenzen haben.
▶ Klinische Einteilung in frühe, intermediäre und fortgeschrittene Stadien (Tab. 5.55).
▶ Kombination aus Stadium nach Ann Arbor und Risikofaktoren.
▶ GHSG-Risikofaktoren:
  • ≥ 3 Lymphknotenareale befallen,
  • hohe BSG,
  • großer Mediastinaltumor,
  • E-Befall.

Tab. 5.55 • Stadieneinteilung des Hodgkin-Lymphoms: Zuordnung je nach Risikofaktoren.

		Ann Arbor Stadium IA, IB, IIA, IIB	Ann Arbor Stadium IIIA, IIIB, IVA, IVB
Risikofaktoren	Kein Risikofaktor	Frühes Stadium	Fortgeschrittenes Stadium
	≥ 3 Lymphknotenareale	Intermediäres Stadium	
	Hohe BSG (> 30 mm/h bei B-Symptomen; > 50 mm/h ohne B-Symptome)		
	Großer Mediastinaltumor (ca. ein Drittel des Thoraxquerdurchmessers)	Fortgeschrittenes Stadium	
	E-Befall		

BSG: Blutsenkungsgeschwindigkeit; E-Befall: extranodaler Befall

Symptomatik

▶ Schmerzlose Lymphknotenschwellung bei ca. 70 % der Patienten,
▶ B-Symptome (Fieber, Nachtschweiß, Gewichtsverlust) bei ca. 40 % der Patienten.
▶ Unspezifische Allgemeinsymptome wie Leistungsminderung oder Puritus treten häufig auf.
▶ Weitere Symptome können je nach Lage der Lymphome oder bei Organbefall hinzukommen (z. B. Reizhusten, obere Einflussstauung, Druckschmerz).

Diagnostik

Diagnostisches Vorgehen

► Die Diagnose erfolgt immer histopathologisch mit dem Nachweis von Hodgkin-Reed-Sternberg-Zellen.
► Nach der Diagnose ist eine präzise Festlegung des Stadiums erforderlich, um die Therapie auszuwählen, da diese streng stadienabhängig erfolgt.

Anamnese

► Gezielte Anamnese:
  • B-Symptome,
  • unspezifische Allgemeinsymptome, Leistungsminderung,
  • Alkoholschmerz in Lymphknoten,
  • Juckreiz,
  • Beschwerden durch vergrößerte Lymphknoten, Husten, Luftnot.

Körperliche Untersuchung

► Untersuchung aller tastbaren Lymphknotenstationen,
► Milz- und Lebergröße.

Labor

► Blutbild und Differenzialblutbild, BSG, LDH, GOT, GPT, AP, gamma-GT, Harnsäure, Kreatinin.

Bildgebende Diagnostik

Sonografie
► Nur bei besonderen Fragestellungen, z. B. unklaren Milzherden.

Echokardiografie
► Zur Bestimmung der Chemotherapiefähigkeit des Patienten obligat.

Röntgen
► Röntgenaufnahme des Thorax bei Mediastinalbefall zur Bestimmung des Risikofaktors großer Mediastinaltumor.

CT
► CT von Hals, Thorax, Abdomen mit Kontrastmittel obligat

MRT
► Nur bei besonderen Fragestellungen oder Kontrastmittelallergie.

PET/PET-CT
► PET-CT zum Staging
► bei negativer PET kann auf eine Knochenmarkpunktion verzichtet werden
► PET-positive Herde sollten ggf. biopsiert werden.

Instrumentelle Diagnostik

EKG
► Vor Therapiebeginn wegen potenzieller Kardiotoxizität der Chemotherapeutika (Basisuntersuchung).

Spirometrie
► Vor Therapiebeginn als Toxizitätsuntersuchung wegen potenzieller Kardiotoxizität der Chemotherapeutika (Basisuntersuchung).

Histologie, Zytologie und klinische Pathologie

Knochenmarkdiagnostik
► Zytologie und Histologie obligat.
► Bei Durchführung der PET-CT zum Staging kann auf eine Knochenmarkpunktion verzichtet werden (hoher negativ prädiktiver Wert).
► PET-positive Befunde sollten ggf. biopsiert werden.

Lymphknotendiagnostik

▶ Feinnadelpunktion nicht ausreichend, stattdessen Entnahme eines Lymphknotens bzw. große Biopsie.

> **! Merke**
> Entnahme eines ganzen Lymphknotens wann immer möglich, ggf. große Biopsie.

Differenzialdiagnosen

▶ Entzündlich bedingte Lymphknotenvergrößerungen,
▶ andere maligne Lymphome,
▶ Lymphknotenmetastasen solider Tumoren,
▶ Sarkoidose.

Therapie

Therapeutisches Vorgehen

▶ Therapiealgorithmus ist dargestellt in Abb. 5.83.
▶ Haupttherapieziel (Erstlinientherapie): Heilung.

Pharmakotherapie

Chemotherapie

▶ Die Therapie des Hodgkin-Lymphoms besteht in der Regel aus einer Polychemotherapie ggf. gefolgt von einer Strahlentherapie.
▶ **Erstlinientherapie:**
  • Die hier eingesetzten Regime sind ABVD, BEACOPP eskaliert und BrECADD (Abb. 5.83).
  • Je nach Stadium und Alter erhalten die Patienten 2, 4 oder 6 Zyklen ABVD bzw. 2 Zyklen BEACOPP eskaliert plus 2 Zyklen ABVD oder 4–6 Zyklen BrECADD.

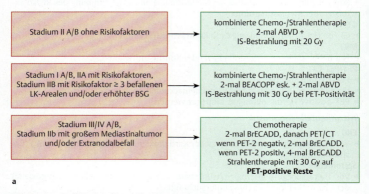

Abb. 5.83 • Hodgkin-Lymphom. Therapeutisches Vorgehen.
a Stadienadaptierte Erstlinientherapie für Patienten im Alter von 18–60 Jahren (IF-Bestrahlung, IS-RT: Involved-site-Radiotherapie; ABVD: Adriamycin, Bleomycin, Vinblastin, Dacarbazin; BEACOPP esk.: Cyclophosphamid, Etoposid, Adriamycin, Procarbazin, Vincristin, Bleomycin, Prednisolon; BrECADD: Brentuximab Vedotin, Etoposid, Cyclophosphamid, Adriamcin, Dacarbazin, Dexamethason).

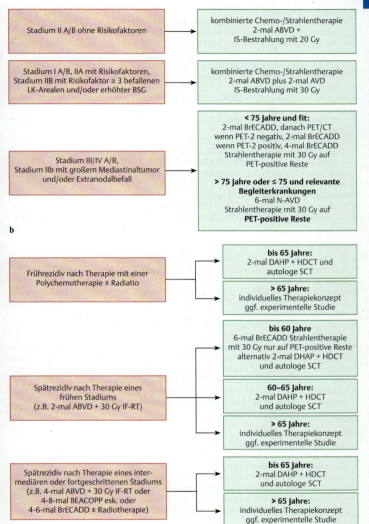

b

c

Abb. 5.83 • Hodgkin-Lymphom. Fortsetzung.
b Stadienadaptierte Erstlinientherapie für Patienten im Alter von > 60 Jahren (N-AVD: Nivolumab, Adriamycin, Vinblastin, Dacarbazin).
c Therapie im ersten Rezidiv.

▶ **Erstes Rezidiv/Zweitlinientherapie**:
- Im ersten Rezidiv stellt für geeignete Patienten eine Salvage-Therapie gefolgt von einer autologen Stammzelltransplantation die Therapie der Wahl dar.
- Als Salvage-Regime kommt häufig DHAP (Dexamethason, Ara-C, Cisplatin) zum Einsatz; andere Regime wie ICE (Ifosfamid, Carboplatin, Etoposid), ESHAP (Etoposid, Methylprednisolon, Ara-C, Cisplatin) oder IGEV (Ifosfamid, Gemcitabin, Vinorelbin, Prednisolon) können auch eingesetzt werden, allerdings ist hier die Datenbasis schlechter.

▶ Rezidiv nach autologer Stammzelltransplantation (oder zweites Rezidiv ohne Stammzelltransplantation):
- Brentuximab Vedotin – ein Antikörper-Drug-Konjugat, der gegen CD30 gerichtet ist.
- Brentuximab Vedotin ist ebenfalls als Erhaltungstherapie für 1 Jahr bei Patienten mit erhöhtem Rezidivrisiko nach autologer Stammzelltransplantation zugelassen.
- Antikörper gegen Programmed-Death-Rezeptor 1 (PD-1).

▶ In späteren Therapielinien kommen v. a. Monotherapien (z. B. Gemcitabin) zum Einsatz.

Pharmakologische Supportivtherapie

▶ Antiemetische Therapie bei allen Polychemotherapie-Regimen,

▶ G-CSF bei BEACOPP eskaliert obligat, bei ABVD nur bei ausgeprägter Knochenmarktoxizität.

Strahlentherapie

▶ Die Strahlentherapie ist essenzieller Bestandteil der initialen Therapie in frühen Stadien, sowie der initialen Therapie bei intermediären Stadien, wenn 4 × ABVD verabreicht wurde.

▶ In intermediären Stadien werden nach einer Therapie mit 2 × BEACOPPeskaliert und 2 × ABVD nur Patienten mit PET-positiven Resten (Deauville Score 4) betrahlt (involved-site Radiotherapie)

▶ In fortgeschrittnen Stadien werden nur Patienten mit PET-positiven Resten bestrahlt (Bestrahlung der Reste)

▶ Die früheren sehr großen Strahlenfelder (extended field) wurden verlassen und deutlich verkleinert (involved field). Heutzutage kommen meist noch kleinere Strahlenfelder (involved site oder involved node) zum Einsatz, bei denen der befallene Lymphknoten zuzüglich eines Sicherheitssaums bestrahlt wird.

▶ Ob dieses Vorgehen auch zu einer Reduktion der Spätkomplikationen (Sekundärneoplasien) führt, ist derzeit noch nicht klar und wird untersucht.

Zellbasierte Verfahren

Stammzelltransplantation

▶ Autologe Stammzelltransplantation:
- Therapie der Wahl bei geeigneten Patienten im ersten Rezidiv.

▶ Allogene Stammzelltransplantation:
- Kein Routineverfahren beim Hodgkin-Lymphom, kann aber bei geeigneten Patienten im Rezidiv nach autologer Stammzelltransplantation eingesetzt werden.
- Voraussetzung ist ein Ansprechen auf die erneute Salvage-Therapie.
- Die therapieassoziierte Mortalität ist vergleichsweise hoch, ebenso die Rezidivrate.

Nachsorge

▶ Die Nachsorge verfolgt sowohl das Ziel, Rezidive frühzeitig zu entdecken als auch Sekundärmalignome und Spättoxizitäten festzustellen.

▶ Im ersten Jahr sollte die Nachsorge alle 3 Monate, bis zum 4. Jahr alle 6 Monate und später jährlich erfolgen.

▶ Patienten sollten an den angebotenen Krebsfrüherkennungsprogrammen teilnehmen.

▶ Der routinemäßige Einsatz der PET-CT in der Nachsorge wird nicht empfohlen.

Verlauf und Prognose

▶ Das Hodgkin-Lymphom ist eine der am besten behandelbaren Krebserkrankungen im Erwachsenenalter.
▶ Mit der Erstlinientherapie werden > 80 % aller Patienten geheilt.
▶ Mit der autologen Stammzelltransplantation im ersten Rezidiv werden ca. 50–60 % aller Patienten geheilt.

6 *Onkologische Therapien*

6.1 *Zytostatische Therapie*
Martin J. Hug

Aktuelles
. . . .

▶ Durch die Einführung der Chimären-Antigenrezeptor exprimierenden T-Zell Therapie (CAR-T Zelltherapie) wurde ein neues Kapitel in der Behandlung von Patients mit hämato-onkologischen Erkrankungen aufgeschlagen.

▶ Für die Durchführung einer CAR-T-Zelltherapie ist in der Regel eine Lymphodepletion durch eine hochdosierte konventionelle Chemotherapie notwendig. Dabei kommen die Substanzen Bendamustin, Cyclophosphamid und Fludarabin zum Einsatz.

Definition
. . . .

▶ In der klinischen Praxis der Hämato-Onkologie wird zwischen folgenden Therapieformen unterschieden:
- Adjuvante Therapie:
  - Ergänzende Maßnahme, die den Verlauf der Behandlung positiv beeinflusst, aber nicht allein zur Heilung ausreichend ist.
- Induktionstherapie:
  - In der Regel hochdosierte Chemotherapie mit dem Ziel einer vollständigen Beseitigung der Tumorzellen und damit einer Heilung der Erkrankung.
  - Einen Sonderfall der Induktionstherapie stellt die Konditionierung vor Stammzelltransplantationen dar: Hierbei wird durch den Einsatz von hochdosierten Chemotherapeutika das gesamte Knochenmark des Patienten zerstört.
- Konsolidierungs- bzw. Erhaltungstherapie:
  - Oft im Anschluss an die Induktionstherapie, um eine vollständige und dauerhafte Remission zu gewährleisten.
  - In diesem Fall kommen in der Regel niedrigere Dosierungen an Zytostatika zum Einsatz.
- Kombinationstherapie:
  - In vielen Fällen reicht es nicht aus, einen einzigen Wirkstoff zu verabreichen, daher werden verschiedene Zytostatika kombiniert.

▶ Die Verabreichung von Zytostatika erfolgt vorwiegend parenteral:
- intravenös,
- intraarteriell,
- intrathekal,
- intraläsional,
- intramuskulär,
- intraperitoneal oder
- subkutan.
- Bei der Behandlung hämato-onkologischer Erkrankungen stehen die intravenösen und die subkutanen Verabreichungsformen im Vordergrund.

▶ Primärpackmittel und Applikation:
- Endbehältnisse für die Chemotherapeutika, z. B.
  - Spritzen zur Bolusgabe,
  - Perfusorspritzen,
  - Infusionsbeutel und
  - Elastomerpumpen.
- Zytostatika werden häufig peripher- und zentralvenös verabreicht.
- Bei längeren Behandlungszyklen und der Anwendung besonders toxischer Wirkstoffe ist die Anlage eines zentralvenösen Zugangs oder eines Portsystems sinnvoll.

Indikationen

▶ Im Gegensatz zu soliden Tumoren sind hämatologische Neoplasien chirurgisch nicht oder nur unzureichend behandelbar.

▶ Deshalb stellen die Durchführung einer Strahlentherapie und der Einsatz von systemisch wirksamen Zytostatika und Immuntherapeutika bei diesem Krankheitsbild die wesentlichen therapeutischen Optionen dar.

Aufklärung und spezielle Risiken

▶ Eine Behandlung mit Zytostatika kann neben der beabsichtigten Wirkung auch Nebenwirkungen haben, die in Abhängigkeit der eingesetzten Substanzen in unterschiedlicher Häufigkeit auftreten können. In jedem Fall werden aber Maßnahmen ergriffen, die diesen Nebenwirkungen entgegenwirken sollen. Insbesondere sind möglich a) akute, in der Regel vorübergehende Nebenwirkungen wie Erbrechen, Übelkeit, Diarrhoe sowie eine zeitweilige Verminderung der roten oder weißen Blutzellen bzw. der Blutplättchen. Desweiteren können auftreten b) dauerhafte bzw. länger anhaltende Nebenwirkungen wie Haarausfall, Veränderung des Nagelbetts bzw. der Nägel, lokale Hautreizungen bis hin zu Entzündungen der Haut und Schleimhäute, Ausbleiben der Regelblutung, allergische Reaktionen, neurologische Probleme wie Parästhesien und/oder neuropathische Schmerzen und die Entwicklung bzw. Beschleunigung weiterer maligner Erkrankungen.

▶ Der Patient sollte auf diese Risiken hingewiesen werden und nach einem Aufklärungsgespräch seine Einwilligung zur Durchführung der Chemotherapie schriftlich kund tun.

Material

▶ Vielfalt von unterschiedlich wirksamen synthetischen oder partialsynthetischen Wirkstoffen,

▶ häufig kombiniert mit monoklonalen Antikörpern (s. Kap. Antikörper in der Hämatologie (S. 709)).

▶ Die Entscheidung für einen bestimmten Wirkstoff und dessen Dosis orientiert sich an der jeweiligen Diagnose und bestehenden Komorbiditäten.

▶ Alle bei der Therapie von Krebserkrankungen eingesetzten Substanzen können eingeteilt werden, und zwar
  • entweder nach ihrem pharmakologischen Wirkmechanismus (z. B. Alkylanzien, Antimetabolite, Topoisomerasehemmer) oder
  • ihrer Herkunft (z. B. zytostatische Antibiotika, Vinca-Alkaloide).

▶ Auswahl solcher Wirkstoffe s. Tab. 6.1.

Tab. 6.1 • **Zytostatische Wirkstoffe zur Behandlung von hämato-onkologischen Neoplasien.**

Wirkstoffgruppe	Substanz(en)	Applikationsform(en)	Zellzyklusspezifisch
Alkylanzien	Bendamustin	Intravenös	Unspezifisch
	Busulfan	Oral, intravenös	Spezifisch
	Carmustin	Intravenös	Unspezifisch
	Chlorambucil	Oral	Unspezifisch
	Cyclophosphamid	Oral, intravenös	Spezifisch
	Dacarbacin	Intravenös	Unspezifisch
	Ifosfamid	Intravenös	Spezifisch
	Melphalan	Intravenös	Spezifisch

Tab. 6.1 • **Fortsetzung**

Wirkstoffgruppe	Substanz(en)	Applikationsform(en)	Zellzyklusspezifisch
	Procarbacin	Oral	Spezifisch
	Thiotepa	Intravenös	Spezifisch
	Treosulfan	Intravenös	Spezifisch
	Trofosfamid	Intravenös	Spezifisch
Zytostatisch wirksame Antibiotika	Bleomycin	Intravenös	Spezifisch
	Daunorubicin	Intravenös	Spezifisch
	Doxorubicin	Intravenös	Spezifisch
	Idarubicin	Oral, intravenös	Spezifisch
	Mitoxanthron	Intravenös	Unspezifisch
Antimetaboliten	Azazitidin	Subkutan	Unspezifisch
	Cladribin	Intravenös, subkutan	Unspezifisch
	Clofarabin	Intravenös	Unspezifisch
	Cytarabin	Intravenös, subkutan	Spezifisch
	Decitabin	Intravenös	Unspezifisch
	Fludarabin	Intravenös	Unspezifisch
	Gemcitabin	Intravenös, subkutan	Spezifisch
	Hydroxyharnstoff	Oral	Spezifisch
	Mercaptopurin	Oral	Unspezifisch
	Methotrexat	Oral, intravenös, subkutan	Spezifisch
	Nelarabin	Intravenös	Unspezifisch
Topoisomerasehemmstoffe	Amsacrin	Intravenös	Spezifisch
	Etoposid(-phosphat)	Intravenös	Spezifisch
Vinca-Alkaloide	Vinblastin	Intravenös	Spezifisch
	Vincristin	Intravenös	Spezifisch
	Vindesin	Intravenös	Spezifisch
Sonstige	Arsentrioxid	Intravenös	Unspezifisch
	Asparaginase	Intravenös	Spezifisch
	Bortezomib	Intravenös, subkutan	Unspezifisch
	Carfilzomib	Intravenös	Unspezifisch
	Pixanthron	Intravenös	Unspezifisch
Antikörper-Wirkstoff-Konjugate	Brentuximab vedotin	Intravenös	Spezifisch
	Gemtuzumab ozogamicin	Intravenös	Spezifisch
	Inotuzumab ozogamicin	Intravenös	Spezifisch
	Polatuzumab vedotin	Intravenös	Spezifisch

▶ Dosierung:
- Zytostatika werden im Gegensatz zu vielen Fertigarzneimitteln patientenindividuell dosiert und zubereitet.
- Meist wird als Dosierungsparameter die Körperoberfläche (KOF) herangezogen:
  - Ermittlung der KOF mithilfe von empirischen Berechnungsverfahren.
  - Am häufigsten kommt dabei die Formel nach DuBois zum Einsatz: KOF in $m^2 = 0{,}007\,184 \times$ Körpergröße [cm]$^{0{,}725} \times$ Gewicht [kg]$^{0{,}425}$.
  - Alternativ wird auc die Formel nach Mosteller angewendet: KOF in $m^2 =$ Körpergröße [cm] $\times$ Körpergewicht [kg]/3 600
- Die Antikörper-Wirkstoff-Konjugate werden in der Regel adaptiert an das Körpergewicht dosiert.
- Nieren- und Leberfunktion:
  - Im klinischen Alltag Berücksichtigung der aktuellen Nieren- und Leberfunktion des Patienten bei der zu verabreichenden Dosis an Zytostatikum.
  - Beide Organe sind für die Elimination der meisten Wirkstoffe und deren Abbauprodukte verantwortlich.
  - Ist die Nieren- oder Leberfunktion eingeschränkt, kann es zu Akkumulation und erhöhter Toxizität der Zytostatika kommen, weswegen eine Dosisanpassung bei vielen dieser Wirkstoffe zwingend erforderlich ist.

❗ *Merke*

Die patientenindividuelle, körperoberflächenadaptierte Dosierung von Zytostatika beruht nur auf einigen wenigen wissenschaftlichen Untersuchungen und steht in jüngster Zeit vermehrt in der Diskussion. Besonders in angelsächsischen Ländern wird bereits jetzt für einige Zytostatika ein sog. Dose Banding praktiziert. Bei dieser Vorgehensweise werden die ermittelten Dosen der zytostatischen Wirkstoffe durch Auf- oder Abrunden an vorher definierte Dosisbereiche (Dosisbänder) angepasst. Aufgrund der Einteilung in feste Dosisbereiche können parenterale Zytostatika bei hinreichender Stabilität im Kampagnenbetrieb zubereitet. Dabei werden in einem Arbeitsgang mehrere Chemotherapien mit gleicher Dosierung und Zusammensetzung weit im Voraus hergestellt und gelagert. Bei Bedarf können diese dann unmittelbar den Patienten verabreicht werden.

Durchführung

Verordnung und Anforderung von Zytostatika

▶ Zytostatika haben eine vergleichsweise geringe therapeutische Breite und ein hohes Gefährdungspotenzial; daher Anforderung prinzipiell schriftlich bzw. über validierte elektronische Verordnungssysteme.

▶ Speicherung der individuellen Verordnungsdaten über einen längeren Zeitraum sinnvoll, denn:
- die z. B. kontinuierliche Kontrolle der Gesamtbelastung eines Patienten mit zytostatischen Wirkstoffen führt zur Verbesserung der Arzneimitteltherapie,
- es lassen sich elektronisch standardisierte und validierte Behandlungsprotokolle hinterlegen, die dem Verordner die Planung der Therapie erleichtern.

▶ Idealerweise erfolgt die Verknüpfung der Verordnungssoftware über Schnittstellen mit dem Informationssystem der behandelnden Einrichtung sowie mit dem Produktionssystem der zubereitenden Apotheke, denn dadurch
- lassen sich Fehl- und Doppelverordnungen vermeiden,
- können potenzielle Wechselwirkungen mit anderen Medikamenten schneller identifiziert werden.

> ✓ **Praxistipp**
> Moderne Softwareprodukte, z. B. Cato (Becton Dickinson Austria GmbH), Chemo-care (CIS healthcare Deutschland GmbH), Chemocompile (MPS, Medizinische Planungssysteme GmbH), Cypro (Cypro Medical GmbH), Meona Chemotherapie (Meona GmbH), Steribase (WAE-Pharma GmbH) und Zenzy 2 (Dr. Heni Software GmbH & Co KG) erfüllen einen Teil, aber bei Weitem nicht alle dieser Anforderungen. In der Regel ist eine umfangreiche Anpassung an die bestehende IT-Infrastruktur notwendig, um die notwendige Datensynchronisation mit den externen Systemen zu gewährleisten.

▶ Therapieplan:
- Wird am Anfang der Therapie mit Zytostatika erstellt.
- Der Therapieplan beinhaltet:
  – Wirkstoffe, deren Dosierungen, das gewünschte Lösungsmittel und das zu verabreichende Volumen,
  – die Zeitintervalle zwischen den Behandlungszyklen und
  – ggf. auch Begleitmedikation wie Antiemetika, Elektrolyte und Volumenersatz.
▶ Übermittlung der Verordnung:
- Behandelnder Arzt unterschreibt die Verordnung von Hand oder mit einem elektronischen Passwort.
- Abhängig vom gewählten System werden alle Bestandteile der Verordnung oder nur für die Zytostatikatherapie relevanten Daten an die zubereitende Einrichtung übertragen.

Vorbereitung zur Anwendung

▶ Zytostatika gehören zur Gruppe der k(c)arzinogenen, mutagenen und reproduktionstoxischen (CMR) Substanzen.
▶ Deshalb Regulierung des Umgangs mit Zytostatika durch verschiedene Vorschriften, wie Gefahrstoffverordnung, Unfallverhütungsvorschriften, technische Regeln für Gefahrstoffe etc.

> ❗ **Merke**
> Besondere Risikogruppen wie Schwangere, Stillende und Jugendliche dürfen weder mit Zytostatika umgehen noch diese verabreichen oder entsorgen. Frauen im gebärfähigen Alter müssen jährlich auf die Gefahren im Umgang mit Gefahrstoffen, im Besonderen auf die möglichen Schädigungen werdenden Lebens hingewiesen werden.

▶ Parenteral zu verabreichende Zytostatika haben ein substanzspezifisches Risikopotenzial und sollten generell zentral nur durch qualifiziertes Personal entsprechend der Zytostatika-Richtlinie der Länder zubereitet werden.
▶ Diese Vorgehensweise gewährleistet nicht nur maximale Sicherheit, sondern erlaubt durch optimale Ausnutzung von angebrochenen Arzneimittelflaschen ökonomische Vorteile für alle am Behandlungsprozess Beteiligten.
▶ Zytostatika-Richtlinie:
- Herstellung der Zytostatika muss in geeigneten Sicherheitswerkbänken der Klasse 2 oder Isolatoren erfolgen, die den aktuellen Prüfgrundsätzen (nach DIN 12 980 oder gleichwertig) entsprechen.
- Seit einigen Jahren werden auch teil(t)- oder voll(v)automatisierte Systeme für die Zubereitung von Zytostatika (Zytostatikaroboter) eingesetzt. Exemplarisch können genannt werden: Apotheca Chemo (v, Loccioni Deutschland GmbH), KIRO Oncology Robotic Compounding System (v, B. Braun Melsungen AG und Grifols Deutschland GmbH), PharmaHelp Zytostatika Compounding Maschine (t, Frese-

nius Kabi Deutschland). Durch die maschinelle Unterstützung kann der Zeitbedarf für die einzelne Zubereitung deutlich verringert werden. Gleichzeitig werden die Exposition der Mitarbeitern gegenüber CMR-Substanzen und körperliche Verschleißerscheinungen minimiert. Aufgrund des hohen Anschaffungspreises, der Notwendigkeit zur Bereitstellung einer räumlichen und technischen Infrastruktur sowie des Fehlens universeller Schnittstellen zu der Standardproduktionssoftware ist der Verbreitungsgrad von Zytostatikarobotern derzeit noch gering.

- Räumlichkeiten, in denen Zytostatika zubereitet werden, müssen durch geeignete Maßnahmen qualifiziert werden, um mindestens die Reinraumklasse C der EU-GMP-Richtlinie zu erfüllen.
- Schutzausrüstung.
  - Personen, die unmittelbar an der Zytostatikazubereitung beteiligt sind, sollten durch eine Schutzausrüstung vor unbeabsichtigtem Haut- bzw. Schleimhautkontakt mit den Wirkstoffen geschützt sein.
  - Dies kann durch wasserabweisende Berufskleidung, Kopf- und Mundschutz sowie Tragen geeigneter Handschuhe mit einer Mindestdicke von 0,2 mm gewährleistet werden.
- Schulung:
  - Regelmäßige Schulung (mindestens einmal jährlich) des Personals, das mit Zytostatika umgeht, im Rahmen von Sicherheitsbelehrungen.
  - Durch Standardarbeitsanweisungen (SOPs) sollten die verwendeten Materialien, Geräte und einzelnen Arbeitsschritte reproduzierbar erläutert werden.
  - Eine regelmäßige Aktualisierung der SOPs ist ebenso wie eine kontinuierliche Validierung von technischen Geräten und dem Personal zwingend erforderlich.
  - Ähnlich wie bei der Verordnung der Chemotherapie kann der Einsatz einer geeigneten Software zur Organisation der Produktionsabläufe empfohlen werden. Beispielhaft genannt sind Cato (Becton Dickinson Austria GmbH), Cypro (CIS healthcare Deutschland GmbH), Steribase (WAE-Pharma GmbH), Zenzy 2 (Dr. Heni Software GmbH & Co KG).

▶ **Übermittlung der Verordnung und Herstellung der Wirkstoffe:**
- Übertragung der ärztlichen Verordnung in der Regel entweder über eine elektronische Schnittstelle oder manuell von einem Ausdruck in das Produktionssystem.
- Anschließend wird die Verordnung auf Plausibilität geprüft, damit Herstellungspläne und Etiketten erzeugt werden können.
- Auf Basis der für den jeweiligen Arzneistoff zuvor ermittelten physikalisch-chemischen Stabilitätsdaten werden die Zytostatika rekonstituiert oder verdünnt und in das in der Verordnung angegebene Endvolumen überführt.
- Um einen maximalen Personenschutz zu gewährleisten, kann in der aseptischen Umgebung der Sicherheitswerkbank bereits das Infusionssystem konnektiert werden.
- Nach Etikettierung wird die komplette Zubereitung in eine flüssigkeitsdichte Umverpackung überführt und der Anforderungsstelle zugestellt.

Verabreichung von Zytostatikazubereitungen an den Patienten

▶ Vergleich der Angaben auf dem Etikett der Zytostatikazubereitung mit dem Original der ärztlichen Verordnung vor der eigentlichen Verabreichung:
- Prüfung von:
  - Identität des Patienten,
  - Wirkstoff,
  - Menge des Wirkstoffs,
  - Endvolumen des Wirkstoffs,
  - Dichtigkeit des Endbehältnisses,
  - Verbindung zum Infusionssystem.
▶ Nach erfolgter Verabreichung Vermerk in der Patientenakte.

▶ Nicht oder nicht vollständig entleerte Zytostatikazubereitungen können an die Apotheke zur Entsorgung oder ggf. zur Weiterverwendung retourniert werden.

Mögliche Komplikationen

Komplikationen bei der Zytostatikazubereitung

▶ Bereits während der Vorbereitung einer Zytostatikaherstellung kann es zur Exposition mit CMR-Substanzen kommen.

▶ Selbst an den Umverpackungen der Fertigarzneimittel können signifikante Wirkstoffmengen nachgewiesen werden.

▶ Stäube und Aerosole sind beim Umgang mit Zytostatika unvermeidbar und können ohne geeignete Vorsichtsmaßnahmen systemisch aufgenommen und bei Personal, das regelmäßig mit diesen Substanzen umgeht, über Jahre akkumulieren.

▶ Vorgehen bei Kontamination:
- Besonders hoch kann die Kontamination bei Bruch von Arzneimittelflaschen, dem versehentlichen Verschütten von Zytostatikalösungen und Undichtigkeiten im Endbehältnis sein.
- In solchen Fällen gilt es zunächst Ruhe zu bewahren und dann nach zuvor einstudierten Notfallplänen vorzugehen.
- Kontaminierte Oberflächen sollten unter Zuhilfenahme von geeignetem Material („Spill-Kit") gründlich gereinigt werden.
- Eine schriftliche Dokumentation (Unfallbuch der Einrichtung) ist aus versicherungsrechtlichen Gründen zwingend notwendig.
- Eine ähnliche Vorgehensweise kann auch bei Unfällen auf Station oder in der Praxis empfohlen werden.

Komplikationen bei der Verabreichung von Zytostatika

▶ Paravasation:
- Besonders gefürchtete Komplikation bei der parenteralen Anwendung von Zytostatika.
- Hierbei tritt die Arzneistofflösung in das Gewebe, welches das Gefäßbett umgibt.
- Besonders häufig entsteht eine Paravasation bei periphervenöser Gabe.
- Aufgrund der hohen Toxizität der Zytostatika kann es in dem betroffenen Areal zu Nekrosen mit Narbenbildung und dauerhaftem Gewebsverlust kommen.

▶ Strategien zur Vorbeugung einer Paravasation im Vorfeld jeder Zytostatikaapplikation:
- Zytostatika sollten in der Regel nur in bereits gut laufende Infusionen eines Standardlösungsmittels (isotone Kochsalz- oder Glukoselösung) appliziert werden.
- Hat der Patient bereits zu einem früheren Zeitpunkt über einen peripheren Zugang eine Infusion erhalten, sollte die zweite Punktionsstelle proximal der ersten platziert werden.
- Bei Patientinnen nach erfolgter Ablatio mammae ist der Arm der Gegenseite zu benutzen.
- Die Verabreichung stark toxischer Zytostatika sollte bevorzugt zentral erfolgen.

▶ Trotz dieser Vorsichtsmaßnahmen kann es in 5–10 % aller Verabreichungen zur Ausbildung eines Paravasats kommen.

▶ Hinweise auf Paravasation:
- Infusionsgeschwindigkeit nimmt deutlich ab,
- Infusionspumpe zeigt einen erhöhten Gegendruck an,
- Schwellung im Bereich des Venenverweilkatheters sichtbar.

▶ Vorgehen bei Paravasation:
- Applikation unverzüglich stoppen, Zugang belassen.
- Im Anschluss kann versucht werden, möglichst quantitativ die ausgetretene Lösung zu aspirieren.
- Für einige Zytostatika existieren substanzspezifische Empfehlungen, durch größere Studien sind diese aber bisher nicht validiert worden (Tab. 6.2).

Tab. 6.2 • Substanzspezifische Empfehlungen zum Umgang mit Paravasat.

Wirkstoff	Maßnahme
Anthrazykline	Betroffenes Areal kühlen Dexrazoxan 1000 mg/m² KOF an den ersten beiden Tagen nach dem Vorfall, am dritten Tag 500 mg/m² KOF i. v. verabreichen (nicht bei liposomalen Formulierungen von Anthrazyklinen)
Paclitaxel	Subkutane Applikation von 100–1500 Einheiten Hyaluronidase
Vinca-Alkaloide	Trockene Wärme Dimethylsulfoxid (DMSO) mehrmals täglich großflächig topisch auftragen Subkutane Applikation von 150–1500 Einheiten Hyaluronidase

▶ Genaue Dokumentation der:
- Ursachen, die zur Ausbildung des Paravasats führten,
- betroffenen Areale,
- eingeleiteten Maßnahmen.

▶ Regelmäßige Inspektion bis zu 6 Monate nach dem Ereignis empfohlen, da Gewebeschädigungen manchmal sehr spät nach der Paravasation auftreten können.

Besonderheiten bei Schwangeren

▶ Das Auftreten einer Krebserkrankung während der Schwangerschaft stellt ein Risiko für die werdende Mutter und das ungeborene Kind dar.

▶ Aus Sorge vor fetalen Missbildungen und Fehlgeburten wird die potentiell kurative Chemotherapie oft verzögert oder gar nicht angewandt. Allerdings existieren für einige zytostatisch wirksame Substanzen Daten, die einen Einsatz zumindest nach dem ersten Trimester erlauben. Sowohl die Kombination aus Cyclophosphamid, Doxorubicin (Hydroxydaunomycin), Vincristin (Oncovin) und Prednisolon (CHOP) als auch die Kombination aus Doxorubicin (Adriamycin), Bleomycin, Vinblastin und Dacarbazine (ABVD) sind bei Schwangeren als medizinisch vertretbar zu betrachten.

6.2 Antikörper in der Hämatologie

Dominik Wolf, Annkristin Heine

Aktuelles

▶ Antikörperbasierte Therapiekonzepte spielen in der modernen Hämatologie eine zentrale Rolle.

▶ Die Erfolge der Antikörpertherapien dokumentieren in hervorragender Weise das Potenzial immunologischer Therapiekonzepte.

▶ Aber nicht jeder Patient profitiert von einer antikörperbasierten Immun(-Chemo) therapie. Gründe hierfür sind:
- Verschiedene Immune-Escape-Mechanismen, welche die antikörpervermittelten Wirkungen limitieren können.
- Diese Mechanismen müssen zukünftig genauer charakterisiert werden, um sie dann modulieren zu können.
- Dies soll letztlich die Wirksamkeit von Antikörpern weiter verbessern bzw. Patienten zu einem Ansprechen verhelfen, die bisher nicht von einer Antikörper-Therapie profitiert haben.

▶ Eine weitere Strategie der Antikörper-Optimierung ist das monoclonal antibody (mAb)-Modeling; dies hat zur Entwicklung von bi- aber auch trispezifischen Antikörpern geführt.
- Bispezifische Antikörper erkennen neben einem Zielantigen (z. B. CD19 auf Leukämie-oder Lymphomzellen) gleichzeitig auch z. B. CD3 auf T-Zellen. So können

beide Zellpopulationen in unmittelbare räumliche Nähe gebracht werden und die Eliminierung von Lymphom- oder Leukämiezellen verstärkt werden.
- Die Zulassung von Blinatumomab zur Behandlung der Akuten Lymphatischen Leukämie (ALL) verdeutlicht das Potenzial dieser Substanzgruppe.

Definition

Grundprinzipien und Historie

▶ Physiologischerweise werden Antikörper durch differenzierte B-Zellen (sog. Plasmazellen) produziert.

▶ Antikörper erkennen hochspezifisch Zielantigene.

▶ „cluster of differentiation" (CD) werden die von Antikörpern erkannten Zielstrukturen genannt; Beispiele hierfür sind z. B. CD19 oder CD20 auf der Oberfläche von B-Lymphozyten oder CD3 auf T-Lymphozyten.

▶ das Grundprinzip der rekombinanten Herstellung monoklonaler Antikörper (mAk, englisch mAB) wurde 1975 von César Milstein, Georges Köhler und Niels Jerne publiziert (1984 Nobelpreis für Medizin). Dadurch wurde die diagnostische Nutzung und die Herstellung von Antikörpern für die Therapie erst möglich.

▶ Die zugrunde liegende Technik der mAk-Herstellung beruht auf der Verschmelzung antikörperproduzierender B-Zellen mit Myelom-Zelllinien, wodurch hybride Zellen entstehen, welche unbegrenzt Antikörper einer definierten Spezifität produzieren (sog. Hybridom-Technik).

▶ Der erste zugelassene Antikörper für die Behandlung von Krebserkrankungen war 1997 Rituximab, der CD20 auf Lymphom- und Leukämiezellen erkennt.

▶ Die Immuntherapie mit monoklonalen Antikörpern kann über zwei verschiedene Wege wirken:
- Krebszellen sichtbar machen durch **Antikörper-Antigen-Bindung**:
  - Durch Bindung eines spezifischen Antikörpers an ein Zielantigen auf der Tumorzelle kommt es zur Markierung (Opsonisierung), wodurch das Immunsystem die Zielzellen erkennen kann.
  - Hierbei kann der konstante Teil des Antikörpers (Fc-Teil), der antennenartig auf der Zielzelloberfläche nach außen ragt, von Fc-Rezeptor tragenden Zellen (z. B. Monozyten oder NK-Zellen) erkannt werden oder lokal Komplement aktivieren.
  - Dies führt zur antikörperabhängigen zellulären und/oder komplementabhängigen Lyse der Tumorzellen (ADCC und CDC).
- **Blockade wichtiger Signalwege** durch klassische Antikörper: Darüber werden z. B. Tumorzellen empfindlicher gegenüber Chemotherapeutika gemacht.

Antikörpertypen

▶ Antikörper bestehen in der Regel aus zwei Fab und einem Fc Fragment. Das Fab Fragment besteht aus einer schweren und einer leichten Kette, die jeweils aus einer variablen und einer konstanten Antikörperdomäne bestehen.

▶ die variable Domäne des Fab Fragments enthält die Bindungsstelle für das Zielantigen.

▶ Um Unverträglichkeiten und auch eine mögliche Neutralisation von murinen Antikörpern zu verhindern, werden in der Therapie folgende Antikörper eingesetzt:
- chimäre Antikörper (Endung: -ximab):
  - der antigenbindende (Fab) Teil ist murinen Ursprungs
  - z. B. Rituximab gegen CD20 bei B-Non-Hodgkin Lymphomen
- humanisierte Antikörper (Endung: -zumab):
  - nur die hypervariable Region (die letztlich die Minimalsequenz der Antigenbindung darstellt) ist murinen Ursprungs
  - z. B. Obinutuzumab gegen CD20 bei B-Non-Hodgkin Lymphomen
- komplett humane Antikörper (Endung: -umab):

– Humane Antikörper werden zunehmend eingesetzt
– z. B. Daratumumab gegen CD38 beim Multiplen Myelom

▶ Je höher der humane Anteil ist, desto geringer sind die allergischen Unverträglichkeiten und desto geringer ist das Risiko der Bildung neutralisierender Antikörper.

Indikationen

Antikörpertargets und entsprechende Indikationen

▶ Optimale Zielstrukturen sind Eiweiße mit spezifischer Expression auf malignen Zielzellen:
  • Diese Voraussetzung ist aber in der Regel nicht erfüllt.
  • Ein Beispiel ist die Depletion von CD20-exprimierenden gesunden B-Zellen unter einer Rituximab-Therapie. Dies führt häufig zu einem sekundären Antikörpermangelsyndrom und damit verbundener Gefahr für Infekte.
▶ Zusätzlich können Zielstrukturen (Targets) des Tumorstromas durch Antikörper neutralisiert werden:
  • Ein Beispiel hierfür ist die antikörpervermittelte Blockade der programmed death (PD-1)/PD-L1-Interaktion.
  • Der PD1-Signalweg spielt eine wichtige Rolle in der Negativ-Regulation der T-Zell-Aktivierung und wird deswegen von vielen Tumoren als Immune-Escape-Mechanismus benutzt.
  • PD-1 ist ein inhibitorischer Rezeptor und Teil der CD28-Familie (wie auch CD28, CTLA-4, ICOS und BTLA).
  • PD-1 wird exprimiert von aktivierten T-Lymphozyten, B-Lymphozyten, Monozyten, dendritischen Zellen und regulatorischen T-Zellen (Treg).
  • PD-1 bindet PD-L1 und PD-L2:
    – PD-L1 und PD-L2 werden auf T-Zellen, APC sowie aberrant auf Tumorzellen exprimiert;
    – damit hemmen sie (im Tumor-Setting) die Effektorfunktionen tumorantigenspezifischer zytotoxischer T-Zellen.
  • Die Blockade des PD1-Signalwegs als immuntherapeutisches Mittel zur T-Zell-Aktivierung hat sich v. a. beim Hodgkin-Lymphom als sehr erfolgreich erwiesen, da sich Hodgkin-Zellen durch ein hohes Expressionsniveau von PD-L1 auszeichnen. Dies erklärt auch bei mehrfach und intensiv vorbehandelten Hodgkin-Lymphom-Patienten die sehr hohen Ansprechraten.
  • Dieses Prinzip der antikörpervermittelten Immunaktivierung ist neuartig und für die gesamte Krebsmedizin von höchster Bedeutung.
▶ NK-Zell-Aktivierung durch immunaktivierende Antikörper:
  • beispielsweise der beim Multiplen Myelom eingesetzte Antikörper Elotuzumab oder
  • der in der frühen klinischen Entwicklung befindliche anti-KIR Antikörper Lirilumab: Lirilumab blockiert hemmende Moleküle auf NK-Zellen, in der Folge wird die NK-Zell-vermittelte Tumorzell-Lyse aktiviert.
▶ Ergänzendes Therapieprinzip in der Hämatologie ist die Nutzung neutralisierender Antikörper bei Erkrankungen des Komplementsystems (z. B. paroxysmale nächtliche Hämoglobinurie, Hämolytisch Urämisches Syndrom):
  • Hier wird durch Eculizumab die Komplementaktivierung durch Bindung und Neutralisierung des Komplementfaktors C5 verhindert.
  • Dadurch wird die Hämolyse bzw. Gefäßpathogenese mit daraus resultierender Endorganschädigung unterbrochen.
▶ Ein weiteres neues Therapieprinzip stellen Makrophagen Immune Checkpoint Inhibitoren dar.
  • Der monoklonale anti-CD47-Antikörper Magrolimab wird derzeit für verschiedene Tumorerkrankungen geprüft, u. a. für die Therapie des Myelodysplastischen Syndroms.

- Normalerweise eliminieren Makrophagen Tumorzellen nach Erkennung sog. "eat me" Signale auf der Oberfläche von Tumorzellen.
- CD47 hingegen ist ein sog. "don´t eat me" ("Friss mich nicht") Signal.
- Nach Bindung von CD47 auf Tumorzellen an den Makrophagen-Rezeptor SIRPα (Signal Regulatory Protein Alpha), wird die Phagozytosefähigkeit von Makrophagen reduziert.
- Folglich werden CD47-exprimierende Tumorzellen von Makrophagen nicht angegriffen.

Optimierungsstrategien durch Antikörpermodifikation

▶ Neben der Optimierung pharmakodynamischer Eigenschaften (v. a. durch Strukturänderungen und damit verbundener höheraffiner Bindung an Zielantigene), haben sich drei wichtige Optimierungsstrategien als erfolgreich erwiesen:

- Antikörper können Radionuklide lokal an die Tumorzellen bringen und damit eine lokale Strahlentherapie ermöglichen:
  - Ein Beispiel hierfür ist der Yttrium (90Y)-gekoppelte Antikörper Zevalin, der auf Basis des murinen CD20-bindenden Antikörpers Ibritumomab entwickelt wurde.
  - Vorteil der Technik ist die lokale Amplifikation der Anti-Tumorwirksamkeit durch die Kreuzstrahlung auf Target-negative Tumorzellen in der Mikroumgebung.
- Kopplung von Chemotherapeutika an mAk:
  - Bindung des mAK an Tumorzellen,
  - dadurch Internalisierung der zytotoxischen Substanz.
  - Beispiel ist die Kopplung von Calichimeacin an einen CD33-erkennenden Antikörper, durch das ein drug targeting der Substanz in AML-Zellen ermöglicht wird.
- Durch bi- oder trispezifische Antikörper können neben der Target-Zell-Bindung (z. B. an CD19) in sehr enger räumlicher Nähe Immunzellen (z. B. CD3 auf T-Zellen) aktiviert werden:
  - Dies gelingt durch die Kopplung zweier Single-chain-Moleküle mit Target-bindender Eigenschaft über ein kleines Linkermolekül, was der Technologie den Namen bispezifische Antikörper oder BiTE gegeben hat.
  - Vorteil: Die lokale Aktivierung von Immunzellen kann zu einer Amplifikation der Immunantwort gegen den Tumor führen (wie auch die o. g. Radionuklidkopplung).
  - Beispiele für schon zugelassene bispezifische Antikörper sind Blinatumomab zur Behandlung der ALL oder Mosunetuzumab zur Behandlung des rezidivierten Follikulären Lymphoms.

! **Merke**

Auch die bi- oder trispezifischen Antikörper haben wie alle Antikörper Grenzen: Ihre Wirkung ist an das Vorhandensein des Zielmoleküls auf den malignen Zellen gekoppelt. Geht das Zielmolekül unter der Therapie verloren (Immune-Escape-Varianten der Neoplasie), verlieren alle Antikörperarten ihre Wirksamkeit.

Aufklärung und spezielle Risiken

▶ s. hierzu Abschnitt: Mögliche Komplikationen (S. 714)

Material

▶ Übersicht über wichtige therapeutische Antikörper in der Hämatologie s. Tab. 6.3.

Tab. 6.3 • **Wichtige therapeutische Antikörper in der Hämatologie (Auswahl).**

Name	Antikörper	Zielantigen	Wichtige Indikationen
Alemtuzumab	Humanisiert	CD52	CLL, Konditionierung Transplantation
Blinatumomab	Bispezifisch	CD19 und CD3	Akute lymphatische Leukämie
Brentuximab-Vedotin	Humanisiert (Monomethylauristatin E-gekoppelt)	CD30	Morbus Hodgkin, Non-Hodgkin-Lymphom
Daratumumab, Isatuximab	Human/Humanisiert	CD38	Multiples Myelom
Eculizumab	Humanisiert	C 5	PNH, HUS
Elotuzumab	Humanisiert	SLAMF7	Multiples Myelom
Gemtuzumab Ozogamicin	Humanisiert (Calicheamicin-gekoppelt)	CD33	AML
Nivolumab, Pembrolizumab	Humanisiert	PD-1	Morbus Hodgkin
Ibritumomab-Tiutexan	Murin (90Y-markiert)	CD20	Non-Hodgkin-Lymphom
Obinutuzumab	Humanisiert	CD20	Non-Hodgkin-Lymphom
Tafasitamab	Humanisiert	CD19	Non-Hodgkin-Lymphom
Mosunetuzumab, Glofitamab, Epcoritamab	bispezifische Antikörper	CD3 x CD20	Non-Hodgkin-Lymphom
Polatuzumab Vedotin	Antikörper-Wirkstoff Konjugat (gegen CD79b gerichteter mAK, kovalent an Monomethyl-Auristatin-E gebunden)	CD79b	Non-Hodgkin-Lymphom
Belanatamab Mafodotin	Antikörper-Wirkstoff Konjugat (gegen BCMA gerichteter mAK Antikörper + Monomethyl-Auristatin)	BCMA	Multiples Myelom
Inotuzumab Ozogamicin	Antikörper-Wirkstoff-Konjugat (humanisiert, gegen CD22 gerichteter mAK, kovalent an N-Acetyl-Gamma-Calicheamicin-Dimethylhydrazid gebunden)	CD22	ALL
Gemutzumab Ozogamicin	Antikörper-Wirkstoff-Konjugat (humanisiert, gegen CD33 gerichteter mAK kovalent an N-Acetyl-Gamma-Calicheamicin-Dimethylhydrazid gebunden)	CD33	AML

Tab. 6.3 • Fortsetzung

Name	Antikörper	Zielantigen	Wichtige Indikationen
Magrolimab	Makrophagen Checkpoint Inhibitor	CD47	z. B. MDS

ALL: akute lymphatische Leukämie, AML: akute myeloische Leukämie, MDS: Myelodysplastisches Syndrom, CLL: chronische lymphatische Leukämie; PNH: Paroxysmale nächtliche Hämglobinurie; HUS: Hämolytisch urämisches Syndrom; ITP: Immunthrombozytopenie

Durchführung

▶ Antikörper werden in der Regel nach anti-allergischer Prämedikation intravenös oder subkutan verabreicht.

▶ Die entsprechenden Vorgaben sind in der Fachinformation des jeweiligen Präparats vorgegeben und sollten beachtet werden.

Mögliche Komplikationen

▶ Nebenwirkungen von antikörperbasierten Therapien können in verschiedene Gruppen eingeteilt werden:

  • Allergische Reaktionen können mehr oder weniger stark ausgebildet sein.

  • Nebenwirkungen, die durch den On-target-Effekt des Antikörpers ausgelöst werden:

    – z. B. Depletion gesunder CD20-exprimierender B-Zellen unter Rituximab; diese geht mit einer erhöhten Infektionsrate einher (z. B. sehr selten Progressive Multifokale Leukenzephalopathie/PML durch JC-Virus).

  • Immunaktivierende (Checkpoint)-Antikörper können präformierte autoreaktive T-Zellen aktivieren und dadurch Autoimmunität verursachen:

    – z. B. Kolitis, Pneumonitits, Hepatitis, Hypophysitis und Thyreoiditis.

  • Bispezifische Antikörper (z. B. Blinatumomab) können durch die Aktivierung von T-Zellen u. a. Nebenwirkungen wie Fieber und neurologische Symptome (Tremor, Verwirrtheit, Enzephalopathie, Ataxie u. a.) auslösen. Die neurologischen Nebenwirkungen sind nach Pausieren der Medikation innerhalb von 72 h meist komplett reversibel.

6.3 Zielgerichtete Therapien

Ralph Wäsch

Definition

▶ Tumortherapie durch selektive Hemmung molekularer Zielstrukturen der Krebszelle.

Indikationen

▶ Zielstrukturen und geeignete Wirkstoffe sind in Tab. 6.4 genannt.

Tab. 6.4 • Zielgerichtete Therapie: Zielstrukturen bei Tumorerkrankungen und entsprechende Substanzen.

Zielstruktur	Tumorerkrankungen	Substanz
ALK	ALK-positives NSCLC	Alectinib, Brigantinib, Cerintinib, Crizotinib, Lorlatinib
BCL 2	CLL mit p53-Mutation/Deletion	Venetoclax
BCR-ABL	CML, Ph$^+$ ALL, GIST, HES, aggressive Mastozytose, MDS/MPN	Asciminib, Avapritinib, Bosutinib, Dasatinib, Imatinib, Nilotinib, Ponatinib
BRAF	Malignes Melanom, kolorektales Karzinom	Dabrafenib, Encorafenib, Vemurafenib
BTK	CLL, Mantelzell-Lymphom, Morbus Waldenström	Acalabrutinib, Ibrutinib, Zanubrutinib
CDK4/6	HR$^+$ HER2$^-$ Mammakarzinom	Abemaciclib, Palbociclib, Ribociclib
EGFR	NSCLC, Pankreaskarzinom	Afatinib, Dacomitinib, Erlotinib, Gefitinib, Osimertinib
FLT-3	AML	Midostaurin, Gilteritinib
HDAC	Multiples Myelom, kutane T-NHL	Panobinostat, Vorinostat
HER2	Mammakarzinom	Lapatinib, Neratinib
JAK-1,-2	Myelofibrose	Fedratinib, Ruxolitinib
KRAS	NSCLC	Sotorasib
MEK	Malignes Melanom	Binimetinib, Cobimetinib, Trametinib
MET	NSCLC	Tepotinib
mTOR	Mammakarzinom, NET, Nierenzellkarzinom, Mantelzell-Lymphom	Everolimus, Temsirolimus
Multikinase-Inhibitoren	NSCLC, Nierenzellkarzinom, Weichteilsarkom, kolorektales Karzinom, GIST, Leberzellkarzinom, Schilddrüsenkarzinom, NET	Lenvatinib, Nintendanib, Pazopanib, Regorafenib, Sorafenib, Sunitinib
NTRK	verschiedene solide Tumoren	Entrectinib, Larotrectinib
PARP	Ovarial-, Pankreas-, Prostatakarzinom mit BRCA-Mutation, Mammakarzinom mit BRCA-Keimbahnmutation	Niraparib, Olaparib, Rucaparib, Talazoparib
PI3K	CLL mit p53-Mutation/Deletion	Copansilib, Idealisib
26S-Proteasom	Multiples Myelom, Mantelzell-Lymphom	Bortezomib, Carfilzomib, Ixazomib
PML/RARA	APL	All-trans Retinolsäure
RET	Medulläres Schilddrüsenkarzinom	Cabozantinib, Selpercatinib, Vandetanib
ROS 1	ROS 1-positives NSCLC	Crizotinib, Entrectinib
SMO	Basalzellkarzinom, AML	Glasdegib, Sonidegib, Vismodegib

Tab. 6.4 • Fortsetzung

Zielstruktur	Tumorerkrankungen	Substanz
VEGFR	Nierenzellkarzinom, differenziertes Schilddrüsenkarzinom, Koloretales Karzinom	Aflibercept, Axitinib, Lenvatinib
XPO1	Multiples Myelom	Selinexor

ALK = Anaplastische-Lymphom-Kinase; NSCLC = Non-Small-Cell-Lung-Cancer, nichtkleinzelliges Lungenkarzinom; CLL = Chronische Lymphatische Leukämie; Ph = Philadelphia-Chromosom; ALL = Akute Lymphatische Leukämie; CML = Chronische Myeloische Leukämie; GIST = Gastrointestinaler Stromatumor; HES = Hypereosinophiles Syndrom; MDS = Myelodysplastische Syndrome; MPN = Myeloproliferative Neoplasien; HR = Hormonrezeptor; NHL = Non-Hodgkin-Lymphom; NET = Neuroendokrine Tumoren; APL = Akute Promyelozytenleukämie

Aufklärung und spezielle Risiken

▶ Patienten sollten schriftlich über die Besonderheiten der zielgerichteten Therapien und der spezifischen Nebenwirkungen aufgeklärt werden. Häufige Nebenwirkungen sind bei den einzelnen Wirkstoffen aufgeführt.

Material

▶ Abemaciclib (Verzenios)
  • Indikation: Hormonrezeptor-positives und HER2-negatives Mammakarzinom
  • Wirkungsmechanismus: selektive Inhibition der Cyclin-abhängigen Kinasen CDK4/6
  • Nebenwirkungen: Neutropenie, Fatigue, Diarrhoe, Übelkeit
  • Dosis: 2 × 150 mg p. o. täglich in Kombination antihormoneller Therapie, Einnahme unabhängig von Mahlzeiten
▶ Acalabrutinib (Calquence)
  • Indikation: CLL
  • Wirkungsmechanismus: selektive und irreversible Inhibition der Bruton-Tyrosinkinase (BTK).
  • Nebenwirkungen: Schmerzen, Schwindel, Verdauungsstörungen, Blutungen, Infektion, Müdigkeit, Ausschlag, Blutbildstörungen und Fieber
  • Dosis: 2 × 100 mg p. o. täglich, Einnahme unabhängig von Mahlzeiten
▶ Afatinib (Giotrif)
  • Indikation: Behandlung des fortgeschrittenen oder metastasierten NSCLC mit EGFR-Mutationen.
  • Wirkungsmechanismus: selektiver Tyrosinkinase-Inhibitor von EGFR (Erb1B), HER2, ErbB3, ErbB4.
  • Nebenwirkungen: Diarrhoe, Hautausschlag.
  • Dosis: 1-mal 40 mg p. o. täglich, Einnahme 1 h vor oder 2 h nach den Mahlzeiten.
▶ Aflibercept (Zaltrap)
  • Indikation: Metastasiertes kolorektales Karzinom im Rezidiv nach oxaliplatinhaltiger Therapie
  • Wirkungsmechanismus: selektive Bindung von VEGF
  • Nebenwirkungen: Blutbildstörungen, Diarrhoe, Hypertonie
  • Dosis: 4 mg/kg KG/d i. v. Tag 1 alle 2 Wochen (mit FOLFIRI)
▶ Alectinib (Alecensa)
  • Indikation: ALK-positives NSCLC.
  • Wirkungsmechanismus: selektiver Inhibitor der Tyrosinkinasen ALK und RET.
  • Nebenwirkungen: Obstipation, Myalgien, Übelkeit, Anämie.
  • Dosis: 2-mal 600 mg p. o. täglich, Einnahme mit den Mahlzeiten.

▶ Ascimib (Scemblix)
- Indikation: CML in der Drittlinientherapie oder bei Vorliegen einer T 315I-Mutation
- Wirkungsmechanismus: inhibiert die ABL 1-Kinase-Aktivität des BCR-ABL-Fusionsproteins
- Nebenwirkungen: Schmerzen, Atemwegsinfektionen, Thrombozytopenie, Fatigue, erhöhte Pankreasenzyme, gastrointestinale Beschwerden
- Dosis: 2-mal 40 mg p. o., nüchtern

▶ Avapritinib (Ayvakyt)
- Indikation: GIST, sytemische Mastozytose
- Wirkungsmechansimus: inhibiert spezifisch die mutierte PDGFRA-Kinase und KIT-Kinase
- Nebenwirkungen: gastrointestinale Beschwerden, Ödeme, Blutungen, Myelosuppression, Hyperbilirubinämie, QT-Zeitverlängerung
- Dosis: GIST 300 mg, Mastozytose 200 mg p. o. einmal täglich, nüchtern

▶ Axitinib (Inlyta)
- Indikation: Fortgeschrittenes Nierenzellkarzinom nach Versagen der Erstlinientherapie.
- Wirkungsmechanismus: selektiver Tyrosinkinase-Inhibitor von VEGFR-1,-2,-3.
- Nebenwirkungen: Diarrhoe, Fatigue, arterielle Hypertonie.
- Dosis: 2-mal 5 mg p. o. täglich, Einnahme unabhängig von den Mahlzeiten.

▶ Binimetinib (Mektovi)
- Indikation: metastasiertes malignes Melanom mit BRAF-V600-Mutation
- Wirkungsmechanismus: MEK-1, -2-Inhibitor
- Nebenwirkungen: Fatigue, gastrointestinale Beschwerden, Netzhautablösung, Muskel- und Gelenkbeschwerden
- Dosis: 2 × 45 mg p. o. täglich, Einnahme unabhängig von Mahlzeiten

▶ Bortezomib (Velcade)
- Indikation: Multiples Myelom, Mantelzell-Lymphom.
- Wirkungsmechanismus: reversibler Proteasom-Inhibitor.
- Nebenwirkungen: periphere Neuropathie, Myelosuppression, gastrointestinale Beschwerden.
- Dosis: $1,3 \text{ mg/m}^2$ i. v. oder s. c. an Tag 1, 4, 8, 11 oder 1, 8, 15, Wiederholung an Tag 22.

▶ Bosutinib (Bosulif)
- Indikation: Ph[+] CML nach Versagen der Erstlinientherapie.
- Wirkungsmechanismus: Hemmung der BCR-ABL-Tyrosinkinase, Kinasen der SRC-Familie.
- Nebenwirkungen: Diarrhoe, Übelkeit, Erbrechen, Myelosuppression.
- Dosis: 1-mal 500 mg p. o. täglich, Einnahme mit der Mahlzeit.

▶ Brigatinib (Alunbrig)
- Indikation: ALK-positives NSCLC
- Wirkungsmechanismus: ALK-Inhibitor
- Nebenwirkungen: Hypertonie, Sehstörungen, CK-Erhöhung, Pneumonitis
- Dosis: 1 × 90 mg täglich für 7 Tage, dann 1 × 180 mg p. o., Einnahme unabhängig von Mahlzeiten

▶ Cabozantinib (Cometriq, Cabometyx)
- Indikation: Metastasiertes medulläres Schilddrüsenkarzinom, fortgeschrittenes Nierenzellkarzinom nach Therapie mit VEGF-Inhibitor.
- Wirkungsmechanismus: Multi-Tyrosinkinase-Inhibitor (RET, MET, VEGFR-1–3, KIT, TRKB, FLT 3, AXL, TIE-2).
- Nebenwirkungen: Diarrhoe, Übelkeit, Fatigue, Hand-Fuß-Syndrom, Hypertonie.
- Dosis: 1-mal 140 mg (Schilddrüsenkarzinom) oder 60 mg (Nierenzellkarzinom) p. o. täglich, Einnahme 1 h vor oder 2 h nach den Mahlzeiten.

▶ **Carfilzomib (Kyprolis)**
- Indikation: Multiples Melanom nach mindestens einer Vorbehandlung.
- Wirkungsmechanismus: irreversibler Proteasom-Inhibitor.
- Nebenwirkungen: Myelosuppression, Diarrhoe, Übelkeit, Husten, Ödeme, Herzinsuffizienz.
- Dosis: 1. Zyklus: $20\,mg/m^2$ i. v. an Tag 1, 2, 8, 9, 15, 16, Wiederholung an Tag 29. Ab 2. Zyklus $27\,mg/m^2$ i. v.

▶ **Ceritinib (Zykadia)**
- Indikation: ALK-positives NSCLC.
- Wirkungsmechanismus: selektiver Inhibitor der Anaplastischen-Lymphom-Kinase (ALK).
- Nebenwirkung: Diarrhoe, Übelkeit, Fatigue, Obstipation, Anämie.
- Dosis 1-mal 450 mg p. o. täglich, Einnahme 2 h vor oder 2 h nach den Mahlzeiten.

▶ **Cobimetinib (Cotellic)**
- Indikation: metastasiertes malignes Melanom mit BRAF-V600-Mutation
- Wirkungsmechanismus: MEK-1, -2-Inhibitor
- Nebenwirkungen: Hypertonie, gastrointestinale Beschwerden, Hautausschlag
- Dosis: 1 × 60 mg p. o. täglich für 21 Tage, dann 7 Tage Pause, Einnahme unabhängig von Mahlzeiten

▶ **Copanlisib (Aiqopa)**
- Indikation: rezidiviertes follikuläres Lymphom in der Drittlinie
- Wirkungsmechanismus: Inhibition der Phosphatidylinositol-3-Kinase
- Nebenwirkungen: Blutbildstörungen, Pneumonitis, gastrointestinale Beschwerden, Stoffwechselstörungen, Hypertonie
- Dosis: 60 mg i. v. Tag 1, 8, 15 alle 28 Tage

▶ **Crizotinib (Xalkori)**
- Indikation: ALK- oder ROS 1-positives NSCLC.
- Wirkungsmechanismus: Inhibitor der Tyrosinkinasen ALK, MET, ROS 1.
- Nebenwirkungen: Sehstörungen, Übelkeit, Diarrhoe, Ödeme, Obstipation, QT-Zeit-Verlängerung.
- Dosis: 2-mal 250 mg p. o. täglich, Einnahme unabhängig von den Mahlzeiten.

▶ **Dabrafenib (Tafinlar)**
- Indikation: Fortgeschrittenes oder metastasiertes malignes Melanom mit BRAF-V600-Mutation.
- Wirkungsmechanismus: Inhibitor der BRAF-Kinase.
- Nebenwirkungen: Hyperkeratose, kutane Plattenepithelkarzinome, Kopfschmerzen, Fieber, Arthralgien, Hautausschlag, Hand-Fuß-Syndrom.
- Dosis: 2-mal 150 mg p. o. täglich, Einnahme 1 h vor oder 2 h nach den Mahlzeiten.

▶ **Dacomitinib (Vizimpro)**
- Indikation: Erstlinienbehandlung erwachsener Patienten mit lokal fortgeschrittenem oder metastasiertem NSCLC mit aktivierenden EGFR-Mutationen
- Wirkungsmechanismus: EGFR-Inhibitor
- Nebenwirkungen: gastrointestinale und dermatologische Störungen.
- Dosis: 1 × 45 mg p. o. täglich, Einnahme unabhängig von Mahlzeiten

▶ **Dasatinib (Sprycel)**
- Indikation: Ph^+-CML, Ph^+-ALL.
- Wirkungsmechanismus: Hemmung der BCR-ABL-Tyrosinkinase.
- Nebenwirkungen: Verdauungsbeschwerden, Bauchschmerzen, Pleuraerguss, Ödeme, Blutungen.
- Dosis: 1-mal 100–140 mg p. o. tgl., Einnahme unabhängig von den Mahlzeiten.

▶ **Encorafenib (Braftovi)**
- Indikation: fortgeschrittenes oder metastasiertes malignes Melanom mit BRAF-V600-Mutation. In Kombination mit Cetuximab zur Behandlung von erwachsenen Patienten mit metastasiertem Kolorektalkarzinom mit BRAF-Mutation nach einer systemischen Vortherapie.

- Wirkungsmechanismus: Inhibitor der BRAF-Kinase
- Nebenwirkungen: Fatigue, gastrointestinale Beschwerden, Netzhautablösung
- Dosis: Melanom 1 × 450 mg p. o. täglich, Kolorektales Karzinom 1 × 300 mg p. o. täglich, Einnahme unabhängig von Mahlzeiten

▶ Entrectinib (Rozlytrek)
- Indikation: solide Tumore mit einer NTRK-Genfusion. ROS 1-positives NSCLC.
- Wirkungsmechanismus: Hemmung der Kinasen TRK, ROS 1 und ALK
- Nebenwirkungen: Fatigue, gastrointestinale Beschwerden
- Dosis: 1 × 600 mg p. o. täglich, Einnahme unabhängig von Mahlzeiten

▶ Erlotinib (Tarceva)
- Indikation: Fortgeschrittenes oder metastasiertes NSCLC mit EGFR-Mutation, metastasiertes Pankreaskarzinom.
- Wirkungsmechanismus: Hemmung der EGFR-Tyrosinkinase.
- Nebenwirkungen: Hautausschlag, Fatigue, Atemstörungen, Verdauungsstörungen.
- Dosis: 1-mal 150 mg p. o. täglich (NSCLC), 1-mal 100 mg p. o. täglich (Pankreaskarzinom) in Kombination mit Gemcitabin, Einnahme 1 h vor oder 2 h nach den Mahlzeiten.

▶ Everolimus (Afinitor)
- Indikation: Fortgeschrittenes Hormonrezeptor-positives HER2/neu-negatives Mammakarzinom in Kombination mit Exemestan nach Versagen eines nichtsteroidalen Aromatase-Inhibitors, neuroendokrine Tumoren pankreatischen, gastrointestinalen oder pulmonalen Ursprungs, Zweitlinientherapie der fortgeschrittenen oder metastasierten Nierenzellkarzinoms.
- Wirkungsmechanismus: Inhibitor der Serin/Threoninkinase mTOR.
- Nebenwirkungen: Myelosuppression, Wundheilungsstörungen, Pneumonitis, Pleura- und Perikardergüsse.
- Dosis: 1-mal 10 mg p. o. täglich, Einnahme unabhängig von den Mahlzeiten.

▶ Fedartinib (Inrebic)
- Indikation: Krankheistbedingte Splenomegalie, Symptome bei primärer oder sekundärer Myelofibrose nach PV oder ET
- Wirkungsmechansimus: Selektiver Inhibitor von JAK2 und FLT 3
- Nebenwirkungen: gastrointestinale und hämatologische Störungen
- Dosis: 1-mal 400 mg p. o. täglich, Einnahme unabhängig von den Mahlzeiten

▶ Gefitinib (Iressa)
- Indikation: Fortgeschrittenes oder metastasiertes NSCLC mit EGFR-Mutation.
- Wirkungsmechanismus: Hemmung der EGFR-Tyrosinkinase.
- Nebenwirkungen: Hautausschlag, Diarrhoe, Stomatitis, Fatigue.
- Dosis: 1-mal 250 mg p. o. täglich, Einnahme unabhängig von Mahlzeiten.

▶ Gilteritinib (Xospata)
- Indikation: rezidivierte oder refraktäre akute myeloische Leukämie mit FLT 3-Mutation
- Wirkungsmechansimus: FLT 3-Inhibitor
- Nebenwirkungen: gastrointestinale Störungen, Dyspnoe, Ödeme, Hypotonie
- Dosis: 1 × 120 mg p. o. täglich, Einnahme unabhängig von Mahlzeiten

▶ Ibrutinib (Imbruvica)
- Indikation: CLL, rezidiviertes oder refraktäres Mantelzell-Lymphom (MCL), Morbus Waldenström (MW).
- Wirkungsmechanismus: Inhibitor der Bruton-Tyrosinkinase (BTK).
- Nebenwirkungen: Blutbildstörungen, Verdauungsstörungen, Arthralgien, Myalgien.
- Dosis: 1-mal 420 mg p. o. täglich (CLL, MW), 1-mal 560 mg p. o. täglich (MCL), Einnahme 0,5 h vor oder 2 h nach den Mahlzeiten.

▶ Idealisib (Zydelig)
  • Indikation: Rezidivierte CLL nach einer Vortherapie, Erstlinientherapie bei CLL mit 17p-Deletion oder *P53*-Mutation, rezidiviertes folliculäres Lymphom nach zwei vorausgegangenen Therapielinien.
  • Wirkungsmechanismus: selektiver Inhibitor der Phosphatidylinositol-3-Kinase delta (PI3Kd).
  • Nebenwirkungen: Diarrhoe, Fieber, Fatigue, Pneumonie, Bauchschmerzen, auch lebensbedrohliche NW wie Hepatotoxizität, Pneumonitis, intestinale Perforation.
  • Dosis: 2-mal 150 mg p. o. täglich, Einnahme unabhängig von den Mahlzeiten.

▶ Imatinib (Glivec)
  • Indikation: Ph+-CML, Ph+-ALL, GIST, MDS/MPN mit PDGFRA-Rearrangement, HES, CEL mit FIP1L 1-PGFRA, Dermatofibrosarcoma protuberans.
  • Wirkungsmechanismus: Hemmung der BCR-ABL-Tyrosinkinase, c-KIT, CSF-1 R, PGFRA + B.
  • Nebenwirkungen: Verdauungsbeschwerden, Ödeme, Blutbildveränderungen, Arthralgien, Myalgien, Hautausschlag.
  • Dosis: 400–800 mg p. o. täglich, Einnahme mit der Mahlzeit.

▶ Ixazomib (Ninlaro)
  • Indikation: Rezidiviertes Multiples Myelom nach mindestens einer Vortherapie.
  • Wirkungsmechanismus: reversibler Proteasom-Inhibitor.
  • Nebenwirkungen: Diarrhoe, Obstipation, Thrombopenie, periphere Neuropathie, Ödeme.
  • Dosis: 1-mal 4 mg p. o. an Tag 1, 8, 15, Wiederholung an Tag 29, Einnahme 1 h vor oder 2 h nach den Mahlzeiten.

▶ Glasdegib (Daurismo)
  • Indikation: AML, die für eine Standardinduktion nicht in Frage kommt, in Kombination mit niedrig-dosiert Cytarabin
  • Wirkungsmechanismus: Smoothened-Rezeptor-Antagonist, Hemmung des Hedgehog-Signalwegs
  • Nebenwirkungen: Blutbildstörungen, gastrointestinale Beschwerden, QT-Zeitverlängerung, CK-Anstieg
  • Dosis: 1-mal 100 mg p. o. täglich für 28 Tage in Kombination mit 20 mg Cytarabin s. c. 2-mal täglich Tag 1-10

▶ Lapatinib (Tyverb)
  • Indikation: HER2-positives Mammakarzinom.
  • Wirkungsmechanismus: Hemmung der Tyrosinkinasen EGFR und HER2.
  • Nebenwirkungen: Verdauungsbeschwerden, Hautausschlag, Hand-Fuß-Syndrom.
  • Dosis: 1-mal 1000–1500 mg p. o. täglich, Einnahme 1 h vor oder 1 h nach den Mahlzeiten.

▶ Larotrectinib (Vitrakvi)
  • Indikation: soliden Tumoren mit einer neurotrophen Tyrosin-Rezeptor-Kinase (NTRK)-Genfusion
  • Wirkungsmechanismus: selektiver Inhibitor der Tropomyosin-Rezeptor-Kinasen TRKA, TRKB und TRKC
  • Nebenwirkungen: Fatigue, Schwindel, gastrointestinale Beschwerden
  • Dosis: 2 × 100 mg p. o. täglich, Einnahme unabhängig von Mahlzeiten

▶ Lenvatinib (Lenvima)
  • Indikation: Lokal fortgeschrittenes oder metastasiertes papilläres oder folliculäres Schilddrüsenkarzinom, das nicht auf Radiojodtherapie angesprochen hat.
  • Wirkungsmechanismus: Inhibitor von VEGFR1-, -2-, -3-Kinasen.
  • Nebenwirkungen: Arterielle Hypertonie, Diarrhoe, Fatigue, Hypotension, Thrombopenie, muskuloskelettale Schmerzen.
  • Dosis: 1-mal 24 mg p. o. täglich, Einnahme unabhängig von den Mahlzeiten.

- ▶ Lorlatinib (Lorviqua)
  - Indikation: ALK-positives, fortgeschrittenes NSCLC nach Vorbehandlung mit anderen ALK-TKI
  - Wirkungsmechanismus: Hemmung der ALK- und ROS 1-Tyrosinkinasen
  - Nebenwirkungen: Hypercholesterinämie, Hypertriglyceridämie, Ödeme, PNP, Fatigue
  - Dosis: 1 × 100 mg p. o. täglich, Einnahme unabhängig von Mahlzeiten
- ▶ Midostaurin (Rydapt)
  - Indikation: akute myeloische Leukämie (AML) mit FLT 3-Mutation in Kombination mit Chemotherapie, Monotherapie bei fortgeschrittene systemische Mastozytose (SM)
  - Wirkungsmechansimus: Multikinaseinhibitor (u. a. FLT 3, KIT)
  - Nebenwirkungen: AML: febrile Neutropenie, gastrointestinale Beschwerden, Kopfschmerzen. SM: gastrointestinale Beschwerden, Fatigue
  - Dosis: AML 2 × 50 p. o. täglich, SM 2 × 100 mg p. o. täglich, Einnahme mit den Mahlzeiten
- ▶ Neratinib (Nerlynx)
  - Indikation: Hormonrezeptor- und HER2-positives Mammakarzinom
  - Wirkungsmechansimus: HER2- und EGFR-Inhibitor
  - Nebenwirkungen: gastrointestinale Störungen, Fatigue
  - Dosis: 1 × 240 mg p. o. täglich, Einnahme mit der Mahlzeit
- ▶ Nilotinib (Tasigna)
  - Indikation: Ph^+-CML.
  - Wirkungsmechanismus: Hemmung der Tyrosinkinasen BCR-ABL, PDGFR, cKIT.
  - Nebenwirkungen: Blutbildveränderungen, QT-Zeit-Verlängerung.
  - Dosis: 2-mal 300–400 mg p. o. täglich, Einnahme 1 h vor oder 2 h nach den Mahlzeiten.
- ▶ Nintedanib (Vargatef)
  - Indikation: Fortgeschrittenes oder metastasiertes NSCLC mit Adenokarzinom-Histologie nach Versagen der Erstlinientherapie, idiopathische Lungenfibrose.
  - Wirkungsmechanismus: Hemmung der Tyrosinkinasen VEGFR, FGFR, PDGFR.
  - Nebenwirkungen: Diarrhoe, Übelkeit, Bauchschmerzen, erhöhte Leberenzyme.
  - Dosis: 2-mal 200 mg p. o. an Tag 2–21 in Kombination mit Docetaxel, Einnahme mit den Mahlzeiten.
- ▶ Niraparib (Zejula)
  - Indikation: Erhaltungstherapie bei fortgeschrittenem Ovarialkarzinom Olaparib (Lynparza)
  - Wirkungsmechanismus: Inhibition von PARP-1 und -2
  - Nebenwirkungen: Blutbildstörungen, gastrointestinale Beschwerden, zentrale Störungen, Hypertonie, Infektionen
  - Dosis: 1-mal 200 mg p. o. täglich, unabhängig von den Mahlzeiten
- ▶ Olaparib (Lynparza)
  - Indikation: Erhaltungstherapie bei platinsensitivem fortgeschrittenem, reziviertem Ovarialkarzinom mit BRCA1/2-Mutation.
    HER2-negatives, fortgeschrittenes oder metastasiertes Mammakarzinom mit BRCA1/2-Keimbahnmutationen
    Metastasiertes Adenokarzinom des Pankreas mit BRCA1/2-Keimbahnmutationen
    Metastasiertes, kastrationsresistentes Prostatakarzinom und BRCA1/2-Mutationen
  - Wirkungsmechanismus: PARP-Inhibitor.
  - Hauptnebenwirkungen: Gastrointestinale Beschwerden, Müdigkeit, Anämie.
  - Dosis: 2-mal 300 mg p. o. täglich, Einnahme 1 h nach einer Mahlzeit anschließend mindestens 2 h nicht essen.
- ▶ Osimertinib (Tagrisso)
  - Indikation: Fortgeschrittenes oder metastasiertes NSCLC mit EGFR-Mutation T 790 M.

- Wirkungsmechanismus: EGFR-Inhibitor.
- Nebenwirkungen: Diarrhoe, Hautausschlag.
- Dosis: 1-mal 80 mg p. o. täglich, Einnahme unabhängig von Mahlzeiten.

▶ Palbociclib (Ibrance)
- Indikation: Hormonrezeptor-positives und HER2-negatives Mammakarzinom.
- Wirkungsmechanismus: selektive Inhibition der Cyclin-abhängigen Kinasen CDK4/6.
- Nebenwirkungen: Neutropenie, Fatigue, Diarrhoe.
- Dosis: 1-mal 125 mg p. o. täglich Tag 1–21, Wiederholung Tag 29 in Kombination mit antihormoneller Therapie, Einnahme mit der Mahlzeit.

▶ Panobinostat (Farydak)
- Indikation: Rezidiviertes oder refraktäres Multiples Myelom mit mindestens zwei vorausgegangenen Therapien, darunter Bortezomib und eine immunmodulatorische Substanz (IMID).
- Wirkungsmechanismus: Nichtselektiver Inhibitor der Histon-Deacetylasen (HDAC).
- Nebenwirkungen: Diarrhoe, Fatigue, Übelkeit, periphere Ödeme.
- Dosis: 1-mal 20 mg p. o. täglich an Tag 1, 3, 5, 8, 10, 12, Wiederholung Tag 21, Einnahme nach der Mahlzeit.

▶ Pazopanib (Votrient)
- Indikation: Fortgeschrittenes Nierenzellkarzinom, Weichteilsarkom nach einer vorausgegangenen Therapie.
- Wirkungsmechanismus: Multi-Tyrosinkinase-Inhibitor (VEGFR-1, -2, -3, PDGFRA + B, c-KIT).
- Nebenwirkungen: Verdauungsstörungen, Erhöhung von Leberenzymen, Hypertonie, Fatigue.
- Dosis: 1-mal 800 mg p. o. täglich, Einnahme 1 h vor oder 2 h nach den Mahlzeiten.

▶ Ponatinib (Iclusiq)
- Indikation: Ph$^+$-CML oder ALL mit T 315I-Mutation.
- Wirkungsmechanismus: Multityrosinkinase-Inhibitor (BCR-ABL, cKIT, RET, TIE2, FLT 3, VEGFR, PDGFR, FGFR, EPHR, SRC-Kinasen).
- Nebenwirkungen: Myelosuppression, schwere thromboembolische Ereignisse, Lebertoxizität.
- Dosis: 1-mal 45 mg p. o. täglich, Einnahme unabhängig von den Mahlzeiten.

▶ Ribociclib (Kisqali)
- Indikation: Hormonrezeptor-positives und HER2-negatives fortgeschrittenes oder metastasiertes Mammakarzinom
- Wirkungsmechanismus: selektive Inhibition der Cyclin-abhängigen Kinasen CDK4/6
- Nebenwirkungen: gastrointestinale Sörungen, Fatigue, Kopfschmerzen
- Dosis: 1 × 600 mg p. o. täglich Tag 1-21, Wiederholung Tag 28 in Kombination mit antihormoneller Therapie, Einnahme unabhängig von Mahlzeiten

▶ Rucaparib (Rubraca)
- Indikation: Fortgeschrittenes Ovarialkarzinom mit BRCA-Mutation
- Wirkungsmechanismus: PARP-Inhibitor
- Nebenwirkungen: Fatigue, Anämie, gastrointestinale Beschwerden
- Dosis: 2 × 600 mg p. o. täglich, Einnahme unabhängig von Mahlzeiten

▶ Ruxolitinib (Jakavi)
- Indikation: Primäre Myelofibrose, sekundäre Myelofibrose bei Polycythaemia vera und essenzieller Thrombozythämie.
- Wirkungsmechanismus: Selektiver Inhibitor der Tyrosinkinasen JAK1, -2.
- Nebenwirkungen: Blutbildveränderungen, Schwindel, Kopfschmerzen.
- Dosis: 2-mal 10–20 mg p. o. täglich, Einnahme unabhängig von den Mahlzeiten.

▶ Selinexor (Nexpovio)
- Indikation: fortgeschrittenes Multiples Myelom

- Wirkungsmechansimus: selektiver Inhibitor von Exportin 1 (XPO1), welches zur Ansammlung von u. a. Tumorsuppressorproteine im Zellkern und Zellzyklusarrest und Apoptose führt.
- Nebenwirkungen: gastrointestinale Beschwerden, Gewichtsverlust, Blutbildstörungen
- Dosis: 1-mal 100 mg p. o. tgl. jede Woche in Kombination mit Bortezomib und Dexamethason (SVd), 1-mal 80 mg p. o. täglich Tag 1 + 3 jede Woche in Kombination mit Dexamethason (Sd)

▶ Selpercatinip (Retsevmo)
- Indikation: fortgeschrittenes NSCLC oder Schilddrüsenkarzinom mit RET-Fusion/Mutation
- Wirkungsmechanismus: Inhibitor der RET-Rezeptortyrosinkinase sowie von VEGFR1 und VEGFR3
- Nebenwirkungen: gastrointestinale Beschwereden, Ödeme, Transaminasenanstieg, QT-Zeitverlängerung

▶ Sonidegib (Odemzo)
- Indikation: Lokal fortgeschrittenes Basalzellkarzinom, das nicht chirurgisch oder durch Strahlentherapie behandelt werden kann.
- Wirkungsmechanismus: Smoothened-Rezeptor-Antagonist, Hemmung des Hedgehog-Signalwegs.
- Nebenwirkungen: Myalgien, Fatigue, Übelkeit, Diarrhoe, Kopfschmerzen.
- Dosis: 1-mal 200 mg p. o. täglich, Einnahme 1 h vor oder 2 h nach den Mahlzeiten.

▶ Sorafenib (Nexavar)
- Indikation: Leberzellkarzinom, fortgeschrittenes Nierenzellkarzinom, lokal fortgeschrittenes oder metastasiertes, differenziertes Schilddrüsenkarzinom, welches refraktär auf eine Radiojodtherapie ist.
- Wirkungsmechanismus: Multityrosinkinase-Inhibitor (CRAF, BRAF, c-KIT, FLT 3, VEGFR-2, -3, PDGFRB).
- Nebenwirkungen: Schmerzen, Verdauungsstörungen, Blutungen, Infektionen, Fatigue, Hautreaktionen.
- Dosis: 2-mal 400 mg p. o. täglich, Einnahme nüchtern.

▶ Sororasib (Lumykras)
- Indikation: fortgeschrittenes NSCLC mit KRAS-G12C-Mutation nach mindestens einer Vortherapie
- Wirkungsmechanismus: KRAS-Inhibitor bei KRAS-G12C-Mutation
- Nebenwirkungen: Durchfall, Übelkeit, Muskel-Skelett-Schmerzen, Müdigkeit
- Dosis: 1-mal 960 mg p. o. täglich, unabhängig von den Mahlzeiten

▶ Sunitinib (Sutent)
- Indikation: Nicht resezierbarer oder metastasierter GIST nach fehlgeschlagener Imatinib-Therapie, fortgeschrittenes Nierenzellkarzinom, pNET.
- Wirkungsmechanismus: Multikinase-Inhibitor (PDGFR, VEGFR1–3, c-KIT, FLT 3, CSF-1-R, RET).
- Nebenwirkungen: Fatigue, Verdauungsbeschwerden, Hautreaktionen, Hypertonie.
- Dosis: 1-mal 50 mg p. o. täglich Tag 1–28, gefolgt von 2 Wochen Pause, Einnahme unabhängig von den Mahlzeiten.

▶ Talazoparib (Talzenna)
- Indikation: Fortgeschrittenes HER2-negatives Mammakarzinom mit BRCA1/2-Keimbahnmutation
- Wirkungsmechanismus: PARP-Inhibitor
- Nebenwirkungen: Fatigue, Kopfschmerzen, Übelkeit, Zytopenie
- Dosis: 1 × 1 mg p. o. täglich, Einnahme unabhängig von Mahlzeiten

- ▶ Temsirolimus (Torisel)
  - Indikation: fortgeschrittenes Nierenzellkarzinom (RCC), rezidiviertes und/oder refraktäres Mantelzell-Lymphom (MCL).
  - Wirkungsmechanismus: Inhibitor der Serin/Threoninkinase mTOR.
  - Nebenwirkungen: Fatigue, Hautveränderungen, Mukositis, Blutbildveränderungen.
  - Dosis: 1-mal 25 mg i. v. wöchentlich (RCC), 1-mal 175 mg i. v. Tag 1, 8, 15, danach 1-mal 75 mg wöchentlich (MCL).
- ▶ Tepotinib (Tepmetko)
  - Indikation: NSCLC mit METex14-Skipping-Mutation nach Platin-basierter Chemotherapie und/oder Immuntherapie
  - Wirkungsmechanismus: MET-Inhibitor
  - Nebenwirkungen: gastrointestinale Beschwerden, Pneumonitis, QT-Zeitverlängerung, Ödeme, Hypalbuminämie
  - Dosis: 1-mal 450 mg p. o. täglich, unabhängig von den Mahlzeiten
- ▶ Trametinib (Mekinist)
  - Indikation: Metastasiertes malignes Melanom mit *BRAF V600*-Mutation.
  - Wirkungsmechanismus: MEK-1, -2-Inhibitor.
  - Nebenwirkungen: Fieber, Fatigue, Übelkeit, Kopfschmerzen, Diarrhoe, Arthralgien, Hypertonie.
  - Dosis: 1-mal 2 mg p. o. täglich, Einnahme 1 h vor oder 2 h nach den Mahlzeiten.
- ▶ Tretinoin oder ATRA (All-trans-Retinolsäure) (Vesanoid)
  - Indikation: Akute Promyelozytenleukämie (APL).
  - Wirkungsmechanismus: Differenzierungsinduktion vermutlich durch Bindung an PML/RARa.
  - Nebenwirkungen: Hyperleukozytose (ATRA-Syndrom), Thromboembolien, Ödeme.
  - Dosis: 45 mg/m^2 p. o. täglich verteilt auf zwei Einzelgaben, Einnahme mit der Mahlzeit.
- ▶ Vandetanib (Caprelsa)
  - Indikation: Medulläres Schilddrüsenkarzinom.
  - Wirkungsmechanismus: Tyrosinkinase-Inhibitor (VEGFR-2, -3, EGFR, RET).
  - Nebenwirkungen: Photosensibilität (Sonnenschutz!), Hautausschlag, Diarrhoe, Erschöpfung, QT-Zeit-Verlängerung.
  - Dosis: 1-mal 300 mg p. o. täglich, Einnahme unabhängig von der Mahlzeit.
- ▶ Vemurafenib (Zelboraf)
  - Indikation: Metastasiertes malignes Melanom mit *BRAF-V600*-Mutation.
  - Wirkungsmechanismus: Hemmung der BRAF-Kinase.
  - Nebenwirkungen: Photosensibilität (Sonnenschutz!), Arthralgien, Hautauschlag, Juckreiz, vermehrtes Auftreten von kutanen Plattenepithelkarzinomen, QT-Verlängerung.
  - Dosis: 2-mal 960 mg p. o. täglich, Einnahme unabhängig von den Mahlzeiten.
- ▶ Venetoclax (Venclyxto)
  - Indikation: CLL mit 17p-Deletion oder p53-Mutation in der Zweitlinientherapie.
  - Wirkungsmechanismus: Selektiver BCL 2-Inhibitor.
  - Hauptnebenwirkungen: Blutbildveränderungen, Diarrhoe, Übelkeit. Fatigue.
  - Dosis: 1-mal 20 mg p. o. täglich mit wöchentlicher Dosissteigerung bis 400 mg täglich, Einnahme mit der Mahlzeit.
- ▶ Vismodegib (Erivedge)
  - Indikation: Fortgeschrittenes oder metastasiertes Basalzellkarzinom.
  - Wirkungsmechanismus: Smoothened-Inhibitor, Hemmung des Hedgehog-Signalwegs.
  - Nebenwirkungen: Muskelkrämpfe, Alopezie, Fatigue, Verdauungsbeschwerden.
  - Dosis: 1-mal 150 mg p. o. täglich, Einnahme unabhängig von der Mahlzeit. **Cave:** teratogen und embroytoxisch, spezielles Schwangerschaftsverhütungsprogramm.

- ► Vorinostatat (Zolinza)
  - Indikation: Kutanes T-NHL.
  - Wirkungsmechanismus: Hemmung der Histon-Deacetylasen HDAC 1, 2, 3, 6.
  - Nebenwirkungen: Blutbildveränderungen, QT-Zeit-Verlängerung, gastrointestinale Beschwerden, Fatigue.
  - Dosis: 1-mal 400 mg p. o. täglich, Einnahme mit der Mahlzeit.
- ► Zanubrutinib (Brukinsa)
  - Indikation: M. Waldenström
  - Wirkungsmechansmus: BTK-Inhibitor
  - Nebenwirkungen: Blutbildstörungen, Infektionen, Hautausschlag, Blutungen, Schmerzen, Durchfall, Verstopfung, Husten, Schwindel
  - Dosis: 1-mal 320 mg p. o. oder 2-mal 160 mg p. o. täglich

Durchführung

- ► Keine Angaben möglich

Mögliche Komplikationen

- ► Je nach Substanz sind schwere unerwünschte Wirkungen möglich (s. Abschnitt: Material (S. 716))

6.4 Immunologische und immunmodulierende Therapien

Marion Subklewe, Veit Bücklein

Aktuelles

- ► Im vergangenen Jahrzehnt haben immuntherapeutische Ansätze zur Behandlung maligner Erkrankungen herausragende Erfolge erzielt und die Standardtherapie in einer Vielzahl von Indikationen geändert.
- ► Eine besonders große Rolle spielen hier sog. Checkpoint-Inhibitoren wie **Nivolumab** und **Pembrolizumab**, die Anti-Tumoraktivität von patienteneigenen T-Lymphozyten wiederherstellen und dadurch eine Eliminierung der Tumorzellen bewirken können. Inzwischen existieren Zulassungen für Checkpoint-Inhibitoren für eine Vielzahl von malignen Erkrankungen.
- ► Für B-lymphatische Neoplasien steht mit Chimären Antigen-Rezeptor-T-Zellen (CAR-T-Zellen) eine neue immuntherapeutische Behandlungsmodalität zur Verfügung, die bisher ungekannte Erfolge in der Behandlung von Patienten mit rezidivierter und/oder refraktärer, stark vorbehandelter Erkrankung erzielen. **Tisagenlecleucel**, **Axicabtagen-Ciloleucel** und **Brexucabtagen-Autoleucel** sind bei einem Teil der Patienten in der Lage, dauerhafte Remissionen zu induzieren und stellen somit eine kurative Therapieoption für Patienten dar, für die eine solche Option bisher nicht bestand.
- ► Durch ein besseres Verständnis der Tumorimmunologie gelingt es zunehmend, zielgerichtete Antikörperkonstrukte und chimäre T-Zellen für die Adoptive Zelltherapie zu entwickeln. Damit sind in der Immunonkologie weitere Fortschritte zu erwarten.

Definition

- ► Immuntherapie ist ein Sammelbegriff für unterschiedliche Behandlungsansätze, mit denen die Aktivität des Immunsystems beeinflusst wird.
- ► Das Immunsystem setzt sich zusammen aus einer angeborenen und einer erworbenen (adaptiven) Immunität, die eng verknüpft sind.
- ► Therapeutische Strategien in der Immuntherapie von malignen Erkrankungen rekrutieren Zelltypen, Signale und Botenstoffe der angeborenen sowie der erworbenen Immunität.

Onkologische Therapien

▶ Folgende Therapieansätze sind zu unterscheiden:
  • Antikörper-basierte Therapiemodalitäten:
    – Monoklonale Antikörper
    – Immuntoxin-konjugierte Antikörper
    – Bispezifische Antikörperkonstrukte
  • Checkpoint-Blockade
  • Adoptiver Zelltransfer:
    – Chimäre Antigen-Rezeptor-T-Zellen (CAR-T-Zellen)
    – therapeutische Vakzinierung

Indikationen

▶ Die Immuntherapie kommt inzwischen bei einer Vielzahl hämatologischer und onkologischer Erkrankungen zum Einsatz.
▶ Bei Immuntherapien, die gegen ein tumorassoziiertes Targetantigen gerichtet sind (z. B. CD19 oder CD20 bei B-lymphatischen Neoplasien, CD33 bei myeloischen Erkrankungen) ist die Expression dieses Antigens auf den Maligomzellen üblicherweise Voraussetzung für eine Therapieeffektivität. Allerdings ist eine valide Quantifizierung der Targetantigenexpression häufig schwierig (vgl. PD-L1-Expressionsanalyse bei onkologischen Erkrankungen). In Einzelfällen kann auch eine sehr geringe Expression des Targetantigens ausreichend sein, um eine relevante T-Zell-Aktivierung zu erreichen (z. B. CD19 beim Multiplen Myelom).
▶ Die Anzahl der mithilfe von Immuntherapie zu behandelnden hämatologischen Malignome nimmt stetig zu (Tab. 6.5):

Tab. 6.5 • **Zulassungen im Bereich der Immuntherapie für verschiedene hämatologische Neoplasien (Auswahl).**

Ziel/Target	Antikörper/Chimeric-Antigenrezeptor-T-Zellen (CAR-T-Zellen)	Tumorentität	Indikation
PD-1	Nivolumab	Klassisches Hodgkin Lymphom (rezidiviert oder refraktär)	Nach autologer Stammzelltransplantation und Brentuximab Vedotin
PD-1	Pembrolizumab	Klassisches Hodgkin Lymphom (rezidiviert oder refraktär)	Nach autologer Stammzelltransplantation oder nach mindestens zwei vorangegangenen Therapien, wenn eine auto-SZT nicht in Frage kommt
		Primär mediastinales großzelliges B-Zell-Lymphom (rezidiviert oder refraktär)	**Zulassung ausschließlich durch die FDA:** refraktäre Erkrankung, oder rezidivierte Erkrankung nach zwei oder mehr vorangegangenen Therapien
CD19	Blinatumomab	Philadelphia-Chromosom-**negative**B-Vorläufer-ALL (rezidiviert oder refraktär)	CD19-positive, rezidivierte oder refraktäre Erkrankung oder in erster oder zweiter kompletter Remission mit einer minimalen Resterkrankung (*minimal residual disease*, MRD) von mindestens 0,1 %
		Philadelphia-Chromosom-**positive**B-Vorläufer-ALL (rezidiviert oder refraktär)	CD19-positive, rezidivierte oder refraktäre Erkrankung nach mindestens zwei fehlgeschlagenen Thyrosinkinase-Inhibitoren (TKI)

Tab. 6.5 • Fortsetzung

Ziel/ Target	Antikörper/Chimeric-Antigenrezeptor-T-Zellen (CAR-T-Zellen)	Tumorentität	Indikation
	Tisagenlecleucel	B-Vorläufer-ALL bei Patienten ≤ 25 Jahre (rezidiviert oder refraktär)	refraktäre oder rezidivierte Erkrankung (Rezidiv nach Transplantation oder zweites oder späteres Rezidiv)
		Diffuses großzelliges B-Zell-Lymphom (DLBCL) (rezidiviert oder refraktär)	nach Versagen der Zweitlinientherapie
	Axicabtagen-Ciloleucel	Diffuses großzelliges B-Zell-Lymphom (DLBCL) (rezidiviert oder refraktär)	nach Versagen der Zweitlinientherapie
		Primär mediastinales großzelliges B-Zell-Lymphom (rezidiviert oder refraktär)	nach Versagen der Zweitlinientherapie
	Brexucabtagen-Autoleucel	Mantelzell-Lymphom (rezidiviert oder refraktär)	nach Versagen der Zweitlinientherapie, wobei mindestens eine Therapielinie einen Bruton-Kinase-Inhibitor enthalten haben muss
CD20	Rituximab	Non-Hodgkin-Lymphome	u. a. CD20-positive follikuläre Lymphome, diffus-großzellige Lymphome und CLL
	Obinutuzumab	Non-Hodgkin-Lymphome	CLL: in Kombination mit Chlorambucil follikuläres Lymphom: in Kombination mit Chemotherapie (bei nicht vobehandelten Patienten) oder Bendamustin (auch nach Versagen einer Rituximab-Therapie)
CD22	Inotuzumab Ozogamicin	Philadelphia-Chromosom-**negative**B-Vorläufer-ALL (rezidiviert oder refraktär)	CD22-positive, rezidivierte oder refraktäre Erkrankung
		Philadelphia-Chromosom-**positive**B-Vorläufer-ALL (rezidiviert oder refraktär)	CD22-positive, rezidivierte oder refraktäre Erkrankung nach mindestens einem fehlgeschlagenen Thyrosinkinase-Inhibitor (TKI)
CD33	Gemtuzumab Ozogamicin	CD33 positive akute myeloische Leukämie (AML)	In Kombination mit Standard-Chemotherapie zur Therapie der bisher unbehandelten de novo CD33-positiven AML bei Patienten > 15 Jahren

Aufklärung und spezielle Risiken

▶ Die unterschiedlichen immuntherapeutischen Therapiemodalitäten sind mit unerwünschten Wirkungen assoziiert, die sich deutlich von den bisher bekannten Nebenwirkungen der Chemo- oder Strahlentherapie unterscheiden.

▶ Grundsätzlich sind Patienten, Angehörige und behandelnde Ärzte über das neue Spektrum dieser z. T. lebensbedrohlichen Nebenwirkungen zu informieren und entsprechende Handlungsanweisungen zu nennen.

▶ Das Nebenwirkungsprofil der verschiedenen Immuntherapieformen ist dominiert durch überschießende Immunreaktionen:
  • ähnlich starken Infektionen und
  • ähnlich starken Autoimmunreaktionen.

▶ Antikörper und toxinkonjugierte Antikörperkonstrukte:
  • Allergische Reaktionen,
  • On-target-Off-tumor-Toxizität; die meisten Zielstrukturen sind nicht tumorspezifisch. Beispiel: (teils langanhaltende) B-Zell-Depletion nach CD19- oder CD20-gerichteter Immuntherapie.
  • Toxinassoziierte Toxizitäten aufgrund von Linker-Instabilitäten bei toxinkonjugierten Antikörperkonstrukten. Beispiel: Neuropathie nach Brentuximab-Gabe.

▶ Checkpoint-Moleküle:
  • „Autoimmunerkrankungen", die sich typischerweise in der folgenden Sequenz manifestieren: Haut → Gastrointestinaltrakt → Leber → Hypophyse (endokrine Ausfälle).
  • Entsprechend der Ausprägung der auftretenden Nebenwirkungen muss die Therapie mit Checkpoint-Inhibitoren unterbrochen oder beendet werden. Eine immunsuppressive Therapie mit Steroiden ist häufig erfolgreich in der Reversion der Nebenwirkungen. Stattgehabte immun-assoziierte Nebenwirkungen von Checkpoint-Inhibitoren (irAEs) sind nicht zwingend eine Kontraindikation für eine erneute Therapie mit den entsprechenden Substanzen, solange sie rechtzeitig und erfolgreich behandelt werden können. Eine entsprechende Schulung des Patienten ist daher essentiell.
  • Das Nebenwirkungsprofil der Checkpoint-Inhibitoren ist nicht spezifisch für eine bestimmte Tumorentität, sondern Folge von veränderten (Auto-)Immunreaktionen. Es existieren dezidierte Empfehlungen zum Management dieser Nebenwirkungen (ESMO-Guidelines).

▶ Bispezifische Antikörperkonstrukte und Chimäre-Antigenrezeptor-T-Zellen (CAR-T-Zellen):
  • Zytokin-Freisetzungssyndrom (CRS, Cytokine-release syndrome):
    – Potenziell lebensbedrohliche Syndrome.
    – Folge der starken Aktivierung der endogenen T-Zellen (Antikörperkonstrukte) oder der *ex vivo* expandierten T-Zellen (CAR-T-Zellen) und deren Zytokinsekretion.
    – Häufigkeit des CRS: Bei ca. 10–20 % der Patienten unter aktueller Blinatumomab-Therapie und bei > 90 % aller Patienten unter Therapie mit CD19-CAR-T-Zellen, wobei schwergradige, intensivpflichtige Verläufe aufgrund zielgerichteter Therapiemöglichkeiten (s. u.) heutzutage selten sind.
    – CRS tritt unter Therapie mit T-Zell-rekrutierenden Antikörpern in der Regel während der ersten 72 h der Applikation des Konstrukts auf.
    – CRS tritt nach Infusion der CAR-T-Zellen häufig mit einer Latenz von 2–8 Tagen auf.
    – Die frühzeitige Gabe eines Anti-IL-6-Rezeptor-Antikörpers (Tocilizumab) kann die Schwere dieser Nebenwirkungen reduzieren; dies wird aufgrund des fehlenden negativen Einflusses auf die Effektor-T-Zellen gegenüber Steroiden im ersten Schritt favorisiert.

- Neurologische Toxizität:
  - Bei beiden Therapieformen ist eine erhöhte Inzidenz von neurologischen Nebenwirkungen bekannt. Das klinische Bild dieser neurologischen Nebenwirkungen ist vielgestaltig und kann von Tremor und Aphasie bis zu zerebralen Krampfanfällen, Somnolenz und Koma begleitet reichen.
  - In sehr seltenen Fällen wurden letale Neurotoxizitäten aufgrund von nicht kontrollierbar auftretenden, therapierefraktären Hirnödemen nach Therapie mit CD19-CAR-T-Zellen beobachtet.
- Zytopenien:
  - Eine bisher wenig beachtete, aber sehr häufige Nebenwirkung einer CD19-CAR-T-Zell-Therapie sind Zytopenien mit häufig biphasischem Verlauf: nach einem initialen, durch die Lymphodepletions-Chemotherapie induzierten Abfall der Blutwerte kommt es häufig nach zwischenzeitlicher Regeneration der Blutbildung zu einem erneuten Abfall insbesondere der Leukozyten, die in seltenen Fällen auch G-CSF-refraktär verlaufen kann. Eine entsprechend engmaschige Kontrolle dieser Patienten gerade in den ersten Wochen nach Therapie ist deshalb essentiell. Risikofaktoren für das Auftreten schwerer Zytopenien sind vor Therapie bestehende Blutbildveränderungen und ein proinflammatorisches Setting zum Zeitpunkt der Lymphodepletion.

❗ *Cave*

Bispezifische Antikörperkonstrukte sollten in erfahrenen Zentren mit Intermediate- und Intensivstation durchgeführt werden. Für eine Therapie mit CAR-T-Zellen ist eine spezielle Qualifizierung des Therapiezentrums analog der Vorgaben des G-BA und entsprechen der Vorgaben des Herstellers erforderlich.
Wichtige Medikamente in der Behandlung von Immuntherapie-assoziierten Nebenwirkungen sind immunsuppressive Steroide (z. B. für Checkpoint-Inhibitor-assoziierte irAEs) und Tocilizumab (z. B. bei CAR-T-Zell-induziertem CRS).

Präoperative/präinterventionelle Diagnostik

▶ Um gezielt antikörperbasierte Therapieoptionen einsetzen zu können, müssen die jeweiligen Malignomzellen immunhistochemisch, durchflusszytometrisch oder molekulargenetisch untersucht werden, um mögliche Zielstrukturen (Rezeptoren, Genmutationen etc.) zu identifizieren.

▶ Für die Gabe von Checkpoint-Inhibitoren ist darüber hinaus die Bestimmung der Tumor-Mutationslast bzw. Tumor Mutational Burden (TMB) ein relevanter genetischer Prädiktor für das Ansprechen auf die Therapie.

▶ Checkpoint-Inhibitoren sind ebenfalls zugelassen für die Therapie von Tumoren mit DNA-MMR-Mangel:

- DNA-MMR-Mangel führt zu einer deutlich erhöhten Frequenz von Mutationen auch in repetitiven DNA-Regionen (auch als Mikrosatelliten-Instabilität [MSI] bezeichnet).
- Diese Tumoren werden als „MSI hoch" bezeichnet und sind z. B. bei einer Gruppe von Patienten mit Kolonkarzinom zu beobachten.
- Für diese Patienten sind (unabhängig von der Tumorentität) Anti-PD-1-Antikörper zugelassen und zeigen sehr hohe Ansprechraten.
- Daher ist die Testung auf „MSI" eine klare Empfehlung für alle Patienten mit kolorektalen Karzinomen.

Material

▶ Die Identifikation der Struktur von Immunglobulinen in den späten 1950er Jahren legte das Fundament für die Entwicklung von therapeutischen Antikörpern.

▶ Die Entwicklung der Technologie zur Herstellung von monoklonalen Antikörpern hat zur Zulassung von aktuell > 30 verschiedenen Antikörpern in unterschiedlichen Entitäten für die Therapie von malignen Erkrankungen geführt.

▶ Zielstrukturen für Antikörper:
- Eine große Herausforderung bei der Entwicklung von therapeutischen Antikörpern ist die Identifikation von geeigneten Zielstrukturen auf der Oberfläche von Krebszellen.
- Die meisten tumorassoziierten Oberflächenantigene sind organ- oder linienspezifisch und werden auch auf gesunden Zellen exprimiert.
- Eine Expression der Zielstruktur auf gesundem Gewebe kann eine sogenannte "on-target off-tumor"-Toxizität nach sich ziehen und haupt- oder mitverantwortlich sein für Nebenwirkungen der Therapie (z. B. langanhaltende, selten auch dauerhafte Hypogammaglobulinämie in Folge der B-Zell-Depletion nach Therapie mit CD19-CAR-T-Zellen).
- Fehlende malignomspezifische Zielstrukturen verhindern die Anwendung von Immuntherapien in einer Vielzahl von Tumorentitäten.

Antikörperbasierte Therapiemodalitäten

Monoklonale Antikörper

▶ CD20 war das erste tumorassoziierte Antigen, welches für die Behandlung von B-Zell-Lymphomen nutzbar gemacht wurde.

▶ Rituximab, ein chimärer monoklonaler Anti-CD20-Antikörper, gilt als Vorreiter der gezielten Immuntherapie von Krebserkrankungen und war der erste Antikörper, der zur Behandlung von Krebs zugelassen wurde (FDA 1997, Abb. 6.1).

▶ Rituximab hat die Therapie der aggressiven und indolenten B-Zell-Lymphome revolutioniert und ist heutzutage Standard in der Behandlung, meistens in Kombination mit einer Chemotherapie.

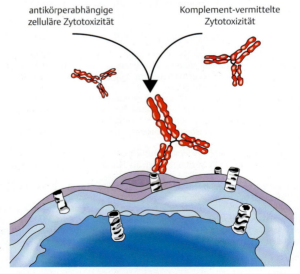

Abb. 6.1 • Monoklonale Antikörper. Beispiel Anti-CD20-Antikörper Rituximab. (Basierend auf: Lichtenegger FS, Krupka C, Haubner S, Köhnke T, Subklewe M. Recent developments in immunotherapy of acute myeloid leukemia. J Hematol Oncol 2017; 10: 142)

▶ Über den Fc-Teil des Antikörpers erfolgt die Aktivierung des Immunsystems nach Bindung des Zielantigens auf der Zelloberfläche: es werden Zellen des Immunsystemns wie z. B. Natürliche Killerzellen rekrutiert, die die Rituximab-gebundene Zielzelle zerstören, und zusätzlich wird das Komplementsystem aktiviert, das ebenfalls die Apoptose der Zielzelle induzieren kann.

Immuntoxin-konjugierte Antikörper

▶ Eine Weiterentwicklung der monoklonalen Antikörper sind Immuntoxin-konjugierte Antikörper (ADC, antibody drug conjugates, Abb. 6.2).

▶ Die Konjugation eines Wirkstoffs an einen monoklonalen Antikörper führt zur spezifischen Lieferung des Toxins an. bzw. in die Zielzelle (bei internalisierten Zielantigenen wie z.b. CD30).

▶ Dies ermöglicht die Applikation von höheren Konzentrationen des Toxins gezielt an die Krebszelle.

▶ Beim rezidivierten/refraktären Morbus Hodgkin konnte ein toxinkonjugierter Anti-CD30-Antikörper (Brentuximab-Vedotin) bereits vor einigen Jahren zugelassen werden.

▶ Weitere toxinkonjugierte Antikörper wurden zwischenzeitlich zugelassen:
  • Inotuzumab-Ozogamicin, ein Anti-CD22 toxinkonjugierter Antikörper für die Therapie der rezidivierten/refraktären CD22 + BCP-ALL und
  • Gemtuzumab-Ozogamicin, ein Anti-CD33 toxinkonjugierter Antikörper für die Erstlinientherapie der CD33 + AML (Wiederzulassung 2018).

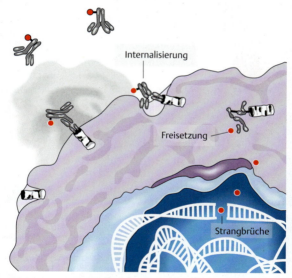

Abb. 6.2 • Immuntoxinkonjugierte Antikörper. Beispiel Anti-CD30-Antikörper Brentuximab-Vedotin. (Basierend auf: Lichtenegger FS, Krupka C, Haubner S, et al. Recent developments in immunotherapy of acute myeloid leukemia. J Hematol Oncol 2017; 10: 142)

Bispezifische Antikörper

▶ Bispecific T cell engagers (BiTEs) sind 50 kDa große Konstrukte bestehend aus zwei variablen Fragmenten (single chain Fv) unterschiedlicher Spezifität, die durch einen kurzen Peptidlinker miteinander verbunden sind (Abb. 6.3):
  • Eines der beiden Fragmente ist gegen CD3ε im T-Zellrezeptorkomplex bispezifische (BiTE),
  • das andere gegen ein tumorassoziiertes Zielantigen (z. B. CD19) gerichtet.
▶ Die Bindung an CD3 bewirkt eine T-Zell-Aktivierung und T-Zell-vermittelte Zytotoxizität der Zielzelle.

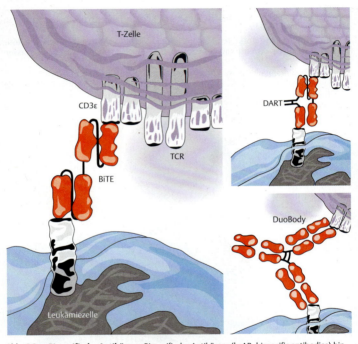

Abb. 6.3 • Bispezifische Antikörper. Bispezifische Antikörper (bsAB, bispecific antibodies) binden zwei verschiedene Epitope, welche zum einen auf einer Immuneffektorzelle und zum anderen auf einer Krebszelle exprimiert werden. Die für die Krebsimmuntherapie entwickelten bsAB richten sich mit ihren Paratopen häufig gegen CD3 im T-Zell-Rezeptorkomplex und gegen ein tumorassoziiertes Zielantigen. Ihr Zweck ist es, die T-Zellen und die malignen Zellen durch diese simultane Bindung in unmittelbare Nähe zu bringen und eine T-Zell-vermittelte Lyse der Krebszelle zu induzieren.Die sogenannten BiTEs (Bispecific T cell engagers) und DARTs (dual-affinity retargeting antibodies) entsprechen diesem neuartigen Antikörperformat. Sie setzen sich aus den variablen Fragmenten zweier monoklonaler Antikörper zusammen, die mit Peptidlinkern miteinander verbunden sind. Entsprechend weiterer Modifizierungen haben diese Konstrukte sehr unterschiedliche Halbwertszeiten im humanem Serum. Dagegen sind DuoBodies aufgebaut wie klassische Antikörper. (Basierend auf: Lichtenegger FS, Krupka C, Haubner S, et al. Recent developments in immunotherapy of acute myeloid leukemia. J Hematol Oncol 2017; 10: 142)

> **!** **Merke**
> Es handelt sich bei den BiTEs um neues Format der Antikörpertherapie; es unterscheidet sich in seinem Effektormechanismus von bisherig angewendeten monoklonalen Antikörpern.

▶ Blinatumomab:
- Blinatumomab (CD19/CD3) ist klinisch erfolgreich im Einsatz gegen die ALL und inzwischen sowohl in den USA als auch in Eurpoa nicht nur zur Therapie der morphologisch rezidivierten/refraktären B-Vorläufer-ALL zugelasen, sondern auch für Patienten mit messbarer Resterkrankung (MRD) nach Standardtherapie.

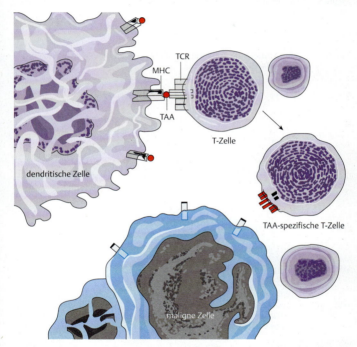

Abb. 6.4 • Dendritische Zellen zur therapeutischen Vakzinierung. Dendritische Zellen sind professionelle antigenpräsentierende Zellen, die primäre und sekundäre antigenspezifische T-Zellen induzieren können. Für therapeutische Zwecke werden autologe Dendritische Zellen ex vivo generiert und mit Antigenen beladen, die für die Tumorentität spezifisch sind. Hierfür können Peptide, Proteine oder RNA/DNA verwendet werden. Die Antigene werden auf der Oberfläche der Dendritischen Zellen im Kontext von HLA-Molekülen entsprechend an CD4 (MHC-Klasse-II) und CD8 (MHC-Klasse-I) präsentiert. Durch die gleichzeitige Expression von kostimulatorischen Molekülen auf den Dendritischen Zellen und der Sekretion von Zytokinen, wie IL-12, werden T-Zellen aktiviert und expandieren. Diese aktivierten T-Zellen wandern idealerweise zum Tumor und führen zur Lyse der Tumorzelle. (Basierend auf: Lichtenegger FS, Krupka C, Haubner S, et al. Recent developments in immunotherapy of acute myeloid leukemia. J Hematol Oncol 2017; 10: 142)

▶ Andere BiTE-Moleküle:
- Analog zu Blinatumomab werden weitere BiTE-Moleküle und Analoga in klinischen Studien getestet (Abb. 6.3, Tab. 6.6).
- Insbesondere werden T-Zell-rekrutierende Antikörper in B-lymphatischen Neoplasien getestet, die CD19 oder CD20 als Zielstruktur exprimieren.
- Für die Therapie der AML wurden ebenfalls T-Zell-rekrutierendes Antikörpermoleküle entwickelt, welche CD33 oder CD123 als Zielstruktur erkennen.

> [!] **Merke**
> Da BiTE-Moleküle im Vergleich zu konventionellen Antikörpern nur ein Drittel der Größe besitzen, werden sie sehr schnell renal eliminiert und haben nur eine Halbwertszeit im Serum von ca. 2 Stunden. Alternative Konstrukte mit verlängerter Halbwertszeit werden aktuell in klinischen Studien evaluiert (Abb. 6.3).

Tab. 6.6 • T-Zell-rekrutierende Antikörper in klinischer Erprobung für hämatologische Neoplasien (Auswahl).

Name	Format	Zielantigene	Erkrankung(en)	Entwicklungsstufe
Mosunetuzumab/RG7 828	IgG-ähnlicher bispezifischer Antikörper	CD20 x CD3	rezidivierte/refraktäre B-NHL (indolent/aggressiv)	in Phase III-Studien
Glofitamab	bivalenter bispezifischer Antikörper mit inaktiviertem Fc-Teil	CD20 (bivalent) x CD3	rezidivierte/refraktäre B-NHL (indolent/aggressiv)	in Phase III-Studien (u. a. in Kombination mit Chemotherapie)
Epcoritamab/GEN3 013	DuoBody	CD20 x CD3	rezidivierte/refraktäre B-NHL (indolent/aggressiv)	in Phase III-Studien
AMG420/AMG701	BiTE (AMG701: mit verlängerter Halbwertszeit)	BCMA x CD3	rezidiviertes/refraktäres Multiples Myelom	in Phase I-Studien
AMG330/AMG673	BiTE (AMG673: mit verlängerter Halbwertszeit)	CD33 x CD3	rezidivierte/refraktäre AML	in Phase I-Studien
Flotetuzumab/MGD006	DART	CD123 x CD3	rezidivierte/refraktäre AML	in Phase I/II-Studien

Stand 08/21

Checkpoint-Blockade

▶ Immun-Checkpoint-Moleküle werden physiologischerweise auf aktivierten T-Zellen exprimiert.

▶ Sie verhindern überschießende Immun- und Autoimmunantworten.

▶ Die Interaktion von Checkpoint-Rezeptoren auf aktivierten T-Zellen mit den entsprechenden Liganden auf antigenpräsentierenden Zellen führt zur Inhibition der T-Zellaktivierung.

▶ Dieser Mechanismus wird von Tumorzellen verwendet, um der Kontrolle durch das Immunsystem zu entkommen. Die Blockade von Checkpoint-Molekülen mithilfe von monoklonalen Antikörpern kann die Aktivität der T-Zellen wiederherstellen (Abb. 6.5).

▶ **Anwendung**:
- Wirkprinzip der Checkpoint-blockierenden Antikörper ist nicht auf eine oder wenige Tumorarten begrenzt, da der Ansatzpunkt die Modulation des Immunsystems ist.
- Inzwischen konnte bei einer Reihe von malignen Erkrankungen die Wirkung von Checkpoint-Blockade untersucht werden.
- Zahlreiche monoklonale Antikörper gegen Checkpoint-Moleküle sind inzwischen zugelassen, teils auch in hämatologischen Indikationen (v. a. therapierefraktäres Hodgkin-Lymphom, in den USA auch beim primär medistinalen großzelligen B-Zell-Lymphom).

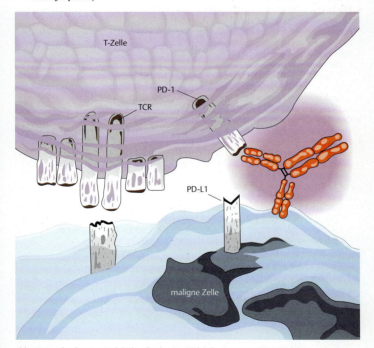

Abb. 6.5 • Checkpoint-Moleküle. Checkpoint-Moleküle: Diese Antikörper inhibieren die Bindung der Rezeptor-Liganden-Bindung. Die Mehrheit der aktuell zugelassenen Checkpoint-Moleküle inhibieren die Bindung von PD-L1 auf der Tumorzelle mit PD-1 auf der T-Zelle und heben damit den inhibitorischen Effekt der PD-1-Bindung auf die T-Zellfunktion auf. Checkpoint-Inhibitoren können somit endogene Anti-Tumorantworten reaktivieren. Entsprechend ist der größte Erfolg der Checkpoint-Inhibitoren bei Tumorentitäten zu verzeichnen, die eine starke endogene T-Zellantwort gegen den Tumor aufzeigen. Dieses spiegelt sich teilweise in der Histologie des Tumors wider und das Ansprechen ist höher bei Tumorentitäten mit einem starken T-Zellinfiltrat (z. B. Malignes Melanom, Lungenkarzinom) und geringer bei „Immune deserted"-Tumoren (z. B. Leukämien). (Basierend auf: Lichtenegger FS, Krupka C, Haubner S, et al. Recent developments in immunotherapy of acute myeloid leukemia. J Hematol Oncol 2017; 10: 142)

Adoptiver Zelltransfer

► Der adoptive T-Zelltransfer ist ein Therapieansatz, der seinen Ursprung in der Reinfusion von expandierten, den Tumor infiltrierenden Lymphozyten (TIL) hat. Dabei werden TILs aus dem Tumorgewebe isoliert und vor der Reinfusion *ex vivo* kultiviert und aktiviert. Obwohl die TIL-Therapie bereits seit > 20 Jahren experimentell verfolgt wird, ist jedoch bisher keine Zulassung erreicht worden.

► Zum adoptiven Zelltransfer zählen auch therapeutische Vakzinierungen mit dendritischen Zellen. 2010 wurde die erste zellbasierte Vakzine für das fortgeschrittene Prostatakarzinom zugelassen (Provenge, Sipuleucin-t), deren Zulassung inzwischen jedoch wieder ruht.

Chimäre Antigen-Rezeptor-T-Zellen (CAR-T-Zellen)

► Die Gemeinsamkeit von bispezifischen, T-Zell-rekrutierenden Antikörperkonstrukten und von Checkpoint-Molekülen ist der Effektormechanismus: beide Therapieansätze basieren auf der (Re-) Aktivierung von endogenen T-Zellen.

► Ein alternativer Ansatz ist die Generierung von Chimären Antigen-Rezeptor-T-Zellen (CAR-T-Zellen), die nach gentechnischer Modifikation *ex vivo* einen synthetischen Rezeptor (*chimeric antigen receptor*, CAR) exprimieren, der an der Zelloberfläche eine antigenbindende Domäne und intrazellulär eine Signaldomäne des T-Zellrezeptorkomplexes vereint:
   • Die intrazelluläre Signalkomponente besteht in den meisten Fällen aus den Domänen CD28 oder 4-1BB (sog. kostimulatorische Domäne) und CD3zeta.
   • Zur Herstellung der CAR-T-Zellen werden autologe T-Zellen des Patienten mittels Leukapherese gewonnen und *ex vivo* gentechnisch modifiziert und expandiert (Abb. 6.6).

► CAR-T-Zellen zeigen beeindruckende Behandlungsergebnisse auch bei ausführlich vortherapierten Patienten (Tab. 6.7).

► **Zielstruktur CD19**:
   • Die bislang am häufigsten eingesetzte Zielstruktur ist CD19, ein B-Zell-Antigen, welches auf den meisten B-Zell-Neoplasien (inkl. Vorläufer- und reifzellige Neoplasien) exprimiert wird.
   • Mit Tisagenlecleucel, Axicabtagen-Ciloleucel und Brexucabtagen-Autoleucel stehen inzwischen drei zugelassene CAR-T-Zell-Therapien für rezidivierte und refraktäre B-Zell-Neoplasien zur Verfügung, die gegen CD19 gerichtet sind (Tab. 6.7). Mit einer Zulassung von weiteren CD19-gerichteten CAR-T-Zellen (Lisocabtagen Maraleucel) sowie mit CAR-T-Zellen gegen BCMA beim rezidivierten/refraktären Multiplen Myelom ist in naher Zukunft zu rechnen.

Tab. 6.7 • CAR-T-Zell-Therapien.

Indikation	Produkt	Ziel-antigen	n	ORR	dauerhafte Remission	Nachbeob-achtungszeit	Referenz
DLBCL	Axicabtagen-Ciloleucel	CD19	108	83 %	39 %	27 Monate	Locke et al. 2019
	Tisagen-lecleucel		111	52 %	31 %	40 Monate	Schuster et al. 2019
	Lisocabtagen Maraleucel*†		256	73 %	n.a.	19 Monate	Abramson et al. 2020
BCP-ALL (≤ 25 Jahre)	Tisagen-lecleucel		75	81 %	50 %**	13 Monate	Maude et al. 2018

Tab. 6.7 • **Fortsetzung**

Indikation	Produkt	Ziel-antigen	n	ORR	dauerhafte Remission	Nachbeob-achtungszeit	Referenz
MCL	Brexucabta-gen Ciloleu-cel		74	85 %	48 %	17 Monate	Wang et al. 2020
MM	Idecabtagen-Vicleucel†	BCMA	128	73 %	n.a.***	13 Monate	Munshi et al. 2021

BCP-ALL = B-Zell-Vorläufer akute lymphatische Leukämie; DLCBL = diffuses großzelliges B-Zell-Lymphom, MM = Multiples Myelom; n.a. = nicht angegeben; ORR = objective response rate; BCMA = B-cell maturation antigen.

* *Studienpopulation enthält Patienten mit follikulärem Lymphom Grad IIIB, entsprechend Zulassung erwartet.*

** *enthält 8 Patienten, die in Remission allogen stammzelltransplantiert wurden.*

*** *abweichend zu Patienten mit DLBCL, BCP-ALL und MCL zeigt sich bei Patienten mit MM nach CAR-T-Zell-Therapie keine Plateaubildung im Progressions-freien oder Gesamtüberleben. Die erreichten Remissionen sind also nach aktuellem Kenntnisstand zwar teils langanhaltend, aber wohl nicht dauerhaft – der Anteil an Patienten mit anhaltender Remission wird aber nicht berichtet.*

† *aktuell in der EU noch nicht zugelassene Zelltherapien (mit bereits erfolgter Zulassung in den USA).*

Basierend auf:

– *Locke FL, Ghobadi A, Jacobson CA et al. Long-term safety and activity of axicabtagene ciloleucel in refractory large B-cell lymphoma (ZUMA-1): a single-arm, multicentre, phase 1-2 trial. Lancet Oncol 2019; 20(1): 31–42*

– *Schuster SJ, Bishop MR, Tam CS et al. Tisagenlecleucel in Adult Relapsed or Refractory Diffuse Large B-Cell Lymphoma. N Engl J Med 2019; 380(1): 45–56*

– *Abramson JS, Palomba ML, Gordon LI et al. Lisocabtagene maraleucel for patients with relapsed or refractory large B-cell lymphomas (TRANSCEND NHL 001): a multicentre seamless design study. Lancet 2020; 396(10 254): 839–852*

– *Maude SL, Laetsch TW, Buechner J et al. Tisagenlecleucel in Children and Young Adults with B-Cell Lymphoblastic Leukemia. N Engl J Med 2018; 378(5): 439–448*

– *Wang M, Munoz J, Goy A et al. KTE-X19 CAR T-Cell Therapy in Relapsed or Refractory Mantle-Cell Lymphoma. N Engl J Med. 2020; 382(14): 1331–1342*

– *Munshi NC, Anderson LD Jr, Shah N et al. Idecabtagene Vicleucel in Relapsed and Refractory Multiple Myeloma. N Engl J Med. 2021; 384(8): 705–716*

Therapeutische Vakzinierung

▶ Prophylaktische oder präventive und therapeutische Impfstoffe oder auch Vakzine setzen sich in der Regel aus einem biologisch oder gentechnisch hergestellten Antigen und einem Adjuvans zusammen.

▶ Eine **prophylaktische Impfung** soll Antikörper induzieren, die eine Infektion mit dem Erreger verhindern.

 • Die prophylaktische Impfung gegen HPV ist das Paradebeispiel einer Krebs-Schutzimpfung.

▶ Ein **therapeutischer Impfstoff** hingegen soll die zelluläre Abwehr des Körpers aktivieren; hier werden verschiedene Ansätze geprüft:

 • Komplette Zellen oder RNA aus Tumorzellen oder stärker restriktive Ansätze mit spezifischen Peptiden oder Proteinen des Tumors.

 • Natürlich stehen auch verschiedene attenuierte virale Konstrukte sowie DNA-Vakzine auf dem Prüfstein.

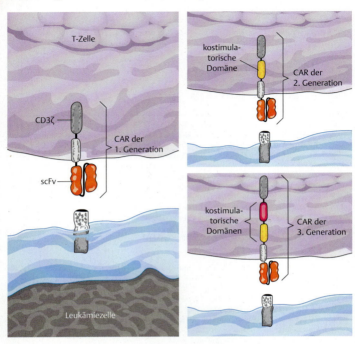

Abb. 6.6 • Chimäre Antigenrezeptor-T-Zellen (CAR-T-Zellen). Diese Rezeptoren stellen Hybridmoleküle aus einer extrazellulären Antikörperdomäne (Fab-Fragment), einer Transmembrandomäne (z. B. des CD8-Moleküls) und einer intrazellulären T-Zell-aktivierenden Domäne da. Letzteres setzt sich aus einer kostimulatorischen Domaine zusammen (CD28 oder 4-IBB) und der zeta-Kette des T-Zellrezeptors. Diese Konstrukte werden retro- oder lentiviral in reife T-Zellen transduziert und führen zur Expression des Chimären Antigenrezeptors auf der Oberfläche der T-Zellen. Diese Zellen verbinden also die Antigenspezifität eines Antikörpers mit der Aktivierung von T-Zellen. Es handelt sich um „living drugs", die nach einer lymphodepletierender Chemotherapie dem Patienten infundiert werden. Die adoptiv transferierten Zellen proliferieren im Idealfall im Patienten und führen zur Zytotoxität von antigenexprimierenden Tumorzellen. Die Mehrzahl der bisherigen Therapieansätze mit CAR-T-Zellen wurde in B-Zellneoplasien durchgeführt mit CD19 als Zielstruktur. Die adoptiv transferierten T-Zellen können über Jahre in Patienten persistieren und führen in diesem Fall zu langanhaltender B-Zellaplasie. Entsprechend erhalten diese Patienten ein regelmäßige Immunglobulinsubstitution. (Basierend auf: Lichtenegger FS, Krupka C, Haubner S, et al. Recent developments in immunotherapy of acute myeloid leukemia. J Hematol Oncol 2017; 10: 142)

▶ Effektivität:
- Die therapeutische Vakzinierung kann tumorspezifische Immunantworten induzieren, wie sich in vielen Studien zeigte.
- Mittels Vakzinierung wird das Gesamtüberleben günstig beeinflusst, wohingegen das rezidivfreie Überleben in den meisten Studien nicht signifikant verändert wurde.

▶ Dendritische Zellen (DZ):
- DZ wurden 1978 erstmals beschrieben von Ralph Steinman von der Rockefeller University in New York City (2011 postmortem Nobelpreis für Medizin).
- Diese antigenpräsentierenden Zellen erwiesen sich als direktive Zellpopulation für die Initiierung von unspezifischen und spezifischen Immunantworten (Abb. 6.4).
- In der Hämatologie wurden einige Studien mit DZ im Kontext der Postremissionstherapie durchgeführt, also zum Zeitpunkt von residueller Erkrankung:
  - Die bisher publizierten Daten aus nicht randomisierten Phase-I/II-Studien zeigen die Induktion von antileukämischen Immunantworten und Verlängerungen des progressionsfreien Überlebens. Randomisierte Phase-II/III-Studien müssen zeigen, ob dieser Ansatz zu einem signifikanten klinischen Benefit für den Patienten führt.
  - Allerdings könnte der Vakzinierungsansatz insbesondere unter Berücksichtigung der Ergebnisse der Checkpoint-blockierenden Antikörper ein interessanter Kombinationspartner sein.
  - Aktuell werden in verschiedenen hämatologischen Entitäten Kombinationstherapien mit therapeutischen Vakzinen und ein oder zwei Checkpoint-Inhibitoren geprüft.
  - Eine alternative Strategie ist die Kombination mit hypomethylierenden Substanzen (Azazitidin, Decitabin), die bereits gezeigt haben, dass sie T-Zell-Antworten gegen spezifische tumorassoziierte Antigene propagieren.

Durchführung

Chimäre Antigenrezeptor-T-Zellen

▶ Für die klinische Anwendung werden dem Patienten autologe T-Zellen mittels einer Leukapherese entnommen, ex vivo gentechnisch mittels retro- oder lentiviralem Gentransfer transduziert und nach Expansion reinfundiert.
▶ Der Patient erhält vor der Rückgabe eine lymphodepletierende Chemotherapie, meist bestehend aus Cyclophosphamid und Fludarabin, um die homeostatische Expansion der adoptiv transferierten T-Zellen zu propagieren.
▶ Trifft die Rezeptor exprimierende T-Zelle auf das von ihr erkannte Antigen, so wird die T-Zelle analog der normalen T-Zellrezeptor-vermittelten Antwort aktiviert und lysiert die antigentragende Zelle.

Mögliche Komplikationen

Antikörper

▶ CD20:
- CD20 ist restringiert auf die B-Zell-Linie und entsprechend sind Patienten nach Behandlung mit einem Anti-CD20-Antikörper über mindestens 6 Monate B-Zell-depletiert.
- Dieses geht mit geringen Nebenwirkungen einher und ohne eine signifikant erhöhte Infektionsrate.
▶ Andere Zielstrukturen:
- Hier ist die nichterwünschte „On-target"-Toxizität mit einem höheren Nebenwirkungsprofil assoziiert.
- Ein Beispiel ist der monoklonale Anti-CD52 Antikörper Campath, der für die Therapie der rezidivierten CLL zugelassen ist.
- CD52 wird sowohl auf B- als auch auf T-Zellen exprimiert und führt zu einer langanhaltenden Immunsuppression mit einer erhöhten Rate von opportunistischen Infektionen.

> ⚠ **Merke**
> Grundsätzlich ist das Sicherheitsprofil für Target-Antigene im B-Zellkompartiment (z. B. CD19/CD20) günstig, sodass viele immuntherapeutische Aktivitäten in diesem Bereich initiiert werden.

Immuntoxin-konjugierte Therapie

▶ Hier ist der Linker zwischen Antikörper und Zytostatikum/Toxin entscheidend für die spezifische Beladung der Krebszelle und die notwendige Dissoziation des Immuntoxins vom Antikörper intrazellulär.

▶ Linker-Instabilität ist bisher die bedrohlichste Komplikation von immuntoxinkonjugierten Antikörpern, die zu lokaler und systemischer Verbreitung des Toxins führen kann.

CAR-T-Zell-Therapie

▶ Die Therapie mit CAR-T-Zellen ist mit einer Reihe spezifischer, teils potentiell schwerwiegender Nebenwirkungen assoziiert:
  - Cytokin-Release-Syndrom (CRS)
  - Neurotoxizität (Immune-cell associated Neurotoxicity Syndrome, ICANS) und
  - Zytopenien

▶ Diese Nebenwirkungen erfordern ein frühzeitiges, gezieltes Eingreifen, um schwergradige Verläufe zu verhindern. Ein wichtiges Medikament in der Behandlung des CRS ist Tocilizumab, ein IL-6-Rezeptor-Antikörper, der die proinflammatorische Kaskade, die durch aktivierte CAR-T-Zellen ausgelöst wird, unterbricht. Darüber hinaus werden CRS und ICANS überwiegend mit Steroiden, teils in hoher Dosierung, behandelt; der Einsatz von Steroiden nach CAR-T-Zell-Therapie beeinflusst jedoch, im Gegensatz zu Tocilizumab, auch die antineoplastische Wirksamkeit der CAR-T-Zellen und muss deshalb nach Abwägung von Vor- und Nachteilen für den Patienten erfolgen.

▶ CAR-T-Zell-Therapien können nur an entsprechend qualifizierten Zentren durchgeführt werden. Im Rahmen der Qualifikation erfolgen Zellprodukt-spezifische Schulungen zum Nebenwirkungsmanagement, die regelmäßig aktualisiert und wiederholt werden. Zum Nebenwirkungsmanagement sind inzwischen auch hierfür entwickelte Apps in den AppStores verfügbar, z. B. "myTcell" (https://mytcell.de/)

6.5 Autologe Stammzelltransplantation

Andreas Hüttmann

Aktuelles

▶ Beim Multiplen Myelom hat sich bis ins Jahr 2023 die Hochdosistherapie mit Melphalan und autologer Blutstammzelltransplantation gegenüber weniger intensiven „modernen" Therapieverfahren als überlegen erwiesen.

▶ Bei den aggressiven B-Zell-Lymphomen zeichnet sich ab, dass bei primärer Progression oder Rückfall ≤ 12 Monate nach Abschluss der Primärtherapie die AutoTx durch eine CAR-T-Zell-Therapie ersetzt werden wird.

Definition

▶ Die autologe Stammzelltransplantation ist eine Kombination verschiedener Verfahren.

▶ Nach Erreichen einer Tumorremission und Apherese G-CSF-stimulierter Blutstammzellen wird eine hochdosierte, präparative Chemotherapie verabreicht. Diese hat das Ziel, die zugrunde liegende Resterkrankung effektiv zu bekämpfen und eine Nische im Knochenmark zu öffnen.

▶ Danach erfolgt die eigentliche Transplantation mit der Infusion autologer Blutstammzellen.

▶ Voraussetzung für die autologe Stammzelltransplantation ist die Apherese und Kryokonservierung eines zuvor gewonnenen Stammzellpräparats.

> **❗ Wichtig**
>
> Die autologe Stammzelltransplantation als Methode fußt auf vielen Schritten: eine Remission induzierende Chemotherapie, Stammzellen mobilisierende Chemotherapie, Stammzellstimulation mit G-CSF, Stammzellapherese und -kryokonservierung, Hochdosischemotherapie und abschließend autologe Stammzelltransplantation.

Indikationen

▶ Aufgrund ihres konsolidierenden Charakters ist eine AutoTx Erfolg versprechend, wenn durch vorausgehende (Salvage-)Behandlungen eine komplette oder wenigstens partielle Remission erzielt wurde.

▶ Der Einsatz bei lediglich stabiler Erkrankung als bestes Ergebnis der vorausgehenden Chemotherapien ist umstritten. Bei progredienter Erkrankung sollte eine AutoTx nicht durchgeführt werden.

▶ Gesicherte und allgemein akzeptierte Indikationen:
  • Multiples Myelom,
  • rezidivierte oder refraktäre aggressive B- und T-Zell-Lymphome,
  • Mantelzell-Lymphom,
  • rezidiviertes oder refraktäres Hodgkin-Lymphom.

▶ Nicht gesicherte, aber vertretbare Indikationen:
  • Bei T-Zell-Lymphomen als Bestandteil der Erstlinienbehandlung,
  • rezidivierte oder refraktäre indolente B-Zell-Lymphome,
  • erstes Rezidiv der akuten Promyelozytenleukämie,
  • Amyloidose ohne kardiale Beteiligung,
  • als Ersatzmaßnahme bei Fehlen eines Spenders für die allogene Blutstammzelltransplantation.

Kontraindikationen

▶ Hohes Alter gilt als Kontraindikation für eine Hochdosistherapie und AutoTx. Als Faustregel gilt das 70. Lebensjahr als Grenze für eine Therapie mit hochdosiertem Melphalan und das 65. Lebensjahr als Grenze für eine Behandlung mit dem intensiveren BEAM-Protokoll. Bei ausgezeichnetem Allgemeinzustand und fehlenden Komorbiditäten können sich diese Grenzen nach oben verschieben.

▶ Kontraindikationen aufgrund von Komorbiditäten sind differenziert zu betrachten.
  • Nierenfunktionsstörung bis hin zur Dialyse beim Multiplen Myelom stellt keine Kontraindikation für eine Hochdosistherapie dar.
  • Schwerwiegende Funktionseinschränkungen des kardiopulmonalen und vaskulären Systems sind als Kontraindikation zu werten.

▶ Nicht als absolute Kontraindikation zu werten sind eine abgelaufene Hepatitis B, Hepatitis C oder HIV-Infektion. In diesen Fällen gelten allerdings besondere Regeln bei der Apherese, Präparation, und Lagerung der Stammzellpräparate.

Aufklärung und spezielle Risiken

▶ Die Hochdosischemotherapie mit nachfolgender AutoTx birgt ein Morbiditäts- und Mortalitätsrisiko, das in erfahrenen Zentren nicht höher als nach konventionell dosierter zytotoxischer Therapie ausfallen sollte.

Material

Mobilisierungschemotherapie

▶ Die Gewinnung peripherer Blutstammzellen erfolgt nach einer Mobilisierungschemotherapie oder, seltener, aus dem steady state.
▶ Die Mobilisierungschemotherapie soll einerseits als Tumortherapie wirken, andererseits blutbildende Stammzellen vorübergehend vom Knochenmarkkompartiment in das periphere Blut verlagern.
▶ Die Auswahl der Mobilisierungschemotherapie richtet sich nach der vorliegenden Erkrankung und gelegentlich auch nach der Behandlungshistorie eines Patienten. Übliche Schemata für Lymphome und das Multiple Myelom sind in Tab. 6.8 aufgeführt.

Tab. 6.8 • Gebräuchliche Chemotherapieschemata zur Mobilisierung peripherer Blutstammzellen vor Apherese.

Indikation	Schema
B- und T-Zell-Lymphome	(R*)-ICE: Rituximab 375 mg/m² i. v. Tag 1, Etoposid 100 mg/m² i. v. Tag 2–4, Ifosfamid 5,000 mg/m²/24 h Dauerinfusion Tag 3, Carboplatin AUC 5 mg/ml × min i. v. (maximal 800 mg) Tag 3 (R*)-DHAP: Rituximab 375 mg/m² i. v. Tag 1, Dexamethason 40 mg p. o. Tag 2–4, Cytosinarabinosid 2-mal 2000 mg/m² i. v. Tag 3, Cisplatin 100 mg/m²/24 h Dauerinfusion Tag 2 (R*)-GDP: Rituximab 375 mg/m² i. v. Tag 1, Gemcitabin 1000 mg/m² i. v. Tag 2 und 9, Cisplatin 75 mg /m² i. v. Tag 2, Dexamethason 40 mg p. o. Tag 2–5
Multiples Myelom	Cyclo mono: Cyclophosphamid 2000 mg/m² Tag1 und 2 CAD: Cyclophosphamid 1000 mg/m² Tag1, Doxorubicin 15 mg/m² Tag1–4, Dexamethason 40 mg p. o. Tag 1–4

*R: Rituximab, nur bei CD20 positiven Lymphomen

Knochenmarkstimulation und Blutstammzellapherese

▶ 2–5 Tage nach Abschluss der Mobilisierungschemotherapie erfolgt die Knochenmarkstimulation mit G-CSF:
  • Üblich ist die Gabe von Filgrastim 5-10 µg/kg Körpergewicht s. c. täglich oder Lenograstim 150 µg/m² Körperoberfläche und Tag.
  • Bei ausbleibendem Mobilisierungserfolg kann die Dosis verdoppelt werden. Üblich ist dann die Verteilung auf 2 Injektionen.
  • Die G-CSF-Gabe erfolgt bis zum Abschluss der Leukapherese.
  • Bei Steady-state-Mobilisierung wird auf die Chemotherapie verzichtet.
▶ Nach Durchschreiten des Leukozytennadirs wird die Zahl CD34-positiver Stammzellen im Blut gemessen:
  • Voraussetzung für eine erfolgreiche Blutstammzellapherese sind > 25/µl CD34-positive Zellen, besser > 50/µl.
  • Bei ungenügender Mobilisierung CD34-positiver Stammzellen ins Blut steht mit Plerixafor ein weiterer Wirkstoff zur Verfügung (0,24 mg/kg Körpergewicht und Tag s. c. unter fortgesetzter G-CSF-Stimulation. Injektion ca. 6–11 h vor Einleitung der Apherese).
▶ Die Apherese erfolgt an einem Zellseparator über periphere Zugänge in beiden Kubitalvenen oder über einen zentralen großlumigen Dialysekatheter mit farblich markiertem Entnahme- und Rücklaufschenkel:

- Die Thrombozytenzahl vor der Apherese sollte > 50/nl und der Hämoglobin-wert > 8 g/dl betragen.
- Die Blutstammzellapherese nimmt mehrere Stunden in Anspruch.
- Während der Apherese wird ca. das 3-fache Blutvolumen des Spenders prozessiert.
- Bei zu geringer Stammzellausbeute wird die Apherese nach spätestens 5 h unterbrochen und am Folgetag fortgesetzt.

Chemotherapie vor Transplantation

▶ Auswahl der vor Transplantation zu verabreichenden Chemotherapie richtet sich nach der Grunderkrankung (Tab. 6.9).
▶ Beim Mantelzell-Lymphom wird gelegentlich Cytosinarabinosid und Melphalan mit einer fraktionierten Ganzkörperbestrahlung bis 10 Gy kombiniert.

Tab. 6.9 • **Häufige Indikationen zur autologen Stammzelltransplantation und gängige Hochdosistherapieschemata.**

Indikation	Schema
B- und T-Zell-Lymphome	BEAM(-R*): Carmustin 300 mg/m^2 i. v. Tag -6, Etoposid 200 mg/m^2 i. v. Tag -6 bis -3, Cytosinarabinosid 2x 200 mg/m^2 i. v. Tag -6 bis -3, Melphalan 140 mg/m^2 i. v. Tag -2, Blutstammzellen ≥ 2 × 10^6 CD34-Zellen/kg i. v. Tag 0, Rituximab 375 mg/m^2 i. v. Tag + 1 und + 8
Hodgkin-Lymphom	BEAM: Carmustin 300 mg/m^2 i. v. Tag -7, Etoposid 2 × 150 mg/m^2 i. v. Tag -7 bis -4, Cytosinarabinosid 2 × 200 mg/m^2 i. v. Tag -7 bis -4, Melphalan 140 mg/m^2 i. v. Tag -3, Blutstammzellen ≥ 2 × 10^6 CD34-Zellen/kg i. v. Tag 0
Multiples Myelom	Melphalan (70**) 100 mg/m^2 i. v. Tag 1–2, Blutstamm-zellen ≥ 2 × 10^6 CD34-Zellen/kg Tag 4

*R: Rituximab, nur bei CD20 positiven Lymphomen.
** Beim Multiplen Myelom wird bei erhöhtem Kreatininwert die Melphalandosis auf 70 mg/m^2 und Tag reduziert.

Stammzelltransplantation

▶ Die für eine erfolgreiche und zeitgerechte Rekonstitution der Blutbildung zu transplantierende Blutstammzellmenge beträgt mindestens 2 × 10^6 CD34-Zellen/kg Körpergewicht.
▶ Viele Zentren halten mindestens die doppelte Menge, d. h. zwei getrennte Blutstammzellpräparate mit ≥ 2 × 10^6 CD34-Zellen/kg bereit: Ein Präparat wird transplantiert, ein Präparat dient als back up.

Durchführung

▶ Voraussetzungen für den Beginn der Hochdosischemotherapie:
- Patient: Indikation und Remissionsstaus überprüft. Frei von Infektionen und akuten, schwerwiegenden Begleiterkrankungen. Anlage eines mindestens 3-lumigen zentralen Venenkatheters.
- Stammzellpräparat: Ausreichende Blutstammzellmenge vorhanden. Präparat entspricht den Qualitätsanforderungen hinsichtlich Vitalität und Sterilität.
▶ Die Stammzellrückgabe erfolgt mit ausreichendem Abstand zur Behandlung, d. h. nach mehreren Halbwertzeiten der eingesetzten Chemotherapeutika und in der Regel 48 h nach Infusionsende (Tab. 6.9).
▶ Nach Überprüfung der Identität des Empfängers erfolgt die Stammzellrückgabe in Reanimationsbereitschaft und unter Überwachung der Vitalzeichen.

- Monitorüberwachung von Sauerstoffsättigung, Herzfrequenz, Blutdruck,
- intravenöse Flüssigkeitsgabe über 2 h beginnend 1 h vor der Stammzellrückgabe (900 ml NaCl 0,9 % + 100 ml NaBic 8,4 %).
- Prämedikation mit H1- und H2-Antagonisten (Clemastin 2 mg i. v., Cimetidin 200 mg i. v.) sowie Antiemetikum (Metoclopramid 10 mg i. v.) 15 min vor der Stammzellrückgabe.
- Kontrolliertes, rasches Auftauen des Stammzellpräparats und zügige intravenöse Bolusgabe über eine 50 ml Perfusorspritze unter Vermeiden kräftiger Injektionsdrucks.

▶ Die sich anschließende Knochenmarkaplasie dauert üblicherweise 8–15 Tage. In dieser komplikationsträchtigen Phase erfolgt die Behandlung stationär.

▶ **Supportivmaßnahmen** umfassen:
- Antiinfektiva: Cotrimoxazol 480 mg p. o. 1-mal tgl., Gabe z. B. eines Fluorochinolons, Aciclovir 400 mg p. o. 1- bis 2-mal tgl.
- Antiemetika bedarfsadaptiert.
- bei Schleimhautschäden intravenöse Opioide bedarfsadaptiert, parenterale Ernährung.

Mögliche Komplikationen

▶ Die Nebenwirkungen der Hochdosischemotherapie und AutoTx unterscheiden sich weniger in der Art als in der Stärke von den Nebenwirkungen der nicht hochdosierten Chemotherapie.

▶ Folgen der Knochenmarkschädigung:
- Infektionen, auch lebensbedrohlicher Art infolge Neutropenie,
- Blutungen infolge Thrombopenie,
- Anämiesymptome.

▶ Allgemeinbeschwerden:
- Übelkeit und Erbrechen,
- Schleimhautschäden mit der Erfordernis einer parenteralen Ernährung,
- Allergien,
- Infertilität.

▶ Mortalität: Das Risiko an den Toxizitäten der Hochdosischemotherapie und AutoTx zu versterben beträgt ca. 2–5 %.

▶ Späte Komplikationen: Das Risiko im späteren Leben an einer Myelodysplasie oder einer Leukämie zu erkranken ist erhöht.

▶ Die eigentliche Stammzellrückgabe geht mit folgenden unerwünschten Wirkungen einher:
- Möglich sind vorübergehende, oft als unangenehm empfundene Veränderungen der Geschmacks- und Geruchswahrnehmung; Lutschen von Lakritze oder Bonbons mit starkem Aroma können dem entgegenwirken.
- Gelegentlich kommt es zu Bradykardien, die gut auf Atropin reagieren.
- Mikroembolien durch Zellaggregate im Stammzellpräparat führen gelegentlich zu Hustenreiz.

Cave
Morbidität und Mortalität hängen von der Erfahrung bei der Indikationsstellung und der Erfahrung bei der Therapiedurchführung ab.

Postoperatives/postinterventionelles Management

▶ Patienten können ambulant weiterbehandelt werden:
- sobald die Blutbildung selbsterhaltend regeneriert ist und Transfusionen nicht mehr erforderlich sind: Die Neutrophilenzahl bei Entlassung sollte ≥ 1/nl betragen. ≥ 0,5/nl sind bei protrahierter Erholung in Einzelfällen akzeptabel,

- wenn kein intravenöse Antibiose mehr erforderlich ist,
- wenn die Nahrungsaufnahme peroral erfolgen kann.
▶ Die Prophylaxe gegen Pneumocystis jirovecii mit 480 mg Cotrimoxazol p. o. 1-mal tgl. oder 960 mg 3-mal pro Woche wird für 3 Monate nach Regeneration des Blutbildes fortgeführt und dann beendet.
▶ Bei fehlender Cotrimoxazol-Verfügbarkeit oder Unverträglichkeit wird auf Atovaquon 2-mal 750 mg täglich oder Dapson 2-mal 50 mg täglich (nach Ausschluss eines Glukose-6-Phosphat-Dehydrogenase-(G6PD-)Mangels) peroral ausgewichen. Als weitere Alternative kann 300 mg Pentamidin in 6 ml Aqua gelöst und nach prophylaktischer Inhalation eines Beta-Sympathomimetikum über ein geeignetes Verneblersystem über 20 Minuten inhaliert werden.

6.6 Allogene hämatopoetische Stammzelltransplantation

Udo Holtick, vormals beteiligt: Matthias Stelljes*

Definition

▶ Hämatopoetische Stammzelltransplantation, nach intravenöser Applikation eines Knochenmarktransplantats oder mittels Zellapherese gesammelter, durch G-CSF mobilisierter Stammzellen nach vorausgegangener zytotoxischer Konditionierungstherapie.
▶ Engraftment: Bezieht sich im Regelfall auf das Anwachsen der Granulopoese, d. h. Anstieg der absoluten Granulozytenzahl (ANC $\geq 0.5 \times 10^9$/l) im Blut an drei aufeinander folgenden Tagen.
▶ Spender-gegen-Empfänger-Erkrankung (Transplantat-gegen-Wirt Erkrankung, Graft-Versus-Host Disease, GvHD): Inflammatorische zytotoxische Reaktion von transfundierten Immunzellen gegen Zellen/ Organe des Empfängers.
▶ Spender-gegen-Leukämie-Reaktion (Transplantat-gegen-Leukämie Reaktion, Graft-Versus-Leukemia, GvL): Inflammatorische zytotoxische Reaktion von transfundierten Immunzellen gegen Leukämiezellen. Je nach Grunderkrankung wird auch von Graft-versus-Tumor, Graft-versus-Lymphoma oder Graft-versus-Myeloma-Reaktion gesprochen.

Indikationen

▶ Die Indikationsstellung zur allogenen SZT ist abhängig von:
- Spenderverfügbarkeit (HLA-identer Familienspender, HLA-kompatibler Fremdspender, Alternativspender wie haploidenter Familienspender oder mismatched Familien-/Fremdspender),
- dem anzunehmenden Risiko der Grunderkrankung (längerfristige Prognose nach allogener SZT bzw. nach konventioneller Therapie),
- vorhandenen Begleiterkrankungen und
- Patientenwunsch.
▶ Hinsichtlich der Grunderkrankung ist die allogene SZT eine frühzeitig zu diskutierende Therapieoption, wenn nach Transplantation potenziell von einer mindestens vergleichbaren, wenn nicht besseren Prognose auszugehen ist als alternative Behandlungsmaßnahmen.

> **!** *Cave*
>
> Die Abschätzung des Risikos für transplantationsassoziierte Nebenwirkungen, insbesondere auch hinsichtlich der anzunehmenden nicht durch ein Rezidiv bedingten Todesfallrate, bezieht sich häufig auf „historische" Daten, d. h. die aktuellen Fortschritte bei der allogenen HSZT werden nur unzureichend berücksichtigt. Ohne Frage gilt dies auch für alternative Behandlungsoptionen.

▶ Die endgültige Indikationsstellung erfolgt stets individuell unter Berücksichtigung der o. g. Faktoren unter Einbeziehung der behandelnden Ärzte, der Transplantationsärzte, der Immungenetiker (Spenderauswahl) sowie ggf. Vertreter weiterer Fachdisziplinen zur Beurteilung von Begleiterkrankungen.

▶ Für folgende Erkrankung besteht prinzipiell die **Indikation** zur allogenen HSZT:

- Akute lymphatische Leukämie (ALL):
  - In CR1 abhängig von Krankheitsrisiko (zyto- und molekulargenetisches Risikoprofil, Immunphänotyp, Hyperleukozytose bei B-Vorläufer-ALL) und Ansprechen auf Chemo-/Immuntherapie (hier insbesondere Verlauf der minimalen Resterkrankung);
  - nach Rezidiv/bei Induktionsversagen.
- Akute myeloische Leukämie:
  - In CR1 abhängig von Krankheitsrisiko (zyto- und molekulargenetisches Risikoprofil) und Ansprechen auf die Induktionstherapie (ggf. auch Verlauf der minimalen Resterkrankung);
  - nach Rezidiv/bei Induktionsversagen (der Stellenwert einer erneuten remissionsinduzierenden Therapie nach Induktionsversagen/Frührezidiv ist nicht belegt, eine direkte allogene SZT ist eine klinische Option).
- Akute Promyelozyten-Leukämie; klinische Option nach Rezidiv.
- Chronische myeloische Leukämie:
  - Standardindikation bei Akzelerationsphase oder Blastenkrise,
  - Versagen der Therapie mit Thyrosinkinase-Inhibitoren/Nachweis von Resistenten (z. B. *T 315I*-Mutation).
- Myelodysplastische Syndrome (MDS):
  - nach Risikoabschätzung z. B. mittels IPSS,
  - Standardindikation bei MDS mit intermediärem Risiko 2 oder Hochrisiko-MDS nach IPSS oder CMML.
  - Klinische Option bei Low-risk-MDS z. B. bei zunehmendem Transfusionsbedarf.
- Myelofibrose (PMF):
  - nach Risikoabschätzung z. B. mittels DIPSS,
  - Standardindikation bei PMF mit intermediärem Risiko 2 nach DIPSS oder Hochrisiko-PMF.
  - Klinische Option bei PMF mit intermediärem Risiko 1 nach DIPSS, z. B. bei zunehmendem Transfusionsbedarf oder Hochrisikozytogenetik.
- Chronische lymphatische Leukämie:
  - Klinische Option bei Hochrisikoprofil nach Versagen der modernen molekularen Therapien (BTK/ BCL-2-Inhibitoren).
- Diffuses großzelliges B-Zell-Lymphom:
  - klinische Option bei Frührezidiv und unzureichendem Therapieansprechen.
  - Standardindikation bei Rezidiv nach autologer Stammzelltransplantation oder CAR-T-Zell Therapie.
- Follikuläres Lymphom:
  - klinische Option bei unzureichendem Therapieansprechen/Rezidiv,
  - Standardindikation bei Rezidiv nach autologer Stammzelltransplantation oder CAR-T-Zell Therapie.
- Mantelzell-Lymphom:
  - klinische Option bei Frührezidiv und unzureichendem Therapieansprechen,
  - Standardindikation bei Rezidiv nach autologer Stammzelltransplantation oder CAR-T-Zell Therapie.
- Multiples Myelom und andere Plasmazellerkrankungen:
  - klinische Option im Rahmen der Rezidivtherapie,
  - Standardindikation bei Hochrisikomyelom in der Primärtherapie.
- Periphere T-Zell-Lymphome:
  - klinische Option in CR1 und unzureichendem Therapieansprechen,
  - Standardindikation nach Rezidiv.

- Prolymphozyten-Leukämie (T-PLL):
  - klinische Option in CR1,
  - sonst soweit möglich im Rahmen klinischer Studien.
- Schwere aplastische Anämie, erworben:
  - Standardindikation in der Erstlinientherapie (HLA-identer Familienspender) und
  - im Rezidiv.
- Bei weiteren Erkrankungen kann die allogene SZT eine Option sein, wie
  - NKT-Zelllymphom,
  - atypische CML,
  - „Blastic Plasmacytoid Dendritic Cell Neoplasm",
  - Hodgkin-Lymphom,
  - kutane T-Zell-Lymphome,
  - Morbus Waldenström,
  - paroxysmale nächtliche Hämoglobinurie,
  - Thalassaemia major,
  - Sichelzellanämie und
  - andere maligne und nichtmaligne hämatologische Erkrankungen.

Merke

Diese Indikationsliste bezieht sich in erster Linie auf die allogene SZT von HLA-identen Familienspendern oder HLA-kompatiblen Fremdspendern. Die Transplantation von Alternativspendern (haploidenter Familienspender, mismatched Fremdspender) ist eine klinische Option. Eine jeweils aktuelle Indikationsliste wird durch die DAG-KBT online veröffentlicht (www.dag-kbt.de (Stand 22.10.2024)).

Kontraindikationen

▶ Mögliche Kontraindikationen zur allogenen Stammzelltransplantationen ergeben sich in erster Linie aus dem Risikoprofil der Grunderkrankung und aus der Schwere bzw. Relevanz von Begleiterkrankungen.

▶ Begleiterkrankungen haben bei Erkrankungen mit mittlerem Risikoprofil, für die es ggf. zunächst auch alternative Therapieoptionen gibt (z. B. Konsolidationstherapie bei Patienten mit AML in erster Remission) eine andere Bedeutung als bei Patienten mit Hochrisiko-/therapierefraktären Erkrankungen.

▶ Die Abwägung zwischen Therapierisiko und Therapienutzen muss individuell im Rahmen einer umfassenden Evaluation an spezialisierten Zentren erfolgen.

▶ Risiko-Scores, z. B. der transplantationsspezifische Komorbiditätsindex (HCT-CI), können eine Entscheidungshilfe sein, definieren aber keine Kontraindikationen.

Merke

Patientenalter und/oder Begleiterkrankungen definieren keine absoluten Kontraindikationen zur allogenen HSZT.

Aufklärung und spezielle Risiken

▶ Im Rahmen der Aufklärung muss insbesondere auf die Therapie-assoziierte Mortalität eingegangen werden, die im Mittel mit 10–15 % innerhalb der ersten zwei Jahre angegeben wird. Hier wird der Patient/ die Patientin, vor dem Hintergrund des Risikos durch die Grunderkrankung, beraten.

▶ Neben den bekannten Nebenwirkungen von Chemo- und oder Strahlentherapie sowie dem damit verbundenen Infektionsrisiko, ist die Transplantat-gegen-Wirt Erkrankung (GvHD, siehe auch unten) als spezifische Nebenwirkung einer allogenen SZT zu erwähnen. Es wird eine akute Form der GvHD (insbesondere Inflammation Haut/ Leber/ Gastrointestinaltrakt) von einer chronischen Form (insbesondere Haut, Schleimhäute, Leber, GI, Lunge; vielgestaltig, Ähnlichkeiten zu verschiedenen Autoimmunerkrankungen) unterschieden.

▶ Die Behandlung besteht in der Intensivierung oder dem Beginn einer immunsuppressiven Therapie.

Material

▶ Als allogene Stammzellspender kommen folgende infrage:
- HLA-identer Familienspender (Bruder/Schwester),
- haploidenter Familienspender (Geschwister/Eltern die mindestens in einem Haplotyp HLA-ident zum Empfänger sind),
- HLA-kompatibler Fremdspender,
- „mismatched" Spender (Spender, die mit mindestens einem transplantationsrelevanten HLA-Merkmal nicht mit dem Empfänger übereinstimmen).

▶ Transplantationsrelevante HLA-Merkmale:
- HLA-A, -B, C, -DR und -DQ.
- Weitere HLA-Merkmale wie z. B. DP werden bisher nur eingeschränkt berücksichtigt.

▶ **Transplantate:**
- Knochenmark (Gewinnung mittels multipler Knochenmarkpunktionen am Beckenkamm in Vollnarkose, Entnahmevolumen ca. 1000–1500 ml),
- mittels Leukapherese gewonnene Stammzellen nach 5-tägiger Stimulation mit G-CSF,
- Nabelschnurblut (wird in Deutschland weiterhin nur in wenigen Einzelfällen eingesetzt).

▶ **Konditionierungstherapie:**
- Die Unterscheidung zwischen konventioneller und dosisreduzierter Konditionierung eignet sich klinisch nur bedingt, um Indikations- oder Patientengruppen anhand von Aggressivität der Grunderkrankung, Krankheitsstadium, Patientenalter oder Komorbiditäten einer Konditionierungsart zuzuordnen.
- Zur **konventionellen Konditionierungstherapie** zählen Kombinationen aus:
  – Hochdosis-Cyclophosphamid und fraktionierter Ganzkörperbestrahlung (> 8 Gy) oder
  – Hochdosis-Cyclophosphamid und Busulfan (beide Varianten mit oder ohne T-Zell-depletierende Antikörper).
- Die Einführung der **dosisreduzierten Konditionierungstherapien** hat die Transplantation von älteren und/oder komorbiden Patienten ermöglicht.
- Dosisreduzierte Therapien sind im Vergleich zur konventionellen Konditionierungstherapie in ihrer Dosisintensität deutlich gemindert und bestehen aus meist aus Fludarabin-basierten Therapieprotokollen, die zusätzlich zum Fludarabin ein oder zwei alkylierende Chemotherapeutika oder eine Ganzkörperbestrahlung (2–8 Gy) vorsehen, jeweils ebenfalls mit oder ohne T-Zell-depletierende Antikörper.
- **Sequenzielle Konditionierungstherapien.**
  – Diese wurden insbesondere für Patienten mit aktiver oder Hochrisiko-Leukämie in den letzten Jahren entwickelt.
  – Sie bestehen aus einer leukämiegerichteten Vortherapie (z. B. Hochdosis Melphalan oder dem „FLAMSA" Regime).
  – Nach einer Pause von wenigen Tagen folgt eine dosisreduzierte Konditionierung.
  – Solche Ansätze ermöglichen selbst bei Patienten mit therapierefraktären Leukämien längerfristige Überlebensraten von 30–40 %.

► **Immunsuppressive Therapie**:
- Zur Prävention von schweren GvH-Reaktionen ist nach der Transplantation von allogenen Spenderzellen eine immunsuppressive Therapie nötig.
- Zusätzlich ermöglicht die Integration von T-Zell-depletierenden Antikörpern in die Konditionierungstherapie eine In-vivo-T-Zell-Depletion des Stammzelltransplantats.
- Häufig verwendete Kombinationen zur Immunsuppression ab Transplantation sind z. B.:
  - Ciclosporin A/Methotrexat oder
  - Ciclosporin A/Mycophenolatmofetil.
- Die bis vor wenigen Jahren übliche In-vitro-T-Zell-Depletion von haploidenten Transplantaten wird zunehmend durch eine In-vivo-Depletion von alloreaktiven T-Zellen mittels Cyclophosphamid (appliziert wenige Tage nach Transplantation, Post-Transplant Cy) ersetzt.

Durchführung

► Um eine schnelle Spenderidentifizierung zu gewährleisten, sollte für Patienten, für die in ihrem Krankheitsverlauf eine allogene HSZT infrage kommt, frühzeitig eine HLA-Typisierung sowie eine Typisierung möglicher Geschwisterspender angestrebt werden.
► Bei Patienten mit akuter Leukämie sollte dies mit Erstdiagnose umgehend erfolgen.
► Eine Fremdspendersuche kann je nach HLA-Muster des Patienten Wochen bis Monate in Anspruch nehmen.
► Bei möglicher Indikation zur allogenen HSZT ist eine frühzeitige Kontaktaufnahme zu einem Transplantationszentrum von entscheidender Bedeutung.
► Die endgültige Indikationsstellung setzt eine umfangreiche Evaluation des Patienten am Transplantationszentrum voraus.
► Zeitnah zur allogenen HSZT erfolgen:
- eine Überprüfung des Remissionsstatus/der initialen Diagnose, sowie
- eine Reevaluation der Vortherapien in Hinblick auf Krankheitsansprechen und Komplikationen,
- Untersuchung hinsichtlich vorbestehender Begleiterkrankungen oder möglicher Infektfoci.
- Neben diesen Untersuchungen wird der Patient umfassend über die Indikationsstellung, den Verlauf der geplanten Therapie sowie über Risiken und Nutzen aufgeklärt.
► Mit stationärer Aufnahme startet im Regelfall die Konditionierungstherapie zur allogenen HSZT. Je nach Erkrankung/Remissionsstatus/Begleiterkrankungen dauert diese ca. 4–11 Tage und besteht aus einer Strahlentherapie in Kombination mit einer Chemotherapie oder aus einer Kombinationschemotherapie.
► Die Konditionierungstherapie hat 3 Ziele:
- Verbesserung der Krankheitskontrolle,
- Unterdrückung der patienteneigenen Hämatopoese/Sicherstellung des Anwachsens des Transplantats,
- Verhinderung einer Abstoßungsreaktion.
► Die Stammzellentransplantation
- erfolgt als Transfusion des Transplantats über einen Venenkatheter.
- In der Regel übernimmt das Transplantat dann 2–3 Wochen später die Bildung von Blutzellen im Knochenmark.
- Je nach Verlauf/Komplikationen kann die Behandlung dann ambulant fortgeführt werden.
► Nachbehandlung:
- An die stationäre Therapie schließt sich eine, zunächst intensive Nachbehandlung in einer Transplantationsambulanz an.

- Aufgrund der spezifischen Komplikationen/Spätfolgen nach allogener HSZT ist eine Anbindung an eine entsprechende Spezialambulanz auch noch Jahre nach Transplantation notwendig. Die Abstände zwischen den ambulanten Terminen werden mit der Zeit größer.

Mögliche Komplikationen

Spender-gegen-Empfänger-Erkrankung (GvHD)

▶ Neben den hämatopoetischen Stammzellen enthalten allogene Knochenmark- oder Blutstammzelltransplantate Zellen des natürlichen und des adaptiven Immunsystems wie NK-Zellen, T- und B-Lymphozyten sowie antigenpräsentierende Zellen.

▶ Diese Zellpopulationen sind von zentraler Bedeutung für die Wiederherstellung der humoralen und zellulären Immunität des Empfängers sowie für den klinisch bedeutsamen GvL-Effekt.

▶ Die Spender-T-Zellen sind auch für die klinisch weniger erwünschte GvHD verantwortlich, die maßgeblich zur transplantationsassoziierten Morbidität und Letalität beiträgt.

▶ Eine GvHD tritt auf, wenn immunkompetente Spenderzellen in einen genetisch differenten Empfänger transplantiert werden.

▶ Bezüglich der pathophysiologischen Zusammenhänge bei der Entstehung und Progression einer GvHD ist davon auszugehen, dass ein alleiniger Transfer allogener Immunzellen nicht zwangsläufig eine GvHD auslösen wird, da T-Zell-aktivierende Faktoren fehlen.

▶ Vielmehr sind eine Reihe von zusätzlichen Faktoren wie die Konditionierungstherapie oder auch mikrobiologische Besiedlung des Empfängers verantwortlich für die Initiierung und Aufrechterhaltung einer GvHD.

▶ So werden **drei Phasen in der Entstehung einer GvHD** unterschieden:
- Phase 1:
  - Konditionierungstherapie mit Ganzkörperbestrahlung und/oder Chemotherapie führt über eine direkte Gewebeschädigung zu einer unphysiologisch starken Ausschüttung von proinflammatorischen Zytokinen.
  - Solche „Gefahrensignale" sind entscheidend für die Einleitung von zellulären Immunantworten.
  - Aus dem durch Chemotherapie und ionisierende Bestrahlung geschädigten Gastrointestinaltrakt treten darüber hinaus mikrobielle Substanzen, wie z.B. Lipopolysaccharide und unmethylierte CpG-Oligonukleotide, aus dem Darm in die systemische Zirkulation über und aktivieren das Immunsystem zusätzlich, was zu einer weiteren Verstärkung der GvHD führt.
- Phase 2:
  - Die entscheidenden Interaktionen bei der Entstehung einer GvHD finden während der zweiten Phase, der Aktivierung allogener T-Zellen durch APC statt.
  - Die wichtigsten APC sind die dendritischen Zellen, die Monozyten/Makrophagen und die B-Lymphozyten.
  - In dem immunstimulatorischen Milieu nach der Konditionierung können APC ausdifferenzieren, die Expression aktivierender kostimulatorischer Moleküle erhöhen und die T-Zellen des Spenders aktivieren.
- Phase 3:
  - In der letzten Phase der akuten GvHD proliferieren aktivierte T-Zellen und sind direkt oder indirekt für die Schädigung des Empfängergewebes verantwortlich.
  - Dabei sind die Fas/FasL-vermittelte als auch die Perforin/Granzyme-abhängige Lyse von Zielzellen bei der Manifestation sowohl von GvHD als auch von GvT-Effekten wichtig.
  - Die von aktivierten T-Zellen und dem geschädigten Gewebe des Empfängers produzierten Zytokine stimulieren Monozyten und NK-Zellen, die dann ihrerseits weiter die GvHD verstärken.

► **Definition/Manifestation der akuten GvHD**:
- Die akute Graft-versus-Host-Reaktion tritt innerhalb der ersten Wochen nach Transplantation auf, kann aber auch nach Immuninterventionen wie z. B. nach Gabe von Spenderlymphozyten auftreten.
- Sie betrifft v. a. folgende Gewebe bzw. Organe:
  - Haut: makulopapulöses Exanthem, Erythrodermie, bis hin zur Epidermolyse,
  - oberer Gastrointestinaltrakt: Inappetenz, Übelkeit, Gastritis/Duodenitis,
  - unterer Gastrointestinaltrakt: Diarrhoe, Tenesmen, Kolitis/Enteritis mit Blutungen, Ileus,
  - Leber: Ikterus, Leberversagen.

► **Definition/Manifestation der chronischen GvHD**:
- Die chronische Graft-versus-Host-Reaktion ist eine protrahiert einsetzende Entzündungsreaktion, die häufig 3–4 Monate, teilweise auch deutlich später, nach Transplantation auftritt.
- Prinzipiell können alle Organsysteme ggf. dauerhaft betroffen sein.
- Häufig betroffen sind Schleimhäute des Mundes und Auges, des Magen-Darm-Trakts und der Genitalien, die serösen Häute (Ergussbildung), die Haut/Hautanhangsgebilde, die Lunge und die Leber.

Transplantatabstoßung

► Wie bei der Transplantation von Organen, z. B. der Niere, kann das humorale und zelluläre Immunsystem eines Empfängers ein Stammzelltransplantat als fremd erkennen und abstoßen.

► Zu den Risikofaktoren für eine Transplantatabstoßung nach allogener HSZT zählen in erster Linie:
- die HLA-Disparität zwischen Spender und Empfänger,
- die T-Zell-Depletion des Transplantats,
- eine inadäquate oder dosisreduzierte Konditionierungstherapie,
- eine zu niedrige Stammzelldosis sowie
- eine vorangegangene Alloimmunisierung des Empfängers.

► Weitere auslösende Faktoren für ein primäres Transplantatversagen sind Stromadefekte, Infektionen und medikamentös induzierte Myelosuppression. Letztere können auch Ursachen für ein sekundäres Transplantatversagen sein.

► Häufigkeit des Transplantatversagen nach allogener HSZT: < 5 %.

► Maßnahmen gegen Transplantatabstoßung:
- Medikamentöse Maßnahmen, wie Intensivierung der immunsuppressiven Therapie oder Gabe von Wachstumsfaktoren,
- eine zweite HSZT vom ursprünglichen oder auch von einem anderen allogenen Spender (soweit verfügbar).

Infektionen

► Infektionen stellen sowohl im Rahmen der Akutphase nach Transplantation als auch im weiteren Verlauf eine Herausforderung dar, insbesondere bei Patienten mit akuter oder chronischer GvHD.

► Sie sind zum überwiegenden Teil verantwortlich für die nicht rezidivbedingten Todesfälle.

► Besondere Bedeutung haben daher:
- Infektionsprophylaxe nach Transplantation (u. a. mittels Virusstatika und Antimykotika) (s. Kap. Antimikrobielle Prophylaxe und Therapie (S. 762)), zur Infektprophylaxe gehört auch die komplette Neu-Vakzinierung der Patienten beginnend ca. 3–6 Monate nach Transplantation,
- frühzeitiges Erkennen (regelmäßige klinische Untersuchungen sowie Screening z. B. mittels CMV-, EBV- und Toxoplasmen-PCR),
- zeitnahe Therapie (umgehende Einleitung einer breiten antibiotischen Therapie bei Verdacht auf eine bakterielle Infektion).

▶ Bedingt durch die teils schwere humorale und zelluläre Immunsuppression nach allogener HSZT kommen als Infektauslöser nahezu alle klassischen und opportunistischen Erreger infrage.

6.7 Strahlentherapie

Jan Kriz

Aktuelles

▶ In den letzten Jahrzehnten hat die Strahlentherapie hinsichtlich der technischen Umsetzung einen enormen Wandel erfahren.
▶ Moderne Bestrahlungstechniken ermöglichen es auch komplexe Bestrahlungsvolumina sehr konformal und schonend für die umliegenden Gewebe zu applizieren, z. B. durch:
  • Intensitätsmodulierte Radiotherapie (IMRT),
  • bildgeführte Strahlentherapie (Image-Guided Radiation Therapy IGRT).

Definition

▶ Die Strahlentherapie ist eine lokale Therapiemaßnahme, die ausschließlich am Ort der Anwendung ihre Wirkung zeigt.
▶ Der Einsatz der Strahlentherapie kann alleinig als sog. definitive Radiotherapie erfolgen, z. B. bei der Behandlung eines Prostatakarzinoms, oder in Kombination mit einer simultanen Chemotherapie (Radio-/Chemotherapie), z. B. bei der Behandlung von HNO-Tumoren als Alternative zur Operation.
▶ **Adjuvante Strahlentherapie**: Die Bestrahlung wird im Anschluss an eine andere Tumortherapie, z. B. eine Operation, zur Senkung eines Lokalrezidivrisikos durchgeführt.
▶ **Neoadjuvante Strahlentherapie**: Bei der Behandlung von fortgeschrittenen Rektumoder Ösophaguskarzinomen kann auch eine neoadjuvante Therapie in Form einer Radio-/Chemotherapie zum Downsizing und Downstaging (vor einer Operation) erfolgen.
▶ Darüber hinaus unterscheidet man zwischen
  • einer perkutanen Bestrahlung von außen, die sog. **Teletherapie**, und
  • einer **Brachytherapie**, der sog. Kontakttherapie, zur Bestrahlung in Körperhöhlen oder -öffnungen (z. B. bei der adjuvanten Brachytherapie eines Endometriumkarzinoms).

Indikationen

▶ Die Indikationsstellung zur Radiotherapie erfolgt durch den jeweiligen behandelnden Radioonkologen.
▶ Vorher findet eine interdisziplinäre Abstimmung im Rahmen von Tumorkonferenzen statt.
▶ Wichtig zu unterscheiden ist zwischen einer kurativen und palliativen Indikationsstellung:
  • **Kurative Strahlenbehandlung**:
    – Heilung ist das Ziel der Erkrankung; hier werden häufig Operationen, systemische Therapie und Strahlentherapie kombiniert.
    – Beispiele für kurative Therapieindikationen sind Lymphome, Prostatakarzinome, Analkarzinome oder Nasopharynxkarzinome.
  • **Palliative Strahlenbehandlung**:
    – Ziel der Therapie ist die Verbesserung sowie Erhaltung der Lebensqualität.
    – Wichtig ist hierbei ein kurzes Therapieintervall mit möglichst wenigen Nebenwirkungen.
    – Indikationen für eine palliative Strahlenbehandlung sind ossäre Metastasen, zerebrale Metastasen, Hautmetastasen oder Tumorblutungen im gynäkologischen Bereich.

– Insbesondere bei der Behandlung von ossären Metastasen können durch die Strahlentherapie Symptome wie Schmerzen deutlich reduziert werden.
▶ Auch bei gutartigen Erkrankungen kommt die Strahlentherapie zum Einsatz, z. B. bei der Behandlung von:
  • Arthrosen,
  • Keloiden,
  • endokrinen Orbitopathien oder
  • als präoperative Bestrahlung zur Vorbeugung einer heterotopen Ossifikation bei der Implantation von künstlichen Gelenken.

Aufklärung und spezielle Risiken

▶ Aufklärung über Indikation: Grundlage für die Indikationsstellung ist das Vorliegen einer histologischen Sicherung des Tumors.
▶ Aufklärung über Wirkung und Nebenwirkungen.
▶ Jede Strahlentherapie erhöht ihrerseits (dosisabhängig) das Risiko für Hautreizungen, Schäden von Organen im Strahlenfenster (Fortpflanzungsorgane, Herz, Lungen u. a.) sowie für andere Krebserkrankungen.
▶ Der erwartete Nutzen sollte natürlich gegenüber diesen Risiken überwiegen.
▶ Vorsichtsmaßnahmen nach der Bestrahlung sind:
  • Hautschutz, Vermeidung von Sonneneinstrahlung etc.

Material

▶ Die Wirkung der Strahlentherapie basiert auf einer Interaktion ionisierender Strahlen mit Materie. Hierbei ist die ionisierende Strahlung in der Lage ein Atom strukturell zu verändern.
▶ Unterschieden wird hierbei zwischen:
  • Teilchenstrahlung (z. B. Elektronen und Protonen) und
  • elektromagnetischer Wellenstrahlung (Photonenstrahlung).
▶ Der Begriff Energiedosis beschreibt die Strahleneffekte:
  • Einheit der Energiedosis ist Gray (Gy).
  • Die Energiedosis ist eine von Materie absorbierte Energie, bezogen auf deren Masse.
▶ Genutzte Strahlenarten:
  • Häufig Photonen,
  • häufig Elektronen sowie
  • seltener Protonen und Schwerionen.
▶ **Photonenstrahlung**:
  • Dosismaximum im Gewebe liegt tiefer, je höher die ausgewählte Photonenenergie ist.
  • Vorteile einer Bestrahlung mit Photonen sind eine optimale Hautschonung und bessere Versorgung von in der Tiefe gelegenen Zielvolumina.
▶ **Elektronenstrahlung:**
  • wird bei der Behandlung von Hauttumoren oder oberflächlich gelegenen Lymphknotenmetastasen verwendet.
▶ **Protonen**:
  • Diese zeichnen sich durch eine relativ geringe Oberflächendosis aus.
  • Nach dem Erreichen des Dosismaximums nimmt die Dosis sehr schnell wieder ab, was zu einer Schonung der hinter dem Zielvolumen liegenden Risikoorgane führt.
  • Protonen und auch Schwerionen werden speziellen Indikationsstellungen vorbehalten.
▶ Bei der Strahlentherapie wird zwischen **direkter Strahlenwirkung** (bedingt durch Energieabsorption in der Materie) und einer **indirekten Strahlenwirkung** unterschieden:
  • Bei der indirekten Strahlenwirkung werden Wasseratome ionisiert, wodurch Peroxide und Peroxidradikale entstehen. Hierdurch kommt es zur DNA-Schädigung

und infolgedessen zur Einschränkung der Zellteilungsfähigkeit der Tumorzellen oder zum Zelltod und Apoptose und einer daraus resultierenden Tumorkontrolle.

- Gleichzeitig kann es zu akuten und chronischen Schädigung von Normalgewebe kommen.
- Als Reaktion auf die Schädigung werden Reparaturvorgänge in Gang gesetzt; diese sind in Normalgeweben in der Regel nach ca. 6 h abgeschlossen.

▶ **Strahlensensible versus strahlenresistente Tumoren** (bei den resistenten Tumoren wird eine höhere Strahlendosis eingesetzt):
- Strahlensensible Tumoren sind z. B. Lymphome oder Seminome.
- Strahlenresistente Tumoren sind z. B. Glioblastome oder Osteosarkome. Ursache für eine verringerte Strahlenempfindlichkeit sind Reparaturvorgänge, Repopulierung, unzureichende Sauerstoffversorgung oder eine Redistribution.

▶ Die Wirkung der Strahlentherapie kann durch die gleichzeitige Gabe von Chemotherapeutika verbessert werden, hierbei dient die Chemotherapie als Radiosensitizer.

Durchführung

Bestrahlungsplanung

▶ **Bestrahlungsplanung**:
- Nach der Aufklärung (s. Abschnitt: Aufklärung und spezielle Risiken (S. 753)) wird eine Bestrahlungsplanung durchgeführt, diese findet anhand einer Bestrahlungsplanungs-Computertomografie in Bestrahlungsposition statt.
- Da die Patienten jeden Tag in der gleichen Position bestrahlt werden, müssen für die Anfertigung der Planungscomputertomografie Lagerungshilfen eingesetzt werden.
- Bei Patienten, die in der Kopf-/Halsregion bestrahlt werden, ist die Anfertigung einer thermoplastischen Fixationsmaske obligat.
- Bei einer stereotaktischen Hochpräzisionsbestrahlung wird darüber hinaus eine Vakuummatratze angefertigt.

▶ Weitere Bildgebung: Zusätzliche Informationen können durch MRT oder PET/CT und PET/MRT gewonnen werden. Fusion dieser Daten mit dem Bestrahlungsplanungs-CT-Datensatz bildet die Grundlage für die Konturierung der zu bestrahlenden Volumina sowie der benachbarten Risikoorgane.

▶ Bei der Konturierung von Zielvolumina wird unterschieden zwischen
- GTV (Gross Tumor Volume): umfasst die morphologisch sichtbaren Tumorvolumina,
- CTV (Clinical Target Volumen): respektiert einen Sicherheitssaum für potenzielle mikroskopische Tumorausläufer und
- PTV (Planning Tumor Volume): berücksichtigt zusätzliche Lagerungsungenauigkeiten.

▶ Nach Fertigstellung des Zielvolumens wird durch die Medizinische Physik eine Bestrahlungsplanung durchgeführt und es wird ein auf die individuelle Anatomie des Patienten abgestimmter Bestrahlungsplan erstellt.

Bestrahlung

▶ Nach der Planung erfolgt die Bestrahlung am Linearbeschleuniger. Die modernen Bestrahlungsgeräte sind mit einem On-Board-Imaging ausgestattet und vor Durchführung der Bestrahlung kann mithilfe eines sog. Cone-Beam-CT die aktuelle Lage des Patienten geprüft werden. Sollten sich hierbei Abweichungen ergeben, wird der Patient in die entsprechende Position gebracht.

▶ Die **Fraktionierung** spielt in der Strahlenbehandlung eine sehr große Rolle:
- Die vorgesehene Bestrahlungsdosis wird nicht in einer Sitzung appliziert, sondern sie wird auf mehrere Einzelfraktionen aufgeteilt.
- Konventionelle Fraktionierung: werktägliche Einzeldosen von 1,8–2 Gy.

- Verschiedene Konzepte der Fraktionierung:
  - Hypofraktionierung: Einsatz weniger Fraktionen mit erhöhten Einzeldosen,
  - Hyperfraktionierung: Einsatz mehrerer Fraktionen pro Tag mit einer geringeren Einzeldosis.
- In der Regel findet zwischen den einzelnen Fraktionen eine Pause von 6–8 h statt. Bei der akzelerierten Fraktionierung wird unter nahezu konventioneller Dosierung mehrfach täglich bestrahlt.

> **!** *Cave*
> Zu achten ist auf ungeplante Bestrahlungspausen, da durch längere Therapieunterbrechungen die Tumorkontrolle beeinträchtigt wird.

Techniken der Bestrahlung

- ▶ Bei der Einzelstehfeldbestrahlung wird ein Bestrahlungsfeld eingesetzt, dies kann für begrenzte oberflächliche Läsionen oder Hauterkrankungen, früher auch für ossäre Metastasen eingesetzt werden.
- ▶ Die Mehrfeld- oder Gegenfeldtechnik ermöglicht eine höhere Dosis im Zielvolumen und eine bessere Schonung der Normalgewebe. Früher wurden Kopf-/Halstumoren über opponierende Gegenfelder bestrahlt.
- ▶ Die konformale Strahlenbehandlung ermöglicht eine optimale Dosisverteilung bei komplexen Zielvolumina.
- ▶ Bei der IMRT (Intensitätsmodulierte Radiotherapie) erfolgt durch den Einsatz von Multilamellenkollimatoren eine Aufteilung der Bestrahlungsfelder in viele kleine Subsegmente. Bei der IMRT wird aus mehreren Richtungen eingestrahlt, wodurch hochkomplexe Zielvolumina hochkonformal versorgt werden können. Hier gelingt eine optimale Schonung der Nachbar- und Risikoorgane.
- ▶ Die IGRT (Image-Guided Radiation Therapy) ist eine bildgeführte Bestrahlung sowie Prüfung der aktuellen Lage des Patienten.
- ▶ Bei der Spezialtechnik der stereotaktischen Strahlenbehandlung (Synonym Radiochirurgie) können umschriebene Zielvolumina mit einer sehr hohen Einzeldosis bestrahlt werden. Eine stereotaktische Bestrahlung kommt bei singulären Hirnmetastasen oder auch Leber- und Lungenmetastasen zum Einsatz.

Mögliche Komplikationen

- ▶ Akute Nebenwirkungen können während der Therapie auftreten und wenige Wochen bis Monate nach der Therapie anhalten.
- ▶ Spätnebenwirkungen können Monate bis Jahre nach Abschluss einer Radiotherapie auftreten.
- ▶ Allgemeine Begleiterscheinungen sind Hautreaktionen in Form von Hautrötungen oder Hautschuppungen sowie Müdigkeit und Abgeschlagenheit.
- ▶ Je nach bestrahlter Region variieren die Nebenwirkungen.
- ▶ Grundsätzlich treten Nebenwirkungen mit der Summation der Bestrahlungsfraktionen auf, d. h. zu Beginn treten so gut wie keine Nebenwirkungen auf, mit steigender Dosis wird dies wahrscheinlicher.
- ▶ Bei der Bestrahlungsplanung wird jedoch die Toleranzdosis der jeweiligen Nachbar- und Risikoorgane berücksichtigt, sodass schwerwiegende Nebenwirkungen eine Seltenheit sind.

Postoperatives/postinterventionelles Management

- ▶ Kontrolle von Organfunktionen im Bestrahlungsfeld,
- ▶ Hautpflege und Kontrolluntersuchungen.

7 Supportive Behandlungen

7.1 Antiemese
Wilfried Grothe, vormals beteiligt: Fuat Oduncu*

Aktuelles
▶ Es liegen aktuelle nationale (DGHO 2021, AWMF 2024) und internationale Leitlinien, MASCC/ESMO (2024), NCCN (2023) und ASCO (2020) zur Vorgehensweise bei CINV vor.

Definition
▶ Chemotherapie-induzierte Übelkeit und Erbrechen (chemotherapy-induced nausea and vomiting, CINV) treten in unterschiedlicher Häufigkeit, Intensität und Phase auf.
▶ Abhängig vom zeitlichen Auftreten zur systemischen Zytostatikatherapie werden akute, verzögerte und antizipatorische Übelkeit und Erbrechen unterschieden
▶ Trotz Leitlinien-konformer Antiemese kann insbesondere bei Einsatz hoch-emetogener Substanzen eine Durchbruch-Übelkeit und -Erbrechen auftreten s. Tab. 7.1.
▶ Das emetogene Risiko der verschiedenen Substanzen lässt sich in 4 Grade stratifizieren: minimal, gering, moderat und hoch emetogen (Tab. 7.2).

Tab. 7.1 • **Verschiedene zeitliche Phasen von CINV.**

Phase	Definition
Akute CINV	Auftreten innerhalb von 24h nach Beginn der Chemotherapie
Verzögerte CINV	Auftreten 24h bis 120h nach Beginn der Chemotherapie
Antizipatorische CINV	Konditionierter Reflex, Auftreten unabhängig von der Chemotherapie, ausgelöst durch externe Reize oder psychische Faktoren nach vorheriger CINV
Durchbruch CINV	CINV trotz Leitlinien-konformer antiemetischer Prophylaxe

❗ Merke
Bereits einmal erlebte Übelkeit/Erbrechen kann antizipatorische CINV in allen Folgezyklen auslösen.

Tab. 7.2 • **Emetogenes Risiko von Chemotherapeutika (MASCC-ESMO, 2023).**

Risikogruppe	Inzidenz für CINV
Hoch emetogen (HEC)	> 90 %
Moderat (MEC)	30–90 %
Gering emetogen	10–30 %
Minimal emetogen	< 10 %

Basierend auf:
Herrstedt J, Clark-Snow R, Ruhlmann CH, et al. 2023 MASCC and ESMO guideline update for the prevention of chemotherapy- and radiotherapy-induced nausea and vomiting. ESMO Open. 2024; 9(2):102 195.

Epidemiologie

Häufigkeit

▶ Chemotherapeutika lassen sich in Bezug auf das Risiko CINV auszulösen in vier Gruppen stratifizieren (Tab. 7.2). Unter einer Therapie mit einem Hoch-Risiko Chemotherapeutikum erleiden nahezu alle Patienten Übelkeit und Erbrechen.

▶ Trotz Leitlinien-konformer antiemetischer Prophylaxe kann bei hochemetogenen Substanzen oder Therapiekombinationen das Auftreten von Übelkeit bei 20-30 % der Patienten nicht komplett vermieden werden.

Altersgipfel

▶ Jüngere Menschen erleiden eher CINV als ältere (s. Abschnitt: Risikofaktoren für Übelkeit und Erbrechen (S. 757)).

Geschlechtsverteilung

▶ Frauen erleiden eher CINV als Männer (s. Abschnitt: Risikofaktoren für Übelkeit und Erbrechen (S. 757)).

Prädisponierende Faktoren

▶ s. Abschnitt: Risikofaktoren für Übelkeit und Erbrechen (S. 757)

Ätiologie und Pathogenese

▶ Durch Chemotherapie induziertes Erbrechen ist Ausdruck eines komplexen und multikausalen Fremdreflexes, bei dem verschiedene Neurotransmitter beteiligt sind (Serotonin, Substanz P, Dopamin, GABA, Acetylcholin, Histamin, Endorphine, Cannabinoide).

▶ Der Fremdreflex kommt im Wesentlichen durch 2 Mechanismen zustande:
  • **Zentraler Signalweg:**
    – Zum einen verursacht das applizierte Zytostatikum eine direkte Reizung und Stimulierung der Chemorezeptoren-Triggerzone im Brechzentrum (Area postrema).
    – Hier kommt es durch zentrale Freisetzung von Substanz P (ein Neurokinin), die an NK1-Rezeptoren im Gehirn bindet.
  • **Peripherer Signalweg:**
    – Zum anderen verursacht das Zytostatikum eine Schädigung der enterochromaffinen Zellen im Dünndarm.
    – Auf diese Weise wird Serotonin freigesetzt, das über eine Aktivierung viszeraler afferenter Nervenfasern das Brechzentrum in der Medulla oblongata reizt.

Risikofaktoren für Übelkeit und Erbrechen

▶ Auftreten und Intensität von CINV hängen von bestimmten Risikofaktoren ab.
▶ Es werden Therapie- und Patienten-bezogene Risikofaktoren unterschieden (Tab. 7.3).
▶ An Hand der Risikofaktoren lässt sich das individuelle Risiko eines Patienten unter einer bestimmten Chemotherapie CINV zu erleiden abschätzen.
▶ Entsprechend dem geschätzten Risiko kann die antiemetische Prophylaxe an den individuellen Bedarf eines Patienten angepasst werden.

Tab. 7.3 • Therapie- und patientenbezogene Risikofaktoren für CINV.

Therapiebezogene Risikofaktoren	Patientenbezogene Risikofaktoren
• Art des Zytostatikums (z. B. platinhaltig)	• Alter (höher bei jungen Patienten)
• Dosis des Zytostatikums	• Geschlecht (höher bei Frauen)
• Dauer und Geschwindigkeit der Infusion	• Vorerfahrung (z. B. Reisekrankheit, Emesis
• Applikationsform des Zytostatikums	gravidarum, vorherige CINV)

Tab. 7.3 • Fortsetzung

Therapiebezogene Risikofaktoren	Patientenbezogene Risikofaktoren
• Kombination mehrerer Zytostatika oder zusätzliche Bestrahlung • Therapieschema (Dosis-dicht) • Anzahl der Zyklen • Vorbehandlung • Schmerztherapie mit Opiaten	• Angst oder Anspannung • Art der Tumorerkrankung • Stadium der Tumorerkrankung • Allgemeinzustand, Anorexie/Kachexie • Alkoholkonsum (niedrigeres Risiko)

Symptomatik

▶ Zu den Symptomen gehören Appetitlosigkeit, Übelkeit, Würgereiz und Erbrechen.
▶ Auftreten und Intensität von CINV werden gemäß den CTCAE-Kriterien in verschiedene Schweregrade unterteilt (Tab. 7.4).
▶ Die Folgen können individuell sehr ausgeprägt sein und den Patienten psychisch und physisch z. T. erheblich belasten:
  • Bei inadäquater Prophylaxe gegen CINV kann es zum Abbruch der Zytostatikabehandlung kommen, sodass in der Folge das angestrebte Therapieziel gefährdet wird.
▶ Deshalb ist es wichtig und notwendig, die Symptome des Patienten kontinuierlich vor, während und nach der Zytostatikabehandlung proaktiv zu erfragen und zu erkennen.
▶ **Psychische Auswirkungen:**
  • Antizipatorische Übelkeit und Erbrechen vor dem nächsten Zyklus,
  • Verstärkung von Angst, Anspannung und Depression,
  • Verstärkung von Fatigue.
▶ **Physische Auswirkungen:**
  • Gewichtsverlust bis hin zu Anorexie/Kachexie,
  • Verschlechterung des Allgemeinzustands,
  • Schwäche und Immobilität,
  • Mineral- und Flüssigkeitsverlust.

Tab. 7.4 • CTCAE Kriterien für Übelkeit und Erbrechen.

Kriterium	Grad 0	Grad 1 (mild)	Grad 2 (mäßig)	Grad 3 (schwerwiegend)	Grad 4 (lebensbedrohlich)
Übelkeit	Keine Übelkeit	Etwas, Nahrungsaufnahme nicht eingeschränkt	Mäßig, Nahrungsaufnahme eingeschränkt	Stark, keine Nahrungsaufnahme	–
Erbrechen	Kein Erbrechen	1- bis 2-mal/Tag	3- bis 5-mal/Tag	≥6-mal/Tag	Lebensbedrohlich

Basierend auf:
Jordan K, Jahn F, Feyer P et al. Antiemese bei medikamentöser Tumortherapie. DGHO-Onkopedia-Leitlinie, Stand Mai 2021.

Diagnostik

Diagnostisches Vorgehen

▶ Es sind keine gesonderten diagnostischen Maßnahmen erforderlich.

Anamnese

▶ Es sind keine gesonderten diagnostischen Maßnahmen erforderlich.

Körperliche Untersuchung

▶ Es sind keine gesonderten diagnostischen Maßnahmen erforderlich.

Labor

▶ Es sind keine gesonderten diagnostischen Maßnahmen erforderlich.

Differenzialdiagnosen

▶ Sollte zwischen der Gabe eines Zytostatikums und dem Auftreten von Übelkeit und Erbrechen kein direkter zeitlicher Zusammenhang bestehen, so sollte insbesondere bei fortgeschrittener Tumorerkrankung eine andere Ursache für deren Auftreten ausgeschlossen werden.

▶ Die Differentialdiagnose ist sehr breit. Sie reicht von ZNS-Manifestationen der Tumorerkrankung über kardiale, gastrointestinale, endokrine und infektiöse, bis hin zu medikamentös-toxische und psychische Ursachen.

Therapie

Therapeutisches Vorgehen

▶ Für eine effektive Therapie und v. a. Prophylaxe der CINV ist die Beachtung einiger Grundprinzipien entscheidend.

▶ Die antiemetische Prophylaxe wird individuell auf den jeweiligen Patienten abgestimmt und berücksichtigt dabei Therapie- und Patienten-bezogene Aspekte sowie die zeitliche Phase der CINV.

▶ Von zentraler Bedeutung ist die kontinuierliche Evaluation der Wirksamkeit der Prophylaxe. Im Falle eines Versagens muss die Antiemese des nachfolgenden Therapiezyklus angepasst werden.

> **!** **Merke**
>
> Grundprinzipien der Antiemese:
> ▶ Prävention geht vor Therapie!
> ▶ Individuelle Risikofaktoren berücksichtigen!
> ▶ Beste Antiemese gemäß Leitlinien bereits ab dem 1. Zyklus!
> ▶ Keine Deeskalation bei erfolgreicher Antiemese im vorherigen Zyklus!

Pharmakotherapie

Akute und verzögerte Phase von CINV

▶ Die Erstlinientherapie (Primärprophylaxe) hängt von der Emetogenität und zeitlichen Phase der CINV ab und orientiert sich an den aktuellen Leitlinien der MASC/ ESMO, ASCO und NCCN. Zur Ermittlung des emetogenen Potentials einzelner Substanzen wird auf die Medikamenten-Auflistung der aktuellen DGHO-Leitlinie verwiesen.

▶ Es kommen drei Substanzklassen mit jeweils hohem Empfehlungsgrad (A) zur Anwendung: 5-HT 3-Serotoninrezeptor-Antagonisten, NK1-Rezeptor-Antagonisten und Dexamethason.

▶ Zusätzlich kann bei hochemetogener Chemotherapie als vierte Substanz an den Tagen 1-4 die Gabe von Olanzapin (5 mg) erfolgen (**Cave:** off label use) (Empfehlungsgrad B).

Antiemetische Prophylaxe bei akuter und verzögerter CINV

▶ Die zur antiemetischen Prophylaxe empfohlenen Substanzklassen werden in Abhängigkeit von Emetogenität der Chemotherapie, Intensität der CINV und Wechselwirkungen unterschiedlich kombiniert und dosiert (Tab. 7.5).

- **Hoch emetogene Chemotherapie:** Kombination aller drei Substanzklassen und ggf. zusätzlich Olanzapin (**Cave:** off-label).
- **Moderat emetogene Chemotherapie:** 5HT 3-Serotonin-Rezeptor-Agonist in Kombination mit Dexamethason (Tag 1).
  - **Ausnahmen:**
  - Carboplatin (AUC ≥ 4): zusätzliche Kombination mit einem NK1-Rezeptor-Antagonisten.
  - Oxaliplatin, Doxorubicin, Cyclophosphamid: zusätzliche Gabe von Dexamethason an den Tagen 2 und 3.
- **Gering emetogene Chemotherapie:** Metoclopramid oder 5HT 3-Serotonin-Rezeptoragonist oder Dexamethason an Tag 1
- **Minimal emetogene Chemotherapie:** Im Regelfall keine Prophylaxe erforderlich.

Tab. 7.5 • **Medikamentöse Antiemese bei akuter und verzögerter CINV.**

Substanzklasse	Arzneimittel	Applikation	Dosis	Akut (Tag 1)	Verzögert (Tag 2–5)
5-HT 3-Serotonin-Rezeptor-Antagonist	Granisetron	p. o./i. v.	2 mg/1 mg	Tag 1	
	Ondansetron	p. o./i. v.	16 mg/8 mg	Tag 1	
	Palonosetron	p. o./i. v.	0,5 mg/ 0,25 mg	Tag 1	
	Tropisetron	p. o./i. v.	5 mg/5 mg	Tag 1	
NK1-Rezeptor-Antagonist	Aprepitant	p. o.	125 mg	Tag 1	Tag 2–3, 80 mg
	Fosaprepitant	i. v.	150 mg	Tag 1	
	Netupitant als Kombi mit Palonosetron	p. o.	300 mg/0,5 mg	Tag 1	
	Fosnetupitant als Kombi mit Palonosetron	i. v.	235 mg/ 0,25 mg	Tag 1	
	Rolapitant	p. o.	180 mg	Tag 1	
Kortikosteroid	Dexamethason bei HEC	p. o./i. v.	12 mg in Kombination mit NK1-RA	Tag 1	Tag 2–3(4), 8 mg
	bei MEC		8 mg	Tag 1	Tag 2–3
	bei gering emetogen		4–8 mg	Tag 1	
Atypisches Neuroleptikum	Olanzapin bei HEC (**Cave:** off label)	p. o.	5 mg	Tag 1	Tag 2-4

HEC: hoch emetogene Chemotherapie, MEC: moderat emetogene Chemotherapie, NK1-RA: NK1-Rezeptor-Antagonist

> ❗ *Merke*
> Tritt trotz Leitlinien-konformer antiemestischer Prophylaxe CINV auf, sollte für den nachfolgenden Chemotherapie-Zyklus die Prophylaxe gemäß der nächst-höheren Risikogruppe durchgeführt werden.

Antizipatorisches Erbrechen (ANV)
▶ Antizipatorische Übelkeit und Erbrechen (anticipatory nausea and vomiting, ANV) werden durch drei Faktoren verursacht:
  • Klassische Konditionierung
  • Patienten- und Therapie-bezogene Faktoren
  • Ängstliche und negative Erwartungshaltung, Anspannung
▶ Zur Behandlung von ANV kommen in erster Linie verhaltenstherapeutische Maß-nahmen zur Anwendung, z. B.
  • Systematische Desensibilisierung
  • Hypnose und progressive Muskelrelaxation (PMR).
  • An 2. Stelle kann eine medikamentöse Behandlung mit Benzodiazepinen (z. B. Lo-razepam) und anderen psychotropen Substanzen eingesetzt werden (Tab. 7.6).

> ❗ *Merke*
> Wichtigste Maßnahme zur Vermeidung der ANV ist eine optimale medikamen-töse Prophylaxe vor dem 1. Chemotherapiezyklus.

Tab. 7.6 • **Medikamentöse Antiemese bei ANV.**

Medikament	Dosis
Lorazepam	1–2 mg p. o.
Alprazolam	0,25–1,0 mg p. o.
Diazepam	2,5–10 mg p. o.

Chemotherapie-induzierte Übelkeit und Erbrechen trotz antiemetischer Prophylaxe (Durchbruch-CINV)
▶ Sollte trotz antiemetischer Prophylaxe eine Chemotherapie induzierte Übelkeit/Er-brechen auftreten, so sind die folgenden Punkte zu überprüfen:
  • Leitlinien-Adhärenz,
  • Zeitlicher Zusammenhang zur Chemotherapie,
  • Ausschluss anderer Ursachen für Übelkeit und Erbrechen.
▶ Zur Behandlung von Durchbruch-CINV können eingesetzt werden:
  • NK1-Rezeptorantagonisten (so prophylaktisch noch nicht erfolgt) oder
  • alternativ folgende Substanzgruppen als "Rescue-Antiemese":
    – Dopamin-Rezeptor Antagonisten
    – Benzodiazepine
    – H1-Blocker
    – Cannabinoide

> ! **Merke**
> Bei Übelkeit und Erbrechen trotz Leitlinien-gerechter antiemetischer Prophylaxe (Durchbruch-Erbrechen) ist die wiederholte Gabe zuvor in prophylaktischer Intention verabreichter Antiemetika oder anderer Substanzen der gleichen Gruppe wenig erfolgsversprechend.

Verlauf und Prognose

► Keine Angaben möglich

7.2 Antimikrobielle Prophylaxe und Therapie

Maria Vehreschild, vormals beteiligt: Georg Maschmeyer*

Aktuelles

► Die Arbeitsgemeinschaft Infektionen (AGIHO) der Deutschen Gesellschaft für Hämatologie und Medizinische Onkologie (DGHO) hat zahlreiche Leitlinien zu Diagnostik, Therapie und Prophylaxe infektiöser Komplikationen publiziert (www.agiho.de (Stand 22.10.2024)).

► Kurzversionen und grafische Algorithmen sind auf der Onkopedia-Plattform verfügbar (www.onkopedia.com (Stand 22.10.2024)).

► Die Kommission für Krankenhaushygiene und Infektionsprävention (KRINKO) des Robert-Koch-Instituts hat 2010 Anforderungen an die Hygiene bei der medizinischen Versorgung von immunsupprimierten Patienten veröffentlicht (Bundesgesundheitsblatt 53:357–388; www.rki.de (Stand 22.10.2024)).

► Zahlreiche aktuelle Leitlinien zum Infektionsmanagement bei Leukämiepatienten werden auch von der European Conference on Infections in Leukemia (ECIL) zur Verfügung gestellt (www.ecil-leukaemia.com (Stand 22.10.2024)).

Definition

► Lokale oder systemische Infektion durch einen residenten oder nichtresidenten Krankheitserreger (Bakterien, Viren, Pilze) während der erkrankungs- oder therapiebedingten Knochenmarkhypoplasie.

Epidemiologie

Häufigkeit

► Fieber und klinisch oder mikrobiologisch dokumentierte Infektionen treten nach intensiver myelosuppressiver Chemotherapie bei ≥ 90 % der Patienten auf.

► Bei den meisten Patienten mit malignen Lymphomen und multiplen Myelomen liegt das Infektionsrisiko unter systemischer Therapie allerdings wesentlich niedriger, sodass oftmals auch eine ambulante Behandlung möglich ist.

Altersgipfel

► Keine Angaben möglich

Geschlechtsverteilung

► Keine Angaben möglich

Prädisponierende Faktoren

► Keine Angaben möglich

Ätiologie und Pathogenese

▶ Infektionen:
- sind die häufigste Komplikation bei der Therapie von Patienten mit malignen Erkrankungen,
- stellen bei Patienten mit akuten Leukämien die Haupttodesursache dar und sind der entscheidende Faktor therapieassoziierter Morbidität,
- stellen auch eine Gefahr für Patienten mit malignen Lymphomen, Myelomen, myelodysplastischen Syndromen oder aplastischen Anämien dar.

▶ Hauptursachen hierfür sind:
- die Verdrängung der physiologischen Abwehr durch die Grunderkrankung,
- die therapiebedingte Immunsuppression und Schädigung natürlicher Abwehrbarrieren wie Haut und Schleimhäute durch Chemo-und Strahlentherapie und
- invasive Therapiemaßnahmen wie die Insertion venöser Verweilkatheter.

▶ Weitere Faktoren für ein erhöhtes Infektionsrisiko sind:
- Höheres Lebensalter,
- Eisenüberladung oder Organvorschädigung sowie
- schlechte soziale Verhältnisse.

▶ Therapiebedingte Folgen können ebenfalls das Infektionsrisiko erhöhen:
- Die Therapie mit einigen monoklonalen Antikörpern führt zu einer Schwächung der humoralen und der zellulären Immunität und begünstigt das Auftreten opportunistischer Infektionen.
- Molekular zielgerichtete Wirkstoffe wie Inhibitoren der PI3-Kinase greifen in die Balance zwischen verschiedenen T-Zellpopulationen ein und sind assoziiert mit
  – einer erhöhten Inzidenz opportunistischer Infektionen und
  – differenzialdiagnostisch schwer abzugrenzenden autoinflammatorischen Reaktionen.

Klassifikation und Risikostratifizierung

▶ Wichtig für die Therapiestrategie bei infektiösen Komplikationen ist die Einteilung in
- Fieber unklarer Genese (FUO) → empirische Therapie
- klinisch dokumentierte (CDI) Infektion → kalkulierte (präemptive) Therapie
- mikrobiologisch dokumentierte (MDI) Infektion → gezielte antimikrobielle Therapie

▶ Auslöser dieser Infektionen sind typischerweise Bakterien (überwiegend) und Pilze (besonders bedrohlich) sowie Viren (meist Reaktivierungen).

Symptomatik

▶ Die klinischen Erscheinungsformen von Infektionen sind vielfältig und hängen maßgeblich vom Erreger und individuellen Faktoren (Ausmaß und Dauer der Zytopenie, Vorbehandlungen etc.) ab.

▶ Typische Symptome sind in Tab. 7.7 aufgeführt.

> **!** *Cave*
>
> Wichtig ist, dass in der Hämatologie klassische Befunde fehlen können. So wird z. B. nicht jede systemische Infektion durch Fieber begleitet. Umgekehrt gibt es Fieber, welches nicht durch Erreger, sondern durch die bösartige Erkrankung selbst (B-Symptom) oder Arzneimittel ausgelöst wird.

Tab. 7.7 • Infektionserreger mit charakteristischen klinischen Befunden.

Klinische Befunde	Typische Erreger
Rötung/Schmerz am Venenkatheter	Koagulase-negative Staphylokokken, Staphylococcus aureus
Schleimhautulzera	α-hämolysierende Streptokokken, Candida spp., Herpes-simplex-Viren
Flohstichartige Hautrötungen	Gram-positive Kokken, Candida spp.
Nekrotisierende Hautläsionen	Pseudomonas aeruginosa, Aspergillus spp.
Retinainfiltrate	Candida spp.
Diarrhoe, Meteorismus	Clostridioides difficile
Enterokolitis, perianale Läsionen	Polymikrobiell mit Anaerobierbeteiligung
Lungeninfiltrate ± Sinusitis	Aspergillus spp., Mucoraceen, Pneumocystis jirovecii

Diagnostik

Diagnostisches Vorgehen

▶ Vor Einleitung einer antimikrobiellen Therapie ist eine sorgfältige Diagnostik erforderlich.
▶ Diese sollte auch vor jeder Umstellung der Therapie wiederholt werden.
▶ Tritt unter empirischer antibiotischer Therapie nach spätestens 72 h kein Ansprechen ein, ist ein CT der Thoraxorgane angezeigt.

Anamnese

▶ Angaben zu Beginn, zeitlichem Verlauf der Beschwerden, v. a. Fieber oder Husten/Luftnot,
▶ Schmerzlokalisation,
▶ evtl. mögliche Erreger (Infektion im Umgebung?),
▶ ggf. Dosis/Schema der Immunsuppressiva bzw. Chemotherapie.

Körperliche Untersuchung

▶ Haut- und Schleimhautveränderungen,
▶ Eintrittsstellen zentraler oder peripherer Venenzugänge, Punktionsstellen,
▶ obere und tiefe Atemwege,
▶ Urogenitalsystem,
▶ Abdomen und Perianalregion,
▶ Blutdruck, Puls- und Atemfrequenz.

Labor

▶ Labordiagnostik vor Beginn der antimikrobiellen Therapie umfasst
  • aktuelles Blutbild,
  • Leberenzyme (ASAT/SGPT, alkalische Phosphatase, γGT),
  • Bilirubin,
  • LDH,
  • Kreatinin, Harnstoff,
  • Gerinnungstests (INR, aPTT),
  • C-reaktives Protein,
  • Urinstatus.
▶ Bei lang anhaltender Neutropenie sollte diese Diagnostik (außer dem Urinstatus) mindestens 2-mal wöchentlich wiederholt werden.

Mikrobiologie und Virologie

▶ Mikrobiologische Initialdiagnostik:
- ≥ 1 Paar (aerob/anaerob) Blutkulturen aus peripher-venösem Blut, bei liegendem Venenkatheter 1 weiteres Paar aus dem Katheter.

▶ Weitere mikrobiologische Diagnostik entsprechend der Infektionssymptomatik.

Merke

Weitere mikrobiologische Diagnostik ist nur bei lokaler Infektionssymptomatik indiziert, „Rundumschläge" sind wegen der oft irreführenden Befunde nicht zu empfehlen.

Bildgebende Diagnostik

Röntgen

▶ Bei respiratorischen Symptomen: Röntgenaufnahme der Thoraxorgane in 2 Ebenen, besser CT.

Differenzialdiagnosen

▶ Relevante Differenzialdiagnosen zu mikrobiellen Infektionen sind nichterregerbedingte Entzündungsreaktionen:
- konstitutionelle Symptome (B-Symptome) und
- Fieber als Entzündungsreaktion (z. B. bei Dekubitus, Aspiration) und
- Arzneimittelfieber.

▶ Die wesentliche diagnostische Strategie ist, behandelbare spezifische Erreger zu identifizieren.

Therapie

Therapeutisches Vorgehen

▶ Abb. 7.1, Abb. 7.2

Pharmakotherapie

Antimikrobielle Therapie bei Fieber in der Neutropenie

▶ Einleitung einer adäquaten systemischen antimikrobiellen Therapie innerhalb von maximal 2 h bei
- Patienten mit einer Granulozytenzahl < 500/µl (oder < 1000/µl mit erwartetem Abfall auf 500/µl) **und**
- einer einmalig dokumentierten oralen Temperatur > 38,3 °C oder mehrfach > 38,0 °C innerhalb von 12 h oder anhaltend 38,0 °C über mindestens 1 h **und**
- ohne offensichtliche nichtinfektiöse Ursache, z. B. eine Reaktion auf Blutprodukte oder Medikamente.

▶ Zusätzlich zur rasch beginnenden antibiotischen Therapie ist bei Patienten, die in der Neutropenie Fieber entwickeln, eine sorgfältige klinische Diagnostik erforderlich (s. Abschnitt: Diagnostik (S. 764)).

▶ Die körperliche Untersuchung ist unverzichtbar, weil sie wertvolle Hinweise auf einen möglichen Infektionsherd geben kann (Tab. 7.7). Dies erlaubt ggf. eine gezielte Modifikation der initialen antimikrobiellen Therapie, da einige klinische Befunde charakteristischerweise mit einem bestimmten Spektrum von Infektionserregern assoziiert sind.

▶ Die mikrobiologische Initialdiagnostik besteht aus ≥ 1 Paar (aerob/anaerob) Blutkulturen aus peripher-venösem Blut, bei liegendem Venenkatheter 1 weiteren Paar aus dem Katheter.

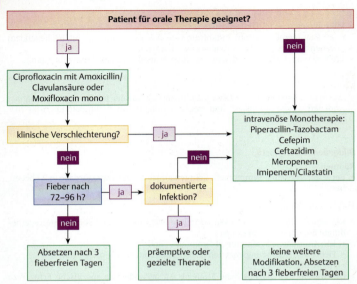

Abb. 7.1 • Antimikrobielle Therapie. Therapeutisches Vorgehen bei febrilen neutropenischen Patienten mit Niedrigrisikokonstellation.

> **!** *Merke*
>
> Die prätherapeutische Diagnostik sollte so organisiert werden, dass die Einleitung einer empirischen antimikrobiellen Therapie keinesfalls später als 2 h nach Fieberbeginn erfolgt.

Empirische antimikrobielle Therapie bei febrilen neutropenischen Patienten (FUO)

► Zu Beginn einer febrilen Komplikation bei neutropenischen Patienten lässt sich in ca. 50 % aller Fälle kein klinischer oder mikrobiologischer Nachweis eine Infektion erbringen (Fieber unklarer Genese).

► Die initiale antimikrobielle Therapie ist somit empirisch und wird ohne Abwarten mikrobiologischer Untersuchungsergebnisse innerhalb von maximal 2 h nach Auftreten des Fiebers begonnen.

► **Risikoabschätzung**:
  • Zur adäquaten Auswahl der eingesetzten Antiinfektiva und Entscheidung über eine ambulante oder stationäre Durchführung der antimikrobiellen Therapie ist eine Differenzierung der Patienten hinsichtlich ihres Risikos einer kompliziert verlaufenden Infektion erforderlich.
  • Minimales Risiko einer fulminanten lebensbedrohlichen Infektion:
    – Patienten, die zur Behandlung eines soliden Tumors eine milde Chemotherapie mit kurz dauernder therapiebedingter Neutropenie durchlaufen.
  • Risiko-Score der multinationalen Assoziation für Supportivtherapie bei Tumorpatienten (MASCC) zur Berücksichtigung von weiteren patientenspezifischen Faktoren zur Einordnung des Infektionsrisikos.

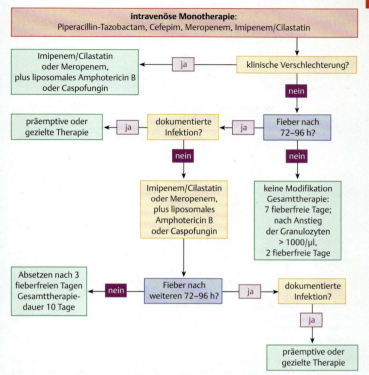

Abb. 7.2 • Antimikrobielle Therapie. Therapeutisches Vorgehen bei febrilen neutropenischen Patienten mit Hochrisikokonstellation.

- Patienten mit einem niedrigen Komplikationsrisiko können ebenso gut mit einer oralen wie mit einer klassischen intravenösen Antibiotikatherapie behandelt werden.
- **Niedrigrisikogruppe**: Febrile neutropenische Patienten mit den in Tab. 7.8 genannten Kriterien:
  - Diese können mit Ciprofloxacin in Kombination mit Amoxicillin-Clavulansäure oder mit einer Moxifloxacin-Monotherapie behandelt werden.
  - Bei Patienten mit einer gesicherten Allergie gegen Aminopenicilline kann Amoxicillin-Clavulansäure durch Clindamycin ersetzt werden.

Tab. 7.8 • **Kriterien für die Einordnung febriler neutropenischer Patienten in die Niedrigrisikogruppe.**

Zu erfüllende Kriterien	Kriterium erfüllt, wenn
Bedrohlicher Infektionsverlauf nicht zu befürchten	Erwartete Neutropeniedauer maximal 5 Tage Keine Hinweise auf ZNS-Infektion, schwere Pneumonie, Venenkatheter-Infektion Allgemeinzustand nicht wesentlich beeinträchtigt (Karnofsky-Index > 60 %) Keine Zeichen von Sepsis oder Schock Keine ausgeprägten abdominellen Beschwerden (±Diarrhoen) Keine Dehydratation Keine Notwendigkeit der ständigen oder engmaschigen Überwachung (z. B. entgleister Diabetes mellitus, Hyperkalzämie) oder intravenösen Supportivtherapie
Orale Antibiotika möglich	Kein rezidivierendes Erbrechen Keine Chinolonprophylaxe oder -therapie innerhalb der letzten 4 Tage Compliance mit oraler Medikation zu erwarten
Ambulante Behandlung möglich, da medizinische Betreuung sichergestellt ist.	Patient lebt nicht allein Patient/Mitbewohner haben Telefon Patient kann innerhalb von 1 h eine Klinik erreichen, die Erfahrung in der Behandlung neutropenischer Patienten hat Patient bewusstseinsklar, kennt und versteht die Risiken

▶ **Patienten außerhalb der Niedrigrisikogruppe:**
- Einleitung einer intravenösen empirischen Initialtherapie mit einem gegen Pseudomonas aeruginosa wirksamen Breitspektrum-Betalaktam-Antibiotikum.
- Geeignet sind Piperacillin-Tazobactam, Cefepim, Imipenem-Cilastatin und Meropenem.
- Der Zusatz eines Aminoglykosids kann bei problematischer lokaler Epidemiologie und Resistenzsituation erwogen werden, ist aber generell nicht wirksamer als die genannte Monotherapie.
- Die empirische Gabe eines Glykopeptid-Antibiotikums (Vancomycin oder Teicoplanin) ist ebenfalls nicht wirksamer als die Monotherapie und nur in solchen Kliniken zu erwägen, in denen eine hohe Prävalenz von Oxacillin-Resistenz bei *Staphylococcus aureus* (MRSA) besteht.

▶ **Fehlendes Ansprechen:**
- Tritt nach mindestens 4 Tagen der empirischen antimikrobiellen Therapie keine Entfieberung und kein Abfall primär erhöhter proinflammatorischer Laborparameter (C-reaktives Protein, Interleukin-6) ein, und liegt weiterhin kein Erreger- oder Fokusnachweis vor, muss eine individuelle Entscheidung über das weitere Behandlungskonzept getroffen werden.
- Eine schematische Umstellung ohne eine gründliche Re-Evaluation ist inadäquat.
- Erforderlich sind in jedem Fall
  - neuerliche Blutkulturen,
  - eine sorgfältige körperliche Untersuchung (Lunge? Kathetereintritts- und Punktionsstellen? Sichtbare Schleimhäute? Perianalregion?) und
  - eine Computertomografie der Lungen (ohne Kontrastmittel).

▶ **Weiteres Vorgehen je nach Ergebnis:**
- Bleibt es bei anhaltendem Fieber unklarer Genese, kann bei klinisch stabilen Patienten, deren hämatopoetische Regeneration in wenigen Tagen zu erwarten ist, auf eine Umstellung der antimikrobiellen Therapie verzichtet werden.

- Findet sich aber nun ein Hinweis auf den Infektionsfokus, wird auf eine kalkulierte (präemptive) antimikrobielle Therapie umgestellt.
- Bei anhaltendem Fieber, unklarer Genese und klinischer Verschlechterung Umstellung auf eine empirische Zweitlinientherapie:
  - Die Zweitlinientherapie muss ein systemisches Antimykotikum mit Wirksamkeit gegen Aspergillus-Spezies enthalten.
  - Zugelassen und bevorzugt eingesetzt sind hier liposomales Amphotericin B und Caspofungin.

Therapiemodifikation bei klinisch gesicherter Infektion ohne Keimnachweis (CDI)

▶ Klinisch gesicherte Infektionen haben ein typisches Erregerspektrum.

▶ Deshalb ist es ratsam kritisch zu hinterfragen, ob die zur empirischen Initialtherapie üblicherweise verabreichten antimikrobiellen Substanzen gegen dieses Erregerspektrum wirksam sind.

▶ Entsprechend ist die Behandlung evtl. zu modifizieren oder zu erweitern („kalkulierte" oder „präemptive" Therapie).

▶ Ergibt die CT der Thoraxorgane den Nachweis von **Lungeninfiltraten**, sollte die antimikrobielle Therapie mit einem Aspergillus-wirksamen Antimykotikum wie Voriconazol oder liposomalem Amphotericin B ergänzt werden.

▶ Bei **Haut- und Venenkatheter-assoziierten Infektionen** sind unter den verantwortlichen Erregern koagulasenegative Staphylokokken dominant:
  - Koagulasenegative Staphylokokken sind häufig primär resistent gegen die zur empirischen Initialtherapie von Fieber unklarer Genese (FUO) geeigneten Betalaktam-Antibiotika.
  - Daher wird bei Patienten mit diesen Infektionen häufig empfohlen, ein Glykopeptid-Antibiotikum (Vancomycin oder Teicoplanin) zuzusetzen.
  - Damit wird ein rascheres Ansprechen, jedoch keine Veränderung der Prognose der Infektion erreicht.

> **❗ Cave**
>
> Angesichts der potenziellen Nebenwirkungen von Glykopeptid-Antibiotika und der Gefahr der Entwicklung einer Resistenz unter Enterokokken und Staphylokokken kann auch bei Haut- und Venenkatheter-assoziierten Infektionen zunächst der Effekt der Standardtherapie mit Betalaktam-Antibiotika abgewartet und erst bei Therapieversagen bzw. dem Nachweis resistenter Erreger das Glykopeptid-Antibiotikum zugefügt werden.

▶ Bei **abdominellen und perianalen Infektionen** ist grundsätzlich mit einem gemischten Keimspektrum unter Beteiligung von Aerobiern, Anaerobiern und Enterokokken zu rechnen:
  - Dies ist auch dann der Fall, wenn die mikrobiologische Diagnostik eine vermeintlich monobakterielle Infektion ergibt.
  - Piperacillin-Tazobactam, Imipenem-Cilastatin und Meropenem sind in der Regel zur Behandlung geeignet, der Zusatz von Metronidazol nicht routinemäßig erforderlich.

Therapie bei mikrobiologisch gesicherten Infektionen (MDI)

▶ Der Nachweis von Infektionserregern durch gezielte mikrobiologische Diagnostik kann ausgesprochen hilfreich sein und sollte deshalb immer vor Einleitung einer antimikrobiellen Therapie angestrebt werden.

▶ Es muss jedoch unbedingt die ätiologische Plausibilität kritisch geprüft werden. Hier ist v. a. wichtig:
  - α-hämolysierende Streptokokken, koagulasenegative Staphylokokken oder Enterokokken dürfen nicht als Erreger pulmonaler Infiltrate eingestuft werden,

- Kontaminanden in Blutkulturen (v. a. singulärer Nachweis von Corynebakterien oder koagulasenegativen Staphylokokken) dürfen nicht als Bakteriämieerreger gewertet werden,
- es dürfen keine falschen Kausalzusammenhänge zwischen Keimnachweis und manifester Infektion (z. B. Bakteriämie durch koagulasenegative Staphylokokken bei gleichzeitig bestehenden Lungeninfiltraten) hergestellt werden.

▶ Bei der Entscheidung über die Substanzauswahl auch zu prüfen, ob eine zuverlässige Penetration des Wirkstoffs zum Infektionsort zu erwarten ist.

Infektionen nach Therapie mit Purinanaloga

▶ Fludarabin, Cladribin und Pentostatin führen zu
- einem lang anhaltenden zellulären Immundefekt mit einer ausgeprägten Verminderung CD4-positiver T-Zellen bis < 50/μl,
- verbunden mit einem Risiko schwerer opportunistischer Infektionen bis zu 50 %.

▶ Dieses Risiko ist besonders hoch bei:
- Zweitlinien-Chemotherapie bei Rezidiv oder Refraktärität gegen eine vorausgegangene Behandlung,
- gleichzeitiger Gabe von Glukokortikoiden,
- Patienten > 65 Jahre,
- ausgeprägter, prolongierter Neutropenie aufgrund einer ausgeprägten Knochenmarkinfiltration.

▶ Relevante Erreger sind Herpesviren, *Pneumocystis jirovecii*, *Toxoplasma gondii*, Mykobakterien, Listerien und Pilze.

▶ Prophylaxe/Therapie:
- Die häufigste Spätkomplikation ist ein Herpes Zoster, der auch nach Ende der Behandlung auftreten kann. In der Regel ist eine antivirale Prophylaxe mit (Val-) Aciclovir bis 6 Monate nach Ende der Therapie indiziert.
- Zusätzlich wird eine Prophylaxe mit Trimethoprim-Sulfamethoxazol (Cotrimoxazol) gegen *P. jirovecii* empfohlen, ebenfalls bis 6 Monate nach Ende der Therapie.
- Eine CMV-Reaktivierung wird durch regelmäßige Überprüfung der Viruskopien im Blut (quantitative PCR) erkannt und durch eine präemptive Therapie mit Valganciclovir behandelt.

Infektionen nach Hochdosischemotherapie und autologer Stammzelltransplantation

▶ Bei diesen Patienten dauert die Phase der Granulozytopenie 500/μl nur 5–7 Tage, sodass das Risiko einer nicht beherrschbaren Infektion gering ist und die therapieassoziierte Gesamtsterblichkeitsrate bei ca. 1 % liegt.

▶ Aufgrund der Schädigung der Haut- und Schleimhautbarrieren sind Infektionen v. a. durch koagulasenegative Staphylokokken, alpha-hämolysierende Streptokokken und Keime der Darmflora zu erwarten.

▶ Eine initiale Monotherapie mit Piperacillin-Tazobactam, Imipenem-Cilastatin oder Meropenem führt bei der Hälfte bis zwei Drittel der Patienten mit febriler Neutropenie nach Hochdosistherapie und autologer Stammzelltransplantation zur dauerhaften Entfieberung.

▶ Die übrigen Patienten entfiebern zumeist nach Supplementierung mit einem Glykopeptid-Antibiotikum.

▶ Der empirische Einsatz systemischer Antimykotika ist bei dieser Patientengruppe nicht indiziert.

Invasive Pilzinfektionen

▶ Invasive Mykosen sprechen umso besser auf systemische Antimykotika an, je früher nach Auftreten der ersten klinischen Symptome mit der Behandlung begonnen wird.

▶ Da unklar bleibt, wie viele dieser Patienten tatsächlich eine invasive Pilzinfektion hatten, ist die Bewertung der Erfolgsraten bei antimykotischer Therapie kontrovers.

▶ Die Definitionskriterien der EORTC/MSG für eine „mögliche", „wahrscheinliche" und „gesicherte" invasive Mykose sind ausschließlich für den Vergleich von Studienergebnissen, nicht aber zur Anwendung bei der klinischen Therapieentscheidung entwickelt worden. Sie sollten niemals als Kriterium für diese Entscheidung herangezogen werden, weil damit eine Verzögerung der Therapieeinleitung mit der Konsequenz einer entscheidenden Prognoseverschlechterung verbunden sein kann.

▶ Therapie:
- Zur systemischen Primärtherapie stehen zur Verfügung:
  - bei invasiver Aspergillose liposomales Amphotericin B, Voriconazol und Isavuconazol,
  - bei Mucorinfektionen liposomales Amphotericin B und Isavuconazol,
  - bei invasiver Candidose Echinocandine wie Caspofungin, Micafungin oder Anidulafungin.
- Andere Substanzen wie Fluconazol oder Posaconazol kommen nach Identifikation einer Candidaspezies mit nachgewiesener Empfindlichkeit bzw. als Zweitlinientherapie zur Anwendung.
- Die ungezielte Gabe von Fluconazol ist insbesondere nach oraler Fluconazol-Prophylaxe problematisch, da gegenüber Fluconazol resistente Candida-Spezies beteiligt sein können.

Nachsorge

▶ In der Regel individuelle Weiterbetreuung, keine standardisierte Nachsorge.

Verlauf und Prognose

▶ Stark abhängig von der Regeneration der Neutrophilen sowie zellulärer bzw. medikamentös bedingter Immunsuppression.
▶ Gesamtsterblichkeit heute deutlich geringer als vor 20–30 Jahren (rationale Behandlungspfade, verbesserte Diagnostik).
▶ Restitutio ad integrum auch nach schweren Infektionen in der Mehrzahl der Patienten.
▶ Vor Beginn einer erneuten intensiven Myelosuppression und insbesondere vor allogener Stammzelltransplantation sorgfältige Re-Evaluation und ggf. gezielte antimikrobielle Prophylaxe.

Prävention

Antimikrobielle und antimykotische Prophylaxe

▶ Die Mehrzahl bakterieller Infektionen bei Patienten nach Chemotherapie maligner Erkrankungen ist endogenen Ursprungs und ist verursacht durch Mikroorganismen aus der Bakterienflora des Gastrointestinaltrakts, des Respirationstrakts, des Urogenitaltrakts und der Haut.
▶ Dennoch sind zur Infektionsprävention die Grundsätze der Krankenhaushygiene als Grundregeln zu befolgen (beispielhaft zusammengefasst in den Richtlinien des Robert-Koch-Instituts von 2010).
▶ Als nicht signifikant wirksam erwiesen haben sich strikte Umkehrisolation, keimarme Kost oder rigide Schutzmaßnahmen für neutropenische Patienten beim Verlassen ihrer Krankenhauszimmer.
▶ Bezüglich einer oralen **antibakteriellen Prophylaxe** sollte eine Einteilung der Patienten in eine Hoch- und Niedrigrisikogruppe erfolgen, wobei eine **erwartete Neutropenie > 7 Tage die Hochrisikogruppe** definiert. In Einzelfällen können bei einer Neutropeniedauer von ≤ 7 Tagen folgende zusätzliche Risikofaktoren ebenfalls eine Einstufung in die Hochrisikokategorie bedingen:
- Art und Stadium der zugrunde liegenden malignen Erkrankung
- eingeschränkte kardiale Funktion oder Nierenfunktion
- niedrige Leukozyten bei Baseline
- erhöhte alkalische Phosphatase
- Bilirubin

▶ Eine antimikrobielle Prophylaxe sollte vorzugsweise mit Fluorchinolonen (Levofloxacin oder Ciprofloxacin) durchgeführt werden. Aufgund des weniger günstigen Nebenwirkungsspektrums ist Trimethoprim-Sulfamethoxazol als nicht gleichwertige Alternative anzusehen.

▶ Grundsätzlich konnte der protektive Effekt einer antibakteriellen Prophylaxe nur für den ersten Chemotherapiezyklus nachgewiesen werden. In Folgezyklen ist auch auf Grund einer möglichen Selektion multiresistenter Bakterien eine Weiterführung der Prophylaxe nur in Ausnahmen zu erwägen.

▶ Die Prophylaxe sollte bis zum Ende der Neutropenie oder bis zum Beginn einer empirischen oder gezielten systemischen Antibiotikatherapie fortgesetzt werden.

▶ Zusätzlich wird eine **Prophylaxe mit Trimetoprim-Sulfamethoxazol** oder bei Unverträglichkeit mit inhalativem Pentamidin zur Vermeidung einer *Pneumocystis-jirovecii*-Infektion für Patienten mit lang anhaltender Immunsuppression, z. B. bei akuter lymphatischer Leukämie unter Chemotherapie sowie nach Behandlung mit Nukleosidanaloga oder Idelalisib empfohlen.

▶ Insbesondere Patienten mit einer zu erwartenden Neutropeniedauer vom mindestens 7 Tagen benötigen eine antimykotische Prophylaxe zum Schutz vor Aspergillus spp., Candida spp. und selteneren Pilzen.

▶ Posaconazol oral ist die Substanz der Wahl, alternativ können Isavuconazol, Voriconazol, liposomales Amphotericin B und Micafungin zum Einsatz kommen.

▶ Die aktuellen Empfehlungen zur antibakteriellen und antimykotischen Prophylaxe aus der Leitlinie der AGIHO sind unter www.agiho.de (Stand 22.10.2024) oder www.onkopedia.com (Stand 22.10.2024) zu finden.

Antivirale Prophylaxe

▶ Für den Einsatz medikamentöser antiviraler Maßnahmen ist das Risikoprofil des einzelnen Patienten entscheidend.

▶ Besonders die Reaktivierung von Herpesviren (HSV-1 und -2, VZV, CMV und EBV) ist bei Patienten mit hämatologischen Neoplasien häufig.

▶ Eine entsprechende Prophylaxe wird insbesondere bei folgenden Patienten empfohlen:
  • Induktionstherapie bei akuter Leukämie oder MDS
  • autologe oder allogene Stammzelltransplantation
  • Proteasominhibitor Therapie

▶ Für CMV-positive Patienten im Rahmen einer allogenen Stammzelltransplantation kann Letermovir verwendet werden. Für alle anderen Patientengruppen wird Aciclovir oder Valaciclovir empfohlen.

▶ Bei allen Patienten mit positivem anti-HBc, bei denen eine immunsuppressive Therapie vorgesehen ist, sollte eine Reaktivierungsprophylaxe (vorzugsweise mit Entecavir) durchgeführt werden.

▶ Eine saisonale Impfung gegen Influenza, Pneumokokken und COVID 19 wird aktuell empfohlen. Aktuelle weitere Impfempfehlungen finden sich unter www.agiho.de (Stand 22.10.2024) oder www.onkopedia.com (Stand 22.10.2024).

7.3 Koloniestimulierende Faktoren

Udo Holtick, vormals beteiligt: Jörg Janne Vehreschild*

Definition

▶ Hämatopoetische Wachstumsfaktoren begünstigen die Zellteilung und Ausdifferenzierung hämatopoetischer Stammzellen in reife Blutzellen.

▶ Sie verkürzen dadurch effektiv Zytopenien und vermeiden
  • zum einen Komplikationen infolge einer zytotoxischen Chemotherapie oder
  • zum anderen Zytopenien bei hämatologischen Krankheitsbildern wie dem myelodysplastischen Syndrom oder der aplastischen Anämie.

Indikationen

▶ Sichere Indikation:
- Einzige sichere Indikation zur Therapie mit G-CSF ist die Chemotherapie zur Behandlung eines soliden Tumors, eines Lymphoms oder einer akuten lymphatischen Leukämie mit einer erwarteten Rate febriler Neutropenie ≥ 20 %.

▶ Mögliche Indikation:
- bei Patienten mit einem Ausgangsrisiko zwischen 10 % und 20 % kann die Gabe von G-CSF erwogen werden, sofern relevante individuelle Risikofaktoren vorliegen.
- Studienergebnisse bezüglich dieser Risikofaktoren sind ausgesprochen heterogen.
- Relevant als Risikofaktoren sind Performance-Zustand, schwerwiegende Komorbiditäten (z. B. COPD, Ulcus cruris, fortgeschrittene Herzinsuffizienz) sowie Knochenmarkfunktion zu Therapiebeginn; nicht allein Alter und Tumorstadium (Abb. 7.3).

❗ Merke

Alter und Tumorstadium alleine sollten nicht als Risikofaktoren gelten; deutlich relevanter sind hingegen der Performance-Zustand, die bestehenden Komorbiditäten sowie die Knochenmarkfunktion vor Beginn der Therapie.

▶ Bei soliden Tumoren und Lymphomen wird die einmalige Gabe von Pegfilgrastim als gleichwertig betrachtet, auch wenn nicht für alle Situationen Nichtunterlegenheitsstudien vorliegen.

✓ Praxistipp

Als Erfahrungswert sollte bei Therapien mit einer erwarteten Neutropeniedauer von > 7 Tagen wegen der besseren Steuerbarkeit und fehlender Langzeitdaten zu Pegfilgrastim die Verwendung von G-CSF bevorzugt werden.

▶ Myelodysplastisches Syndrom:
- Indikationsstellung sollte zurückhaltend erfolgen, da im Regelfall nur mit einem vorübergehenden Anstieg der Neutrophilen zu rechnen ist.
- In Einzelfällen kann eine Gabe gerechtfertigt sein, wenn der Patient auf die Gabe von G-CSF anspricht und es bereits zu Infektionen im Rahmen der Neutropenie gekommen ist (**Cave:** Off-label-Verwendung).

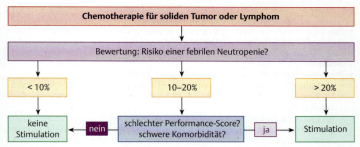

Abb. 7.3 • CSF-Therapie. Indikationsstellung für die Gabe von CSF bei Patienten mit soliden Tumoren oder Lymphomen.

▶ Aplastische Anämie:
  • Zusätzliche Gabe von G-CSF führt neben der immunsuppressiven Therapie zu einer verkürzten Neutropeniephase, ohne sich jedoch eindeutig positiv auf relevante Endpunkte wie Gesamtüberleben auszuwirken.
  • Im Regelfall sollte daher die Gabe von G-CSF nur im Rahmen klinischer Studien erfolgen.
▶ Agranulozytose:
  • Bei der arzneimitteltoxischen, z. B. durch Metamizol induzierten, Agranulozytose kann die Stimulation mit G-CSF zur Verkürzung der Aplasiedauer in Betracht gezogen werden, insbesondere, wenn die Neutrophilenzahl < 200 /µl liegt (**Cave:** Off-label-Verwendung).
▶ Stammzellenmobilisation: G-CSF wird bei der Stammzellmobilisation vor Leukapherese eingesetzt.

Kontraindikationen
....
▶ Unverträglichkeit gegen einen der Wirkstoffe.

Cave
Vorsichtige Indikationsstellung bei manifester Pneumonie (Verdacht auf mögliche Auslösung bzw. Verstärkung eines ARDS).

Aufklärung und spezielle Risiken
....
▶ Die Therapie mit G-CSF und pegyliertem G-CSF ist allgemein sehr gut verträglich.
▶ Die grundsätzliche Sorge einer Induktion hämatologischen Erkrankungen durch die Verwendung von Wachstumsfaktoren konnte in bisherigen Studien nicht eindeutig bestätigt werden.
▶ Häufige Nebenwirkungen, über die der Patient aufgeklärt werden sollte, sind Fieber und Knochenschmerzen, insbesondere im Bereich des Beckens, die regelmäßig eine analgetische Therapie erforderlich machen.

Präoperative/präinterventionelle Diagnostik
....
▶ Bei unklaren Zytopenien sollte vor einer Stimulation mit Wachstumsfaktoren stets eine Beckenkammbiopsie und Knochenmarkaspiration zum Ausschluss einer hämatologischen Grunderkrankung erfolgen.

Material
....
▶ Filgrastim, Pegfilgrastim, Biosimilars

Durchführung
....
▶ Die Gabe von G-CSF oder Pegfilgrastim erfolgt subkutan, typischerweise in die Bauchdecke, nach der lokal gepflegten Praxis.
▶ Einige G-CSF-Präparate können zusätzlich auch als intravenöse Infusion verabreicht werden.
▶ **Prävention der febrilen Neutropenie** infolge Chemotherapie:
  • Therapie mit G-CSF sollte frühzeitig nach Abschluss der Chemotherapie erfolgen.
  • Im Regelfall wird die erste Gabe 24–48 h nach der letzten Chemotherapiedosis verabreicht.
  • Als nachteilig für den Patienten wurden in randomisierten Studien andere Strategien bewertet, z. B. das Abwarten des Zellnadirs oder die Gabe erst in späteren Zyklen, wenn es einem früheren Zyklus bereits zu einer Infektion gekommen ist.
  • G-CSF wird in der vom Hersteller empfohlenen Dosierung täglich verabreicht, bis die Leukozytenzahl in zwei aufeinander folgenden Messungen > 1000/µl liegt oder einmalig > 10.000/µl.

- Es ist zu beachten, dass es teilweise sofort nach Einleitung der G-CSF-Therapie, vor Erreichen des Nadirs, zu einem Anstieg der Leukozytenzahl kommen kann. In diesem Fall sollte die Therapie dennoch fortgesetzt werden.
- Die Gabe von Pegfilgrastim erfolgt als einmalige subkutane Injektion (Tab. 7.9).

Praxistipp

Mit der Verordnung von G-CSF oder Pegfilgrastim sollte grundsätzlich immer auch eine analgetische Bedarfsmedikation, z. B. als Kombination aus einem NSAR und einem schwach wirksamen Opioid, verordnet werden!

▶ **Stammzellenmobilisation:**
- Hier empfehlen die Hersteller für G-CSF höhere Dosierungen, die mitunter nur durch eine mehrmalige Gabe erreicht werden.
- Grundsätzlich sollte die Gabe dieser Indikation nach den lokal geltenden Standards und in enger Absprache mit der Leukaphereseeinheit erfolgen.

Tab. 7.9 • **Indikation, Wirkstoffe und Dosierung der CSF-Therapie.**

Indikation	Wirkstoff	Dosierung
Prophylaxe der Febrilen Neutropenie als Folge einer Chemotherapie	Filgrastim und Lenograstim	1-mal tgl. 5 µg/kg KG s. c.
	Pegfilgrastim und Lipegfilgrastim	6 mg s. c. (Einmalgabe)
Mobilisierung von Blutstammzellen ins periphere Blut nach Chemotherapie	Filgrastim und Lenograstim	1-mal tgl. 5 µg/kg KG s. c.
Mobilisierung von Blutstammzellen ins periphere Blut ohne Chemotherapie	Filgrastim und Lenograstim	2-mal tgl. 5 µg/kg KG s. c.

Mögliche Komplikationen

▶ Überempfindlichkeitsreaktionen,
▶ Sichelzellkrise,
▶ Hyperurikämie,
▶ Kapillarlecksyndrom,
▶ ARDS, interstitielle Pneumonie, Lungenödem, Lungenfibrose,
▶ Sweet-Syndrom,
▶ Glomerulonephritis.

Postoperatives/postinterventionelles Management

▶ Engmaschige Kontrolle der Leukozytenwerte und der Harnsäure (mindestens 2-mal pro Woche)

7.4 Thromboseprophylaxe

Carl-Erik Dempfle

Aktuelles

▶ Zulassung direkter oraler Antikoagulanzien (Dabigatran, Rivaroxaban, Apixaban) für die Thromboseprophylaxe in der elektiven Hüft- und Kniegelenks-Chirurgie.
▶ Keine Zulassung direkter oraler Antikoagulanzien für andere Indikationen zur medikamentösen Thromboseprophylaxe.

Definition

▶ Thromboseprophylaxe umfasst
- allgemeine Maßnahmen (z. B. Frühmobilisation nach OP),
- physikalische Maßnahmen (Kompressionstherapie; Kompressionsstrümpfe oder auch intermittierende pneumatische Kompression, IPK) und
- medikamentöse Maßnahmen (Behandlung mit gerinnungshemmenden Substanzen).

Indikationen

▶ Basismaßnahmen (frühzeitige Mobilisation und Bewegungsübungen) sind für alle Patienten vorgesehen.
▶ Eine medikamentöse Thromboseprophylaxe ist bei Patienten mit mittlerem und hohem VTE-Risiko indiziert.
▶ Die physikalische Therapie sollte bei Patienten zum Einsatz kommen, bei denen eine medikamentöse VTE-Prophylaxe nicht möglich ist.
▶ V.-cava-Filter werden zur Thromboseprophylaxe nicht mehr eingesetzt.

Risikoabschätzung

▶ Anamnese:
- Erhebung einer Familienanamnese ist sinnvoll.
- Eigenanamnese: Ein besonders hohes Risiko besteht bei thrombotischen Ereignissen in der Eigenanamnese (VTE, Thrombophlebitis, arterielle Verschlüsse, zerebrale ischämische Ereignisse, etc.).
▶ Score-Systeme:
- Zur genaueren Risikoabschätzung werden Score-Systeme, wie der Khorana-Score, empfohlen.
- In diesen gehen Tumorlokalisation, Blutbildparameter und Body Mass Index (BMI) ein.
▶ D-Dimere:
- Auf ein erhöhtes VTE-Risiko weist auch ein erhöhter D-Dimer-Spiegel hin (als Indikator einer durch die maligne Erkrankung ausgelösten generalisierten Gerinnungsaktivierung und Fibrinämie).
▶ Einteilung in Risikogruppen:
- Zur Planung der Thromboseprophylaxe erfolgt eine Einteilung in Patienten mit niedrigem, mittlerem und hohem VTE-Risiko.
- Stationäre Therapie:
  – Bei stationärer Behandlung ist in der Regel auch von einer eingeschränkten Mobilität auszugehen, sodass eine medikamentöse VTE-Prophylaxe indiziert ist.
- Ambulante Therapie:
  – Für nichtstationäre Patienten hängt die Indikationsstellung für eine Thromboseprophylaxe von der klinischen Einschätzung ab, unter Einschluss von Score-Systemen, Risiko-Indikatoren in der Eigen- und Familienanamnese sowie spezifischen Risiken der Therapie.
- Patienten mit Neoplasie:
  – Bei Patienten mit malignen Erkrankungen ist in Auslösesituationen für VTE grundsätzlich von einem hohen VTE-Risiko auszugehen.
  – Daher sollten alle Patienten mit malignen Erkrankungen, die sich operativen Eingriffen unterziehen, eine medikamentöse Thromboseprophylaxe erhalten.
- Chemotherapie:
  – Bei Patienten mit soliden Tumoren und einem Khorana-Score von ≥ 3 oder Patienten mit Pankreaskarzinom sollte zumindest in der Anfangsphase der Chemotherapie eine medikamentöse VTE-Prophylaxe erfolgen, sofern keine relevanten Kontraindikationen bestehen.

- Empfohlen wird ein Zeitraum von mindestens 12 Wochen nach Beginn einer Chemotherapie.
• Implantierte zentrale Venenkatheter und Chemotherapie:
  - Erhöhtes Risiko für venöse Thrombosen der oberen Extremitäten sowie Lungenembolien.
  - Zu empfehlen ist eine medikamentöse VTE-Prophylaxe bei engem Gefäßlumen nach Katheterimplantation, linksseitiger Platzierung, Infektionen im Bereich des Kathetersystems, parenteraler Ernährung, Bestrahlung, bekannter Thrombophilie, sowie Eigen- oder Familienanamnese für VTE.
• Therapie mit Angiogenese-Hemmern:
  - Ein erhöhtes VTE-Risiko besteht auch bei Patienten unter Therapie mit Angiogenese-Hemmern wie Thalidomid, Bevacizumab, Sorafenib, Sunitinib, oder Pazopanib.

Kontraindikationen

▶ Maßnahmen zur Vermeidung von Blutungskomplikationen sind
  • Auswahl der wirksamen Therapieoption mit dem geringsten Blutungsrisiko,
  • Vermeidung von Begleitmaßnahmen, die das Blutungsrisiko erhöhen.
▶ Bei operativen Patienten:
  • Einleitung der medikamentösen Thromboseprophylaxe erst nach dem operativen Eingriff und Erreichen einer stabilen Blutstillung (in der Regel > 6 h nach OP).
  • Auswahl der geeigneten Dosierung auf Basis der Dosisempfehlungen der Fachinformationen, ggf. auch auf Basis von Laboranalysen (Therapie-Monitoring).
▶ Klinisch relevante aktive Blutung:
  • Besondere Vorsicht geboten ist bei kurz zurückliegenden Blutungen, Verletzungen oder Operationen am Zentralnervensystem, im Gastrointestinal- oder Urogenitaltrakt, Magen- und Darmulzera, oder intraokulären Blutungen, sowie
  • bei schwerer arterieller Hypertonie.
▶ Bakterielle Endokarditis.
▶ Allergien und andere Überempfindlichkeitsreaktionen für die jeweiligen Wirkstoffe oder andere Inhaltsstoffe der verwendeten Medikamente.
▶ Vorliegende oder frühere Heparininduzierte Thrombozytopenie (HIT) bei Anwendung von Heparinen (UFH und NMH).
▶ Patienten mit Antithrombinmangel:
  • Hier sind Heparine (UFH und NMH) sowie Fondaparinux nicht ausreichend wirksam.
  • Antithrombinmangel kann angeboren, aber auch erworben sein.
  • Optionen für die medikamentöse Thromboseprophylaxe sind v. a. die direkten oralen Antikoagulanzien (DOAK), die für ihre Wirksamkeit nicht auf Antithrombin angewiesen sind.
  • Alternative ist eine Behandlung mit Antithrombinkonzentrat in Kombination mit NMH oder Fondaparinux.
▶ Nierenfunktionsstörung:
  • Bei einigen renal eliminierten gerinnungshemmenden Medikamenten ist eine schwere Nierenfunktionsstörung eine Kontraindikation (s. Abschnitt: Material (S. 779)).
▶ Relative Kontraindikation: Blutungsrisiko:
  • Eine relative Kontraindikation ist ein erhöhtes Blutungsrisiko, z. B.
    - bei verminderten Gerinnungsfaktoren bei Vitamin-K-Mangel oder Vitamin-K-Verwertungsstörungen (z. B. bei Cholestase), chronischer oder akuter Leberschädigung im Rahmen von Grunderkrankung oder Therapie, oder
    - bei Thrombozytopenie (Knochenmarkinfiltration, systemische Gerinnungsaktivierung, starker Blutverlust, Immunthrombozytopenie, medikamentös-toxische Effekte, disseminierte intravasale Gerinnung oder schwere Infektionen, portale Hypertension und bei Patienten mit vergrößerter Milz). Bei Patienten

mit viral bedingter Hepatitis (insbesondere Hepatitis C) liegt häufig eine sekundäre Immunthrombozytopenie vor.

> **Cave**
>
> Relevant ist nicht nur die Thrombozytenzahl, sondern auch die Thrombozytenfunktion. Verabreichung von Hemmstoffen der Thrombozytenfunktion zur Schmerztherapie (ASS, Ibuprofen, Naproxen, etc.) erhöht das Blutungsrisiko. Ähnliches wird bei verschiedenen Formen der antibiotischen und antiepileptischen Therapie (z. B. Valproinsäure u. a.) beobachtet. Auch zahlreiche Psychopharmaka (insbesondere Serotonin-Wiederaufnahme-Hemmer [SSRI]) hemmen die Thrombozytenfunktion.

▶ Vorbestehende angeborene Gerinnungsstörungen wie ein Von-Willebrand-Syndrom oder sonstige Gerinnungsfaktoren-Mangel sind auch zu berücksichtigen:
  • Ein erworbenes Von-Willebrand-Syndrom (vWS), insbesondere mit Verlust hochmolekularer von-Willebrand-Faktor-Multimere, wird bei Essenzieller Thrombozytämie (ET) und bei Polycytämia vera (PV), aber auch bei Therapie mit Valproinsäure oder Gyrasehemmern beobachtet.
▶ Eine schwere Leberfunktionsstörung kann bei einigen gerinnungshemmenden Medikamenten Probleme mit der Elimination verursachen. Dies betrifft insbesondere Argatroban.

Aufklärung und spezielle Risiken

▶ Patienten müssen generell über Nutzen und Risiken einer gerinnungshemmenden Therapie aufgeklärt und über die möglichen Alternativen informiert werden.
▶ Bei gegebener Indikation bedeutet ein Verzicht auf eine effektive Thromboseprophylaxe die Inkaufnahme schwerwiegender und möglicherweise lebensbedrohlicher thromboembolischer Komplikationen.
▶ Demgegenüber steht ein mögliches Blutungsrisiko bis hin zu lebensbedrohlichen Blutungen, sowie über das Risiko allergischer Reaktionen (bei UFH und NMH meist allergische Hautreaktionen, aber auch generalisierte allergische Reaktionen).
▶ Im Rahmen des Aufklärungsgesprächs sollten erfragt werden:
  • potenzielle Blutungsrisiken, inklusive Blutungsereignisse in der Eigen- und Familienanamnese, Begleiterkrankungen, Medikation, Verletzungen, früheren Bluttransfusionen, etc.
  • Therapeutische Maßnahmen (Schmerztherapie, Chemotherapie, Antibiotikatherapie, etc.) können das Blutungsrisiko erhöhen.
▶ HIT:
  • Bei Verwendung von Heparinen (UFH, NMH) ist auf das Risiko einer Heparininduzierten Thrombozytopenie (HIT) hinzuweisen.
  • Diese tritt bei Verwendung von UFH erheblich häufige auf als bei Verwendung von NMH, weswegen UFH nur noch in Ausnahmefällen eingesetzt werden sollte.
  • Die Patienten sollten darauf hingewiesen werden, dass bei Einsatz von Fondaparinux keine HIT auftritt, sodass Fondaparinux in dieser Hinsicht einen Sicherheitsvorteil aufweist.
▶ I.m.-Injektion:
  • Der Patient sollte darauf hingewiesen werden, dass unter laufender gerinnungshemmender Therapie (also auch bei medikamentöser Thromboseprophylaxe) keine intramuskulären Injektionen vorgenommen werden dürfen.
▶ Dokumentation:
  • Das Aufklärungsgespräch muss in seinen wesentlichen Inhalten schriftlich dokumentiert werden.
  • Das gilt auch für eine Verweigerung des Einverständnisses oder die ärztliche Entscheidung für einen Verzicht auf eine VTE-Prophylaxe.

▶ Off label:
- Besonders aufzuklären ist über eine Anwendung von Medikamenten zur VTE-Prophylaxe außerhalb der zugelassenen Indikation. Diese Anwendung „off label" erfolgt nach den Kriterien:
  - Anwendung erforderlich zur Abwendung potenziell lebensbedrohlicher Ereignisse (VTE).
  - Begründete Aussicht, dass das ausgewählte Medikament in der vorliegenden Indikation wirksam ist.
  - Fehlende Alternativen (keine zugelassene Therapie, oder zugelassene Therapie nicht einsetzbar wegen Unverträglichkeit oder anderer Ursachen).
- In der Regel sollte zunächst geprüft werden, ob für die vorliegende Indikation ein zugelassenes Medikament verfügbar ist. Die o.g. Kriterien sollten in der Dokumentation des Aufklärungsgesprächs explizit erwähnt werden.

Präoperative/präinterventionelle Diagnostik

▶ Blutbildkontrolle:
- Bei allen gerinnungshemmenden Therapieformen sollte vor Therapiebeginn eine Blutbildkontrolle erfolgen, um eine vorbestehende Anämie oder Thrombozytopenie zu erkennen und einen Blutverlust oder einen Abfall der Thrombozytenzahl im Therapieverlauf erkennen zu können.

▶ Gerinnungstests:
- Sinnvoll ist auch eine Kontrolle von Prothrombinzeit (Quickwert), aPTT und Fibrinogenspiegel zum Ausschluss eines relevanten plasmatischen Hämostasedefizits.
- Bei auffälligen Blutungen in der Eigenanamnese sollte die Diagnostik durch eine Bestimmung von von-Willebrand-Faktor-Antigen und Funktion, Faktor XIII, sowie einer Messung der Thrombozytenfunktion ergänzt werden.
- Bei auffälligen Befunden von Prothrombinzeit (Quickwert) oder aPTT sollte eine weitere hämostaseologische Abklärung erfolgen, ebenso bei Nachweis eines Von-Willebrand-Syndroms oder einer nicht eindeutig durch Medikamenteneffekte erklärbaren Thrombozytenfunktionsstörung.

Material

▶ **Unfraktioniertes Heparin** (UFH):
- UFH wird aufgrund seiner kurzen Wirkdauer (HWZ ca. 2 h) zur Thromboseprophylaxe meist 3-mal täglich subkutan appliziert (Tab. 7.10),
- übliche Dosierung ist 3-mal täglich 5000 IE, alternativ 2-mal täglich 7500 IE.

! Merke

UFH sollte zur Thromboseprophylaxe aufgrund des hohen Risikos einer heparininduzierten Thrombozytopenie (HIT), möglicher Kontamination mit sulfatierten Chondroitinsulfaten und anderen potenziell schädlichen Substanzen, sowie der unzuverlässigen Wirkung (Adsorption von Heparin an Akutphasenproteine mit weitgehendem Wirkungsverlust) zur VTE-Prophylaxe nicht mehr eingesetzt werden. Einziger Vorteil des UFH ist die rasche Antagonisierbarkeit durch Protamin, die jedoch für Anwendungen im Bereich der Thromboseprophylaxe nicht relevant ist.

▶ **Niedermolekulare Heparine** (NMH):
- NMH zeigen eine im Vergleich zu UFH eine bessere Bioverfügbarkeit und längere Wirkdauer (HWZ ca. 4 h), sodass in der Thromboseprophylaxe meist eine einmal tägliche s.c.-Injektion ausreicht.
- Bei Patienten mit hohem Thromboembolie-Risiko kann es allerdings sinnvoll sein, LMW-Heparin 2-mal täglich zu applizieren.

- Auch bei NMH besteht das Risiko einer Kontamination, das Risiko einer HIT ist jedoch deutlich geringer als bei UFH.
- NMH unterscheiden sich hinsichtlich Zulassungsstatus, renaler Elimination und Empfehlungen zur Dosisanpassung (Körpergewicht, Nierenfunktion) (Tab. 7.11).
- Für hämatologische und onkologische Patienten kommen primär nur NMH mit Zulassung für hohes thromboembolisches Risiko infrage:
  - Für operative Eingriffe sind dies Dalteparin, Nadroparin, Enoxaparin, Certoparin, sowie mutmaßlich Clivarin (keine Angaben zum Risiko in der Fachinformation).
  - Für nichtoperative Patienten sind Dalteparin, Enoxaparin und Certoparin einsetzbar.
- Nierenfunktion:
  - NMH werden vorwiegend renal eliminiert.
  - Nadroparin und Reviparin sind bei Kreatininclearance von < 30 ml/min kontraindiziert.
  - Bei den anderen NMH sollte die Anwendung bei Patienten mit Nierenfunktionsstörungen „mit Vorsicht" erfolgen, teilweise werden Kontrollen des Peak-Spiegels mittels Anti-Faktor-Xa-Tests empfohlen (Blutentnahme 3–4 h nach Injektion).
  - Tinzaparin zeigt bei einer Kreatinin-Clearance ≥ 20 ml/min keine Akkumulation.
  - Für Enoxaparin existieren Dosisempfehlungen für Patienten mit einer Kreatinin-Clearance < 30 ml/min.

! Merke

Eine HIT tritt unter NMH erheblich seltener auf als unter UFH, trotzdem werden in den Fachinformationen Kontrollen der Thrombozytenzahl vor Therapiebeginn sowie im Verlauf der Therapie empfohlen.

▶ **Fondaparinux:**
- Fondaparinux ist ein synthetisch hergestelltes Heparin-Pentasaccharid mit HWZ 17–21 h und vorwiegend renaler Elimination (Tab. 7.10).
- Fondaparinux zeichnet sich durch eine breite Zulassung aus und ist derzeit als einziges gerinnungshemmendes Medikament auch für die Therapie der oberflächlichen Thrombophlebitis zugelassen (Arixtra 2,5 mg täglich, Therapiedauer von 30–45 Tagen). Eine Kontrolle der Thrombozytenzahl unter der Behandlung ist nicht erforderlich (Tab. 7.11).
- Fondaparinux wird zur Thromboseprophylaxe in einer Standarddosierung von 2,5 mg täglich s. c. eingesetzt, bei Niereninsuffizienz (eGFR 20–50 ml/min) mit 1,5 mg täglich. Bei operativen Eingriffen wird die Thromboseprophylaxe mit Fondaparinux in der Regel 6 h nach OP begonnen.

▶ **Danaparoid:**
- Danaparoid wird, wie UFH und LMWH aus Schweinedarmmukosa gewonnen und wird bei Patienten mit Heparinunverträglichkeit auch zur Thromboseprophylaxe eingesetzt.
- Danaparoid hat eine lange Wirkdauer (HWZ ca. 24 h) und zeigt bei Niereninsuffizienz eine ausgeprägte Kumulation.
- Bei ca. 10 % der behandelten Patienten mit HIT besteht eine Kreuzreaktivität und damit Unwirksamkeit der Therapie.

▶ **Argatroban:**
- Argatroban ist ein niedermolekularer direkter Hemmstoff von Thrombin, der bei einer HWZ von 50 min als kontinuierliche Infusion verabreicht wird.
- Argatroban wird hepatisch eliminiert, eine Dosisanpassung bei Nierenfunktionsstörungen ist nicht erforderlich.

- Kontrolle der Behandlung mittels aPTT, speziell geeichter Thrombinzeit oder Ecarin clotting time (ECT).
  - Hier ist zu berücksichtigen, dass die aPTT (und auch die ACT) bei intensivmedizinischen Patienten häufig „falsch zu hohe" Werte liefert aufgrund niedriger Faktor-XII-Spiegel, verursacht durch Komplementaktivierung, Fremdoberflächen bei extrakorporaler Zirkulation oder Ähnlichem.
  - Laborkontrollen erfolgen 2 h nach Therapiebeginn und jeder Dosisänderung, sowie ansonsten 1-mal täglich.
- Argatroban wird bei Patienten mit HIT eingesetzt.

▶ **Direkte orale Antikoagulanzien (Dabigatran, Rivaroxaban, Apixaban):**
- Ein Einsatz zur Thromboseprophylaxe ist derzeit nur bei Unverträglichkeit oder Unwirksamkeit der anderen Optionen (beispielsweise bei Allergie auf Heparine und Fondaparinux oder Antithrombinmangel) zu erwägen.

▶ **Vitamin-K-Antagonisten:**
- Vitamin-K-Antagonisten (VKA) werden zur gerinnungshemmenden Therapie, jedoch nicht zur Thromboseprophylaxe eingesetzt.

▶ **ASS:**
- ASS stellt zur VTE-Prophylaxe keine Alternative dar, eine Behandlung mit ASS erfolgt jedoch bei Patienten mit Herzkranzgefäßerkrankungen oder arterieller Verschlusskrankheit zusätzlich zur medikamentösen Thromboseprophylaxe.
- Bei Patienten mit Koronarstents sollte die Behandlung mit ASS für operative Eingriffe möglichst nicht unterbrochen werden.

Tab. 7.10 • **Halbwertzeit, Zeit bis zum Erreichen einer normalen Hämostasefunktion, sowie Bedingungen für eine rückenmarksnahe Anästhesie.**

Präparat	Halbwertzeit	Zeit bis zum Erreichen einer normalen Hämostasefunktion	Rückenmarksnahe Anästhesie	
			Zeit zwischen letzter Applikation und Punktion/Katheterentfernung	Zeit bis zum Wiederbeginn der medikamentösen Thromboseprophylaxe
Unfraktioniertes Heparin (UFH)	1,5–2 h	3–4 h	4 h	1 h
Niedermolekulares Heparin (NHM)	2–3 h	12–24 h	12 h	1 h
Fondaparinux	15–20 h	24–30 h	36–42 h	6–12 h
Danaparoid	22–24 h	48–96 h	48 h	3–4 h
Argatroban	35–45 min	1–2 h	4 h	5–7 h
Dabigatran	14–17 h	24–96 h	28–34 h	6 h
Rivaroxaban	11–13 h	24 h	22–26 h	4–5,5 h
Apixaban	10–15 h	24–36 h	26–30 h	5–7 h

Tab. 7.11 • Zulassungsstatus, Dosierung, Dosisanpassung und Thrombozytenkontrollen bei NMH und Fondaparinux.

Substanz	Handelsname	Indikation	Dosierung Thromboseprophylaxe	Dosisanpassung Niereninsuffizienz	Kontrollen der Thrombozytenzahl
Dalteparin	Fragmin	Peri- und postoperative Thromboseprophylaxe; niedriges, mittleres und hohes thromboembolisches Risiko. Thromboseprophylaxe bei internistischen Patienten mit mittlerem oder hohem thromboembolischem Risiko	Niedriges oder mittleres Risiko: 1-mal täglich 2500 E Hohes Risiko: 4–7 h nach OP 2500 E, dann 1-mal täglich 5000 E	„Erhöhte Vorsicht" bei schwerer Niereninsuffizienz (CrCl <30 ml/min)	Lt. Fachinformation: Vor Therapiebeginn sowie an Tag 1, 4, dann alle 3–4 Tage, sowie am Ende der Therapie
Enoxaparin	Clexane	Peri- und postoperative Thromboseprophylaxe; niedriges, mittleres und hohes thromboembolisches Risiko. Nichtchirurgische Patienten, mittleres und hohes thromboembolisches Risiko	Niedriges und mittleres Risiko: 20 mg 2 h vor OP, dann 1-mal täglich 20 mg. Hohes Risiko: 40 mg 12 h vor OP, dann 1-mal täglich 40 mg. Nichtchirurgische Patienten: 1-mal täglich 40 mg	Bei CrCl <30 ml/min: peri- und postoperative Thromboseprophylaxe, niedriges und mittleres Risiko 1-mal täglich 20 mg, hohes Risiko 1-mal täglich 30 mg. Nichtchirurgische Patienten: 1-mal täglich 30 mg Überwachung aXa-Spitzenspiegel	
Certoparin	Mono-Embolex	Peri-und postoperative Thromboseprophylaxe; mittleres und hohes thromboembolisches Risiko. Thrombose-Primärprophylaxe bei akutem ischämischem Schlaganfall. Thromboseprophylaxe bei nichtchirurgischen Patienten.	Chirurgische Patienten: 1–2 h vor OP-Beginn 3000 E, dann 1-mal täglich 3000 E. Nichtchirurgische Patienten: 1-mal täglich 3000 E	Anwendung „mit Vorsicht" bei CrCl <30 ml/min	

Tab. 7.11 • Fortsetzung

Substanz	Handelsname	Indikation	Dosierung Thromboseprophylaxe	Dosisanpassung Niereninsuffizienz	Kontrollen der Thrombozytenzahl
Tinzaparin	Innohep	Postoperative Thrombose-Primärprophylaxe, niedriges und mittleres thromboembolisches Risiko	3500 E 2 h vor OP, dann 1-mal täglich 3500 E morgens	Bei CrCl ≥ 20 ml/min keine Akkumulation. Bei CrCL < 30 ml/min „erhöhte Vorsicht", Kontrolle aXa-Spiegel	
Nadroparin	Fraxiparin	Peri- und postoperative Thrombose-Primärprophylaxe; niedriges, mittleres und hohes thromboembolisches Risiko	Niedriges und mittleres Risiko: 2850 E 2 h vor OP, dann 1-mal täglich 2850 E morgens. Hohes Risiko, 50–69 kg KG: präoperativ und postoperativ für 3 Tage 1-mal täglich 2850 E, dann 1-mal täglich 3800 E; ≥ 70 kg KG: präoperativ und postoperativ für 3 Tage 1-mal täglich 3800 E, dann 1-mal täglich 5700 E (niedrigere Dosis bei Personen mit KG < 50 kg KG)	KI CrCL < 30 ml/min (ausgenommen Hämodialyse)	
Reviparin	Clivarin	Prävention der venösen Thromboembolie in der Allgemeinchirurgie und in der orthopädischen Chirurgie	12 h vor OP, sowie dann 1-mal täglich 3436 E	KI CrCL < 30 ml/min	

Tab. 7.11 • Fortsetzung

Substanz	Handelsname	Indikation	Dosierung Thromboseprophylaxe	Dosisanpassung Niereninsuffizienz	Kontrollen der Thrombozytenzahl
Fondaparinux	Arixtra	Thromboseprophylaxe bei orthopädischen und abdominellen Eingriffen mit hohem thromboembolischem Risiko. Thromboseprophylaxe bei internistischen Patienten mit erhöhtem thromboembolischem Risiko. Behandlung der instabilen Angina pectoris und des Myokardinfarkts. Therapie akuter symptomatischer spontaner oberflächlicher Venenthrombosen der unteren Extremitäten	Chirurgische Patienten: 1-mal täglich 2,5 mg, post-operativer Beginn 6 h nach OP. Internistische und kardiologische Patienten: 1-mal täglich 2,5 mg. Oberflächliche Venenthrombosen (Thrombophlebitis): 1-mal täglich 2,5 mg für 30–45 Tage.	Kl CrCl < 20 ml/min. Bei CrCl. 20–50 ml/min Dosisreduktion auf 1-mal täglich 1,5 mg	Nicht erforderlich

Durchführung

► Präoperative Anwendung gerinnungshemmender Medikamente:
  • Zu beachten ist die jeweilige Zeit bis zum Wiedererreichen einer normalen Hämostasefunktion (Tab. 7.10).
  • Diese liegt bei NMH bei 12–24 h (dies spricht gegen einen präoperativen Beginn einer Thromboseprophylaxe mit NMH).
  • Bei Planung eines operativen Eingriffs oder invasiver Diagnostik unter laufender medikamentöser Thromboseprophylaxe sollte daher festgelegt werden, wann die letzte präoperative Applikation des gerinnungshemmenden Medikaments zu erfolgen hat.

> **❗ Cave**
>
> Bei operativen Eingriffen wird für einige NMH ein präoperativer Beginn der Behandlung empfohlen, auch wenn sich keine Evidenz für einen Vorteil dieses Vorgehens findet, klinische Studien auf ein erhöhtes Blutungsrisiko bei diesem Vorgehen hinweisen und für die neueren Präparate auch im Hochrisiko-Bereich (beispielsweise elektive Hüft- und Kniegelenks-Chirurgie) generell ein postoperativer Beginn der medikamentösen Thromboseprophylaxe vorgesehen ist.

► Rückenmarksnahe Anästhesie:
  • Hier bestehen besondere Empfehlungen (Tab. 7.10).
  • Die letzte Gabe von NMH sollte vor Punktion oder Katheterentfernung 12 h zurückliegen, bei Fondaparinux 36–42 h, bei Danaparoid 48 h und bei Argatroban 4 h.
► Die zu Thromboseprophylaxe und perioperativer/periinterventioneller Gerinnungshemmung eingesetzten Medikamente unterscheiden sich hinsichtlich ihres Zulassungsstatus und ihrer Dosisempfehlungen. Bei manchen Präparaten erfolgt eine Dosisanpassung bezüglich Körpergewicht, Nierenfunktion oder anderer Kriterien.
► Beachte Dauer der Risikosituation:
  • Die Thromboseprophylaxe wird für die Dauer der Risikosituation fortgeführt.
  • Zu berücksichtigen ist dabei, dass auch nach der Entlassung eines Patienten aus der stationären Behandlung das Risiko häufig weiterbesteht.
  • Bei nichtoperativen Patienten sollte die Thromboseprophylaxe mindestens für die gesamte Dauer des stationären Aufenthaltes erfolgen, im Falle einer die Entstehung einer VTE begünstigenden Therapie ggf. für die Dauer der Therapie.

Mögliche Komplikationen

Blutungen

► Blutungskomplikationen unter medikamentöser Thromboseprophylaxe werden vorwiegend beobachtet
  • bei Patienten mit vorbestehenden relevanten Blutungsquellen (z. B. Blutungen aus OP-Bereichen, GI-Blutungen bei Ulzera, etc.),
  • bei Thrombozytopenie oder Thrombozytenfunktionsstörungen, sowie bei Wirkungsverstärkung beispielsweise durch Kumulation bei Niereninsuffizienz.
► Blutungskomplikationen werden begünstigt durch:
  • Eine parallele thrombozytenhemmende Therapie, etwa im Rahmen einer Schmerztherapie mit ASS, Ibuprofen, Naproxen, oder Ähnlichem,
  • eine Behandlung mit Gingko- oder Omega-3-Fettsäure-Präparaten.
► Injektionen/Punktionen:
  • Keine i. m.-Injektionen oder Knochenmarkpunktionen unter laufender gerinnungshemmender Therapie.

- Eine i.m.-Injektion oder Knochenmarkspunktion ist nur möglich nach vollständigem Abklingen der gerinnungshemmenden Wirkung.
- Es ist unklar, wie lange nach Verabreichung einer i.m.-Injektion oder einer Knochenmarkspunktion die medikamentöse Thromboseprophylaxe pausiert werden muss.

▶ Maßnahmen bei Auftreten einer Blutung:
- Bei Auftreten einer Blutung sollte die medikamentöse Thromboseprophylaxe zunächst unterbrochen werden, bis eine adäquate Blutstillung erreicht ist.
- Auch die Wirkung von NMH lässt sich zumindest teilweise durch Protamin aufheben, meist reichen jedoch Abwarten und allgemeine Maßnahmen (Flüssigkeitsersatz, ggf. Zufuhr von Erythrocyten und Thrombozytenkonzentraten, Fibrinogen, oder Prothrombinkomplex-Konzentraten [PPSB]) aus, um eine adäquate Blutstillung herbeizuführen.

> ❗ **Cave**
>
> Nach starken Blutungen wird nicht selten eine reaktive Thrombozytose beobachtet, die wiederum das VTE-Risiko verstärkt.

Allergische Hautreaktionen

▶ Allergische Hautreaktionen werden unter Behandlung mit UFH, NMH, Danaparoid und Fondaparinux beobachtet, meist in Form von stark juckenden lokalen Hautreaktionen an den Injektionsstellen (Abb. 7.4), seltener als generalisiertes Exanthem.

▶ Unter Fondaparinux jedoch sind allergische Hautreaktionen erheblich seltener, sodass bei Auftreten der Hautreaktionen unter NMH oder Danaparoid meist eine Umstellung auf Fondaparinux möglich ist.

▶ Eine Umstellung von einem NMH auf ein anderes NMH oder von UFH auf NMH ist nicht sinnvoll, ebenso wenig eine Umstellung auf Danaparoid.

Heparininduzierte Thrombozytopenie (HIT)

▶ Kontrolle der Thrombozytenzahl **vor Therapiebeginn** bei Thromboseprophylaxe mit unfraktionierten oder niedermolekularen Heparinen.

▶ Weitere Kontrollen der Thrombozytenzahl sind im Verlauf der Behandlung vorgesehen: In den Fachinformationen der NMH wird eine Kontrolle der Thrombozytenzahl alle 3–4 Tage, sowie nach Ende der Therapie empfohlen.

▶ Im Gegensatz dazu steht ein Expertenkonsens in den aktuellen Leitlinien zur Thromboseprophylaxe, wonach die Kontrolle der Thrombozytenzahl „bei Verwendung von NMH in der Regel entfallen" kann.

▶ Bei Verwendung von Fondaparinux sind keine Kontrollen der Thrombozytenzahl erforderlich.

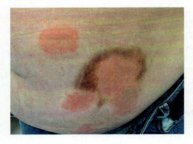

Abb. 7.4 • Allergie gegen NMH. Allergische Hautreaktionen an den Injektionsstellen von NMH.

▶ Hinweise auf eine HIT sind:
- Abfall der Thrombozytenzahl unter 50% des höchsten Werts ab Tag 5 der Heparintherapie.
- Thromboembolische Ereignisse unter laufender Behandlung mit UFH oder NMH.
- Allergische Hautreaktionen oder Nekrosen an den Injektionsstellen von UFH oder LMWH.

▶ Maßnahmen bei Verdacht auf HIT:
- Bei Verdacht auf HIT muss das Heparin (UFH, NMH) sofort abgesetzt und durch ein anderes wirksames gerinnungshemmendes Medikament ersetzt werden, bevorzugt Argatroban und Danaparoid.
- Möglich ist auch eine Umstellung auf Fondaparinux (HIT ist für die Anwendung von Fondaparinux keine Kontraindikation).
- Bei Auftreten einer VTE im Rahmen der HIT wäre auch eine Umstellung auf ein DOAK (in therapeutischer Dosierung) eine Alternative.

▶ Bestätigung einer HIT:
- Die Diagnose der HIT wird bestätigt durch Labortests (Nachweis der Heparin-PF4-Antikörper, Heparininduzierte Plättchenaggregation [HIPA]).
- Der Antikörpertest besitzt eine hohe diagnostische Sensitivität, sodass ein negatives Ergebnis eine HIT mit hoher Sicherheit ausschließt.

Andere Risiken

▶ Weitere Nebenwirkungen von UFH und NMH sind
- Haarausfall, Transaminasen-Anstieg (Umstellung auf Fondaparinux häufig die Lösung für beide Probleme),
- bei längerfristiger Anwendung eine Osteopenie bzw. Verstärkung einer Osteoporose.

Postoperatives/postinterventionelles Management

▶ Postoperativ:
- Nach operativen Eingriffen sollte zunächst eine adäquate Blutstillung abgewartet werden, bevor wieder mit einer Gerinnungshemmung begonnen wird.
- Üblich ist die Verabreichung der ersten postoperativen Dosis ca. 6 h nach dem operativen Eingriff.
- Sinnvoll ist eine Fortsetzung der medikamentösen VTE-Prophylaxe für die gesamte Dauer der Risiko-Situation, d. h. bis zum Abklingen der OP-bedingten Akutphasenreaktion (erkennbar an einer Normalisierung des Fibringen- und CRP-Spiegels, sowie ggf. der postoperativ zunächst erhöhten Thrombozytenzahl).

▶ Nach Entlassung:
- Medikamentöse VTE-Prophylaxe ist häufig auch nach der Entlassung aus der stationären Behandlung notwendig, v. a. bei weiter eingeschränkter Mobilität, stattgehabtem starkem Blutverlust (bei reaktiver Thrombozytose), implantierten Venenkatheter-Systemen, Chemotherapie oder Strahlentherapie.

7.5 Transfusionsbehandlung

Martin Hildebrandt

Aktuelles

▶ Der aktuelle Stand von Wissenschaft und Technik der Anwendung von Blutprodukten wird in der jeweils gültigen Fassung der Richtlinien zur Hämotherapie der Bundesärztekammer (Gesamtnovelle 2023, Bundesanzeiger Nr. BAnz AT 26.10.2023 B5) dargestellt. Hier wird die Anwendung von Blutprodukten umfassend beschrieben.

▶ Ergänzt wird die Richtlinie Hämotherapie durch die "Querschnitts-Leitlinien (BÄK)", mit klaren Handlungsempfehlungen auf Grundlage einer kritischen klinischen Wertung von Studienergebnissen zur gesamten Bandbreite von Blutkomponenten und Plasmaderivaten. Die Gesamtnovelle der Leitlinien wurde im Oktober 2020 veröffentlicht.

▶ Zusätzlich geben Voten des Arbeitskreises Blut, dem Beratergremium der Bundesregierung, Empfehlungen zu
- Fragen der Sicherheit bei der Gewinnung und Anwendung von Blutprodukten,
- aktuellen Risiken der Anwendung z. B. im Rahmen neuer Infektionen,
- Empfehlungen zum Vorgehen.

Definition

▶ Die Hämotherapie stellt eine individuell differenzierte Substitution von Blutprodukten und Plasmaderivaten dar.

▶ Die Hämotherapie umfasst die Indikationsstellung, Aufklärung, Anforderung, Identitätssicherung, die Transfusion selbst, deren Überwachung sowie die Kontrolle des Therapieerfolgs.

Indikationen

▶ Indikationen der (geplanten oder notfallmäßigen) Gabe von Blutprodukten sind in den Querschnittsleitlinien der Bundesärztekammer niedergelegt.

▶ Indikationen verändern sich aber auch zeitgleich mit neuen Therapieformen ständig, z. B. im Bereich der Plättchenaggregationshemmung, der Stammzelltransplantation oder der Antikoagulation.

▶ Schwere Blutungen unter Plättchenaggregationshemmung:
- Thrombozytenkonzentrate können ein wirksames Antidot darstellen.
- Humanes Serumalbumin (HSA) hingegen hat allgemein in nur wenigen Situationen eine belegte Wirksamkeit.

▶ Eisenstatus:
- Zur Eisensubstitution wirkt die parenterale Gabe rasch und effektiv, insbesondere präoperativ im Rahmen des Patient Blood Management ist sie ebenso wirksam wie gut verträglich. Nicht zu vergessen bleibt, daß die Gabe von Erythrozytenkonzentraten große Mengen Eisen einschließt (ca. 350 mg Eisen/EK) und auch in dieser Hinsicht wirksam ist.
- In der klinischen Hämotherapie steht aber das Risiko der Eisenüberladung im Vordergrund.

Aufklärung und spezielle Risiken

▶ Aufklärung vor jeder Transfusion bzw. Transfusionsserie unter Erläuterung möglicher Komplikationen inkl. Infektionsrisiko und Immunisierungsrisiko ist gesetzlich verpflichtend.

▶ In der Regel hält die transfundierende Einrichtung entsprechende Bögen zur Dokumentation der Aufklärung und Einwilligung vor.

▶ Bei Notfalltransfusionen ist eine Aufklärung und Einwilligung nachträglich durchzuführen und zu dokumentieren, einschließlich Art und Anzahl der jeweiligen Produkte.

Präoperative/präinterventionelle Diagnostik

▶ Abschätzung des Transfusionsbedarfs (akuter oder chronischer Blutverlust), Hb-Optimierung auch in rheologischer und hämostaseologischer Hinsicht.

▶ Bestimmung der Blutgruppen im AB0- und im Rhesussystem, Antikörpersuchtest (Blutgruppenlabor),

▶ ggf. Bestimmung weiterer Merkmale und derer Antikörper (Blutgruppenlabor; ggf. Notfallausweis),

▶ serologische Verträglichkeitsprobe (Kreuzprobe; Blutgruppenlabor),

▶ ggf. weitere immunhämatologische Untersuchungen (Blutgruppenlabor),

▶ Bedside-Test als letzte Verträglichkeitsprüfung vor der Anwendung (**am Kranken-bett**).

▶ Anmerkung: Die Blutgruppenbestimmung wird regelhaft bei der nächsten Kreuz-probe als Zweitbestimmung vermerkt, um das Risiko einer Probenverwechslung zu verringern. Dem gleichen Zweck dient jede weitere Blutgruppenbestimmung im Rahmen einer weiteren Kreuzprobe.

Material

▶ In der Regel wird 1 Röhrchen EDTA-Blut verlangt, im Idealfall (und je nach Fra-gestellung) 10 ml EDTA-Blut und 10 ml Vollblut (Serum).

▶ Für Kinder gelten oft institutionsspezifische Regelungen für kleinere Mengen.

▶ Eindeutige Kennzeichnung mit Name, Vorname, Geburtsdatum, Entnahmedatum, Untersuchungsauftrag, Unterschrift des entnehmenden Arztes: **Bekleben - Verglei-chen - Entnehmen**.

Durchführung

Allgemeine Regeln

▶ AB0-Identitätstest (Bedside-Test): vom transfundierenden Arzt oder unter seiner unmittelbaren Aufsicht; Bestätigung der AB0-Blutgruppenidentität des Empfängers.

▶ Transfusion über Transfusionsbesteck mit Standardfilter (170–230 µm Porengröße).

▶ Angestochene Erythrozytenkonzentrate binnen 6 h verwenden.

▶ Transfusionsset nach Anwendung 24 h gekühlt aufbewahren.

▶ Auswahl von Erythrozytenkonzentraten:
  • AB0-gleich, nur in Ausnahmefällen AB0-kompatibel (majorkompatibel, Tab. 7.12).
  • Rhesusformel-kompatibel; bei RhD-negativen Mädchen und RhD-negativen ge-bärfähigen Frauen ist die Gabe RhD-positiver Erythrozytenkonzentrate wann im-mer möglich zu vermeiden!
  • Bei Gabe RhD-positiver Erythrozytenkonzentrate auf RhD-negative Empfänger ist die serologische Untersuchung auf Alloantikörper 2–4 Monate nach der erfolg-ten Transfusion obligat.

Tab. 7.12 • **Auswahl der Erythrozytenkonzentrate: AB0-gleich bzw. AB0-kompatibel.**

Empfänger	Kompatible Erythrozytenkonzentrate
A	A oder 0
B	B oder 0
AB	AB, A, B oder 0
0	0

▶ Transfusion von Thrombozytenkonzentraten:
  • unverzüglich nach Auslieferung, nicht kühlen,
  • Auswahl:
    – AB0-kompatibel;
    – RhD ist zu berücksichtigen; bei RhD-negativen Mädchen oder Rh D-negativen gebärfähigen Frauen Anti-D-Prophylaxe i. v. oder s. c. (nicht intramuskulär)

▶ Plasmagabe: AB0-kompatibel (minorkompatibel, Tab. 7.13).

Tab. 7.13 • Plasmagabe: AB0-kompatibel.

Empfänger	Kompatibles Plasma
A	A oder AB
B	B oder AB
AB	AB
0	0, A, B oder AB

▶ Berechnung des Transfusionsbedarfs:
- Zu erwartender Anstieg (Inkrement, Bestimmung nach erfolgter Transfusion; Dokumentation erforderlich als Beleg der Wirksamkeit bzw. des Transfusionserfolgs):
  - Inkrement pro EK 1–1,5 Hb-Punkte,
  - Inkrement pro TK: ca. 20–30 Gpt/µl,
  - Substitution von Gerinnungsfaktoren durch FFP-Gabe: Delta gemessener - gewünschter Wert (in Prozent) mal Körpergewicht (kg) ergibt die rechnerisch erforderliche Menge an FFP in ml.

Notfall- und Massivtransfusionen

▶ Eine Notfalltransfusion wird aus vitaler Indikation akut durchgeführt, um einen bestehenden oder zu erwartenden Blutverlust zu kompensieren.
▶ Massivtransfusion: Binnen 1 h werden 4 Erythrozytenkonzentrate transfundiert, ein weiterer Transfusionsbedarf wird erwartet.
▶ Bereitstellung von Blutprodukten:
- Üblicherweise Bereitstellung von Konserven bei operativen Eingriffen, bei denen eine Transfusionswahrscheinlichkeit von mindestens 10 % erwartet wird.
- Bereitstellung von Fremdblutkonserven im Falle akuter Blutungskomplikationen je nach Dringlichkeit ungekreuzt, nach abgekürzter Schnellkreuzprobe oder normaler Kreuzprobe.
▶ Cave Alloantikörper:
- Ungekreuzte, AB0-/Rh-kompatible Konserven sind relativ sicher.
- Allerdings werden antierythrozytäre Alloantikörper nicht in der Kreuzprobe erkannt und es können Komplikationen auftreten, die durch den anfordernden Arzt in Kauf genommen und verantwortet werden.
- Eine nachträgliche Kreuzprobe ist obligat, ebenso ist ein auffälliger Antikörpersuchtest vor Eingriffen immer abzuklären.
- Sollten Antikörper gegen hochfrequente Antigene beobachtet werden, sollte immer geprüft werden, ob und ggf. wo eine adäquate Versorgung des Patienten gewährleistet werden kann.
▶ Folgende Punkte müssen bei Notfalltransfusionen beachtet werden:
- Blutentnahme für die Blutgruppenuntersuchungen sofort veranlassen,
- Infusionen möglichst erst nach der Blutentnahme, ggf. zweiter Zugang,
- frühzeitige telefonische Kontaktaufnahme mit dem Blutgruppenlabor,
- Gerinnungsstörungen, eine Therapie mit Antikoagulanzien oder Gabe von kolloidalen Plasmaersatzlösungen sollten dem Blutgruppenlabor mitgeteilt werden,
- störende therapeutische Antikörper wie z. B. Daratumumab sollten vermieden oder kommuniziert werden,
- bei Fehlen hausinterner Befunde Gabe von Erythrozytenkonzentraten der Blutgruppe 0 RhD pos/D neg. (Universalspender EK) und Frischplasmen der Blutgruppe AB (Universalspender GFP).

Hämotherapie nach Stammzelltransplantation

▶ Grundsätzlich gilt: Alle zellulären Blutprodukte (außer dem Transplantat selbst) müssen bestrahlt werden.

▶ Ziel der Bestrahlung ist die Vermeidung einer transfusionsassoziierten GvHD, welche in der Regel tödlich verläuft.

▶ Patienten **ab dem 7. Tag vor der autologen Blutstammzellentnahme** sollen mit bestrahlten zellulären Blutkomponenten transfundiert werden.

▶ Patienten **ab Beginn der Konditionierungstherapie** zu der autologen Blutstammzell- oder Knochenmarktransplantation sollen mit bestrahlten zellulären Blutkomponenten transfundiert werden.

▶ Bestrahlte zelluläre Blutkomponenten können für 3 Monate nach autologer Transplantation angewendet werden (bei Ganzkörperbestrahlung 6 Monate).

▶ **Alle Patienten mit allogener Blutstammzell- oder Knochenmarktransplantation** sollen mit bestrahlten zellulären Blutkomponenten versorgt werden.

▶ Bestrahlte zelluläre Blutkomponenten können ab Beginn der Konditionierungstherapie zu der allogenen Blutstammzell- oder Knochenmarktransplantation bis zur Beendigung der Graft-versus-Host-Krankheit (GvHD)-Prophylaxe (in der Regel 6 Monate post transplantationem) oder bis zur Immunrekonstitution angewendet werden.

▶ Patienten mit GvHD oder andauernder immunsuppressiver Therapie nach allogener Blutstammzell- oder Knochenmarktransplantation können mit bestrahlten zellulären Blutkomponenten versorgt werden.

> ! **Cave**
> Leukozytendepletierte Produkte sind **nicht** bestrahlten Produkten gleichzusetzen!

▶ CMV-Status:
  • CMV wird nicht durch Bestrahlung zerstört.
  • Die Leukozytendepletion CMV-positiver Produkte durch die vorgeschriebene In-line-Filtration erlaubt es jedoch, diese wie Produkte CMV-negativer Spender einzusetzen.

Hämotherapie nach Stammzelltransplantation: Versorgung nach AB0-Mismatch-Transplantationen

▶ AB0-Inkompatibilität zwischen Spender und Empfänger beeinflusst nicht das langfristige Ergebnis der Transplantation und führt nicht gehäuft zu Transplantatversagen oder dem Auftreten einer GvHD.

▶ AB0-Inkompatibilität bestimmt aber die erforderliche Prozessierung des Transplantats vor dessen Gabe.

▶ Die Blutgruppenprüfung, einschließlich des obligaten Bedside-Tests, kann bei dieser Konstellation auf ein Engraftment der Spenderhämatopoese ebenso hinweisen wie auf eine autologe Rekonstitution, im schlimmsten Fall als Ausdruck eines Rezidivs! Es empfiehlt sich:
  • Eine tabellarische Darstellung in/auf der Patientenakte, aus welcher die Blutgruppe des Spenders und jene des Empfängers hervorgehen, einschließlich der Ergebnisse der Gegenprobe und evtl. irregulärer Antikörper,
  • eine regelmäßige (wöchentliche) Kontrolle der Blutgruppenmerkmale inkl. Antiglobulintest,
  • eine farbliche Hervorhebung evtl. Änderungen und Auffälligkeiten.

> **Merke**
> Eine Versorgung mit Blutprodukten in der Blutgruppe des Spenders ist erst nach stabilem Engraftment und Verschwinden der Isoagglutinine des Empfängers möglich! Die Produkte müssen weiterhin bestrahlt werden, in der Regel für 2 Jahre nach Transplantation.

▶ Auswahl von Blutprodukten bei ABO-Major-Mismatch (reguläre Anti-A- oder Anti-B-Antikörper des Empfängers gegen die Erythrozyten des Spenders):
  - Erythrozytenkonzentrate „0",
  - Thrombozytenkonzentrate: am besten Spenderblutgruppe, ggf. Alternativen (Tab. 7.14).

▶ ABO-minor-Mismatch (reguläre Anti-A- oder Anti-B-Antikörper des Spenders gegen die Erythrozyten des Empfängers):
  - Erythrozytenkonzentrate „0",
  - Thrombozytenkonzentrate: am besten Empfängerblutgruppe, ggf. Alternativen (Tab. 7.14).

▶ Rh-Inkompatibilität:
  - Screening auf Rhesusantikörper bei Spender und Empfänger.
  - Bei Nachweis von Rhesusantikörpern bei Spender oder Empfänger: Versorgung mit Rhesus-negativen Blutprodukten.
  - Wenn nur Rh(D)-positive Thrombozytenkonzentrate verfügbar sein sollten: Anti-D-Prophylaxe unmittelbar nach Transfusion (150–300 µg Anti-D-Immunglobuline i. v. oder s. c., nicht i. m.).

Tab. 7.14 • Auswahl von Blutprodukten in der ABO-Mismatch-Stammzelltransplantation.

Blutgruppenkonstellation (Spender → Empfänger)	Erythrozytenkonzentrate	Thrombozytenkonzentrate	Alternativ (2. Wahl)	3. Wahl
Major-Mismatch:				
A → 0	0	A	B	0
B → 0	0	B	A	0
AB → 0	0	AB	A	B, 0
A → B	0	B	A*	0*
B → A	0	A	B*	0*
AB → A	0	AB	A	B*, 0*
AB → B	0	AB	B	A*, 0*
Minor-Mismatch:				
0 → A	0	A	B*	0*
0 → B	0	B	A*	0*
0 → AB	0	AB	A*,	B*, 0*
A → AB	A	AB	A*	B*, 0*
B → AB	B	AB	B*	A*, 0*

* Hämolyse möglich, sollte einer Gabe aber nicht entgegenstehen; Ab Verschwinden der Isoagglutinine im Serum des Empfängers ist bei Major-Mismatch eine Transfusion mit Erythrozyten der Spenderblutgruppe möglich

Mögliche Komplikationen

Unerwünschte Wirkungen der Transfusion

▶ Immunologisch verursacht:
- akute oder chronische Hämolyse,
- Hämolyse bei Patienten mit Sichelzellanämie;
- selten: akute Hämolyse nach inkompatiblen Thrombozytenkonzentraten der Blutgruppe 0.
- Unter Umständen rasche, dramatische Verschlechterung, rapider Temperaturanstieg, Dyspnoe, flankenschmerz, Hämoglobinurie, bis hin zum organversagen. Mögliche Fehltransfusion bedenken.

▶ Posttransfusionelle Purpura:
- 1 Woche nach Transfusion plötzlicher Abfall der Thrombozytenzahl auf < 10 Gpt/l mit Blutungszeichen,
- meist Frauen mittleren Alters mit Schwangerschaft oder Transfusion in der Vorgeschichte,
- Diagnosesicherung durch Nachweis antithrombozytärer AK.
- Therapie gestützt auf hochdosierte IVIG, Steroide und Plasmaaustausch weniger effektiv, Verlaufskontrollen notwendig.
- Wirkung gematchter TK nicht eindeutig belegt.

▶ Febrile nichthämolytische Reaktionen (seit Einführung der Leukodepletion eher bei Thrombozytenkonzentraten):
- Häufigkeit 1–30 %,
- anti-leukozytäre oder anti-HLA-Antikörper,
- eher langsamer Temperaturanstieg,
- Zustand des Patienten eher stabil.

▶ Anaphylaktische Reaktionen:
- Meist durch Antikörper gegen Plasmabestandteile,
- Empfänger mit IgA-Mangel mit anti-IgA-AK.
- Therapie: gewaschene Erythrozytenkonzentrate.

▶ TRALI (transfusionsassoziierte akute Lungeninsuffizienz):
- Durch anti-leukozytäre AK bedingte akute Lungeninsuffizienz,
- innerhalb von 6 h nach Transfusion ohne erkennbaren Zusammenhang mit anderen Ursachen (Aspiration, Sepsis, toxisch o. Ä.),
- DD transfusionsbedingte Volumenüberladung (sehr hilfreich: Bestimmung des NT-proBNP im Plasma!).
- Häufigkeit etwa wie posttransfusionelle Purpura, Immunisierung durch z. B. Schwangerschaft.
- Therapie: intensivmedizinisch mit O_2, ggf. Beatmung, Steroide und Katecholamine.

▶ Transfusionsassoziierte GvHD:
- Fast immer tödlich,
- bei den Risikopatienten (Immunsupprimierte, Zustand nach allogener Stammzelltransplantation, immundefiziente Patienten; intrauterine Transfusionsempfänger) Vorbeugung nur durch Gabe bestrahlter Blutprodukte.

▶ Nichtimmunologisch verursacht:
- Nichtimmunologische Hämolyse (osmotisch oder durch unsachgemäße Lagerung bedingt),
- Hypervolämie,
- Transfusionshämosiderose,
- Zitratreaktionen,
- Embolien (durch Filter im Transfusionsbesteck selten).

▶ Infektiöse Komplikationen:
- Selten, können aber akut auftreten (gramnegative Erreger) mit dem Bild eines septischen Schocks.

> ❗ *Merke*
> Grundsätzlich gilt bei jedem Verdacht auf eine Nebenwirkung bei Blutkomponenten: Sofortiger Abbruch der Transfusion (Zugang liegen lassen für weitere therapeutische Maßnahmen). Weitere Therapiemaßnahmen richten sich nach dem Schweregrad des Krankheitsbildes. Rasche Kontaktaufnahme mit dem Blutdepot oder dem zuständigen Institut für Transfusionsmedizin empfehlenswert.

Postoperatives/postinterventionelles Management

▶ Bestimmung des Transfusionserfolgs: Inkrement (s. oben), Dokumentationspflicht!
▶ Überwachung des Empfängers über die gesamte Transfusionszeit hinweg; Dokumentation unerwünschter Reaktionen.
▶ Aufbewahren des Transfusionsbestecks gekühlt für 24 h.
▶ Alloantikörper: Screening und Verlaufsbeobachtung (z. B. 2–4 Monate nach Gabe RhD-positiver Erythrozytenkonzentrate an RhD-negative Empfänger).

7.6 Schmerztherapie

Friedemann Nauck

Aktuelles

▶ Wichtige Grundlagen, um eine effektive Schmerztherapie bei Patienten zu erzielen, sind
  • das WHO-Stufenschema und die vom Forschungsnetzwerk der European Association for Palliative Care (EAPC) 2012 publizierten Leitlinien zum Einsatz von Morphin und alternativen Opioiden bei Tumorschmerzen sowie
  • die sich darauf beziehende erweiterte S 3-Leitlinie Palliativmedizin für Patienten mit einer nicht heilbaren Krebserkrankung (S 3-Leitlinie-Palliativmedizin: https://www.leitlinienprogramm-onkologie.de/leitlinien/palliativmedizin (Stand 22.10.2024)).

Definition

▶ Definition der International Association for the Study of Pain (IASP): Schmerz ist „ein unangenehmes Sinnes- und Gefühlserlebnis, das mit aktueller oder potentieller Gewebsschädigung verknüpft ist oder mit Begriffen einer solchen beschrieben wird".
▶ Durchbruchschmerzen sind definiert als eine „vorübergehende Exazerbation einer Schmerzsymptomatik vor dem Hintergrund eines ansonsten stabilen Schmerzes bei einem Patienten, der eine chronische Opioidtherapie erhält".
▶ „Total Pain": Diesen Begriff prägte Cicely Saunders im Rahmen der Tumorschmerztherapie; er berücksichtigt sowohl die physische Komponente (Nozizeption) als auch die psychischen, sozialen und spirituellen Dimensionen bei Patienten mit Tumorschmerzen.

Indikationen

▶ Schmerzen führen zu einer starken Beeinträchtigung der Lebensqualität bei Patienten und machen zu jeder Zeit eine adäquate und zielgerichtete Behandlung erforderlich.
▶ Die Behandlung von Schmerzen ist komplex und bedarf einer interdisziplinären und multiprofessionellen Zusammenarbeit.
▶ Die medikamentöse Behandlung steht bei vielen Patienten im fortgeschrittenen Stadium der Erkrankung und tumorbedingten Schmerzen im Vordergrund.

▶ Bei der Behandlung von Schmerzen ist eine individuelle Anpassung der Therapie für jeden einzelnen Patienten notwendig.

▶ Unterscheidung zwischen kausaler und symptomatischer Schmerztherapie.

▶ Kausale Schmerztherapie:
  • Hier steht die Behandlung und Beseitigung der Schmerzursache im Vordergrund.
  • Bei einem tumorbedingten Schmerzleiden sollten die kausalen tumortherapeutischen Möglichkeiten zur Schmerzlinderung wie Operationen, Chemotherapie, Hormontherapie, Immuntherapie, Radioisotopentherapie oder Strahlentherapie dazu genutzt werden, um eine Verkleinerung oder zumindest einen Stillstand des Tumorwachstums oder gar eine Beseitigung des Tumors zu erreichen. Parallel dazu sollte die symptomatische Schmerztherapie begonnen werden.

▶ Symptomatische Schmerztherapie:
  • Ist eine kausale, kurative, tumorspezifische, operative oder nichtoperative Therapie der Tumorerkrankung nicht mehr sinnvoll oder nicht indiziert, muss unverzüglich eine symptomatische medikamentöse Schmerztherapie auf der Grundlage des WHO-Stufenschemas durchgeführt werden.

▶ Folgende Verfahren sollten in das therapeutische Konzept zusätzlich einbezogen werden:
  • nichtmedikamentöse Behandlungsverfahren wie operative und/oder strahlentherapeutische Maßnahmen,
  • selten invasive Eingriffe (z. B. Schmerzpumpen) und
  • psychosoziale Maßnahmen einschließlich der psychoonkologischen Unterstützung, Schmerzbewältigungsmaßnahmen (Coping Strategien inkl. verhaltenstherapeutischer Interventionen, Entspannungstechniken und physiotherapeutischem Training).

Kontraindikationen

▶ Schmerzen bei Patienten mit hämato-onkologischen Erkrankungen müssen, wie oben beschrieben, in jedem Stadium der Erkrankung suffizient behandelt werden.

▶ Somit gibt es keine absoluten Kontraindikationen für eine sachgerecht durchgeführte Schmerztherapie mit Analgetika und Koanalgetika.

▶ Zu beachten sind aber Organinsuffizienzen, die je nach Grunderkrankung und Tumorstadium möglich sind. Durch eine Anpassung der Analgetika lässt sich in der Regel eine zufriedenstellende Schmerztherapie erzielen.

▶ Opioide:
  • Opioide sind nicht organtoxisch und spielen daher eine große Rolle in der Schmerztherapie bei Patienten mit hämato-onkologischen Erkrankungen.
  • Die Atemdepression ist die am meisten gefürchtete Nebenwirkung unter einer Opioidtherapie.
  • Eine klinisch relevante Atemdepression tritt jedoch nur nach massiver Überdosierung auf.
  • In der Schmerztherapie kommt es bei Einsatz von starken Opioiden, wenn sie in Abhängigkeit von der Schmerzstärke titriert werden, auch in hohen Dosierungen nicht zu einer Atemdepression.

Aufklärung und spezielle Risiken

▶ Gespräche mit schwer kranken Patienten bzw. deren Angehörigen erfordern eine hohe fachliche, menschliche und kommunikative Kompetenz. Häufig finden diese Gespräche in kritischen Situationen statt und sie beinhalten in der Regel sog. schlechte Nachrichten.

▶ Neben der Aufklärung über die Erkrankung ist die Aufklärung über die anstehenden Behandlungen und damit auch der Schmerztherapie für die Compliance und damit den Behandlungserfolg entscheidend.

▶ Die Aufklärung über die Wirkungen und Nebenwirkungen der starken Opioide ist hierbei wesentlich, da weiterhin zahlreiche negative Assoziationen zu starken

Opioiden wie Morphin bestehen, z. B. „Morphin als Medikament für die letzte Lebensphase", „Morphin macht süchtig", „Morphin macht Atemdepression", etc.

Präoperative/präinterventionelle Diagnostik

Diagnostik und Schmerzanamnese:
▸ Identifizierung der Schmerzursache und Stellung der Schmerzdiagnose sind Voraussetzungen für eine zielgerichtete Schmerztherapie.
▸ Wichtig ist die Differenzierung der Schmerzen:
  • nozizeptiver Schmerz: somatisch – meist dumpf, drückend, pochend, bohrend und gut lokalisierbar,
  • viszeraler Schmerz – oft dumpf, krampfartig, kolikartig und meist schlecht lokalisierbar,
  • neuropathischer Schmerz – einschießend, elektrisierend, brennend.
▸ Richtungsweisend für die analgetische Therapie ist die zusätzliche Differenzierung zwischen
  • Dauerschmerzen,
  • periodisch auftretenden Schmerzen bzw.
  • Dauerschmerzen mit Durchbruchschmerzen.

Material

▸ **Stufen-Schema** der WHO als vereinfachtes Modell zur Orientierung bei der Auswahl der Analgetika:
  • Stufe 1: Nicht-Opioid-Analgetika, beispielsweise Metamizol oder nichtsteroidale Antirheumatika (NSAR),
  • Stufe 2: mittelstark wirksames Opioid wird ergänzt, wie z. B. Tramadol oder Tilidin,
  • Stufe 3:
    – Gabe stark wirksamer, der Betäubungsmittelverordnung unterliegender Opioide, wie z. B. Morphin, Hydromorphon, Oxycodon, Fentanyl.
    – Diese können durch die Gabe von Nicht-Opioid-Analgetika und Koanalgetika, wie Glukokortikoiden, Antiepileptika, Antidepressiva und selten Neuroleptika, ergänzt werden.
  • Bei starken Schmerzen erfolgt die frühzeitige Gabe starker Opioide.
▸ Schmerzmessung z. B. durch visuelle Analogskalen (VAS), numerische Ratingskalen (NRS) oder weiterer Messinstrumente ist entscheidend, da Schmerzen ein subjektives Erleben darstellen, dessen Intensität nur der Patient beurteilen kann.
▸ Basis der Therapie ist die regelmäßige Einnahme langwirksamer retardierter Substanzen (oft starke Opioide).
▸ Prophylaktische Behandlung der Nebenwirkungen wie Obstipation, initiale Übelkeit und/oder Erbrechen, die erfahrungsgemäß unter der Therapie mit starken Opioiden auftreten, ist nötig.
▸ Die analgetische Therapie wird stufenweise in der Dosierung angepasst, bis eine adäquate Schmerzlinderung erreicht ist.
▸ Gleichzeitig muss je nach Schmerztyp geprüft werden, ob der Einsatz von Koanalgetika sinnvoll ist.

Durchführung

▸ Therapieplan und Dosierung der Analgetika verläuft im Sinne einer Titration, Schritt für Schritt (vgl. Material, Stufen-Schema der WHO)
▸ Medikamentöse Schmerztherapie bei Patienten mit Tumorerkrankungen mit starken Opioiden:
  • Patient, der bisher keine starken Opioide erhalten hat:
    – Initiale Gabe von 10 mg Morphin Retard Tablette oder 2 mg Hydromorphon in retardierter Form oral alle 12 h, sowie Bedarfsmedikation (in der Regel 1/6 der

Tagesdosis) mit nicht retardiertem Opioid (initial 5 mg Morphin oder 1,3 mg Hydromorphon als Tabletten oder Tropfen).
– Patient mit akuten und sehr starken Schmerzen in der Hämato-Onkologie: Titration in Einzeldosen von 2 mg Morphin oder 0,5 mg Hydromorphon intravenös, bis zur deutlichen Schmerzlinderung bzw. bis unerwünschte Nebenwirkungen auftreten.
• Patient, der bereits mit starken Opioiden vorbehandelt wurde:
– Steigerung der bisherigen Tagesdosis des starken Opioids um bis zu 30 % sowie Gabe von 1/6 der Tagesdosis als Bedarfsmedikation.

Praxistipp

Neben Morphin können auch Hydromorphon, Fentanyl und andere starke Opioide eingesetzt werden. Die Kombination mit Nicht-Opioiden wie Metamizol oder NSAR wird nach WHO-Stufenschema empfohlen. Eine Ergänzung mit trizyklischen Antidepressiva in niedriger Dosierung (z. B. Amitriptylin 25 mg zur Nacht) oder Antiepileptika (z. B. Pregabalin 2-mal 50 mg/Tag) bei neuropathischer Schmerzkomponente ist sinnvoll.

▶ Grundprinzipien der Behandlung sind einzuhalten, dazu gehören:
• die Gabe der richtigen Substanz bei möglichst nichtinvasiver Applikation,
• Verabreichung der Analgetika nach festem Zeitschema in der richtigen Dosierung,
• Dosistitration und -anpassung bei Zu- oder Abnahme der Schmerzen sowie
• Gabe von Koanalgetika.
▶ Behandlung mit starken Opioiden:
• Die prophylaktische, begleitende Gabe von Laxanzien (z. B. Macrogol) und initial von Antiemetika ist entscheidend, um der fast regelhaft auftretenden Obstipation und initialen Übelkeit entgegenzuwirken.

Merke

Prinzipien der Tumorschmerztherapie:
▶ Exakte Untersuchung des Patienten und Diagnosestellung des pathophysiologischen Schmerztyps (nozizeptiv/neuropathisch/gemischt)
▶ Therapie so einfach wie möglich (vorzugsweise orale Gabe, ggf. transdermale Applikation der Analgetika)
▶ Therapie nach festem Zeitschema (regelmäßig je nach Wirkdauer der Analgetika)
▶ Individuelle Dosierung und kontrollierte Dosisanpassung (Titration der Analgetika)
▶ Antizipative Gabe der Analgetika
▶ Prophylaktische Behandlung der Nebenwirkungen mit Begleitmedikamenten

Mögliche Komplikationen

▶ Patienten in der Hämato-Onkologie weisen einige Besonderheiten auf, die im Rahmen der medikamentösen Schmerztherapie beachtet werden müssen:
▶ Nichtsteroidale Antiphlogistika:
• Aufgrund der Nephrotoxizität bei bestehender (oder latenter) Niereninsuffizienz kontraindiziert.
• Zurückhaltender Einsatz aufgrund der schleimhauttoxischen Wirkungen im Gastrointestinaltrakt sowie der schädigenden Wirkung auf die Thrombozytenfunktion bei meist vorliegender vorgeschädigter Knochenmarksreserve und Thrombozytopenie.

▶ Antipyretische Analgetika:
  • Das Leitsymptom „Fieber" unter Tumortherapiebedingungen hat einen wichtigen Stellenwert bei Patienten mit hämato-onkologischen Erkrankungen, weshalb häufig auf antipyretische Analgetika (Metamizol, Paracetamol) verzichtet wird.
▶ Starke Opioide:
  • Unter Morphin kann es aufgrund der Kumulation toxischer Metabolite (M3G und M6G) zu Myoklonien und neuropsychiatrischen Nebenwirkungen kommen.
  • Deshalb differenzierter Einsatz bei Patienten mit stark eingeschränkter Nierenfunktion (glomeruläre Filtrationsrate < 30 ml/min).
  • Vorzugsweise Einsatz von Fentanyl oder Buprenorphin als Opioid der ersten Wahl bei Patienten mit stark eingeschränkter Nierenfunktion (GFR < 30 ml/min) (erweiterte S 3-Leitlinie Palliativmedizin 2019).
▶ Pharmakodynamische Überlegungen:
  • Aufgrund der häufig reduzierten Muskelmasse, dem Mangel an Fettgewebe und Gewichtsverlust bzw. einem reduzierten Herzzeitvolumen mit entsprechend verzögerter Elimination sollten bei der Schmerztherapie u. a. mit Opioiden die Dosierung und Applikationsintervalle angepasst bzw. reduziert werden.
▶ Parenterale Applikation der Analgetika:
  • Bei gastrointestinaler Passagestörung bieten transdermale Systeme (Fentanyl oder Buprenorphin) (einschließlich transmukosaler Bedarfsmedikation) einen angemessenen Ersatz der oralen Medikation.
  • Subkutaner Zugang für die Applikation von Analgetika wird häufig verwendet – bei Bedarf bzw. kurzzeitig oder auch als kontinuierliche Infusion oder via PCA-Pumpen, v. a. in weit fortgeschrittenen Erkrankungssituationen im häuslichen Bereich oder in einer fachpflegerisch unterstützten Begleitungssituation sowie in stationären Pflegeeinrichtungen.
  • Subkutaner Zugang stellt bei Patienten mit erkrankungs- oder therapiebedingtem Knochenmarkversagen aufgrund von Blutungsneigungen nur selten eine sinnvolle Applikationsstrategie dar.
▶ Delirante Bewusstseinsstörungen haben bei Patienten mit hämato-onkologischen Erkrankungen eine erhöhte Prävalenz im Vergleich zu Patienten mit soliden Tumoren.

7.7 Fertilitätserhaltung

Michael von Wolff

Definition

▶ Fertilitätserhaltende Maßnahmen umfassen Techniken zur Protektion der Gonaden und Techniken zur Konservierung von Gonaden und Keimzellen.
▶ **Gonadenprotektive Techniken** sollen die Schädigung der Gonaden reduzieren, d. h.
  • bei einer Strahlentherapie der Frau die Transposition der Ovarien und
  • bei postpubertären Frauen bei der Durchführung einer Chemotherapie die Gabe von GnRH-Agonisten,
▶ **Gonaden und Keimzell-konservierende Techniken** dienen der Kryokonservierung von Keimzellen, d. h.
  • bei Mädchen und Frauen aller Altersgruppen die Kryokonservierung von Ovargewebe,
  • bei postpubertären Frauen die Kryokonservierung von unfertilisierten oder fertilisierten Oozyten/Embryonen sowie
  • bei Knaben und Männern präpubertär die Kryokonservierung von Hodengewebe und postpubertär von Spermien.

Indikationen

▶ Indikationen und damit auch Kontraindikationen für einen Fertilitätserhalt definieren sich im Wesentlichen durch
  1. das Alter der Patienten,
  2. die Prognose der onkologischen Erkrankung,
  3. das Risiko für einen gonadalen Funktionsverlust,
  4. den verfügbaren Zeitbedarf zur Durchführung der Maßnahme und
  5. durch deren Nutzen und Effektivität.
▶ Indikationen leiten sich aus den in Abb. 7.5 und Abb. 7.6 dargestellten Algorithmen ab.

Kontraindikationen

▶ Kontraindikationen leiten sich aus den in Abb. 7.5 und Abb. 7.6 dargestellten Algorithmen ab. Bei Männern gelten in etwa die gleichen Kriterien wie in Abb. 7.5, allerdings liegt die Altersgrenze deutlich höher und wird oft mit ca. 60 Jahren angegeben.

Aufklärung und spezielle Risiken

▶ Bei einer Kryokonservierung von Ovargewebe ist die Aufklärung über das Risiko einer ovariellen Kontamination mit malignen Zellen wichtig, da diese bei einer späteren Transplantation des Gewebes rückübertragen werden könnten.
▶ Deswegen sollte Gewebe nur dann kryokonserviert werden, wenn das Risiko für maligne Zellen im Ovargewebe sehr unwahrscheinlich ist (Abb. 7.6).
▶ Daten über das Risiko maligner Zellen im Ovar finden sich zu vielen Erkrankungen in einem von FertiPROTEKT verfassten Buch, welches kostenfrei über die Website von FertiPROTEKT (https://fertiprotekt.com (Stand 22.10.2024)) abgerufen werden

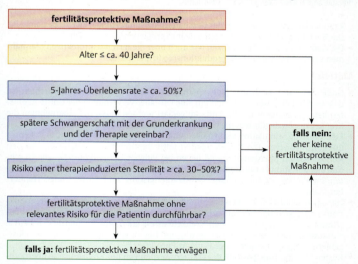

Abb. 7.5 • Indikation für eine fertilitätsprotektive Maßnahme. Grob orientierender Algorithmus zur Entscheidungsfindung, ob eine fertilitätsprotektive Maßnahme bei Frauen angeboten/durchgeführt werden sollte. Bei den angegebenen Zahlenwerten muss die individuelle Situation mit berücksichtigt werden.

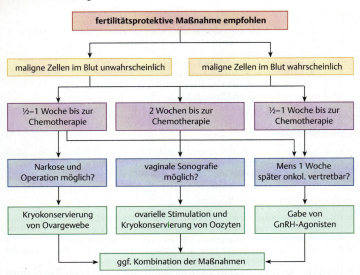

Abb. 7.6 • Auswahl einer fertilitätsprotektiven Maßnahme. Grob orientierender Algorithmus zur Entscheidungsfindung, welche fertilitätsprotektive Maßnahme bei Frauen vor einer Chemotherapie angeboten/durchgeführt werden sollte.

kann und als Printversion bei der Geschäftsstelle von FertiPROTEKT zu beziehen ist. Das Buch ist auch in englischer Sprache im Springerverlag erhältlich.
▶ Die Aufklärung über diese Risiken wie auch über die fertilitätsprotektiven Maßnahmen sollte durch versierte Reproduktionsmediziner erfolgen.

Material

▶ GnRH-Agonisten sind über jede Apotheke auf Rezept beziehbar. Zu beachten ist, dass es sich bei dieser Indikation um eine Off-label-Verwendung der GnRH-Agonisten handelt, worüber die Patientin aufgeklärt werden muss. Ggf. übernehmen die Krankenkassen die Kosten, die bei einigen Hundert Euro liegen, nicht.
▶ Eine ovarielle Stimulation und Follikelpunktion erfolgt ausschließlich durch Reproduktionsmediziner. Die Kosten werden unter bestimmten Bedingungen von den Krankenkassen übernommen und liegen bei einigen Tausend Euro für die Durchführung der Stimulation, Punktion und Kryokonservierung. Die Lagerung der Oozyten/Embryonen ist immer eine Selbstzahlerleistung und kostet einige Hundert Euro/Jahr.
▶ Die laparoskopische Ovargewebeentnahme wird von Gynäkologen oder Reproduktionsmedizinern als ambulanter Eingriff durchgeführt. Die Kosten werden unter bestimmten Bedingungen von den Krankenkassen übernommen und liegen bei ca. eintausend Euro. Die Kryokonservierung und Lagerung des Gewebes ist eine Selbstzahlerleistung und kostet einige Hundert Euro/Jahr.
▶ Kosten für eine Transposition der Ovarien werden von der Krankenkasse übernommen.
▶ Eine Kryokonservierung von Spermien wird unter bestimmten Bedingungen von den Krankenkassen übernommen und kostet einige Hundert Euro für die Konservierung sowie einige Hundert Euro/Jahr für die Lagerung.

Durchführung

GnRH-Agonisten

▶ GnRH-Agonisten werden subkutan als 1-Monats- oder als 3-Monats-Depot verabreicht.

▶ Die erste Injektion sollte, muss aber nicht zwingend, mindestens 5–7 Tage vor Beginn der Chemotherapie verabreicht werden, da GnRH-Agonisten die Ovarien durch einen Flare-up-Effekt zunächst stimulieren und erst dann ruhigstellen.

▶ Die letzte Injektion sollte so verabreicht werden, dass ihre Wirkung noch mindestens 2 Wochen über die Gabe der letzten Chemotherapie hinausreicht.

▶ Gemäß Metaanalysen scheinen GnRH-Agonisten das Risiko für einen kompletten ovariellen Funktionsverlust innerhalb der ersten 1–2 Jahre nach der Therapie um ca. 50 % zu verringern. Allerdings beziehen sich diese Daten nur auf die Behandlung des Mammakarzinoms.

> ❗ **Wichtig**
> Die Datenlage zum Effekt der GnRH-Agonisten ist nicht absolut eindeutig, weswegen auch immer die Durchführung einer zusätzlichen Maßnahme erwogen werden sollte.

Ovarielle Stimulation und vaginale Follikelpunktion

▶ Zunächst wird eine ovarielle Stimulation mit subkutan applizierbaren Gonadotropinen über ca. 10–12 Tage durchgeführt, die in jeder Phase des Zyklus gestartet werden kann.

▶ 3 vaginalsonografische Kontrollen während der Stimulation.

▶ Vaginale Follikelpunktion ca. 12–14 Tage nach Stimulationsbeginn, meist, aber nicht zwingend, in Narkose,

▶ Die Oozyten werden unfertilisiert oder fertilisiert per Vitrifikation kryokonserviert; Lagerung in flüssigem Stickstoff oder seiner Gasphase über viele Jahre möglich.

▶ Bei späterer Verwendung werden die Oozyten, falls noch unfertilisiert, zunächst fertilisiert und einige Tage später transvaginal in den Uterus transferiert.

▶ Die Geburtenchance ist altersabhängig und liegt nach dem Transfer aller Embryonen bei Frauen im Alter von bis zu 35 Jahren kumulativ bei ca. 40 %.

Laparoskopische Ovargewebeentnahme

▶ Laparoskopie in Intubationsnarkose, Resektion von meist 50 % eines Ovars.

▶ Histologische Untersuchung eines kleines Gewebestücks zum Ausschluss maligner Zellen.

▶ Kryokonservierung des Gewebes am Entnahmeort oder Transport in speziellen Transportbehältern bei 4 C° über maximal 24 Stunden in eine der zentralen Kryobänke von FertiPROTEKT.

▶ Für die Kryokonservierung wird das Gewebe mit einem sogenannten Slow-freezing-Verfahren in Form von Gewebstreifen eingefroren und kann über viele Jahre in flüssigem Stickstoff oder seiner Gasphase gelagert werden.

▶ Bei komplettem Funktionsverlust der Ovarien infolge der Chemotherapie kann bei einem Kinderwunsch das Gewebe aufgetaut und ein- oder mehrmalig in oder auf eines der verbliebenen Ovarien oder subperitoneal in die Fossa ovarica transplantiert werden.

▶ Gegenwärtig liegt die Geburtenrate pro Patientin bei einer Kryokonservierung im Alter von bis zu 35 Jahren Jahren bei ca. 30 %, wobei ein Anstieg der Geburtenrate durch eine Verbesserung der Transplantationstechnik möglich ist.

Spermienkonservierung

▶ Spermien werden meist per Masturbation, selten per Elektrostimulation oder durch eine Hodenpunktion gewonnen und kryokonserviert.
▶ Die Erfolgschancen definieren sich im Wesentlichen durch das Alter und die Fertilität der Frau und liegen weit > 50 %.
▶ Durchführung einer intrauterinen Insemination oder ggf. einer In-vitro Fertilisation ist erforderlich.

Mögliche Komplikationen

GnRH-Agonisten

▶ GnRH-Agonisten versetzen die Patientin in die Menopause; mögliche Folgen sind:
  • klimakterische Symptome, wie Hitzewallungen und Stimmungsschwankungen
  • Reduktion der Knochenmasse um ca. 5 % pro Jahr.
  • Allerdings treten diese Nebenwirkungen oft auch durch die Chemotherapie auf, da die Chemotherapie die östrogenbildenden Follikel in ihrer Funktion beeinträchtigt.
▶ Add-back-Therapie: Ergänzung des fehlenden Östrogens bei starken klimakterischen Symptomen, z. B. durch die transkutane Gabe von Östrogen, z. B. durch die Anwendung eines Hautpflasters (25-50 µg/24h), welches je nach Präparat 1- bis 2-mal pro Woche gewechselt wird.

Ovarielle Stimulation und vaginale Follikelpunktion

▶ Analgosedierung meist ausreichend,
▶ Chirurgisches Risiko der Follikelpunktion ist sehr gering (< 1:1000).
▶ Risiko der Überstimulation im Rahmen der Stimulation mit Aszites, Pleuraergüssen und erhöhtem Thromboserisiko durch die Verwendung spezieller Stimulationsprotokolle nur noch gering (< 1:100);
  • begrenzt auf die ersten Tagen nach der Follikelpunktion,
  • ggf. ist eine Low-dose-Heparinisierung mit niedermolekularem Heparin für einige Tage erforderlich.
▶ Das Risiko für eine Torsion der stark vergrößerten Ovarien ist ebenso gering (< 1:100) und liegt in der Regel auch nur in den ersten Tagen nach der Follikelpunktion vor.

Laparoskopische Ovargewebeentnahme

▶ Nötig ist eine Intubationsnarkose, welche bei großen mediastinalen Tumoren mit erhöhten Risiken einhergehen kann.
▶ Blutungsrisiko durch die Operation ist zu beachten, wenngleich das Blutungsrisiko durch eine Laparoskopie und durch die Entnahme von Ovargewebe gering ist.
▶ Gemäß dem Register von FertiPROTEKT liegt die Komplikationsrate bei ca. 1:500.
▶ Komplikationen erfordern ggf. eine operative Revision.

Postoperatives/postinterventionelles Management

▶ Falls ein invasive Maßnahme, d. h. eine Laparoskopie zur Entnahme und Kryokonservierung von Ovargewebe oder eine vaginale Follikelpunktion zur Eizellentnahme durchgeführt wird, kann meist am Folgetag mit der Chemotherapie begonnen werden.

7.8 Psychoonkologie

Joachim Weis

Definition

▶ Die Psychoonkologie ist ein eigenes Arbeitsgebiet in der Medizin, das sich mit dem individuellen Erleben und Verhalten sowie den sozialen Ressourcen von Krebspatienten im Zusammenhang mit ihrer Krebserkrankung, deren Behandlung sowie damit verbundenen Problemlagen befasst.

▶ Aufgabe der Psychoonkologie ist es,

- die Bedeutung psychologischer und sozialer Faktoren in Zusammenhang mit der Entstehung und dem Verlauf einer Tumorerkrankung wissenschaftlich zu untersuchen und
- die gewonnenen Erkenntnisse für die Diagnostik, Behandlung, Rehabilitation und Nachsorge in allen Versorgungsbereichen sowie in allen Phasen der Erkrankung nutzbar zu machen.

Indikationen

▶ Bei den Belastungen infolge einer Krebserkrankung lassen sich körperliche, psychische, soziale und existenzielle Probleme unterscheiden.

▶ Je nach Ausprägung der psychosozialen Belastungen erfolgt eine Indikationsstellung für die verschiedenen psychoonkologischen Interventionen.

▶ Neben einer belastungsorientierten Zuweisung zu psychoonkologischen Angeboten ist auch der individuelle psychosoziale Unterstützungswunsch des Patienten für sich gesehen als Indikationsstellung ausreichend.

Aufklärung und spezielle Risiken

▶ Eine entsprechende Information über psychoonkologische Unterstützungsmöglichkeiten sollte möglichst frühzeitig nach Diagnosestellung sowie bei Bedarf über den gesamten Verlauf allen Patienten sowie den Angehörigen gegeben werden.

▶ Hierzu liegen mittlerweile umfangreiche Informationsmaterialien (Broschüren, Wegweiser, Patientenleitlinie Psychoonkologie etc.) seitens der Deutschen Krebshilfe, einzelner Fachverbände sowie von Selbsthilfeorganisationen vor.

▶ Spezielle Risiken liegen bei psychoonkologischen Interventionen nicht vor

Präoperative/präinterventionelle Diagnostik

▶ Die Identifikation von psychosozialen Belastungen, die differenzialdiagnostische Abklärung sowie die Diagnostik psychischer Störungen (nach ICD-10 oder DSM IV) sind wichtige Aufgabenstellungen der Psychoonkologie.

▶ Ziel der diagnostischen Abklärung ist es, den Grad der psychosozialen Belastungen zu identifizieren und den Bedarf an psychologischer Beratung oder Behandlung ermitteln zu können.

> **! Merke**
>
> Eine frühzeitige Identifikation der psychosozialen Probleme und Belastungen dient dazu, den Patienten gezielt und rechtzeitig fachliche Hilfestellungen zur Verbesserung der Krankheitsverarbeitung zukommen zu lassen und dadurch langfristige psychische Folgeprobleme verhindern zu helfen.

▶ Bei der Diagnostik erfordert die differentielle Abgrenzung gegenüber somatischen Beschwerden bzw. einer angemessenen psychischen Reaktion auf die Tumorerkrankung besondere Aufmerksamkeit.

▶ Ebenso müssen die somatischen Folgen der Krebserkrankung bzw. Behandlung immer berücksichtigt werden.

▶ In der S3-Leitlinie Psychoonkologie wird die Erfassung der psychosozialen Belastung und der individuellen psychoonkologischen Behandlungsbedürftigkeit mithilfe eines Screeninginstruments empfohlen:
- Als Screeninginstrumente kann z. B. das Distress-Thermometer oder die HADS-D eingesetzt werden.
- Ein Screening psychosozialer Belastungen sollte so früh wie möglich sowie kontinuierlich im Krankheitsverlauf erfolgen. Zur Abklärung des Behandlungsbedarfs sollte zusätzlich der Betreuungswunsch des Patienten mit erfasst werden.

❗ Merke

Die psychosoziale Belastung soll nach den Empfehlungen der der S3-Leitlinie Psychoonkologie über standardisierte Verfahren sog. Screeningverfahren durch schriftliche Befragung der betroffenen Patienten ermittelt werden.

Material

▶ Ziele der psychoonkologischen Hilfestellungen sind:
- die psychischen und sozialen Belastungen zu vermindern,
- psychische Störungen gezielt zu behandeln und
- die Krankheitsverarbeitung und die Lebensqualität der Patienten und ihrer Angehörigen zu verbessern.
▶ Psychoonkologische Unterstützungsangebote umfassen heute ein breites Spektrum von verschiedenen Maßnahmen der Beratung und Behandlung, die in den verschiedenen Versorgungsbereichen (Akutklinik, Rehabilitationsklinik, ambulante Rehabilitation und Nachsorge) angeboten werden.
▶ Die psychologische Beratung und Behandlung von Krebspatienten muss den Erfordernissen der Tumorerkrankung als einer primär körperlichen Erkrankung Rechnung tragen. Dies bedeutet, dass die psychischen und sozialen Probleme und Belastungen der Patienten im Kontext der Tumorerkrankung und der damit verbundenen somatopsychischen Wechselwirkungen gesehen werden müssen.
▶ Der Fokus psychologischer Beratung und Behandlung von Tumorpatienten liegt in der aktuellen Belastungssituation des Patienten und hat daher primär supportiven Charakter.
▶ Natürlich können auch nicht krankheitsbezogene Problemlagen Gegenstand einer psychoonkologischen Betreuung sein.

❗ Merke

Psychoonkologische Interventionen dienen der Unterstützung der Krankheitsverarbeitung und der Bewältigung der Erkrankung sowie der Therapiefolgen. Aufdeckende und konfliktbearbeitende Therapiestrategien stehen eher im Hintergrund, sind jedoch in Abhängigkeit von den individuellen Rahmenbedingungen im Einzelfall möglich.

▶ Die wichtigsten psychologischen und psychotherapeutischen Interventionen bei Tumorpatienten sind:
- Psychologische Einzelberatung und -behandlung,
- psychotherapeutische Paarinterventionen,
- Gruppentherapie und Psychoedukation,
- Entspannungstechniken und Mind-Body Verfahren,
- künstlerische Therapien.

► Evidenz:
- Die wissenschaftliche Evidenz psychoonkologischer Behandlungsmethoden im Hinblick auf die Reduktion von Angst, Depression sowie Verbesserung der Lebensqualität ist durch systematische Reviews gut belegt.
- Für die künstlerischen Therapieverfahren existieren erste Evidenzanalysen v. a. für den Bereich Musiktherapie.

Durchführung

Psychologische Einzelbehandlung

Psychologische Einzelberatung und -behandlung

► Ziele der psychologischen Einzelberatung und -behandlung:
- Unterstützung des Patienten im Umgang mit der Erkrankung sowie den Neben- und Folgewirkungen der Therapie.
- Erarbeitung von individuellen Problemlösungen für Konflikte im persönlichen oder beruflich-sozialen Bereich im Zusammenhang mit der Erkrankung, aber auch unabhängig.

► Das Spektrum der Einzelbehandlung reicht von intensivierter Beratung in mehreren Sitzungen über Kurzzeittherapie bis hin zur klassischen Psychotherapie.

► Der Fokus ist auf die Wahrnehmung, Schaffung und Nutzung der personalen und sozialen Ressourcen ausgerichtet.

► Indikation zur Psychotherapie:
- Bei komorbiden psychischen Störungen wie Anpassungsstörungen, Angststörungen oder depressiven Störungen,
- je nach Schweregrad auch in Kombination mit einer psychopharmakologischen Behandlung.

Psychotherapeutische Paarinterventionen

► Indikation:
- Auch die Partner sind durch die Erkrankung des Patienten stark belastet; vergleichende Untersuchungen zeigen, dass die erlebten Belastungen der Partner sogar höher sein können als bei den Patienten.
- Zugleich stellt die Partnerschaft eine wichtige Ressource für die Patienten dar, die jedoch durch die Folgeprobleme der Erkrankung und Behandlung des Patienten stark strapaziert wird.
- Daher sind die Paare in derartigen Ausnahmesituationen für Störungen insbesondere in der Kommunikation (z. B. durch Missverständnisse) sowie in der wechselseitigen Unterstützung (z. B. durch zu wenig oder übermäßige Fürsorge) anfällig.

► Methoden:
- Einbeziehung der Partner in der psychotherapeutischen Einzelintervention,
- spezifische psychoonkologische Ansätze einer auf die Erkrankung und die Bewältigung der Folgeprobleme bezogenen Paartherapie.

Gruppentherapie und Psychoedukation

► Gruppenangebote:
- Entwicklung von verschiedenen Gruppenangebote auf der Basis themenzentrierter oder psychoedukativer Gruppenkonzepte.
- Die Gruppenangebote kombinieren psychotherapeutische Vorgehensweisen mit Methoden der Psychoedukation sowie der Gesundheitsförderung.

► Psychoedukative Konzepte:
- Diese sind in der Regel durch einen begrenzten zeitlichen Rahmen charakterisiert und folgen einem strukturierten und in der Regel manualisierten Aufbau.
- Ziel: Förderung/Stärkung der Kompetenz des Patienten im Umgang mit der Erkrankung, der Behandlung oder den Folgeprobleme und Unterstützung einer aktiven und problemorientierten Krankheitsverarbeitung.

• Methodik: Neben Information werden didaktische Methoden zur Vermittlung der relevanten Themen eingesetzt und der interaktive Austausch der Betroffenen untereinander gefördert. Hausaufgaben und praktische Übungen verbessern die Nachhaltigkeit psychoedukativer Konzepte.

Entspannungstechniken und gelenkte Imagination

Entspannungstechniken und Mind-Body-Verfahren

▶ Entspannungsverfahren sind wichtige Verfahren zur Selbstkontrolle und zum persönlichen Stressmanagement, die als hilfreiche Strategien von Krebspatienten in allen Phasen der Erkrankung eingesetzt werden können.

▶ Verfahren:
  • Bekannte, wissenschaftlich überprüfte Verfahren sind autogenes Training oder progressive Muskelentspannung nach Jacobsen;
  • Verfahren der gelenkten Imagination.
  • Die bekanntesten Mind Body Verfahren sind Yoga und achtsamkeitsbasierte Methoden

▶ Entspannungsverfahren sowie Mind-Body Verfahren sind nach entsprechender Instruktion unter professioneller Anleitung leicht erlernbar und können von den Patienten eigenständig, teilweise unterstützt durch Medien, selbstständig fortgeführt werden.

▶ Im Vergleich zu intensiveren Formen der Psychotherapie sind Entspannungsverfahren sowie Mind-Body Verfahren niederschwellig.

Künstlerische Therapien

▶ Künstlerische Therapien werden als begleitende Therapiestrategien v. a. in der Rehabilitation und Nachsorge von Krebspatienten eingesetzt.

▶ Zentrales therapeutisches Mittel der Künstlerischen Therapien sind die Materialien und Ausdrucksformen der bildenden (Malerei und Plastik) sowie der transitorischen Künste (Musik und Tanz).

▶ Durch künstlerische Therapien können seelische, soziale und auch physische Ressourcen aktiviert werden, zugleich werden seelische und geistige Funktionen des Menschen gestärkt.

▶ Die häufigsten künstlerischen Therapieformen in der Onkologie sind
  • Musiktherapie,
  • Kunsttherapie und
  • Tanztherapie.

▶ Kunsttherapeutische Vorgehensweisen orientieren sich u. a. an tiefenpsychologischen, verhaltenstherapeutisch-lerntheoretischen, systemischen, anthroposophischen und ganzheitlich-humanistischen Ansätzen.

Mögliche Komplikationen

▶ Wenngleich in vielen Studien die psychosozialen Folgeprobleme und psychischen Belastungen infolge der Krebserkrankung gut dokumentiert sind und spezifische evidenzbasierte Interventionen zur Verfügung stehen, müssen bei der Identifikation der psychosozialen Belastungen und in der Abklärung des psychoonkologischen Betreuungsbedarfs eine Reihe von möglichen Schwierigkeiten beachtet werden.

▶ Häufig sind subjektive Betreuungswünsche der Patienten und das Ausmaß des individuellen Belastungserlebens, das über die genannten Methoden identifiziert wurde, diskrepant.

▶ Nicht alle Patienten, die psychosoziale Belastungen aufweisen oder unter psychischen Folgeproblemen leiden, wünschen sich auch eine psychoonkologische Unterstützung oder nehmen entsprechende Angebote in Anspruch. Insbesondere im Akutkrankenhaus äußern die betroffenen Patienten häufig keinen subjektiven Betreuungsbedarf oder lehnen eine psychoonkologische Unterstützung ab, da für sie die somatische Beschwerden im Vordergrund stehen und eine zu starke Konfrontation mit der Problematik der Krankheit oder eine psychische Destabilisierung befürchtet wird.

► Patienten, die während der akuten Behandlungsphase keinen psychosozialen Unterstützungsbedarf signalisieren, werden sich häufig erst nach Abschluss der medizinischen Behandlung in der Phase der Rehabilitation oder Nachsorge ihrer psychosozialen Belastungen bewusst und suchen erst dann nach entsprechender Unterstützung.

► Als Gründe für die Ablehnung psychosozialer Unterstützungsangebote geben Patienten häufig an, dass sie ausreichende Unterstützung von Angehörigen und Freunden erhalten oder dass sie keine klaren Informationen und Vorstellungen darüber haben, was psychoonkologische Hilfestellungen leisten können. Ebenso spielen Scham und die Befürchtung eine Rolle, dass sich die psychische Situation verschlechtern könnte, wenn sie ihre emotionalen Belastungen eingestehen.

✓ *Praxistipp*
Frühzeitig vermittelte Informationen über die psychoonkologische Unterstützung und eine niedrigschwellige Vermittlung von Beratungsangeboten sind geeignet, um mögliche Barrieren bzgl. der Inanspruchnahme seitens der Patienten oder Angehörigen zu überwinden.

Sachverzeichnis